CB003481

TRAUMA
ATENDIMENTO PRÉ-HOSPITALAR

4ª edição

TRAUMA
ATENDIMENTO PRÉ-HOSPITALAR

4ª edição

Beatriz Ferreira Monteiro Oliveira

Médica formada pela Universidade Federal do Paraná – UFPR. Especialista em Clínica Médica, título conferido pela Sociedade Brasileira de Clínica Médica – SBCM. Pós-graduada em Saúde Pública pela Escola Nacional de Saúde Pública – ENSP e em Gestão das Clínicas nas Redes Metropolitanas de Atenção à Saúde/ Linha de Cuidado Urgência/Emergência pelo Instituto Sírio-Libanês de Ensino e Pesquisa – IEP. Concursada do Serviço Integrado de Atendimento ao Trauma em Emergência – SIATE de Curitiba.

Mônica Koncke Fiuza Parolin

Médica formada pela Faculdade de Medicina da Fundação Técnica Educacional Souza Marques no Rio de Janeiro. Residência Médica em Neurologia pela Universidade de São Paulo, Ribeirão Preto – USPRP. Mestrado em Informática Aplicada na Área da Saúde na Pontifícia Universidade Católica do Paraná – PUC-PR. Médica concursada do Serviço Integrado de Atendimento ao Trauma em Emergência – SIATE de Curitiba.

Edison Vale Teixeira Junior

Médico formado pela Pontifícia Universidade Católica do Paraná – PUC-PR. Residência em Cirurgia Geral no Hospital Universitário Cajuru. Título de Especialista em Cirurgia Geral pelo Colégio Brasileiro de Cirurgiões – CBC. Gestão das Clínicas nas Redes Metropolitanas de Atenção à Saúde/Linha de Cuidado Urgência/Emergência pelo Instituto Sírio-Libanês de Ensino e Pesquisa – IEP. Diretor Médico do Serviço Integrado de Atendimento ao Trauma em Emergência – SIATE de Curitiba. Médico concursado do SIATE de Curitiba.

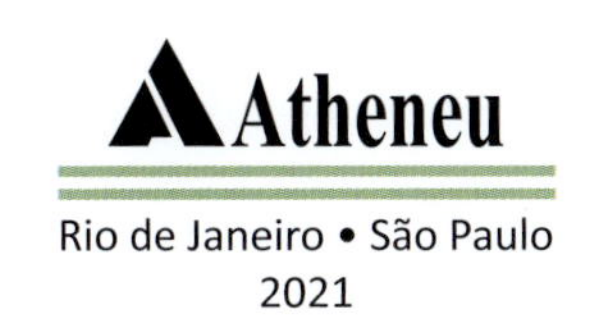

Rio de Janeiro • São Paulo
2021

EDITORA ATHENEU

São Paulo —	*Rua Avanhandava, 126 – 8º andar* *Tel.: (11)2858-8750* *E-mail: atheneu@atheneu.com.br*
Rio de Janeiro —	*Rua Bambina, 74* *Tel.: (21)3094-1295* *E-mail: atheneu@atheneu.com.br*

CAPA: Equipe Atheneu

PRODUÇÃO EDITORIAL/DIAGRAMAÇÃO: Rosane Guedes

CIP-BRASIL. CATALOGAÇÃO NA PUBLICAÇÃO
SINDICATO NACIONAL DOS EDITORES DE LIVROS, RJ

O45t
4. ed.

Oliveira, Beatriz Ferreira Monteiro
Trauma : atendimento pré-hospitalar / Beatriz Ferreira Monteiro Oliveira, Mônica Koncke Fiuza Parolin, Edison Vale Teixeira Junior. - 4. ed. - Rio de Janeiro : Atheneu, 2021.
640 p. ; 24 cm.

Inclui bibliografia e índice
ISBN 978-65-5586-160-0

1. Emergências médicas. 2. Primeiros socorros. 3. Traumatologia. I. Parolin, Mônica Koncke Fiuza. II. Junior, Edison Vale Teixeira. III. Título.

21-69697 CDD: 616.025
CDU: 616-083.98

Meri Gleice Rodrigues de Souza - Bibliotecária - CRB-7/6439

03/03/2021 04/03/2021

OLIVEIRA, B. F. M.; PAROLIN, M. K. F.; TEIXEIRA JUNIOR., E. V.
Trauma – Atendimento Pré-Hospitalar – 4ª edição

Coautores

Vinícius Augusto Filipak

Médico formado pela Faculdade Evangélica de Medicina do Paraná. Residência em Cirurgia Geral no Hospital Evangélico de Curitiba. Professor concursado da disciplina de Trauma da Universidade Federal do Paraná – UFPR. Diretor de Política de Urgência e Emergência da Secretaria de Estado da Saúde do Paraná. Médico concursado do Serviço Integrado de Atendimento ao Trauma em Emergência – SIATE de Curitiba.

Ricardo Rydygier de Ruediger *(in memoriam)*

Médico formado pela Faculdade Evangélica de Medicina do Paraná. Residência em Cirurgia Geral no Hospital Evangélico de Curitiba. Residência em Cirurgia do Aparelho Digestivo no Hospital de Clínicas da Universidade Federal do Paraná – UFPR. Mestrado em Cirurgia Geral na UFPR. Doutorado em Cirurgia Geral pelo Instituto de Pesquisa Médica da Faculdade Evangélica de Medicina do Paraná – IPEM. Médico concursado do Serviço Integrado de Atendimento ao Trauma em Emergência – SIATE de Curitiba. Cirurgião do Pronto-socorro do Hospital Universitário Evangélico de Curitiba.

Gerson Martins Albuquerque

Enfermeiro formado pela Pontifícia Universidade Católica do Paraná – PUC-PR. Especialização em Magistério Superior pelo Instituto Brasileiro de Pesquisa e Extensão – IBPEX e em Gestão das Clínicas nas Redes Metropolitanas de Atenção à Saúde/Linha de Cuidado Urgência/Emergência pelo Instituto Sírio-Libanês de Ensino e Pesquisa – IEP. Coordenador do Núcleo de Educação Permanente da SMS Curitiba-PR.

Colaboradores

ANTONIO LUIZ TOSO FILHO
Médico formado pela Pontifícia Universidade Católica do Paraná – PUC-PR. Residência em Cirurgia Geral no Hospital Universitário Cajuru. Residência em Angiologia e Cirurgia Vascular na Irmandade da Santa Casa de Misericória de Curitiba, Paraná. Médico concursado do Serviço Integrado de Atendimento ao Trauma em Emergência – SIATE de Curitiba. Médico voluntário do Cosmo – Corpo de Socorro em Montanhas.

CARLOS LUNELLI MARCONDES FILHO
Médico formado pela Faculdade Evangélica de Medicina do Paraná. Residência em Pediatria no Hospital Evangélico de Curitiba. Título de Especialista em Pediatria da Sociedade Brasileira de Pediatria (SBP). Médico concursado do Serviço Integrado de Atendimento ao Trauma em Emergência – SIATE de Curitiba.

DAVID SZPILMAN
Médico. Especialista em Afogamento e Terapia Intensiva. Chefe da Unidade de Terapia Intensiva do Hospital Municipal Miguel Couto. Médico da Reserva do Corpo de Bombeiros do Estado do Rio de Janeiro. Membro do Conselho Médico da Federação Internacional de Salvamento Aquático. Sócio Fundador, Ex-presidente e atual Diretor Médico da Sociedade Brasileira de Salvamento Aquático – SOBRASA. Revisor da revista "Resuscitation". Guarda-vidas formado pelo serviço de San Diego, EUA.

FÁBIO HENRIQUE DE CARVALHO
Médico formado pela Universidade Federal do Paraná – UFPR. Residência em Cirurgia Geral e Coloproctologia no Hospital de Clínicas da UFPR. Médico concursado do Serviço Integrado de Atendimento ao Trauma em Emergência – SIATE de Curitiba. Instrutor da Disciplina de Trauma da UFPR.

FLÁVIO FREITAS DINÃO
Formado em Engenharia Operacional Eletrotécnica pelo Centro Federal de Educação Tecnológica do Paraná – CEFET e Engenharia de Segurança no Trabalho pela Universidade Federal do Paraná – UFPR.

Jarbas Machado Valente dos Santos

Médico formado pela Pontifícia Universidade Católica do Paraná – PUC-PR. Residência em Cirurgia Pediátrica na Santa Casa de Misericórdia de São Paulo. Médico concursado do Serviço Integrado de Atendimento ao Trauma em Emergência – SIATE de Curitiba.

Marcos Takimura

Médico formado pela Universidade Federal do Paraná – UFPR. Residência Médica em Ginecologia e Obstetrícia pelo Hospital de Clínicas da UFPR. Professor da Disciplina de Ginecologia e Obstetrícia da Universidade Positivo. Especialista em Patologia do Trato Genital Inferior pela Associação Brasileira de Genitoscopia e Pós-graduação em Medicina Interna pela UFPR. Especialista em Ultrassonografia Ginecológica e Obstétrica pela Federação Brasileira das Associações de Ginecologia e Obstetrícia – FEBRASGO.

Misael de Araújo

Médico formado pela Universidade Federal do Paraná – UFPR. Médico concursado do Serviço Integrado de Atendimento ao Trauma em Emergência – SIATE de Curitiba.

Paulo Tadeu Cachuba

Médico formado pela Faculdade Evangélica de Medicina do Paraná. Residência em Oftalmologia no Hospital Evangélico. Membro do Conselho Brasileiro de Oftalmologia – CBO. Título de Especialista pelo CBO. Diretor da Clínica Cachuba de Oftalmologia.

Ricardo Cesar Geenen Accioly Pinto

Médico formado pela Universidade Federal do Paraná – UFPR. Residência em Cirurgia Geral no Hospital de Clínicas. Médico concursado do Serviço Integrado de Atendimento ao Trauma em Emergência – SIATE de Curitiba. Diretor Clínico do Serviço Integrado de Atendimento ao Trauma em Emergência – SIATE. Coordenador Geral das Unidades Móveis do SAMU (Serviço de Atendimento Móvel de Urgência) de Curitiba.

Ricardo Sprenger Falavinha

Médico formado pela Pontifícia Universidade Católica do Paraná – PUC-PR. Membro Titular da Sociedade Brasileira de Ortopedia e Traumatologia – SBOT. Mestrado em Clínica Cirúrgica pela Universidade Federal do Paraná – UFPR. Médico concursado do Serviço Integrado de Atendimento ao Trauma em Emergência – SIATE de Curitiba.

Sueli Bueno de Moraes Cabral

Enfermeira formada pela Pontifícia Universidade do Paraná – PUC-PR. Especialização em Projet[illegible] Assistenciais de Enfermagem em Pré-hospitalar pela Universidade do Paraná – UFPR. Ex-enfermeira do Serviço Integrado de Atendimento ao Trauma em Emergência – SIATE de Curitiba. Enfermeira da SMR – Serviço Médico e Resgate de Curitiba-PR.

Dedicatória

Dedicamos este livro a todos que consagram
a sua existência a salvar vidas.

em 2014 – 62,7% dos atendimentos de emergência e 54% das internações

Introdução à 4ª Edição

O atendimento pré-hospitalar móvel de urgência tem papel cada vez mais relevante nas políticas públicas de saúde voltadas à organização dos serviços de urgência. Sua meta é reduzir a morbidade e mortalidade da população relacionadas com os acidentes de trânsito, violências interpessoais e doenças cardiocirculatórias, principais causas de morte na maioria dos países. Observa-se ainda preocupação crescente da comunidade internacional com acidentes envolvendo múltiplas vítimas e desastres. Nessas situações, o atendimento pré-hospitalar qualificado é estratégia de resposta fundamental para salvar a vida de maior número possível de pessoas atingidas.

Reforçando uma tendência mundial, o Ministério da Saúde do Brasil instituiu políticas públicas voltadas à organização e ao fortalecimento das Redes de Atenção às Urgências no âmbito do Sistema Único de Saúde, com o objetivo de ampliar o acesso qualificado da população acometida de situações de urgência aos serviços de saúde, provendo atendimento ágil e resolutivo. Assim, para complementar o atendimento realizado pelos bombeiros e por outras instituições militares, pioneiros no atendimento pré-hospitalar no Brasil, fica estabelecido o Serviço de Atendimento Móvel de Urgência (SAMU 192) e as Centrais de Regulação de Urgência como componentes fundamentais das Redes de Atenção às Urgências em todo o território nacional. Soma-se a isso, a diretriz nacional, que exige disponibilização de ambulâncias ao longo dos eixos rodoviários e que resultaram no atendimento pré-hospitalar mais rápido e qualificado, contribuindo com os esforços de redução das mortes decorrentes de acidentes rodoviários.

Trauma é uma das principais causas de morte no mundo todo. O Brasil ocupa o quarto lugar em mortes provocadas por acidentes de trânsito (OMS-DATASUS, 2010). Em 2015, houve quase 40 mil mortes relacionadas com acidentes de trânsito, a maioria envolvendo vítimas na faixa etária de 20 a 39 anos; com evidente tendência de crescimento dos acidentes envolvendo motociclistas, importante meio de transporte no país. Cabe destacar: óbitos de motociclistas quintuplicaram entre 2000 e 2014, isto é, de 2.492 foram para mais de 12 mil mortes (SIM/MS). A taxa de mortalidade, que era menos que 1/100 mil habitantes em 1996, passou para 4,5/100 mil habitantes em 2008; atualmente, situa-se na faixa dos 7/100 mil habitantes. Motociclistas também foram as principais vítimas no atendimento e internação no SUS em 2014 – 62,7% dos atendimentos de emergência e 54% das internações do SUS por acidente de trânsito (MS, 2017).

Para cada morte por causa externa, estimam-se dezenas de hospitalizações, centenas de atendimentos nos serviços de emergência e milhares de atendimentos ambulatoriais. Além disso, registram-se muitos casos de invalidez temporária ou permanente, com alto custo social.

O cenário nacional relativo às violências interpessoais, nas suas mais diversas formas, também é preocupante. Calcula-se que 30% dos atendimentos nos serviços de urgências sejam provocados por violência. Homicídio é a segunda causa de morte na faixa de 10 a 14 anos, perdendo apenas para os acidentes de trânsito (VISA/MS Saúde Brasil, 2014); representa a primeira causa de morte entre 15 e 39 anos de idade, com tendência veloz a atingir faixas etárias mais jovens.

Essas cifras alarmantes, consequência do avanço tecnológico e do crescimento desordenado pelo qual passa a nação, estão diretamente relacionadas com um impacto negativo na economia do país. A perda da capacidade laboriosa do cidadão e os custos gerados para a sociedade são consequências diretas, visto que as maiores vítimas do trauma são adultos jovens. Outro fator, não passível de mensurar, é o sofrimento para a sociedade, causado pela perda ou invalidez de um familiar, quase sempre em sua fase mais produtiva.

Essa epidemiologia assustadora tem levado os serviços de emergência médica no Brasil, e em todo o mundo, a se organizar, considerando o imperativo de prover atenção qualificada à população em situação de urgência. A meta é aumentar a proporção de vidas salvas em relação aos óbitos.

Em um estudo de 1982, o médico norte-americano D. Trunkey, M. D., categorizou as mortes por trauma, revelando que sistemas de atendimento pré-hospitalar e hospitalar adequados às vítimas de trauma podem reduzir entre 20 e 50% o número de óbitos, além de diminuir sensivelmente as sequelas temporárias ou definitivas.

Diante do exposto, atendimento pré-hospitalar qualificado pode fazer a diferença entre a vida e a morte, e entre garantia de vida produtiva ou apenas sobrevida com sequelas graves e definitivas.

Uma equipe de atendimento pré-hospitalar qualificada deve ser capaz de prover atenção imediata e eficiente às situações de urgência, com propósitos de restabelecer e manter a função dos órgãos vitais, garantir ventilação e oxigenação adequadas, segurança e transporte para serviço de saúde apto a dar continuidade ao atendimento. Isso possibilita aumentar os índices de sobrevivência e reduzir as sequelas em pessoas acometidas de agravos súbitos à saúde. Necessário enfatizar: somente se alcança a excelência de um serviço de atendimento pré-hospitalar quando a competência técnica do profissional socorrista está aliada a sentimentos de solidariedade e compaixão para com o próximo.

Em edição revista e atualizada, este livro se propõe a ser um referencial para a formação e educação continuada de profissionais do atendimento pré-hospitalar móvel de urgência, socorristas, médicos, enfermeiros, técnicos de enfermagem, condutores de veículos de urgência e bombeiros. Aplica-se também a outros profissionais de saúde inseridos no contexto, que desejem ampliar seus conhecimentos na área de atendimento às urgências. Aborda temas relacionados com as principais condições de urgência que acometem a população, com enfoque ao atendimento ao trauma. Também orienta os profissionais a prestar assistência nas situações mais frequentes de emergência clínica.

Enfatizamos que se deve entender a epidemiologia do trauma, pela extensão de seus efeitos, como grave problema de Saúde Pública, não apenas como acidente. Conclui-se que ele seja passível de prevenção e requeira um conjunto de ações de enfrentamento aos seus determinantes, de promoção de saúde e prevenção, especialmente voltadas à redução dos fatores de risco a que está exposta a população, devendo-se conclamar toda a sociedade para assumir responsabilidades pelo controle de suas causas.

Curitiba, abril de 2021.
Os autores

Sumário

1. Atendimento Pré-hospitalar Móvel, 1
Beatriz Ferreira Monteiro Oliveira
Edison Vale Teixeira Junior
Mônica Koncke Fiuza Parolin

2. Equipamentos para o Atendimento Pré-hospitalar, 9
Edison Vale Teixeira Junior

3. Preparo de Medicamentos, 23
Gerson Martins Albuquerque
Mônica Koncke Fiuza Parolin

4. Biossegurança, 29
Mônica Koncke Fiuza Parolin
Gerson Martins Albuquerque

5. Doenças Infecciosas, 39
Mônica Koncke Fiuza Parolin

6. Anatomia e Fisiologia, 51
Fábio Henrique de Carvalho

7. Biomecânica do Trauma, 97
Beatriz Ferreira Monteiro Oliveira

8. Sinais Vitais, 123
Sueli Bueno de Moraes Cabral
Beatriz Ferreira Monteiro Oliveira

9. Atendimento Inicial ao Paciente, 131
Beatriz Ferreira Monteiro Oliveira

10. Vias Aéreas, 155
Beatriz Ferreira Monteiro Oliveira
Misael de Araújo

11. Reanimação Cardiorrespiratória (RCP), 181
Beatriz Ferreira Monteiro Oliveira
Gerson Martins Albuquerque

12. Reanimação Cardiorrespiratória em Criança (RCP), 213
Beatriz Ferreira Monteiro Oliveira
Gerson Martins Albuquerque

13. Ferimentos, Curativos e Bandagens, 231
Beatriz Ferreira Monteiro Oliveira
Mônica Koncke Fiuza Parolin
Sueli Bueno de Moraes Cabral

14. Hemorragia e Choque, 249
Beatriz Ferreira Monteiro Oliveira
Mônica Koncke Fiuza Parolin

15. Fraturas e Luxações, 271
Ricardo Sprenger Falavinha

16. Traumatismo Cranioencefálico (TCE), 287
Mônica Koncke Fiuza Parolin

17. Traumatismo Raquimedular (TRM), 309
Mônica Koncke Fiuza Parolin

18. Imobilizações e Remoções, 321
Vinícius Augusto Filipak
Edison Vale Teixeira Junior

19. Trauma de Tórax, 377
Antonio Luiz Toso Filho

20. Trauma de Abdome, 385
Ricardo Rydygier de Ruediger (in memoriam)

21. Trauma de Face, 395
Ricardo Cesar Geenen Accioly Pinto
Paulo Tadeu Cachuba

22. Trauma na Criança, 409
Jarbas Machado Valente dos Santos

23. Emergências Obstétricas, 423
Marcos Takimura
Jarbas Machado Valente dos Santos
Sueli Bueno de Moraes Cabral
Beatriz Ferreira Monteiro Oliveira

24. Acidentes com Animais Peçonhentos, 441
Carlos Lunelli Marcondes Filho
Mônica Koncke Fiuza Parolin
Beatriz Ferreira Monteiro Oliveira

25. Intoxicações Exógenas – Envenenamentos, 457
Carlos Lunelli Marcondes Filho
Mônica Koncke Fiuza Parolin

26. Queimaduras e Hipotermia, 469
Fábio Henrique de Carvalho

27. Lesões Produzidas por Eletricidade e Radiação Ionizante, 483
Flávio Freitas Dinão

28. Emergências Psiquiátricas, 489
Beatriz Ferreira Monteiro Oliveira

29. Emergências Clínicas, 497
Beatriz Ferreira Monteiro Oliveira
Mônica Koncke Fiuza Parolin

30. Afogamento, 521
David Szpilman

31. Acidentes com Múltiplas Vítimas, 553
Edison Vale Teixeira Junior

32. Acidentes com Produtos Perigosos, 573
Edison Vale Teixeira Junior

33. Transporte Aeromédico, 581
Ricardo Cesar Geenen Accioly Pinto

Bibliografia Consultada, 599

Índice Remissivo, 609

1 Atendimento Pré-hospitalar Móvel

Beatriz Ferreira Monteiro Oliveira
Edison Vale Teixeira Junior
Mônica Koncke Fiuza Parolin

INTRODUÇÃO

Serviços de atendimento pré-hospitalar móvel são componentes essenciais de assistência à saúde na organização da rede de atenção às urgências. Têm como objetivo chegar precocemente à vítima de agravo súbito à saúde, de natureza clínica, cirúrgica, traumática, obstétrica, pediátrica, psiquiátrica, entre outras, que lhe possa causar sofrimento, sequela e até morte. Mediante a chamada à Central de Regulação das Urgências, o médico regulador qualifica a ocorrência e encaminha veículo tripulado por equipe capacitada, de modo a garantir assistência e transporte adequado para um serviço de saúde hierarquizado e integrado ao SUS, para prover o cuidado definitivo ao doente. Assim, o atendimento pré-hospitalar móvel de urgência visa a diminuir o intervalo de tratamento aos pacientes acometidos de situação de urgência, possibilitando maior chance de sobrevida e diminuição das sequelas incapacitantes.

A Central de Regulação das Urgências gerencia as portas de urgência conforme pactuação locorregional e o médico regulador possui delegação do gestor para exercer o papel de autoridade sanitária local; o objetivo é oferecer a melhor resposta possível às necessidades do paciente e de acordo com os recursos assistenciais disponíveis (Portaria GM/MS nº 2.048/2002).

Para funcionar adequadamente, a Central de Regulação das Urgências deve ser de fácil acesso telefônico pela população da região de cobertura, oferecer atendimento por um número público e gratuito, onde permaneça um médico 24 horas por dia realizando a regulação médica dos chamados, que inclui: julgamento de cada caso; qualificação da solicitação conforme o grau de urgência; definição e envio do recurso mais adequado às necessidades do cidadão; monitorização a distância da atuação da equipe intervencionista da ambulância; encaminhamento ao serviço de saúde que prestará continuidade do tratamento. Assim, além do impacto sobre a vida, destacamos seu potencial organizador da rede de atenção à urgência, visto seu papel de orientador do fluxo de pacientes urgentes pelos pontos de atendimento definitivo.

O funcionamento desse serviço exige frota de ambulâncias devidamente equipadas, profissionais capacitados e capazes de oferecer procedimentos de suporte básico e avançado de vida no local da ocorrência e técnicas de imobilização e remoção até a chegada do paciente ao serviço-destino para o tratamento definitivo. A estrutura operacional mínima do sistema de atendimento pré-hospitalar está definida na legislação vigente, que além das diretrizes gerais de funcionamento oferece detalhamento técnico e operacional para sua estruturação. Devem adequar-se à regulamentação todos os serviços de atendimento pré-hospitalar móvel de urgência (APH) – públicos, municipais, estaduais, federais, de iniciativa privada, de rodovias concessionadas etc. A Portaria supracitada indica que a equipe de profissionais da saúde para atendimento pré-hospitalar móvel deve compor-se de profissionais intervencionistas: médicos, enfermeiros, auxiliares e técnicos de enfermagem, além do condutor de veículo de urgência. Outros profissionais da saúde também compõem a guarnição de ambulâncias, oriundos de instituições, como Corpo de Bombeiros e Polícia Rodoviária Federal, sendo reconhecidos como profissionais socorristas habilitados no atendimento pré-hospitalar móvel de urgência, conforme formação preconizada pela mesma Portaria.

Para situações de atendimento às urgências relacionadas com causas externas ou de pacientes em locais de difícil acesso, deve haver ação pactuada, complementar e integrada com esses profissionais não oriundos da saúde – bombeiros militares, bombeiros civis, policiais rodoviários e outros formalmente reconhecidos pelo gestor público para o desempenho das ações de salvamento; entre outros: sinalização do local, estabilização de veículos acidentados, reconhecimento e gerenciamento de riscos potenciais (incêndios, materiais energizados, produtos perigosos), obtenção de acesso ao paciente e suporte básico de vida. A legislação vigente detalha competências e atribuições específicas de cada profissional que atua no serviço de atendimento pré-hospitalar móvel.

O Ministério da Saúde (MS) reconhece a necessidade de habilitação formal e obrigatória para os profissionais de atendimento às urgências e propõe grade de temas, conteúdos, habilidades e cargas horárias mínimas para cada categoria; e define que profissionais para atendimento pré-hospitalar móvel necessitam requisitos gerais mínimos para o exercício da atividade, listados a seguir, alguns inerentes a todos os profissionais do APH:

- Disposição pessoal para a atividade.
- Equilíbrio emocional e autocontrole.
- Capacidade de manter sigilo profissional.
- Capacidade de trabalhar em equipe.
- Disposição para cumprir ações orientadas.
- Destreza manual e física para trabalhar em unidades móveis.
- Disponibilidade para capacitação, bem como recertificação periódica.

As competências e atribuições dos profissionais da saúde para exercer o atendimento pré-hospitalar móvel estão definidas integralmente na legislação vigente.

O MS classifica os veículos destinados a atendimentos de urgência conforme relacionado a seguir:

- I – Unidade de suporte básico de vida terrestre: para transporte de pacientes que necessitem de atendimento e suporte básico de vida, tripulada por, no mínimo, dois profissionais, um condutor de veículo de urgência e um técnico de enfermagem.
- II – Unidade de suporte avançado de vida terrestre: para atendimento e transporte de pacientes de alto risco e que necessitem de cuidados médicos intensivos, equipada com materiais médicos e medicamentos. Tripulada por um condutor de veículo de urgência, um enfermeiro e um médico.
- III – Aeronave de transporte médico: tripulada por, no mínimo, um médico e um enfermeiro e dotada de equipamentos médicos.
- IV – Embarcação: tripulada por, no mínimo, dois profissionais habilitados no atendimento pré-hospitalar móvel. Por exemplo: o condutor da embarcação e um técnico de enfermagem, em casos de suporte básico de vida; um médico e um enfermeiro, em casos de suporte avançado de vida.
- V – Motolância: conduzida por profissional de nível técnico ou superior de enfermagem, com treinamento específico para condução da motolância.
- VI – Veículo de intervenção rápida: destinado a oferecer suporte avançado de vida e apoio aos demais veículos terrestres para acesso rápido ao local da ocorrência, tripulado pelo condutor de veículo de urgência, um médico e um enfermeiro.

PERFIL DOS PROFISSIONAIS NÃO ORIUNDOS DA SAÚDE PARA ATUAR NO ATENDIMENTO PRÉ-HOSPITALAR MÓVEL DE URGÊNCIA

Bombeiros

A legislação vigente prevê que bombeiros militares e civis, rodoviários e outros profissionais não oriundos da saúde (socorristas, conforme termo consagrado) têm competências estabelecidas, descritas a seguir:

1. Deslocar-se para a cena do evento assim que acionado via rádio ou outro meio.
2. Comunicar chegada ao local e confirmar a natureza da ocorrência o mais rapidamente possível à central de regulação médica de urgência.
3. Avaliar a cena do evento, identificando as circunstâncias da ocorrência e reportando-as ao médico regulador ou à equipe de saúde designada.
4. Identificar e gerenciar situações de risco na cena do acidente, além de estabelecer segurança da área de operação e orientar a equipe de saúde.

5. Colher informações sobre a cena da ocorrência e o paciente, procurando evidências do mecanismo de lesão (cinemática do trauma), e repassá-las à Central de Regulação de Urgência.
6. Realizar manobras de suporte básico de vida sob a orientação do médico regulador.
7. Remover vítimas para local seguro com vistas a receber atendimento da equipe de saúde.
8. Estabilizar veículos acidentados.
9. Realizar manobras de desencarceramento e extração manual ou com emprego de equipamentos próprios.
10. Avaliar as condições da vítima (respiração, pulso, consciência), observando e comunicando-as ao médico regulador.
11. Transmitir, via rádio, a correta descrição da vítima e da cena ao médico regulador.
12. Conhecer as técnicas de transporte do paciente politraumatizado.
13. Manter vias aéreas permeáveis com manobras manuais e não invasivas.
14. Administrar oxigênio e realizar ventilação artificial.
15. Realizar circulação artificial pela técnica de compressão externa.
16. Controlar sangramento externo por pressão direta, elevação do membro e ponto de pressão, usando curativos e bandagens.
17. Mobilizar e remover pacientes com proteção da coluna vertebral, usando colares cervicais, pranchas e outros equipamentos de imobilização e transporte.
18. Aplicar curativos e bandagens.
19. Imobilizar fraturas com o uso de equipamentos disponíveis.
20. Dar assistência ao parto normal em período expulsivo e realizar manobras básicas ao recém-nato e à parturiente.
21. Prestar primeiro atendimento às intoxicações, sob orientação do médico regulador.
22. Conhecer e saber operar todos os equipamentos e materiais pertencentes ao veículo de atendimento.
23. Conhecer e usar os equipamentos de bioproteção individual.
24. Preencher registros e formulários obrigatórios do serviço.
25. Realizar triagem de múltiplas vítimas, quando necessário.

Chefe de Equipe

As ambulâncias tripuladas por bombeiros ou profissionais de áreas afins seguem normas operacionais básicas, registradas na legislação vigente, bem como outras rotinas específicas necessárias ao bom andamento do serviço, como, por exemplo, a definição do chefe de equipe, que integra, supervisiona e comanda as ações, além de cumprir competências ordinárias como profissional de atendimento pré-hospitalar móvel. Seguem atribuições básicas do chefe de equipe:

1. Determinar tarefas de cada um dos integrantes da equipe, visando a:
   - Cumprir e fazer cumprir normas operacionais que regem o serviço, garantindo atuação da equipe dentro do limite técnico para buscar o mais alto padrão de qualidade no trabalho.

- Facilitar a saída da ambulância.
- Preparar a ambulância para receber pacientes, deixando as superfícies das macas completamente livres.
- Coordenar o uso dos materiais e equipamentos, de acordo com procedimentos técnicos protocolados, zelando por sua conservação e guarda ordenada.
- Garantir a comunicação com a central de regulação médica de urgência e o cumprimento de suas determinações.
- Certificar-se do correto preenchimento dos documentos de atendimento pré-hospitalar adotados pelo serviço.
- Certificar-se de que o veículo e os equipamentos materiais e medicamentosos sejam conferidos no início do plantão.

2. Responsabilizar-se pela entrega do paciente ao médico do serviço de saúde escalado para recebê-lo.
3. Providenciar reposição do material utilizado no atendimento, bem como encaminhar cautelas de equipamentos deixados no serviço de saúde ao almoxarifado.
4. Zelar pela própria segurança, da equipe e do paciente atendido, evitando todo e qualquer risco desnecessário.
5. Garantir que o trabalho da equipe se mantenha nos limites do sigilo, zelando pelo efetivo desempenho ético-profissional do atendimento pré-hospitalar.

CONDUTOR DE VEÍCULOS DE URGÊNCIA

O profissional deve ter competência mínima conforme preconiza a legislação vigente, e ainda pode ter habilitação formal para atendimento pré-hospitalar, como os demais integrantes da equipe. As atribuições básicas são:

1. Conduzir veículos terrestres de urgência destinados ao atendimento e transporte de pacientes.
2. Conhecer integralmente o veículo e realizar sua manutenção básica.
3. Estabelecer contato radiofônico (ou telefônico) com a Central de Regulação médica e seguir suas orientações, além de conhecer a malha viária local.
4. Conhecer a localização de todos os estabelecimentos de saúde integrados ao serviço.
5. Auxiliar a equipe de saúde no suporte básico de vida.
6. Auxiliar a equipe na imobilização e no transporte de vítimas.
7. Realizar medidas básicas de reanimação cardiorrespiratória.
8. Identificar os tipos e a utilidade de materiais existentes nos veículos de socorro, a fim de auxiliar a equipe de saúde.

Certamente, os condutores devem cumprir a legislação em vigor referente à condução de veículos de transporte de pacientes (como formação em Direção Defensiva e ser portador de Carteira de Motorista tipo D).

Outras orientações para esses profissionais:

1. Obedecer à determinação da Central de Regulação quanto à ordem de deslocamento, quando outros veículos se deslocarem para o mesmo destino (comboio).
2. Estacionar a ambulância em local seguro, de modo a facilitar o acesso do paciente a seu interior.
3. Comandar o isolamento do local, a fim de garantir segurança para a vítima e o trabalho da equipe, evitando a interferência de populares.
4. Sempre que necessário, comunicar-se com a central de regulação, solicitando apoio de outras viaturas de resgate, de apoio operacional, da Polícia e do Corpo de Bombeiros.
5. Recolher os pertences do paciente, acondicionando-os de modo apropriado, conforme a rotina do serviço.
6. Recolher todos os materiais e equipamentos usados no atendimento.
7. Percorrer o melhor trajeto, menos acidentado e mais direto, durante o deslocamento com o paciente.
8. Chegando ao serviço de saúde-destino do paciente, estacionar adequadamente a ambulância com segurança, abrir as portas do salão de atendimento e auxiliar no transporte da vítima para o interior do estabelecimento.
9. Entregar os pertences da vítima a familiares ou ao funcionário designado do hospital sob cautela assinada.
10. Encerrado o atendimento, comunicar à central as condições do veículo e retornar à base de origem.
11. Auxiliar na conferência de todo o material usado no atendimento, ajudando nos procedimentos de limpeza da ambulância e guarda correta dos equipamentos.

REGULAMENTAÇÃO DO SERVIÇO DE ATENDIMENTO PRÉ-HOSPITALAR MÓVEL DE URGÊNCIA

Todo serviço de atendimento pré-hospitalar móvel deve ter rotinas e normas técnicas específicas que regulamentem seu funcionamento devidamente conhecidas por todos os profissionais envolvidos.

Relacionamos alguns procedimentos operacionais básicos importantes e que podem ser adaptados às particularidades de cada serviço:

1. Quando a equipe da ambulância se depara com a presença de médicos não pertencentes ao serviço de APH no local da ocorrência e outros interessados em intervir no atendimento ao paciente, deve imediatamente comunicar ao médico regulador. Na ausência de médico intervencionista, ambos os médicos (de fora do serviço e médico regulador) devem manter contato via rádio ou telefone para troca de informações relativas à situação da vítima. O médico regulador deve orientar o colega quanto aos procedimentos operacionais e assistenciais previstos nesse protocolo. O médico presente no local deve observar as orientações do médico regulador quanto aos procedimentos

assistenciais. O médico presente no local registra sua intervenção no verso da ficha de atendimento, identificando-se adequadamente e assinando o documento.

2. Ao receber determinações originadas por autoridades presentes no local da ocorrência, contrárias às estabelecidas em rotinas operacionais ou protocolos assistenciais do serviço, a equipe deve imediatamente esclarecer que tais ordens ferem os regulamentos. Na persistência da atitude, a equipe imediatamente comunica o fato à Central de Regulação, solicitando orientações do médico regulador quanto à conduta a seguir.
3. Havendo suspeita de óbito da vítima no local da ocorrência, adotar procedimentos protocolares do serviço. A equipe de atendimento permanece no local da ocorrência até a chegada de autoridade policial competente, salvo orientação contrária da central de regulação. Se o óbito ocorrer durante o transporte do paciente, a central deve ser comunicada e irá indicar o encaminhamento adequado para o caso.
4. Para o atendimento de menores de 18 anos desacompanhados, a equipe deve imediatamente comunicar à central de regulação, que irá acionar o Conselho Tutelar da jurisdição.

O grau de eficiência de qualquer serviço de atendimento às urgências está diretamente relacionado com a qualificação dos profissionais da linha de frente. Somente com equipe devidamente treinada e qualificada é possível garantir maiores chances de sobrevida às pessoas acometidas de situação de urgência e atender aos princípios éticos fundamentais do atendimento às urgências.

2 Equipamentos para o Atendimento Pré-hospitalar

Edison Vale Teixeira Junior

INTRODUÇÃO

Com a evolução dos serviços de atendimento pré-hospitalar, vários materiais e equipamentos foram adaptados e/ou desenvolvidos para essa atividade, que requer técnicas que permitam a realização de suporte básico e avançado de vida. A imobilização adequada para o transporte das vítimas aos hospitais também se mostrou importante para que não haja agravamento de suas lesões. Todo o pessoal envolvido no atendimento pré-hospitalar deve conhecer esses equipamentos e estar familiarizado com seu funcionamento. A seguir, os principais equipamentos utilizados.

EQUIPAMENTOS PARA VIAS AÉREAS, VENTILAÇÃO E OXIGENAÇÃO

Cânulas Orofaríngeas

Também denominadas cânulas de Guedel, são cânulas de PVC de formato curvo, que são colocadas na boca dos pacientes inconscientes para evitar a queda da língua sobre a faringe e, com isso, garantir a passagem de ar pela via aérea. As cânulas de Guedel são bastante utilizadas e permitem a passagem de ar por um orifício central.

Possuem tamanhos para lactentes, crianças e adultos. São descartáveis (Fig. 2.1).

Cânulas Nasofaríngeas

Cânulas de plástico maleável para uso através da cavidade nasal. Têm a mesma finalidade de desobstrução das vias aéreas que as cânulas orofaríngeas, além de permitirem aspiração de secreções. São usadas especialmente naqueles pacientes com trismo.

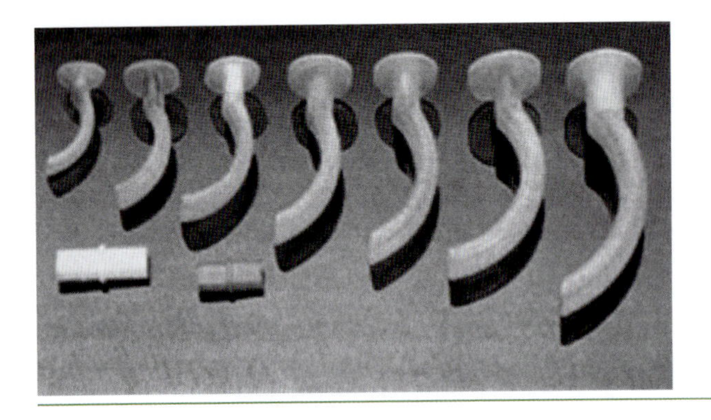

Fig. 2.1 – *Cânulas orofaríngeas.*

Aspiradores de Secreções

São aparelhos que realizam a aspiração de secreções e corpos estranhos das vias aéreas (desde a orofaringe até os brônquios), sendo extremamente importantes no atendimento pré-hospitalar. Podem ser fixos, nas ambulâncias, ou portáteis; elétricos, com bateria recarregável ou manuais (Fig. 2.2A a C). Quando a utilização de cânulas para aspiração da orofaringe for necessária, elas deverão ter ponta rígida e atraumática, pois as sondas de aspiração traqueal muito maleáveis se dobram e não aspiram.

MATERIAL PARA INTUBAÇÃO ENDOTRAQUEAL

Laringoscópio

É utilizado para a visualização direta da laringe, permitindo a intubação endotraqueal, aspiração da orofaringe e traqueia, retirada de corpos estranhos, introdução de sonda nasogástrica e inspeção da cavidade oral. É composto de um cabo-padrão com uma fonte luminosa e um conjunto de lâminas curvas (Macintosh) (Fig. 2.3) e retas (Muller) (Fig. 2.4).

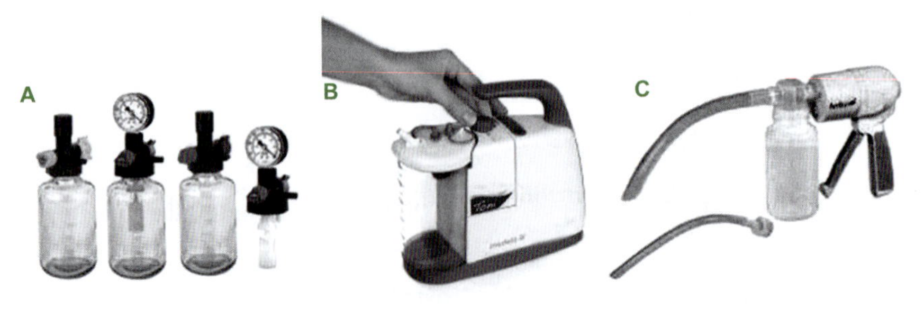

(Fonte: https://www.medela.com.br/healthcare/produtos/aspiracao-vias-aereas/clario-toni.)

Fig. 2.2 – A a C. *Aspiradores de secreções.*

Cânulas de Intubação Endotraqueal

Tubo em silicone transparente que garante ventilação manual ou mecânica, dotado de balonete macio e flexível, de alto volume e baixa pressão, que sela a traqueia. Existem as cânulas pediátricas sem balonetes. A numeração, de acordo com o diâmetro interno, varia de 2 a 10 mm (Fig. 2.5).

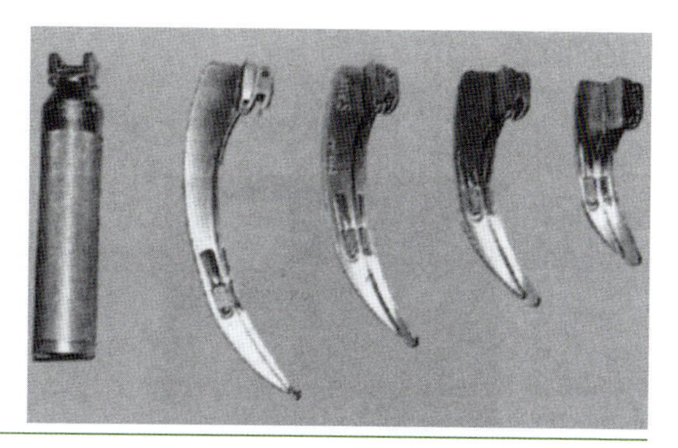

Fig. 2.3 – *Lâminas curvas.*

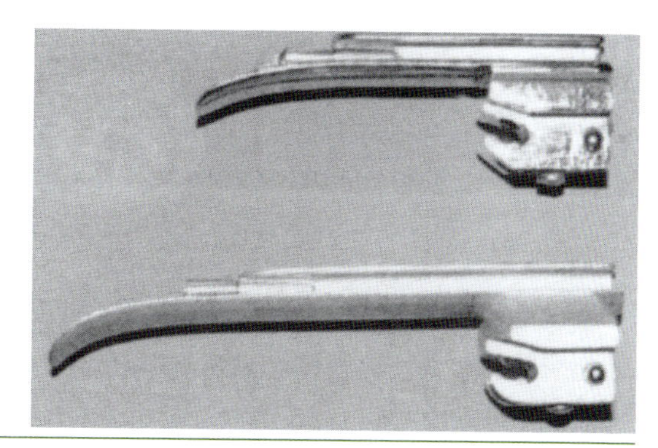

Fig. 2.4 – *Lâminas retas.*

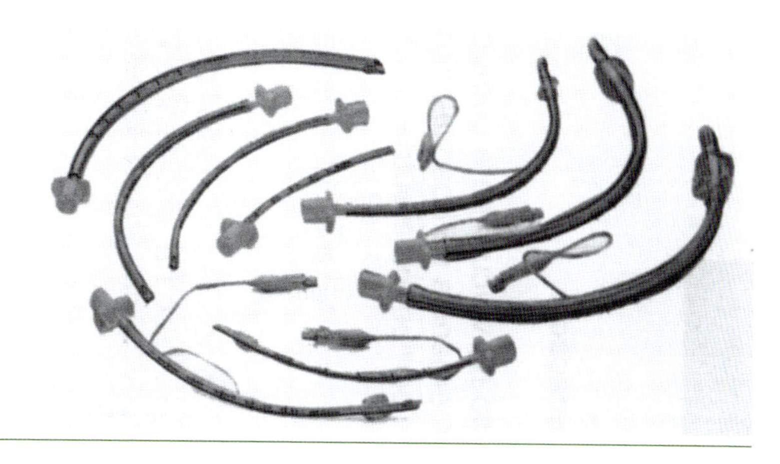

Fig. 2.5 – *Cânulas de intubação endotraqueal.*

Máscara Laríngea

É um dispositivo de silicone, na sua porção proximal, e de borracha, na porção distal (Fig. 2.6), apresentado em tamanhos para neonato até adulto. Indicado para manejo das vias aéreas como abordagem primária em situações em que não se consegue intubar ou ventilar adequadamente. Auxilia na intubação difícil e pode ser introduzido sem manipulação do pescoço. Como desvantagem, não protege as vias aéreas da broncoaspiração.

Combitube

É um dispositivo de duplo lúmen, com dois *cuffs:* um *cuff* distal, com capacidade de 15 a 20 mL de ar, que oblitera o esôfago ou a traqueia, e um *cuff* proximal, com capacidade de 140 mL, que oblitera as vias aéreas superiores, apoiado no palato. O tubo mais curto possui aberturas laterais distais com ponta cega, e o tubo longo possui uma abertura distal de maneira que, se posicionado na traqueia ou no esôfago, garante a ventilação pulmonar. É posicionado às cegas, protege contra a aspiração de conteúdo gástrico e é designado para ventilação de emergência nos casos de intubação traqueal difícil. É disponível somente no tamanho adulto (Fig. 2.7).

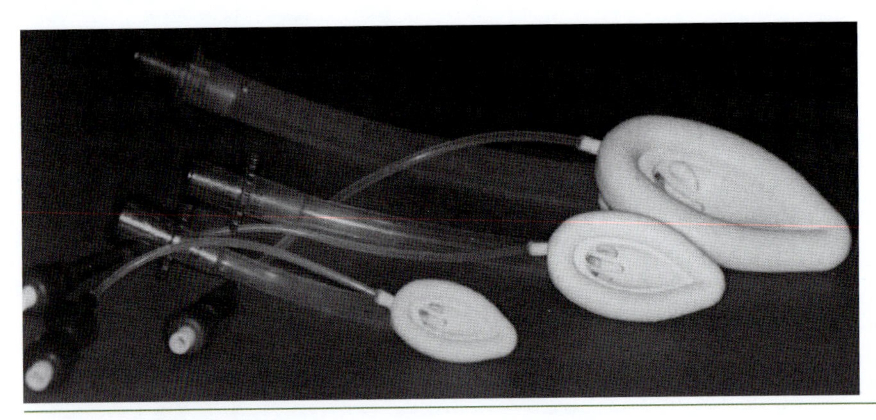

Fig. 2.6 – *Máscaras laríngeas.*

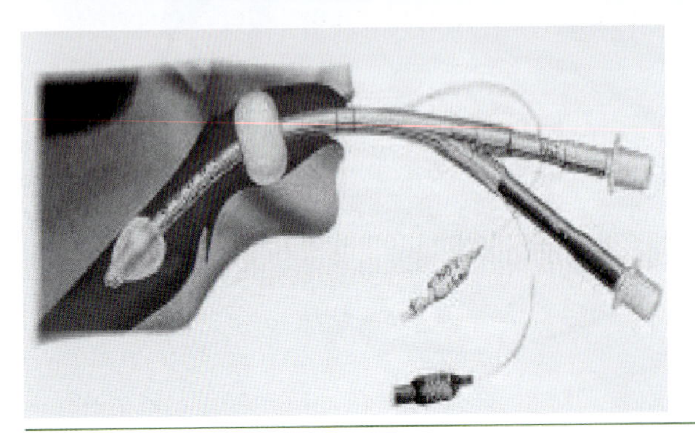

Fig. 2.7 – *Combitube.*

Kit de Cricotireoidostomia

É um conjunto descartável para permitir acesso cirúrgico às vias aéreas superiores percutaneamente. É dotado de instrumento de punção (trocarte) para abertura da membrana cricotireóidea e cânula de PVC (ou similar) autointroduzível, com sistema de fixação externa ao pescoço.

Máscaras de Oxigenação

Tem por finalidade fornecer oxigênio enriquecido para os pacientes. Existem vários modelos que permitem concentrações diferentes de oxigênio inspirado. São máscaras anatômicas em PVC e devem ser transparentes.

A máscara fornece uma concentração de O_2 maior que o cateter nasal.

Reanimador Manual (Ambu)

São balões autoinfláveis que permitem praticar uma ventilação artificial manual através de máscara de cânula de intubação traqueal ou cânulas de traqueostomia. Estão disponíveis em tamanho adulto, com balão de 1.500 a 2.000 mL de oxigênio, e em tamanho infantil, com balão de 450 a 750 mL. Devem ser dotados de reservatório de oxigênio que garanta uma maior concentração de oxigênio para a vítima (Fig. 2.8).

Equipamento para Administração de Oxigênio

Os cilindros de oxigênio permitem o transporte e a utilização do oxigênio nas ambulâncias, tão necessário às vítimas no ambiente pré-hospitalar.

Dois suprimentos de oxigênio devem estar disponíveis: um fixo, instalado no carro, e outro portátil, para ser utilizado fora do veículo (Fig. 2.9).

Respirador Portátil

São aparelhos que garantem uma ventilação artificial mecânica para pacientes em transporte que necessitem de assistência ventilatória.

Podem ser ciclados à pressão (alimentados pela própria pressão do oxigênio ou ar) ou volumétricos, alimentados por bateria recarregável,

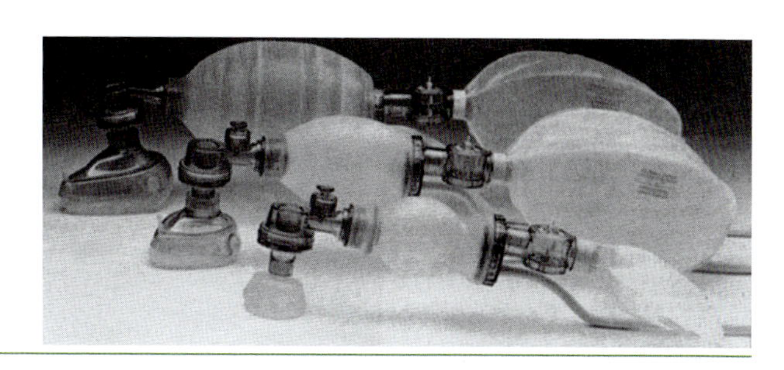

Fig. 2.8 – *Reanimadores manuais.*

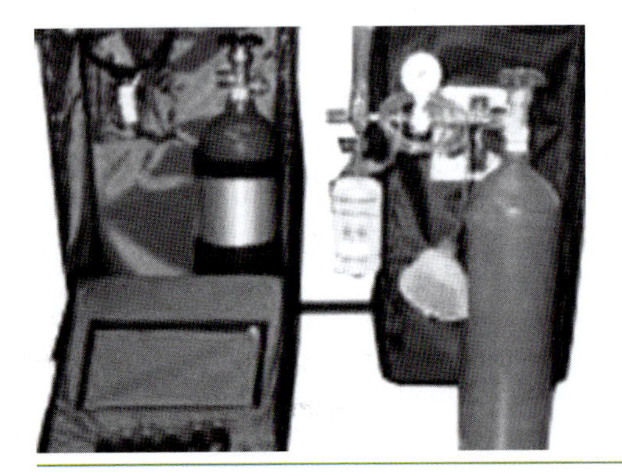

(Fonte: https://www.medaxo.com.br/kit-oxigenio-portatil-3-litros-bolsa-verde.)

Fig. 2.9 – *Oxigênio portátil.*

ou ligados à rede elétrica da ambulância. Possuem alarmes sonoros e visuais, seleção de porcentagem de oxigênio, controle de pressão, de frequência e de volume-minuto.

Oxímetro de Pulso Portátil

É um aparelho eletrônico para mensuração não invasiva de saturação periférica de oxigênio e pulso periférico. Leve, compacto, resistente, para uso pré-hospitalar, com bateria recarregável ou pilhas. Possui visor demonstrando saturação de oxigênio e frequência cardíaca, além de alarmes (Fig. 2.10A e B).

O capnógrafo é um aparelho portátil, que mede o dióxido de carbono expirado (Fig. 2.10C).

Conjunto para Drenagem de Tórax

Composto de frasco e drenos nos tamanhos adulto e infantil para realizar a evacuação de ar ou coleções líquidas da cavidade pleural.

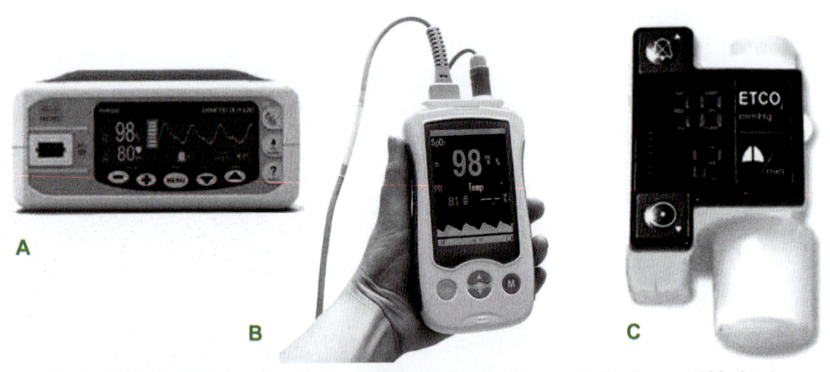

(Fonte: **A-B.** http://catalogohospitalar.com.br/oximetro-de-pulso-portatil-oximax-n-600x.html e http://www.medicalexpo.com/pt/prod/promed-group/product-113383-802708.html?utm_source=ProductDetail&utm_medium=Web&utm_content=SimilarProduct&utm_campaign=CA. **C.** https://medicalpremium.com.mx/producto/capnografo-bci-capnocheck-capnografia-en-renta/)

Fig. 2.10 – **A e B.** *Oxímetro de pulso;* **C.** *Capnógrafo.*

EQUIPAMENTO PARA MONITORIZAÇÃO E TERAPÊUTICA CARDIOCIRCULATÓRIAS

Monitor Cardíaco Multiparamétrico

Aparelhos que monitorizam a atividade elétrica do coração, portáteis, ligados à rede elétrica da ambulância ou dotados de baterias, com alarmes sonoros e visuais, podendo ser multiparamétricos com as seguintes funções, além do traçado elétrico: pressão arterial, oximetria, pletismografia (Fig. 2.11A e B).

Cardioversor Portátil

Aparelho eletrônico utilizado para produzir choque elétrico para reversão de parada cardíaca ou arritmias em pacientes adultos e pediátricos. Os cardioversores podem fazer monitorização de ECG e manter ritmo cardíaco através de marca-passo externo. Os desfibriladores podem ser automáticos ou semiautomáticos (DEA), utilizados para o diagnóstico da arritmia (taquicardia ventricular e fibrilação ventricular) e a realização de choque elétrico para reverter a arritmia (Fig. 2.12A e B).

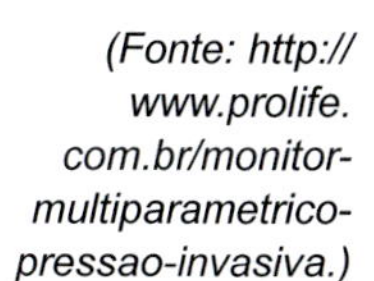
(Fonte: http://www.prolife.com.br/monitor-multiparametrico-pressao-invasiva.)

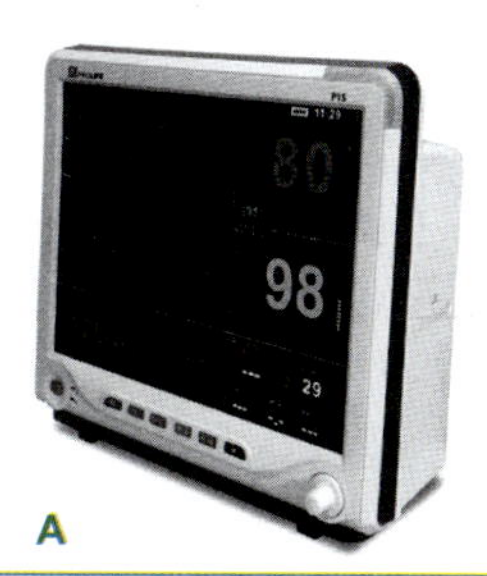
A

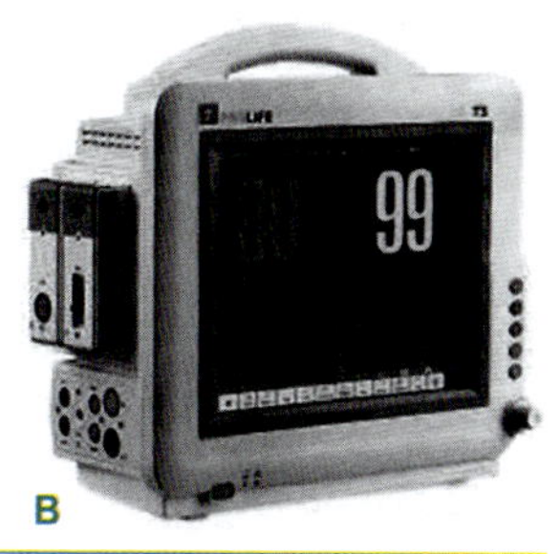
B

Fig. 2.11 – **A e B.** *Monitor cardíaco.*

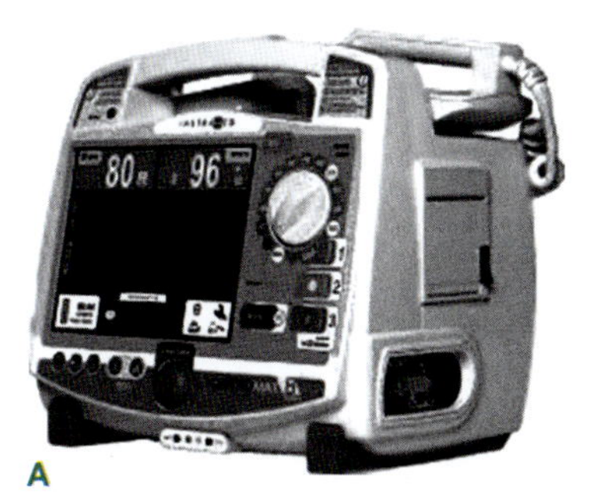
A

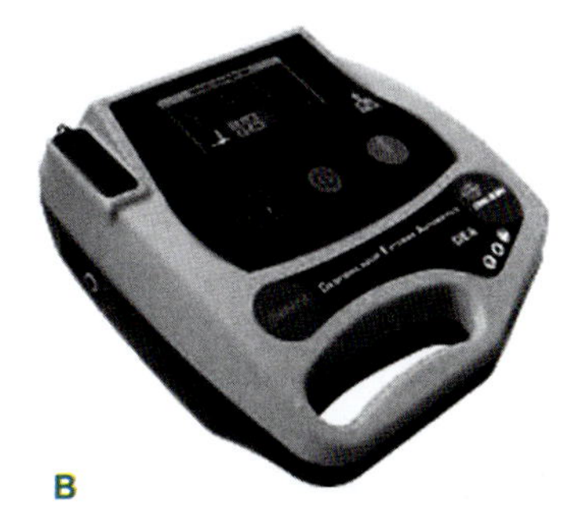
B

Fig. 2.12 – **A.** *Cardioversor;* **B.** *Desfibrilador.*

(Fonte: https://aparelhosmedicos.lojaintegrada.com.br/cardioversor-bifasico-portatil-instramed-cardiomax e https://www.dormed.com.br/d/71/desfibrilador++cardioversor.)

Calça Antichoque

Equipamento utilizado para imobilização da bacia e de membros inferiores e para elevação da pressão arterial, mediante a compressão externa dos membros inferiores e do abdome. É uma calça com três compartimentos destacáveis, dotados de válvulas de enchimento em cada um deles e manômetro para controle da pressão (Fig. 2.13).

Cateteres de Infusão

São cateteres utilizados para infusão venosa de soluções e medicamentos. Podem ser curtos, para infusão em veia periférica; longos, para infusão em veia central; ou intraósseos, para infusão na medula óssea. São constituídos de polipropileno e/ou agulha em aço, com vários tamanhos.

Agulha de Infusão Intraóssea

Agulha de infusão intraóssea é um dispositivo metálico que permite a punção e infusão de medicamentos e fluidos na medula como alternativa ao acesso venoso em situações de emergências pediátricas e adultas (Fig. 2.14A e B).

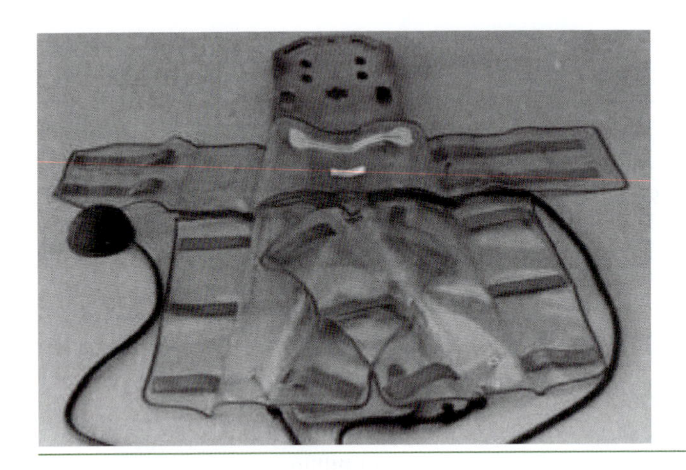

Fig. 2.13 – *Calça antichoque.*

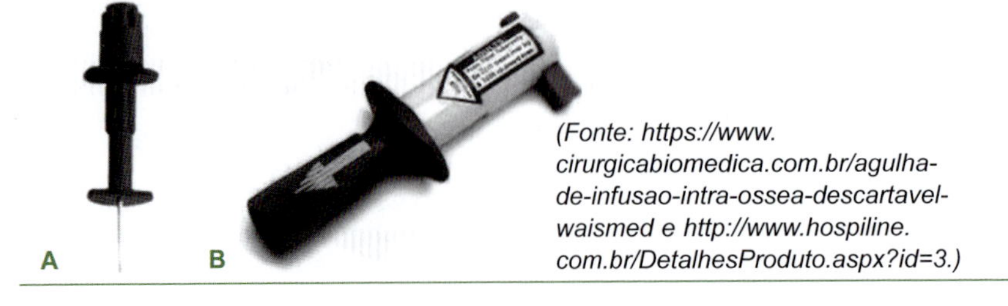

(Fonte: https://www.cirurgicabiomedica.com.br/agulha-de-infusao-intra-ossea-descartavel-waismed e http://www.hospiline.com.br/DetalhesProduto.aspx?id=3.)

Fig. 2.14 – *Agulha de punção intraóssea pediátrica (**A**) e adulta (**B**).*

EQUIPAMENTOS DESTINADOS À IMOBILIZAÇÃO DE FRATURAS E REMOÇÃO

Talas Maleáveis

São talas de material sintético (talafix) ou de papelão, para imobilização provisória de membros superiores e inferiores durante o resgate, que permitem ser moldadas para melhor realização de imobilização (Figs. 2.15A e B e 2.16).

A tala aramada é constituída de metal maleável, revestida com espuma sintética (EVA), leve, resistente, em vários tamanhos: PP, P, M e G. A tala de papelão tem tamanho único, podendo ser acolchoada ou não, permitindo imobilização utilizando uma tala ou várias em conjunto.

Tração de Fêmur

São equipamentos portáteis, utilizados para a fixação total do membro inferior, especialmente nos casos de fraturas de fêmur. São construídos com alumínio e aço inox, com regulagem de comprimento, dispondo de apoios de borracha ou de espuma e cintas elásticas, que permitem a estabilização e tração do membro inferior (Fig. 2.17A e B).

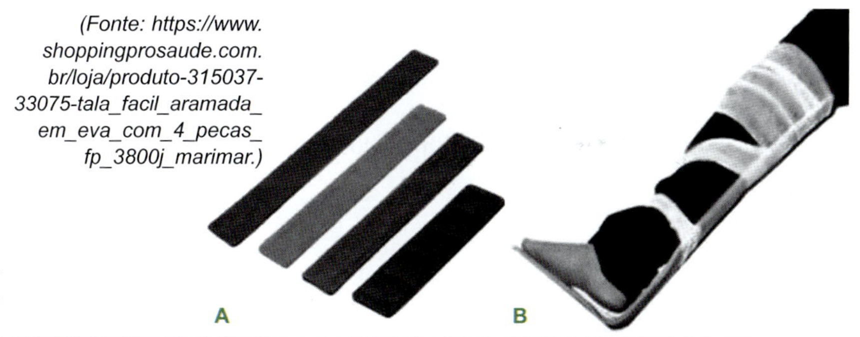

(*Fonte: https://www.shoppingprosaude.com.br/loja/produto-315037-33075-tala_facil_aramada_em_eva_com_4_pecas_fp_3800j_marimar.*)

Fig. 2.15 – A e B. *Talas aramadas.*

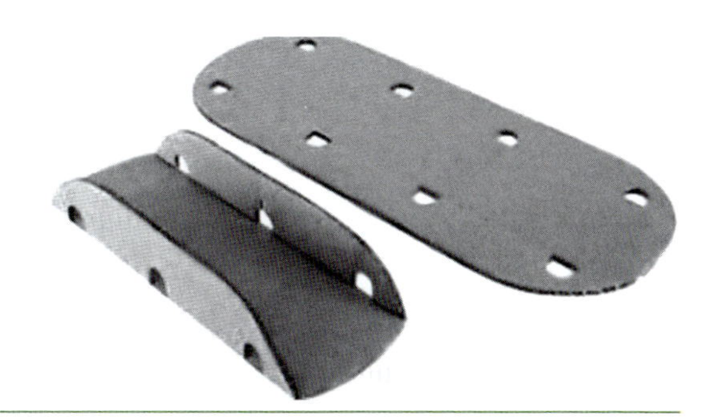

Fig. 2.16 – *Talas de papelão.*

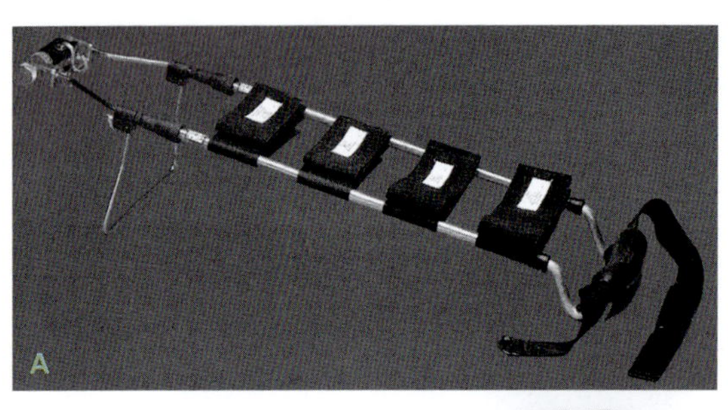

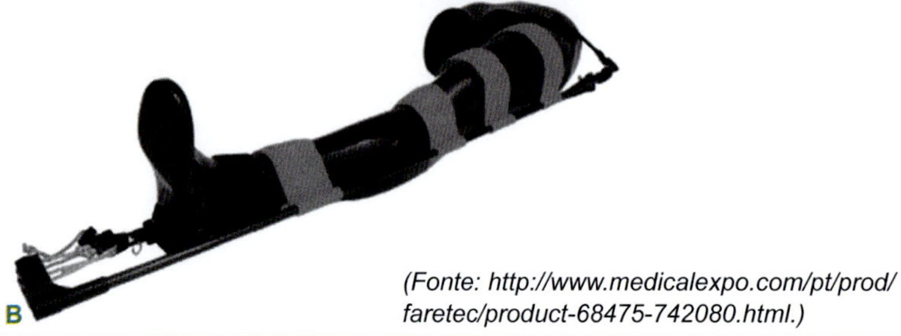

(Fonte: http://www.medicalexpo.com/pt/prod/faretec/product-68475-742080.html.)

Fig. 2.17 – *Tração de fêmur.*

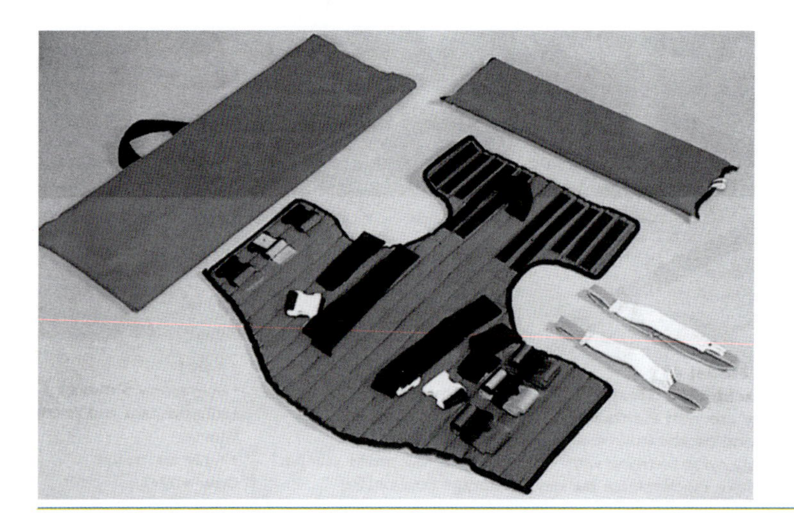

Fig. 2.18 – *Colete de imobilização (KED).*

Colete de Imobilização Dorsal (KED)

Destinado à imobilização da coluna cervical, torácica e lombar superior de vítimas acidentadas. É um colete de náilon, ajustável ao tronco da vítima e fixado com o uso de tiras de náilon, além de duas tiras para fixação dos membros inferiores; possui almofada para apoio da cabeça, fixada por duas tiras de espuma e velcro; e radiotransparente, com estrutura interna composta de tiras de madeira (Fig. 2.18).

Colar Cervical

É um dispositivo que permite a imobilização da coluna cervical, principalmente o movimento axial, além de evitar a extensão e flexão do pescoço. Um bom colar cervical deve possuir um desenho assimétrico, ser dobrável e plano, com janela extragrande para acesso à região cervical anterior (pulso carotídeo e acesso cirúrgico de via aérea superior), além de fornecer uma perfeita adaptação à cabeça e ao ombro da vítima. É confeccionado em polietileno radiotransparente, com enchimento de espuma em todas as faces de contato com a pele do paciente e dotado de apoio para a mandíbula. Tamanhos: adulto (pequeno, médio e grande) e pediátrico (pequeno e médio) (Fig. 2.19).

Imobilizador Lateral de Cabeça

É um dispositivo colocado nas pranchas de imobilização, adjuvantes do colar cervical na imobilização da cabeça. Constituído de espuma rígida, revestida com material impermeável e lavável, radiotransparente (Fig. 2.20).

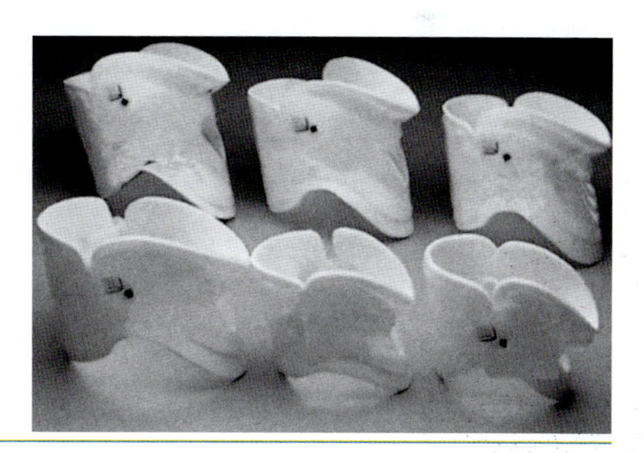

Fig. 2.19 – *Colar cervical.*

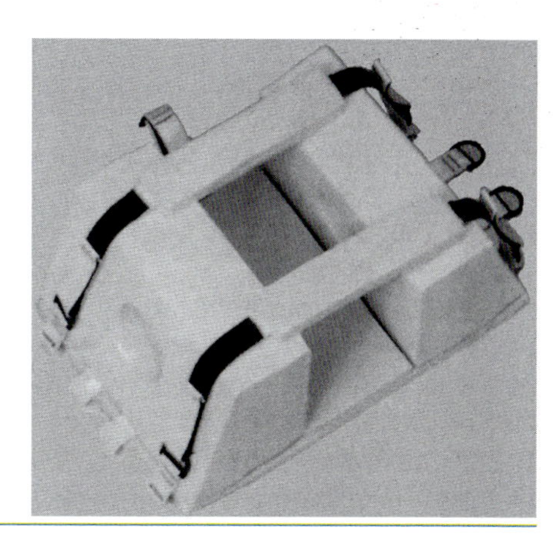

Fig. 2.20 – *Imobilizador lateral de cabeça.*

Tábuas de Imobilização (Prancha Longa)

Permitem a imobilização de toda vítima deitada. São construídas de PVC ou compensado naval de cedro ou pinho, de 25 mm de espessura, com desenho apropriado às suas finalidades. Devem possuir orifícios laterais para a fixação de cintos de segurança e para permitir o posicionamento das mãos do socorrista. Devem ser impermeabilizadas com material resistente. Disponíveis nos tamanhos adulto e infantil (Fig. 2.21A).

Cintos de Fixação

São cintos de náilon, flexíveis e resistentes, com aproximadamente 5 cm de largura e 1,80 cm de comprimento, com fivela de náilon resistente para fixar a vítima na tábua de imobilização (Fig. 2.21B).

Bandagem Triangular

Material para imobilizações provisórias e/ou fixação de curativos. É feita em tecido de algodão cru em forma de triângulo ou de retângulo, com 90 cm de lado.

MATERIAL PARA PEQUENAS CIRURGIAS E ATENDIMENTO OBSTÉTRICO

Nas ambulâncias, deve haver o material mínimo necessário para a realização de pequenos procedimentos cirúrgicos.

Além disso, elas devem dispor de um pacote contendo os materiais necessários à assistência ao parto, campos duplos, campos simples, cadarços de algodão ou *clamps* para laqueadura umbilical. Na Tabela 2.1, estão listados os principais itens.

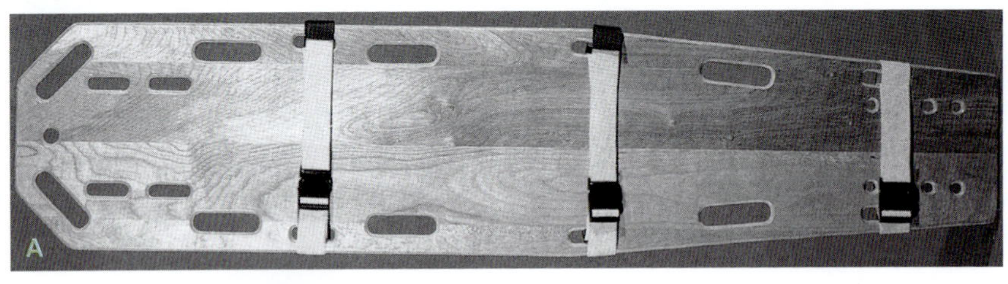

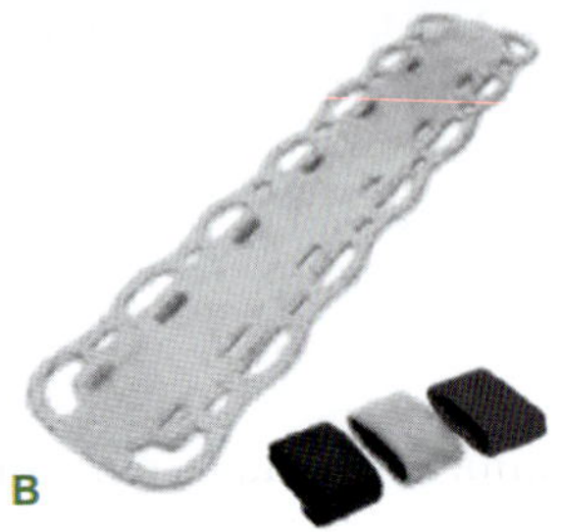

(Fonte: http://loja.ultraseg.com.br/pre-hospitalar/imobilizac-o/pranchas-para-imobilizac-o.html.)

Fig. 2.21 – **A.** *Prancha de imobilização;* **B.** *Cintos de fixação.*

Tabela 2.1
Material Mínimo Necessário para Pequenos Procedimentos Cirúrgicos

Discriminação	*Tamanho*
Tesoura de Mayo	14 cm
Pinça anatômica	14 cm
Pinça dente de rato	14 cm
Pinça Kelly reta	12 cm
Pinça Allis	5 × 6 cm
Porta-agulhas	14 cm
Cuba redonda	9 cm
Cabo de bisturi	–
Tesoura Metzembaum	14 cm
Pinça mosquito curva	12 cm
Pinça mosquito reta	12 cm
Afastador Farabeuf	10 × 12 cm
Tesoura Íris fina reta	10,5 cm
Pinça Pean-Murphy	16 cm

EQUIPAMENTOS DIAGNÓSTICOS

Todo veículo de emergência deve dispor obrigatoriamente de:

Esfigmomanômetro

Utilizado para aferição da pressão arterial. Deve possuir braçadeira resistente, flexível, de fácil modelagem, lavável e fecho que permita uma boa fixação; manguito e pera de material antideformante e de boa vedação, com válvula de metal para retenção e esvaziamento de ar; e manômetro aneroide com visor graduado, de fácil leitura, preciso e resistente. Existe em tamanho adulto e infantil (Fig. 2.22A).

Estetoscópio

Aparelho para auxílio da ausculta cardíaca, pulmonar. *Duo-sonic*, metálico, resistente, com olivas (protetor auricular) de formato anatômico, de borracha macia, ajuste confortável, com perfeita vedação contra ruídos ambientais. Modelos adulto e pediátrico (Fig. 2.22B).

EQUIPAMENTOS DE COMUNICAÇÃO

O sistema de comunicação, por meio de rádio, é essencial em um serviço de emergência para que se possa ter contato com as equipes de

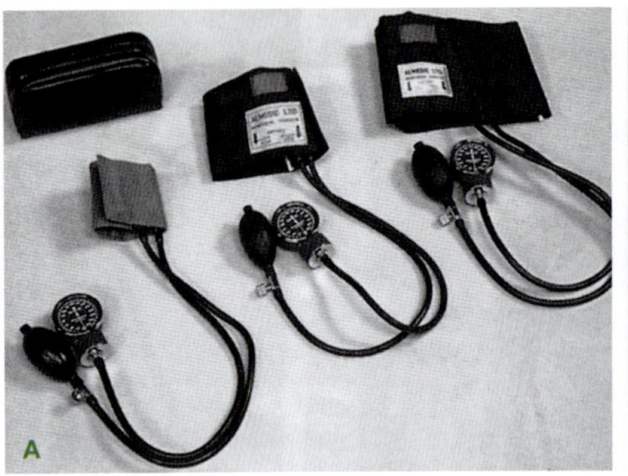

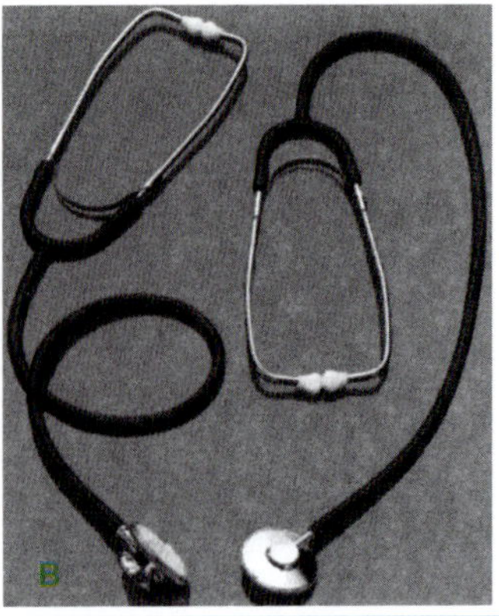

Fig. 2.22 – **A.** *Esfigmomanômetro;* **B.** *Estetoscópio.*

atendimento e a central de despacho das viaturas, além do contato com a rede hospitalar que normalmente recebe os pacientes. As ambulâncias devem vir dotadas desses dispositivos. Os rádios portáteis (HT) para comunicação entre as equipes também são vitais nos casos que requerem atendimento da ambulância em locais distantes, o que permitirá a manutenção da comunicação.

EQUIPAMENTOS DE SEGURANÇA

Destinados ao controle de situações que possam interferir no trabalho dos socorristas, esses equipamentos permitem a iluminação da cena, o isolamento da área, o controle de pequenos incêndios e a proteção individual da equipe.

Incluem-se refletores e lanternas, cordões de isolamento, um extintor de incêndio, capacetes e óculos de proteção, luvas descartáveis e máscaras cirúrgicas.

3 Preparo de Medicamentos

Gerson Martins Albuquerque
Mônica Koncke Fiuza Parolin

PREPARO E ADMINISTRAÇÃO DE MEDICAMENTOS

Medicar o paciente é muito mais que uma prestação de serviços, pois requer conhecimento amplo, habilidade e experiência. É preciso conhecer todas as vias de administração e os efeitos que as medicações trazem ao organismo.

Os *cincos certos* (medicamento certo, dose certa, via certa, hora certa e paciente certo) fazem parte do conhecimento teórico-técnico do profissional que irá administrar as medicações.

O medicamento deve ser preparado e administrado com a técnica correta e asséptica. Todo medicamento deve ser prescrito por médico e checado corretamente, ou estar sob supervisão e cuidados da telemedicina; deve ser registrado na ficha da vítima, no campo específico para tal procedimento.

VIAS DE ADMINISTRAÇÃO

Existem diversas vias para administração de medicamentos, que são: tópica, oftálmica, otológica, nasal, respiratória, bucal, sublingual e translingual, oral e gástrica, retal e vaginal, intradérmica, subcutânea, intramuscular e intravenosa (Fig. 3.1). E, ainda, infusões, como: infusão epidural, intrapleural, intraperitoneal, intra-articular e intraóssea.

As vias de administração parenteral, IM e IV, devido à rápida absorção e resposta do organismo, constituem-se na primeira opção a ser utilizada no atendimento pré-hospitalar, e estão descritas a seguir.

Via Intramuscular

Deposita o medicamento profundamente no tecido, o qual é ricamente irrigado pelo sangue. Os locais mais usados para se administrar injeções IM no adulto são dorsoglútea (Fig. 3.2), deltoide (Fig. 3.3) e vasto lateral da coxa; em lactentes e crianças, são o vasto lateral da coxa e o reto femoral da coxa, ventroglútea e dorsoglútea. A dose usual é de 3 mL ou menos, podendo-se administrar até 5 mL em um músculo de grande porte.

Para a administração, providencia-se a medicação prescrita, uma seringa de 3 a 5 mL, agulha para aspirar a medicação e outra para injetar a medicação. Deve-se considerar a idade e as condições do paciente para a escolha da agulha.

- Lavar as mãos e calçar luvas.
- Preparar a medicação.
- Montar a seringa e a agulha apropriadas, cuidando para não contaminá-las.
- Manter a agulha protegida.
- Quebrar a ampola do medicamento no local indicado, cuidando para não se ferir.
- Segurar a ampola aberta em uma mão e introduzir com a outra a agulha já montada na seringa.

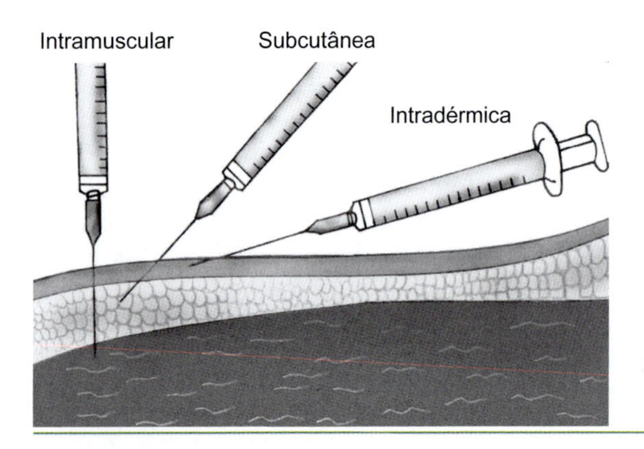

Fig. 3.1 – *Ângulos da seringa para injeção intramuscular, subcutânea e intradérmica.*

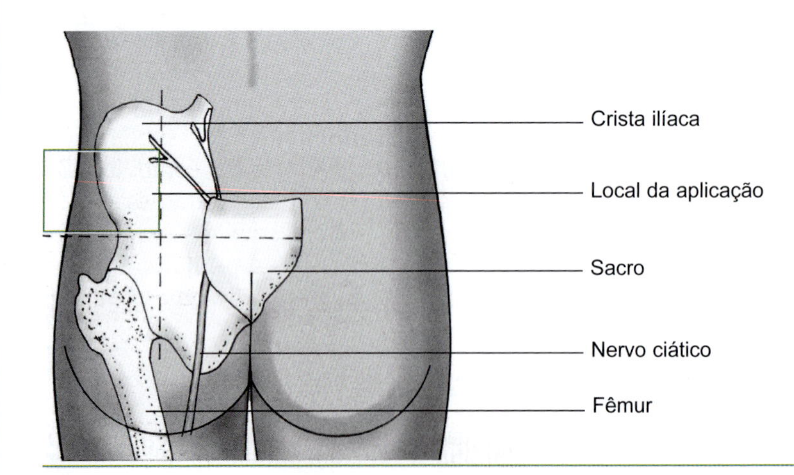

Fig. 3.2 – *Região glútea.*

- Manter acopladas a seringa (com os dedos anular e polegar) e a ampola (dedos médio e indicador da mesma mão), e aspirar o medicamento, puxando o êmbolo com a outra mão (Fig. 3.4).
- Manter a agulha protegida pela ampola vazia.
- Usar um recipiente próprio para descartar as agulhas e frascos partidos, evitando o risco de ferimentos.
- Explicar à vítima o procedimento.
- Localizar o local da inserção.
- Realizar assepsia.
- Remover o protetor da agulha e eliminar as bolhas de ar.
- Com o polegar e o dedo indicador da mão dominante, estique delicadamente a pele, posicione a agulha em um ângulo de 90º e introduza rapidamente a agulha no músculo.

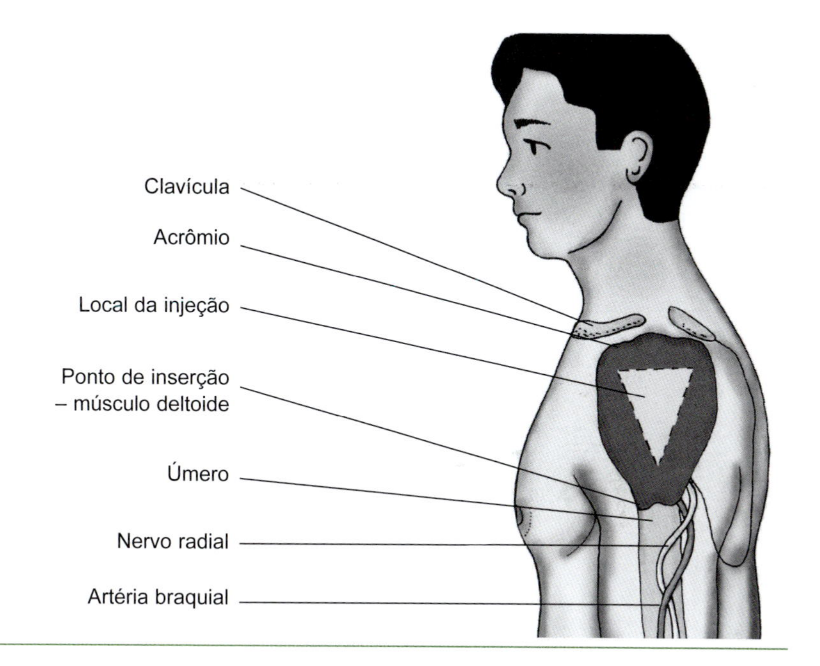

Fig. 3.3 – *Deltoide.*

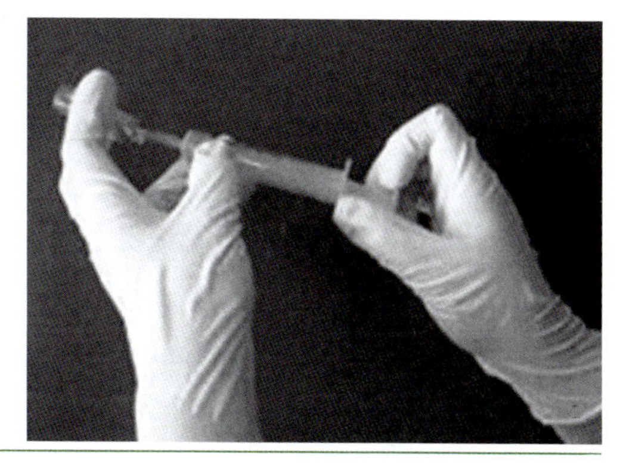

Fig. 3.4 – *Técnica para medicamentos.*

- Segurando a seringa com a mão não dominante, utilizar a mão dominante para aspirar; se o sangue voltar, retirar a seringa imediatamente; se o sangue não voltar, injetar a medicação lentamente e de modo contínuo – o profissional não deve sentir resistência no músculo.
- Depois de injetar todo o medicamento, retirar a agulha rapidamente, mas com cuidado para não causar lesão na pele do paciente, e manter ângulo de 90° para retirar a agulha.
- Colocar um algodão com álcool temporariamente no local da injeção.
- Para injeções subsequentes, alternar os locais de injeções.
- Descartar os materiais usados em lugares apropriados como rotina de serviço.
- Lavar as mãos.

Via Endovenosa

A administração endovenosa é uma via que oferece um início de ação quase imediato, por isso é a primeira opção de escolha no atendimento pré-hospitalar. Pode-se administrar um medicamento por via endovenosa por injeção em bolo, infusão intermitente ou infusão contínua, em um acesso venoso periférico, central ou uma porta de acesso vascular implantada.

Ao preparar soluções para administrar a terapia endovenosa, tenha em mente certos pontos:

- Certifique-se de que você compreende o sistema vascular e como ele se relaciona com outros sistemas do corpo (Fig. 3.5).
- Observe a medicação, a dose e o paciente.

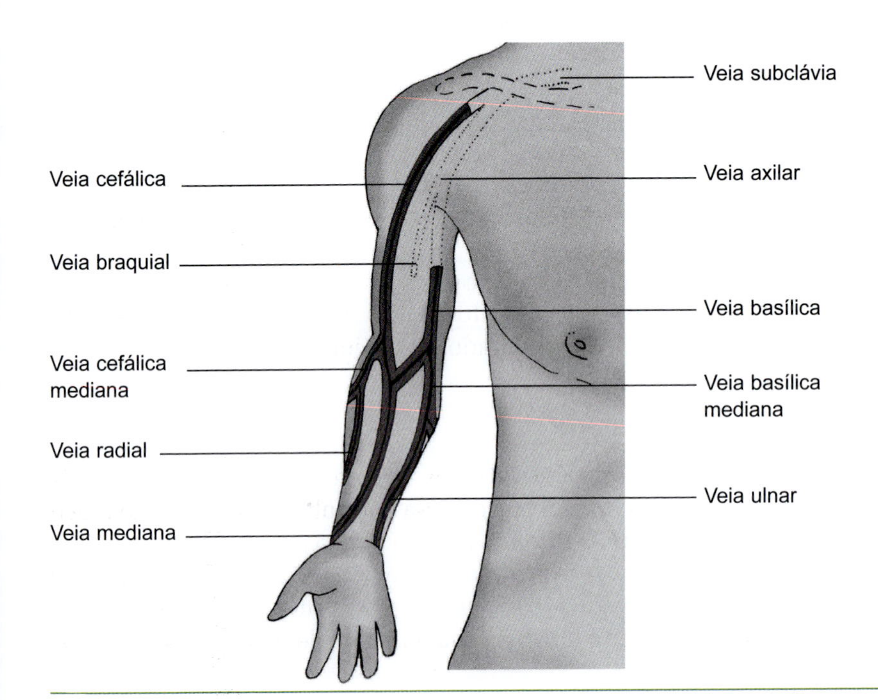

Fig. 3.5 – *Sistema vascular, membro superior.*

- Compreenda as indicações, os usos e os efeitos adversos da medicação.
- Observe bem o nome da medicação e a data de validade.
- Prepare a medicação com técnica asséptica e conforme orientação do fabricante.
- Quando a medicação estiver em frasco de múltiplas doses, identificar reconstituição, data e hora.
- Sempre que for possível, informe paciente e familiares sobre a medicação a ser administrada e seus efeitos.
- Não aplique um medicamento com coloração ou qualquer aspecto duvidoso.
- Sempre monitore o local da aplicação antes, durante e depois da aplicação.
- Lave as mãos antes e depois do procedimento.

PREPARO DE SOLUÇÕES PARENTERAIS

Tipos de Soluções

Atualmente, existem no mercado vários tipos de soluções intravenosas à disposição (cristaloides isotônicas, cristaloides hipertônicas, coloides sintéticas e substitutos do sangue). Como reposição inicial de fluidos no pré-hospitalar, preconiza-se a administração de soluções cristaloides isotônicas, como Ringer lactato e soro fisiológico (solução de cloreto de sódio a 0,9%).

O Ringer lactato é a solução cristaloide isotônica de escolha para o tratamento do choque devido à sua composição eletrolítica mais semelhante à do plasma.

O soro fisiológico é aceitável, porém, quando administrado em grandes quantidades, pode ocasionar hipercloremia (aumento acentuado do nível de cloretos no sangue).

Soluções glicosadas, por exemplo, com soro glicosado a 5%, não são recomendadas durante a reanimação do traumatizado, pois não são boas expansoras do plasma.

Grandes quantidades de líquidos frios ou à temperatura ambiente favorecem a hipotermia e o aumento do sangramento; portanto, sempre que possível, devem ser administrados aquecidos a 39 °C.

Locais de Aplicação

De preferência, em veias localizadas fora das articulações. Os locais geralmente são as veias do antebraço, fossa antecubital, da mão e do braço (veia cefálica), garantindo-se maior conforto para o paciente e favorecendo a fixação da via venosa. No traumatizado grave, são indicados dois acessos venosos com dispositivo de grosso calibre para a infusão; porém, não devemos atrasar o transporte da vítima na tentativa de obter acesso venoso.

Material

- Frasco com a solução solicitada.
- Dispositivo para punção venosa e infusão parenteral.
- Equipo para soro.
- Fita adesiva.
- Material para antissepsia da pele do paciente.
- Dispositivo com duas ou quatro vias.

Se algum medicamento tiver que ser acrescentado à solução, deverá ser preparado em seringa com agulha e, através desta, injetado no próprio frasco, ou administrado através de um dispositivo de duas vias.

Método

- Abrir o equipo e o frasco de solução, que deverá ser sempre límpida.
- Introduzir o equipo no frasco, cuidando sempre para não contaminá-lo (Fig. 3.6).
- Retirar o ar, deixando o líquido escorrer pelo equipo, até que todas as bolhas tenham sido eliminadas, e pinçar o equipo com um dispositivo apropriado.
- Abrir o dispositivo de punção venosa (agulha, *abocath* etc.) e fornecê-lo à pessoa que vai puncionar a veia sem contaminá-lo.
- Fornecer a fita adesiva para fixar o dispositivo de punção.
- Conectar o equipo no dispositivo de infusão, retirando as tampas protetoras de ambos.
- Pendurar o frasco de solução.
- Graduar o número de gotas, conforme orientação médica.
- Registrar o número de frascos e o tipo de solução administrada.
- Em caso de crianças ou vítimas inconscientes ou agitadas, imobilizar o membro para garantir a manutenção da via venosa.

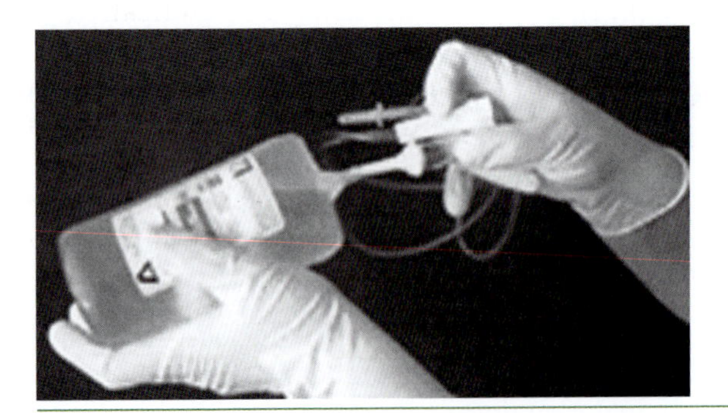

Fig. 3.6 – *Preparo de soluções.*

4 Biossegurança

Mônica Koncke Fiuza Parolin
Gerson Martins Albuquerque

INTRODUÇÃO

Profissionais de todas as áreas, oriundos ou não da saúde, devem ser capazes de reconhecer as fontes de infecção e de instituir medidas protetoras. Os cursos de formação desses profissionais devem incluir a informação referente ao processo de infecção, aos modos de transmissão e métodos de prevenção.

É importante que se conheça e utilize corretamente as medidas adotadas para controle de infecção, pois a prevenção é fundamental tanto para vítimas quanto para profissionais que estão atuando. Medidas imprudentes e sem conhecimento técnico predispõem a um maior risco de contaminação, comprometendo todo o atendimento. A atuação ideal do profissional no pré-hospitalar está na interdependência dos materiais usados e na técnica de utilização, pois esses podem se tornar um veículo de transmissão de doenças.

Medidas simples adotadas pelos profissionais que atuam no pré-hospitalar, como lavagem das mãos e uso correto de equipamentos de proteção individual (EPI), diminuem de maneira significativa os riscos de contaminação.

Doenças como hepatite, síndrome da imunodeficiência adquirida (AIDS), meningite e tuberculose têm suscitado maior ênfase sobre as técnicas de controle de infecção.

As ambulâncias requerem limpeza diária, principalmente quando houver contaminação com sangue, pus, vômitos, urina, fezes ou outras secreções.

CLASSIFICAÇÃO DOS ARTIGOS QUANTO AO RISCO DE TRANSMISSÃO DE INFECÇÃO

1. Artigos Críticos

São artigos que, em contato com tecido estéril, como os tecidos endoteliais, sistema vascular ou em outros órgãos isentos de flora microbiana própria, apresentam alto risco de infecção se contaminados com microrganismos, especialmente bactérias. Devem, portanto, estar estéreis. Exemplos:

- Instrumentos cirúrgicos.
- Cateteres intravasculares.
- Cateteres urinários.

2. Artigos Semicríticos

São artigos que mantêm contato com a mucosa íntegra, visto que esta é capaz de impedir que ocorra invasão de microrganismos nos tecidos subepiteliais. Esses artigos devem estar livres da maioria dos microrganismos. Devem, portanto, estar desinfectados ou esterilizados. Exemplos:

- Sondas de cateter de aspiração respiratória.
- Tubos endotraqueais.
- Endoscópios gastrointestinais.
- Termômetros.

3. Artigos Não Críticos

São artigos que entram em contato com a pele íntegra, e não com as membranas mucosas. A pele íntegra constitui-se em uma barreira importante contra os microrganismos. Esses artigos devem sofrer desinfecção de baixo nível ou apenas um processo de limpeza. Exemplos:

- Comadres/papagaios.
- Manguitos de pressão arterial.
- Roupas de cama.
- Estetoscópios.

LIMPEZA, DESINFECÇÃO, ESTERILIZAÇÃO DE ARTIGOS E ANTISSEPSIA

O manuseio de artigos requer que cada procedimento seja acompanhado da indicação do equipamento de proteção individual (EPI) específico quanto à natureza do risco ao qual o pessoal se expõe.

Todos os artigos que não entram em contato direto com a vítima ou os que apenas entram em contato com pele íntegra necessitam apenas de limpeza com água e sabão, admitindo-se a presença de microrganismos em número baixo. Entretanto, os artigos contaminados com agentes de doenças infectocontagiosas requerem desinfecção mesmo que seu uso determine apenas limpeza.

Independentemente do processo a ser submetido, todo artigo deverá ser considerado *contaminado*, sem levar em consideração o grau de sujidade presente.

Os passos sequenciais devem ser:

- Limpeza.
- Desinfecção.

- Enxágue.
- Secagem.
- Esterilização.
- Estocagem.

É necessário classificar o artigo de acordo com o risco potencial de infecção envolvido em seu uso e definir o tipo de processamento a que será submetido (desinfecção ou esterilização).

Limpeza

A limpeza é o primeiro passo nos procedimentos técnicos de desinfecção e esterilização.

São procedimentos que têm por objetivo:

- Remover as sujidades.
- Remover ou destruir os microrganismos patogênicos com a utilização de *água morna*, *detergente* e *ação mecânica*.

Atualmente, existem diversos equipamentos desenvolvidos para a limpeza e a desinfecção de artigos, como a lavadora ultrassônica, a lavadora esterilizadora, a lavadora termodesinfectadora, a sanitizadora e a pasteurizadora, que possibilitam maneiras mais seguras e racionais para esses procedimentos.

Falhas no processo de limpeza acarretam problemas na esterilização dos materiais, porque a matéria orgânica (secreções, sangue, pus, gordura, óleo, outras) constitui-se em um fator de proteção para os microrganismos, pois impede o contato com o agente esterilizante.

Enxágue

O enxágue pode ser realizado de diferentes maneiras, conforme a etapa, o tipo de tratamento do material e o seu destino. A água pode ser potável e corrente para materiais não críticos e para materiais semicríticos, desde que com controles biológicos periódicos e esterilizada para materiais de uso crítico.

Secagem

Terminado o processo de limpeza, realiza-se a secagem rigorosa dos materiais, devendo esse procedimento ser o mais rápido possível para evitar um possível crescimento microbiano no meio líquido e neutralizar a interferência da umidade nos processos posteriores.

A secagem pode ser feita por uma das seguintes alternativas:

- Pano limpo.
- Ar comprimido.
- Químicos.
- Secadoras.

Desinfecção

Processo pelo qual ocorre a destruição de muitos ou todos os microrganismos patogênicos na forma vegetativa, com exceção dos esporos bacterianos.

Esse processo é obtido pelo uso de desinfetante químico ou pela pasteurização úmida (equipamentos de terapia respiratória).

Os álcoois, o cloro glutaraldeído, o ácido peracético, os fenóis e o ortoftalaldeído (OPA) são os desinfetantes mais usados. Devem ser observados os cuidados através do uso de EPI no manuseio desses produtos químicos, por serem cáusticos e tóxicos para os tecidos.

A desinfecção pode ser classificada de acordo com a Tabela 4.1.

Tabela 4.1
Tipos de Desinfecção

Tipos de Desinfecção	*Métodos e Soluções Germicidas*
Desinfecção de baixo nível: é eliminada a maioria das bactérias, alguns vírus e fungos. Não inativa microrganismos resistentes, como micobactérias ou esporos bacterianos	Álcool etílico e isopropílico Hipoclorito de sódio (100 ppm) Fenólicos
Desinfecção de médio nível: são atingidas as micobactérias, incluindo o agente da tuberculose (*Mycobacterium tuberculosis*), a maioria dos vírus (inclusive o HBV) e fungos. Ainda sobrevivem os *Mycobacterium* intracelulares, esporos bacterianos e os vírus lentos	Álcool etílico e isopropílico (70 a 90%) Fenólicos Iodóforos Hipoclorito de sódio (100 ppm) Pasteurização 75 °C a 30 minutos *Obs.:* depende da concentração e/ou período de exposição
Desinfecção de alto nível: resistem apenas alguns tipos de esporos bacterianos mais resistentes e os vírus lentos	Glutaraldeído Solução de peróxido de hidrogênio Hipoclorito de sódio (1.000 ppm) Cloro e compostos clorados Ácido peracético Ortoftalaldeído Água superoxidada Pasteurização 75 °C a 30 minutos *Obs.:* tempo de exposição ≥ 20 minutos
Não definido: o nível de desinfecção dependerá de variáveis, como temperatura e/ou concentração de germicidas adicionados no processo	Calor seco (passar a ferro) Fervura em água por 30 minutos Formaldeído, pastilhas Termodesinfectadoras Sanitizadoras

Obs.: algumas das soluções germicidas são classificadas de alto, médio ou de baixo nível, dependendo do tempo de exposição.

Esterilização

Define-se esterilização como o processo pelo qual todas as formas de vida microbiana (esporos, bactérias, micobactérias, fungos e vírus) são eliminadas, mediante aplicação de agentes físicos (calor seco, calor úmido, raios gama), químicos (produtos químicos) ou físico-químicos (óxido de etileno, plasma de peróxido de hidrogênio, vapor de baixa temperatura e formaldeído).

• Agentes Físicos

A esterilização por vapor saturado sob pressão é realizada nas autoclaves, que podem ser de formas e tamanhos diferentes, porém o princípio de funcionamento é o mesmo. A esterilização em autoclaves constitui-se no método mais econômico para todos os artigos termorresistentes, exceto para óleos. Devemos, nesse tipo de esterilização, observar alguns critérios:

– Temperatura

Varia de 121 °C a 132 °C.

– Pressão

Entre 1 e 1,80 atmosferas (Silva et al., 1992).

– Tempo de Exposição

Depende do tipo de material, da superfície ou da densidade.

– Prazo de Validade

Deverá seguir a orientação dos fabricantes.

• Agentes Químicos

São produtos químicos usados para esterilização de artigos que não podem ser esterilizados por métodos físicos. Um produto químico de qualidade é aquele que provoca a destruição de todas as formas microbianas (vegetativas e esporuladas), sem ser irritante e tóxico para os tecidos humanos, sem corroer nem alterar os materiais (plásticos e borrachas), além de ser estável quando em solução por tempo prolongado.

Alguns cuidados são imprescindíveis para a eficácia da esterilização ou desinfecção por agentes químicos:

- Limpeza e secagem dos materiais a serem esterilizados ou desinfectados.
- Submersão total dos materiais na solução.
- Tempo que o material deve ficar em solução.
- Validade da solução diluída para troca.
- Temperatura ambiente e local com boa ventilação.

- **Agentes Físico-químicos**

São processos de esterilização realizados com baixas temperaturas. A esterilização à baixa temperatura é requerida para materiais termossensíveis e/ou sensíveis à umidade. O método ideal ainda não existe, devido a todas as tecnologias apresentarem suas limitações. Os meios mais utilizados são:

- Óxido de etileno.
- Plasma de peróxido de hidrogênio.
- Ácido peracético líquido.
- Plasma de ácido peracético.
- Formaldeído e vapor de formaldeído.

Estocagem

Após os artigos serem submetidos à forma de processamento adequada, o armazenamento dos mesmos deverá ocorrer em área própria, em armários fechados, com controle rigoroso da data de validade.

LIMPEZA, ASSEPSIA E DESINFECÇÃO DA AMBULÂNCIA

A assepsia consiste em afastar os germes patogênicos de superfícies, como materiais, mesas, armários, paredes, pisos etc.

1. Desinfecção Terminal

Realizar a desinfecção terminal na ambulância, em todas as superfícies verticais, horizontais, mobiliários e equipamentos, uma vez por semana ou quando apresentar muita sujidade. Utilizar para isso água e sabão, além de solução antisséptica, como o ácido peracético a 1% ou o hipoclorito de sódio. O uso de EPI é indispensável para essa atividade. Esse processo de desinfecção deve ser realizado sempre da região mais distante para a região mais próxima em que se encontra o responsável pela desinfecção, em movimento único. E quantas vezes forem necessárias para finalizar a operação, utilizar a solução antisséptica nas superfícies da ambulância, sempre iniciando pela região mais distante do ponto de contaminação.

2. Desinfecção Concorrente

Realizar a desinfecção concorrente diariamente e a cada término de atendimento no asseio de superfícies verticais, horizontais, mobiliários e equipamentos.

Utilizar para a desinfecção os seguintes materiais:

- Dois baldes, um com água e o outro com solução de ácido peracético a 1% ou almotolia de ácido peracético.
- Pano de chão.
- Rodo.
- Luvas de borracha próprias para limpeza.

- Avental de proteção.
- Óculos de proteção.
- Máscara de proteção.

Quando existir presença de secreção:

1. Retirar a secreção com o pano embebido em solução de ácido peracético a 1% em um único movimento, para evitar disseminação de microrganismos em outros locais.
2. Enxaguar o pano no balde com água, trocando-a sempre que necessário, observando a sua coloração e a presença de sujidade.
3. Repetir o procedimento de retirada de secreção se necessário, com pano embebido em solução peracética, utilizando-se o balde com água apenas para limpar o pano.
4. Repetir essa operação quantas vezes forem necessárias.

Rotina de Desinfecção

1. Realizar a limpeza da ambulância, da região mais distante para a região mais próxima em que se encontra o responsável pela desinfecção, em movimentos únicos, iniciando pela parte superior da parede até a parte inferior, até realizar a desinfecção em toda a área de paredes da ambulância.
2. Iniciar a desinfecção do chão, da parte mais distante para a região mais próxima à que você se encontra, em movimentos únicos; umedecer o pano no balde de solução peracética a 1% ou com solução peracética em almotolia; torcer o pano, colocar no rodo e realizar a limpeza em movimentos únicos.
3. Enxaguar o pano no balde com água.
4. Colocar o pano no balde com solução peracética a 1% ou umedecê-lo com solução peracética em almotolia. Repetir essa operação quantas vezes forem necessárias.
5. Realizar a desinfecção nos mobiliários e equipamentos sempre em movimentos únicos, observando para não deixar os equipamentos úmidos, evitando danos.
6. Deixar a ambulância com portas e janelas abertas, para ventilar.

MEDIDAS PREVENTIVAS ADOTADAS PARA CONTROLE DE INFECÇÃO

A descontaminação como controle de infecção depende de dois processos: degermação e antissepsia.

A *degermação* é a remoção de detritos e impurezas depositados sobre a pele. Sabões e detergentes sintéticos removem mecanicamente a maior parte da flora microbiana existente nas camadas superficiais da pele, mas não conseguem remover aquela que coloniza as camadas mais profundas.

A *antissepsia* é a destruição de microrganismos existentes nas camadas superficiais ou profundas da pele mediante aplicação de substâncias providas de ação letal ou inibitória da reprodução microbiana, de baixa causticidade e hipoalergênicas (antissépticas).

Dentre os agentes utilizados, o álcool é o mais usado em uma rotina de antissepsia e pode ser simples a 70% ou glicerinado.

1. Álcool a 70% – é um antisséptico e desinfetante com ação bactericida, tuberculicida e fungicida. Indicado para a desinfecção concorrente de superfícies e/ou materiais (olivas de estetoscópio, termômetro). Usado também para antissepsia da pele de uma punção venosa. Não pode ser usado em ferimentos e em mucosas (boca, olhos e vagina) ou próximo de órgãos genitais.
   Rotina para uso: lavar a superfície com água e sabão antes de usar o álcool, quando houver presença de sangue, fezes ou pus. Friccionar o álcool no material por 30 segundos.
2. Álcool a 70% glicerinado – antisséptico e desinfetante com ação bactericida, tuberculicida e fungicida. Propriedade umectante para a pele, devido à adição de 1 a 2% de glicerol. Indicado para a antissepsia das mãos.
   Rotina para uso: lavar as mãos com água e sabão, enxaguar em água corrente, enxugar e friccioná-las com álcool glicerinado por 30 segundos.

Dentre os principais procedimentos adotados como medidas preventivas de controle de infecção, destacam-se a lavagem das mãos dos profissionais, os cuidados com os ferimentos e o uso de EPI.

Lavagem de Mãos

O ato de lavar as mãos é de fundamental importância para a prevenção e controle de doenças, devendo ser realizado quantas vezes forem necessárias por todos os profissionais, nas seguintes situações:

- Quando estiverem visivelmente com sujidades.
- Antes e depois do contato com o paciente.
- Após o contato com uma fonte de microrganismos (sangue ou fluidos corporais, membrana mucosa, pele íntegra ou objetos inanimados que possam estar contaminados).
- Anterior à realização de procedimentos invasivos, por exemplo, a colocação de um cateter intravascular.
- Administração de medicamentos.
- Após a remoção das luvas.
- Após a realização de atos fisiológicos pessoais.

A lavagem das mãos deve ser realizada com o atrito vigoroso de todas as superfícies das mãos, com o auxílio de um sabão, seguido por enxágue, tendo por objetivo a remoção dos organismos transitórios e da sujeira das mãos, a fim de diminuir os micróbios por certo tempo. Os microrganismos encontrados na pele e nas mucosas humanas são classificados em flora residente, transitória e temporariamente residente.

Lavagem Comum

Remoção de sujidade e flora transitória.

Antissepsia

Remoção e destruição de flora transitória.

Técnica para Lavagem das Mãos (Fig. 4.1)

a. Abrir a torneira com a mão dominante e molhar as mãos sem encostar na pia.
b. Colocar 3 a 5 mL de sabão líquido nas mãos. Se o sabão for em barra, enxaguá-lo antes de usar.
c. Ensaboar as mãos por 15 a 30 segundos, não esquecendo palma, dorso, espaços interdigitais, polegar, articulações, unhas, extremidades dos dedos e punhos.
d. Enxaguar as mãos em água corrente para retirar totalmente a espuma e os resíduos de sabão, sem respingar água na roupa e no piso e sem encostar na pia.
e. Enxugar as mãos com papel toalha (duas folhas) e, com esse papel toalha, fechar a torneira, e desprezar o papel no lixo.

Cuidados com os Ferimentos

Mesmo na situação de emergência, o atendimento deve ser conduzido visando à prevenção de infecções. Desse modo, devemos estar atentos às feridas, às lesões de mucosa e às queimaduras.

A aplicação de antisséptico em ferimentos está contraindicada, pois os germicidas lesam tanto os microrganismos quanto as células de defesa do indivíduo, comprometendo o processo de cicatrização. A remoção de corpos estranhos e tecidos necrosados, a manutenção da circulação local e a irrigação com solução fisiológica (genericamente chamada de soro fisiológico) são, em princípio, mais importantes do que o uso de antissépticos para a profilaxia de infecções.

EQUIPAMENTOS DE PROTEÇÃO INDIVIDUAL – EPI

Os equipamentos de proteção individual mais utilizados no serviço pré-hospitalar são luvas, máscaras, óculos de proteção e aventais, com as seguintes indicações (Fig. 4.2):

- *Luvas*: são úteis porque evitam a transmissão de patógenos pelo contato direto e indireto, também diminuem a possibilidade de a equipe transmitir sua própria flora bacteriana para os pacientes. Devem ser utilizadas sempre que houver a possibilidade de contato com secreções e excreções, com mucosas ou áreas de pele não íntegra (ferimentos, lacerações, outros).
- *Máscaras e óculos de proteção*: durante um procedimento em que houver a possibilidade do respingo de sangue e outros fluidos corporais nas mucosas da boca, nariz e olhos do profissional.
- *Aventais*: protegem a equipe de saúde do contato com material infectado, com sangue ou líquido corporal, inclusive em superfícies contaminadas. Alguns tipos são reutilizáveis e outros, descartáveis.

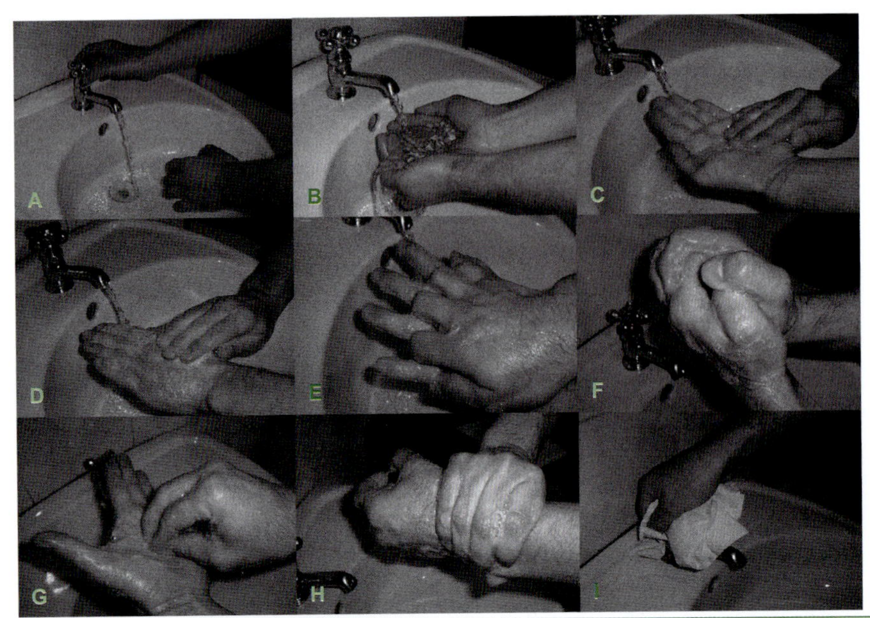

Fig. 4.1 – **A-I.** *Técnica para lavagem das mãos.*

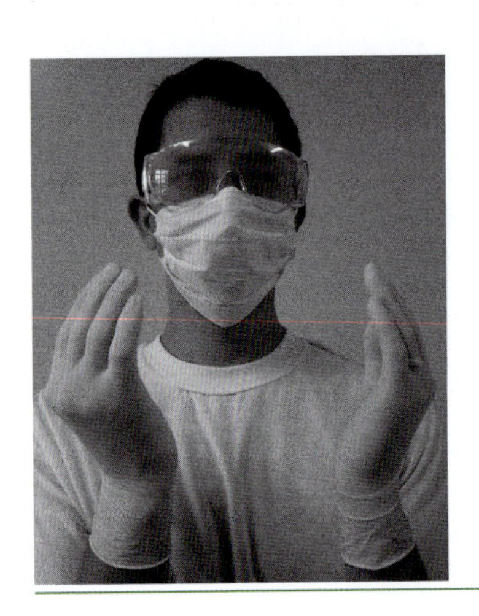

Fig. 4.2 – *Equipamentos de proteção individual (EPI).*

5 Doenças Infecciosas

Mônica Koncke Fiuza Parolin

As doenças contagiosas representam grande problema de saúde pública para a maior parte do mundo. Nos países industrializados, cerca de 70% das mortes decorrem por causa de doenças degenerativas e acidentes. No entanto, nos países em desenvolvimento, as doenças infecciosas e parasitárias figuram como uma das principais causas de morte.

PROCESSOS INFECCIOSOS

A epidemiologia é a ciência que estuda a história e a ocorrência das doenças.

A continuação de uma doença infecciosa exige certa sequência de acontecimentos que se assemelha a elos de uma cadeia.

1º elo – *Agente causal ou etiológico*: microrganismos capazes de produzir uma infecção ou doença infecciosa: vírus, bactérias, fungos, protozoários, helmintos.

2º elo – *Fonte de infecção ou portador*: pessoa ou animal infectado que alberga agente específico de uma doença sem apresentar sinais ou sintomas clínicos referentes a ela.

3º elo – *Reservatório*: os organismos invasores necessitam de um reservatório, que é o depósito natural de determinado agente infeccioso. Pode ser humano, animal ou não animal; o elo seguinte é o modo de saída do agente desse reservatório.

4º elo – *Vias de eliminação e transmissão*: vias por onde os reservatórios eliminam os agentes infecciosos, como aparelho respiratório (tosse), aparelho digestório (fezes), trato geniturinário (urina) e sangue.

Após a saída do microrganismo de seu reservatório, ele só será perigoso caso encontre um meio de atingir o hospedeiro; esse é o modo de transmissão, ou seja, a forma de transferência direta ou indireta de um agente etiológico da fonte primária para outro ser (pessoa ou animal).

5º elo – *Porta de entrada*: o modo de entrada é a forma como o agente etiológico penetra no hospedeiro e inclui os aparelhos respiratório e digestório, infecção direta de mucosas ou infecções por feridas na pele.

6º elo – *Hospedeiro suscetível*: indivíduo de resistência orgânica insuficiente para deter o avanço do agente infeccioso, tornando-se sujeito à infecção e à doença e constituindo o propósito de todas as medidas de saúde pública.

As considerações seguintes são aplicáveis nos cuidados de todos os pacientes com infecções transmissíveis ou suspeitos de possuí-las:

- Lavar as mãos.
- Aventais.
- Máscaras.
- Luvas.
- Óculos de proteção.
- Instrumental e equipamento submetidos à desinfecção e à esterilização.
- Controle do ambiente – limpeza/desinfecção de superfícies.

PRECAUÇÃO COM SECREÇÕES ORAIS/LESÕES/EXCRETAS

Observar o uso de técnicas adequadas ao manusear lesão com secreções, bem como de material de curativos (pinças) e luvas. Proceder à lavagem das mãos antes e depois de lidar com o paciente.

Acondicionar os artigos utilizados em sacos impermeáveis fechados e identificados antes de serem levados para limpeza ou colocados no lixo.

PRINCIPAIS DOENÇAS TRANSMISSÍVEIS

Os profissionais que atuam na área da saúde estão mais expostos a inúmeras doenças transmitidas pelos pacientes, e o mecanismo mais efetivo para a proteção é o oferecido pelos equipamentos de proteção individual (EPI), como já discutido no capítulo anterior.

Veremos, a seguir, as principais doenças potencialmente transmissíveis no atendimento pré-hospitalar.

HEPATITE

É uma inflamação do fígado e pode ter várias causas, como infecções, medicamentos, drogas, doenças hereditárias, álcool, entre outras.

O tipo que nos interessa como doença transmissível é o causado por vírus. A hepatite viral difere conforme o tipo de vírus causador (Tabela 5.1).

Hepatite A

Hepatite A é uma doença infecciosa aguda causada por vírus HAV – que é transmitido por via oral-fecal, de uma pessoa para outra, ou por meio de alimentos ou água contaminada. A incidência da hepatite A é maior nos

Tabela 5.1
Tipos de Hepatite

	Hepatite A	*Hepatite B*	*Hepatite C*
Vírus	VHA	VHB	VHC
Período de incubação	15 a 50 dias	40 a 180 dias	2 a 6 semanas
Modo de transmissão	Pessoa a pessoa, por via fecal-oral. Alimentos contaminados	Sangue e hemoderivados, sêmen, secreção vaginal, leite materno e saliva	Sangue e hemoderivados, sêmen, secreção vaginal
Período de transmissão	Desde o período de incubação	Enquanto o paciente for portador do vírus (HBsAg positivo)	Desde a contaminação
Medidas de prevenção	Medidas universais (uso de luvas, cuidados com material perfurocortante, lavagem e desinfecção de mobiliário e equipamentos da ambulância)	Iguais às da hepatite A	Controle de bancos de sangue, EPI
Evolução	Cura – 2 meses	Crônica 5% Cirrose	Crônica 80% Cirrose e câncer
Vacina	Sim (opcional)	Sim	Não

locais em que o saneamento básico é deficiente ou não existe. Uma vez infectada, a pessoa desenvolve imunidade contra esse vírus por toda a vida.

Sintomas

A hepatite A pode ou não ter sintomas. Durante o período de incubação, que leva em média de duas a seis semanas, os sintomas não se manifestam, mas a pessoa infectada já é capaz de transmitir o vírus. Os sintomas geralmente são os comuns de qualquer infecção: febre, dores musculares, cansaço, mal-estar, inapetência, náuseas e vômitos. Depois de alguns dias, pode aparecer icterícia (amarelão), as fezes ficam amarelo-esbranquiçadas e a urina escurece, adquirindo tonalidade semelhante à da Coca-Cola.

Incidência

As crianças constituem o grupo de risco mais importante, pois é na infância que se entra em contato com o vírus, assim como os adultos que interagem com elas e os profissionais de saúde.

Evolução

A evolução geralmente é benigna, com alívio dos sintomas em duas ou três semanas, e a cura ocorre em dois meses.

Recomendações

- Não coma frutos do mar crus ou mal cozidos. Moluscos, especialmente, filtram grande volume de água e retêm os vírus se estiverem contaminados. Ostras que são comidas cruas e mariscos são transmissores importantes do vírus da hepatite A.
- Procure beber só água clorada ou fervida, especialmente nas regiões em que o saneamento básico possa ser inadequado ou inexistente.
- Lave as mãos cuidadosamente antes das refeições e depois de usar o banheiro. A lavagem criteriosa das mãos é suficiente para impedir o contágio de pessoa para pessoa.
- Verifique se os instrumentos usados para fazer as unhas foram devidamente esterilizados ou leve consigo os que vai usar no salão de beleza.

Tratamento

Não existe tratamento específico contra a hepatite A. O repouso é relativo e depende dos sintomas do paciente. O consumo de álcool deve ser abolido pelo menos por três meses depois que as enzimas hepáticas voltarem ao normal.

Vacinação

Há duas vacinas contra a hepatite A: uma deve ser aplicada em duas doses, com intervalo de seis meses; a outra, em três doses, administradas nesses seis meses.

A vacina contra a hepatite A não faz parte do programa oficial de vacinação oferecido pelo Ministério da Saúde, mas deve ser administrada a partir do primeiro ano de vida porque sua eficácia é menor abaixo dessa faixa etária.

Pessoas que pertençam ao grupo de risco ou que residam na mesma casa que o paciente infectado também devem ser vacinadas.

Hepatite B

Hepatite B é uma doença infecciosa sexualmente transmissível que provoca inflamação no fígado. A via sexual não é a única forma de a pessoa adquirir o vírus da hepatite B (HBV), mas seguramente é a mais importante delas. Ele pode penetrar no organismo também por via parenteral e perinatal (durante a gestação e o parto).

Muitas vezes, vencida a fase inflamatória, o HBV é eliminado do organismo naturalmente e a pessoa se torna imune a novas infecções. O problema ocorre quando ele não é eliminado e causa uma reação inflamatória crônica que, embora contida e limitada, no decorrer de anos pode levar a complicações hepáticas muito graves, como cirrose e câncer de fígado.

Transmissão

A via sexual é a mais importante na transmissão do vírus da hepatite B, embora ele possa ser transmitido também por via parenteral, por meio do uso de agulhas usadas para colher sangue, injetar drogas ilícitas, eventualmente pelas agulhas de acupuntura e de tatuagem, e por via perinatal, durante a gestação e o parto.

Incidência

Calcula-se que haja 300 milhões de pessoas portadoras do vírus ou com hepatite crônica no mundo. Em algumas regiões, como o Sudeste Asiático e a China, a prevalência é muito alta. Na Amazônia, de 5 a 20% da população adulta está infectada, o que não ocorre nas demais regiões do Brasil, onde a prevalência gira em torno de 1 a 3%.

Sintomas

Os sintomas são semelhantes aos das hepatites em geral e, na fase inicial, apresentam os sintomas comuns de um quadro viral: febre, dor articular, anorexia (perda de apetite), fadiga e mal-estar. Na sequência, apenas em 20 ou 30% dos casos ocorre icterícia (coloração amarelada da pele e mucosas), urina escura, fezes claras e coceira no corpo, sinais que facilitam o diagnóstico.

Após 10 a 15 dias, os sintomas gerais diminuem e até mesmo a icterícia desaparece em seis a oito semanas. A cura ocorre em 95% dos pacientes.

Evolução

A partir do momento em que o indivíduo se infecta, demora mais ou menos um a quatro meses para desenvolver uma doença aguda, que nem sempre é sintomática. Normalmente, a hepatite aguda se resolve num tempo inferior a seis meses. A recuperação pode ser total; o paciente fica imune e nunca mais será reinfectado pelo vírus HBV.

A doença pode, porém, ter outro tipo de evolução e a pessoa se torna portadora sã do vírus com o qual convive bem e que agride muito pouco seu fígado, mas é capaz de transmiti-lo na relação sexual e através do sangue.

Recomendações

Os profissionais da área de saúde devem usar todas as medidas de proteção contra acidentes com sangue e secreções, como luvas, máscara e óculos de proteção.

Caso um profissional de saúde não vacinado entre em contato acidentalmente com sangue infectado pelo vírus da hepatite B, ele deve procurar assistência médica imediatamente. A gamaglobulina hiperimune, anticorpo específico contra a hepatite B, deve ser usada.

Recém-nascidos de mães com hepatite B devem receber gamaglobulina específica e vacina imediatamente após o parto.

No que se refere aos profissionais de saúde, atualmente, a grande maioria já foi vacinada, produziu anticorpos e está protegida, o que lhes dá maior sensação de segurança e proteção contra a doença.

A providência mais importante é tomar a vacina, uma vez que a pessoa vacinada está protegida contra a infecção para sempre.

Tratamento

A hepatite B na forma aguda não requer tratamento específico, somente os sintomáticos para náusea, vômitos e prurido. É terminantemente proibido o uso de bebida alcoólica. O repouso é relativo dependendo do estado do paciente.

A hepatite B na sua forma crônica não tem um tratamento ideal, uma vez que poucos pacientes respondem ao medicamentos existentes (interferon e lamivudina).

A hepatite aguda na forma fulminante necessita de cuidados intensivos, e é indicado o transplante hepático de urgência.

Vacina

Contra a hepatite B, existe vacina que faz parte do calendário oficial de vacinação do Ministério da Saúde. De uns anos para cá, crianças são vacinadas logo ao nascer e ficam protegidas por toda a vida. Adultos que pertençam a certos grupos de risco também devem receber essa vacina.

Hepatite C

O vírus da hepatite C foi descrito pela primeira vez em 1989, e estima-se que existam no mundo mais de 170 milhões de pessoas infectadas. No Brasil, de 1 a 1,5% da população está infectada, o que corresponde mais ou menos a 2 milhões e 2,5 milhões de brasileiros. Isso torna a hepatite C, doença para a qual ainda não existem vacinas, um dos maiores problemas de saúde pública em nosso país.

Transmissão

O vírus da hepatite C é transmitido por *sangue e seus derivados* ou por material contaminado por sangue, como seringas, objetos cortantes, alicates de unha, instrumentos utilizados nas tatuagens etc. Uma pequena porcentagem é transmitida por via sexual.

Sintomas

O indivíduo pode não apresentar sintoma nenhum quando é infectado pelo vírus da hepatite C. Isso, inclusive, deixa os pacientes espantados ao saberem que têm uma doença crônica e antiga no fígado. Alguns raramente podem apresentar uma patologia aguda inicial, denominada hepatite aguda, que provoca náuseas, vômitos, icterícia; enfim, um quadro bastante característico da enfermidade.

Tratamento

O controle da hepatite C se faz por meio de exames de sangue com dosagem de enzimas e de biópsia hepática, definindo então qual o tratamento indicado. Uma vez indicado o interferon recombinante, o paciente é acompanhado com biópsias sequenciais para verificação da evolução da doença. Nos casos de não resposta ou de fase avançada com sintomatologia importante, está indicado o transplante de fígado, mas a lista de espera é muito grande. Na verdade, a hepatite C tornou-se mais comum que a hepatite B, porque para a hepatite C não há vacinas.

Prevenção

Rigoroso controle de bancos de sangue.

Os profissionais da área de saúde devem usar todas as medidas de proteção contra acidentes com sangue e secreções, como luvas, máscara e óculos de proteção.

MENINGITE

A meningite é uma doença do sistema nervoso central, caracterizada por infecção ou inflamação das meninges (membranas que recobrem o cérebro e a coluna espinhal) e do líquido que o circunda (líquor).

A meningite é, na grande maioria das vezes, causada por vírus, bactérias e fungos, mas existem ainda outras causas mais raras. A gravidade depende muito do agente causador. A meningite bacteriana é geralmente mais grave que a viral e necessita de diagnóstico e tratamento imediatos. Em compensação, o tipo de meningite mais comum é a viral.

A infecção meníngea é vista com mais frequência em pacientes com bacteremia sistêmica ou infecção respiratória superior, em pacientes imunodeprimidos ou em pacientes que sofreram trauma craniano invasivo, tendo passado por cirurgia.

Em média, o período de incubação da meningite é de um a dez dias.

Sinais/Sintomas

No início, o quadro clínico é facilmente confundido com o quadro gripal, pois os sintomas são os mesmos, com mal-estar geral, febre, dor de cabeça e dor no corpo. Esse quadro pode durar de um a dois dias, mas em alguns tipos de meningite a evolução pode ser muito rápida e fatal.

Com a evolução do quadro clínico de meningite, os sintomas são: febre alta, dor de cabeça intensa, náusea e vômitos com dor de cabeça, rigidez de nuca, confusão mental, crise convulsiva, sonolência e dificuldade de acordar, fotofobia e alteração no estado mental.

Em crianças pequenas, não se encontram os sinais clássicos de dor de cabeça e rigidez de nuca, mas ficam muito irritadas, chorando constantemente e recusam alimentação.

Tipos

- **Meningite bacteriana** – todas as meningites bacterianas são contagiosas, com maior ou menor grau de contágio. O contágio se dá por via respiratória por meio de tosse, espirro e secreções do trato respiratório. Um número selecionado de bactérias pode causar meningite. São elas:

- Pneumococos: mais comum em crianças e jovens, e geralmente associado à infecção de ouvido ou de pulmão.
- Meningococos: ocorre em qualquer idade. São altamente contagiosos e muito graves, devendo ser tratados rapidamente.
- *Haemophilus influenza*: mais frequente em crianças e após infecção de vias respiratórias, ouvidos ou seios da face.

O paciente com meningite bacteriana frequentemente apresenta um histórico de infecção recente do trato respiratório (pneumonia ou otite). O quadro é geralmente mais grave e os sintomas incluem febre, dor de cabeça, rigidez na nuca, vômitos e dor muscular. O mesmo pode apresentar alteração do nível de consciência, com um quadro que pode ir de simples confusão mental até coma profundo, podendo evoluir para óbito. O tipo mais grave de meningite bacteriana é a meningocócica.

- **Meningite viral** – ocorre habitualmente durante a primavera ou o verão, em forma de epidemia, geralmente com prognóstico muito melhor que o da meningite bacteriana. Diversos tipos de vírus podem causar a meningite viral, mas os mais comuns são os enterovírus (muito comuns no verão e outono), herpes-vírus e vírus da caxumba. Os sintomas da meningite viral geralmente têm início súbito: febre alta, dor de cabeça, rigidez na nuca, dor muscular e nas articulações. O período de incubação é de três a sete dias, antes de se iniciarem os sintomas. A pessoa infectada pode contaminar desde três dias antes dos sintomas até dez dias depois, e o contágio se dá por contato direto com as secreções do aparelho respiratório. O curso da doença geralmente é de sete a dez dias.
- **Meningite crônica (tuberculosa e fúngica)** – são formas de meningite mais raras e tipicamente menos abruptas em seu aparecimento do que a meningite bacteriana ou virótica; os pacientes têm apenas manifestações gerais de infecção por duas a três semanas antes do desenvolvimento de irritação meníngea. A meningite tuberculosa e a fúngica são vistas nos hospedeiros imunodeprimidos (AIDS, por exemplo) e podem desenvolver-se como resultado de infecção disseminada, de semanas a meses após a infecção inicial. A meningite tuberculosa pode apresentar-se com sintomas mais leves e persistentes (várias semanas), como dor de cabeça, febre baixa e rigidez na nuca.

Diagnóstico

Uma vez que se suspeita de meningite, o diagnóstico é confirmado com a análise do líquido cefalorraquidiano – liquor, obtido a partir da punção lombar. Um vez coletado o material, inicia-se imediatamente o tratamento com o antibiótico adequado.

Cuidados Gerais

Uso de EPI (equipamentos de proteção individual) e desinfecção de materiais, equipamentos e ambulâncias.

Prevenção

As vacinas contra meningite só são indicadas quando há epidemias e, mesmo assim, não existem ainda vacinas para todos os tipos de meningites. Atualmente, já existem vacinas para o *Haemophilus*, pneumococos e meningococos com efeito somente para controle de surtos.

Notificação

Deve ser notificado à vigilância epidemiológica qualquer caso de meningite para que se possa detectar situações epidêmicas e definir a necessidade ou não de se medicar as pessoas que tiveram contato com o paciente.

Síndrome da Imunodeficiência Adquirida – SIDA ou AIDS

A SIDA (síndrome da imunodeficiência adquirida) ou AIDS (*acquired immunodeficiency syndrome*) é a doença infecciosa que mais mata no mundo e o vírus causador é o retrovírus HIV (*Human Immunodeficiency Virus*).

A AIDS vem se disseminando rapidamente pelo mundo desde 1981, quando foi descoberta. Hoje, de acordo com dados da Organização Mundial de Saúde (OMS), mais de 40 milhões de pessoas possuem a doença (Fig. 5.1). Do total de infectados, aproximadamente 95% vivem em países em desenvolvimento, sobretudo na África, onde 10% da população está contaminada. No Brasil, já foram notificados mais de 215 mil casos, principalmente nas regiões Sudeste e Sul.

A AIDS não tem cura e já matou cerca de 20 milhões de pessoas desde a sua descoberta.

O vírus HIV age interferindo com a resposta imunológica do organismo e deixa a vítima indefesa contra infecções.

O HIV penetra no corpo por meio de vias de acesso bem definidas; dentro, infecta algumas células importantes do sangue, do sistema nervoso etc., principalmente os linfócitos – células brancas constituintes do sistema imunológico. Aos poucos, vai destruindo a capacidade de o organismo responder às agressões de alguns agentes (vírus, bactérias, fungos etc.) que provocam doenças, desenvolvendo assim um quadro de *imunodeficiência*. A pessoa fica sujeita a adquirir doenças graves, chamadas oportunistas, porque se aproveitam da fraqueza imunológica que advém da infecção pelo vírus.

O organismo da pessoa que possui o vírus HIV torna-se incapaz de produzir anticorpos. Com a imunidade debilitada pelo HIV, o organismo torna-se suscetível a diversos microrganismos oportunistas ou a certos tipos raros de câncer (sarcoma de Kaposi, linfoma cerebral). A infecção oportunista mais comum é a pneumonia provocada pelo *Pneumocystis carinii*. A toxoplasmose, a criptococose e as afecções provocadas por citomegalovírus são outras infecções frequentemente encontradas nos indivíduos imunodeprimidos. As principais causas de morte são infecções banais, contra as quais o organismo debilitado não consegue reagir.

40 milhões de pessoas vivem com HIV/AIDS
Dados de 2003 do Boletim divulgado pela UNAIDS

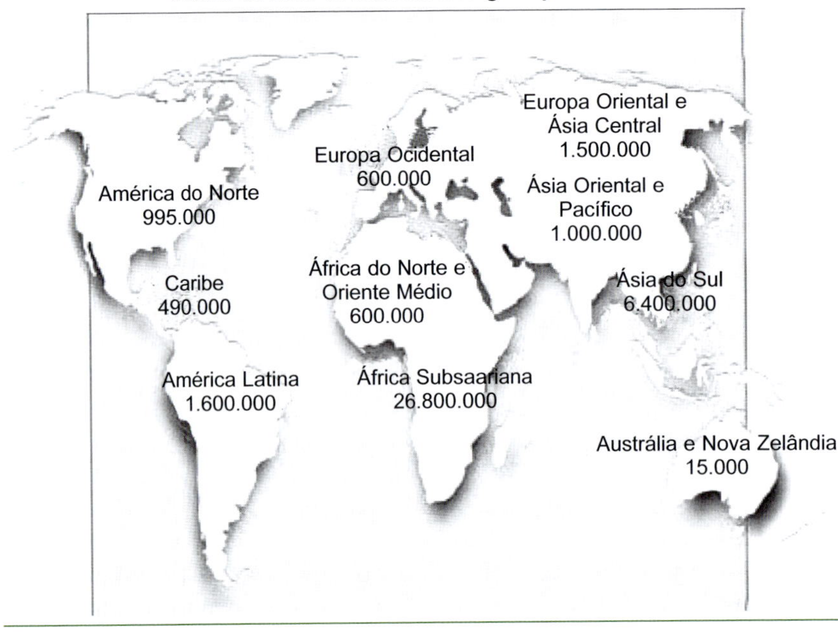

Fig. 5.1 – *Dados da Organização Mundial de Saúde (OMS) sobre HIV/AIDS.*

Existe um intervalo de tempo entre a contaminação e o aparecimento de anticorpos no sangue, chamado janela imunológica, que dura em média de duas a três semanas, podendo raramente se estender até seis meses.

Após a contaminação pelo HIV, há um período de incubação prolongado, no qual a infecção evolui lentamente até que os sintomas da doença surjam. Esse tempo depende da resposta individual de cada um e também do tipo de vírus com o qual a pessoa foi contaminada. De acordo com as estatísticas, mais da metade dos soropositivos apresenta os sintomas da AIDS após oito anos de infecção. Desse modo, o paciente infectado pode viver assintomático por muitos anos. Ele só saberá que é portador do vírus pela realização de testes que indiquem a presença de anticorpo contra o vírus no sangue. Por isso, diz-se que ele é soropositivo.

Transmissão por Vírus HIV

Somente no sangue, esperma, secreção vaginal e leite materno o vírus da AIDS aparece em quantidade suficiente para causar a moléstia. Para haver a transmissão, o líquido contaminado de uma pessoa tem que penetrar no organismo de outra. Isso pode acontecer nas seguintes situações:

- Contato sexual penetrante (vaginal, anal ou oral).
- Uso comum de agulhas contaminadas (usadas por viciados em drogas intravenosas).
- Sangue e hemoderivados do indivíduo contaminado em contato com feridas ou cortes de outros indivíduos.
- Sangue e produtos de sangue contaminados em transfusão.

- De mãe para filho antes, durante ou logo após o nascimento.
- Leite materno.

Principais Sintomas

Os primeiros sintomas são:

- Fraqueza, cansaço persistente não relacionado com esforço físico.
- Grande perda de peso sem motivo aparente.
- Febre persistente acompanhada de calafrios e suores noturnos, que se prolongam por várias semanas.
- Diarreia frequente e prolongada sem causa aparente.
- Gânglios linfáticos aumentados por todo o corpo.
- Tosse seca, com duração maior que aquela que acompanha resfriados e diferente da provocada pelo tabagismo.
- Ferimentos ou lesões esbranquiçadas causadas por fungos, em grande quantidade.

Na criança que nasce infectada, os efeitos mais comuns são problemas nos pulmões, diarreia e dificuldades no desenvolvimento.

Tratamento

Até o momento não há tratamento definitivo para a AIDS. Apenas as infecções oportunistas contraídas pelo doente têm tratamento específico. Diversos medicamentos têm sido amplamente utilizados no tratamento da AIDS, com bons resultados tanto na sobrevida quanto na qualidade de vida. Esses medicamentos são os antirretrovirais – que impedem a multiplicação do vírus e fazem parte do coquetel antiaids. No Brasil, o programa de combate à AIDS fornece os medicamentos gratuitamente para os imunodeprimidos.

Meios de Proteção

Até agora, a educação e a conscientização são as medidas mais efetivas de prevenção. Algumas ações, contudo, devem ser implementadas pelas autoridades governamentais ou de saúde, como, por exemplo, triagem adequada do sangue doado para detectar sangue contaminado pelo vírus HIV, que previne sua disseminação.

A mais importante ação preventiva depende do indivíduo, mediante adoção de práticas sexuais seguras, uso de seringas e agulhas descartáveis, teste prévio no sangue a ser transfundido e uso de luvas quando estiver manipulando feridas ou líquidos potencialmente contaminados, devendo, ainda, evitar outras atividades que possam transmitir a doença.

6 Anatomia e Fisiologia

Fábio Henrique de Carvalho

A anatomia é a ciência que estuda a estrutura do corpo humano, e a fisiologia, o seu funcionamento; ambas são essenciais para quem trabalha no atendimento a vítimas de trauma ou problemas clínicos. O conhecimento da anatomia é utilizado para classificar e descrever as lesões de acordo com sua localização, para prever lesões de órgãos internos, baseando-se na localização externa da lesão e para aplicar corretamente técnicas de exame e de tratamento da vítima. O conhecimento de fisiologia é importante para se entender as alterações no funcionamento normal do organismo, decorrentes do trauma, e as medidas que deverão ser tomadas para se tentar reverter essas alterações. O socorrista que se propõe a atender vítimas de trauma e não conhece anatomia e fisiologia é como um mecânico que quer consertar automóveis sem conhecer suas partes e seu funcionamento.

Este capítulo expõe os conhecimentos básicos de anatomia e fisiologia necessários para o bom desempenho da atividade de socorrista; aprofunda-se nos tópicos mais importantes, mas é superficial em tópicos considerados secundários no atendimento pré-hospitalar. Não pretende, portanto, esgotar o assunto. O aprendizado de ambas as ciências, bem como do restante de todos os assuntos deste livro, é um processo contínuo que não se encerra no final de uma leitura, mas que se mantém por toda a vida profissional do socorrista.

Com fins didáticos, a anatomia e a fisiologia são abordadas na mesma sequência utilizada na avaliação e no manejo inicial das vítimas de trauma, ou seja, vias aéreas, sistema respiratório, sistema circulatório, sistema nervoso e exposição. Como a anatomia e a fisiologia estão intimamente relacionadas, elas são abordadas simultaneamente neste capítulo.

INTRODUÇÃO

O organismo humano consiste em um complexo conjunto de órgãos, agrupados em aparelhos e sistemas. Os órgãos são formados por tecidos que, por sua vez, são formados por milhões ou bilhões de pequenas unidades vivas, chamadas células.

Células → Tecidos → Órgãos → Aparelhos ou Sistemas

Todas essas células necessitam de energia para sobreviver e desempenhar suas funções. Tanto a obtenção de energia quanto a produção de substâncias ocorrem por meio de reações químicas. O conjunto dessas reações químicas é chamado de metabolismo. Além de sobreviver individualmente, as células precisam desempenhar suas atividades fisiológicas para a sobrevivência do organismo: as células musculares se contraem, os neurônios conduzem impulsos nervosos, as células do tubo digestivo produzem enzimas e assim por diante; todas essas atividades também requerem energia. Como visto, a produção de energia é um processo fundamental para a vida. Ela pode ser produzida de duas maneiras no organismo, como pode-se observar a seguir.

Metabolismo Aeróbico

Ocorre a partir de uma complexa cadeia de reações químicas que envolve a utilização de oxigênio e de um combustível, a glicose, e que tem como resíduo resultante o dióxido de carbono. É o processo que ocorre nas situações normais de funcionamento do organismo, quando há oferta adequada de oxigênio e glicose. É altamente eficiente.

Metabolismo Anaeróbico

Ocorre a partir da queima de combustíveis, geralmente a glicose, na ausência ou baixa oferta de oxigênio aos tecidos. Acontece somente em situações de exceção, como, por exemplo, nos estados de choque. Como esse processo produz apenas pequenas quantidades de energia e à custa de formação de resíduos tóxicos, principalmente ácidos, a célula não pode mantê-lo por muito tempo. Caso não haja reversão, as estruturas celulares e o seu funcionamento deterioram-se progressivamente até a morte celular.

Certas células são mais dependentes de um suprimento contínuo de oxigênio que outras: as fibras musculares cardíacas toleram apenas alguns segundos sem oxigênio e os neurônios cerebrais, de 4 a 6 minutos. Algumas células podem passar períodos maiores sem oxigênio e, ainda assim, sobreviver como as células musculares e as da pele, que podem resistir por até quatro horas.

Tanto o suprimento de oxigênio quanto a retirada dos resíduos são feitos pelo sangue. O sangue se abastece de oxigênio e se desfaz do dióxido de carbono nos alvéolos pulmonares e, ao chegar aos tecidos, libera o oxigênio e capta o dióxido de carbono.

O objetivo principal do atendimento pré-hospitalar é a preservação da vida da vítima. Como se deduz pelo que foi exposto aqui, para que se alcance esse objetivo é condição essencial que o oxigênio chegue às células da vítima. Como o socorrista pode fazer isso? Simples:

A. Ofertar a maior quantidade possível de oxigênio e manter o caminho que esse oxigênio segue até os alvéolos pulmonares livre e desimpedido, ou seja, manter a permeabilidade das vias aéreas.

B. Fazer com que o oxigênio chegue aos alvéolos pulmonares, por meio da ventilação, para que seja captado pelas hemácias, que farão seu transporte até as células.

C. Preservar o máximo possível a quantidade de hemácias, estancando hemorragias, e fazer com que as hemácias devidamente oxigenadas cheguem às células a partir da manutenção de uma circulação adequada.

Portanto: A, B e C. Do inglês *"**a**irway"* (vias aéreas), *"**b**reathing"* (respiração e ventilação) e *"**c**irculation"* (circulação). Coincidência alfabética? Não, apenas lógica.

Termos Anatômicos Gerais

O estudo da anatomia exige o conhecimento da posição a partir da qual o corpo humano é descrito. Utiliza-se a posição anatômica, aceita internacionalmente: indivíduo em posição ereta, de frente para o observador, membros superiores ao longo do corpo com as palmas das mãos voltadas para a frente (Fig. 6.2).

A superfície do corpo de frente para o examinador é a superfície anterior ou ventral; a superfície das costas é a posterior ou dorsal (Fig. 6.1).

Para efeitos de estudo, utilizam-se vários planos de divisão do corpo, os chamados planos anatômicos.

Plano Sagital Mediano

Plano imaginário que passa longitudinalmente pelo corpo e o divide em duas metades, a direita e a esquerda. O plano sagital mediano passa pelas superfícies ventral e dorsal do corpo nas chamadas linha mediana ou média anterior e linha mediana ou média posterior (Fig. 6.1).

Plano Frontal ou Coronal

Plano vertical que intercepta o plano sagital mediano em ângulo reto e divide o corpo em metades anterior e posterior (Fig. 6.1).

Plano Transversal ou Horizontal

Todo plano que divide o corpo em metades superior e inferior (Fig. 6.1).

Há vários termos utilizados para se descrever as posições dos elementos anatômicos e que podem também ser utilizados na descrição da posição de lesões:

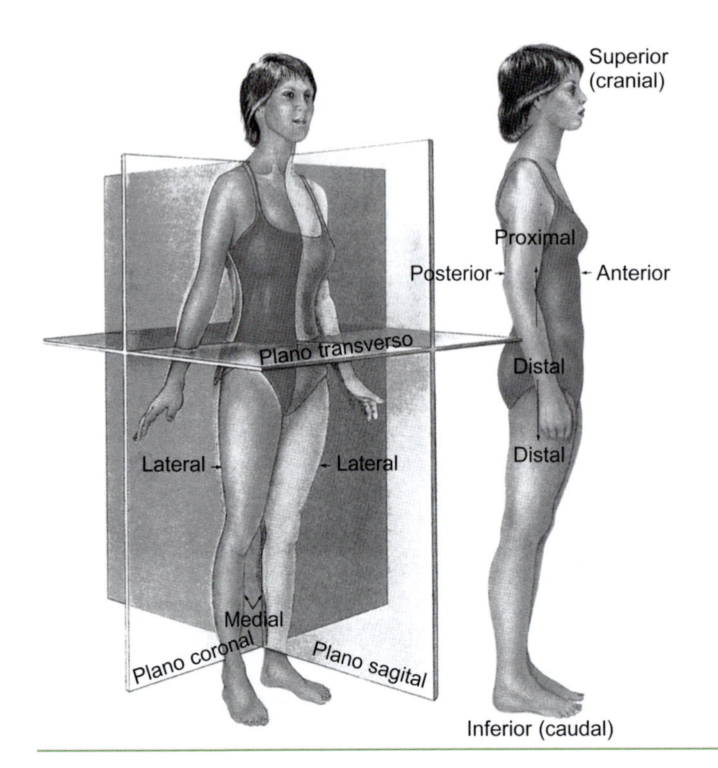

Fig. 6.1 – *Termos anatômicos gerais.*

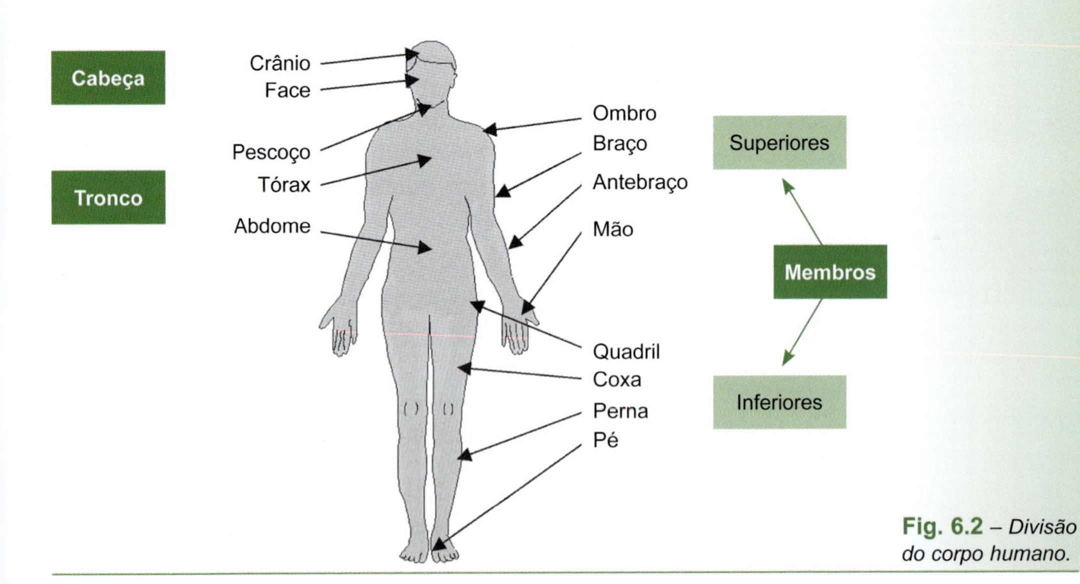

Fig. 6.2 – *Divisão do corpo humano.*

Medial e Lateral

Termos utilizados para descrever a relação entre uma estrutura ou lesão em relação à linha média. Medial significa mais próximo do plano mediano, e lateral, mais afastado dele.

Exemplos:

Na mão: o polegar é lateral ao dedo mínimo, ou seja, encontra-se mais afastado da linha média que o dedo mínimo. Poderíamos também dizer que o dedo mínimo é medial ao polegar.

Na perna: a face correspondente à tíbia é sua face medial, e a correspondente à fíbula, sua face lateral.

No tórax: um ferimento do tórax medial ao mamilo está localizado entre o mamilo e a linha média anterior e um ferimento lateral ao mamilo está localizado entre o mamilo e a linha axilar.

Proximal e Distal

O termo proximal significa mais próximo da raiz do membro ou da origem do órgão, e distal, mais afastado.

Exemplos:

Membro superior: o cotovelo é proximal ao punho, ou seja, é mais próximo da raiz do membro superior do que o punho. Poderíamos também dizer que o punho é distal ao cotovelo. Por outro lado, o cotovelo é distal ao ombro, ou seja, está mais afastado da raiz do membro do que o ombro. Na mão, a articulação interfalangiana proximal é a mais próxima da base do dedo e a interfalangiana distal é a mais próxima da ponta do dedo.

Membro inferior: se existem dois ferimentos na coxa, por exemplo, o mais próximo ao quadril (ou seja, à raiz do membro) é o ferimento proximal e o mais distante é o distal.

Superior e Inferior

Superior significa mais próximo da extremidade superior, e inferior, mais próximo da extremidade inferior. Assim, temos o lábio superior e o inferior; a pálpebra superior e a inferior. Caso existam dois ferimentos em determinada parte do corpo, na parede torácica, por exemplo, um ferimento no terceiro espaço intercostal é superior a um ferimento no quinto espaço intercostal. Podemos utilizar os sinônimos cranial e caudal para superior e inferior, respectivamente.

Divisão do Corpo Humano

O corpo humano divide-se em cabeça, tronco e membros (Fig. 6.2).

Cabeça

É dividida em duas partes: *crânio* e *face*. Uma linha imaginária passando pelo topo das orelhas e dos olhos é o limite aproximado entre essas duas regiões.

Crânio

Contém no seu interior o encéfalo, na chamada cavidade craniana. As lesões cranioencefálicas são as causas mais frequentes de óbito nas vítimas de trauma.

Face

É a sede dos órgãos dos sentidos: visão, audição, olfato e paladar. Abriga as aberturas externas do sistema respiratório e digestório. As lesões da face podem ameaçar a vida devido a sangramento e obstrução das vias aéreas.

Tronco

É dividido em pescoço, tórax, abdome e pelve.

Pescoço

Contém várias estruturas importantes. É sustentado pela coluna cervical que abriga no seu interior a porção cervical da medula espinal. As porções superiores do trato respiratório e digestório passam pelo pescoço em direção ao tórax e ao abdome. Contém também vasos sanguíneos calibrosos responsáveis pela irrigação da cabeça. As lesões do pescoço de maior gravidade são as fraturas da coluna cervical, com ou sem lesão medular, as lesões do trato respiratório e as lesões de grandes vasos, com hemorragia grave.

Tórax

Contém no seu interior, na chamada cavidade torácica, a parte inferior do trato respiratório (vias aéreas inferiores), os pulmões, o esôfago, o coração e os grandes vasos sanguíneos que chegam ou saem do coração. É sustentado por uma estrutura óssea da qual fazem parte a coluna vertebral torácica, as costelas, o esterno, as clavículas e a escápula. As lesões do tórax são a segunda causa mais frequente de morte nas vítimas de trauma.

Abdome

Está separado internamente do tórax pelo músculo diafragma e contém basicamente órgãos do sistema digestório e urinário, portanto da digestão e excreção. Possui no seu interior grandes vasos que irrigam as vísceras abdominais e os membros inferiores. É sustentado pela coluna vertebral posteriormente e por uma resistente camada musculoaponeurótica anterior e lateral. As lesões do abdome podem levar a sangramentos decorrentes de comprometimento de grandes vasos ou de vísceras bastante vascularizadas, como fígado, baço e rins, e a infecções pelo vazamento do conteúdo contaminado das vísceras ocas para o interior da cavidade abdominal.

Pelve

Liga o abdome aos membros inferiores e contém, na chamada cavidade pélvica, a porção distal do tubo digestório e do sistema urinário, e o sistema reprodutor masculino e feminino. As fraturas da pelve óssea são frequentes e, muitas vezes, graves devido a intensa hemorragia interna ou externa resultante.

Membros

O corpo humano possui um par de membros superiores e um outro de membros inferiores. As lesões de membros estão entre as mais frequentes e apresentam risco de vida se envolverem vasos sanguíneos calibrosos (Fig. 6.2).

Vias Aéreas

O caminho que o oxigênio faz do meio ambiente até a célula é longo e se inicia pelas vias aéreas. As vias aéreas são condutos que permitem a passagem do ar atmosférico até os alvéolos pulmonares, e se dividem em superiores e inferiores.

Vias Aéreas Superiores

São compostas de: nariz, boca, faringe e laringe (Fig. 6.3).

A faringe se localiza posteriormente às cavidades nasal e oral e se divide em uma porção superior ou nasofaringe, uma porção média ou orofaringe e uma porção inferior ou hipofaringe. A cavidade oral, a orofaringe e a hipofaringe são passagens comuns ao sistema digestório e respiratório. Na porção distal da hipofaringe, o trato respiratório e o digestório se separam: posteriormente, está a abertura superior do esôfago e, anteriormente, a laringe. Guardando a abertura superior da laringe, existe uma membrana com mecanismo valvular chamada epiglote.

O ar inspirado passa inicialmente através das cavidades nasais, onde é filtrado, aquecido e umedecido; segue pela nasofaringe, orofaringe, hipofaringe e laringe em seu caminho para as vias aéreas inferiores. Durante a inspiração e a expiração, a epiglote se eleva, abrindo a laringe para a passagem do ar. Durante a deglutição, a epiglote se abaixa, fechando a laringe, direcionando assim os alimentos para o esôfago.

Nos indivíduos inconscientes, posicionados em decúbito dorsal, uma causa frequente de obstrução das vias aéreas é a projeção da base da língua posteriormente, obliterando a orofaringe. A laringe é uma estrutura complexa, formada por osso e cartilagens, e contém as duas cordas vocais e os músculos responsáveis pelo seu funcionamento. A laringe não tolera a presença de qualquer corpo estranho sólido ou líquido e responde com acesso de tosse ou espasmo das cordas vocais. O edema de glote nas reações anafiláticas ocorre nesse nível das vias aéreas. O pomo de Adão. ou proeminência laríngea, corresponde à cartilagem tireoide, que

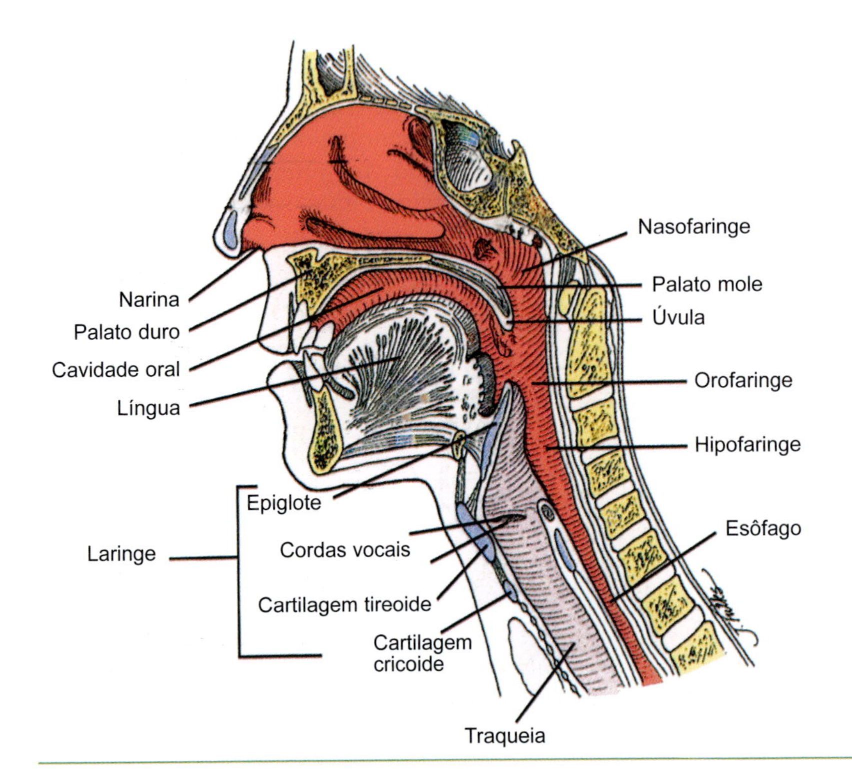

Fig. 6.3 – *Seção sagital da cabeça e pescoço, mostrando as vias aéreas superiores e o início das inferiores.*

forma a parte anterior da laringe. Abaixo da cartilagem tireoide, localiza-se um anel cartilaginoso chamado cartilagem cricoide. A compressão manual da cartilagem cricoide posteriormente contra a coluna vertebral é realizada ocasionalmente para se facilitar a visualização da laringe e obstruir o esôfago durante a intubação orotraqueal. Essa compressão é denominada manobra de Selik. Entre a cartilagem tireoide e a cartilagem cricoide, se localiza a membrana cricotireóidea. Essa membrana é relativamente delgada e geralmente palpável com facilidade no pescoço; a partir dela são feitos ocasionalmente acessos cirúrgicos às vias aéreas no ambiente pré-hospitalar: as cricotireoidostomias.

Vias Aéreas Inferiores

São formadas por traqueia, brônquios, bronquíolos e pulmões (Fig. 6.4).

Abaixo da laringe (cartilagem cricoide), inicia-se a traqueia, que é composta de uma série de anéis cartilaginosos, que também são facilmente palpáveis na linha média do pescoço. A maneira mais eficiente de se obter uma via aérea permeável e protegida nas vítimas de traumatismos graves é por meio da intubação traqueal, ou seja, do posicionamento de um tubo para oxigenação e ventilação na luz da traqueia. Já no interior do tórax, a traqueia se divide em dois tubos: o brônquio principal direito e o brônquio principal esquerdo, que se dirigem ao pulmão direito e esquerdo, respectivamente. A região da bifurcação traqueal é de-

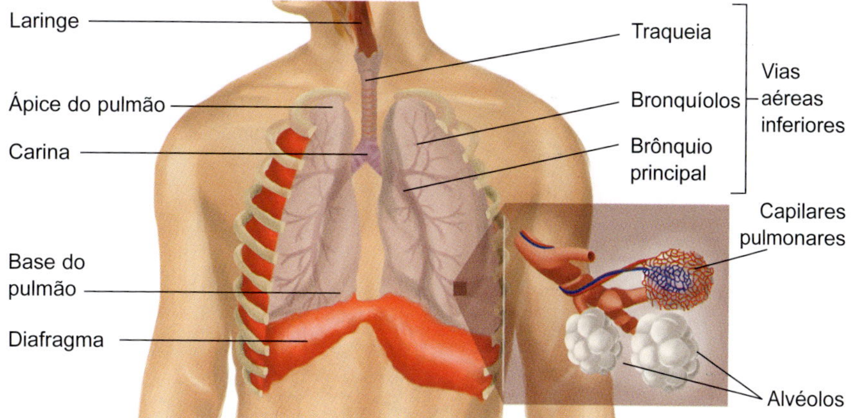

Fig. 6.4 – *Vias aéreas inferiores e pulmões.*

nominada carina. Esses brônquios, por sua vez, vão se subdividindo em ramificações cada vez menos calibrosas, até formarem os bronquíolos, que são a última parte das vias aéreas antes dos alvéolos. A aspiração de sangue e vômito normalmente causa obstrução no nível dos brônquios menos calibrosos ou dos bronquíolos.

Sistema Respiratório

O sistema respiratório é composto das vias aéreas, que já foram detalhadas antes, e pelos pulmões.

Tórax

O ser humano possui dois pulmões: um direito e um esquerdo, localizados dentro do tórax. O tórax é um cilindro oco, formado por 12 pares de costelas, que se articulam posteriormente com a coluna vertebral e anteriormente com o esterno. Os pulmões ocupam as porções laterais da cavidade torácica. A porção central do tórax é denominada mediastino e contém a traqueia, os brônquios principais, o esôfago torácico, o coração e os grandes vasos torácicos. Todas essas estruturas podem ser lesadas nos traumatismos torácicos (Fig. 6.5).

Os pulmões são órgãos macios, esponjosos e elásticos e contêm milhões de microscópicos sacos de ar em formato de cacho de uva, chamados alvéolos pulmonares. Estão suspensos dentro da cavidade torácica apenas por alguns ligamentos e pelos hilos pulmonares, que contêm seus vasos e brônquios e os ligam às estruturas do mediastino.

Os pulmões não têm capacidade intrínseca para expansão ou contração porque não possuem músculos, portanto necessitam de outro mecanismo que os faça acompanhar o movimento da caixa torácica e do diafragma para se expandirem e se contraírem. Cada pulmão é revestido por uma delgada membrana chamada pleura, que também reveste

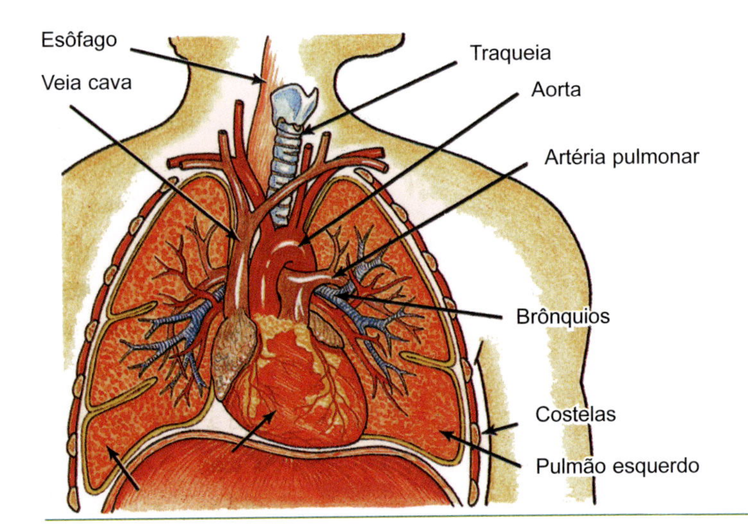

Fig. 6.5 – *Estruturas importantes do tórax.*

a face interna da cavidade torácica. A pleura que reveste os pulmões é chamada pleura visceral, e a que reveste a cavidade torácica, pleura parietal. Entre a pleura parietal e a pleura visceral existe um espaço potencial chamado espaço pleural. Esse espaço é potencial porque as duas superfícies da pleura estão praticamente em contato uma com a outra, separadas apenas por uma delgada camada de líquido. De fato, as duas superfícies da pleura são mantidas unidas por essa camada de líquido de modo análogo ao de duas lâminas de vidro, que podem ser unidas por uma gota de água. Quando o tórax se infla, os pulmões se expandem por causa da força exercida por meio das superfícies pleurais intimamente acopladas. No caso de as duas superfícies pleurais serem separadas pela presença de sangue (hemotórax) ou de ar (pneumotórax), provindo de um ferimento na parede torácica ou do parênquima pulmonar, esse mecanismo se perde e os pulmões podem colabar parcialmente ou mesmo completamente se a quantidade de sangue ou de ar for suficientemente grande. O espaço pleural, normalmente apenas potencial, pode acomodar até 3 L de sangue em um adulto. Os pulmões podem, então, perder parcial ou totalmente sua função. A drenagem do tórax, com drenos introduzidos através da parede torácica, tem o objetivo de esvaziar o ar ou sangue que se acumularam no espaço pleural, permitindo, assim, a reexpansão pulmonar.

Respiração

A respiração é o processo biológico por meio do qual ocorre a troca de oxigênio e gás carbônico entre a atmosfera e as células do organismo. Possui dois componentes: a ventilação e a perfusão. A ventilação é o processo mecânico a partir do qual o ar rico em oxigênio entra pelas vias aéreas até os pulmões e o ar rico em dióxido de carbono segue o caminho inverso. A perfusão consiste na passagem do sangue pelos capilares alveolares pulmonares, para captar o oxigênio do ar alveolar e liberar o dióxido de carbono para ser excretado.

Ventilação Pulmonar

É dividida em duas fases: a inspiração e a expiração. Durante a inspiração, o diafragma e os músculos intercostais se contraem fazendo com que o diafragma se rebaixe e se retifique e a caixa torácica aumente de volume. Com o aumento de volume da caixa torácica, ocorre uma queda da pressão intratorácica, que fica abaixo do nível da pressão atmosférica, fazendo com que ocorra fluxo de ar para dentro das vias aéreas e pulmões até que se equilibre esse gradiente de pressão. Durante a expiração, o diafragma e os músculos intercostais relaxam, fazendo com que o diafragma se eleve e as costelas retomem à sua posição original; com isso, o volume da caixa torácica diminui e o ar é forçado para fora do pulmão e das vias aéreas. A inspiração é um ato ativo que requer contração muscular, enquanto a expiração é um ato passivo. Esse mecanismo de ventilação é automático e realizado a uma frequência de 12 a 20 movimentos por minuto por um adulto em repouso. Chama-se taquipneia a frequência respiratória acima dos limites normais, e bradipneia, abaixo dos limites normais. A ausência de movimentos respiratórios é chamada apneia. A frequência respiratória pode-se elevar fisiologicamente devido a exercício físico ou por alterações emocionais, febre e dor. Entretanto, nas vítimas de trauma, a presença de taquipneia é sempre um sinal de alerta que pode estar indicando alguma obstrução de vias aéreas, lesão do sistema respiratório, do sistema nervoso central ou choque. É importante notar que um aumento na frequência respiratória não corresponde necessariamente a um aumento na ventilação pulmonar. Vejamos o seguinte exemplo: durante cada inspiração, um adulto inala aproximadamente 500 mL de ar para dentro dos pulmões; se a sua frequência respiratória for de 14 movimentos por minuto, ele inspirará um total de 7.000 mL de ar por minuto. Se uma vítima apresenta várias fraturas de costelas, ela pode passar a respirar mais rápida e superficialmente devido à dor. Se ela inspirar 100 mL a cada movimento inspiratório, a uma frequência de 40 movimentos por minuto, ela terá inspirado em um minuto apenas 4.000 mL de ar, quase a metade do que se inspira um adulto em situação normal. Um socorrista desavisado poderia imaginar que essa vítima estaria com uma ventilação satisfatória.

Perfusão

Consiste na passagem do sangue através dos capilares pulmonares. Os capilares pulmonares estão em íntimo contato com os alvéolos pulmonares e, consequentemente, com o ar alveolar. O sangue venoso chega aos capilares pulmonares, libera dióxido de carbono, capta oxigênio do ar alveolar e se transforma em sangue arterial rico em oxigênio. Essa troca de dióxido de carbono por oxigênio nos pulmões é chamada hematose.

Oximetria de Pulso

É um método não invasivo utilizado para se medir continuamente a porcentagem de hemoglobina saturada presente no sangue arterial. O oxímetro de pulso combina os princípios da espectrofotometria e da pletismografia. Em situações normais, a hemoglobina se satura por meio da ligação com o oxigênio; portanto, o grau da saturação da hemoglobina nos dá uma medida indireta da oxigenação sanguínea. Idealmente, devemos aceitar como *normais valores acima de 94%*. A leitura do oxímetro de pulso está sujeita a interferência e pode mostrar valores errados nas seguintes situações: excesso de movimento da vítima, excesso de luz ambiente, anemia grave, vasoconstrição periférica e hipotermia. Sempre que a leitura não for compatível com o quadro clínico da vítima, devemos checar se um desses fatores não está presente.

Sistema Circulatório

O sistema circulatório (cardiovascular) é o responsável pela circulação do sangue através de todo o organismo. Seus componentes são o sangue, o coração e os vasos sanguíneos. A pressão arterial e o pulso são os principais parâmetros fisiológicos para sua avaliação.

O mecanismo da coagulação é essencial na resposta do organismo aos traumatismos que envolvam hemorragia.

Sangue

É um fluido complexo, composto de uma parte líquida e de elementos celulares. A parte líquida do sangue é chamada plasma e contém várias substâncias, entre as quais os anticorpos e os fatores da coagulação. Os elementos celulares são as hemácias (glóbulos vermelhos ou eritrócitos), os leucócitos (glóbulos brancos) e as plaquetas. Cada mililitro de sangue contém cerca de 5 milhões de hemácias, 7 mil leucócitos e 250 mil plaquetas.

Hemácias

Contêm hemoglobina e são responsáveis pelo transporte de oxigênio desde os pulmões até todas as células do organismo. Elas vivem apenas algumas semanas e, quando envelhecidas, são retiradas da circulação pelo baço e fígado.

Leucócitos

São células responsáveis pela nossa defesa imunológica. Além de produzirem os anticorpos, eles atacam diretamente os microrganismos visando à sua destruição.

Plaquetas

Participam do processo de coagulação.

As hemácias e plaquetas são produzidas pela medula óssea, e os leucócitos, pela medula óssea, linfonodos e baço.

Volume de Sangue Circulante

Corresponde de 7% a 8% do peso corporal. Assim, um indivíduo de 70 kg apresenta, em média, de 4,9 a 5,6 L de sangue.

Coração

É a bomba que promove a circulação do sangue através dos vasos sanguíneos.

O sangue circula em dois circuitos paralelos: a circulação pulmonar (Fig. 6.6) e a circulação sistêmica (Fig. 6.7).

Circulação Sistêmica (Grande Circulação)

Transporta o sangue oxigenado (arterial) do ventrículo esquerdo para todas as regiões do organismo e traz de volta o sangue pobre em oxigênio (venoso) até o átrio direito (Fig. 6.7).

Circulação Pulmonar (Pequena Circulação)

Leva o sangue pobre em oxigênio desde o ventrículo direito até os pulmões e traz o sangue oxigenado de volta até o átrio esquerdo (Fig. 6.6).

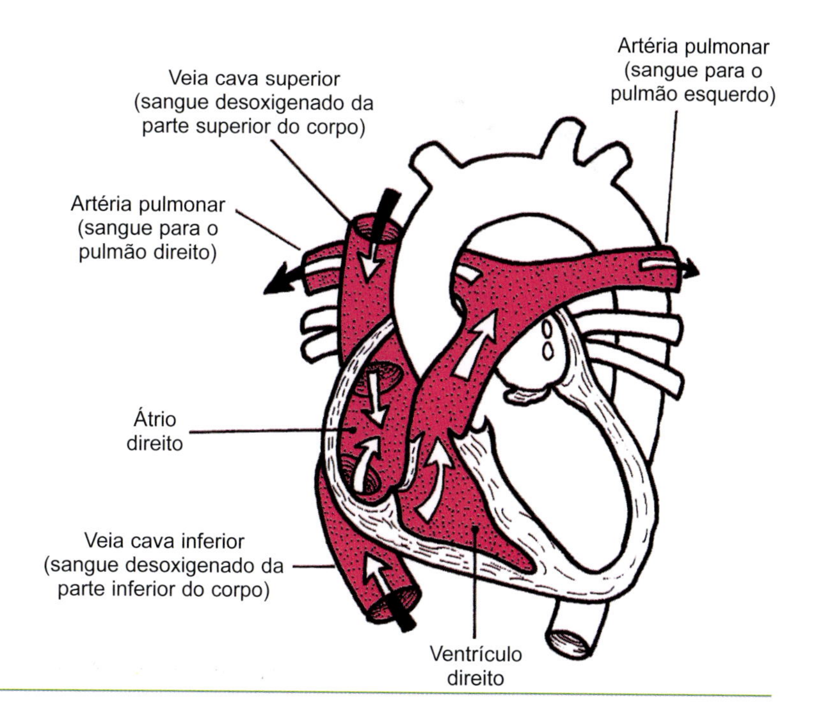

Fig. 6.6 – *Circulação pulmonar.*

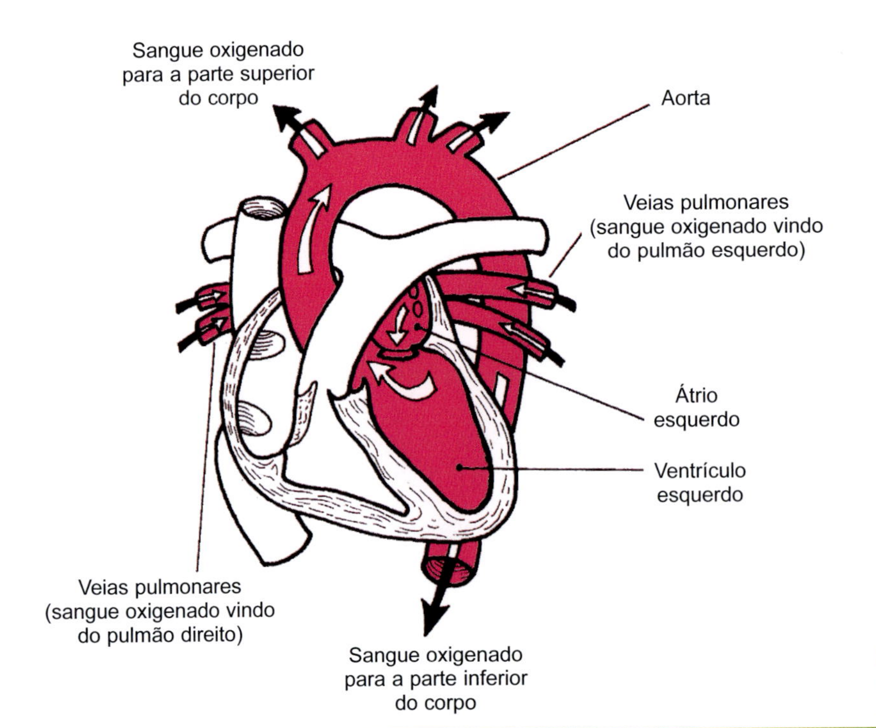

Fig. 6.7 – *Circulação sistêmica.*

O coração é um órgão oco, composto de um tipo especial de músculo involuntário, o músculo estriado cardíaco, e tem o tamanho aproximado de um punho fechado.

A sua espessa camada muscular, chamada miocárdio, é revestida por duas delgadas camadas de tecido conjuntivo, que são internamente o endocárdio e externamente o epicárdio. Uma parede chamada septo separa o coração em um lado direito e um lado esquerdo, que não apresentam comunicação direta entre si. Cada lado apresenta uma câmara superior chamada átrio e uma câmara inferior chamada ventrículo. Os átrios possuem a função de coletar o sangue e passá-lo aos ventrículos, que são bem mais musculosos e têm a função de bombear o sangue para as circulações sistêmica e pulmonar. As cavidades cardíacas são separadas por válvulas unidirecionais que não permitem o fluxo retrógrado do sangue: válvula mitral entre o átrio e o ventrículo esquerdo, válvula tricúspide entre o átrio e o ventrículo direito, válvula pulmonar na emergência da artéria pulmonar e válvula aórtica na emergência da aorta.

O coração localiza-se no tórax, logo atrás do esterno e acima do diafragma. Está contido dentro de um saco de tecido fibroso e inelástico chamado saco pericárdico. O saco pericárdico possui no seu interior uma pequena quantidade de fluido com função lubrificante que serve para que as contrações cardíacas se façam sem que o coração sofra atrito. O vazamento de sangue do interior do coração para dentro do saco pericárdico, quando há um ferimento cardíaco, produz o tamponamento cardíaco: o sangue acumulado dentro do saco pericárdico ocupa espaço e não permite que o coração se dilate adequadamente para receber sangue venoso. Consequentemente, o coração não terá um volume adequado de sangue para bombear para a circulação.

Seu suprimento sanguíneo provém das artérias coronárias (Fig. 6.8). A oclusão das artérias coronárias leva à interrupção do fluxo sanguíneo para uma parte do miocárdio, levando à morte dessa parte por isquemia, um fenômeno conhecido como infarto do miocárdio.

O coração bombeia em média 5 L de sangue por minuto quando em repouso. O volume de sangue bombeado por cada lado do coração em um minuto é chamado débito cardíaco.

A contração dos ventrículos é chamada sístole, e o seu relaxamento, diástole. Os ruídos cardíacos que escutamos quando auscultamos o coração com um estetoscópio são chamados bulhas cardíacas e são resultado do fechamento das válvulas cardíacas.

A frequência com que o coração se contrai é denominada frequência cardíaca. No adulto em repouso, varia de 50 a 95 batimentos por minuto. A frequência cardíaca acima dos limites normais é chamada taquicardia, e abaixo, bradicardia. A ansiedade ou dor podem causar taquicardia no indivíduo traumatizado; porém, até prova em contrário, devemos supor que ela seja decorrente de hipóxia ou choque.

Vasos Sanguíneos

São as artérias, arteríolas, capilares, vênulas e veias.

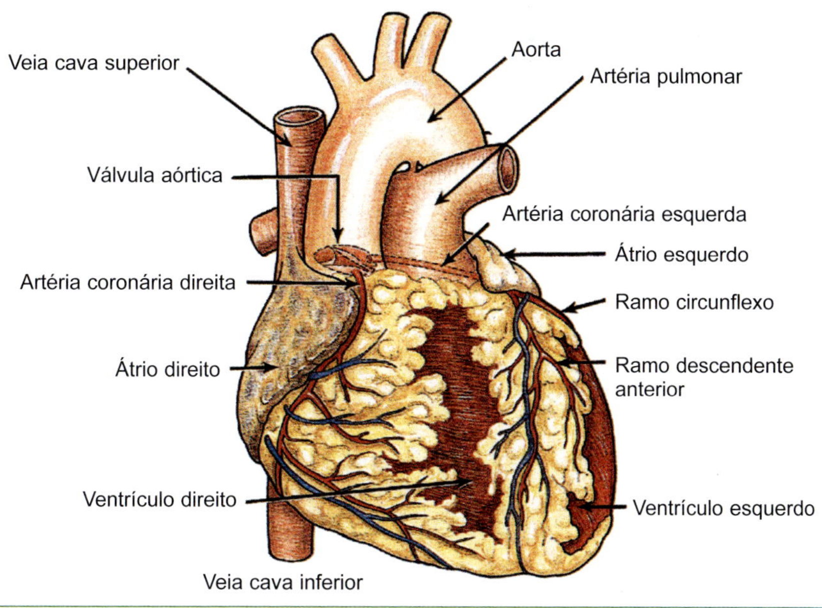

Fig. 6.8 – *O coração e sua vascularização.*

Artérias

São os vasos que levam sangue do coração para a circulação pulmonar ou sistêmica (Fig. 6.9).

A principal artéria do organismo é a aorta, que se origina no ventrículo esquerdo e termina no abdome, onde se bifurca, formando as artérias ilíacas comuns que irrigam os membros inferiores. A aorta dá origem a vários ramos que irrigam praticamente todos as partes do corpo. A artéria pulmonar se origina no ventrículo direito, bifurca-se em um ramo direito e um ramo esquerdo, que seguem para os respectivos pulmões. Enquanto a aorta leva sangue oxigenado (arterial) para abastecer todas as células do organismo, a artéria pulmonar leva o sangue pobre em oxigênio (venoso) para sofrer hematose no pulmão. Perceba que, apesar de ser uma artéria, a pulmonar carrega sangue venoso e não arterial, como se poderia concluir à primeira vista. Isso acontece porque se considera sangue venoso todo aquele que esteja retornando das células em direção ao pulmão para ser oxigenado, e sangue arterial todo aquele que já tenha passado pelo pulmão e esteja sendo levado para irrigar o organismo.

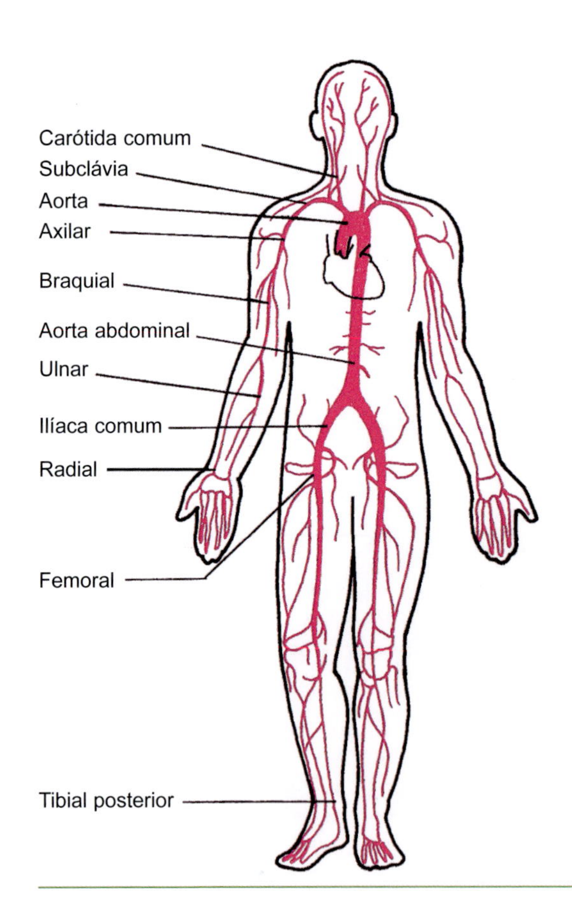

Fig. 6.9 – *Artérias principais da circulação sistêmica.*

As artérias vão se bifurcando e se ramificando até formarem as arteríolas, vasos arteriais de menor calibre, antes de chegar aos capilares. As arteríolas possuem na sua parede músculo liso, que responde a estímulos nervosos ou endócrinos, que se contraem ou relaxam. Sua contração diminui o calibre do vaso e é conhecida como vasoconstrição, e seu relaxamento aumenta seu calibre e é conhecido como vasodilatação.

Capilares

São os vasos sanguíneos de menor calibre e sua parede pode ter apenas uma camada de células de espessura. Estão distribuídos por todo o organismo, formando uma rede que está em íntimo contato com todas as células. Suas paredes finas permitem que haja troca de substâncias entre as células dos tecidos e o sangue: oxigênio e nutrientes são liberados para as células que, por sua vez, se desfazem do dióxido de carbono e dos resíduos metabólicos (Fig. 6.10).

Veias

São os vasos responsáveis pelo retorno do sangue ao coração. Após banharem todos os tecidos, os capilares se agrupam, formando veias de calibre diminuto, chamadas vênulas. A vênulas vão se agrupando em veias cada vez mais calibrosas, que finalmente desembocam em uma das duas veias cava (Fig. 6.11).

A veia cava superior drena todo o sangue venoso da metade superior do corpo, e a veia cava inferior, da metade inferior. Ambas desembocam no átrio direito. As veias pulmonares drenam o sangue recém-oxigenado nos pulmões para o átrio esquerdo. Portanto, apesar de serem veias, transportam sangue arterial. A pressão no interior das veias é bastante inferior à pressão arterial, por isso, enquanto o sangramento arterial se faz em jatos, o venoso se faz por derramamento. A infusão de medicamentos e soluções se faz a partir de cateteres posicionados no interior das veias.

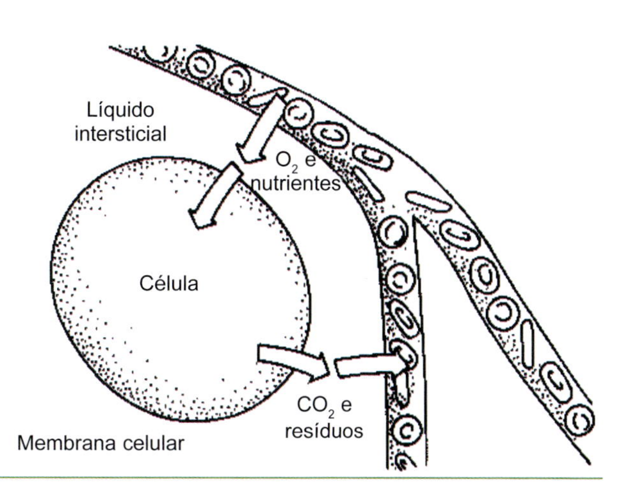

Fig. 6.10 – *Perfusão celular.*

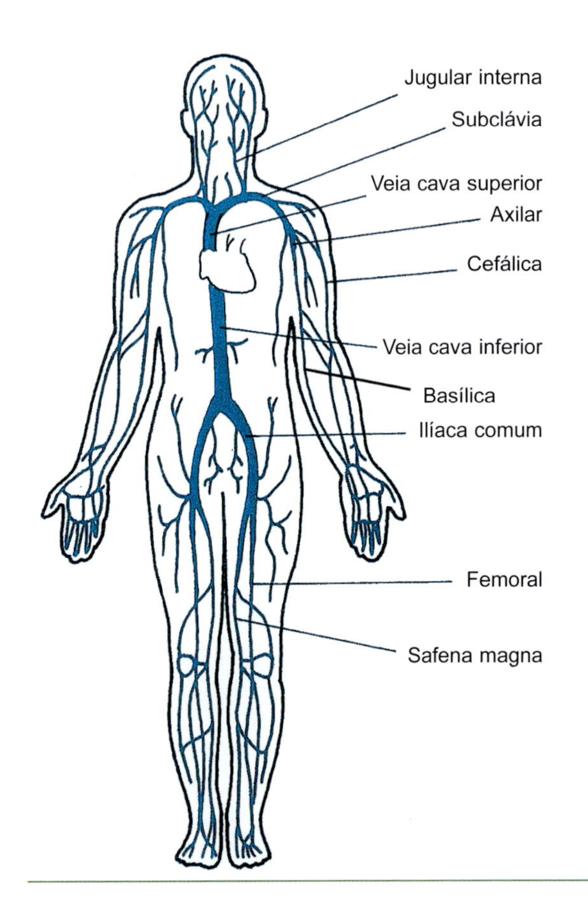

Fig. 6.11 – *Veias principais da circulação sistêmica.*

Parâmetros Fisiológicos – Sinais Vitais

Os principais parâmetros fisiológicos objetivamente mensuráveis na avaliação do estado circulatório da vítima de trauma são o pulso e a pressão arterial. Existem outros parâmetros de caráter mais subjetivo, como a cor e a temperatura da pele, que não serão abordados neste capítulo.

Pulso

A variação da pressão dentro das artérias durante o ciclo cardíaco produz uma onda de pressão que pode ser sentida como um impulso à palpação. Os melhores locais do corpo para se palpar os pulsos são onde as artérias calibrosas se encontram próximas à superfície cutânea: pulso carotídeo no pescoço, femoral na raiz da coxa, radial no punho, braquial no braço, axilar na axila e pedioso no dorso do pé.

O pulso possui as seguintes características: intensidade, frequência e ritmo. Sua palpação é uma das manobras semiológicas mais importantes nos traumatizados. Serve tanto para avaliar o estado circulatório global da vítima, por meio da frequência e da qualidade (fraco ou cheio), como para verificar a integridade da vascularização dos membros, por meio da simetria dos pulsos distais.

Pressão Arterial (PA)

É a pressão no interior das artérias. É dependente da força desenvolvida pela sístole ventricular, do volume sanguíneo e da resistência oferecida pelas próprias artérias.

O sangue sempre está sob pressão dentro das artérias; essa pressão se encontra em seu valor mínimo ou basal durante a diástole ventricular. Quando o ventrículo esquerdo se contrai, ele ejeta uma quantidade de sangue dentro da circulação sistêmica através da aorta, causando uma elevação dessa pressão basal.

- *PA diastólica* ou *mínima*: valor basal da pressão arterial.
- *PA sistólica* ou *máxima*: valor máximo ou pico de pressão.

A pressão arterial é medida em milímetros de mercúrio (mmHg) com o auxílio do *esfigmomanômetro*. Os valores normais se situam entre 60 e 90 mmHg para a pressão diastólica e 100 e 140 mmHg para a pressão sistólica.

A pressão arterial com valores abaixo dos normais é chamada *hipotensão arterial* e ocorre nas vítimas de trauma devido a um dos seguintes mecanismos:

- *O ventrículo esquerdo não consegue realizar a sístole com a força normal*: tamponamento cardíaco, contusão do miocárdio ou infarto do miocárdio – choque cardiogênico.
- *Há pouca quantidade de sangue circulante (hipovolemia)*: choque hemorrágico ou hipovolêmico.
- *As artérias não oferecem resistência*: vasodilatação generalizada nos traumatizados de medula espinal – choque neurogênico.

Pressão arterial acima dos valores normais é chamada *hipertensão arterial*. Pode ocorrer em decorrência de ansiedade ou dor; entretanto, na maioria das vezes, é uma doença crônica preexistente ao trauma. Ocasionalmente, é vista em vítimas de traumatismo cranioencefálico com hipertensão intracraniana como um reflexo na tentativa de aumentar o fluxo sanguíneo cerebral.

Coagulação

O organismo dispõe de mecanismos capazes de estancar a hemorragia sempre que houver lesão de um vaso; se não existissem esses mecanismos, toda hemorragia poderia ser fatal. A coagulação é o processo pelo qual um coágulo é formado na área lesada do vaso sanguíneo com o fim de estancar a hemorragia. Inicialmente, as plaquetas circulantes se aderem ao local da lesão, liberando substâncias que estimulam a formação de uma rede de fibrina, onde as células sanguíneas são aprisionadas, formando o coágulo. A maioria dos ferimentos para de sangrar espontaneamente devido a esse mecanismo. Outro mecanismo é a retração vascular: sempre que um vaso é completamente seccionado, ele se contrai e se retrai, diminuindo assim a hemorragia. Esse fenômeno pode ser verificado nas vítimas de amputação traumática de membros, nas quais, apesar da seção de vasos calibrosos, a hemorragia na maioria das vezes é limitada. Quando a seção do vaso é apenas parcial, ele não consegue se contrair e, portanto, a hemorragia continua. Devido a essa particularidade, as amputações incompletas e as lacerações normalmente sangram mais do que as amputações completas.

A hipotermia grave e as múltiplas transfusões sanguíneas são as principais causas de distúrbios da coagulação nas vítimas de trauma.

Sistema Nervoso

O sistema nervoso se distribui por todos os tecidos do organismo humano. É responsável pela captação de estímulos do meio ambiente, pela regulação e integração da função dos órgãos, e é sede de todas as atividades mentais e comportamentais humanas. Devido à sua função essencial à vida, a principal parte dele está bem protegida dentro de arcabouços ósseos. Ainda assim, está sujeito a lesões e, de fato, aproximadamente metade das mortes por trauma decorre de lesões do sistema nervoso.

As células especializadas que formam o tecido nervoso são chamadas neurônios. Uma característica dos neurônios é que eles apresentam uma baixa ou nula capacidade de regeneração e reprodução no indivíduo adulto se comparados com outras células do organismo; daí a alta incidência de sequelas funcionais após lesões no sistema nervoso. Anatomicamente, o sistema nervoso é dividido em duas partes: o sistema nervoso central e o sistema nervoso periférico. Funcionalmente, o sistema nervoso é dividido em sistema nervoso somático e sistema nervoso autônomo. O sistema nervoso somático regula as atividades sobre as quais há controle voluntário, enquanto o sistema nervoso autônomo regula as atividades involuntárias essenciais ao funcionamento do organismo, como respiração, digestão, vasodilatação e vasoconstrição, entre muitas outras. No Capítulo 6 (Anatomia e Fisiologia), de sistema nervoso, abordaremos dois tópicos relacionados: sistema endócrino e anatomia do olho.

Sistema Nervoso Central

É composto do encéfalo e da medula espinal. O encéfalo está contido dentro da cavidade craniana, enquanto a medula espinal está contida no interior do canal medular, na coluna vertebral. Todo o sistema nervoso central é envolto por membranas chamadas meninges e é banhado por um líquido chamado líquido cefalorraquidiano ou, simplesmente, liquor (Figs. 6.12 e 6.13).

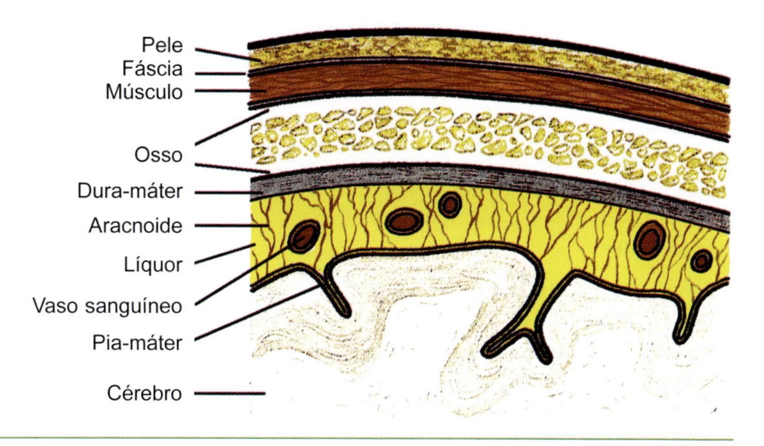

Fig. 6.12 – *Camadas protetoras do encéfalo no crânio.*

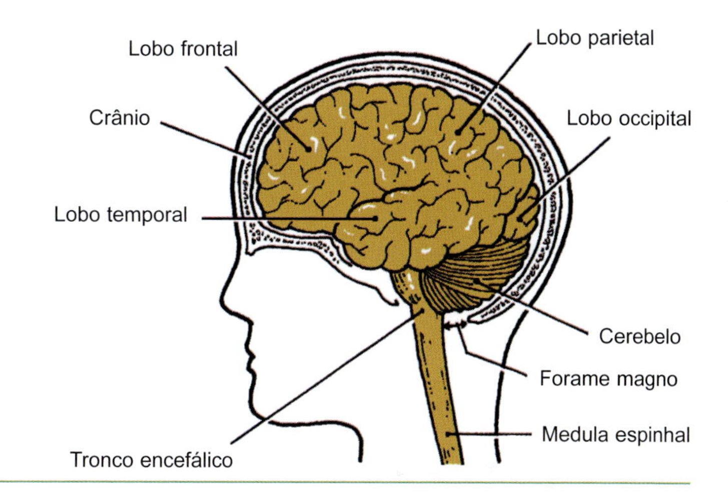

Fig. 6.13 – *Encéfalo e suas divisões.*

Encéfalo

É o órgão controlador do corpo. É o centro da consciência, responsável por todas as nossas atividades corporais voluntárias, pela percepção e inteligência. É também o centro das emoções e pensamentos, que são característicos dos seres humanos. É composto de três partes principais: o cérebro, o cerebelo e o tronco encefálico.

Cérebro

É a parte mais volumosa do encéfalo. Divide-se em metades direita e esquerda, os hemisférios cerebrais. A porção mais externa do cérebro é chamada córtex cerebral, ou substância cinzenta, e contém os corpos dos neurônios. A porção interna do cérebro é chamada substância branca e contém os prolongamentos dos neurônios, conhecidos como axônios. O cérebro é dividido, ainda, em lobos, que levam o mesmo nome dos ossos que os recobrem: frontal, parietal, temporal e occipital. Existem no cérebro áreas que comandam especificamente cada parte do corpo e áreas responsáveis pelo processamento das sensações. Cada hemisfério cerebral comanda os movimentos voluntários da metade oposta do corpo. Assim, uma lesão no hemisfério cerebral direito altera a motricidade do lado esquerdo do corpo e vice-versa. O cérebro é o responsável pelas nossas emoções e pelas características que formam nossa personalidade.

Cerebelo

Está localizado na região posterior da cavidade craniana, logo abaixo do lobo occipital do cérebro. É responsável pelo equilíbrio e pela coordenação dos movimentos do corpo.

Tronco Encefálico

É a porção inferior do encéfalo. Comunica-se com a medula espinal, com a qual está em continuidade, por meio de uma grande abertura na base do crânio, chamada forame magno. No tronco, localizam-se os centros nervosos que controlam funções vitais, como respiração, frequência cardíaca, pressão arterial, além de muitas outras funções corporais básicas. As lesões do tronco encefálico são, portanto, extremamente graves.

Medula Espinal

É um cilindro achatado que desce pelo interior da coluna vertebral (Fig. 6.13). Sua principal função é fazer a intercomunicação entre o encéfalo e o corpo. É composta de agrupamentos de fibras nervosas que levam para o encéfalo as sensações, como o tato, a dor e as térmicas, provindas de todo o organismo e por fibras nervosas que descem do encéfalo, conduzindo estímulos nervosos dirigidos aos órgãos efetores, principalmente os músculos. Sua seção completa corta toda a comunicação do encéfalo com os segmentos do corpo localizados abaixo do nível da lesão medular, levando tanto à anestesia quanto à paralisia irreversíveis. As secções parciais e contusões produzem quadros clínicos que variam de acordo com os feixes nervosos lesados, podendo ser total ou parcialmente reversíveis. Devido à gravidade das sequelas fisicopsicossociais das lesões raquimedulares é que se frisa tanto o cuidado com a imobilização da coluna vertebral do indivíduo traumatizado (Fig. 6.14).

Sistema Nervoso Periférico

O sistema nervoso periférico é composto de 31 pares de nervos que saem da medula espinal, os nervos raquidianos, e 12 pares de nervos que saem do crânio, os nervos cranianos.

De cada espaço intervertebral, desde a primeira vértebra cervical até a quinta sacral, e de cada lado da medula espinal se origina uma raiz nervosa que sai do canal medular através de um orifício chamado forame intervertebral. Os nervos raquidianos apresentam fibras sensitivas e motoras. As fibras sensitivas trazem para a medula espinal os impulsos

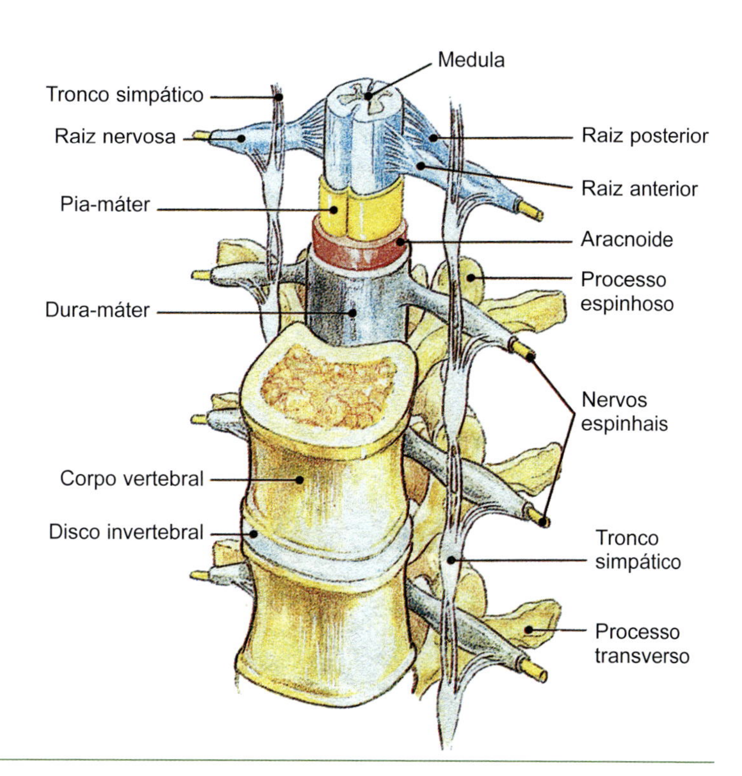

Fig. 6.14 – *Medula espinal e seu revestimento.*

sensitivos provindos da pele e de outros órgãos, e as fibras motoras levam os impulsos da medula espinal para os músculos.

Os nervos cranianos se exteriorizam através de orifícios no crânio e apresentam, além de funções sensitivas e motoras comuns, algumas funções especiais, como a transmissão dos impulsos sensitivos dos sentidos da visão, olfação e gustação e dos impulsos motores para os olhos, língua, faringe e laringe. O terceiro par craniano, chamado nervo oculomotor, merece uma atenção especial no atendimento aos traumatizados. Entre suas funções, está a de enervar o músculo esfíncter pupilar do olho. Quando um traumatismo cranioencefálico promove compressões do tronco encefálico capazes de ameaçar o funcionamento dos centros vitais, o nervo oculomotor, devido à sua estreita relação anatômica com o tronco, também é comprimido e deixa de inervar o esfíncter pupilar. O relaxamento do músculo produz então uma abertura pupilar anormal, chamada de midríase, que é facilmente perceptível e alerta para a presença de uma lesão intracraniana grave com risco de parada cardíaca e respiratória.

Olho

A visão consiste na percepção das imagens dos objetos. O *olho* é o órgão responsável pela captação das imagens para sua transmissão até a área da visão no lobo occipital do cérebro.

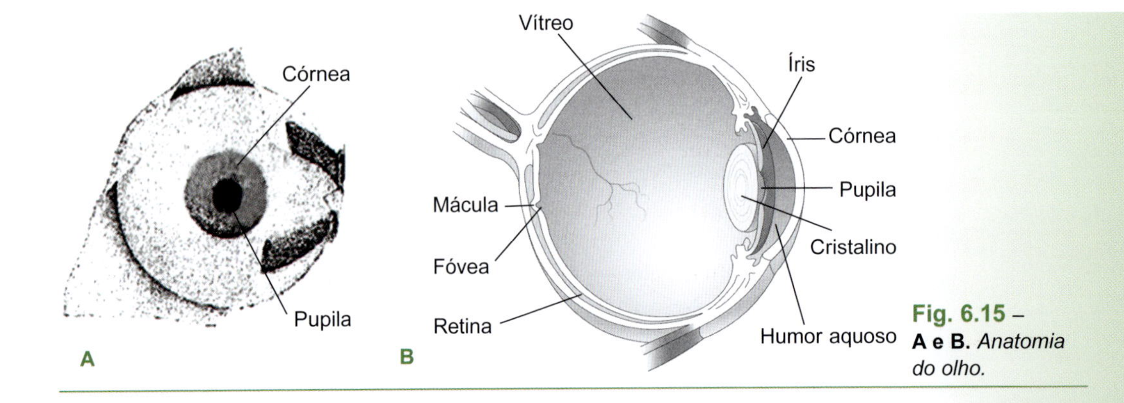

Fig. 6.15 – A e B. *Anatomia do olho.*

O olho é um órgão par, com o formato aproximado de uma esfera, e está localizado dentro de uma cavidade óssea chamada órbita. É formado por três camadas concêntricas, uma envolvendo a outra, que formam um invólucro contendo no seu interior os outros elementos que completam o olho. Essas camadas são a esclera, a coroide e a retina (Fig. 6.15A e B).

Esclera

Camada mais externa do olho. É fibrosa e dá a ele sua forma globosa. Sua coloração é opaca e esbranquiçada, e forma o popular *branco do olho*. Possui uma abertura anterior na qual se ajusta uma pequena calota transparente, como se fosse o vidro de um relógio, a córnea.

Coroide

Camada média. É uma membrana fina, bastante vascularizada, de coloração marrom-escura. Próxima à abertura anterior da esclera, a coroide se distancia da córnea e continua por um disco perfurado no centro, que é a *íris*. A íris é a parte colorida do olho. O orifício central na íris é chamado *pupila*. A íris apresenta várias fibras musculares que são responsáveis pela constrição da pupila, a *miose*, ou sua dilatação, a *midríase*. A miose ocorre por ação do sistema nervoso parassimpático, e a midríase, do simpático. Posteriormente à íris, está localizada uma lente biconvexa, o *cristalino*. A doença conhecida como catarata consiste na opacificação do cristalino por causa do envelhecimento ou traumatismo.

Retina

Camada interna e que contém as células nervosas responsáveis pela captação das imagens. De sua porção posterior, origina-se o *nervo óptico*, que leva as imagens ao cérebro.

As pálpebras são pregas superpostas, uma superior e outra inferior, que formam uma espécie de cortina para proteção do olho e sua lubrificação. São revestidas interiormente pela *conjuntiva*, uma fina membrana que se reflete para recobrir a parte anterior do globo ocular, tornando-se extremamente fina no nível da córnea.

Sistema Endócrino

Não faz parte do sistema nervoso, mas também possui uma importante função reguladora. É um sistema formado por vários órgãos chamado glândulas endócrinas e que produzem substâncias chamadas hormônios, responsáveis pela regulação do metabolismo e de fenômenos, como o crescimento e a diferenciação sexual. Como quase todas as glândulas são pequenas, elas dificilmente são atingidas diretamente em traumatismos. São as seguintes:

Hipófise

Do tamanho aproximado de uma ervilha. Situa-se na base do crânio e regula a atividade de todas as outras glândulas endócrinas.

Tireoide

Situada no pescoço; controla a intensidade do metabolismo.

Paratireoides

Regulam o metabolismo do cálcio; são diminutas e situam-se atrás da tireoide.

Suprarrenais

Também chamadas suprarrenais porque se situam sobre os rins. Produzem vários hormônios que regulam o metabolismo dos carboidratos, lipídeos, proteínas, água, sódio e potássio. Certos hormônios atuam em situações de estresse, como a adrenalina e a noradrenalina.

Ilhotas de Langerhans

Situam-se no pâncreas e produzem a insulina.

Gônadas

Também denominadas glândulas sexuais. São os testículos e ovários, e produzem os hormônios responsáveis pela diferenciação sexual.

Abdome e Pelve

O abdome contém os principais órgãos do sistema digestório, urinário, parte do sistema reprodutor e endócrino, e também grandes vasos arteriais e venosos. A cavidade abdominal está separada da cavidade torácica pelo músculo diafragma e continua inferiormente com a cavidade pélvica. A separação entre a cavidade pélvica e a abdominal é um plano imaginário que passa pelo púbis e o sacro. Seus outros limites são os músculos da parede anterolateral do abdome, a musculatura dos flancos e a coluna vertebral.

A cavidade abdominal é revestida internamente por uma fina membrana, semelhante à pleura, chamada peritônio. Alguns dos órgãos no abdome estão acoplados diretamente à parede posterior e apenas a sua superfície anterior é recoberta pelo peritônio. Os órgãos retroperitoneais são: os rins, os ureteres, a bexiga urinária, o pâncreas, uma parte do duodeno, do cólon e do reto, a aorta e a veia cava inferior.

Os outros órgãos dentro da cavidade abdominal são chamados intraperitoneais, porque são quase inteiramente revestidos pelo peritônio e são apenas parcialmente fixos à parede posterior do abdome por faixas de tecido que permitem uma mobilidade maior ou menor dentro da cavidade. São órgãos intraperitoneais: fígado, vesícula biliar, estômago, baço, intestino delgado e parte do cólon.

Entre o peritônio que reveste a parede abdominal internamente, o peritônio parietal, e aquele que reveste os órgãos abdominais, o peritônio visceral, existe um espaço virtual análogo ao que existe no tórax. Esse espaço é chamado cavidade peritoneal. Normalmente, existe uma quantidade mínima de líquido livre na cavidade peritoneal para permitir a movimentação das vísceras sem atrito. Quando há lesão de órgãos intra-abdominais, pode ocorrer vazamento de secreções digestórias e sangue para o interior da cavidade peritoneal, que é capaz de abrigar vários litros de líquido devido à elasticidade da parede abdominal anterolateral.

O *epíploon* é um avental de tecido gorduroso que pende livremente da cavidade peritoneal, estando fixo no estômago e no cólon transverso. Tem a função de proteção das vísceras abdominais. Frequentemente, extravasa os ferimentos abdominais, sobretudo os causados por arma branca.

Os órgãos abdominais também podem ser genericamente divididos em vísceras ocas e vísceras parenquimatosas.

As vísceras ocas são pertencentes ao sistema digestório, urinário e reprodutor, e contêm secreções intestinais ou urina no seu interior. As lesões dessas vísceras levam ao vazamento de suas secreções no interior da cavidade peritoneal. As secreções são irritantes para o peritônio e produzem inflamação peritoneal (peritonite) e dor; algumas produzem irritação leve, como a urina, e outras uma irritação grave, como o suco gástrico ácido ou fezes (Fig. 6.16).

As vísceras parenquimatosas (maciças) são bastante vascularizadas e suas lesões produzem sangramentos abundantes. São elas: fígado, baço, pâncreas e rins (Fig. 6.17).

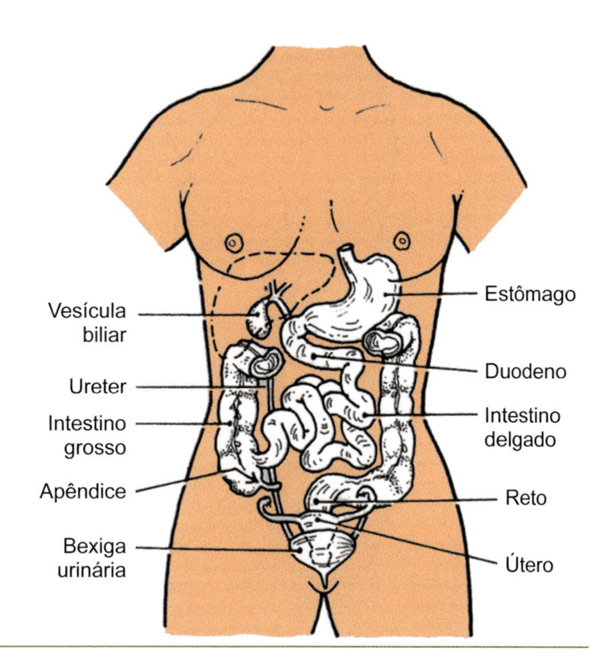

Fig. 6.16 – *Vísceras ocas abdominais.*

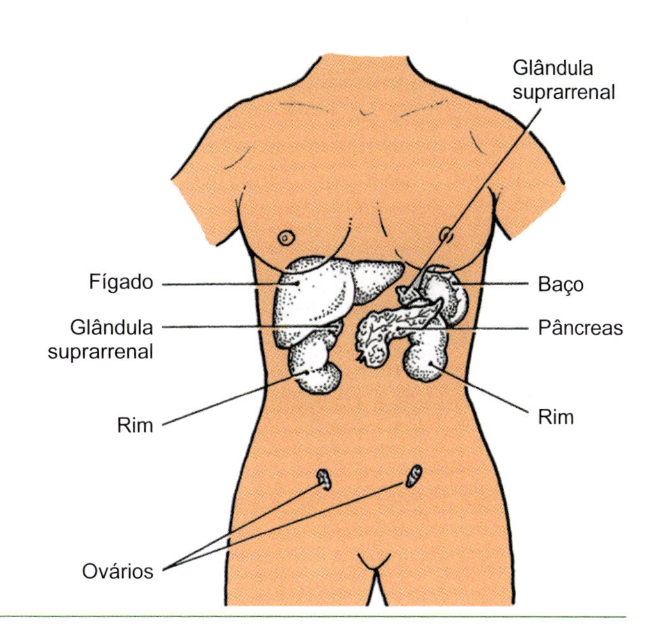

Fig. 6.17 – *Vísceras parenquimatosas abdominais.*

A pelve está em continuidade com o abdome; sua cavidade, a cavidade pélvica, é delimitada pelos ossos do quadril (Fig. 6.18).

Abriga a bexiga urinária, o reto e os órgãos internos do sistema reprodutor feminino. As paredes pélvicas são bastante vascularizadas e são frequentemente fonte de graves hemorragias.

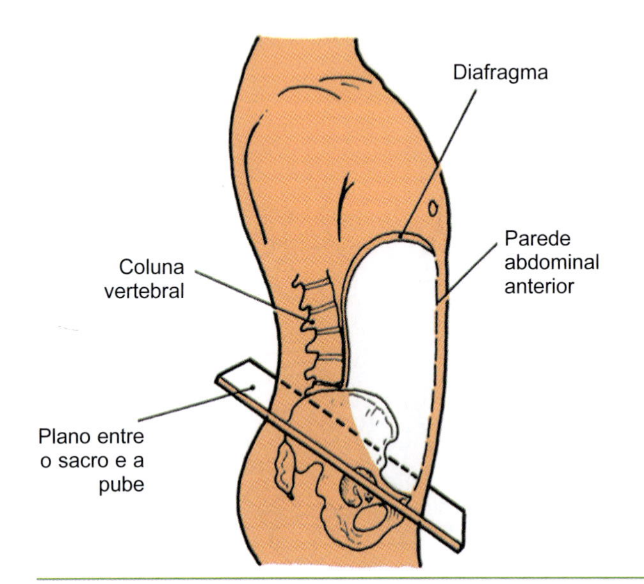

Fig. 6.18 – *Divisão entre pelve e abdome.*

Sistema Digestório

É o conjunto de órgãos responsáveis pela digestão e absorção dos alimentos. Inicia-se na boca e termina no ânus. Compõe-se do tubo digestório e de glândulas acessórias. Os órgãos do tubo digestório são a boca, a faringe, o esôfago, o estômago, o intestino delgado e o intestino grosso. As glândulas acessórias são o fígado, o pâncreas e as glândulas salivares (Fig. 6.19).

Todas as células do organismo necessitam de nutrientes para o seu metabolismo normal. Esses nutrientes estão contidos nos alimentos em grandes moléculas, que não podem ser absorvidas e aproveitadas pelo organismo em sua forma original. O sistema digestório processa esses alimentos de modo a produzir substâncias nutrientes em uma forma que possam ser absorvidas e aproveitadas pelas células. Tal processo chama-se digestão.

A digestão compõe-se de processos mecânicos e químicos. Os processos mecânicos são a mastigação, a deglutição (o ato de engolir) e a peristalse (ondas propulsivas que acontecem em todos os níveis do tubo digestório, desde o esôfago até o reto). São responsáveis pela quebra dos grandes fragmentos alimentares em fragmentos menores, pela propulsão do alimento através do tubo digestório e por promover a mistura do alimento com as enzimas digestórias.

Os processos químicos são múltiplos e são realizados pelo ácido gástrico e por várias enzimas digestórias, que são produzidas pela mucosa do estômago e do intestino delgado e pelas glândulas acessórias. Esses processos são responsáveis principalmente pela quebra das moléculas em moléculas menores absorvíveis pela mucosa do intestino delgado.

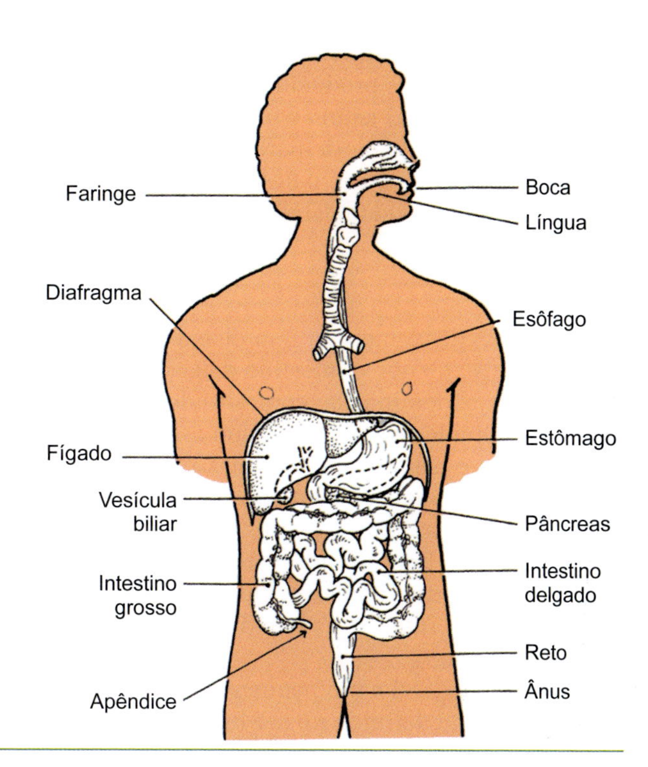

Fig. 6.19 – *Representação esquemática do sistema digestivo.*

Órgãos do Sistema Digestório

Boca

Responsável pela quebra inicial dos blocos alimentares por meio da mastigação e é o local onde se inicia a digestão química a partir da amilase salivar.

Faringe

Participa no processo da deglutição.

Esôfago

Tubo que conduz o bolo alimentar até o estômago.

Estômago

Produz ácido clorídrico e o suco gástrico, que contém várias enzimas que participam da digestão química. Apresenta paredes musculares potentes, que promovem uma homogeinização do bolo alimentar e sua mistura às enzimas digestórias.

Intestino Delgado

Dividido em duodeno, jejuno e íleo. O duodeno é a primeira porção do intestino delgado e recebe os alimentos do estômago. Produz enzimas digestórias e recebe, através de um orifício chamado papila duodenal, as secreções digestórias produzidas pelo fígado (bile) e pelo pâncreas (enzimas pancreáticas). O jejuno e o íleo possuem em conjunto uma extensão de 4 a 8 m. Além de participarem do processo de digestão química, são os maiores responsáveis pela absorção dos nutrientes. Ocupam uma grande parte da cavidade abdominal.

Intestino Grosso

Tem aproximadamente 1,5 m de extensão. Possui esse nome porque é mais calibroso do que o intestino delgado. Ocupa uma posição periférica na cavidade abdominal, ao contrário do intestino delgado, que está mais ao centro. Divide-se em ceco, cólon ascendente, cólon transverso, cólon descendente e cólon sigmoide, mas pode, de maneira simplificada, ser dividido em cólon direito e cólon esquerdo. É responsável principalmente pelo armazenamento e expulsão dos resíduos da digestão, chamados fezes. A porção final do intestino grosso é o reto, que se localiza quase inteiramente dentro da pelve. Quando perfurado, promove o vazamento de fezes para o interior da cavidade peritoneal, com produção de uma grave peritonite.

O apêndice cecal é um pequeno órgão tubular que se origina no ceco. Não tem função definida no ser humano, e quando inflamado produz o quadro conhecido como apendicite aguda, que é a causa mais comum de cirurgia abdominal de urgência.

Ânus

Final do sistema digestório. Contém os esfíncteres, responsáveis pela continência fecal.

Fígado

Órgão maciço e volumoso, localizado abaixo do diafragma e sob o gradil costal do lado direito. Possui várias funções metabólicas, dentre as quais se destacam a produção dos fatores da coagulação e de várias outras substâncias essenciais ao organismo. Sua função digestória se refere à produção da bile, que participa da digestão das gorduras no intestino delgado. Todo o sangue venoso oriundo dos órgãos digestórios intra-abdominais passa pelo fígado antes de cair na veia cava inferior, para ser filtrado e para que o fígado assimile as substâncias que necessita para seu metabolismo. Possui, por esse motivo, um fluxo sanguíneo intenso e quando sofre lesões pode sangrar abundantemente.

Vesícula Biliar

Órgão sacular localizado abaixo do fígado, que tem a função de armazenar bile até a hora de liberá-la no duodeno.

Pâncreas

Órgão sólido retroperitoneal, responsável pela produção de várias enzimas digestórias misturadas, formando o suco pancreático. É também a glândula endócrina responsável pela produção do principal hormônio regulador do nível de glicose no sangue: a insulina. A falta de insulina produz um aumento dos níveis de glicose no sangue (hiperglicemia) na doença conhecida como *diabetes mellitus*.

Baço

Embora não faça parte do sistema digestório, está anatomicamente relacionado com ele.

Esse órgão parenquimatoso está situado no hipocôndrio esquerdo, sob o diafragma, e protegido pelo gradil costal esquerdo. Sua função é a de produzir leucócitos e retirar células sanguíneas envelhecidas da circulação, além de participar na defesa do corpo contra infecções por determinados microrganismos. É um órgão bastante vascularizado e relativamente friável. As lesões do baço são comuns, principalmente no trauma abdominal contuso, e causam hemorragia, o que pode provocar choque hipovolêmico. O ser humano pode viver sem o baço, porque na sua ausência suas funções são assumidas pelo fígado.

Sistema Urinário

O sistema urinário promove a filtragem de todo o sangue do organismo, retirando os resíduos provenientes do metabolismo celular. Esses resíduos precisam ser eliminados, porque são tóxicos quando acumulados. É composto dos rins, ureteres, bexiga urinária e uretra (Fig. 6.20).

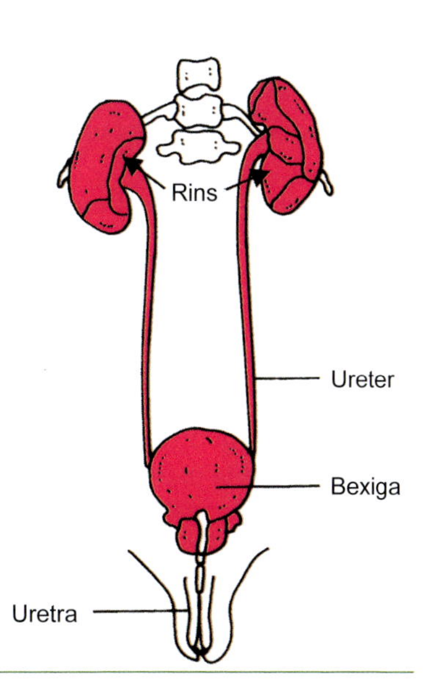

Fig. 6.20 – *Sistema urinário.*

Rins

São órgãos retroperitoneais, localizados um em cada lado da coluna vertebral e sob o gradil costal posterior e inferior. O sangue passa pelos rins para ser filtrado. O resultado dessa filtração é a urina: um líquido composto de água e várias substâncias residuais do metabolismo celular. O trauma renal é relativamente comum em contusões da região dorsolombar.

Ureteres

Estreitos órgãos tubulares que levam a urina dos rins até a bexiga urinária. São retroperitoneais e dificilmente lesados no trauma.

Bexiga Urinária

Órgão muscular oco, localizado na pelve anterior, responsável pelo armazenamento da urina até a hora da sua eliminação. Possui paredes bastante elásticas e pode armazenar grandes volumes de urina. Pode ser lesada quando há fraturas de quadril, por estar intimamente acoplada ao púbis.

Uretra

Órgão tubular que faz a comunicação da bexiga com o meio externo. É mais curta na mulher que no homem, já que neste passa pelo interior do pênis. Sua porção inicial pode ser lesada quando houver fraturas do quadril e com quedas *"a cavaleiro"*.

SISTEMA REPRODUTOR

Destina-se à perpetuação da espécie. Compõe-se de órgãos produtores das células reprodutoras e de hormônios sexuais (gônadas), órgãos destinados à realização da cópula ou ato sexual e, na mulher, órgãos destinados a abrigar o concepto, desde a sua concepção até o nascimento.

Sistema Genital Masculino

É composto de testículos, vias espermáticas, glândulas acessórias e pênis (Fig. 6.21).

Testículos

São responsáveis pela produção dos espermatozoides, que são as células com capacidade de fecundar o óvulo feminino e dar origem a um embrião. Localizam-se dentro da bolsa escrotal e também produzem os hormônios masculinos. Os espermatozoides, depois de produzidos, são conduzidos pelas vias espermáticas e acumulados até o momento da ejaculação.

Vias Espermáticas

São o epidídimo, o ducto deferente, o ducto ejaculatório e a uretra.

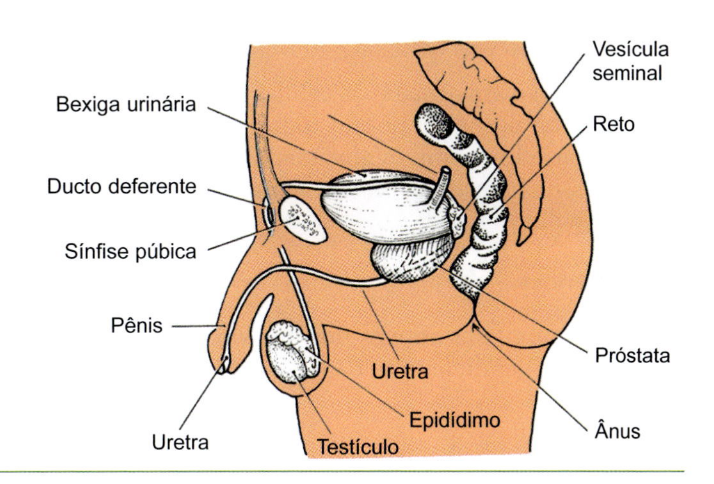

Fig. 6.21 – *Sistema reprodutor masculino e sua relação com o sistema urinário.*

Glândulas Acessórias

Produzem o líquido seminal que, por sua vez, ao juntar-se aos espermatozoides, produz o esperma; são as vesículas seminais, a próstata, as glândulas bulbouretrais e as glândulas uretrais.

Pênis

É o órgão copulador.

Sistema Genital Feminino

É composto de ovários, tubas uterinas, útero, vagina e vulva. Os ovários, as tubas uterinas e o útero são órgãos intraperitoneais situados profundamente na pelve (Fig. 6.22).

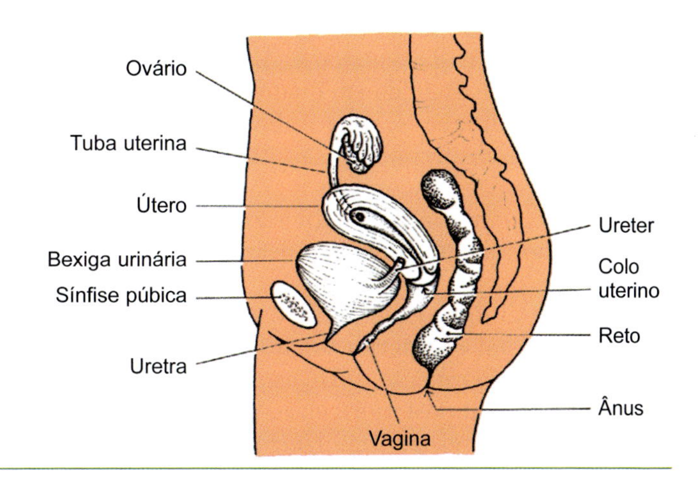

Fig. 6.22 – *Sistema genital feminino.*

Ovários

Produzem e armazenam as células reprodutoras femininas, os óvulos. A mulher ao nascer já possui todos os seus óvulos formados. A cada mês, o ovário libera um óvulo amadurecido para dentro da tuba uterina, no processo chamado ovulação. O ovário também produz os hormônios sexuais femininos.

Tubas Uterinas

Órgãos tubulares através dos quais os óvulos descem em direção ao útero e onde geralmente se dá o encontro com os espermatozoides.

Útero

Órgão ímpar, oco, muscular, com o tamanho e o formato aproximado de uma pera, localizado na pelve. Todo mês, o útero se prepara para uma possível gravidez. Se um óvulo não for fecundado, ele será eliminado juntamente com a mucosa uterina congesta, no fenômeno chamado menstruação. Se o útero receber um ovo (óvulo fecundado pelo espermatozoide), este se implanta na mucosa uterina e dá início à gestação (gravidez). Durante a gravidez, o útero se expande gradualmente para acomodar o bebê.

Vagina

Órgão copulador feminino. Recebe o esperma.

Vulva

Órgão genital externo feminino; recobre a abertura vaginal.

Anatomia de Superfície do Abdome

A fim de facilitar a descrição da localização das lesões e sintomas abdominais, o abdome é dividido em algumas regiões, usando-se para isso referências anatômicas externas facilmente identificáveis. Existem várias maneiras de se dividir o abdome. A mais simples é aquela em que a sua parede anterior é dividida em quatro quadrantes por intermédio de duas linhas perpendiculares: uma linha mediana e outra linha transversa, passando pela cicatriz umbilical. As regiões laterais da parede abdominal são chamadas flancos, e as regiões posteriores, lombares (Fig. 6.23).

Outra maneira comum de divisão é a efetuada por duas linhas transversas e duas longitudinais, que se cruzam dividindo o abdome em nove regiões (Fig. 6.24).

A transição toracoabdominal é a área que tem como limite inferior o rebordo costal e superior, uma linha que passa pelo quarto espaço intercostal anteriormente, sexto espaço intercostal lateralmente e oitavo espaço intercostal posteriormente. Traumas dessa área de transição podem lesar tanto órgãos intratorácicos quanto abdominais.

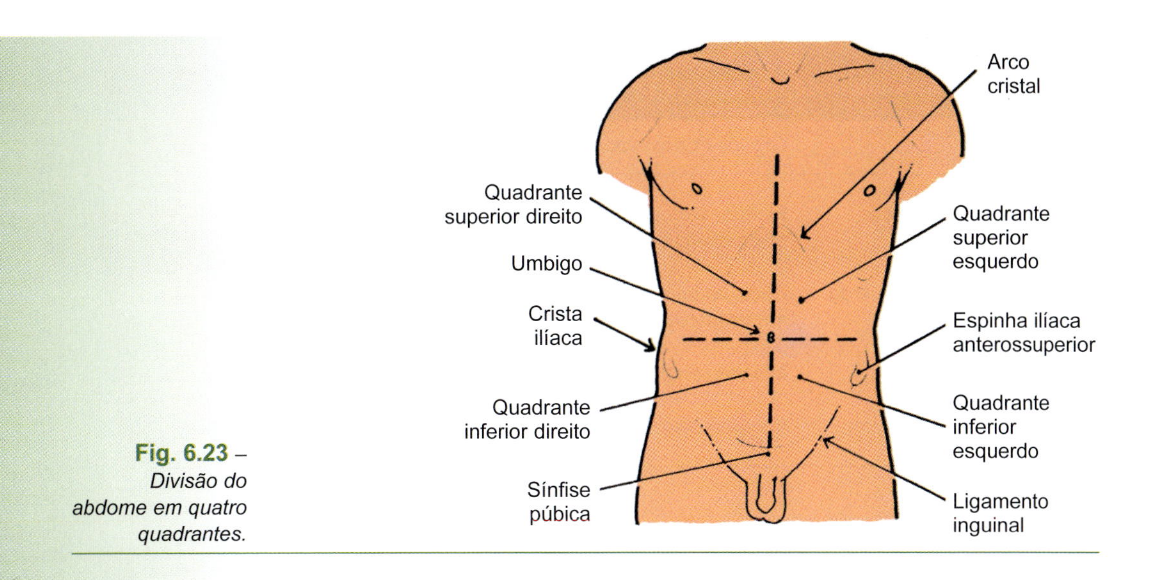

Fig. 6.23 – *Divisão do abdome em quatro quadrantes.*

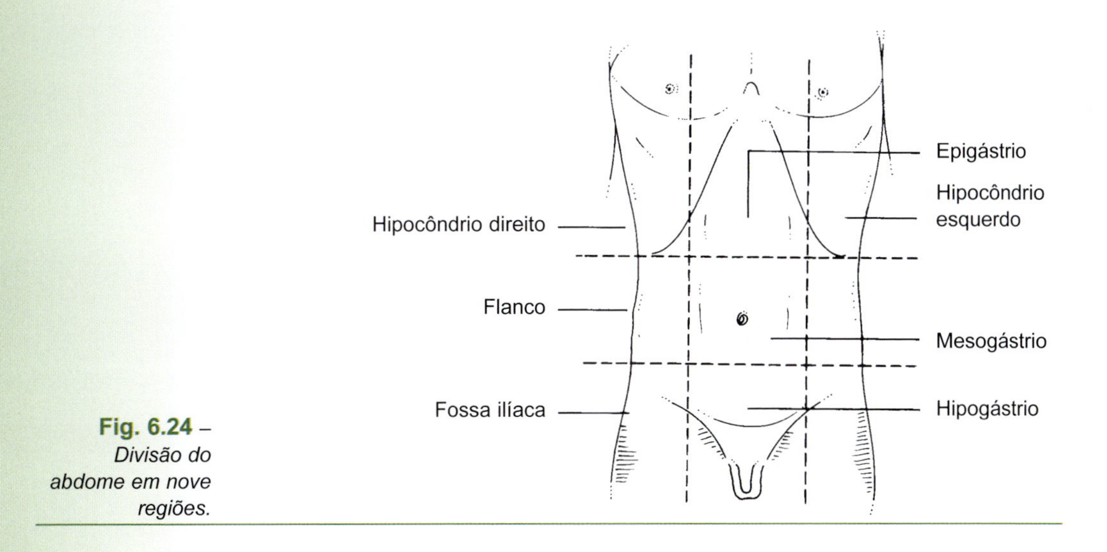

Fig. 6.24 – *Divisão do abdome em nove regiões.*

Ferimentos penetrantes da região glútea frequentemente lesam órgãos abdominais e pélvicos.

O conhecimento da localização externa da lesão abdominal fornece pistas para se suspeitar quais órgãos internos possam ter sido lesados (Tabela 6.1).

No ambiente pré-hospitalar, no entanto, não é necessário fazer o diagnóstico de quais vísceras abdominais estão lesadas, e sim determinar a presença ou não de lesões abdominais.

Tabela 6.1 Localização Anatômica Externa de Lesões de Orgãos Abdominais	
Região Lesada	*Órgãos Possivelmente Atingidos*
Quadrante superior direito	Fígado, vesícula biliar, pâncreas, estômago, duodeno, cólon direito, diafragma, rim direito e veia cava inferior
Quadrante superior esquerdo	Baço, estômago, cauda do pâncreas, cólon esquerdo, rim esquerdo e diafragma
Quadrante inferior direito	Intestino delgado, cólon direito, vasos ilíacos
Quadrante inferior esquerdo	Intestino delgado, cólon esquerdo, reto, vasos ilíacos

Sistema Musculoesquelético

O corpo humano é um sistema bem estruturado, cuja forma, postura e movimentos são fornecidos pelo sistema musculoesquelético. As lesões do sistema musculoesquelético estão entre as mais comuns a serem manejadas pelos socorristas no ambiente pré-hospitalar.

Músculos

Os músculos são formados por um tecido especial, que possui a capacidade de contrair-se quando estimulado. Todos os movimentos do corpo resultam da atividade dos músculos, quer seja o movimento voluntário de andar ou correr ou o movimento invisível a olho nu da contração de um vaso sanguíneo. Existem três tipos de músculos no corpo humano: músculos esqueléticos, músculos lisos e músculo cardíaco. Cada tipo tem características próprias e desempenha funções distintas (Figs. 6.25 e 6.26).

Músculos Esqueléticos

São chamados esqueléticos porque estão ligados aos ossos do esqueleto.

Também são denominados músculos voluntários por serem responsáveis pelos movimentos voluntários e de estriados, porque apresentam estriações quando vistos ao microscópio. Estão sob o controle do sistema nervoso central. Áreas específicas do cérebro enviam suas ordens por meio de estímulos nervosos, que seguem pela medula espinal e pelos nervos periféricos até chegarem ao músculo, que se contrai ou relaxa dependendo do tipo de movimento desejado. Todo movimento corporal resulta da contração ou do relaxamento dos músculos esqueléticos. Certos movimentos mais complexos envolvem a ação de vários músculos simultaneamente.

Os músculos estão ligados aos ossos por meio de segmentos de tecido fibroso espesso chamados tendões.

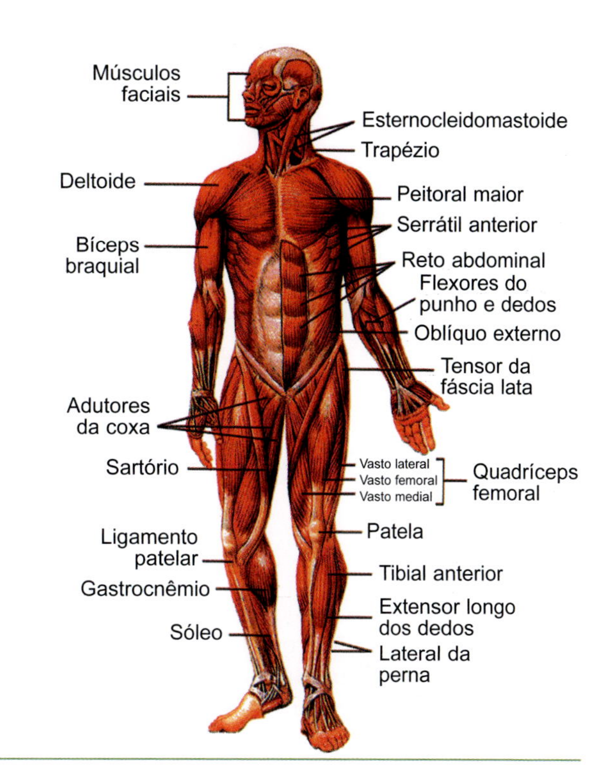

Fig. 6.25 – *Visão anterior do sistema muscular.*

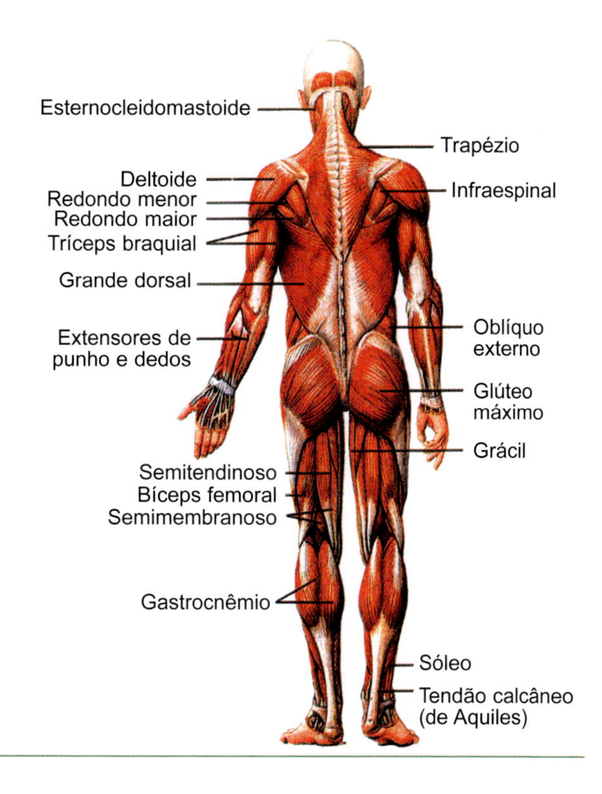

Fig. 6.26 – *Visão posterior do sistema muscular.*

Músculos Lisos

São chamados lisos por não apresentarem estriações à microscopia. São também chamados músculos involuntários por ser sua atividade independente de comando central consciente. Estão sob o controle do sistema nervoso autônomo.

Os músculos lisos são encontrados na parede da maioria dos órgãos tubulares do organismo, como os do tubo digestório, sistema urinário, vasos sanguíneos e brônquios. A contração e o relaxamento desses músculos alteram o calibre dos órgãos tubulares, influindo assim no fluxo de substâncias por meio da sua luz (parte oca do órgão). Como exemplos: são responsáveis pela vasoconstrição e vasodilatação dos vasos sanguíneos e também pela motilidade gastrointestinal, que promove a progressão do bolo alimentar através do tubo digestório.

O ser humano não possui qualquer comando voluntário sobre esses músculos.

Músculo Cardíaco

Tipo de músculo especial, que possui estriações à microscopia, mas que é involuntário. Está presente apenas no coração. A massa muscular cardíaca recebe o nome de miocárdio e é responsável pela função de bombeamento do coração.

Ossos

O esqueleto humano é composto de 206 ossos. Os ossos estão unidos, formando uma estrutura que, além de manter a forma corporal, permite a sua movimentação (Fig. 6.27).

- O esqueleto fornece proteção aos órgãos internos do organismo.
- O encéfalo situa-se dentro do crânio.
- Os pulmões, o coração e os grandes vasos estão dentro do tórax.
- Parte dos órgãos abdominais, como o fígado e o baço, encontra-se sob o gradil costal inferior.
- A medula espinal aloja-se no interior da coluna vertebral.

Os ossos são estruturas vivas como qualquer órgão do corpo humano, possuem vascularização e inervação e dependem também de oxigênio e de nutrientes para sua sobrevivência. Todos os ossos possuem uma camada externa chamada córtex (camada cortical) e outra interna chamada medula (camada medular). O córtex é rígido devido à deposição de cálcio. A medula óssea é macia e é responsável pela produção das hemácias, das plaquetas e por alguns tipos de leucócitos. É dessa camada que se faz o transplante de medula óssea.

Os ossos crescem durante a infância e a adolescência. Na criança, os ossos são mais flexíveis e, portanto, com uma tendência menor às fraturas; somente na idade adulta é que adquirem sua rigidez final. À medida que o indivíduo envelhece, os ossos tornam-se progressivamente mais frágeis, chegando frequentemente a um estado de enfraquecimento generalizado, conhecido como osteoporose. A osteoporose é mais co-

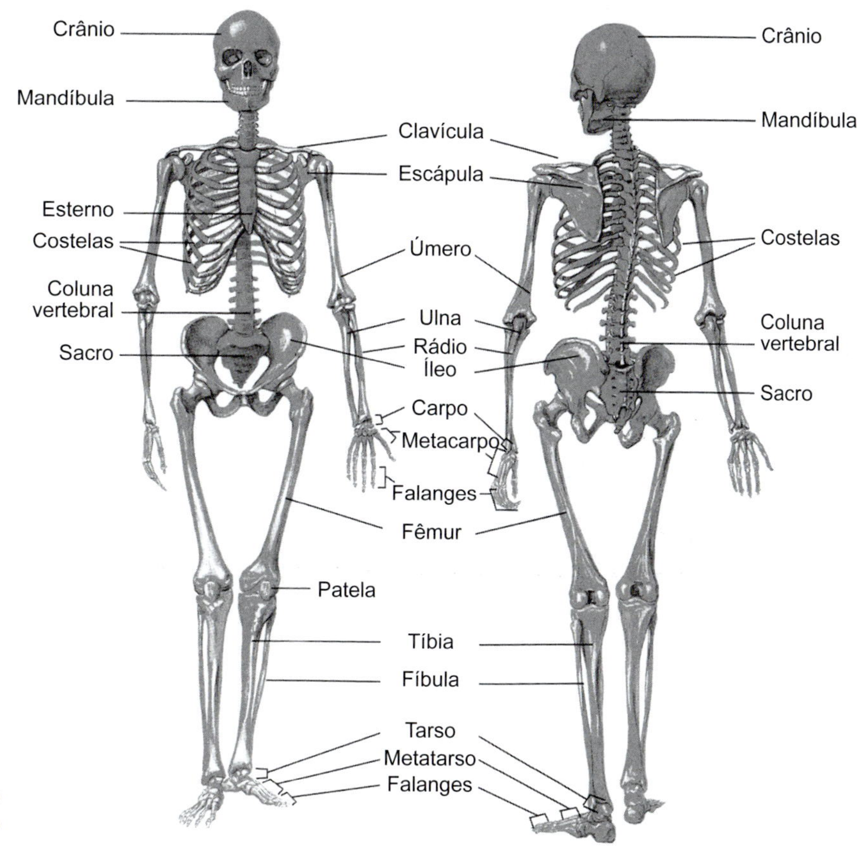

Fig. 6.27 – *Visão geral do esqueleto humano.*

mum em mulheres após a menopausa e torna os ossos frágeis e sujeitos a fraturas, mesmo com traumatismos leves; essa é uma das razões pelas quais ocorrem tantas fraturas do colo do fêmur entre os idosos. Sempre que se atender uma vítima idosa, deve-se considerar sua maior propensão a fraturas.

De acordo com o formato, os ossos podem ser classificados em quatro tipos.

- Longos: comprimento maior do que a largura e a espessura. Exemplos: fêmur, rádio, ulna e falanges. Possuem uma parte média longa, chamada diáfise, e extremidades, chamadas epífises. Nas crianças, existe uma camada entre a epífise e a diáfise chamada placa epifisária, responsável pelo crescimento no comprimento do osso.
- Curtos: comprimento, largura e espessura aproximadamente iguais. Exemplos: ossos do carpo.
- Chatos: comprimento e largura se equivalem e predominam sobre a espessura. Exemplo: escápula.
- Irregulares. Exemplos: ossos da base do crânio.

Articulações

Qualquer junção entre dois ossos é chamada articulação. Podem ser imóveis, como as articulações entre os ossos do crânio; permitir uma mobilidade limitada, como as articulações intervertebrais; ou ser bastante móveis, como a articulação do cotovelo. As partes ósseas que formam uma articulação são mantidas juntas por uma estrutura de tecido fibroso chamada cápsula articular, que recebe o reforço de ligamentos, tiras de tecido fibroso bastante firme e espesso, que ajuda a manter a estabilidade articular. Nas articulações móveis, a superfície interna da cápsula articular é revestida por uma membrana, chamada membrana sinovial, que produz um líquido lubrificante, e a superfície óssea é revestida pela cartilagem articular. O desgaste dessa cartilagem com o envelhecimento é conhecido como artrose.

Partes do Esqueleto

O esqueleto se divide em esqueleto axial, formado pela cabeça e tronco, e esqueleto apendicular, formado pelos membros e suas cinturas de ligação com o esqueleto axial.

Esqueleto Axial

Cabeça

Dividida em crânio e face.

Crânio

É uma caixa óssea rígida que dá proteção ao encéfalo e possui orifícios de saída para os nervos cranianos e para a medula espinal, além de fornecer abrigo para órgãos dos sentidos como os olhos e as orelhas internas (órgãos da audição). É composto de vários ossos, que formam junturas imóveis. Sua parte superior é convexa e recebe a denominação de calvária e sua parte inferior é denominada base do crânio. Seus ossos são:

- *Pares:* parietais e temporais.
- *Ímpares:* frontal, occipital, etmoide e esfenoide (Fig. 6.28).

Face

É composta basicamente de vários ossos fundidos e o único osso móvel da cabeça, a mandíbula, responsável pela mastigação. Localizam-se na face as cavidades onde se abrigam os órgãos dos sentidos do paladar, da olfação e da visão (esta em conjunto com o crânio). As cavidades nas quais se abrigam os olhos são chamadas órbitas e são formadas por partes de vários ossos do crânio e da face. O nariz é formado pelos ossos nasais e em sua maior parte por tecido cartilaginoso. Os dentes se implantam nas maxilas e na mandíbula. As fraturas dos ossos da face podem levar a hemorragias graves e à obstrução das vias aéreas.

- *Pares*: nasais, lacrimais, cornetos, zigomáticos, palatinos, maxilas.
- *Ímpares*: vômer e mandíbula (Fig. 6.28).

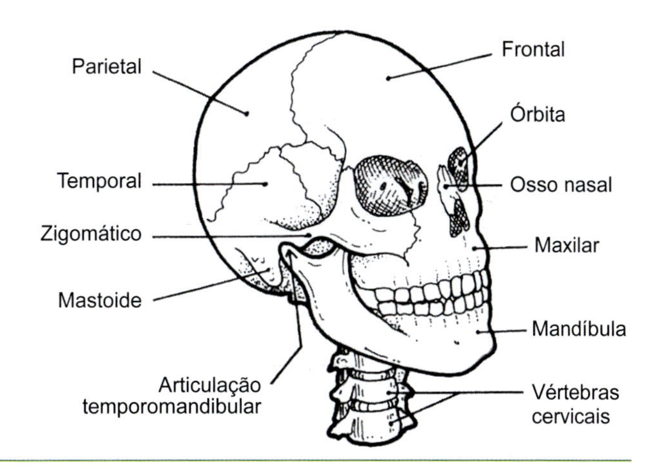

Fig. 6.28 – *Ossos do crânio e da face.*

Tronco

Coluna Vertebral

É o eixo principal de sustentação do corpo humano. Compõe-se de 33 ossos, chamados de vértebras. Está dividida em cinco regiões (Fig. 6.29).

- *Cervical*: sete vértebras; localizada no pescoço. Suas fraturas são tão importantes, que a imobilização da coluna cervical é abordada junto com as vias aéreas no passo A do A, B, C, D e E.
- *Torácica*: 12 vértebras; localizada na parte superior do tronco. Em cada vértebra torácica se insere um par de costelas.
- *Lombar*: cinco vértebras; localizada na parte inferior do tronco. São sede das tão frequentes dores nas costas, conhecidas como lombalgias, referidas pelos leigos como *"dores nos rins"*.
- *Sacral*: cinco vértebras fundidas formam o osso sacro; está firmemente unida aos ossos ilíacos por meio das articulações sacroilíacas e faz parte da pelve óssea.
- *Coccígea*: quatro vértebras fundidas formam o cóccix; é o final da coluna vertebral. Podem ser fraturadas em quedas na posição sentada.

Cada vértebra é denominada de acordo com a região a que pertence. Por exemplo: primeira vértebra cervical ou C1, terceira vértebra torácica ou T3, segunda vértebra lombar ou L2.

A parte anterior de cada vértebra é chamada corpo vertebral, e a parte posterior, arco vertebral (Fig. 6.30).

Entre cada corpo vertebral de vértebras adjacentes há uma placa de tecido chamada disco intervertebral, e cada vértebra é unida às adjacentes por vários ligamentos firmes; uma musculatura potente rodeia a coluna vertebral. As articulações intervertebrais têm uma mobilidade limitada: maior na coluna cervical e lombar, mínima na torácica e praticamente ausente nos demais segmentos. No interior da coluna vertebral,

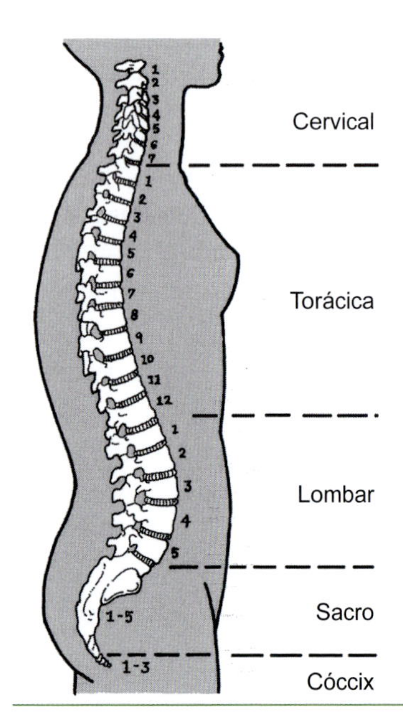

Fig. 6.29 – *Coluna vertebral.*

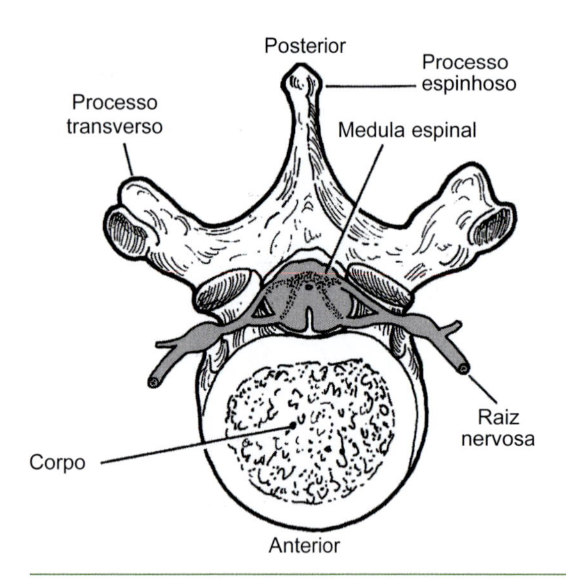

Fig. 6.30 – *Anatomia vertebral, mostrando o arco (posterior) e o corpo.*

há um túnel chamado canal vertebral, no qual se situa a medula espinal e seus revestimentos. De cada espaço intervertebral sai uma raiz nervosa, que dá origem aos nervos periféricos espinhais.

Tórax – caixa torácica: é formada por 12 pares de costelas, que se originam das vértebras torácicas posteriormente e se articulam com o osso esterno anteriormente. Os primeiros sete pares de costelas se articulam com o esterno diretamente a partir de uma ponte de cartilagem e são chamadas costelas verdadeiras. Os seguintes três pares de costelas se articulam com uma estrutura cartilaginosa comum, que se articula com o esterno e são chamadas costelas falsas. Os últimos dois pares são chamados flutuantes por não se articularem com o esterno. O osso esterno é dividido em três partes: o manúbrio (porção superior), o corpo (atrás do qual está o mediastino) e o apêndice xifoide (sentido no qual as margens costais se encontram no epigástrio) (Fig. 6.31).

Esqueleto Apendicular

Dividido em um par de membros superiores e um par de membros inferiores que se unem ao esqueleto axial por meio da cintura escapular e cintura pélvica, respectivamente.

Membros Superiores

A porção proximal do membro superior chama-se cintura escapular e promove a ligação do membro superior com o esqueleto axial. É composta de escápulas e clavículas. As clavículas servem de suporte ao membro superior; sua porção medial se insere firmemente no esterno e sua porção lateral se articula com o acrômio da escápula. A escápula é um osso volumoso rodeado por uma forte musculatura que o mantém fixo ao dorso; articula-se com a clavícula e possui uma cavidade, a fossa glenoide, onde se aloja a cabeça do úmero, formando a articulação glenoumeral (articulação do ombro) (Fig. 6.32). O úmero é o osso do braço.

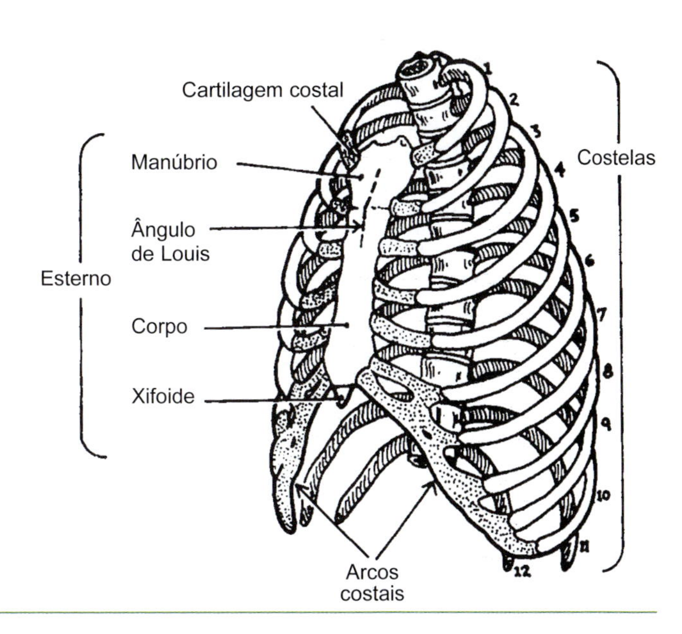

Fig. 6.31 – *Caixa torácica.*

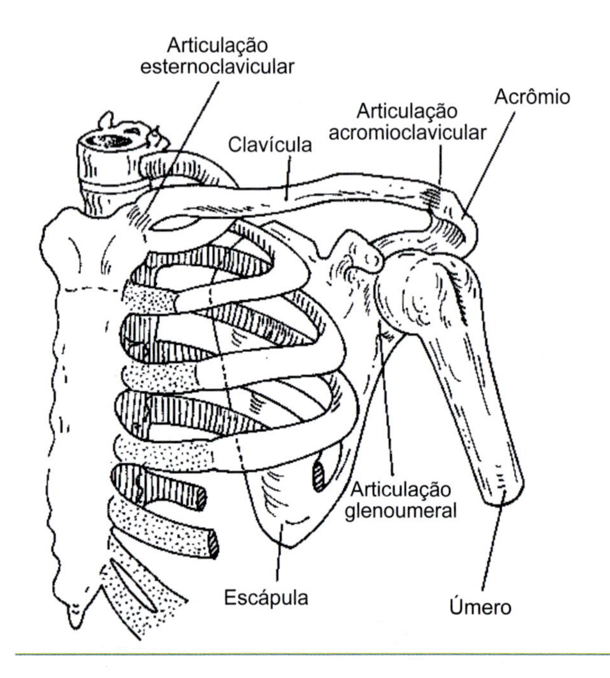

Fig. 6.32 – *Membro superior.*

Articula-se no cotovelo com os dois ossos do antebraço, o rádio e a ulna. O punho é a região onde se articulam os ossos do antebraço e da mão. A mão é dividida em três partes: carpo, composto de oito ossos; metacarpo, composto de cinco ossos; e dedos ou quirodáctilos compostos de 14 ossos (falanges) (Fig. 6.33).

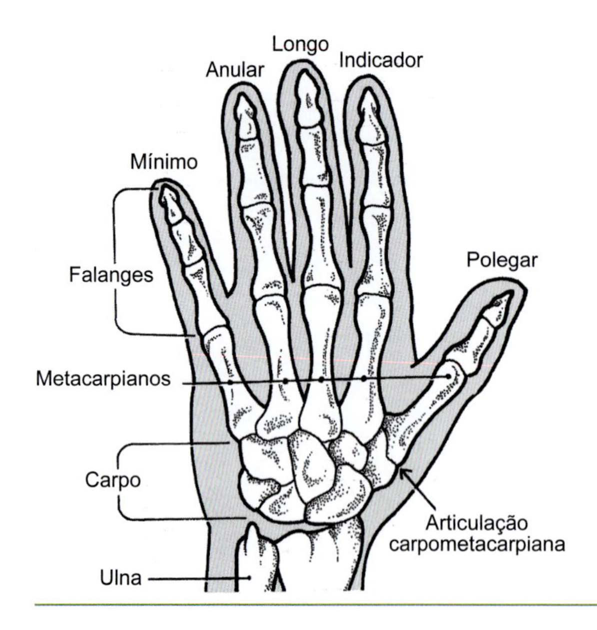

Fig. 6.33 – *Ossos da mão.*

Membros Inferiores

A porção proximal dos membros inferiores é chamada cintura pélvica (quadril ou pelve óssea). O quadril é formado pela junção dos ossos ilíacos, ísquios e púbicos. Além das articulações sacroilíacas, posteriormente, o quadril apresenta, anteriormente, a sínfise púbica, que é a junção dos dois ossos púbicos. O quadril é uma estrutura rígida e estável, protegida por ligamentos fortes; para ser fraturado requer traumatismo de grande energia.

A cavidade na qual a cabeça femoral se articula com o quadril é chamada acetábulo (Fig. 6.34).

O fêmur situa-se na coxa e é o maior osso do corpo humano; articula-se superiormente com o quadril e inferiormente com os ossos da perna, a tíbia e fíbula, formando o joelho. Anteriormente à articulação do joelho, há um osso chamado patela, que se situa dentro do tendão de inserção do quadríceps femoral e que protege a articulação do joelho contra traumatismos. Os ossos da perna se articulam com o pé na região chamada tornozelo, local frequente de lesões (Fig. 6.35).

O pé é dividido em três partes: o tarso, composto de sete ossos; o metatarso, de cinco ossos; e os pododáctilos (artelhos), de 15 (Fig. 6.36).

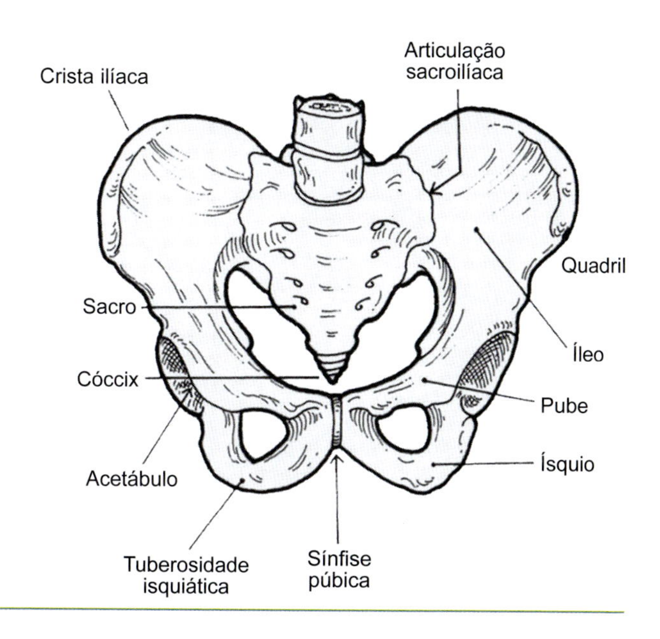

Fig. 6.34 – *Ossos do quadril.*

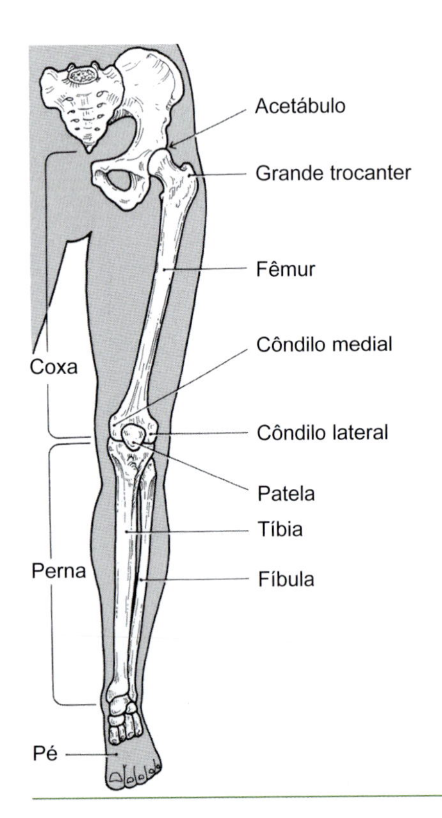

Fig. 6.35 – *Ossos do membro inferior*

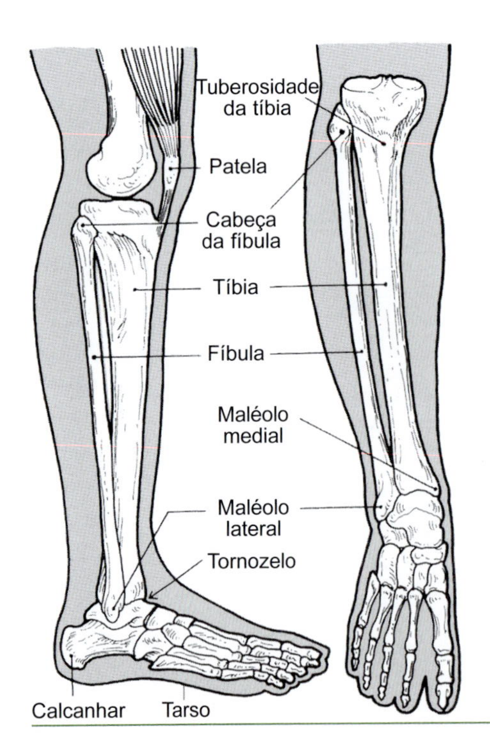

Fig. 6.36 – *Ossos do pé e tornozelo.*

7 Biomecânica do Trauma

Beatriz Ferreira Monteiro Oliveira

INTRODUÇÃO

No Brasil e na quase totalidade dos outros países, o trauma é a principal causa de morte do indivíduo jovem. Cerca de 100 mil brasileiros morrem por ano em consequência de acidentes, e estima-se de quatro a cinco vítimas com sequelas permanentes para cada óbito.

Diante dessa realidade, é fundamental que se desenvolvam serviços de atendimento pré-hospitalar eficazes na análise da cena do acidente, observando os mecanismos que produziram o trauma. Desse modo, é possível detectar precocemente as lesões potencialmente fatais e iniciar o tratamento o mais rápido possível, aumentando as chances de sobrevida.

> *"Até 95% das lesões de qualquer vítima de acidente podem ser sugeridas a partir da observação e interpretação dos mecanismos que as produziram."*

Muitas lesões nas vítimas de acidentes são evidentes e permitem iniciar o tratamento rapidamente; outras, entretanto, nem sempre serão, e a identificação tardia pode ser fatal. Somente observando, analisando e interpretando o evento traumático e os mecanismos que produziram os ferimentos, médicos e socorristas ficam mais aptos a diagnosticar ou pelo menos suspeitar de lesões ocultas e iniciar rapidamente o tratamento.

O pensamento crítico, que é a habilidade do socorrista em elaborar um plano de atendimento assertivo embasado na avaliação das informações colhidas do incidente, é fundamental e permite alcançar o sucesso no tratamento das vítimas.

"Saber onde procurar lesões é tão importante quanto saber o que fazer após encontrá-las."

DEFINIÇÃO

Denominamos biomecânica do trauma o processo de avaliação da cena do acidente para determinar as lesões resultantes das forças e movimentos envolvidos.

Por exemplo, no momento em que a equipe de socorro chega à cena de um acidente automobilístico e observa os danos no veículo, a distância de frenagem, as posições das vítimas, se utilizavam cinto de segurança, suas lesões aparentes etc., ela está analisando a biomecânica do trauma (Fig. 7.1). O conjunto dessas informações permite identificar lesões inaparentes e estimar a gravidade do estado da vítima. Esse é o mesmo raciocínio para outros tipos de acidente, como quedas, ferimentos por arma de fogo etc., como veremos adiante.

O conceito da biomecânica do trauma se baseia em princípios fundamentais da física que regulam as transferências de energia e os efeitos dessas transferências no corpo humano.

Primeira Lei de Newton – Lei da Inércia

"Um corpo em movimento ou em repouso tende a permanecer neste estado até que uma força externa atue sobre ele."

Um veículo está em movimento porque foi acionado pelo motor. Somente irá parar o movimento se freado ou se sofrer uma colisão. Mesmo que colida e pare, seus ocupantes continuam em movimento até colidirem com painel, volante, para-brisa etc.; após impacto dos ocupantes, os órgãos internos dos passageiros continuam o movimento até se chocarem

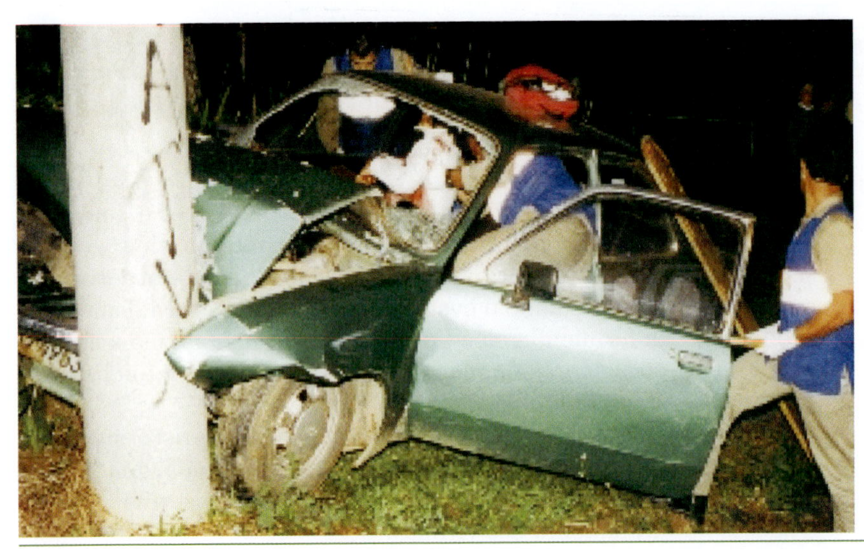

Fig. 7.1 – *Colisão autoposte.*

contra as estruturas ou paredes das cavidades que os contêm – parte interna da calota craniana, parede torácica e abdominal interna (Fig. 7.2).

Por que o repentino início ou a parada de movimento resultam em trauma ou lesões? Essa questão é respondida por um segundo princípio da física.

Lei da Conservação de Energia

"A energia nunca é criada ou destruída, ela pode, entretanto, mudar de forma."

O veículo em movimento produz uma forma de energia (energia cinética – E), que é transformada em outra forma se o movimento for interrompido (mecânica, térmica, elétrica, química) ou iniciado subitamente. Exemplo: quando o veículo freia e para, a energia de movimento (cinética) é transformada em térmica pela fricção do pneu contra o asfalto, e em energia mecânica, que é traduzida pela deformidade da extremidade do veículo e transferida aos passageiros.

Assim, a energia de movimento ou cinética (E) é uma função da massa (M) ou peso do ocupante, e da velocidade (V); ou seja: $\mathbf{E = \frac{M.V^2}{2}}$

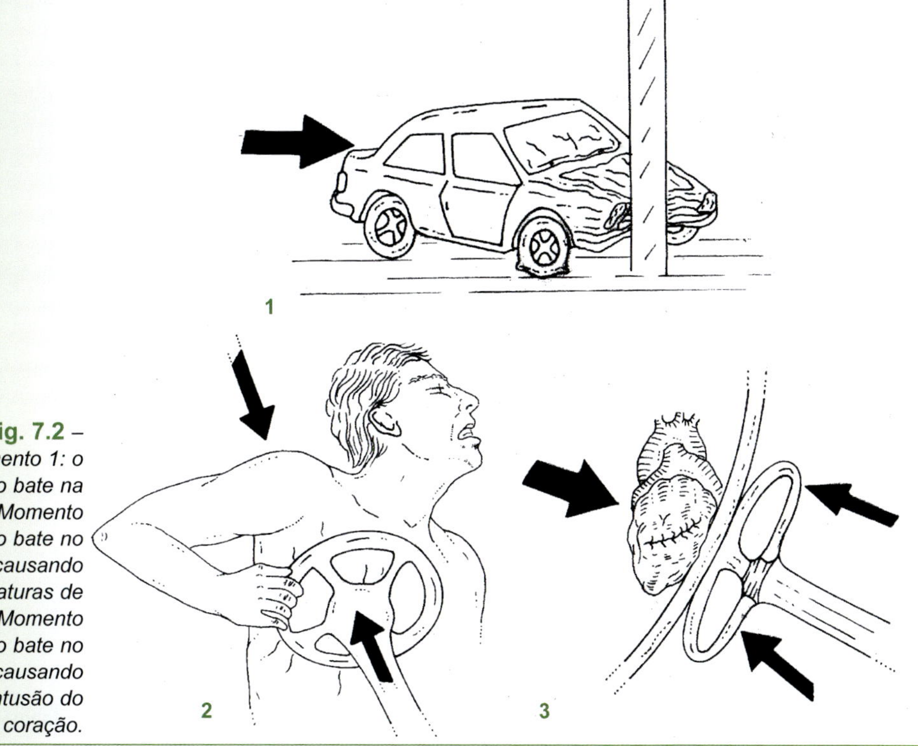

Fig. 7.2 – *Momento 1: o carro bate na árvore. Momento 2: o corpo bate no volante, causando fraturas de costelas. Momento 3: o corpo bate no volante, causando contusão do coração.*

Concluímos que a transferência de energia (o dano) é maior quanto maior a velocidade do veículo, já que a velocidade é exponencial. Aumento de energia é igual a maiores danos. A variação do peso dos ocupantes tem menor influência nas consequências do impacto.

Em um veículo em movimento, os ocupantes terão a mesma velocidade do veículo. No caso de uma parada súbita (colisão), a força de desaceleração será transmitida aos ocupantes. Se a distância de parada for aumentada, como, por exemplo, com o uso de cinto de segurança ou *airbag*, a energia da desaceleração é reduzida, consequentemente diminuindo as lesões, já que ambos absorvem parte da energia. O mesmo raciocínio para o caso de quedas: quedas em um gramado, por exemplo, provocam menos lesões que em uma superfície de concreto, já que aumenta a distância de parada porque a grama absorve parte da energia.

Distância de Parada

Outro fator importante para analisar a gravidade de um acidente é a distância de parada. Quanto maior a velocidade e menor a distância de parada, maior é a troca de energia entre as pessoas envolvidas e maiores as lesões. Em uma desaceleração súbita, por exemplo, quando um veículo em alta velocidade choca contra um poste, ocorre dissipação máxima de energia em um curto espaço de tempo, provocando lesões mais graves. Se o freio do veículo for acionado antecipadamente, a troca de energia ocorre em uma distância e tempo maior, dissipando parte dessa energia e, comparativamente, provocando menores lesões. Do mesmo modo, em caso de queda de nível elevado, se o impacto for contra uma superfície flexível, como um gramado, parte da energia é dissipada e o trauma é menor porque aumenta a distância de parada.

EFEITO CAVITAÇÃO

Quando um objeto em movimento colide contra o corpo humano ou quando este é lançado contra um objeto parado, ocorre uma transferência de energia (leis da Física). Os tecidos humanos são deslocados violentamente para longe do local do impacto, criando uma cavidade. Portanto, os danos resultantes da colisão de um objeto contra o corpo humano dependem do tamanho da superfície de contato do objeto e da energia com qual ele foi lançado.

A cavidade pode ser:

Cavidade Temporária

A cavidade temporária ocorre geralmente quando o objeto que atinge o corpo humano tem sua energia espalhada em uma maior superfície de contato, portanto não rompe a pele. Surge no momento do impacto, mas, a seguir, dependendo da elasticidade, os tecidos retornam à sua condição inicial. Portanto, pode não ser visualizada no momento do atendimento da vítima.

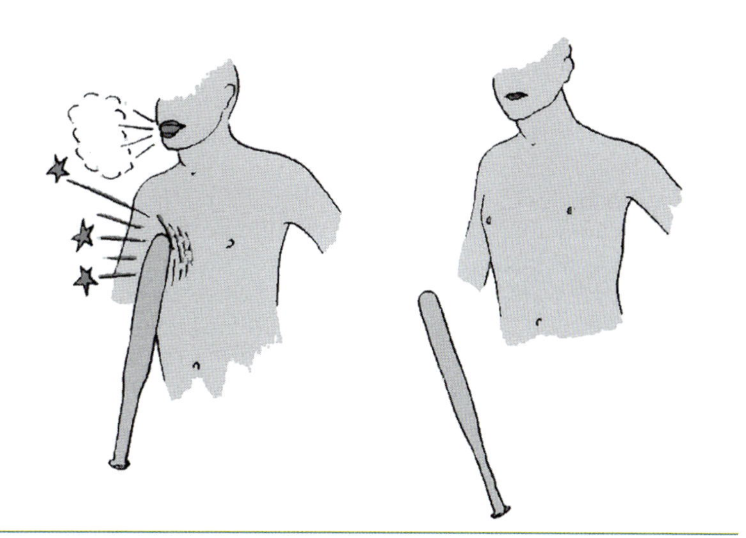

Fig. 7.3 – *Cavidade temporária – trauma contuso.*

Exemplo: soco desferido no abdome – pode não deixar marcas externas visíveis após deformar profundamente a parede abdominal, provocando estiramento dos tecidos, inclusive atingindo órgãos internos (Fig. 7.3).

Cavidade Definitiva

Surge quando a alta energia com que um objeto colide contra o corpo humano está concentrada e rompe os tecidos. A deformidade é visível após o impacto com uma pequena área da superfície do objeto. É causada por compressão, estiramento e ruptura dos tecidos. Um projétil de arma de fogo que atinge o corpo humano, por exemplo, tem uma grande energia concentrada em pequena superfície de contato; portanto rompe os tecidos e provoca uma cavidade definitiva. Nesse caso, além da cavidade definitiva, o projétil também faz cavidade temporária, causada pela compressão dos tecidos ao redor da via de penetração. Isso tem importância para compreendermos que a destruição dos tecidos não é restrita à trajetória do projétil – mas também nos tecidos arredores. Na avaliação da vítima, observa-se apenas a cavidade definitiva, e apenas com análise do mecanismo de trauma e troca de energia é possível estimar o tamanho da cavidade no momento do impacto, assim como as demais lesões decorrentes.

TRAUMA CONTUSO × TRAUMA PENETRANTE

A diferenciação entre trauma contuso e trauma penetrante está diretamente relacionada com o tamanho da superfície de contato do objeto contra o corpo no momento do impacto e o efeito cavitação.

Se toda a energia do objeto está concentrada em pequena área de contato com a superfície do corpo, espera-se que a pele se rompa e o objeto penetre nos tecidos do corpo – é o *trauma penetrante*. Por outro lado, sob efeito de um objeto grande, a energia espalha-se por extensa área da superfície corporal e a pele pode não se romper – *trauma contuso*, ou seja, os tecidos se deslocam no momento do impacto, porém, retornam à condição inicial.

Portanto, a lesão resultante da transferência de energia de um trauma contra o corpo humano está diretamente relacionada com o tamanho da área de choque do objeto, a elasticidade e a densidade dos tecidos. Significa que quanto mais denso o tecido do corpo humano atingido, maiores serão as lesões. Tecidos de maior densidade, como os ossos, por exemplo, sofrem maiores danos que tecidos de menor densidade, como a pele ou músculo, quando atingidos pelo mesmo impacto.

Somente conhecendo o efeito cavitação × troca de energia, o socorrista pode suspeitar de lesões em órgãos internos e agilizar o atendimento e transporte do paciente para tratamento definitivo no hospital. Em situações, com um soco desferido no abdome ou um impacto do tórax do motorista contra o volante, externamente, pode ser visualizada apenas uma área de contusão (equimose), embora a vítima possa apresentar lesões graves internamente.

Em resumo, o trauma contuso cria uma cavidade temporária (Fig. 7.3); o trauma penetrante cria cavidade temporária e definitiva, como no projétil de arma de fogo (Fig. 7.4), já que, além de penetrar nos tecidos, afasta tecidos profundos ao redor do trajeto.

> *"De acordo com o exposto, podemos deduzir que o efeito do conjunto de forças que resulta em lesões corporais está diretamente relacionado com o conhecimento da anatomia do corpo humano e das diversas formas de energia."*

Embora existam vários mecanismos de trauma, os mais comuns relacionam-se com o movimento, respondendo pela maioria das mortes por trauma.

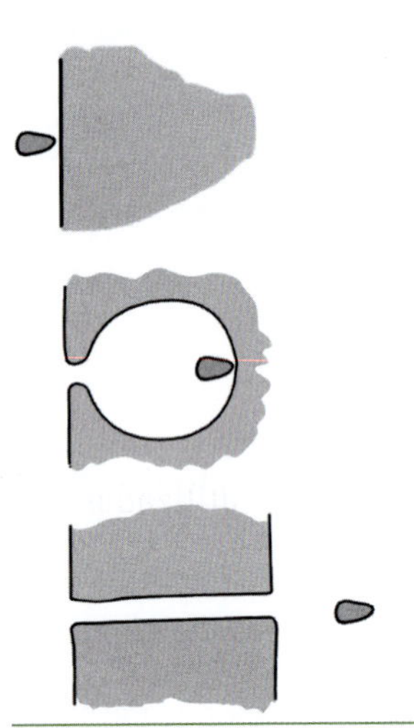

Fig. 7.4 – *Cavidade temporária e definitiva – trauma penetrante.*

ETAPAS DE UM EVENTO TRAUMÁTICO

No processo de avaliação de qualquer incidente, o socorrista deve estar atento à análise de informações referente às três etapas da evolução do evento que causou lesões no paciente e que podem ser fundamentais para o resultado do tratamento, a saber:

1. Pré-colisão.
2. Colisão.
3. Pós-colisão.

Entendamos por colisão não apenas a causada por acidente automobilístico, mas também a causada por qualquer objeto que se choque contra o corpo humano, como quedas, ferimentos de arma de fogo ou branca etc.

Pré-colisão

A história do incidente traumatizante começa por dados que antecedem o acidente, como informação sobre doenças preexistentes, uso de medicações, ingestão de álcool ou drogas ilícitas, condições climáticas, idade da vítima (pacientes idosos têm mais chances de sofrer um mal súbito antes, o qual pode provocar o acidente). Essas informações podem ser fundamentais na condução do tratamento e influenciar significativamente a recuperação do paciente.

Colisão

A segunda fase é a da colisão, que começa quando um objeto colide com outro, provocando transmissão de energia entre eles. O segundo objeto pode estar em movimento ou estacionado, e qualquer dos objetos (ou ambos) pode ser um corpo humano.

Nessa fase, são considerações importantes para o atendimento:

- A direção em que ocorreu a variação de energia.
- A quantidade de energia transmitida.
- O resultado das forças envolvidas sobre a vítima.

Exemplos: informações sobre a altura da queda, calibre da arma de fogo que atingiu o paciente, velocidade dos veículos envolvidos na colisão etc.

Pós-colisão

As informações conseguidas nas fases anteriores são utilizadas para uma abordagem mais eficiente da vítima na fase pós-colisão, que se inicia tão logo a energia tenha sido absorvida pelo paciente, e todos os aspectos decorrentes do atendimento na cena da ocorrência, durante o transporte e no hospital.

ACIDENTE AUTOMOBILÍSTICO

Os acidentes automobilísticos são um dos maiores responsáveis por trauma contuso. Incluímos aí acidente envolvendo automóveis, motocicletas, outros veículos terrestres e os atropelamentos.

Nos acidentes envolvendo desaceleração rápida por veículos motorizados ou outros, esperam-se três tipos de colisão:

- Colisão da máquina – veículo colide com outro ou anteparo.
- Colisão do corpo – ocupantes do veículo, sem cinto de segurança, sofrem impacto contra o interior do veículo ou contra outros ocupantes pela tendência de manter o movimento (inércia), conforme a primeira Lei de Newton.
- Colisão de órgãos – assim que o corpo para o movimento, órgãos colidem entre si ou contra a parede da cavidade que os contém, ou sofrem ruptura nos seus pontos de fixação (Fig. 7.2).

Cada uma dessas colisões causa diferentes lesões, devendo ser analisadas separadamente. A primeira pergunta do socorrista deve ser sobre o tipo de colisão em que o veículo se envolveu, a troca de energia que ocorreu e a direção do impacto, visto seus ocupantes terem sofrido o mesmo conjunto de forças que atingiu o veículo.

Formas de Colisão

- Colisão frontal.
- Colisão traseira.
- Colisão lateral.
- Capotamento.

Colisão Frontal

Quando um movimento para frente é bruscamente interrompido, ocorre a desaceleração. A primeira colisão é a do carro contra um anteparo ou outro veículo, resultando em danos na sua frente. A análise da deformidade da extremidade dianteira do veículo dá a ideia da velocidade do carro no momento do impacto, sugerindo a gravidade das lesões dos passageiros. Após o veículo parar, em função das leis da física, seus ocupantes continuam o movimento para a frente, ocorrendo a colisão do corpo contra o interior do veículo (para-brisa, volante, painel).

Nesse caso, os passageiros podem ser lançados para a frente de duas formas.

1. *Para frente e para baixo* (Fig. 7.5): lançados contra o painel e a coluna de direção, sendo o joelho o principal ponto de impacto. A equipe de atendimento deve buscar marcas do impacto do joelho contra o interior do veículo. Esse tipo de trauma no joelho (luxação) pode causar ruptura vascular (da artéria poplítea que fica atrás do joelho) e, se inicialmente não percebida, com o passar das horas a falta de perfusão pode levar à amputação do membro. A identifi-

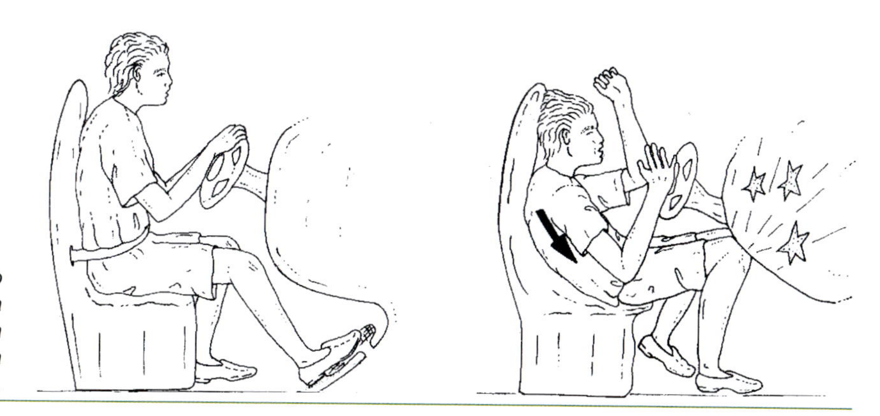

Fig. 7.5 – *Colisão frontal: vítima lançada para a frente e para baixo.*

cação precoce e o reparo da artéria possibilita chances de recuperar a perfusão do pé, evitando-se a perda do membro. O socorrista deve suspeitar dessa lesão e alertar a equipe médica do hospital. Além da luxação da articulação do joelho, esse tipo de trauma está associado a lesões de tornozelo, fêmur, tíbia e da bacia. Essa situação geralmente ocorre com o uso de cinto mal posicionado. Assim, é fundamental que a equipe de atendimento pré-hospitalar observe marcas no painel do ponto de impacto dos joelhos.

2. *Para frente e para cima* (Fig. 7.6): o corpo é lançado sobre o volante e a cabeça sofre impacto contra o para-brisa; tórax e abdome contra o volante. O socorrista deve observar o para-brisa e, se trincado (em *teia de aranha*), suspeitar de trauma de crânio e da coluna.

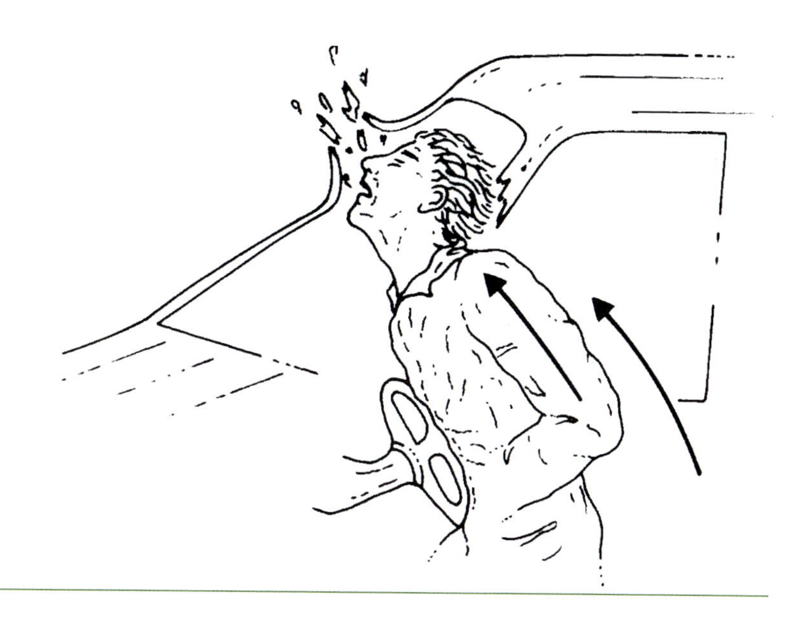

Fig. 7.6 – *Colisão frontal: vítima lançada para frente e para cima.*

Dessa forma, a observação de rachadura de para-brisa e deformidade de volante e painel sugerem as lesões da vítima, a saber:

- *Cabeça:* o ponto de impacto inicial é no couro cabeludo e no crânio; o crânio pode ser comprimido e fraturado, ocorrendo penetração de fragmentos ósseos no cérebro. O cérebro tende a continuar o movimento para a frente, sendo comprimido contra a calota craniana e sofrendo concussão ou laceração. Rompendo-se vasos com estiramento dos tecidos, há risco de hemorragias intracranianas (Fig. 7.7).
- *Pescoço:* a coluna vertebral cervical, por ser bastante flexível, está sujeita a angulações ou compressões quando do impacto frontal, resultando em fratura ou luxação de vértebras, associada ou não à lesão de medula espinal ou de tecidos moles do pescoço, com consequências desastrosas (Fig. 7.8).

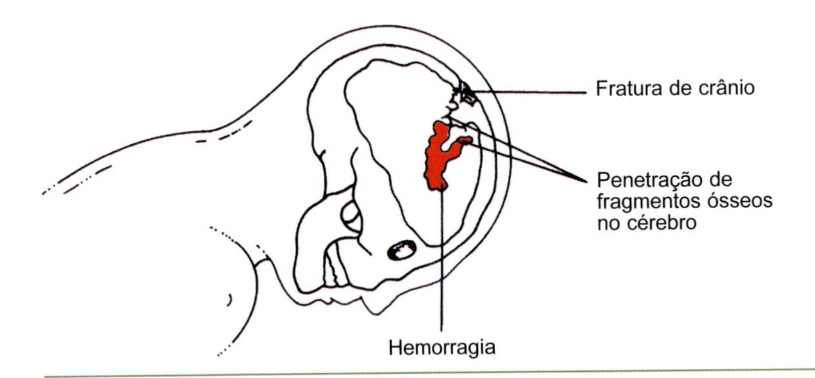

Fig. 7.7 – *Colisão frontal. Impacto da cabeça contra o para-brisa.*

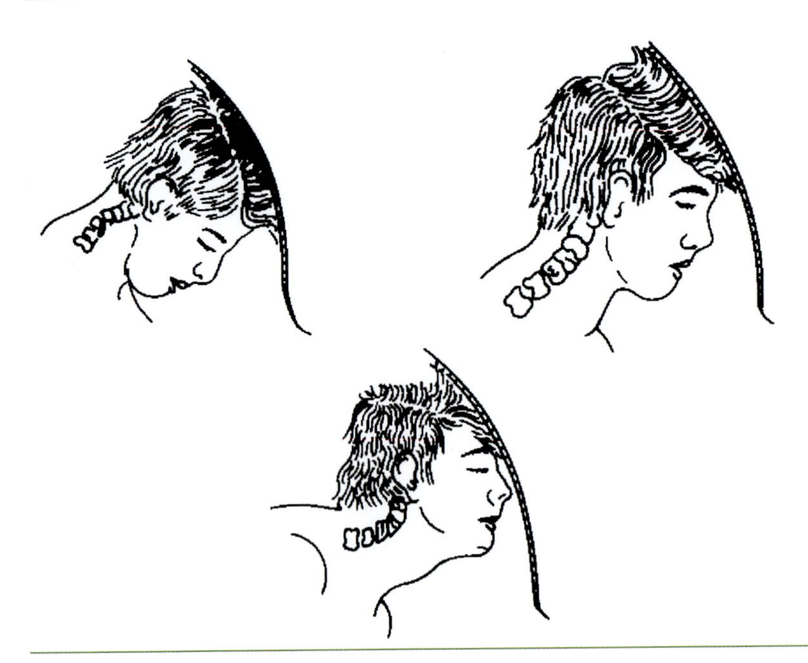

Fig. 7.8 – *Colisão frontal: angulações e compressão da coluna cervical.*

- *Tórax:* o osso esterno recebe o impacto inicial da colisão frontal contra o volante. Na sequência, os órgãos da cavidade torácica continuarão o movimento em direção à parede anterior do tórax. O coração e a aorta ascendente são relativamente livres, mas a aorta descendente é fixa à parede torácica posterior. Uma desaceleração pode provocar ruptura parcial ou total da aorta (aneurisma traumático), logo acima do ponto de fixação, pelo estiramento. Oitenta por cento dessas vítimas morrem no local do acidente. O socorrista apto a reconhecer a possibilidade dessa grave lesão deve de imediato comunicar ao médico e ao hospital, para que aqueles que sobreviverem possam ter o tratamento adequado.

A compressão da parede torácica contra o volante pode provocar pneumotórax (escape de ar do pulmão para a cavidade do tórax). Ao perceber que vai sofrer colisão, a vítima enche o peito de ar e, com o impacto, o pulmão se rompe (semelhante a um saquinho de papel estourado) (Fig. 7.9A).

Pode ocorrer a fratura de uma costela que perfura o pulmão (Fig. 7.9B).

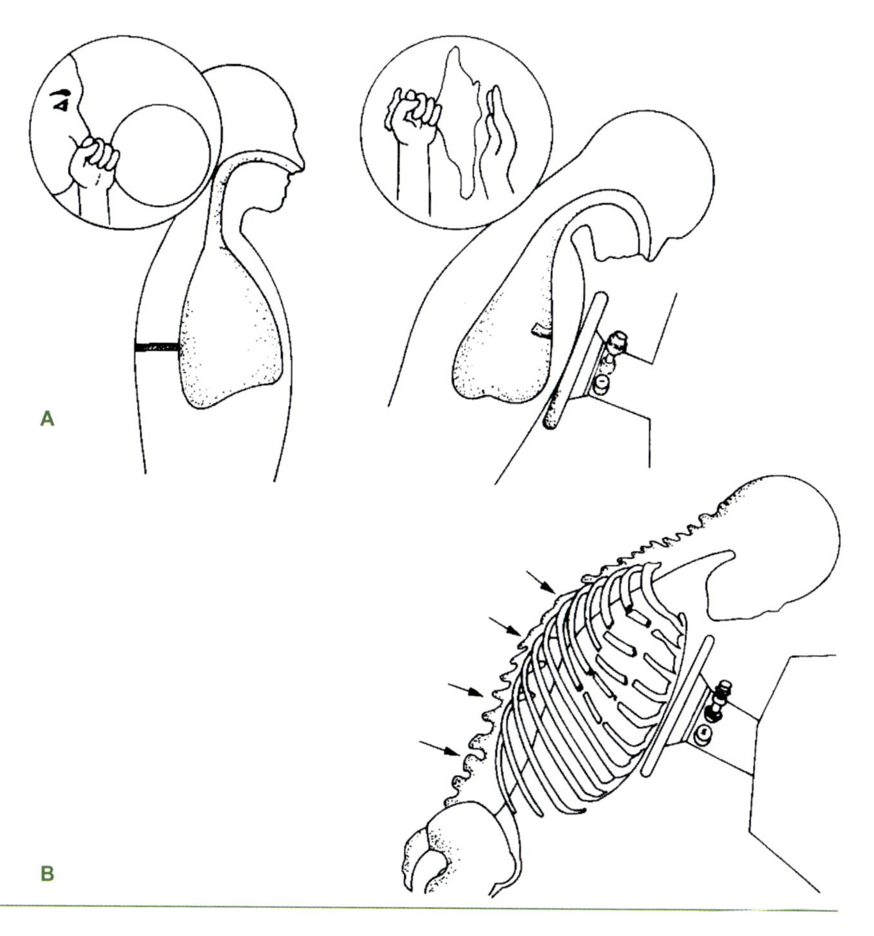

Fig. 7.9 – A e B. *Colisão frontal: compressão do tórax contra o volante.*

Contusões cardíacas e pulmonares, com a compressão do coração e pulmão contra a parede torácica anterior e posterior, vêm a ser outras possíveis consequências.

- *Abdome:* durante uma colisão o movimento do corpo é suspenso, mas os órgãos da cavidade abdominal tendem a continuar o movimento para frente, estando sujeitos a se romperem no ponto no qual estão ligados à parede abdominal, como no pedículo vascular de alguns órgãos (rins, baço, fígado, intestino delgado e grosso), causando hemorragia interna. Outras situações que podem ocorrer como consequência da compressão do abdome contra o volante são a laceração do fígado e a ruptura do diafragma, esta causada pelo aumento da pressão na cavidade abdominal (Fig. 7.10A e B).
- *Pelve:* pode ocorrer ainda fratura de pelve, com lesão de bexiga e hemorragia por laceração de vasos sanguíneos; isso pelo impacto da pelve contra o volante ou o painel.
- *Membros Inferiores*
  - *Joelho:* quando o ocupante continua o movimento para frente depois que o carro para, o impacto do joelho contra o painel do veículo resulta em sua fratura ou luxação com lesão de vasos, como exposto anteriormente, que se não detectada pode levar à amputação da perna.

    A energia do impacto do joelho contra o painel transmitida ao fêmur provoca sua fratura e/ou luxação de quadril. Essa situação costuma provocar forte hemorragia interna, pondo em risco a vida da vítima (Fig. 7.11A e B).
  - *Tornozelo:* pode ficar preso nos pedais ou nas ferragens, sofrendo fratura ou luxação.

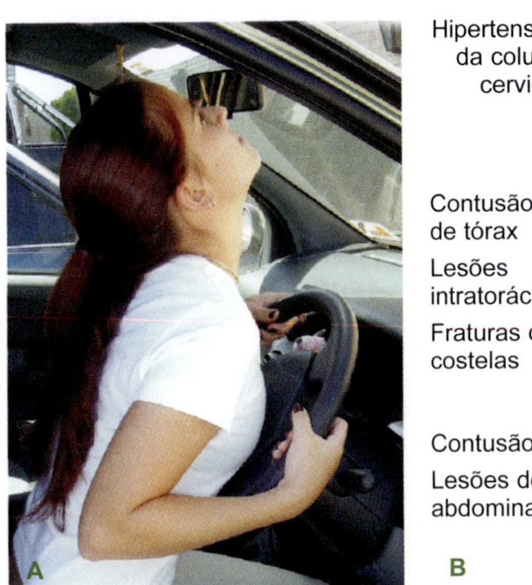

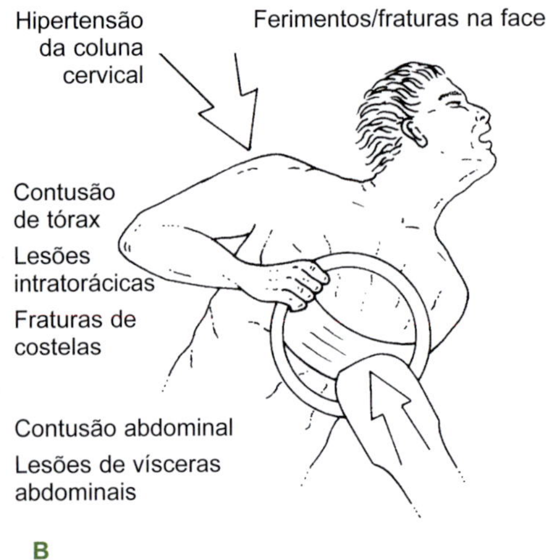

Fig. 7.10 – A e B. *Lesões potencialmente provocadas no motorista sem cinto na colisão frontal.*

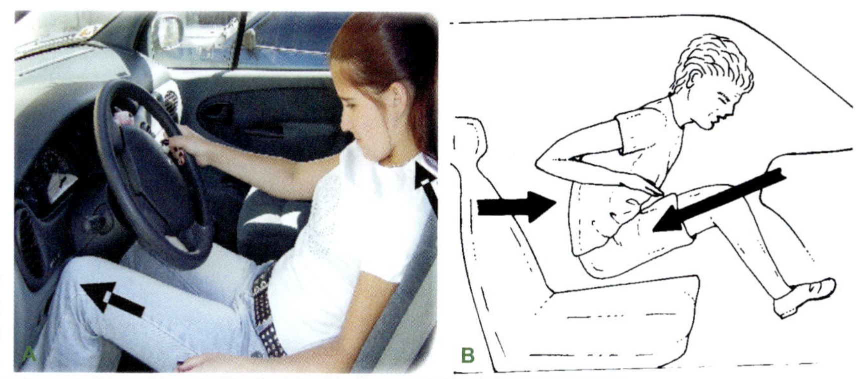

Fig. 7.11 – **A** e **B**. *Colisão frontal: impacto do joelho contra o painel.*

Colisão Traseira

Se o veículo parado sofre colisão na parte traseira ou se em baixa velocidade sofre colisão traseira por um veículo em maior velocidade, a energia do impacto provoca aceleração rápida e o lança à frente. Todos os passageiros do veículo são lançados para a frente na mesma velocidade. Quanto maior a diferença de velocidade entre os dois veículos, maior é a troca de energia e maiores as lesões.

Se não houver apoio para a cabeça, pode ocorrer hiperextensão do pescoço, com risco de lesão em estruturas de sustentação da coluna cervical (ligamentos) e risco de lesão de medula espinal; situação que é evitada se houver encosto de cabeça adequado à altura da pessoa.

Geralmente, após a aceleração rápida, o veículo é obrigado a parar subitamente e seus ocupantes são lançados para a frente, como no mecanismo da colisão frontal. Como o veículo sofre os dois tipos de impacto (frontal e traseiro), a equipe de atendimento deve ficar atenta a essa possibilidade e, na cena do acidente, buscar as lesões relacionadas com os dois tipos de situação (Fig. 7.12).

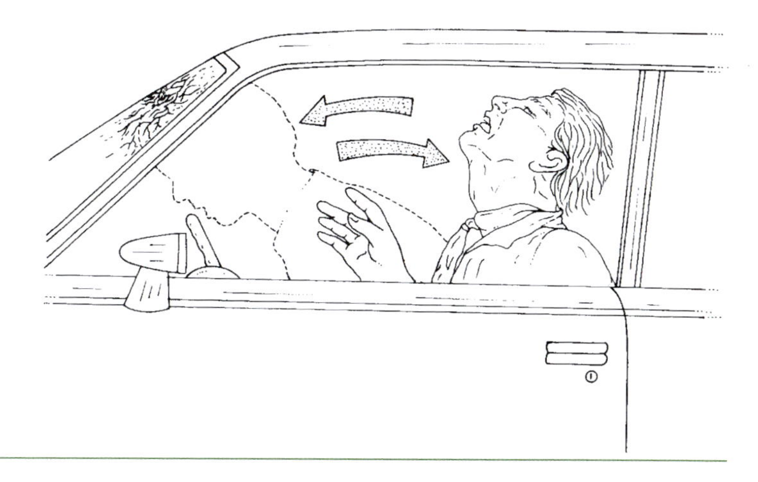

Fig. 7.12 – *Colisão traseira: hiperextensão do pescoço.*

Colisão Lateral

O veículo sofre colisão na sua lateral, causando deslocamento no sentido do impacto. Toda a lataria do veículo é lançada sobre o lado do ocupante, que sofrerá lesões de três maneiras:

- Pelo movimento do carro – lesão bem discreta se o passageiro estiver com cinto de segurança.
- Pela projeção da porta para o interior, comprimindo o passageiro.
- Choque entre os ocupantes do veículo.

Recebendo o impacto no tórax, haveria fraturas de costelas no lado da colisão, além de contusão pulmonar, tórax instável e ruptura de fígado ou baço (Fig. 7.13). A compressão do ombro contra a clavícula causaria a fratura desse osso (Fig. 7.14). Ferimentos na cabeça podem resultar do impacto desta contra a porta ou janela. Pode ocorrer lesão de aorta pela aceleração súbita na colisão lateral.

A força lateral aplicada pela porta do veículo sobre a cabeça do fêmur, forçando-o medialmente, resultaria em sua fratura e na da pelve.

Colisão do lado do motorista predispõe a lesão de baço e, se do lado do passageiro, a lesão de fígado.

A coluna cervical está sujeita a flexão lateral e rotação pelo impacto lateral (isso porque o centro de gravidade do crânio está anterior ao ponto de fixação na coluna cervical). Assim, pode ocorrer fratura ou luxação de vértebras por compressão lateral, além de lesão de partes moles, como ligamentos. A cabeça pode ser lançada contra estruturas internas da porta do veículo, provocando ferimentos e fraturas de crânio.

A equipe de atendimento também deve estar atenta à possibilidade de colisão dos passageiros entre si, principalmente entre cabeças e ombros.

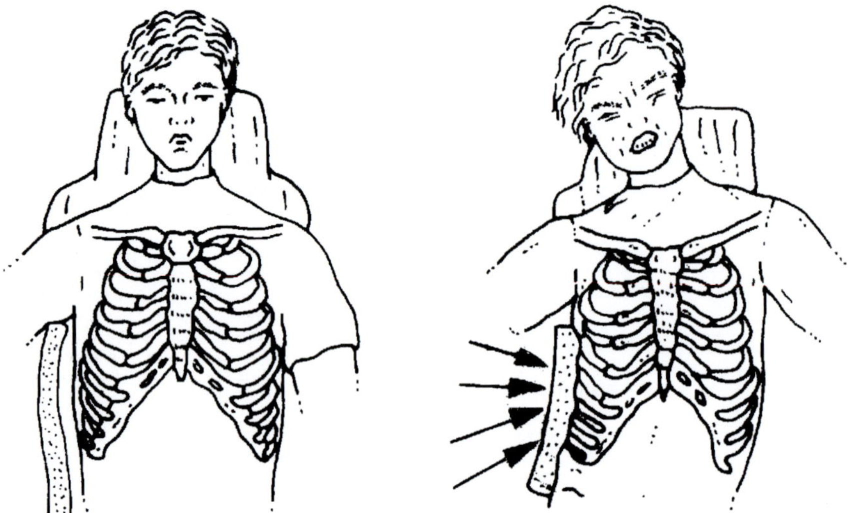

Fig. 7.13 – *Colisão lateral: impacto no tórax no lado da colisão – fratura de costelas.*

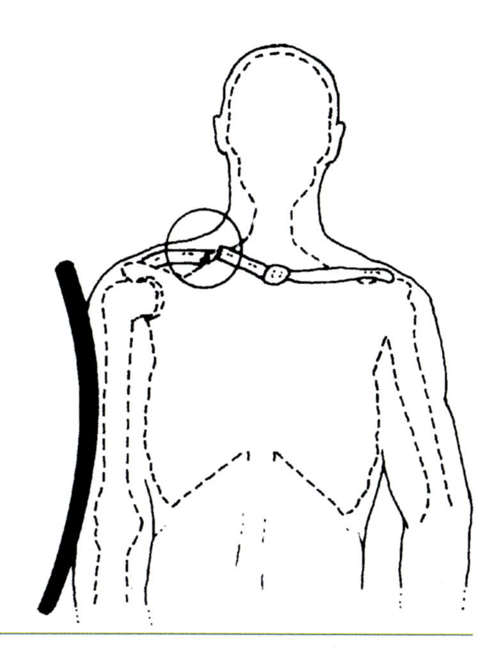

Fig. 7.14 – *Colisão lateral: fratura de clavícula.*

Capotamento

Em um capotamento, o carro sofre uma série de impactos em diferentes ângulos, assim como os ocupantes do veículo e seus órgãos internos. Portanto, todos os tipos de ferimentos mencionados anteriormente podem ser esperados, além da probabilidade de trauma de coluna vertebral. Se as vítimas forem ejetadas do veículo (por estarem sem cinto de segurança), a situação é de grande risco, com maior frequência de vítimas fatais (Fig. 7.15).

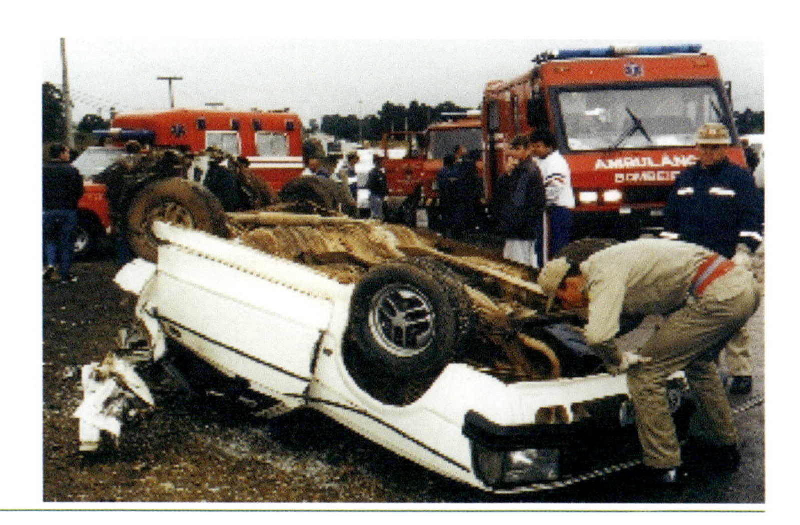

Fig. 7.15 – *Capotamento.*

Cinto de Segurança

As estatísticas comprovam que o cinto de segurança salva vidas. Seu uso adequado impede que a vítima seja ejetada do veículo; quando isso ocorre, a vítima tem seis vezes mais chance de morrer.

Considera-se adequado aquele que cruza o tórax e o abdome, apoiando o ombro e passando sobre a pelve na direção da crista ilíaca (cinto de três pontos) (Fig. 7.16A).

> *"As vítimas de acidente automobilístico que utilizam cinto de segurança apresentam lesões de menor gravidade do que as que não usam."*

A utilização do cinto abdominal ou o uso incorreto do cinto de três pontos proporciona problemas, como, por exemplo, se apoiado acima da crista ilíaca no caso de colisão do veículo, a desaceleração rápida provoca compressão de órgãos abdominais internos e aumento da pressão intra-abdominal com possibilidade de ruptura de diafragma (Fig. 7.16B). Já o uso isolado do cinto diagonal predispõe a trauma de coluna e, em alguns casos, quando envolve veículos em alta velocidade, pode levar até a decapitação.

Ainda assim, seguramente, as lesões são de menor gravidade se comparadas com as da vítima que não utiliza qualquer cinto de segurança.

As crianças devem ser transportadas no banco traseiro, em cadeiras próprias, adaptadas à faixa etária e sempre fixadas com cinto de segurança.

O cinto de segurança é muito eficiente nas colisões frontais e nas colisões traseiras. Entretanto, tem menos efeito nas colisões laterais.

Airbag

Bastante útil na colisão frontal, pois o *airbag* absorve a energia lentamente, aumentando a distância de parada do corpo na desacele-

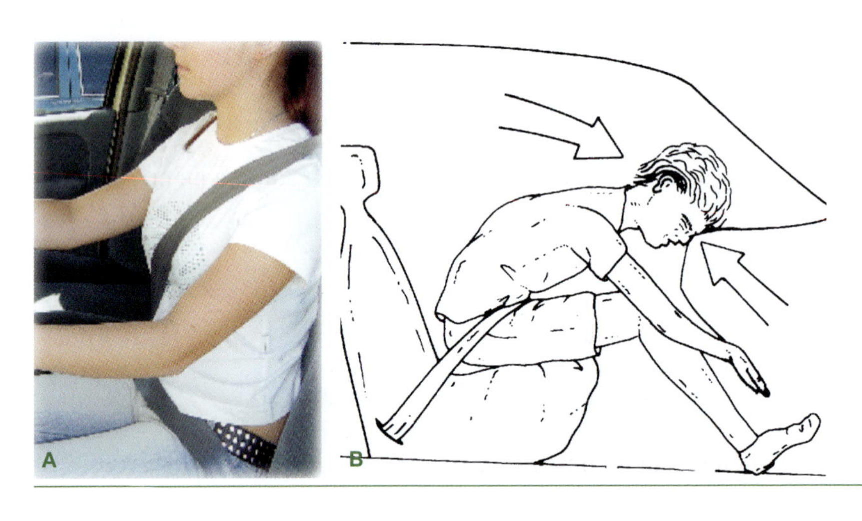

Fig. 7.16 – **A.** *Cinto de três pontos corretamente posicionado.* **B.** *Cinto abdominal – mecanismo de lesão.*

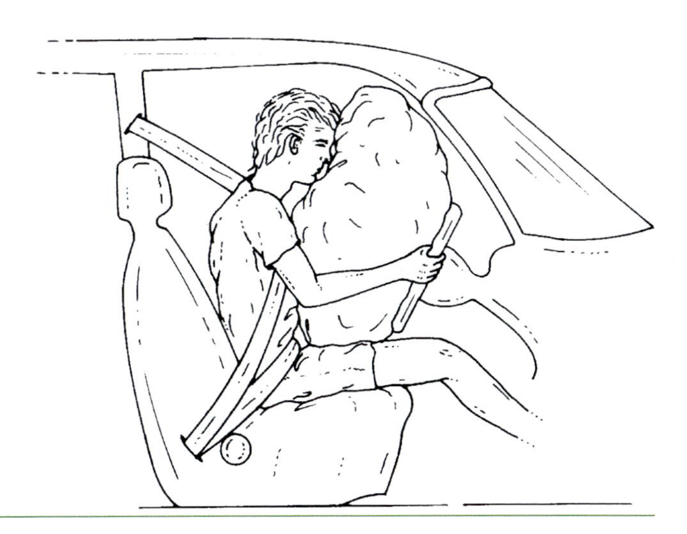

Fig. 7.17 – *Cinto de três pontos e colchão de ar.*

ração rápida, o que amortece o impacto do corpo contra o interior do veículo (Fig. 7.17).

Não registra grande benefício na colisão lateral e no capotamento e, tampouco em uma segunda colisão, visto que ele desinfla rapidamente após o impacto.

Deve estar sempre associado ao cinto de segurança.

Existe registro na literatura de que o *airbag* pode ser perigoso para crianças incorretamente posicionadas no banco dianteiro. Não por causar asfixia, já que o *airbag* desinfla rapidamente depois de acionado, mas causando trauma de face e até trauma craniano pelo impacto quando infla e colide com a pessoa. Assim, recomenda-se uma distância de pelo menos 45 cm do passageiro, além de manter as crianças abaixo de 12 anos acomodadas no banco traseiro preferencialmente viradas para trás e em cadeiras próprias para a idade. Seguindo as recomendações, as lesões provocadas por *airbag* limitam-se a pequenas contusões e escoriações.

ACIDENTE DE MOTOCICLETA

Os acidentes com motocicletas são responsáveis por grande número de mortes todos os anos, atingindo na maior parte das vezes o indivíduo jovem. Entre os que não morrem, muitos sofrem trauma de crânio e coluna, e ficam com graves sequelas.

O uso de capacete previne lesões de face e crânio.

Em uma colisão frontal, a moto inclina-se para frente e o motociclista é jogado contra o guidão, esperando-se trauma de cabeça, tórax e abdome. Caso pés e pernas permaneçam fixos no pedal e a coxa seja lançada contra o guidão, pode ocorrer fratura bilateral de fêmur (Fig. 7.18) e pelve.

Na colisão lateral do motociclista, geralmente há compressão de membros inferiores, provocando fratura de tíbia e fíbula, lesão de partes moles e até avulsão de um membro.

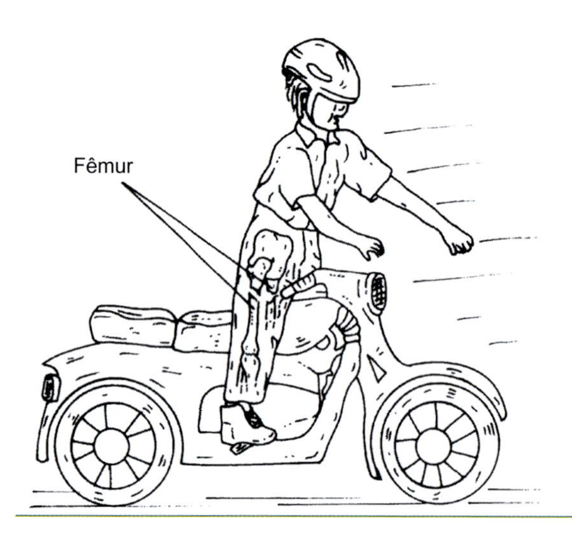

Fig. 7.18 – *Motociclista lançado para frente: fratura bilateral de fêmur.*

Nos casos de colisão com ejeção do motociclista, o ponto de impacto determina a lesão e a energia se irradia para o restante do corpo. Como nos automobilísticos, as lesões geralmente são muito mais graves nesse tipo de acidente.

O motociclista pode deslizar para baixo do veículo e ser atropelado por ele ou por outro veículo.

Roupas de couro, botas e especialmente o capacete são os equipamentos de proteção dos motociclistas e responsáveis por diminuir o número e a gravidade das lesões dos motociclistas.

ATROPELAMENTO

Para o atendimento adequado a um adulto vítima de atropelamento, é fundamental conhecer as fases do mecanismo do trauma provocado pela colisão do pedestre com o veículo atropelador e as lesões decorrentes.

- Impacto inicial nas pernas, às vezes atingindo coxa e quadril – esperam-se fraturas de tíbia e fíbula (colisão contra o para-choque), trauma de pelve e fêmur (Fig. 7.19A).
- O tronco da vítima é lançado para frente, sobre o capô do veículo – espera-se trauma de tórax, abdome e pelve. Pode ocorrer ainda fratura de coluna e trauma de face e crânio pelo impacto da cabeça contra o para-brisa.
- Vítima cai contra o asfalto – além da fratura de coluna decorrente da queda, as lesões esperadas dependem de qual parte do corpo sofreu o impacto no chão. Se cair de lado, esperam-se lesões de ombro, cabeça e quadril (Fig. 7.19A).

Na criança, o mecanismo de trauma é distinto. Quando o adulto percebe estar prestes a ser atropelado, ele se vira de costas para o veículo na tentativa de se proteger; logo, as lesões se localizam nas regiões posterior

Fig. 7.19 – **A.** *Atropelamento de adulto: impacto inicial nos membros inferiores.*

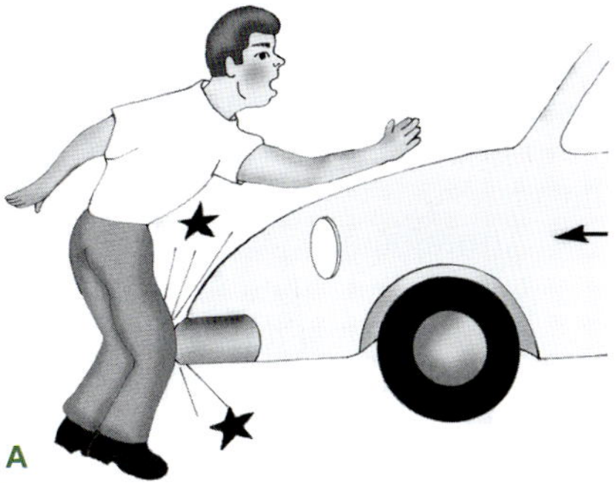

Fig. 7.19 – **B a D.** *Atropelamento de criança: impacto inicial na pelve.*

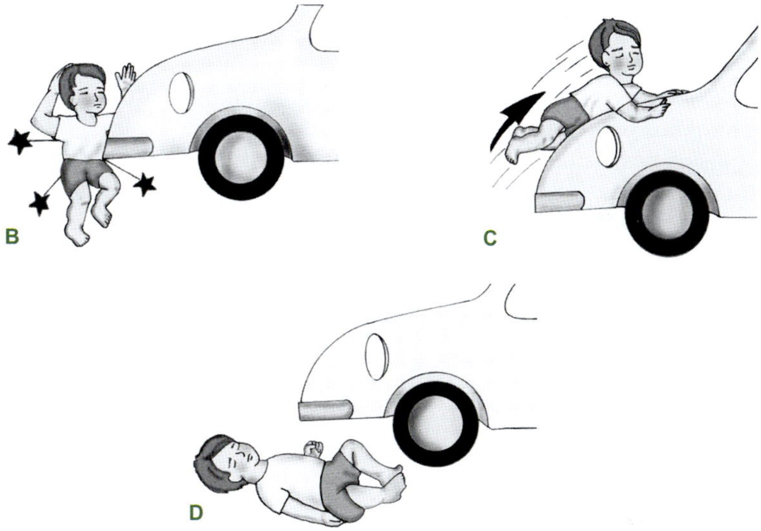

e lateral do corpo. Por outro lado, as crianças encaram o veículo atropelador de frente (Fig. 7.19B, C e D).

Os tipos de lesões no atropelamento dependem então da altura da vítima e do veículo atropelador. Pelo fato de ser menor em altura, o impacto inicial na criança ocorre em fêmur ou pelve; seguem trauma de tórax (impacto contra o para-choque ou capô) e trauma de crânio e face (capô). Em vez de ser lançada para cima, como o adulto, a criança geralmente cai sob o veículo e pode ser prensada pelo pneu dianteiro.

Considerando-se o exposto, criança vítima de atropelamento é considerada politraumatizada grave, devendo receber atendimento pré-hospitalar imediato e transporte rápido para o hospital.

Crianças e adultos vítimas de atropelamento têm chances de sofrer traumatismos cranioencefálico e raquimedular como consequências da violência das forças envolvidas que atingem o corpo humano nesse tipo de acidente.

QUEDAS

A queda se caracteriza por uma desaceleração vertical rápida.

No atendimento às vítimas de queda, a equipe de socorro deve conhecer:

- Altura da queda. A velocidade na queda aumenta conforme aumenta a altura; grandes alturas predispõem a lesões mais graves. *Como referência, considera-se grave a queda de altura maior que 6 m para adultos e 3 m para crianças (duas a três vezes maior que a altura da criança).*
- Tipo de superfície com que a vítima colidiu. Exemplos: gramado, concreto etc. Quanto maior a compressibilidade da superfície, aumenta a distância de parada absorvendo parte da energia – diminui as lesões.
- Parte do corpo que sofreu o primeiro impacto.

Chamamos de *síndrome de Don Juan* a queda de altura com aterrissagem pelos pés. Conforme a altura, acontece fratura bilateral de calcâneos. Após os pés, as pernas são as próximas partes a absorver a energia – fratura de tornozelos, ossos longos e quadril. No terceiro momento, verificar fratura por compressão de coluna torácica e lombar.

Se a vítima apoia as mãos na queda, espera-se fratura de punho (fratura de Colles bilateral).

A cabeça pode ser o primeiro ponto de impacto (como no mergulho em águas rasas) – espera-se, assim, fratura de crânio e coluna cervical.

Cabe-nos determinar a parte do corpo que sofreu o primeiro impacto e, consequentemente, deduzir as lesões relacionadas.

Essas informações permitem a suspeita de lesões e orientam o tratamento.

EXPLOSÕES

Explosão é definida como uma rápida dissipação de energia. Sua magnitude depende de:

- Tipo do agente explosivo.
- Espaço físico da detonação.
- Grau de confinamento da explosão.

A gravidade das lesões na(s) vítima(s) depende da proximidade do ponto da explosão. Quanto mais próxima, maiores os danos.

Esses acidentes, antes relacionados somente com os períodos de guerra, estão se tornando cada vez mais comuns no mundo civilizado, visto que acontecem em refinarias, lojas de fogos de artifício, estaleiros, indústrias, minas e também em domicílios, pela explosão de botijões de gás.

O mecanismo da explosão ocorre em três fases consecutivas:

1. Causada pela onda de pressão proveniente da explosão, atinge particularmente órgãos ocos ou contendo ar, como pulmões e aparelho gastrointestinal. Nos pulmões, causa pneumotórax, embolia

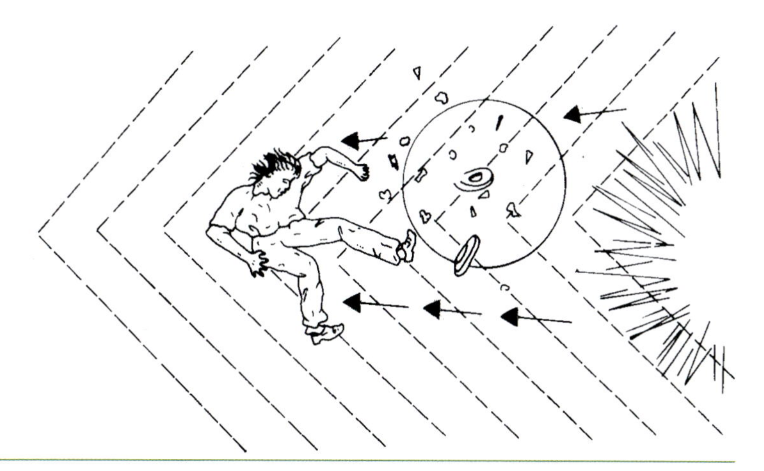

Fig. 7.20 – *Mecanismo de lesão na explosão.*

e hemorragias, e no aparelho digestório, ruptura de órgãos. A onda de pressão rompe tímpano, parede de pequenos vasos sanguíneos e também lesa o sistema nervoso central. É frequente ocorrerem queimaduras de vias aéreas causadas pelo superaquecimento do ar. Algumas vítimas podem apresentar queimaduras externas, porém muitas morrem sem que se observem lesões externas.

2. Estilhaços e outros materiais provenientes da explosão são lançados contra a vítima, sendo possível encontrar objetos fincados, lacerações, fraturas, queimaduras e perfurações.
3. Vítima lançada contra um objeto pela força da explosão. As lesões dependem da parte do corpo que sofreu o impacto. De modo geral, são lesões aparentes e muito similares àquelas das vítimas ejetadas de veículos ou que sofrem queda de grandes alturas (Fig. 7.20).

As lesões provocadas pelas fases secundária e terciária são as mais óbvias – mas os socorristas devem estar atentos às lesões provocadas pelas fase primária que, embora nem sempre evidentes, podem ser mais graves.

CINEMÁTICA DO TRAUMA NOS ACIDENTES ESPORTIVOS

Algumas atividades esportivas envolvem velocidade (ciclismo, patinação, skate etc.) e as lesões resultantes seguem o mesmo padrão das vítimas ejetadas em acidentes que envolvem motocicletas e veículos automotivos. Assim, pode acontecer aceleração ou desaceleração súbita, com colisões e impactos nas diversas partes do corpo, com gravidade proporcional à velocidade.

No caso de colisões entre esportistas, como ocorre frequentemente no jogo de futebol, deve-se colher informações de testemunhas sobre a sequência de eventos que resultou na colisão, a velocidade em que estavam os esportistas, se houve queda de nível associada à colisão e qual a altura, parte do corpo atingida na colisão e, posteriormente, no impacto com o solo. Muitas vezes, é possível identificar de imediato o ponto de impacto em um dos esportistas pela lesão em determinada parte do corpo – na sequência, pesquisar qual foi a parte do corpo do outro jogador que atingiu o primeiro. Exemplo: se o ombro de um jogador sofreu um trauma na colisão com a cabeça de outro, pesquisar traumatismo cranioencefálico desse segundo jogador, já que o mecanismo de trauma é sugestivo.

Assim, analisando as forças envolvidas nos acidentes esportivos, o socorrista é capaz de identificar as vítimas que necessitam de uma avaliação mais cautelosa e de encaminhamento hospitalar, mesmo que as lesões não sejam evidentes.

TRAUMAS PENETRANTES

Ferimentos por Arma Branca

A gravidade dos ferimentos por arma branca depende fundamentalmente:

- Da região anatômica atingida.
- Da extensão da lâmina.
- Do ângulo de penetração.

Lembrar que ferimentos na região superior do abdome podem atingir estruturas torácicas e que ferimentos no tórax, abaixo do quarto espaço intercostal (próximo do mamilo), podem penetrar no abdome e provocar lesões de órgãos intra-abdominais.

A observação de um ferimento de entrada pode não representar a gravidade da lesão, já que o agressor pode ter girado a arma dentro do corpo, agravando lesões nos tecidos vizinhos. Então, um ferimento externo mínimo pode esconder lesões internas graves. O socorrista deve estar atento a essa possibilidade.

A identificação do sexo do agressor é importante, já que possibilita estimar o trajeto da lesão tecidual; isso porque a mulher tem tendência a agredir de cima para baixo e com menos força; já o homem, com mais força, atinge a vítima de baixo para cima.

É fundamental, no atendimento pré-hospitalar a vítimas de ferimentos por arma branca, cuja lâmina ainda se encontre fincada no corpo, não remover o objeto e, sim, imobilizá-lo junto ao corpo, transportando rapidamente a vítima para o hospital. A lâmina pode estar promovendo compressão das extremidades vasculares, o que contém hemorragias, só devendo ser removida em ambiente hospitalar.

Ferimentos por Arma de Fogo

Definições das terminologias das armas para melhor compreensão:

- *Calibre*: diâmetro interno do tambor que corresponde ao calibre da munição utilizada.

- *Raias*: é o estriamento na parte interna do cano da arma, que confere estabilidade na trajetória do projétil.
- *Munição*: usualmente, balas construídas em liga de chumbo sólido que apresentam ou não uma jaqueta parcial de aço ou cobre, com formato arredondado, chato, cônico ou pontiagudo, e nariz de bala macio ou côncavo para favorecer expansão e fragmentação.

A extensão e a gravidade das feridas causadas por arma de fogo são proporcionais à quantidade de energia cinética do projétil dissipada no corpo da vítima.

Uma pistola de baixa velocidade, calibre 22, por exemplo, vai dissipar menos energia, logo os orifícios de entrada e saída e o dano tecidual provocado no trajeto do projétil são menores. Já uma ferida por arma de fogo de velocidade mais alta (calibre 38 ou Colt M-16 A2) tem um orifício de saída bem maior que o de entrada, com destruição tecidual considerável (deformidade e desintegração) no trajeto desse projétil e cavidade temporária bem maior (quanto maior a velocidade do projétil, maior a probabilidade de múltiplas lesões orgânicas) (Fig. 7.21).

Outros fatores que contribuem para o dano tecidual:

- *Tamanho do projétil*: quanto maior a bala, maior a resistência oferecida pelos tecidos e maior a lesão produzida pela sua penetração.
- *Deformidade do projétil*: balas de *nariz macio* achatam-se na ocasião do impacto, comprometendo maior superfície.
- *Projétil com jaqueta*: a jaqueta se expande e amplia a superfície do projétil.
- *Giro (rolamento)*: o giro do projétil amplia seu poder de destruição. Penetra com a ponta do projétil, mas pode sofrer uma rotação e a base tornar-se a extremidade da frente.

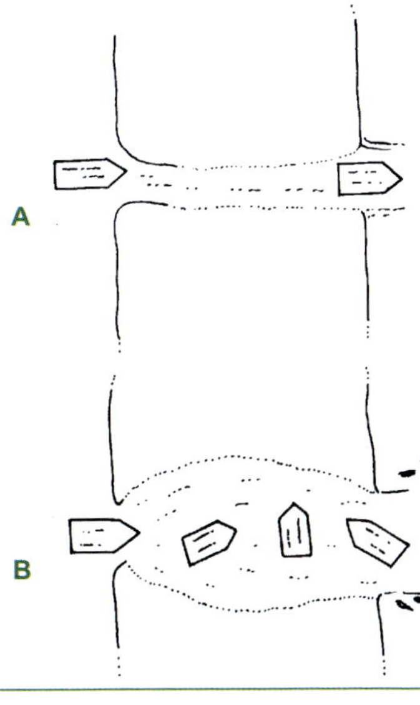

A

B

Fig. 7.21 – *Extensão do dano tecidual.* **A.** *Projétil com menor dissipação de energia cinética (calibre 22).* **B.** *Projétil com maior velocidade e maior destruição e deformidade tecidual.*

- *Desvio*: o projétil pode oscilar vertical e horizontalmente ao redor do seu eixo, ampliando seu poder de destruição.
- *Distância do tiro*: quanto mais próximo o disparo, maior a lesão produzida. Com o aumento da distância, a velocidade diminui (diminui a troca de energia), o que diminui lesão no local do impacto.
- *Fragmentação do projétil*: aumenta a área de dissipação da energia cinética, maior cavitação, maiores danos.
- *Densidade dos tecidos atingidos*: o dano produzido é proporcional à densidade do tecido. Órgãos altamente densos, como ossos e tendões, sofrem mais danos que os menos densos.

Lembrar que, ao percorrer o corpo, a trajetória da bala nem sempre será retilínea, sofrendo desvios e atingindo órgãos insuspeitados.

Nos ferimentos por arma de fogo, é importante que o socorrista pesquise a posição da vítima no momento da agressão e a posição do agressor, além do tipo de arma utilizada. Com essas informações, é possível pesquisar os orifícios de entrada e saída do corpo, a trajetória do projétil e estimar a gravidade da lesão.

Ferida de Entrada

Em geral, óbvia, pode não ser identificada se a vítima não for completamente despida e examinada. Quase sempre redonda ou oval, a ferida apresenta bordas trituradas, circulada por pequena área de abrasão e com orla de detritos deixada pelo projétil (Fig. 7.22).

Ferida de Saída

Nem sempre existe (se o projétil não abandonar o corpo) e pode ser múltipla para um único projétil, devido à sua fragmentação ou à de ossos. Geralmente, a ferida de saída é maior do que a de entrada e apresenta bordas laceradas e irregulares (estrelado).

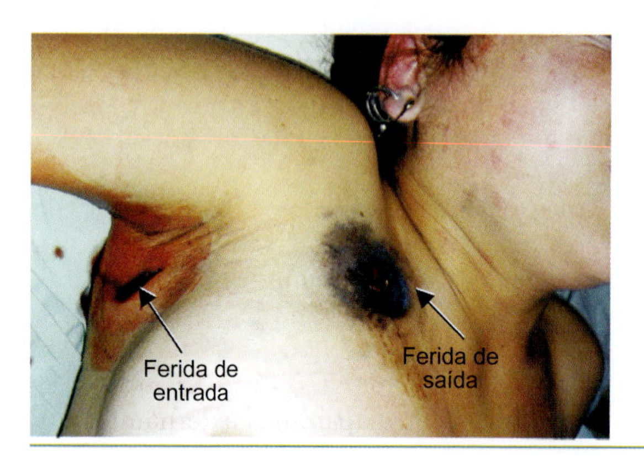

Fig. 7.22 – *Feridas de entrada e de saída.*

Quando o projétil se aloja no corpo da vítima, ocorre dissipação máxima de energia cinética, ampliando potencialmente a destruição tecidual.

Projéteis Secundários

Quando o projétil atinge osso, dentes ou, ocasionalmente, metais (botões, fivelas), cria projéteis secundários pela transferência de energia, que podem ser mais destrutivos do que o primário, adotando trajetórias inesperadas, lesando estruturas a distância do trajeto primário.

Feridas Internas

Projéteis em baixa velocidade danificam principalmente os tecidos com os quais entram em contato. Já os de alta velocidade produzem prejuízos a distância, lesando tanto os tecidos com que fazem contato como transferindo energia cinética aos tecidos ao redor. Nesse caso, a lesão é produzida por ondas de choque e pela formação de uma cavidade temporária ao redor da bala, com diâmetro 30 a 40 vezes maior que o da própria bala, criando imensa pressão nos tecidos (cavitação). O estiramento dos tecidos e o cisalhamento resultantes do projétil podem produzir dano, que se estende por vários centímetros lateralmente. Vasos, nervos e outras estruturas que não estiveram em contato direto com o projétil podem ser lesados.

Todas essas informação devem ser analisadas e interpretadas pelos socorristas de maneira rápida e eficiente já na primeira etapa do atendimento inicial à vítima.

RESUMO – ANÁLISE DA CINEMÁTICA DO TRAUMA

- Observar e interpretar o resultado das forças envolvidas no acidente são ações imprescindíveis para o atendimento adequado às vítimas.
- Ao se relacionar o conhecimento da anatomia e fisiologia com as leis da física, é possível estimar as lesões decorrentes do trauma contuso e penetrante e sugerir a gravidade das lesões.
- Nos acidentes automobilísticos, determinar a forma de colisão (frontal, traseira, lateral, capotamento), a velocidade (por meio da análise da deformidade do veículo), se a vítima foi ejetada e se os ocupantes utilizavam ou não o cinto de segurança.
- Considerar em estado grave todas as vítimas ejetadas do veículo e das motocicletas.
- Lembrar que o mecanismo de lesão nas vítimas de atropelamento é distinto, quer sejam adultas ou crianças. É importante determinar a idade da vítima e se não foi atropelada uma segunda vez.
- Nas vítimas de queda, saber a altura da queda, o tipo de superfície e a parte do corpo que sofreu o primeiro impacto.
- No caso de explosão, a primeira fase (onda de pressão) é a que provoca lesões mais graves, que podem ser inaparentes externamente.

- Identificar o tipo de arma utilizada e o trajeto suspeito nos ferimentos por arma branca.
- Identificar o tipo de arma e a munição utilizados nos ferimentos por arma de fogo, assim como os orifícios de entrada e saída, estimando, assim, a trajetória do projétil e a gravidade da vítima.

A biomecânica do trauma, aliada ao conhecimento dos princípios de Anatomia e Fisiologia, permite ao socorrista suspeitar e identificar lesões relacionadas com o trauma que poderiam passar despercebidas, e quando identificadas precocemente reduzem mortes e sequelas de forma significativa.

8 Sinais Vitais

Sueli Bueno de Moraes Cabral
Beatriz Ferreira Monteiro Oliveira

INTRODUÇÃO

Os sinais vitais são indicadores de vida no organismo. São eles:

- Pulso.
- Frequência respiratória.
- Pressão arterial.
- Temperatura.

Sua verificação é essencial na avaliação da vítima, devendo ser efetuada simultaneamente com o histórico e o exame físico. São mais significativos quando tomados em série para demonstrar as variações, e seus valores devem ser analisados conforme a situação clínica. Podem orientar o diagnóstico inicial e acompanhar a evolução do quadro clínico da vítima.

Algumas condições podem interferir nos resultados dos valores dos sinais vitais, a saber:

- Condições ambientais, como temperatura e umidade no local.
- Condições pessoais, como exercício recente, tensão emocional e alimentação.
- Condições do equipamento, devem ser apropriadas e calibradas regularmente.

O socorrista ficará atento para evitar falsa interpretação das alterações dos sinais vitais.

PULSO

Pulso é a onda provocada pela pressão do sangue contra a parede arterial em cada batimento cardíaco, sentida pelo toque como um impacto ou batida leve. Normalmente, a frequência de pulso equivale à frequência cardíaca e tem relação compensatória com o volume sistólico.

A determinação do pulso é parte integrante da avaliação cardiovascular considerando que reflete o débito cardíaco.

O valor normal da frequência de pulso está entre 60 e 100 batimentos por minuto no adulto.

Alterações da Frequência de Pulso

Taquicardia

Aumento da frequência de pulso – acima de 100 batimentos por minuto – ocorre em resposta a uma diminuição no volume sanguíneo (hemorragia e desidratação); além disso, derrame pericárdico, causas cardíacas primárias e outras, como febre, hipoxemia, medo, sepse, exercícios etc. também aumentam a frequência cardíaca.

Bradicardia

Diminuição da frequência de pulso – abaixo de 60 bpm –, entre outras causas, ocorre por: doenças primárias do coração, doenças da tireoide, choque neurogênico etc.

Outras Alterações da Qualidade do Pulso

Além da frequência (número de batimentos por minuto), os pulsos devem ser avaliados quanto ao ritmo (regularidade dos intervalos) e ao volume (intensidade com que o sangue bate nas paredes arteriais – forte e cheio ou fraco e fino).

Chamamos *pulso filiforme* quando o sentimos fraco e fino, geralmente em decorrência da diminuição do volume de sangue.

Locais mais Comuns para Obtenção do Pulso

O pulso é sentido onde uma artéria possa ser comprimida contra um osso. As artérias radiais, no nível dos punhos, são mais comumente usadas (Fig. 8.1A). A artéria carótida (usada normalmente quando a vítima está inconsciente), a femoral e a braquial são também acessíveis à palpação (Fig. 8.1B). Também podemos medir o pulso pela ausculta cardíaca; isso é feito no ápice ou na ponta do coração, no lado esquerdo do tórax, levemente abaixo do mamilo. É chamado pulso apical.

Índices normais:

- Adulto = 60 a 100 bpm.
- Crianças = 80 a 120 bpm.
- Bebês = 100 a 160 bpm.

Procedimentos para Palpar o Pulso

- Relaxe a vítima. Para palpar o pulso radial, mantenha o braço da vítima descansando confortavelmente, se possível cruzando-o na parte inferior do tórax. Para o pulso carotídeo, palpe a cartilagem tireoide no pescoço (pomo de Adão) e deslize os dedos lateralmente até sentir o pulso (Fig. 8.1B).
- Use dois ou três dedos para encontrar o pulso. Use somente a ponta dos dedos, e nunca o polegar (usando o polegar, o examinador poderá sentir seu próprio pulso digital).
- Pressione levemente, pois, do contrário, você pode interromper o pulso da vítima.
- Conte e observe o pulso durante 30 a 60 segundos. Use relógio que marque os segundos.
- Anote a frequência, o ritmo e o volume do pulso, bem como a hora da medição. Exemplo: pulso 72, regular, cheio, 10h50min.

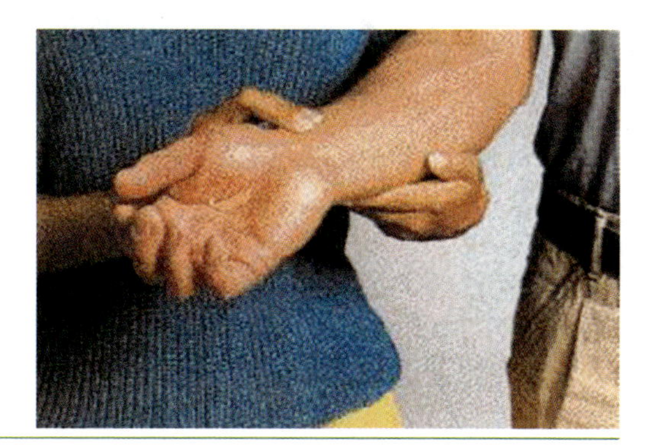

Fig. 8.1 A – *Palpação do pulso radial.*

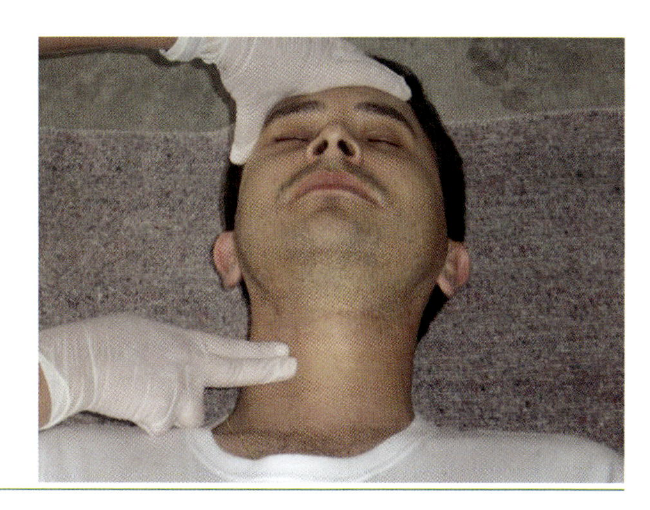

Fig. 8.1 B – *Palpação do pulso carotídeo.*

Em vítima com doença cardíaca, o ideal é medir o pulso durante um minuto. Sentir o pulso de uma criança muito pequena é difícil: o pescoço curto e, algumas vezes, rico em gordura, torna difícil localizar o pulso carotídeo, sendo recomendável pesquisar o pulso braquial. Com o crescimento, torna-se possível a palpação dos pulsos periféricos. Ao atender uma criança, pesquise os diversos locais de pulso até encontrar aquele mais acessível (Fig. 8.2).

FREQUÊNCIA RESPIRATÓRIA

Respiração ou ato de respirar é um processo que inclui a entrada de oxigênio na inspiração e a eliminação de dióxido de carbono pela expiração. A finalidade é a troca gasosa entre o sangue e o ar dos pulmões.

A avaliação da respiração inclui frequência (movimentos respiratórios por minuto), caráter (superficial e profundo) e ritmo (regular e irregular). Avalia-se melhor a respiração sem que a vítima perceba, por exemplo, enquanto palpa-se o pulso radial, diminuindo-se a possibilidade de o paciente tentar controlar conscientemente a respiração. Na avaliação da respiração, ficar atento aos sinais e sintomas de comprometimento respiratório: cianose, inquietação, dispneia e sons respiratórios anormais.

A frequência respiratória pode variar com a idade:

- Bebê: 30 a 60 movimentos respiratórios por minuto (mrpm).
- Crianças: 20 a 30 movimentos respiratórios por minuto.
- Adulto: 12 a 20 movimentos respiratórios por minuto.

Outros fatores podem alterar a respiração, como exercícios, tabagismo, medicamentos e fatores emocionais. Uma frequência respiratória rápida não significa, necessariamente, que o paciente esteja movimentando uma quantidade maior de ar.

Observe na Tabela 8.1 as alterações no padrão respiratório.

Procedimentos para Analisar a Respiração

- Coloque o braço da vítima cruzando a parte inferior do tórax, se ela estiver consciente. Segure o pulso da vítima enquanto estiver observando a respiração.

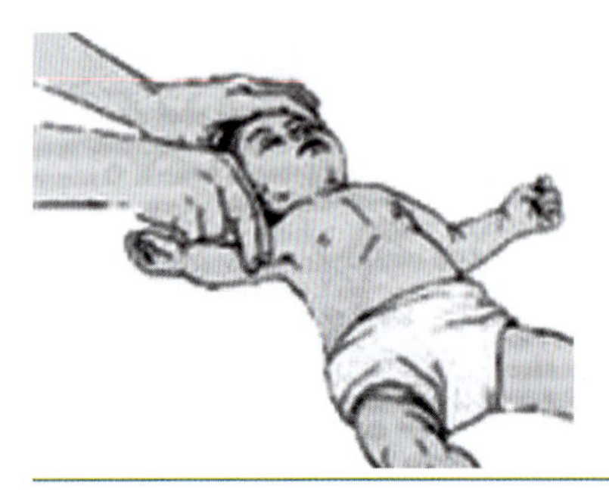

Fig. 8.2 – *Palpação do pulso braquial na criança pequena.*

Tabela 8.1
Alterações do Padrão Respiratório

Condição	*Descrição*
Apneia	Cessação intermitente (10-60/s) ou persistente (parada respiratória) das respirações
Bradipneia	Respiração lenta, regular
Taquipneia	Respiração rápida, regular
Dispneia	Respiração difícil, que exige esforço aumentado e uso de músculos acessórios

- Aproxime sua face do rosto da vítima, olhando para o seu tórax. Com o tato da pele do seu rosto e com a sua audição, você vai perceber o movimento da corrente de ar mobilizada pela respiração da vítima; com a visão, você poderá apreciar os movimentos de subida e descida do tórax e/ou do abdome.
- Conte os movimentos respiratórios, durante um minuto (use relógio com marcação de segundos). Ao mesmo tempo, observe sua profundidade e regularidade.
- Anote a frequência respiratória, o caráter, o ritmo e a hora. Exemplo: Respiração normal, 16 mrpm, 10h50min.

O movimento torácico em crianças muito pequenas é menos evidente do que nos adultos e, usualmente, ocorre próximo ao abdome. A mão colocada levemente sobre a parte inferior do tórax e a parte superior do abdome facilitam a contagem dos movimentos respiratórios. Por causa do pequeno volume e da reduzida força do fluxo de ar, é quase impossível ouvir a respiração normal ou sentir a movimentação do ar pela boca e nariz.

PRESSÃO ARTERIAL

A pressão sanguínea ou pressão arterial (PA) é uma função da força exercida pelo sangue contra as paredes da artéria.

A pressão sanguínea do adulto normal varia de 100 a 135 mmHg (máxima) e de 60 a 80 mmHg (mínima).

Vários fatores podem afetar a pressão sanguínea, incluindo a idade:

- 4 anos – 85/60 mmHg.
- 6 anos – 95/62 mmHg.
- 12 anos – 108/67 mmHg.
- Adulto – 120/80 mmHg.

A posição do paciente (em pé, sentado ou deitado), a atividade física recente e o manguito inapropriado também podem alterar os níveis da pressão.

Os pacientes que estão particularmente sob risco de alteração dos níveis tensionais são aqueles com doença cardíaca, doença renal, *diabetes mellitus*, hipovolemia ou com lesão craniana ou de coluna espinhal.

Um manguito de pressão sanguínea mal ajustado resultará em dado incorreto de pressão arterial. Um manguito deve ser 20% mais largo que o diâmetro do braço do paciente, com um balão que envolva completamente o braço, sem sobreposição.

Uma pressão sanguínea normal não deve ser considerada clara indicação de estabilidade. Os pacientes saudáveis e jovens são particularmente propensos a compensar o déficit de volume.

Procedimentos para Medir a PA

- Reúna o equipamento necessário em local de fácil visualização.
- Explique o procedimento à vítima (se consciente) e ajude-a a adotar uma posição confortável.
- Levante a manga bem acima do cotovelo ou remova-a se for muito apertada. Certifique-se de que a roupa não esteja apertando o braço.
- Estenda o membro superior da vítima com a palma da mão para cima. Assegure-se de que o braço esteja bem apoiado.
- Certifique-se de que o manguito esteja sem ar. Enrole o manguito vazio ao redor do braço acima do cotovelo, com os tubos que saem dele estendidos para baixo e para a frente da mão da vítima. Centralize a bolsa de borracha do manguito sobre a artéria braquial, alta o suficiente para não interferir com a colocação do estetoscópio. Se possível, use um braço não traumatizado.
- Ajuste o manguito de modo que fique firme e uniforme, sem apertá-lo demais.
- Feche a válvula perto da pera, girando o parafuso no sentido horário.
- O examinador deve visualizar diretamente o mostrador ou ter a coluna de mercúrio no nível dos olhos.
- Localize a artéria braquial no lado interno do cotovelo.
- Bombeie ar no manguito apertando rápido a pera. Eleve o ponteiro ou a coluna de mercúrio até que não possa mais sentir o pulso.
- Coloque o estetoscópio na parte interna do cotovelo.
- Abra a válvula perto da pera, torcendo-a em movimento anti-horário com o polegar e o indicador, e, vagarosamente, libere o ar até ouvir o primeiro som da batida. Então, observe o número no mostrador ou a coluna de mercúrio. Essa é a pressão sistólica ou máxima. Use somente números inteiros.
- Continue ouvindo enquanto libera o ar do manguito até que o barulho pare. Observe o número no mostrador ou na coluna de mercúrio. Essa é a pressão diastólica. Use somente números inteiros.
- Uma vez iniciada a liberação do ar, não pare e não reencha o manguito. Se os números forem esquecidos, esvazie o manguito até o zero e recomece.

- Esvazie todo o ar do manguito quando o último som for ouvido. Assegure-se de ler corretamente. Caso esteja inseguro, espere um minuto e repita. Se as leituras deixarem dúvidas, use o outro braço. Não alarme a vítima.
- Remova o manguito do braço da vítima e recoloque-o na caixa.
- Anote a PA e a hora.
  Exemplo: 126×84 mmHg, 10h55min.

Caso necessário, medir a PA a cada 5 minutos. Anote cada horário de medida.

Observação: é comum profissionais de saúde ocultarem do paciente o valor medido. Isso costuma resultar em grande ansiedade para ele e, algumas vezes, em desconforto afetivo para ambos. O mais correto é, caso o paciente pergunte o valor da pressão, informá-lo de forma neutra e imparcial.

Procedimento para Medir a PA pela Palpação

Esse método se aplica somente à pressão sistólica, e não é muito preciso. Num veículo em movimento, todavia, ele poderá ser o único método viável que permita observar a tendência geral da pressão sistólica.

- Coloque as pontas dos dedos no pulso radial e sinta-o.
- Infle o manguito até ultrapassar um valor em que cesse o pulso.
- Vagarosamente, esvazie o manguito, olhando o mostrador ou a coluna de mercúrio.
- Quando perceber o retorno do pulso, leia a pressão sistólica aproximada.
- Anote a PA, hora e método usado.
  Exemplo: 126 (palpação), 10h55min.

A pressão sanguínea é difícil de ser obtida em crianças. O manguito deve ter largura de dois terços em relação ao comprimento da porção da extremidade usada para medir a PA (manguitos maiores dão leituras falsamente baixas e manguitos menores dão leituras falsamente elevadas). Os dois métodos descritos (palpação e com uso de estetoscópio) são usados para obter a PA em crianças. O estetoscópio deve ter um diafragma pequeno o suficiente para cobrir apenas a área sobre o ponto do pulso (preferencialmente estetoscópios pediátricos).

TEMPERATURA

A temperatura corporal reflete o grau de calor mantido pelo corpo. Seu controle é realizado pelo sistema nervoso central.

A temperatura do corpo é registrada em graus centígrados. Seu valor para muitas pessoas é, em média, 37 °C; entretanto, algumas variações podem ser consideradas dentro da normalidade (0,3 a 0,6 °C, para mais ou para menos). Durante o dia, espera-se uma variação normal da temperatura para a mesma pessoa, geralmente nas primeiras horas da manhã, quando a temperatura é mais alta. As crianças apresentam temperatura um pouco mais alta que os adultos.

Febre significa aumento da temperatura corporal acima do normal. São causas de aumento de temperatura: infecção, trauma, ansiedade etc. A temperatura muito elevada, principalmente em crianças, pode provocar convulsões.

O termômetro clínico, de vidro ou digital, é o utilizado no atendimento pré-hospitalar para a obtenção da temperatura axilar. Embora existam outros locais para verificar a temperatura (oral, retal), a axila é de escolha pela facilidade e conveniência.

Procedimentos para Verificar a Temperatura

- O termômetro deve estar seco – se necessário, enxugue com algodão ou gaze.
- Sacudi-lo cuidadosamente até que a coluna de mercúrio desça abaixo de 35 °C.
- Enxugar a axila da vítima e colocar o reservatório de mercúrio no côncavo da axila, de forma que o bulbo fique em contato direto com a pele.
- Manter o braço da vítima de encontro ao corpo.
- Retirar o termômetro após 3 a 5 minutos e proceder à leitura axilar (termômetro no centro da axila por 5 a 10 minutos).

9 Atendimento Inicial ao Paciente

Beatriz Ferreira Monteiro Oliveira

INTRODUÇÃO

Estabelecer uma rotina de prioridades na abordagem inicial é fundamental para garantir maiores chances de sobrevida aos pacientes acometidos de situação de urgência, além de diminuir sequelas. A decisão sobre o tratamento e transporte do paciente é fundamentada no atendimento inicial. Assim, estabelecer prioridades que norteiam o atendimento qualifica a equipe de socorro para direcionar atenção às situações mais prementes, que colocam a vida do paciente em risco, em vez de priorizar as lesões mais evidentes, porém, de menor gravidade.

O objetivo do protocolo de atendimento inicial é obter uma impressão das condições gerais do paciente, identificar rapidamente situações que coloquem sua vida em risco e que demandem atenção imediata pela equipe de socorro. Conhecimento técnico atualizado e habilidade são fundamentais para que os socorristas apliquem o protocolo de maneira organizada e tomem a decisão acertada, com eficiência e agilidade. As equipes de atendimento pré-hospitalar devem trabalhar dentro do conceito do "período de ouro" no atendimento ao paciente em situação de urgência, especialmente vítima de trauma – permanecendo na cena o menor tempo possível; o suficiente para reconhecer a gravidade das lesões, fazer as intervenções de urgência necessárias e transportar para o serviço que irá oferecer o tratamento definitivo, o mais rapidamente possível.

Somente assim é possível assegurar maiores chances de sobrevida aos pacientes.

Para alcançar esses objetivos, o socorrista do atendimento pré-hospitalar deve dominar conceitos de anatomia e fisiologia e da biomecânica do trauma, estudados em capítulos anteriores, além dos seguintes pré-requisitos:

- Conhecimento técnico atualizado.
- Garantia de suprimentos adequados (insumos, materiais e equipamentos).
- Responsabilidade, comprometimento e trabalho em equipe.

Esse protocolo está mais voltado ao atendimento de traumatizados, tendo em vista que nesses casos há necessidade de detalhamento específico de ações e procedimentos; mas pode ser adaptado ao atendimento de qualquer paciente no pré-hospitalar. Nas urgências clínicas, a principal adequação é o foco no histórico clínico do doente (em vez da biomecânica do trauma). Entretanto, o pensamento organizado e a prioridade de manejo das condições encontradas se mantêm.

ETAPAS DO ATENDIMENTO INICIAL

As ações são desencadeadas para garantir a oxigenação dos tecidos; assim, as prioridades no manejo são: controle de hemorragia, *vias aéreas, oxigenação, perfusão tecidual* e *funcionamento cerebral.*

Tendo em vista essa sequência, o *atendimento inicial ao paciente em situação de urgência* é realizado em quatro etapas:

- 1ª etapa – Controle de cena.
- 2ª etapa – Abordagem primária.
- 3ª etapa – Abordagem secundária.
- 4ª etapa – Sinais vitais, oximetria de pulso e escalas de coma de Glasgow.
- 5ª etapa – Passado clínico – SAMPLE.

1ª Etapa – Controle da Cena

Tem início durante o deslocamento da ambulância com as informações repassadas à equipe: natureza da ocorrência, condições gerais da cena, número de vítimas, situação da(s) vítima(s) etc.

Os principais passos do controle de cena são:

1. Segurança da cena.
2. Mecanismo de trauma.

1. Segurança da Cena

Lembrar que a proteção da equipe contra doenças potencialmente transmissíveis faz parte já dessa etapa inicial. Assim, a utilização de equipamentos de proteção individual – EPI, como luvas, aventais, máscaras, óculos e capacetes, é fundamental para evitar contato com sangue ou secreções da vítima. No caso de resgate de vítima presa em ferragens (como acidente veicular ou semelhante) ou locais de difícil acesso em que os socorristas deverão iniciar assistência durante manobras de salvamento/extricação, capacete específico com viseira de proteção e luvas são essenciais.

Portanto, antes de iniciar o atendimento ao paciente propriamente dito, a equipe de socorro deve garantir sua própria condição de segurança, a da(s) vítima(s) e a dos demais presentes. De modo algum, qualquer membro da equipe deve se expor a risco e causar aumento do número de vítimas da ocorrência. Assim, pode ser necessário que a equipe de atendimento pré-hospitalar não se aproxime do incidente e permaneça em local seguro até que a cena seja considerada segura pelos profissionais responsáveis, como bombeiros, polícia etc.

Pode ser necessário acionar outras equipes de apoio antes de se aproximar do local do acidente, como:

- Bombeiros – 193 – risco de incêndio, explosões, produtos perigosos.
- Polícia – 190 – risco de violência interpessoal, agressor no local, explosivos etc.
- Companhia de energia elétrica – fios elétricos danificados.
- Defesa Civil – inundações, deslizamentos.
- Polícia de trânsito – problemas com tráfego, engarrafamento.
- Aeronave de apoio – para agilidade no atendimento médico e no transporte.

Se houver risco potencial para os demais presentes na cena do acidente ou risco de novos acidentes, a equipe de socorro deve criar uma área de isolamento e sinalizar o local.

Uniformes com faixas refletoras são fundamentais para maior segurança dos socorristas, especialmente para atendimento em rodovias, período noturno, condições climáticas desfavoráveis (como chuva e nevoeiro) etc.

2. Mecanismo de Trauma

Ao chegar ao local da ocorrência, o socorrista inicia o processo de avaliação geral da cena com a observação atenta e coleta de dados sobre: condições de segurança no local do incidente, o mecanismo das forças envolvidas que produziram o acidente (conforme detalhamento no Capítulo 7), o número de pessoas acometidas, indicadores de risco no ambiente, se caracteriza uma situação de desastre (que irá desencadear protocolo específico) e a necessidade de solicitar de imediato apoio de outros recursos. Familiares, acompanhantes e demais pessoas que presenciaram o incidente podem oferecer informações relevantes nessa etapa.

Enquanto se aproxima da cena da ocorrência, o socorrista examina as forças envolvidas no acidente e as lesões resultantes da troca de energia, permitindo, assim, estimar a gravidade do acidente. Outras informações, como presença de vítimas presas nas ferragens, necessidade de veículos de apoio, como outras ambulâncias ou equipamentos etc., são necessárias para comunicar à Central de Emergência.

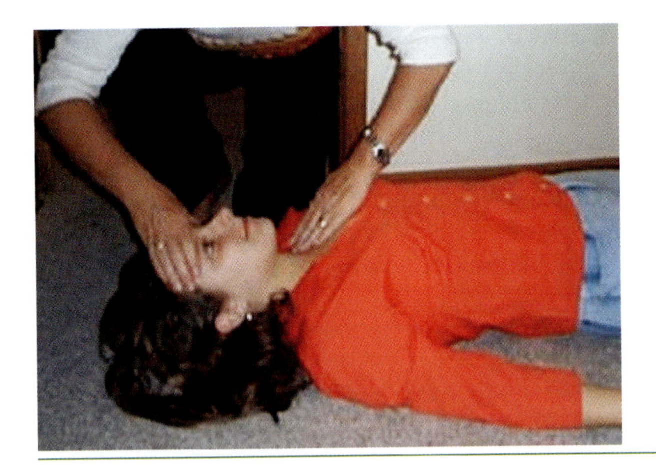

Fig. 9.1 – *Iniciando abordagem primária rápida.*

Informações importantes para a Central de Regulação de Urgência:

1. Descrição da cena – tipo de acidente:
   - Acidente de trânsito: atropelamento, colisão, queda de motos ou bicicleta. Descrever veículos envolvidos, danos nos veículos, utilização de cinto de segurança, vítima presa em ferragem, utilização de capacete se motociclista envolvido etc.
   - Quedas: altura da queda, parte do corpo que sofreu impacto etc.
   - Acidente de trabalho: descrever o tipo.
   - Enfim, recomendações referentes ao Capítulo 7 de biomecânica do trauma.
2. Número de vítimas.
3. Apoio solicitado: ambulâncias, aeronave, bombeiros, defesa civil etc.

Em seguida, o socorrista deve voltar sua atenção para a avaliação do paciente. Aproximar-se imobilizando sua cabeça com uma das mãos (controle cervical), identificar-se e perguntar o que aconteceu. Nesse momento, a abordagem primária está sendo iniciada (Fig. 9.1).

Observação: *Lembrar que nos pacientes acometidos de urgência clínica, a atenção do socorrista deve ser direcionada ao histórico clínico do doente (queixa, início dos sintomas, tempo decorrido, doenças prévias, medicação em uso, internamentos prévios etc.), nessa etapa.*

2ª Etapa – Abordagem Primária

Basicamente, a abordagem primária visa a identificar e manejar rapidamente condições com risco de vida. A prioridade é identificar qualquer prejuízo à oxigenação nos pulmões e à distribuição de oxigênio aos tecidos e seu manejo imediato.

O atendimento pré-hospitalar do paciente politraumatizado grave pode ser resumido na abordagem primária, que pode ser decisiva para salvar a vida, com identificação e priorizações das lesões que ameaçam à vida, procedimentos de estabilização no local e durante o deslocamento e o transporte rápido ao hospital. Pacientes com trauma isolado e sem risco de vida (como uma fratura de antebraço, por exemplo) poderão receber o atendimento secundário na cena ou durante o transporte.

Na maior parte das vezes, a abordagem primária é realizada sem mobilizar a vítima de sua posição inicial, salvo em condições especiais, como:

- Risco de explosão, incêndio ou choque elétrico.
- Temperaturas extremas: chuva, calor, frio.
- Risco de a vítima sofrer novo acidente.
- Risco de desabamento, inundação etc.

Nas ocorrências com mais de uma vítima, o socorrista deve identificar a vítima de maior gravidade e que será priorizada para o atendimento. Desde que os recursos estejam disponíveis, a sequência de prioridades é:

1. Vítimas com risco de morte.
2. Vítimas com risco de perder um membro.
3. Todas as demais condições.

> ***Observação:*** *Essa recomendação não se aplica em casos de acidentes que envolvem múltiplas vítimas; nesses casos, o objetivo é identificar vítimas com mais chances de sobrevida e os recursos devem ser direcionados com o objetivo de salvar o maior número possível de pessoas (ver Capítulo 31).*

A abordagem primária no atendimento pré-hospitalar pode ser realizada em duas fases. Inicialmente, a fase de avaliação mais rápida que fornece uma impressão global do estado do paciente e que pode ser completada em 15 a 30 segundos – é a abordagem primária rápida. A finalidade é identificar com rapidez as condições gerais *de respiração, circulação e neurológicas (relacionadas com a oxigenação dos tecidos).* Além disso, rapidamente se observam *hemorragias evidentes, que devem ser controladas e alguma deformidade evidente.* Com isso, é possível iniciar o suporte básico de vida, informar à Central de Regulação a situação no local para agilizar recursos de apoio (acionar o médico para que se dirija ao local, aeronaves para o transporte etc.).

A segunda fase é a *abordagem primária completa*, que segue uma sequência fixa de passos, estabelecida cientificamente e de fácil memorização, cuja finalidade é manejar com as alterações encontradas.

1ª Fase – Abordagem Primária Rápida

Em 15 a 30 segundos, é possível completar essa avaliação e simultaneamente iniciar o controle de hemorragias externas.

Passos:
Observar presença de hemorragia externa grave e fazer o seu controle:
- *Avaliar o estado neurológico.*
- *Avaliar a condição de respiração.*
- *Avaliar o estado circulatório.*

Observar deformidades importantes.
Realizar a comunicação com a Central de Emergência.

Passos a seguir:
- Aproximar-se da vítima e imobilizar manualmente a cabeça e o pescoço (controle cervical) (Fig. 9.1).
- Observar se a vítima apresenta algum sangramento, se está consciente e respirando. O socorrista deve se apresentar e perguntar: "O que aconteceu com você?". Uma resposta adequada permite concluir que a vítima está consciente (estado neurológico razoável), as vias aéreas estão permeáveis, e respirando bem. Ou seja, sem risco de vida imediato.
- Simultaneamente, palpar o pulso radial na vítima consciente e definir se está presente e a sua qualidade (normal, muito rápido ou lento). Se ausente, palpar o pulso de artéria carótida ou femoral (maior calibre) e, caso confirmado que a vítima esteja sem pulso, iniciar a reanimação cardiorrespiratória (ver Capítulo 11) – massagem cardíaca externa, solicitar desfibrilador e simultaneamente acionar apoio do suporte avançado de vida se não estiver no local.
- Caso não haja resposta (vítima inconsciente), ou resposta inadequada (não consegue formar uma frase completa), avaliar presença e qualidade da respiração e simultaneamente palpar pulso de grosso calibre, como o carotídeo ou femoral. Se a respiração e o pulso estiverem ausentes, iniciar manobras de reanimação cardiorrespiratória (ver Capítulo 11), solicitar desfibrilador e acionar suporte avançado de vida de imediato.

Observação: *no caso de uma parada cardiorrespiratória de causa clínica, como infarto agudo do miocárdio, a diretriz atual indica a atual sequência de CAB (massagem cardíaca externa, vias aéreas e ventilação artificial). No caso de parada respiratória por hipóxia (trauma e afogamento), iniciar manobras de controle de vias aéreas e ventilação artificial – ABC.*

- Na vítima que apresenta pulso e respiração, verificar as condições circulatórias: temperatura, umidade e coloração da pele e enchimento capilar (Figs. 9.2A e B), que são outros parâmetros circulatórios que podem ser avaliados, além do pulso. Essa análise é rápida e simultânea e favorece impressão mais precisa sobre condições circulatórias. Palidez, pele fria e úmida e tempo de enchimento

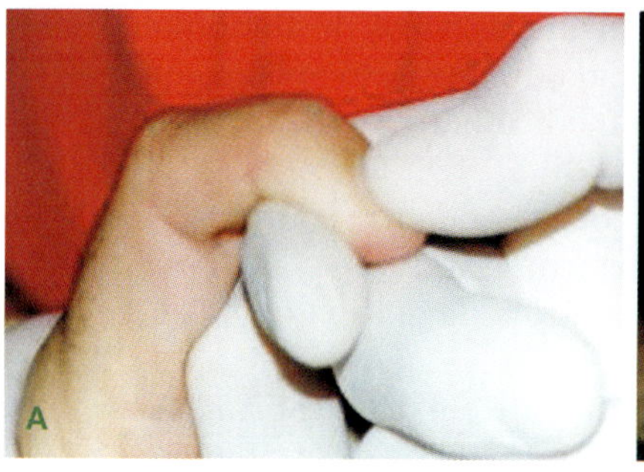

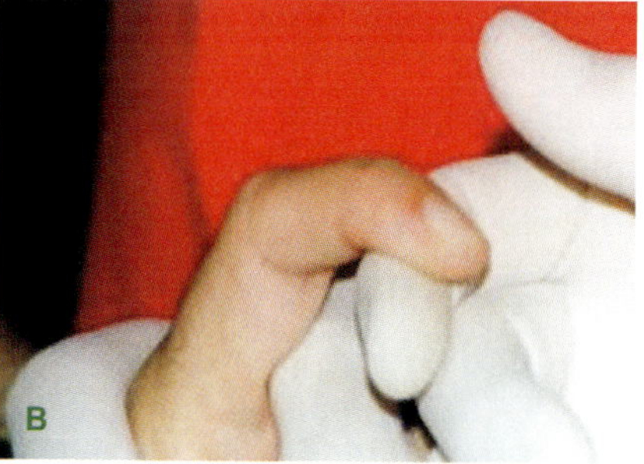

Fig. 9.2 – A e B. *Enchimento capilar.* *Técnica utilizada para avaliação da perfusão dos tecidos periféricos. Fazendo-se uma pressão na base da unha ou nos lábios, a coloração passa de rosada para pálida. Retirando a pressão, a coloração rosada deve retornar em tempo inferior a dois segundos; se o tempo ultrapassar dois segundos é sinal de que a circulação periférica está comprometida (oxigenação/perfusão inadequadas). Lembre-se de que à noite e com frio, essa avaliação é prejudicada.*

capilar acima de dois segundos são sinais de comprometimento da perfusão/oxigenação dos tecidos (choque hipovolêmico por hemorragia interna ou externa, por exemplo), que exigem intervenção imediata (lembre-se: a resposta do paciente às perguntas indica o nível de consciência).

- Observar rapidamente da cabeça aos pés, atento às queixas do paciente e buscando por hemorragias ou grandes deformidades.
- Repassar as informações para a Central de Emergência, com descrição do mecanismo de trauma, condições gerais da vítima e demais informações relevantes para a Central definir a necessidade de apoio ou não (Fig. 9.11).

Em 15 a 30 segundos, é possível completar essa abordagem e estimar o risco dessa vítima e a gravidade das lesões, e informar à Central de Regulação de Urgência para desencadear apoio com rapidez, quando necessário.

Naturalmente, algumas ações são realizadas imediatamente quando identificadas pelo socorrista durante as etapas da abordagem inicial, desde que impliquem queda de oxigenação dos tecidos e agravamento do quadro, como, por exemplo, controle de hemorragia externa, desobstrução de vias aéreas etc. São ações simultâneas, desenvolvidas enquanto se mantém a sequência de etapas e prioridades da abordagem. Quando dois socorristas estão presentes na cena, enquanto um segue os passos da abordagem primária, o segundo inicia a estabilização e o controle das lesões encontradas.

2ª Fase – Abordagem Primária Completa

A abordagem primária completa inicia-se assim que realizada a abordagem primária rápida e feita a comunicação com a Central de

Emergência, conforme protocolos de alguns serviços de atendimento pré-hospitalar. Entretanto, pode ser iniciada de imediato após o controle de cena, especialmente se já é a equipe médica (suporte avançado de vida) que está no local.

A abordagem primária completa compreende as seguintes etapas:

- **X – controle de hemorragia externa grave.**
- **A** (*Airway*) – vias aéreas com controle da coluna cervical.
- **B** (*Breathing*) – respiração.
- **C** (*Circulation*) – circulação com controle de hemorragias.
- **D** (*Disability*) – estado neurológico (nível de consciência).
- **E** (*Exposure*) – exposição = abordagem secundária.

Completar cada etapa antes de passar para a seguinte deve ser a lógica do pensamento do socorrista. Entretanto, na prática, alguns passos podem ser abordados simultaneamente, o que não invalida a necessidade da memorização das etapas e o pensamento disciplinado.

X. Controle de Hemorragias

O controle de hemorragia externa é medida de fundamental importância e deve ser realizado na abordagem primária da vítima – não é possível dar sequência ao atendimento do paciente se um sangramento externo não for controlado nesse momento. Segundo as últimas atualizações, o controle de hemorragias de grande porte (exsanguinantes) tem prioridade a vias aéreas (passo A) e controle cervical ou deve ser feito simultaneamente, se possível (equipe de pelo menos dois socorristas). A pressão direta no local do sangramento é o método indicado e que controla a maior parte das hemorragias externas (ver Capítulo 14). O torniquete pode ser a segunda opção se a pressão direta e os curativos compressivos não forem suficientes para controlar a hemorragia, especialmente no caso de hemorragia arterial. Curativos hemostáticos também surgem como opção para serem utilizados no pré-hospitalar, associados à pressão direta. No caso de hemorragia interna, deve-se expor e examinar tórax, abdome, pelve e membros inferiores, para identificar o foco da hemorragia e, no caso de suspeita, o paciente deve ser transportado rapidamente para o hospital de referência (Centro de Trauma).

A. Vias Aéreas e Controle Cervical

O socorrista deve assegurar que as vias aéreas do paciente estejam livres para a passagem do ar, sempre mantendo a estabilização manual da coluna cervical. É fundamental manter cabeça e pescoço manualmente em posição neutra para evitar agravar fraturas e provocar compressões ósseas na medula espinal sempre que existir mecanismo de trauma sugestivo. Esse controle deve ocorrer durante toda a abordagem até que seja afastada qualquer possibilidade de trauma em coluna cervical. Qualquer movimento excessivo da cabeça pode levar a dano neurológico e sequela no paciente.

- Quando a vítima está consciente e respondendo às perguntas, significa que as vias aéreas estão desobstruídas e que ela está respirando; ou seja, o ar passa pelas cordas vocais e chega aos pulmões. Portanto, se a vítima responder às perguntas normalmente, conclui-se que as vias aéreas estão permeáveis (**A** – resolvido) e a respiração espontânea (**B** – resolvido). O socorrista deve examinar as vias aéreas para prever risco de obstrução na sequência (remover alimentos ou próteses dentárias), sempre fazendo contato verbal com o paciente e explicando os procedimentos. Analisar condição da respiração e seguir para o passo **C**.
- Se a vítima não responder normalmente – ela está com alteração da consciência. Nesse caso, estão indicadas as manobras manuais de abertura de vias aéreas:
  - Manobra de elevação do queixo (Fig. 9.3A).
  - Manobra de tração da mandíbula – para os que sofreram trauma, já que impede a mobilização da coluna cervical (Fig. 9.3A).

Observação: *Sobre detalhes das manobras, ver Capítulo 10 – Vias Aéreas.*

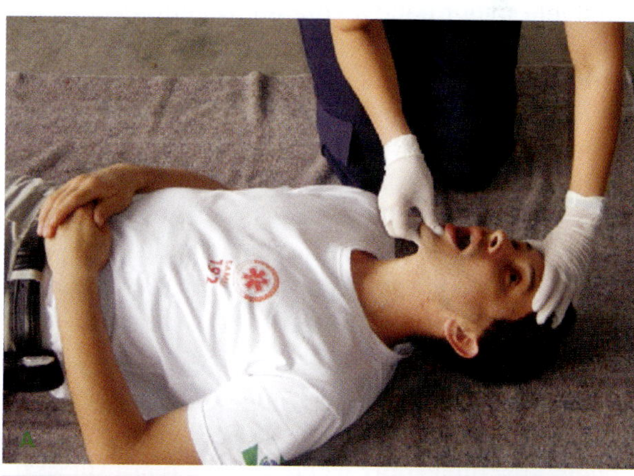

Fig. 9.3 – **A.** *Manobra de elevação do queixo.*

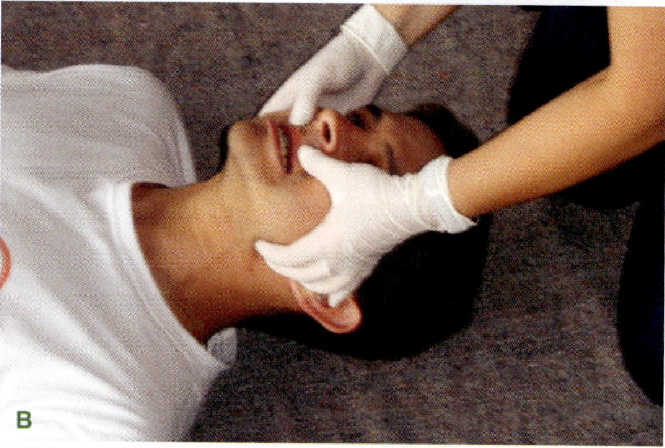

Fig. 9.3 – **B.** *Manobra de tração da mandíbula.*

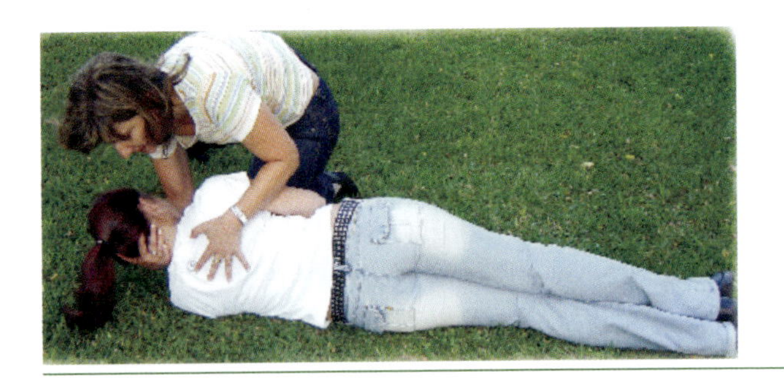

Fig. 9.4 – *Manobra de rolamento a 90° realizada por uma pessoa.*

- Fazer uma inspeção na cavidade oral, à procura de corpo estranho, vômito, sangue etc. No caso de obstrução por líquido (sangue, vômito), pode ser necessário aspirar ou proceder ao rolamento a 90º para esvaziar a cavidade oral (ver Capítulo 18) (Fig. 9.4).

Para a manutenção da abertura das vias aéreas podem ser utilizados métodos mecânicos, na dependência da disponibilidade e da experiência do socorrista na utilização dos equipamentos: cânulas oro ou nasofaríngea, dispositivos supraglóticos ou até intubação endotraqueal. Não está indicado perder tempo para realizar esses procedimentos quando implicam maior risco à vida do paciente. A sequência de abordagem não deve ser interrompida enquanto se aguarda a chegada dos equipamentos (detalhes dos métodos de manutenção de vias aéreas no Capítulo 9).

Com a etapa **A** resolvida, passar para o exame da respiração (**B**).

Lembre-se: manter a coluna em posição neutra durante os procedimentos para manter a via aérea e evitar movimentos desnecessários. Suspeitar de lesão de coluna cervical em toda vítima de trauma, até que a suspeita seja definitivamente afastada.

B. Respiração

Após abertura e manutenção das vias aéreas, examinar se a respiração está presente e efetiva (ver, ouvir e sentir) (Fig. 9.5). Observe elevação do tórax e sinta movimento de ar pela boca e nariz. Profissionais médicos podem auscultar tórax e certificar se o ar está se movimentando nos dois hemitórax.

- Respiração ausente: iniciar ventilação artificial com máscara facial (bolsa-válvula-máscara) com oxigênio suplementar (**B** – resolvido temporariamente). O paciente necessitará de um meio mecânico de controle de vias aéreas se ainda não foi utilizado (cânulas faríngeas, dispositivo supraglótico, intubação endotraqueal).

> ***Observação:*** *no caso de uma emergência de causa clínica, como infarto agudo do miocárdio, a diretriz atual indica a sequência de CAB, massagem cardíaca externa, controle das vias aéreas e ventilação artificial – ver Capítulo 10).*

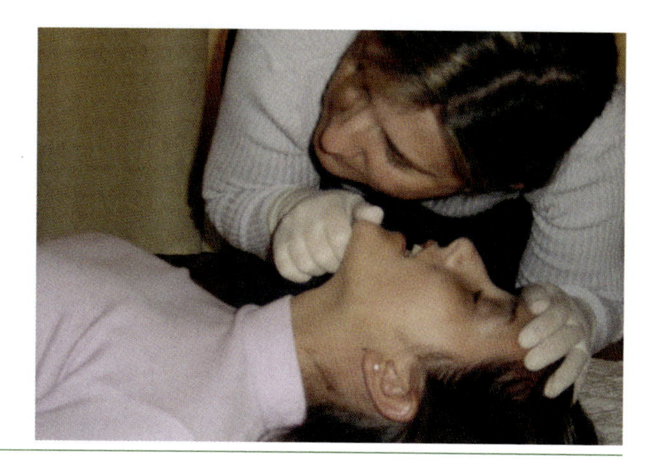

Fig. 9.5 – *Checar respiração: ver, ouvir e sentir.*

- Respiração presente: observar a expansão do tórax; se é suficiente para permitir a ventilação adequada, analisar sua qualidade (lenta ou rápida, superficial ou profunda, silenciosa ou ruidosa). No paciente consciente, analisar se é capaz de falar uma frase inteira sem dificuldade. Essa análise permite identificar se a vítima está movendo ar suficiente para garantir a troca gasosa.
- Quanto à qualidade da respiração:
  1. Quando a frequência respiratória estiver muito lenta (abaixo de 10 movimentos respiratórios por minuto) ou muito rápida (acima de 30 movimentos por minuto), pode ser necessário, além de oxigênio suplementar, auxiliar com ventilação assistida, bolsa-válvula-máscara.
  2. Diante de sinais de respiração difícil (rápida, profunda, ruidosa), reavaliar vias aéreas (**A**) e solicitar a presença do médico, caso não esteja presente no local, pois a necessidade de intervenção médica é muito provável. Se observar sinais que antecedam parada respiratória (respiração superficial, lenta ou irregular), ficar atento para iniciar ventilação artificial (Tabela 9.1).

Tabela 9.1
Frequência Ventilatória *versus* Indicação de Atendimento

Ventilações/min	*Atendimento*
Muito lenta (< 10)	Ventilação assistida
Entre 10 e 20	Observar – conforme for o caso, acrescentar oxigênio suplementar
Entre 20 e 30	Administrar oxigênio suplementar e monitorizar
Muito rápida (> 30)	Ventilação assistida

- Quando houver qualquer sinal de respiração anormal, o socorrista deve expor o tórax do paciente para inspecionar, palpar e, se possível, auscultar – na tentativa de identificar lesões, como pneumotórax hipertensivo, hemotórax maciço e tórax instável, que exigem intervenção médica imediata para corrigir a oxigenação.
- Observe a saturação de oxigênio, se estiver abaixo de 94% – oxigênio suplementar deve ser administrado sob máscara de contorno facial bem ajustada ou adaptada ao balão (bolsa-válvula-máscara). Se o oxímetro de pulso não estiver disponível, oferecer oxigênio suplementar a 12 litros por minuto até que seja possível a análise e o controle da saturação de O_2.
- Certificar-se de que os passos **A** e **B** não sejam interrompidos antes de se passar ao exame da circulação (passo **C**).

C. Circulação com Controle de Hemorragia

O objetivo principal do passo **C** é estimar as condições de oxigenação dos tecidos (perfusão) por meio da verificação do pulso, coloração, temperatura, umidade da pele e enchimento capilar, e buscar possíveis outros focos de sangramento que não foram evidenciados até o momento.

São sinais indicadores das condições de circulação/perfusão:

Pulso

Em vítima consciente, verificar inicialmente o pulso radial – se este não for percebido, tentar palpar o pulso carotídeo ou o femoral. Na vítima inconsciente, examinar o pulso carotídeo do lado em que você se encontrar (Fig. 9.6). Nessa fase do exame, o importante é uma avaliação e estimativa da frequência e ritmo de pulso; não está indicado perder tempo e contar a frequência exata do pulso.

Se estiver presente, analisar sua qualidade (lento ou rápido, forte ou fraco, ritmo regular ou irregular). Um pulso muito rápido e fraco no pa-

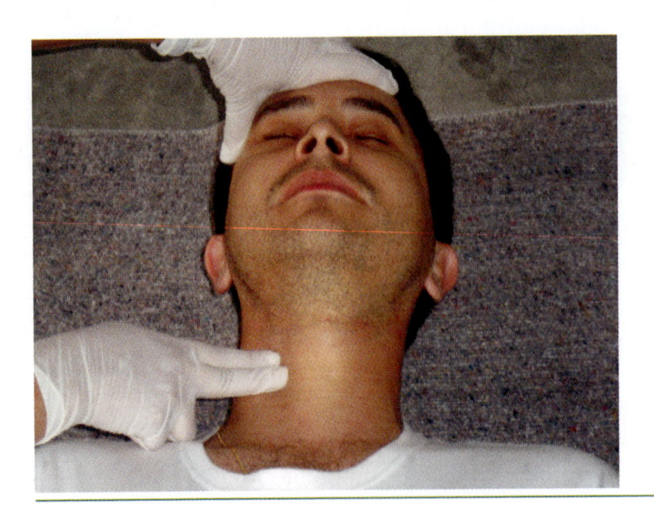

Fig. 9.6 – *Palpação do pulso carotídeo.*

ciente que sofreu trauma é indicativo de perda de volume – ***hemorragia***. A avaliação do pulso fornece uma estimativa da pressão arterial – se o pulso radial não estiver palpável, mas sim um pulso de maior calibre, como carotídeo ou femoral, é um sinal tardio e possivelmente a vítima apresenta um quadro de choque hipovolêmico descompensado, situação grave que demanda intervenção imediata. Um pulso irregular indica possibilidade de doença cardíaca.

Se o pulso carotídeo ou femoral estiver ausente – iniciar massagem cardíaca externa.

Não é necessário contar a frequência exata de pulso neste momento, mas sim uma impressão da velocidade e qualidade.

Enchimento Capilar

Tempo de enchimento capilar acima de 2 segundos indica que o leito vascular periférico não está recebendo fluxo sanguíneo adequado. É indicado pela coloração do leito capilar da base da unha. Entretanto, tem limitações de uso já que o tempo de enchimento capilar pode ser alterado por outros fatores, como: temperatura ambiente muito fria, doença vascular periférica, uso de alguns tipos de medicamentos. Portanto, esse parâmetro está sendo menos utilizado para esses casos. Quando avaliado, deve ser analisado em conjunto com os demais parâmetros (Figs. 9.2A e B).

Coloração da Pele

A pele com boa perfusão tem coloração rosada. Palidez e coloração azulada (cianose) são sinais de comprometimento da perfusão/oxigenação dos tecidos. Pode ser avaliado no leito ungueal e também pelos lábios.

Temperatura e Umidade

Pele fria e úmida é sinal indicador de perfusão comprometida. O socorrista deve sentir a temperatura da pele com o dorso da mão (pode ser prejudicado pelo uso da luva). Ao toque, a pele normal é morna e seca.

Se os sinais descritos aqui sugerem perfusão comprometida (pulso rápido e fino, tempo de enchimento capilar aumentado, palidez/cianose, pele fria e úmida) sem que se observe qualquer sangramento externo, suspeitar de hemorragia interna. Nesse caso, expor tórax e abdome a avaliação e palpar a pelve e fêmur à procura de fraturas, agilizar o atendimento (tempo em cena não deve passar de 10 minutos), iniciar a reposição volêmica (acesso venoso), ofertar O_2 se ainda não feito, aquecer e transportar a vítima rapidamente ao hospital, seguindo orientações da Central de Regulação de Urgência.

Tomadas as medidas possíveis para garantir o ABC, importa conhecer o estado neurológico da vítima.

D. Estado Neurológico (Nível de Consciência)

O objetivo do exame neurológico é obter informações sobre o funcionamento do sistema nervoso, identificando alterações na oxigenação do tecido cerebral. A análise do nível de consciência e o exame das pupilas são os testes indicados nessa etapa para avaliar a função cerebral.

Análise do Nível de Consciência

Se o paciente se apresentar agitado, ansioso e combativo, isso deve alertar o socorrista sobre risco de hipóxia cerebral. Reforçar o histórico das condições clínicas do doente é fundamental.

O método **AVDI** é rápido e mais simples de ser aplicado, especialmente por profissionais não oriundos da saúde. Faz uma estimativa grosseira sobre algum prejuízo na função cerebral do paciente e não deve ser utilizado como método isolado. Observa-se o grau de contato que o paciente faz com o meio ambiente e, como consequência, fornece informações relacionadas com a perfusão cerebral e com o nível de consciência. Assim, dizemos:

- **A** – vítima acordada com resposta adequada ao ambiente.
- **V** – vítima adormecida; os olhos se abrem mediante estímulo verbal.
- **D** – vítima com olhos fechados, que só abrem mediante estímulo doloroso, aplicado sob a forma de compressão na borda do músculo trapézio, na região posterolateral do pescoço (Fig. 9.7).
- **I** – vítima não reage a qualquer estímulo.

Observação: *Entretanto, o método mais preciso de avaliar a função cerebral do paciente é a* ***Escala de Coma de Glasgow*** *(ver adiante). Profissionais de saúde e demais profissionais socorristas do atendimento pré-hospitalar bem treinados devem aplicar esse método. Fornece uma informação mais detalhada sobre a função cerebral e permite a monitorização da evolução do doente. O método encontra-se detalhado mais à frente.*

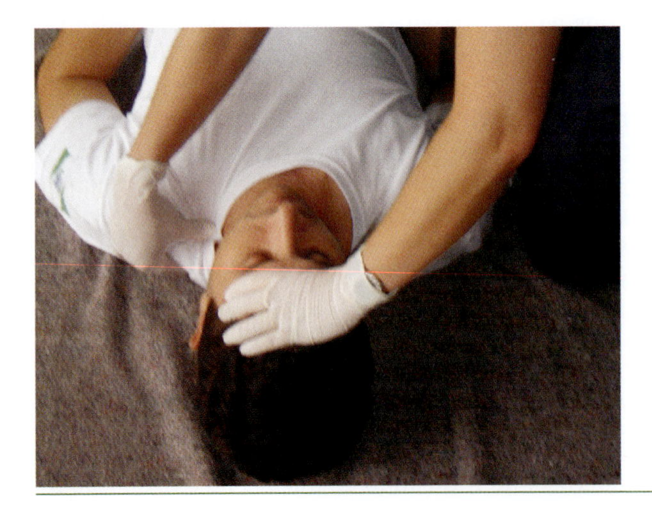

Fig. 9.7 – *Exame neurológico: compressão do músculo trapézio.*

A alteração no nível de consciência pode ser por:

- Diminuição da oxigenação cerebral (hipóxia ou hipoperfusão).
- Traumatismo cranioencefálico – ou lesão no nível do sistema nervoso central.
- Intoxicação por álcool ou droga.
- Problema clínico metabólico (*diabetes mellitus*).

Observação: *Lembrar que um paciente agitado e combativo, que não esteja colaborando com o socorrista, pode significar hipóxia cerebral.*

Exame das Pupilas

Exame que deve ser realizado especialmente em paciente com alteração do nível de consciência. Alteração do exame da pupila associada com diminuição do nível de consciência do doente indica situação grave, com risco de morte.

Para o exame das pupilas, observar tamanho, simetria e reação à luz.

As pupilas devem ter o mesmo tamanho, ser circulares e reagir à luz. Pupilas *isocóricas* são normais, têm o mesmo tamanho. Pupilas de tamanhos diferentes *(anisocóricas)* sugerem traumatismo ocular ou cranioencefálico; nesse caso, a pupila com diâmetro aumentado *(midríase)* pode ocorrer por compressão do nervo oculomotor no nível do tronco encefálico, sugerindo quadro de gravidade (Fig. 9.8).

As pupilas normais reagem quando submetidas à luz, contraindo-se. Essa reação chama-se reflexo fotomotor positivo ou normal. Sob efeito de luz intensa, apresentam diâmetro diminuído (*miose*); na presença de pouca luz, apresentam aumento de diâmetro (*midríase*). Quando a pupila permanece dilatada mesmo em presença da luz, falamos em midríase paralítica, comumente encontrada em pessoas inconscientes ou em óbito. Quando as pupilas apresentam-se contraídas em presença de pouca luz, podem indicar intoxicação por drogas ou doença do sistema nervoso central.

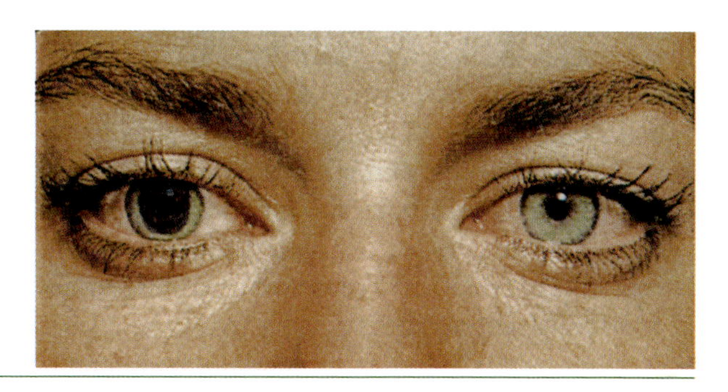

Fig. 9.8 – *Pupilas de tamanho desiguais – anisocóricas.*

3ª Etapa – Abordagem Secundária

Somente iniciar o exame secundário após completar o exame primário, tendo identificado e controlado todas as alterações que levam a risco de morte. Pacientes com instabilidade em qualquer etapa do ABC devem ser rapidamente imobilizados e transportados para receber o tratamento definitivo no hospital – sendo contraindicado perder tempo no local para proceder ao exame secundário.

O objetivo do exame secundário é procurar lesões não identificadas no exame primário. No ambiente externo, as roupas da vítima serão removidas para expor lesões sugeridas por suas queixas ou reveladas pelo exame segmentar, respeitando seu pudor no ambiente público. Dentro da ambulância, é fundamental a remoção de roupas o quanto for necessário e expor o corpo do paciente para buscar lesões e hemorragias sugeridas pelo mecanismo de trauma e na avaliação inicial. Entretanto, deve-se ter especial cuidado para prevenir hipotermia no paciente, que pode ser prejudicial e agravar o quadro do paciente.

A melhor maneira de remoção das roupas é cortar conforme indicado na Fig. 9.9.

Manter a vítima aquecida durante todo exame e transporte. Hipotermia é um problema grave e pode piorar o quadro.

> ***Atenção:***
> - *Durante a abordagem secundária, reavalie o ABCD quantas vezes forem necessárias, principalmente em vítimas inconscientes.*
> - *Durante toda a abordagem da vítima (primária e secundária), o controle cervical deve ser mantido até que seja afastada a possibilidade de trauma na coluna.*

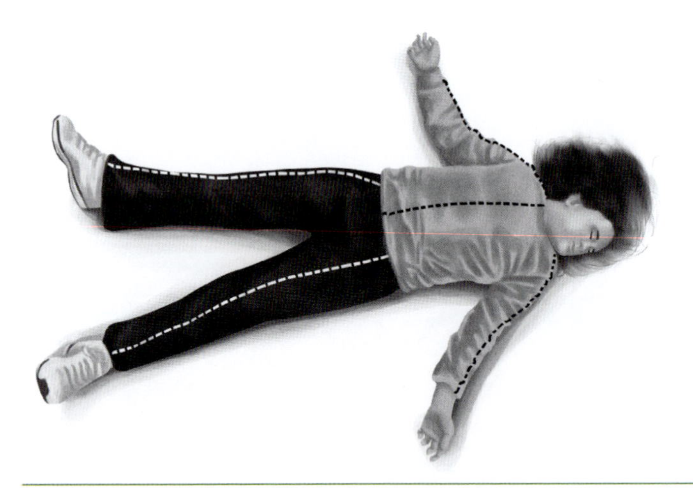

Fig. 9.9 – *Linhas pontilhadas indicam a linha de corte das roupas.*

Abordagem Secundária

Examinar todos os segmentos do corpo, sempre na mesma ordem (exame segmentar): crânio, face, pescoço, tórax, abdome, quadril, membros inferiores, membros superiores e dorso. Procurar lesões e correlacionar com demais sinais e sintomas do paciente. O exame deve ser realizado com cautela (evitar muita pressão) para não agravar lesões preexistentes. O socorrista deve manter contato verbal com o paciente durante todo exame, perguntando qual região do corpo que dói e explicando procedimentos que são realizados.

Nessa fase, realizar:

- *Inspeção (ver)*: cor da pele em todas as partes do corpo, sudorese, simetria entre os dois lados, alinhamento, distensão abdominal, inchaço/aumento de volume em alguma região, deformidade, hemorragia ou áreas de hematoma, queimaduras e ferimentos.
- *Palpação (sentir)*: palpar todo segmento ósseo e mover as extremidades em busca de movimentos anormais, deformidade, crepitação, rigidez muscular, flacidez anormal; checar a temperatura da pele e ficar atento ao doente caso demonstre evidência de sensibilidade/dor. Palpar todos os pulsos – centrais e periféricos.
- *Ausculta (ouvir)*: respiração (sons anormais durante a respiração), auscultar tórax (precórdio e campos pleuropulmonares e observar se são iguais dos dois lados).

Exame Segmentar

Cabeça

Examinar todo o crânio e face. Lembrar de manter o controle cervical (cabeça fixa). Observar coloração da pele, buscar ferimentos, deformidades, fraturas, assimetria óssea, alterações nos olhos, hemorragia ou outras anormalidades.

- Palpar couro cabeludo, ossos do crânio e da face, incluindo as órbitas em busca de dor, crepitação ou mobilidade óssea anormal. Durante o exame da cabeça o socorrista deve estar atento à luva, se aparece com manchas de sangue.
- Verificar novamente as pupilas (tamanho, simetria, reação à luz).
- Inspecionar sinais de hemorragia e liquorragia pelo nariz e ouvidos, hematoma retroauricular (sugestivo de fratura de coluna cervical alta ou base de crânio).
- Observar simetria da face e presença de corpos estranhos (lentes de contato e próteses dentárias móveis), eventualmente remanescentes, que devem ser retirados.

Pescoço

O exame do pescoço visa a identificar ferimentos, hematomas, deformidades, hemorragias etc.

- Inspecionar o alinhamento da traqueia e a simetria do pescoço. A palpação da região anterior do pescoço pode revelar lesão de traqueia, laringe ou pulmão (enfisema subcutâneo). Buscar crepitação em cartilagem tireoide e palpar musculatura bilateral.

- Inspecionar as veias jugulares: se ingurgitadas com paciente politraumatizado grave, preocupar-se com lesão intratorácica grave (derrame de sangue no pericárdio, impedindo os movimentos normais do coração: hemopericárdio com tamponamento cardíaco).
- Palpar as artérias carótidas separadamente.
- Palpar delicadamente a coluna cervical, verificando presença de dor, alinhamento, aumento de volume, crepitação e rigidez muscular. A presença de sinais e sintomas na coluna cervical, especialmente se acompanhada de déficit neurológico, alerta o socorrista para incrementar os cuidados de controle da coluna cervical para evitar qualquer movimentação que possa agravar a lesão do paciente.
- Completado o exame do pescoço, o colar cervical pode ser colocado; exceto se afastada qualquer suspeita de lesão de coluna cervical baseada em critérios diagnósticos bem estabelecidos, caso em que o controle manual pode ser dispensado.

Tórax

- Inspecionar a caixa torácica (face anterior e lateral) buscando qualquer sinal de ferimentos abertos ou fechados, assimetria anatômica e funcional da respiração (retração anormal e desigual de hemitórax), respiração paradoxal. Observar ferimentos penetrantes que estiverem abaixo da linha do diafragma (4º espaço intercostal anterior EIC, 6º lateral EIC e 8º posterior EIC) e que podem atingir abdome.
- Palpar separadamente as clavículas, buscando dor, deformidade e crepitação.
- Palpar os arcos costais e o esterno em busca de dor, rigidez muscular, deformidade, flacidez, crepitação e enfisema subcutâneo. Examinar até a linha axilar posterior.
- Realizar ausculta pulmonar e cardíaca (competência do médico), buscando diminuição ou ausência de murmúrios vesiculares (pneumotórax hipertensivo ou hemotórax).

Abdome

- Inspecionar toda a região do abdome à procura de escoriações/abrasões e equimoses, abaulamento. Procurar por marca deixada pelo cinto de segurança mal posicionado, indicativo de lesões internas em vísceras ocas.
- Palpar delicadamente os quatro quadrantes e a região periumbilical, buscando por dor, distensão, rigidez de parede ou massas. Na evidência de dor ou desconforto do paciente, suspender o exame abdominal e já considerar suspeita de trauma abdominal.

Pelve

- Inspecionar a pelve à procura de lesões, ferimentos ou fraturas visíveis. O socorrista deve ficar atento a fraturas em pelve porque podem provocar grandes hemorragias internas.

- Afastar e aproximar delicadamente as asas ilíacas em relação à linha média, analisando mobilidade anormal e produção de dor. Palpar o púbis no sentido anteroposterior, da mesma forma. Esse exame deve ser realizado somente uma vez, e se houver qualquer evidência de dor ou instabilidade, suspender o exame porque a movimentação pode agravar lesões e hemorragias internamente.
- A região genital somente será avaliada no pré-hospitalar se houver sintoma ou sinal ou sugestivo de lesão ou indicação pelo mecanismo de trauma. Ficar atento a queixa de dor ou hemorragia no local.

Membros Inferiores

- Inspecionar e palpar da raiz das coxas até os pés. Observar ferimento, alinhamento, deformidade, flacidez, rigidez e crepitação. Cortar a roupa no local em que suspeitar de ferimento ou fratura, retirar calçados e meias. Examinar a mobilidade articular ativa e passiva. Executar movimentos suaves e firmes de flexão, extensão e rotação de todas as articulações. Palpar pulsos em tornozelos e pés. Testar sensibilidade, motricidade e enchimento capilar.

Membros Superiores

- Inspecionar e palpar dos ombros às mãos. Observar ferimento, alinhamento, deformidade, flacidez, rigidez e crepitação. Cortar a roupa no local em que se suspeitar de ferimento ou fratura. Palpar os pulsos radiais. Testar a mobilidade ativa e passiva. Executar movimentos suaves e firmes de flexão, extensão e rotação de todas as articulações. Testar a simetria da força muscular nas mãos. Verificar sensibilidade e enchimento capilar.
- Sempre que identificar, ou mesmo suspeitar de fratura em extremidades, proceder à imobilização do membro. Depois de imobilizado, testar o pulso e a sensibilidade da extremidade. Da mesma forma, qualquer ferimento deve ser coberto e a hemorragia, contida.

Dorso

- Realizar a manobra de rolamento a 90° para examinar o dorso, aproveitando para posicionar o paciente sobre a tábua após o exame. Inspecionar o alinhamento da coluna vertebral e a simetria das duas metades do dorso. Palpar a coluna vertebral em toda a extensão, à procura de dor, edema, hematoma e crepitação.
- Após completar o exame, executar curativos nos ferimentos maiores conforme prioridade, imobilizações das fraturas se ainda não realizadas e outros procedimentos necessários enquanto coloca o paciente na prancha longa ou durante o transporte. Monitorizar condições do paciente e rever o ABC com foco em manter a permeabilidade das vias aéreas e a ventilação, ofertar O_2, reposição volêmica, quando indicada, e manter o paciente aquecido.

- Durante todo o exame segmentar, manter-se atento aos sinais de dor ou às modificações das condições constatadas na abordagem primária do paciente.
- Finalizar a avaliação secundária verificando sinais vitais – pressão arterial, frequências cardíaca e respiratória, além da oximetria e escalas de coma e trauma.

4ª Etapa – Sinais Vitais, Oximetria de Pulso e Escala de Coma (Glasgow)

Sinais Vitais

Consiste na verificação dos dados vitais: pressão arterial, frequência de pulso, frequência respiratória e temperatura – devem ser monitorizados continuamente, sendo o intervalo de tempo definido conforme o quadro clínico e a gravidade do doente – ver Capítulo 8. No paciente grave, os dados vitais devem ser monitorizados a cada 3 a 5 min.

A monitorização dessa etapa é complementada pela oximetria de pulso e escala de coma.

Oximetria de Pulso

Monitorizar a saturação de oxigênio por meio do oxímetro de pulso é importante no atendimento pré-hospitalar. Fornecer oxigênio suplementar para manter saturação de O_2 acima de 94%. Caso ocorra queda da saturação de O_2, todo exame primário deve ser repetido para identificar a causa da hipóxia. Saturação baixa persistente indica necessidade de transporte rápido ao hospital.

Escala de Coma de Glasgow com Resposta Pupilar (ECG-P)

A escala de coma de Glasgow originalmente analisava o paciente nos parâmetros de abertura ocular, resposta verbal e motora. Para cada item, existe uma "pontuação" conforme o tipo de resposta possível. Ao término da análise, obtém-se a soma dessa pontuação, que se relaciona com o nível de consciência do paciente.

Abertura Ocular

Espontânea	4 pontos	Olhos abertos espontaneamente, com movimentos normais.
À voz	3 pontos	Olhos fechados, que só se abrem mediante um estímulo verbal (não necessariamente à ordem de "abra os olhos").
À dor	2 pontos	Olhos fechados, que só se abrem mediante estímulo doloroso.
Ausente	1 ponto	Não abre os olhos.

Resposta Verbal

É impossível avaliar resposta verbal de vítima que não possa falar (trauma de face ou intubação orotraqueal). Nesse caso, registrar a impossibilidade em formulário próprio.

Avaliar a resposta verbal da seguinte maneira:

Orientada	5 pontos	Consegue descrever quem é, o que aconteceu etc.
Confusa	4 pontos	Responde às perguntas, mas não sabe descrever quem é, onde está ou o que aconteceu.
Palavras desconexas	3 pontos	Diz palavras isoladas e sem sentido, não conseguindo formar frases completas.
Sons ininteligíveis	2 pontos	Não consegue sequer articular palavras, emitindo apenas murmúrios ou grunhidos.
Ausente	1 ponto	Não emite qualquer som vocal.

Resposta Motora

Considerar sempre a melhor resposta motora observada, embora ela possa ser isolada (em apenas uma extremidade).

Obedece a comandos	6 pontos	É capaz de executar movimentos mediante solicitação verbal, do tipo "mova a mão", "levante a perna".
Movimento apropriado à dor	5 pontos	Consegue localizar a região onde está sendo estimulado dolorosamente e tenta remover a mão do examinador para impedi-lo.
Retirada à dor	4 pontos	Localiza o estímulo doloroso e tenta escapar dele, retirando a região estimulada.
Flexão anormal	3 pontos	Ao ser estimulado, flexiona as extremidades superiores (e estende as extremidades inferiores), assumindo a chamada "atitude de decorticação".
Extensão anormal	2 pontos	Ao ser estimulado, estende as extremidades superiores e inferiores, assumindo a chamada "atitude de descerebração" (Fig. 9.10).
Ausência de resposta	1 ponto	

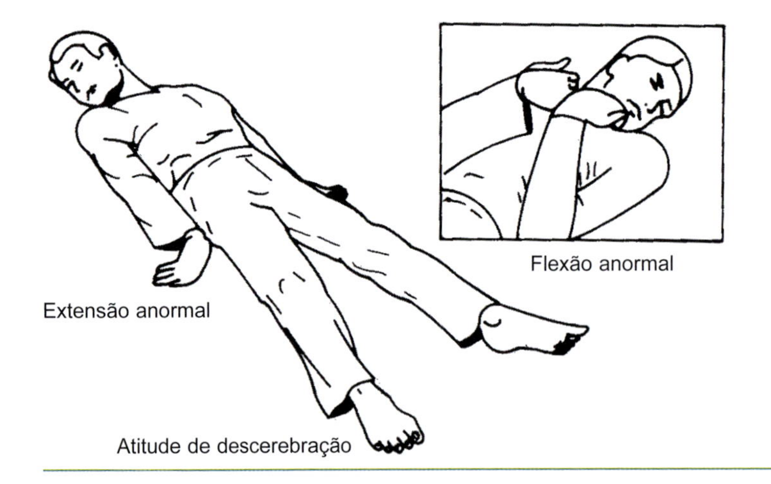

Fig. 9.10 – *Atitudes de decorticação e descerebração.*

A escala de coma de Glasgow passou por uma atualização com o objetivo de dar mais precisão ao resultado do exame. Houve o acréscimo da resposta pupilar, que confere maior assertividade ao prognóstico após um traumatismo cranioencefálico, incluindo a probabilidade de morte. É a escala de coma de Glasgow com resposta pupilar (ECG-P).

A reatividade pupilar deve ser verificada após a avaliação dos três outros fatores da escala de Glasgow, e o resultado deve ser subtraído do valor obtido anteriormente com o somatório desses três parâmetros (abertura ocular, resposta motora e resposta verbal).

As notas atribuídas à reatividade pupilar do paciente seguem na tabela abaixo:

Reatividade pupilar	*Resultado do exame*	*Subtração do valor anterior*
Inexistente	Nenhuma pupila reage à luz	2 pontos
Parcial	1 pupila reage à luz	1 ponto
Completa	2 pupilas reagem à luz	0 (zero)

Interpretação

Portanto, o valor obtido com os três primeiros parâmetros é submetido ao resultado da resposta do exame pupilar. Como exemplo, um paciente que teve um resultado de 6 pontos no somatório das três primeiras tabelas (abertura ocular, resposta verbal e resposta motora) e não apresenta nenhuma resposta ao estímulo luminoso (as duas pupilas não reagem ao estímulo luminoso), terá uma redução de 2 pontos, com um valor final na ECG-P de 4 pontos.

Um paciente está em coma quando não abre os olhos, não obedece a comandos e não fala. Assim, toda vítima com pontuação menor ou igual a 8 está em coma. Vítima com pontuação maior que 8 não está em coma; a maioria com 8 na escala está em coma.

- TCE grave: escala de coma menor ou igual a 8.
- TCE moderado: escala de coma entre 9 e 13.
- TCE leve: escala de coma entre 14 e 15.

O registro evolutivo do quadro neurológico tem grande valor. A vítima que não apresente alterações neurológicas em um dado momento, mas que passe a apresentá-las progressivamente, seguramente estará em situação mais grave que outra, cujo exame inicial tenha mostrado algumas alterações que permaneçam estáveis no tempo.

Escala de Trauma Revisada – ETR

A escala de trauma é um sistema de mensuração fisiológica para correlacionar a gravidade do trauma e a mortalidade. Consiste em três referências: a Escala de Coma de Glasgow, a pressão arterial sistólica e a frequência respiratória. Entretanto, os últimos estudos demonstram uma inconsistência do escore atribuído a ETR e índice preditivo de mortalidade, especialmente variável conforme o tipo de trauma do paciente, por exemplo, se trauma contuso × trauma penetrante. Mais estudos serão necessários, alguns já sugerindo inclusão de novos parâmetros para melhorar sua assertividade.

5ª Etapa – Passado Clínico

Ao final do atendimento inicial, o socorrista deve obter informações gerais sobre o histórico clínico do doente e que são fundamentais para o tratamento e que devem ser registradas na ficha de atendimento e repassadas para a equipe do hospital (Fig. 9.11).

Para facilitar a memorização das informações básicas necessárias, utilizar o método mnemônico SAMPLE:

- **S** – sintomas principais que o paciente apresenta: dispneia, dor, parestesia (formigamento).
- A – alergia. Tem algum histórico de alergia conhecido? Medicamento? Contraste?
- M – medicamentos em uso regular.
- P – histórico de doenças prévias ou cirurgias realizadas.
- L – líquidos. Tempo decorrido desde a última ingestão de líquidos ou alimentos?
- E – evento prévio: queda, violência interpessoal, imersão em líquido, colisão de veículos etc.

Todas as lesões que colocam a vida em risco devem ser tratadas já na abordagem primária. Demais procedimentos para tratamento das lesões encontradas serão detalhados nos capítulos correspondentes.

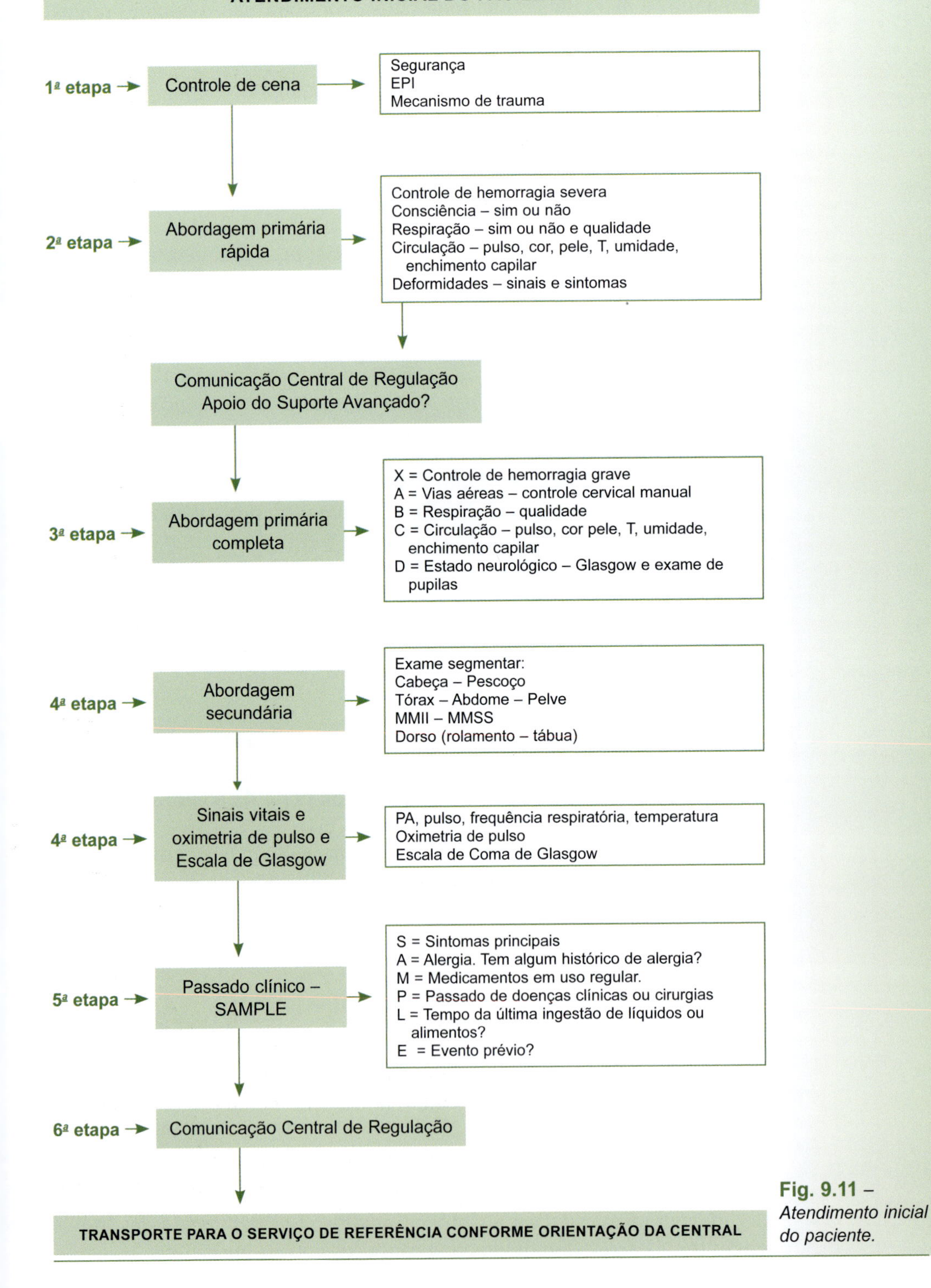

Fig. 9.11 – *Atendimento inicial do paciente.*

10

Vias Aéreas

Beatriz Ferreira Monteiro Oliveira
Misael de Araújo

INTRODUÇÃO

O atendimento pré-hospitalar de urgência a qualquer paciente tem por objetivo prestar suporte básico e avançado à vida iniciando com a avaliação de vias aéreas (A), após rápida verificação do mecanismo de trauma, das condições de segurança no local e do controle de hemorragia. Esse processo, denominado avaliação primária ou ABCD, prioriza a abordagem das vias aéreas que, se estiverem comprometidas, de imediato afetam as funções vitais – respiração (B) e circulação (C).

Um processo de pensamento organizado e condicionado referente aos passos da avaliação primária impedirá o socorrista de ter sua atenção voltada para alterações mais evidentes e menos prementes, como ferimentos e fraturas, não percebendo alterações nas vias aéreas, principalmente em se tratando de vítima inconsciente.

A causa mais frequente de obstrução nas vias aéreas em vítimas de trauma é a inconsciência, provocando o relaxamento da língua, que se projeta contra a orofaringe (fundo da garganta), impedindo a passagem de ar das vias aéreas superiores para as inferiores (Fig. 10.4A) quando em decúbito dorsal.

A avaliação e o controle das vias aéreas se fazem mediante condutas rápidas e simples sem exigir inicialmente qualquer equipamento, bastando a aplicação de técnicas manuais de controle e de desobstrução de vias aéreas, não as retardando pela espera de equipamentos e/ou pessoal.

A restauração e a manutenção da permeabilidade de vias aéreas nas vítimas de trauma são essenciais para garantir oxigenação adequada dos tecidos e evitar ou reduzir a probabilidade de danos cerebrais.

ASPECTOS ANATÔMICOS

As vias aéreas têm como função principal conduzir o ar entre o meio ambiente e os pulmões (alvéolos pulmonares), proporcionando a entrada de ar filtrado, aquecido e rico em oxigênio, assim como a saída de ar rico em dióxido de carbono, participando, dessa forma, do processo da respiração.

As vias aéreas são divididas em:

Superiores (Fig. 10.1)

- Cavidade nasal (nariz).
- Cavidade oral (boca).
- Faringe:
  - Nasofaringe.
  - Orofaringe.
  - Hipofaringe.
- Laringe.

O acesso às vias aéreas superiores é direto e sua visualização é quase completa, exceto pela nasofaringe (região posterior à cavidade nasal e posterossuperior à úvula – *campainha*) e pela hipofaringe (região posterior à base da língua, imediatamente acima das aberturas de esôfago e laringe) (Fig. 10.1).

As vias aéreas superiores terminam na laringe, com a epiglote, estrutura que protege a abertura das vias aéreas inferiores, obstruindo-as durante o reflexo da deglutição. Seu acesso e visualização dependem do procedimento médico denominado laringoscopia.

Inferiores (Fig. 10.2)

- Traqueia.
- Brônquios/bronquíolos.
- Pulmões/alvéolos pulmonares.

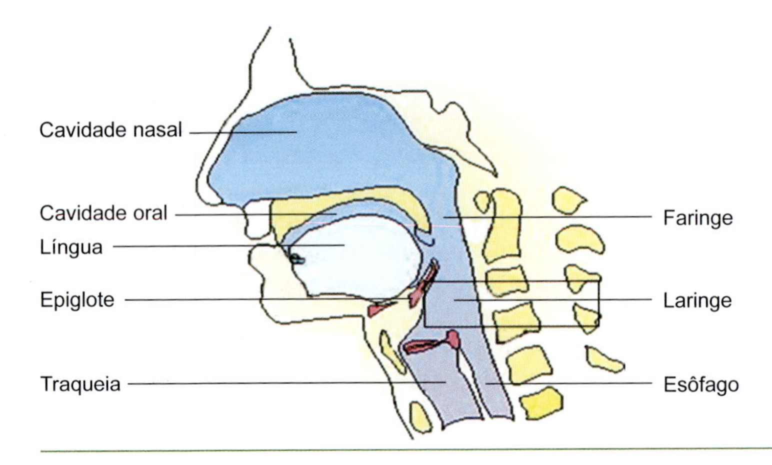

Fig. 10.1 – *Vias aéreas superiores.*

No interior do tórax, a traqueia se divide em dois tubos: o brônquio principal direito e o brônquio principal esquerdo, que se dirigem ao pulmão direito e esquerdo, respectivamente. A região da bifurcação traqueal é denominada carina. Esses brônquios, por sua vez, vão se subdividindo em ramificações cada vez menos calibrosas, até formarem os bronquíolos, que são última parte das vias aéreas antes dos alvéolos. Nos alvéolos pulmonares ocorre a troca gasosa.

OBSTRUÇÃO DE VIAS AÉREAS

Conceito

Entende-se por obstrução de vias aéreas toda situação que impeça total ou parcialmente o trânsito do ar ambiente até os alvéolos pulmonares.

As vias aéreas podem ser comprometidas direta ou indiretamente por mecanismos distintos, sendo os principais numerados a seguir.

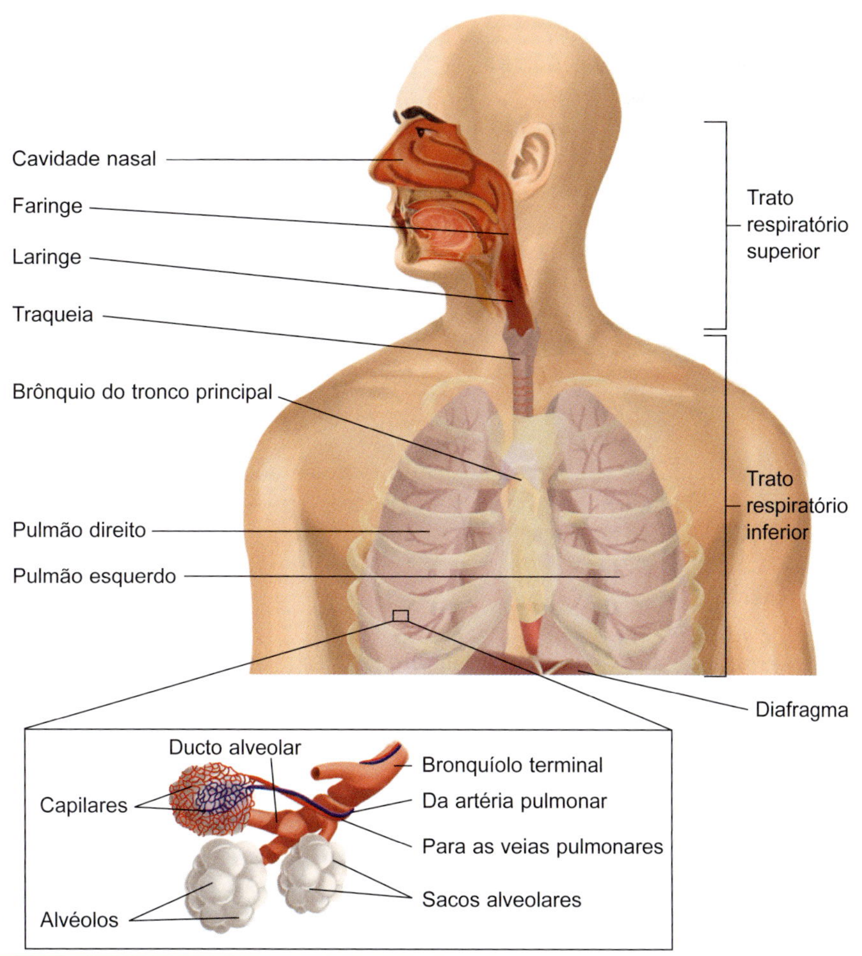

Fig. 10.2 – *Vias aéreas inferiores.*

Principais Causas de Obstrução de Vias Aéreas

Inconsciência

A diminuição do nível de consciência provoca o relaxamento da língua que cai sobre a hipofaringe, obstruindo a passagem de ar. Como consequência, facilita o refluxo do conteúdo gástrico e predispõe à broncoaspiração (Fig. 10.4B). Geralmente é ocasionada por situações clínicas e traumatismo cranioencefálico. O abuso de álcool e de outras drogas também altera o nível de consciência, predispondo à obstrução de vias aéreas não apenas por queda da língua, mas também por vômitos, frequentes nessas situações. Em todo paciente inconsciente, é importante tomar medidas para prevenir essa situação.

Choque Hipovolêmico

A perda sanguínea superior a 50% da volemia pode causar inconsciência com as mesmas consequências citadas no item anterior.

Trauma Direto sobre Vias Aéreas

Decorrente de sangramento no interior das vias aéreas, compressão externa das mesmas por edema e/ou hematomas, fraturas da árvore laringotraqueobrônquica, broncoaspiração de dentes fraturados etc.

Queimaduras em Vias Aéreas

Produzem inflamação e edema de glote e de vias aéreas inferiores, obstruindo a passagem de ar.

Corpo Estranho em Vias Aéreas

Prótese dentária, chicletes, balas, alimentos e pequenos objetos resultantes do acidente (pedaços de vidros, pedras), podem causar obstrução de vias aéreas em diferentes níveis.

Afogamento

Produz espasmo de glote e/ou aspiração de líquido.

Independentemente do mecanismo causador da obstrução das vias aéreas, ocorrerá hipoventilação e hipóxia, conforme pode ser visto na Fig. 10.3.

AVALIAÇÃO DE VIAS AÉREAS

A primeira etapa do atendimento a qualquer paciente é assegurar a permeabilidade de vias aéreas. Quando na abordagem inicial o paciente está consciente e responde adequadamente ao socorrista, isso permite

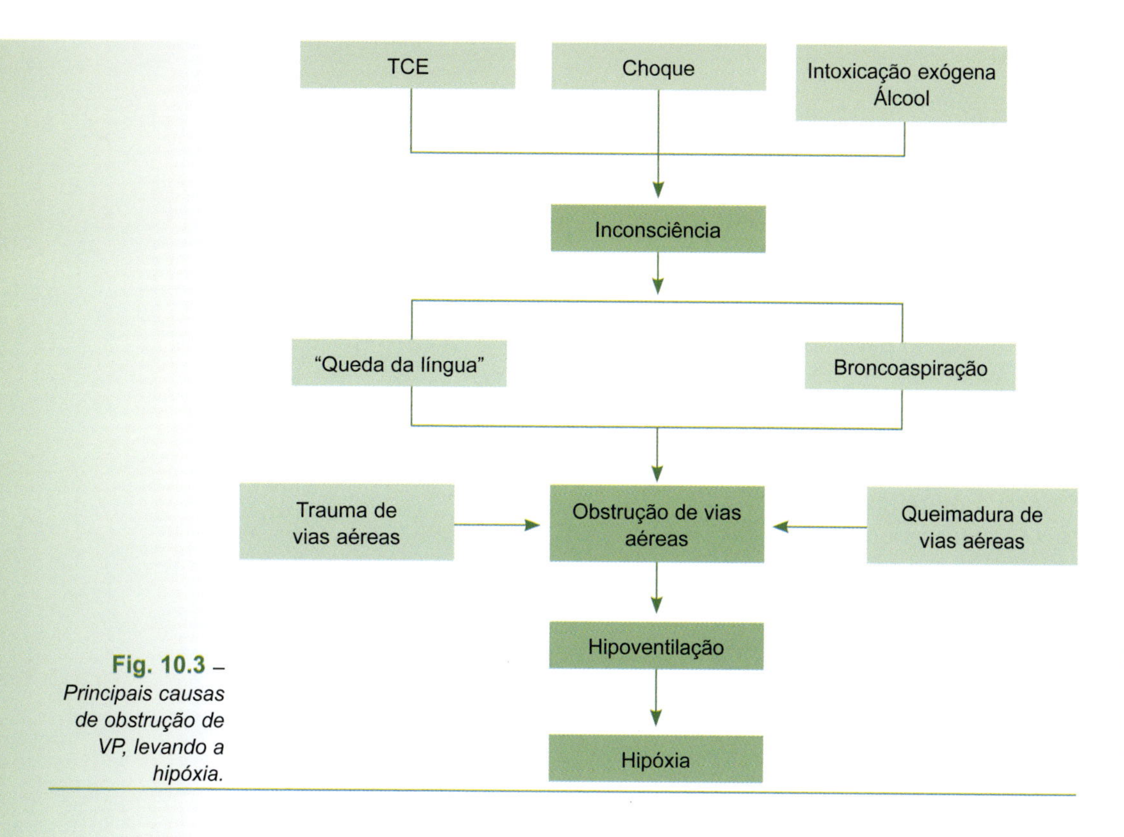

Fig. 10.3 – *Principais causas de obstrução de VP, levando a hipóxia.*

supor que vias aéreas estão abertas. Basta prevenir futuras obstruções, pesquisando sobre alimentos na boca, próteses dentárias etc. que devem ser removidos.

A presença de ruídos respiratórios alerta o socorrista sobre a possibilidade de obstrução parcial de vias aéreas geralmente por queda da língua, sangue, vômito ou corpo estranho. Observar a cavidade oral e, se necessário, realizar aspiração do conteúdo líquido da cavidade oral (sangue, vômito) ou remoção digital de corpo estranho (dentes quebrados, próteses etc.), sempre utilizando luvas. Pode ser necessário repetir esse procedimento mais vezes.

Paciente com restrição do movimento do tórax na ventilação e com esforço excessivo para respirar também deve alertar sobre a possibilidade de obstrução de vias aéreas.

MÉTODOS DE CONTROLE DE VIAS AÉREAS

Existem diversos métodos de controle de vias aéreas; para sua utilização é fundamental manter a cabeça do paciente em posição neutra para evitar agravo de lesão de coluna cervical até que seja afastada esta possibilidade.

Os métodos de controle de vias aéreas são de três tipos:

Manual

- Manobra de tração da mandíbula.
- Manobra de inclinação da cabeça e elevação do queixo.

Mecânico

- Básico:
  - Cânula orofaríngea.
  - Cânula nasofaríngea.
- Avançado:
  - Intubação endotraqueal.
- Alternativo:
  - Obturador esofágico.
  - Combitube.
  - Máscara laríngea.

Cirúrgico

- Cricotireoidostomia.
- Traqueostomia.

Manual

Quando o socorrista utiliza as mãos para abrir as vias aéreas do paciente. A causa mais comum de obstrução de vias aéreas é a inconsciência de qualquer natureza e, na maioria das vezes, os métodos manuais conseguem promover e manter a permeabilidade das vias aéreas (Fig. 10.4A e B) mantendo a cabeça em posição neutra. Estes métodos não exigem nenhum equipamento específico e são relativamente fáceis de serem realizados e muito eficazes.

Manobra de Tração da Mandíbula

Tração da mandíbula é a manobra de escolha nas vítimas com suspeita de fratura de coluna cervical, pois pode ser realizada mantendo-se a coluna cervical em posição neutra (Fig. 10.5).

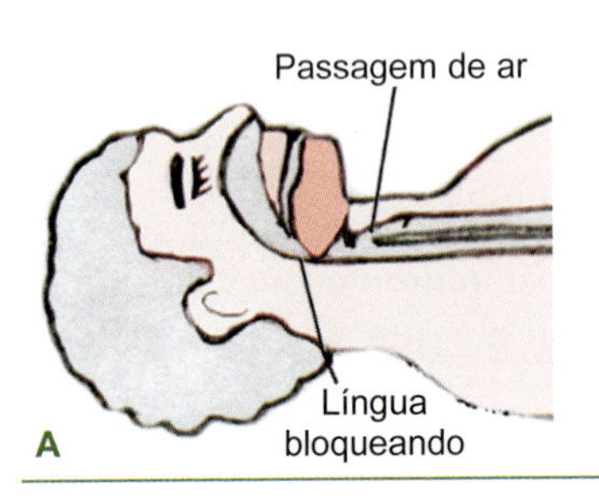

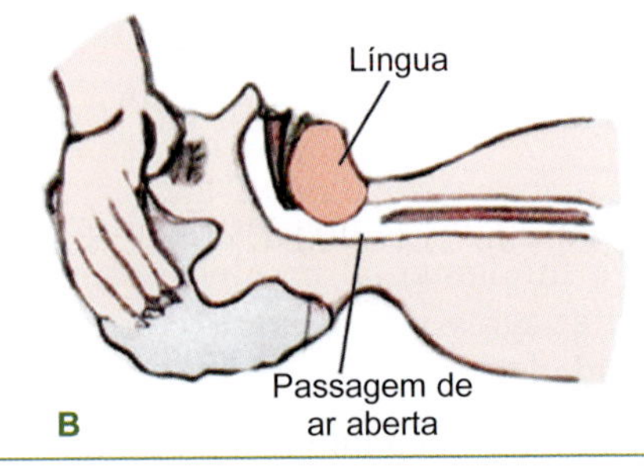

Fig. 10.4 – A e B. *Obstrução e desobstrução de vias aéreas.*

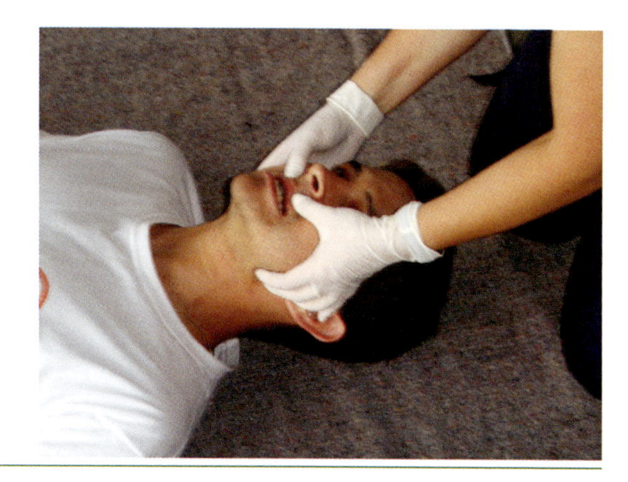

Fig. 10.5 – *Manobra de tração da mandíbula.*

- Posicionar-se atrás da cabeça da vítima.
- Colocar os dedos indicador e médio atrás do ângulo da mandíbula bilateralmente, mantendo as mãos firmes em cada lado da face.
- Polegares fixados na região do maxilar, logo acima do lábio superior.
- Exercer força suficiente para projetar a mandíbula para frente (superiormente).

Essa técnica tem como vantagem o fato de não mobilizar a coluna cervical, visto que promove a desobstrução das vias aéreas projetando a mandíbula anteriormente, deslocando também a língua.

Como desvantagem, é tecnicamente mais difícil de executar se comparada à manobra de elevação do queixo (citada a seguir), além de não permitir que o socorrista (estando sozinho) continue a avaliação da vítima, já que estará com as duas mãos envolvidas na manutenção da manobra.

Se houver dificuldade na abertura de vias aéreas com essa manobra, o socorrista pode lançar mão da manobra de inclinação da cabeça e elevação do queixo, mesmo na vítima de trauma, já que a permeabilidade de vias aéreas é prioridade para garantir a vida do paciente (ILCOR 2005).

Manobra de Elevação do Queixo

Elevação do queixo: manobra mais utilizada, fácil e efetiva (Fig. 10.6).

- Com uma das mãos, pressionar a testa da vítima, inclinando a cabeça levemente para trás (tentar não hiperestender o pescoço nas vítimas de trauma, pelo risco de fratura de coluna cervical e lesão medular).
- Posicionar os dedos da outra mão sob o queixo (submentoniana) e o polegar, logo abaixo do lábio inferior (ou se necessário no assoalho da cavidade oral), pinçando e tracionando a mandíbula para cima. Não aplicar pressão excessiva nas partes moles sob o queixo, que poderão obstruir as vias aéreas.
- Manter a boca da vítima aberta.

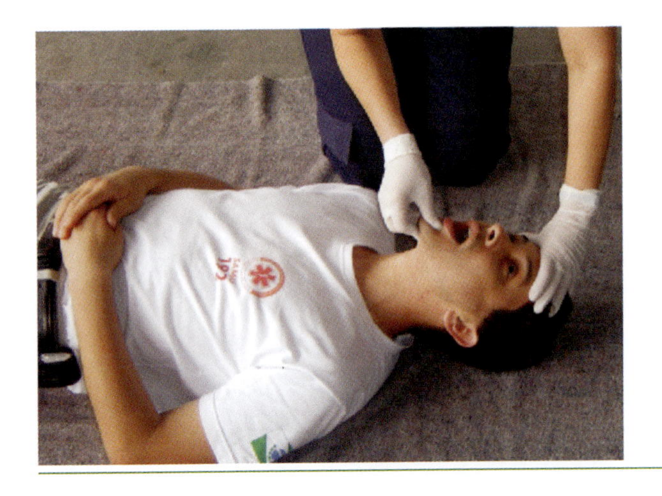

Fig. 10.6 – *Manobra de inclinação da cabeça e elevação do queixo.*

Essa manobra tem como vantagem ser tecnicamente mais fácil de se executar se comparada à anterior; o socorrista, mesmo sozinho, consegue manter a manobra, sem perder o controle cervical.

Entretanto, variações anatômicas de alguns pacientes impedem a abertura manual de vias aéreas sem hiperextender a cabeça. Nesses casos, o socorrista pode lançar mão da manobra com alguma hiperextensão da cabeça (suficiente para abrir as vias aéreas), mesmo na vítima de trauma, já que a permeabilidade de vias aéreas é prioridade para garantir a vida do paciente. Felizmente são situações de exceção.

Após a realização de qualquer das manobras manuais, o socorrista deve observar novamente a cavidade oral e, caso visualize um corpo estranho facilmente acessível, este deve ser removido. Em caso de obstrução por líquidos, promover o rolamento a 90° mantendo o alinhamento da coluna vertebral ou aspiração, se disponível.

Mecânico

Básico

Cânula Orofaríngea

Também conhecida como cânula de Guedel, é destinada a manter pérvia a via aérea superior em vítimas inconscientes e indicada quando as manobras manuais são insuficientes para abrir e manter as vias aéreas pérvias (Fig. 10.7). É um dispositivo confeccionado geralmente por plástico, com um corpo curvo que mantém um canal de ar e uma extremidade circular. O objetivo é manter as estruturas moles das vias aéreas superiores afastadas da faringe posterior, desobstruindo a passagem de ar.

Entretanto, se introduzida em vítima consciente ou semiconsciente, pode produzir vômito ou laringoespasmo; assim, se o paciente apresentar reflexos de tosse e náusea, a cânula de Guedel está contraindicada. É necessário cuidado na colocação da cânula, porque a inserção incorreta

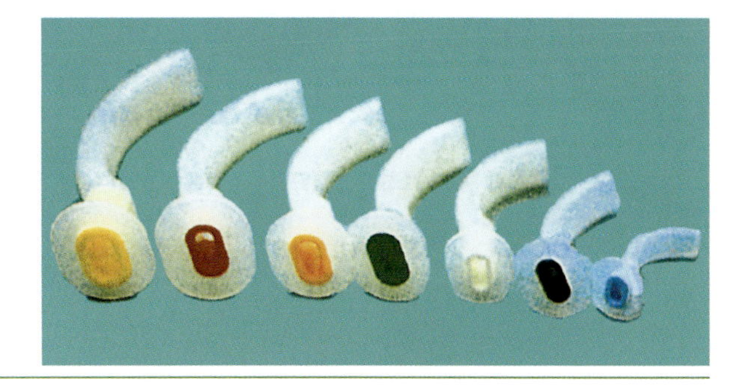

Fig. 10.7 – *Cânulas de Guedel.*

pode empurrar a língua para trás, na faringe, e produzir obstrução de via aérea. Essa situação é manifestada por troca insuficiente de ar e o paciente apresenta tosse ineficaz e fraca, ruídos respiratórios estridentes, dificuldade respiratória acentuada e até mesmo cianose (cor azulada de pele, unhas e lábios).

A cânula orofaríngea está disponível em medidas para recém-natos, crianças e adultos.

O melhor modo de identificar o tamanho adequado da cânula é segurá-la ao lado da face da vítima, com a extremidade inferior tocando o ângulo da mandíbula, logo abaixo do lóbulo da orelha; e estender a outra extremidade até a comissura labial (Fig. 10.8).

Inserir a cânula com a concavidade para cima, dirigindo sua extremidade para o palato duro (*céu da boca*), logo atrás dos dentes incisivos superiores. Não permitir que a cânula toque o palato, aplicando um movimento de rotação helicoidal de 180° (em parafuso) sobre ela mesma, posicionando-a sobre a língua. Um abaixador de língua pode ser útil para impedir que a cânula empurre a língua para trás durante sua inserção.

Em crianças pequenas, a cânula de Guedel é inserida diretamente sobre a língua, com a concavidade para baixo, sem a rotação de 180°. Dessa forma, evita-se traumatizar dentes e palato (Fig. 10.9).

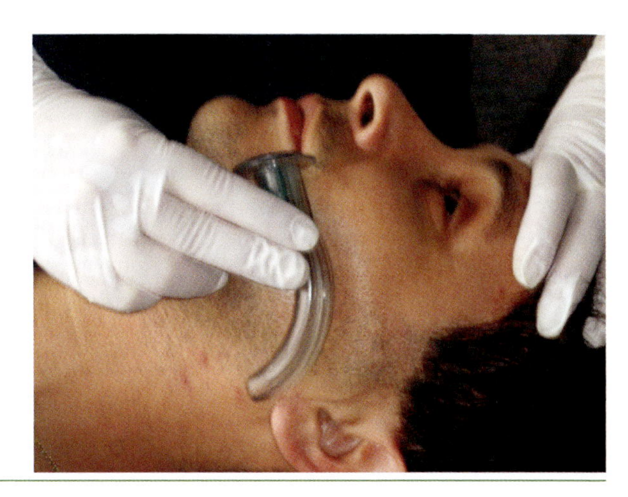

Fig. 10.8 – *Tamanho adequado da cânula.*

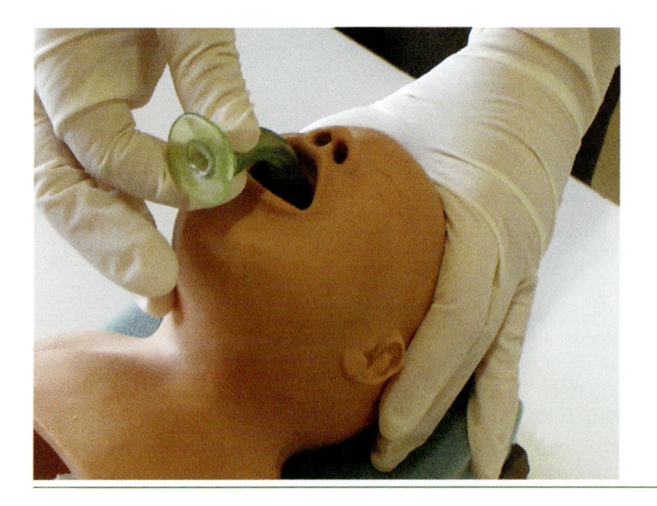

Fig. 10.9 – *Guedel em criança.*

Cânula Nasofaríngea

É um dispositivo confeccionado em látex, mais flexível e de menor diâmetro do que a cânula orofaríngea, em virtude de sua inserção ser através da cavidade nasal. Bem lubrificada, deve-se introduzi-la gentilmente em uma das narinas (naquela que aparentemente não esteja obstruída) e delicadamente posicioná-la até a orofaringe. A cânula nasofaríngea é preferível à orofaríngea na vítima consciente ou quando é impossível a colocação da cânula orofaríngea (trismo, trauma grave na boca ou reflexo nauseoso acentuado). É mais bem tolerada e menos propensa a induzir vômitos. Durante a inserção, se houver obstáculo à progressão da cânula, interromper o procedimento e tentar colocá-la através da outra narina.

Disponível em vários tamanhos, o apropriado é medido da ponta do nariz ao lóbulo da orelha.

Com qualquer dos dois dispositivos acima é possível adaptar a bolsa válvula-máscara para ventilar o paciente que não apresenta troca de ar adequada ou mesmo oxigenar o paciente por meio de máscara facial bem ajustada.

Avançado

Procedimentos de maior complexidade e que devem ser considerados sempre que os métodos manuais e mecânicos básicos não são suficientes para manter as vias aéreas permeáveis. Exigem maior treinamento e habilidade para sua utilização – alguns de utilização exclusiva do profissional médico.

Intubação Endotraqueal

Procedimento médico que se define como via aérea definitiva, a partir da inserção de cânula endotraqueal por via oral ou nasal. É o meio mais

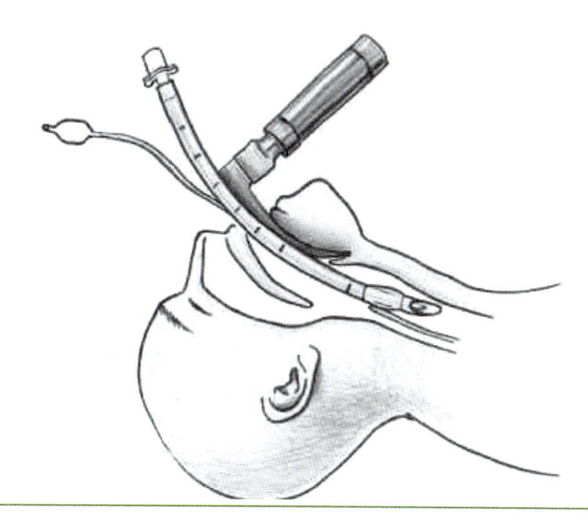

Fig. 10.10 – *Intubação endotraqueal.*

efetivo de proteção de vias aéreas contra aspiração e permite uma ventilação pulmonar adequada (Fig. 10.10). Exige habilidade e experiência do profissional médico, especialmente considerando as condições adversas no atendimento pré-hospitalar.

Esse procedimento está indicado quando não se consegue manter via aérea permeável por outros métodos ou se pretende proteger as vias aéreas inferiores contra a aspiração de sangue ou vômito. O tubo endotraqueal pode ser inserido pela boca ou nariz. A intubação nasotraqueal é tecnicamente mais difícil que a orotraqueal e está indicada quando paciente respira e/ou mantém reflexo do vômito.

Assim, consegue-se manter melhor ventilação do paciente, utilizando balão autoinflável (ambu) ou respirador enriquecido com oxigênio. Também permite a administração de alguns medicamentos através da cânula.

Para a realização da intubação endotraqueal é importante ter à mão um aspirador com cateter apropriado e fonte de oxigênio (o paciente deve ser oxigenado e ventilado antes de ser intubado). Se o procedimento for interrompido (sem sucesso após 30 segundos), o paciente deve ser ventilado com uso de bolsa valva-máscara com 100% de oxigênio, de imediato, antes de nova tentativa de intubação. Não retardar o atendimento e transporte do paciente na tentativa de intubação – muitas vezes a ventilação com bolsa-valvula-máscara ou dispositivos supraglóticos podem ter preferência.

O socorrista deve conhecer o material necessário para a intubação endotraqueal, objetivando auxiliar o médico nesse procedimento. O procedimento deve ser iniciado somente depois que todo material estiver disponível.

Material utilizado na intubação:

- Cânulas endotraqueais (n.os 2,5 a 9,0).
- Laringoscópio, lâmina reta e curva – tamanho adulto e pediátrico.

- Lâmpadas reservas e bateria extra.
- Pinças de Magill (adulto e infantil).
- Fio-guia para aumentar a rigidez da cânula.
- Fita, cadarço ou esparadrapo (para fixação da cânula).
- Seringa 10 mL (para insuflar o *cuff*).
- Material para aspiração – com cateteres rígidos e flexíveis.

Pode ser indicada a utilização de medicamentos para facilitar a intubação em alguns casos. O tipo de medicação vai depender do protocolo do serviço.

Depois de realizada a intubação endotraqueal, certificar-se que o tubo está bem posicionado na traqueia observando expansão torácica e ausculta de murmúrio vesicular bilateral.

Tem a vantagem de isolar a via aérea e evitar aspiração; permite fluxo de 100% de oxigênio e aspiração traqueal direta e previne distenção gátrica. A indicação deve ser avaliada em cada caso levando em consideração o quadro do paciente e tempo de transporte até o serviço de referência. Trauma facial grave pode contraindicar a intubação.

Alternativo

Indicado para ser utilizado quando a intubação endotraqueal estiver impossibilitada ou se falhou e a vítima necessita de uma ventilação de emergência. Pode ser a primeira opção nos pacientes de difícil acesso, como quando presos nas ferragens. Estes métodos só devem ser utilizados por profissionais treinados e a escolha depende da experiência do serviço. São posicionados acima da traqueia (dispositivos supraglóticos) e oferecem alguma proteção contra regurgitação de conteúdo de esôfago, mas nenhum deles é totalmente seguro contra a broncoaspiração.

É indicado para paciente inconscientes, sem reflexo de vômito, em apneia ou com FR < 10 resp./min.

Obturador Esofágico

É um dispositivo que conta com uma máscara facial que cobre boca e nariz, adaptada a um tubo com balonete na extremidade contrária à da máscara. O tubo é passado por via oral e se localizará no esôfago, o qual será obliterado pela insuflação do balonete. A vítima é ventilada através da máscara, que deve estar bem adaptada à sua face (Fig. 10.11).

Combitube

Composto por um tubo esofagotraqueal com duplo lúmen e com dois balonetes para intubação orotraqueal às cegas. Caso o tubo se posicione no esôfago, o lúmen que dá acesso a ele é neutralizado e se ventila a vítima pelo segundo lúmen, o qual conduzirá o ar até a abertura da glote. Os balonetes insuflados, um no esôfago e outro na orofaringe, direcionam o ar para as vias aéreas (Fig. 10.12A e B).

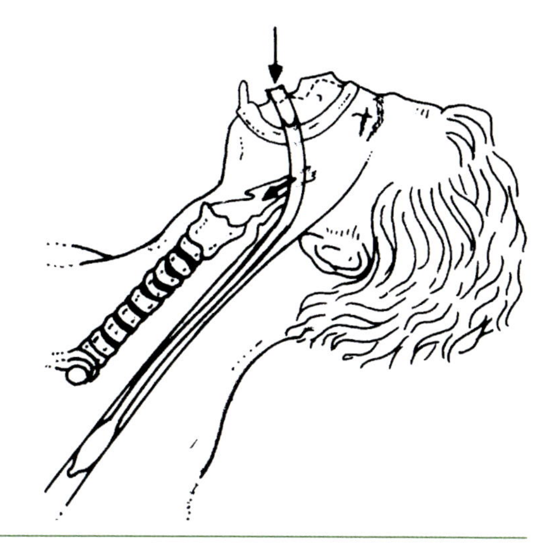

Fig. 10.11 – *Obturador esofágico.*

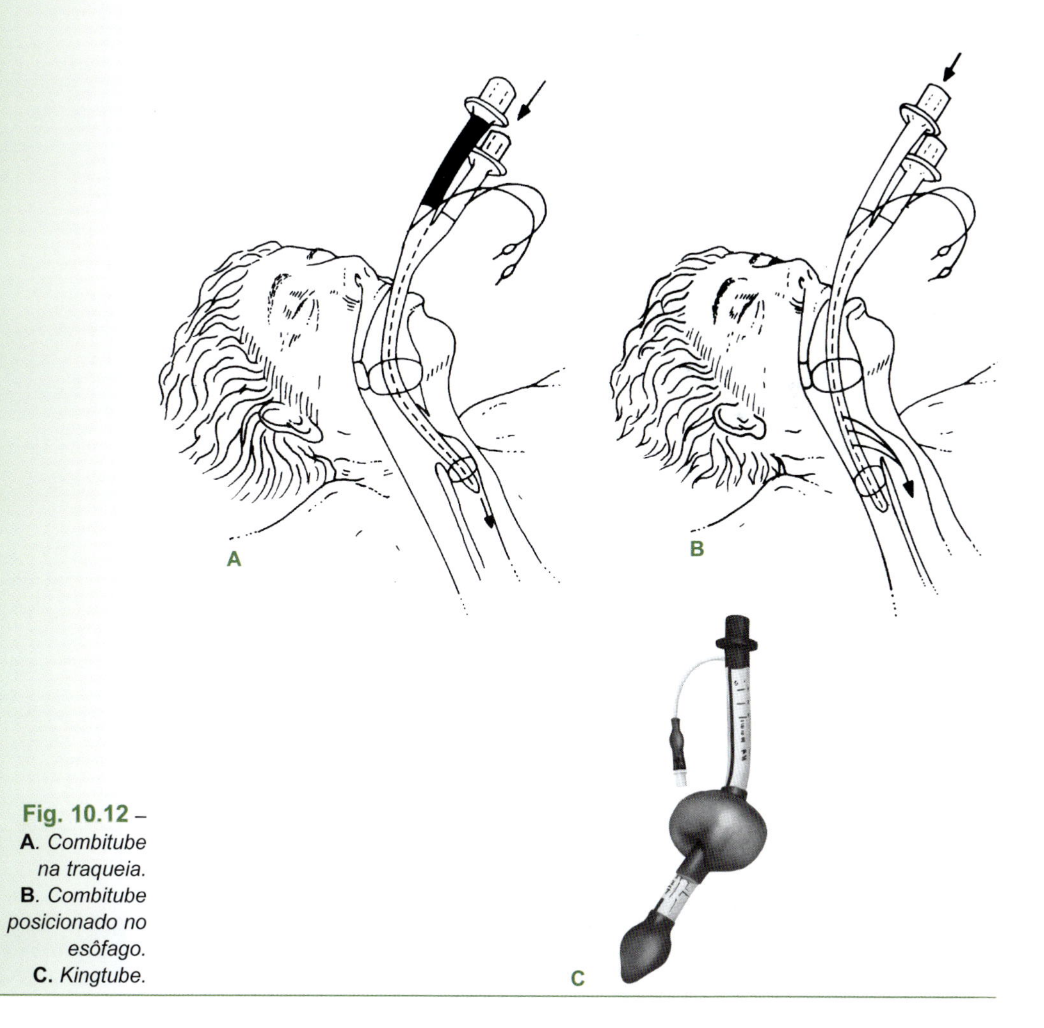

Fig. 10.12 – **A**. *Combitube na traqueia.* **B**. *Combitube posicionado no esôfago.* **C.** *Kingtube.*

Kingtube

Dispositivo desenvolvido para simplificar o acesso laríngeo. Semelhante ao Combitube mas com apenas um lúmen e uma entrada para inflar os dois *cuffs*, o que agiliza o procedimento e se torna vantajoso em relação ao Combitube (Fig. 10.12C).

Máscara Laríngea

Método alternativo de controle de vias aéreas para crianças e adultos inconscientes, com grande aceitação nos serviços de atendimento pré-hospitalar.

É um tubo de silicone com uma extremidade em forma de máscara triangular com toda sua borda inflável (Fig. 10.13A). A extremidade com a máscara é posicionada por via oral sobre a abertura da laringe, sendo posteriormente insuflada sua borda para evitar o deslocamento e isolar a laringe das estruturas vizinhas. A ventilação se faz através de tubo semelhante a uma cânula traqueal (Fig. 10.13B). Para sua colocação não é necessário alinhamento de eixo (cabeça e pescoço) como na intubação traqueal, o que pode ser uma vantagem nos pacientes de trauma. Protege contra regurgitação de conteúdo de estômago, mas não de forma tão eficaz como a intubação traqueal.

Encontra-se disponível também no mercado uma máscara laríngea que possibilita a passagem de uma cânula de intubação traqueal através dela, sendo desnecessária a visualização das cordas vocais (*Fastrack*).

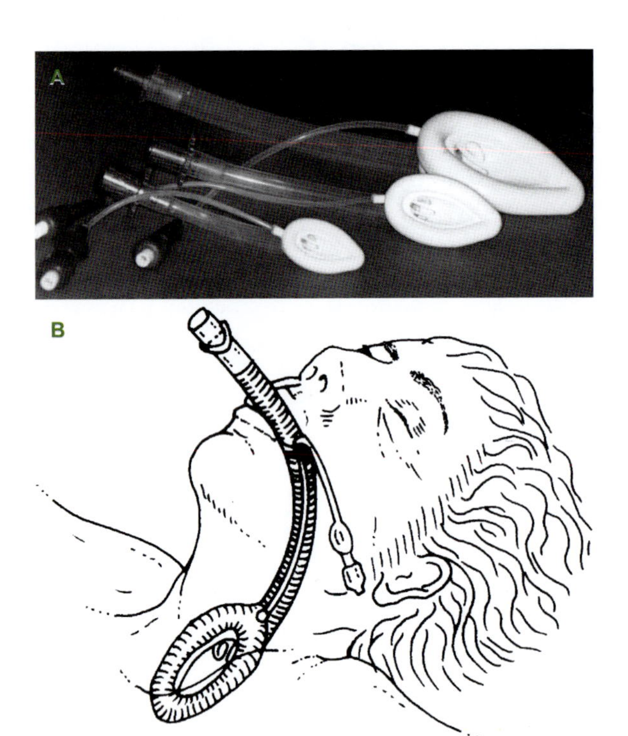

Fig. 10.13 – A e B. *Máscara laríngea.*

Cirúrgico

Cricotireoidostomia

Procedimento médico que se define como via aérea definitiva cirúrgica, por meio de inserção de agulha (cricotireoidostomia por punção) ou cânula traqueal (cricotireoidostomia cirúrgica) através de incisão na membrana cricotireóidea (primeiro sulco transversal abaixo do "pomo de adão", na face anterior do pescoço) (Fig. 10.14).

Esse procedimento está indicado quando não é factível o acesso a vias aéreas a partir de qualquer outro método, como, por exemplo, nos casos de edema de glote, fratura de laringe, ferimentos faciais graves ou grande hemorragia orofaríngea, ou hemorragia traqueobrônquica maciça, ou seja, como último recurso para se acessar a via aérea.

Traqueostomia

Procedimento médico difícil e com alta incidência de complicações; consiste em uma incisão cirúrgica nos anéis traqueais inferiores, em região muito vascularizada. Não recomendada no atendimento pré-hospitalar.

MÉTODOS DE VENTILAÇÃO

Serviços de atendimento pré-hospitalar obrigatoriamente devem contar com dispositivos que permitam suporte ventilatório para pacientes atendidos, facilitando a oferta de oxigênio suplementar. São eles:

Máscaras Faciais

Dispositivo para suporte ventilatório que se adapta à face do paciente sobre a boca e o nariz, com ajuste perfeito (boa vedação). Disponível em vários tamanhos, para bebês, crianças e adultos. Deve ser transparente, com válvula unidirecional e permitir acoplamento de oxigênio. Pode ser utilizado somente para fornecer oxigênio suplementar ou como suporte ventilatório. Adapta-se sobre a cânula orofaríngea ou nasofaríngea.

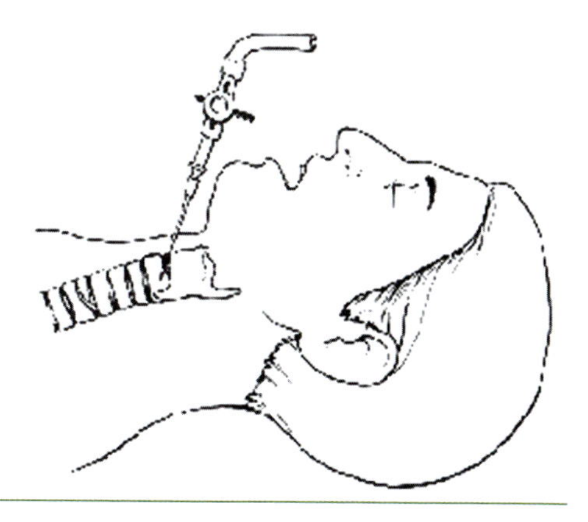

Fig. 10.14 – *Cricotireoidostomia por punção.*

Outro tipo de máscara para ventilação artificial, também chamada protetor facial, permite a ventilação boca-máscara. Esse equipamento faz uma barreira, dificultando o contato direto com secreções da vítima, e deve ser colocado sobre a boca e o nariz da vítima, completamente vedado. Preferencialmente utilizar máscaras faciais de bolso com válvula de via única (impede exposição com ar exalado pela vítima). Se utilizada corretamente, é uma forma confiável de ventilação, sendo que algumas permitem acoplar uma entrada de oxigênio também.

Bolsa-valva-máscara

Equipamento de grande importância para serviços de atendimento pré-hospitalar, composto por um balão de ventilação autoinflável, com válvulas unidirecionais para impedir contato com ar exalado, e pode ser adaptado a qualquer dispositivo de vias aéreas, como máscara facial, cânula orofaríngea e até cânulas traqueais (Fig. 10.15). Tem conexão para entrada de oxigênio e permite uma concentração de até 100% de oxigênio. É importante ter reservatório de oxigênio para manter a concentração e garantir o volume corrente de 1.600 mL. Um socorrista mantém a vedação da máscara enquanto outro pressiona o balão com as duas mãos; essa é a melhor forma de manter boa ventilação.

Todos os profissionais do pré-hospitalar devem se familiarizar com esse equipamento, já que o suporte ventilatório dos pacientes dependem da aplicação correta da técnica.

VENTILADORES MECÂNICOS DE PRESSÃO POSITIVA

Equipamentos cada vez mais utilizados no transporte pré-hospitalar avançado; servem para controlar a frequência, a profundidade e o volume corrente de ventilação. Estão indicados ventiladores de volume com alarmes e controle de pressão. Possibilitam maior controle sobre a saturação de O_2, que deve ser mantida acima de 95% no paciente traumatizado.

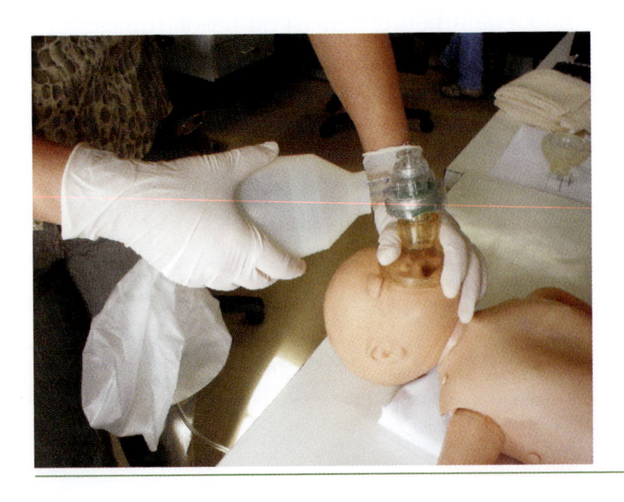

Fig. 10.15 – *Ventilação bolsa-valva-máscara.*

OXIGÊNIO SUPLEMENTAR NO PRÉ-HOSPITALAR

Indicado em paciente vítima de trauma, de situações clínicas como doença cardíaca ou pulmonar aguda ou outras condições acompanhadas de insuficiência respiratória e choque. O principal objetivo do atendimento pré-hospitalar é garantir a oxigenação aos tecidos, especialmente cerebral, enquanto o paciente não recebe o tratamento definitivo. Esses pacientes estão sujeitos a desenvolver hipóxia como consequência de uma ou mais das condições abaixo:

- Prejuízo na ventilação pulmonar.
- Prejuízo no transporte de oxigênio pela circulação.
- Prejuízo na perfusão tecidual (difusão).

Assim, pode ser um método preventivo, ou seja, mesmo que o paciente não apresente sinais e sintomas de insuficiência respiratória, a oferta de oxigênio é protocolo do serviço para prevenir ou tratar a hipóxia. Observe na Tabela 10.1 a concentração de oxigênio conforme a técnica de ventilação utilizada.

Fonte de oxigênio: cilindros com tubulações que se conectam ao paciente através de máscaras faciais ou de outros dispositivos de vias aéreas básicos ou avançados. Os cilindros têm capacidade variável, sendo menores os portáteis, que podem ser transportados até o paciente; na ambulância os cilindros são fixos e de maior capacidade. As válvulas manuais permitem calibrar a pressão e medir o fluxo.

O fluxo de oxigênio recomendado vai de 5 a 6 L/min de oxigênio (como prevenção ou para pacientes com disfunção respiratória leve) até 12 a 15 L/min (insuficiência respiratória grave, parada cardíaca, paciente politraumatizado). Pacientes portadores de doença pulmonar obstrutiva crônica devem receber oxigênio em baixo fluxo, já que nesses casos a hipóxia é o estímulo da respiração.

O socorrista deve calcular o consumo necessário de oxigênio para o paciente e conhecer a capacidade dos cilindros de oxigênio. Ocorre uma variabilidade de duração de carga conforme a taxa de fluxo de O_2 (litros/minuto) utilizada e o tamanho do cilindro.

Tabela 10.1
Concentração de Oxigênio Conforme Técnica de Ventilação

Técnica	*Concentração de Oxigênio*
1. Boca a boca	16 a 17%
2. Máscara facial simples	40 a 60%
3. Bolsa-valva-máscara sem reservatório	40 a 60%
4. Bolsa-valva-máscara com reservatório	90 a 100%

MONITORIZAÇÃO DA OXIGENAÇÃO DOS TECIDOS

Oxímetro de Pulso

Equipamento que é facilmente conectado ao paciente através de um sensor digital e que permite monitorizar a saturação de oxigênio arterial. O método não é invasivo, portanto sua utilização no pré-hospitalar é fundamental, já que permite detectar precocemente a hipóxia por comprometimento pulmonar ou cardiovascular antes de sinais clínicos evidentes. Fornece a medida da saturação da oxi-hemoglobina arterial ($SatO_2$) e da frequência de pulso do paciente.

O valor normal da oximetria de pulso está entre 93% e 95%. Valores abaixo de 90% indicam comprometimento da oxigenação tecidual, exigindo intervenção dos socorristas para correção das causas. A monitorização da $SatO_2$ indica o fluxo de oxigênio suplementar que deve ser ajustado e revisão das condições de vias aéreas e ventilação (passo A e B); por isso, destaca-se a sua importância durante o atendimento e transporte dos pacientes.

Algumas situações podem interferir nos valores normais, gerando falsas interpretações como: posicionamento incorreto do sensor, perfusão capilar periférica previamente comprometida, movimentação e trepidação, umidade etc. O socorrista deve ficar atento para essa possibilidade.

Monitorização do CO_2 Exalado

O dispositivo destinado a medir a concentração (pressão parcial) de dióxido de carbono exalado denomina-se capnógrafo. Quando medido no final da expiração, o valor pode ser correlacionado à saturação de CO_2 arterial, permitindo assim considerar condições de permeabilidade de vias aéreas, ventilação e perfusão. Também é útil para monitorizar se a cânula traqueal está posicionada na traqueia, e deve ser conectado entre a cânula traqueal e a bolsa de ventilação nos pacientes intubados.

Valor normal – entre 30 e 40 mmHg.

Da mesma forma que o oxímetro de pulso, algumas condições geram falsas interpretações (aumento da pressão intratorácica, aumento do espaço morto ventilatório, hipotensão grave etc.). Assim, a decisão dos socorristas para atendimento e transporte deve-se basear à luz das condições clínicas do paciente, apoiada por valores de monitorização.

DESOBSTRUÇÃO DAS VIAS AÉREAS

Obstrução de Vias Aéreas por Líquidos

Embora a perda de consciência seja a causa mais frequente de obstrução de vias aéreas em função da queda da língua contra a faringe posterior, a regurgitação do conteúdo do estômago, aspiração de leite nos bebês ou aspiração de sangue também são causas frequentes de obstrução de vias aéreas.

Pessoas com nível de consciência alterado correm maior risco de obstrução de vias aéreas pela aspiração de material regurgitado do estômago. Essa situação também ocorre com certa frequência durante a reanimação cardiorrespiratória.

Os métodos de desobstrução de vias aéreas por líquido dividem-se em dois tipos:

- Rolamento a 90°.
- Aspiração.

Rolamento a 90°

Essa manobra consiste em lateralizar a vítima em monobloco, trazendo-a do decúbito dorsal para o lateral, com o intuito de remover secreções e sangue das vias aéreas superiores.

Estando a vítima na cena do acidente ainda sem intervenção do socorrista, ou seja, sem qualquer imobilização (colar cervical e tábua), se houver necessidade da manobra, realizá-la com controle cervical manual.

Se a vítima já estiver imobilizada em tábua, proceder à manobra mediante lateralização da própria tábua.

Aspiração de Vias Aéreas

A presença de secreções em vias aéreas, como sangue ou vômito, impedem a permeabilidade das vias aéreas prejudicando a troca gasosa. Assim, após as manobras manuais de controle, as vias aéreas devem ser inspecionadas e, se houver qualquer secreção, esta deve ser removida. Mesmo após o controle de vias aéreas e colocação de qualquer equipamento de manutenção, o paciente pode obstruir as vias aéreas, colocar em risco sua ventilação e necessitar de intervenção de urgência.

Aspiradores são aparelhos que produzem uma pressão de sucção, que é transmitida a uma sonda mais calibrosa e rígida. Na extremidade que vai ao paciente deve ser adaptado um cateter mais flexível e com final arredondado, de diversos calibres, de acordo com a idade do paciente. Os cateteres utilizados em bebês e crianças são mais delicados e flexíveis para evitar trauma nas vias aéreas. Os cateteres podem ser inseridos diretamente na boca do paciente e alcançar a orofaringe, ou mesmo ser introduzidos no interior das cânulas orofaríngea, nasofaríngea e traqueal.

Quando se estiver aspirando a boca ou a faringe, mover o cateter de sucção de tal modo que atinja todas as áreas acessíveis, evitando que se fixe na mucosa e perca sua eficácia. A inserção pode ser continuada lentamente, com movimentos rotatórios do cateter, enquanto houver material a ser aspirado. Deve-se ter cuidado ao utilizar catéteres duros para evitar trauma da laringe. O tempo de aspiração deve ser de 15 a, no máximo, 30 segundos. A aspiração por tempo prolongado pode levar a hipóxia e arritmia. Antes de iniciar a aspiração de secreções e nos intervalos, o paciente deve receber suporte ventilatório com oxigênio suplementar em alta concentração.

Os aspiradores devem promover vácuo e fluxo adequados para a sucção efetiva. A capacidade de sucção deve ser de 80 a 120 mmHg, com potência para um fluxo de 30 L/min na extremidade final do cateter de entrada. Existem aspiradores portáteis que podem ser levados até o paciente na cena da ocorrência; entretanto, sua força de sucção é menor. Os aspiradores fixos conectados a paredes da ambulância, por exemplo, alcançam facilmente a força de sucção de até 300 mmHg quando o tubo é fechado.

Lembrar de controlar a pressão em crianças e pacientes intubados. Para a sucção traqueal, utilizar um tubo em "Y" ou "T", com abertura lateral para controlar a aspiração intermitente.

Obstrução de Vias Aéreas por Sólidos

O reconhecimento precoce da obstrução de vias aéreas por corpo estranho sólido é a chave do sucesso do atendimento, já que agindo prontamente é possível evitar a evolução para parada cardiorrespiratória e morte.

É importante diferenciar essa emergência de outras, tais como infarto agudo do miocádio, crise convulsiva e desmaio, que também evoluem para parada cardiorrespiratória.

Causas

A obstrução das vias aéreas por corpos estranhos pode provocar perda de consciência e parada cardiorrespiratória.

Corpos estranhos obstruindo as vias aéreas ocorrem mais frequentemente durante as refeições, sendo a carne a causa mais comum. Outras causas de obstrução são: próteses dentárias deslocadas, fragmentos dentários, chicletes e balas aspirados. Em lactentes ou crianças, as causas mais frequentes são aspiração de pequenos objetos durante brincadeiras e regurgitação de leite.

Reconhecimento da Obstrução por Corpos Estranhos

A obstrução das vias aéreas por corpo estranho deve ser suspeitada em toda vítima que subitamente para de respirar, tornando-se cianótica e inconsciente, sem razão aparente. Igualmente, em toda parada cardiorrespiratória ocorrida durante a refeição, deve-se afastar a possibilidade de obstrução de vias aéreas, visto que essa emergência, como citado anteriormente, pode ser confundida com infarto agudo do miocárdio.

A obstrução de vias aéreas por corpo estranho pode ser *leve* ou *grave*.

Na obstrução leve, a vítima pode ser capaz de manter boa troca gasosa, caso em que poderá *tossir fortemente*, apesar dos sibilos entre as tossidas. Enquanto permanecer uma troca gasosa satisfatória, encorajar a vítima a persistir na tosse espontânea e nos esforços respiratórios, sem interferir nas tentativas para expelir o corpo estranho.

A troca insuficiente de ar é indicada pela presença de *tosse ineficaz e fraca*, ruídos respiratórios estridentes ou gementes, dificuldade res-

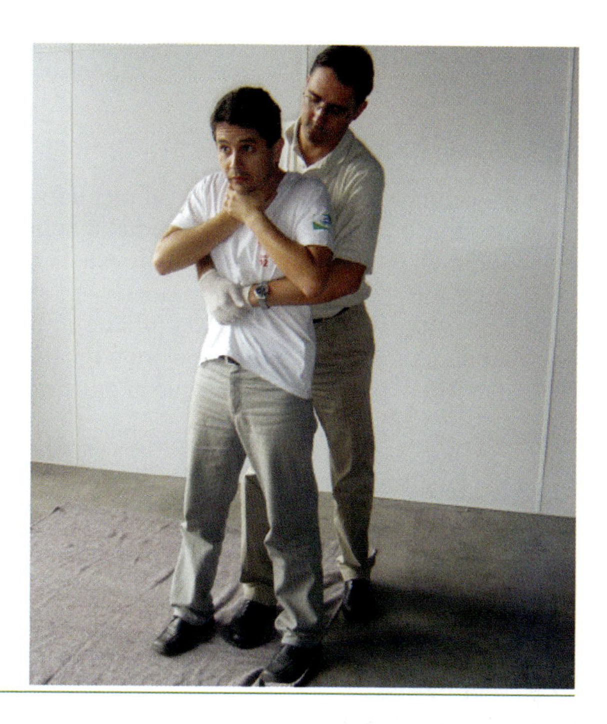

Fig. 10.16 – *Manobra de Heimlich.*

piratória acentuada, incapacidade de falar e, possivelmente, cianose. Geralmente a vítima coloca as mãos na face anterior do pescoço para indicar que está engasgada (sinal universal de obstrução grave de vias aéreas por corpo estranho) (Fig. 10.16). O socorrista deve perguntar a ela: "está engasgada?", e a vítima de imediato confirma inclinando a cabeça. Nesse momento, iniciar a intervenção.

A obstrução total das vias aéreas é reconhecida quando a vítima está se alimentando ou acabou de comer e, repentinamente, fica incapaz de falar ou tossir. Pode demonstrar sinais de asfixia, agarrando o pescoço, apresentando cianose e esforço respiratório exagerado, conforme descrito acima. O movimento de ar pode estar ausente ou não ser detectável. A pronta ação é urgente, preferencialmente enquanto a vítima ainda está consciente.

Em pouco tempo, o oxigênio disponível nos pulmões será utilizado e, como a obstrução de vias aéreas impede a renovação de ar, ocorrerá a perda de consciência e, rapidamente, a morte.

Manobras de Desobstrução

São manobras realizadas manualmente para desobstruir as vias aéreas de sólidos que ficarem entalados.

Compressão Abdominal

Indicada para adultos e crianças acima de 1 ano. Também chamada manobra de Heimlich, consiste em uma rápida sequência de compressões sobre a região superior do abdome, entre o apêndice xifoide e a cicatriz umbilical.

Vítima em Pé ou Sentada

- Posicionar-se atrás da vítima, abraçando-a em torno do abdome.
- Segurar o punho da sua outra mão e aplicar compressões contra o abdome, entre o apêndice xifoide e a cicatriz umbilical no sentido superior.
- Se a vítima estiver em pé, ampliar sua base de sustentação, afastando as pernas, e posicionar uma de suas pernas entre as pernas da vítima, para evitar-lhe a queda em caso de perda de consciência (Fig. 10.16).

Vítima Deitada

- Posicionar a vítima em decúbito dorsal.
- Ajoelhar-se ao lado da vítima, ou a cavaleiro sobre ela, na altura de suas coxas, com seus joelhos tocando-lhe lateralmente o corpo.
- Posicionar a palma da mão (região tenar) sobre o abdome da vítima, entre o apêndice xifoide e a cicatriz umbilical, mantendo as mãos sobrepostas.
- Aplicar uma série de compressões abdominais no sentido do tórax (Fig. 10.17).

Compressão Torácica

Quando as compressões são realizadas no tórax, sobre o terço inferior do esterno, acima do apêndice xifoide. A compressão torácica substitui a compressão abdominal quando esta é inviável ou contraindicada, como nos casos de obesidade com circunferência abdominal muito larga e gestação próxima do termo. Também pode ser considerada quando a compressão abdominal não está sendo efetiva.

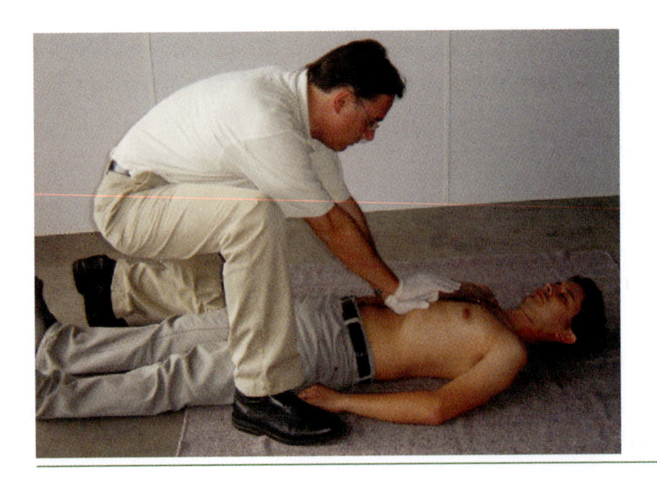

Fig. 10.17 – *Compressão abdominal deitada.*

Vítima em Pé ou Sentada

- Posicionar-se atrás da vítima, abraçando-a em torno do tórax.
- Segurar o punho de sua outra mão e aplicar compressão contra o esterno, acima do apêndice xifoide.
- Se a vítima estiver em pé, ampliar sua base de sustentação afastando as pernas e posicionar uma de suas pernas entre as pernas da vítima, para evitar-lhe queda em caso de perda de consciência.

Vítima Deitada

- Posicionar a vítima em decúbito dorsal.
- Ajoelhar-se ao lado da vítima ou a cavaleiro, no nível de suas coxas, com seus joelhos tocando-lhe lateralmente o corpo.
- Posicionar a palma da mão (região tenar) sobre o esterno da vítima, acima do apêndice xifoide, sobrepondo as mãos.
- Aplicar compressões torácicas.

Essas manobras devem ser continuadas até que o corpo estranho seja expelido. A cada série de quatro a cinco compressões, o socorrista inspeciona a cavidade oral do paciente e somente irá remover o objeto se for visível e facilmente acessível. A exploração digital às cegas está totalmente contraindicada, já que pode agravar a obstrução aprofundando o corpo estranho, ou mesmo trazer risco de lesão ao dedo do socorrista. Se a vítima ficar inconsciente, iniciar manobras de reanimação cardiorrespiratória (ver Capítulo 10).

Vítima Inconsciente

Na vítima de obstrução de vias aéreas que evoluiu com perda de consciência, o socorrista deve iniciar as manobras de RCP, considerando que a compressão torácica da RCP faz pressão intratorácica suficiente para mover o corpo estranho; inspecionar a via aérea sempre que for ventilar.

Quando alguém é encontrado inconsciente por causa desconhecida, deve-se suspeitar de parada cardiorrespiratória, infarto, acidente vascular ou anóxia secundária à obstrução de via aérea. Ele será avaliado pensando-se em parada cardiorrespiratória.

Remoção Digital

Durante a avaliação de vias aéreas, o socorrista pode visualizar corpos estranhos, passíveis de remoção digital. Somente remover o material que cause obstrução se for visível e facilmente acessível. Em alguns casos, especialmente envolvendo crianças e lactentes, um dedo adulto pode aprofundar o corpo estranho causando a obstrução completa.

Obstrução de Vias Aéreas na Criança

Os lactentes (até 1 ano de idade) são as principais vítimas de morte por aspiração de corpo estranho na faixa etária pediátrica.

Causas mais frequentes de obstrução de vias aéreas em criança:

- Aspiração de leite regurgitado.
- Pequenos objetos.
- Alimentos (balas, chicletes etc.).
- Causas infecciosas (epiglotite).

Nesse último caso, a presença do médico ou o transporte imediato para o hospital se fazem imperiosos.

Da mesma forma que no adulto, a obstrução pode ser *leve* ou *grave*.

Sinais e sintomas que levam à suspeita de que a criança apresenta obstrução leve de vias aéreas: dificuldade respiratória de início súbito, acompanhada de tosse, respiração ruidosa, chiado e náusea. Apenas estimular a criança a tossir sem intervenção. Se essa obstrução for grave, ocorre agravamento da dificuldade respiratória, tosse fraca e ineficaz, cianose; e se não reconhecido e atendido precocemente, evolui para perda de consciência e parada cardiorrespiratória.

Desobstrução de Vias Aéreas na Criança

A remoção manual de material que provoque obstrução sem ser visualizado não é recomendada.

Para crianças maiores de 1 ano, aplicar a manobra de compressão abdominal de forma semelhante à do adulto.

Nos lactentes, uma combinação de palmada nas costas (face da criança voltada para baixo) e compressões torácicas (face voltada para cima), sempre apoiando a vítima no seu antebraço; mantenha-o com a cabeça mais baixa do que o tronco, próximo ao seu corpo.

Técnica

1. Utilizar a região hipotenar das mãos para aplicar até cinco palmadas no dorso do lactente (entre as escápulas).
2. Virar o lactente, segurando-o firmemente entre suas mãos e braços (em bloco).

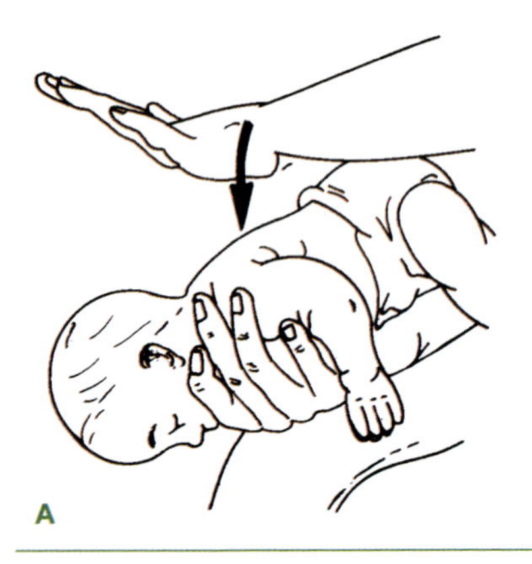

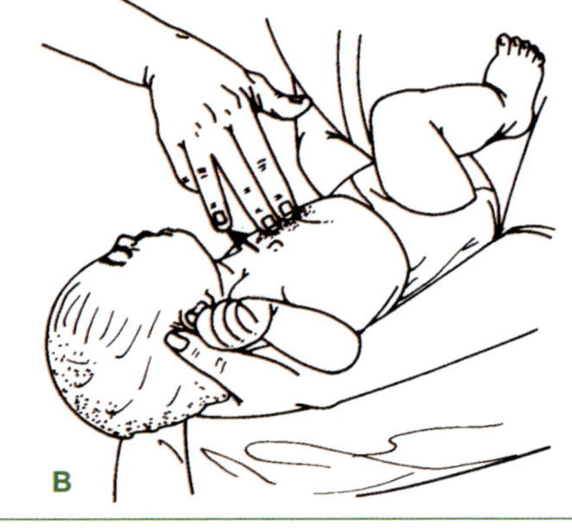

Fig. 10.18 – A e B. *Desobstrução de vias aéreas na criança.*

3. Aplicar cinco compressões torácicas, como na técnica de reanimação cardiopulmonar – RCP (ponto de compressão: um dedo abaixo da linha entre os mamilos – usar um ou dois dedos para comprimir o esterno).

Os passos da manobra de Heimlich para crianças maiores e os da combinação de palmada nas costas com compressões torácicas para lactentes devem ser repetidos até que o corpo estranho seja expelido ou a vítima fique inconsciente. Nesse caso, proceder às manobras de abertura de vias aéreas, repetir os passos de desobstrução e iniciar manobras de RCP (Figs. 10.18A e B).

11 Reanimação Cardiorrespiratória (RCP)

Beatriz Ferreira Monteiro Oliveira
Gerson Martins Albuquerque

INTRODUÇÃO

A parada cardiorrespiratória (PCR) ou cessação dos batimentos cardíacos e movimentos respiratórios é uma emergência relativamente frequente em qualquer serviço de atendimento pré-hospitalar. Em muitas situações em que o coração para de bater, ainda teria boas condições de recuperar seu funcionamento e manter a vida se o paciente recebesse um atendimento de emergência eficaz nos primeiros minutos.

Aumentar os índices de sobrevivência às situações de PCR sempre foi uma aspiração da humanidade e os serviços médicos de emergências investem esforços no sentido de, cada vez mais, oferecer tratamento adequado o mais rápido possível. A recuperação da circulação deve acontecer em um período inferior a 4 minutos; caso contrário, poderão sobrevir alterações irreversíveis no cérebro, um dos tecidos mais sensíveis à falta de oxigênio.

Assim, para uma vítima em parada cardiorrespiratória, o tempo é um fator fundamental. Durante alguns minutos após a PCR ainda existe oxigênio nos pulmões e na corrente sanguínea para manter a vida. Se a interrupção da circulação e respiração não ultrapassar 4 minutos, ou seja, se a oxigenação do sangue e circulação for restaurada antes que o cérebro seja permanentemente lesado, a pessoa terá maiores chances de retornar às condições pré-parada, ou seja, um corpo humano saudável com um funcionamento cerebral satisfatório. Esse é o objetivo final do atendimento a uma PCR.

CORRENTE DA SOBREVIVÊNCIA

A sobrevivência à PCR depende de uma série de intervenções fundamentais, que correspondem à *corrente da sobrevivência* (Fig. 11.1). Corresponde a uma sequência de ações (elos da corrente) que aumentam as chances de sobrevida das pessoas acometidas de PCR.

Acesso precoce
RCP básica
Desfibrilação precoce
Suporte avançado de vida
Cuidados pós-PCR integrados

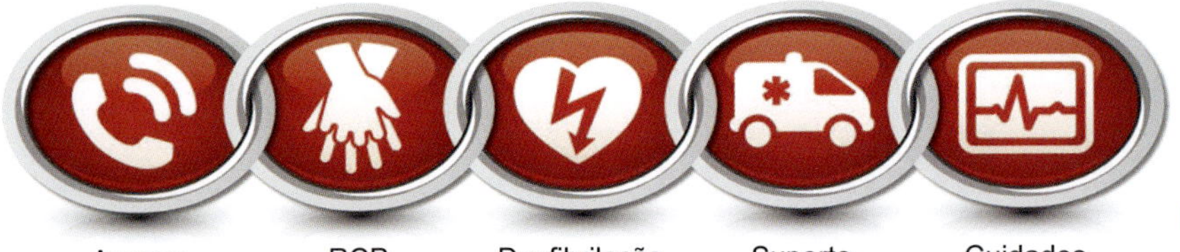

Fig. 11.1 – *Journal of the American College of Cardiology.*

O reconhecimento imediato dos sinais de parada cardiorrespiratória, o acionamento precoce do serviço de emergência, o início rápido das manobras de reanimação, a chegada da equipe de atendimento pré-hospitalar devidamente equipada e os cuidados pós-parada cardiorrespiratória são elos vitais da corrente para garantir a eficácia do processo.

Naturalmente, o sucesso de cada intervenção depende do desempenho do elo anterior.

Primeiro Elo – Acesso Precoce

O reconhecimento de uma emergência cardíaca deve ser rápido de forma a acionar o serviço de emergência prontamente. Para qualquer pessoa que estiver desacordada, totalmente irresponsiva, o serviço médico de urgência local deve ser acionado (p. ex., SAMU – 192). Orienta-se a população sobre a importância de estar preparada a fornecer informações com clareza, como endereço completo com pontos de referência, telefone do qual está ligando, tipo da ocorrência (mal súbito ou trauma) e condição do paciente. A comunidade deve ter possibilidade de acessar facilmente o telefone de um serviço de urgência pré-hospitalar (Fig. 11.2).

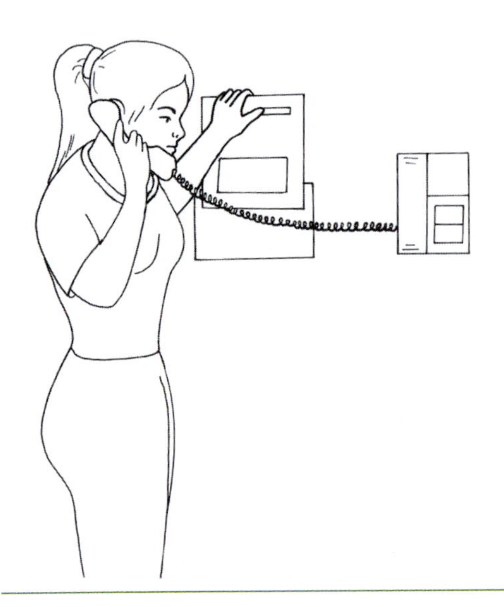

Fig. 11.2 – *Acesso precoce. Para avaliar se a pessoa está irresponsiva, tocá-la gentilmente chamando-a de forma clara em voz alta e informar serviço de emergência.*

Segundo Elo – RCP Precoce

Acionado o serviço de emergência e constatado que a pessoa está em parada cardiorrespiratória, o prestador de socorro deve iniciar a reanimação cardiorrespiratória (RCP), ou seja, ventilação artificial e massagem cardíaca (Fig. 11.3). Deve ser iniciada tão logo seja possível após o início da PCR, já que o objetivo é enviar sangue com oxigênio para manter o cérebro vivo. Esse é o melhor tratamento que a pessoa pode receber até a chegada do desfibrilador (que é o próximo elo da corrente) e do suporte avançado de vida; explicitando a importância de treinamento de pessoas da comunidade na técnica de ventilação artificial e massagem cardíaca, de forma a iniciá-la antes dos 4 minutos de PCR (Tabela 11.1).

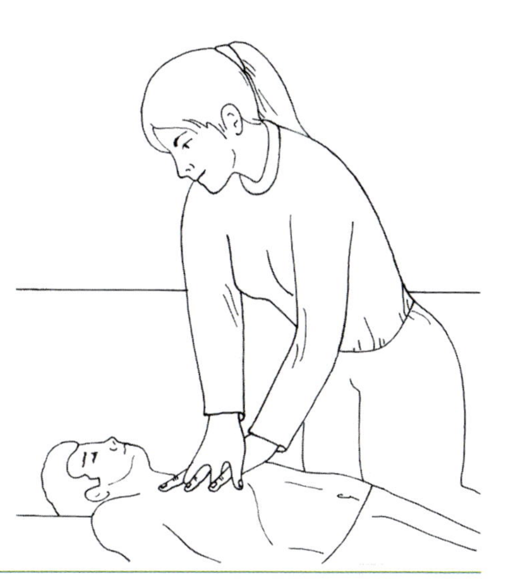

Fig. 11.3 – *RCP precoce. Profissionais de saúde verificam simultaneamente a respiração e o pulso carotídeo e iniciam a RCP. Realizar 100 compressões torácicas por minuto.*

Tabela 11.1
Evolução Possível da Vítima Conforme Tempo para Início das Manobras de RCP

Tempo de Início da RCP	*Evolução Possível*
Até 4 minutos após a PCR	Boa recuperação Recupera consciência Exame neurológico normal
Até 10 minutos	Sequela neurológica
De 10 a 15 minutos	Estado vegetativo
Acima de 15 minutos	Morte encefálica – Óbito

Terceiro Elo – Desfibrilação Precoce

Essa é a intervenção-chave para aumentar os índices de sobrevivência a uma PCR. O desfibrilador é um aparelho que, em contato com o paciente, analisa o ritmo do coração e emite uma descarga elétrica para reverter um ritmo cardíaco desordenado (fibrilação ventricular). Essa situação é a principal causa de PCR no adulto e ocorre em quase 80% dos casos de PCR não traumática; somente pode ser revertida com o desfibrilador. Assim que disponível o socorrista deve utilizar o desfibrilador. O desfibrilador analisa e interpreta o ritmo cardíaco e, a partir daí, administra-se o choque recomendado.

Existem vários tipos de desfibriladores: o manual, que pode ser bifásico ou monofásico, e o externo automático (DEA) ou externo semiautomático. O desfibrilador manual ou convencional exige que o profissional médico interprete o ritmo por meio de um monitor e indique ou não a desfibrilação. No caso dos desfibriladores automáticos e semiautomáticos, o próprio aparelho analisa o ritmo e desfibrila automaticamente, ou recomenda que o operador (pode ser um leigo treinado) faça a desfibrilação (Fig. 11.4).

A desfibrilação do coração deve ocorrer o mais precocemente possível em um caso de PCR no adulto, preferencialmente antes dos 8 minutos após o início da PCR. Ao se desfibrilar um coração após 10 minutos de PCR, a chance de recuperação é próxima de zero. Por esse motivo, atualmente recomenda-se que o desfibrilador esteja presente em todos os veículos de emergência e em locais em que circule grande número de pessoas. Pessoas da comunidade devem ser treinadas para operar o desfibrilador externo automático (DEA).

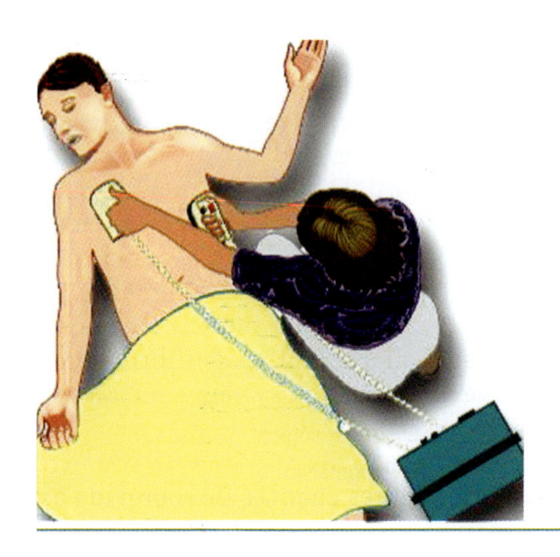

Fig. 11.4 – *Desfibrilação precoce.*

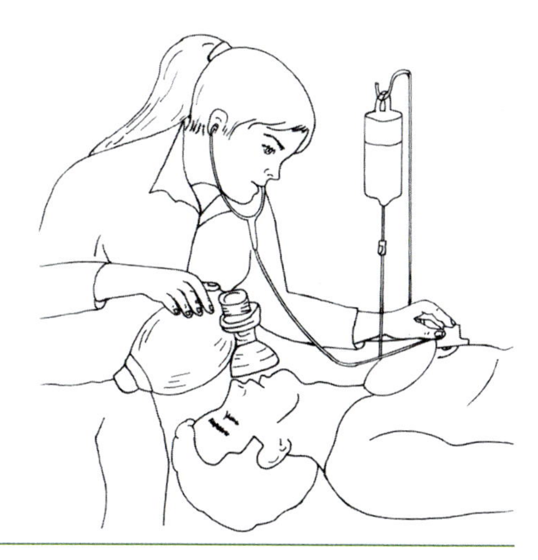

Fig. 11.5 – *Suporte avançado de vida.*

Quarto Elo – Suporte Avançado de Vida

O quarto elo da corrente da sobrevivência é a chegada do serviço médico que irá oferecer o suporte avançado de vida, ou seja, equipamento de suporte ventilatório, intubação endotraqueal, acessos intravenosos, administração de medicamentos, controle de arritmias e estabilização para transporte até o serviço médico definitivo (Fig. 11.5).

Quinto Elo – Cuidados Pós-PCR Integrados

"Cuidados organizados pós-parada cardiorrespiratória" (PCR) é uma nova seção das diretrizes da AHA de 2015 para reanimação cardiopulmonar (RCP) e atendimento cardiovascular de emergência (ACE). Com o objetivo de melhorar a sobrevivência das vítimas de PCR que dão entrada em um hospital após o retorno da circulação espontânea (RCE), uma organização hospitalar abrangente, estruturada, integrada e multidisciplinar de cuidados pós-PCR deve ser implementada de maneira eficiente. A sequência do atendimento deve incluir unidade de terapia intensiva, serviço de apoio e diagnóstico (SADT). A hipotermia terapêutica deve ser executada, quando indicada.

Os passos da *corrente da sobrevivência* devem ser continuamente avaliados e adaptados às necessidades da população. Treinamento de pessoas da comunidade para iniciar o suporte básico de vida até a chegada do serviço de emergência, acesso fácil a aparelhos desfibriladores e centrais de atendimento de emergências com plano bem elaborado e profissionais bem preparados, são medidas que estão sendo tomadas para esse fim. Assim, a sequência de eventos da corrente da sobrevivência são fundamentais para garantir maiores chances de sobrevida às vítimas de PCR.

REANIMAÇÃO CARDIORRESPIRATÓRIA – ADULTO

Reanimação cardiorrespiratória (RCP) é o conjunto de procedimentos utilizados na vítima de parada cardiorrespiratória, na tentativa de restabelecer a ventilação pulmonar e a circulação sanguínea.

Indicações

Parada Respiratória

Ocorre quando a vítima para de respirar. O coração pode continuar bombeando o sangue durante vários minutos e a circulação continua enviando oxigênio dos pulmões para os tecidos durante algum tempo. Se houver uma intervenção precoce, é possível reverter o quadro e prevenir a parada cardíaca; caso contrário, com o passar do tempo o coração para, a circulação é suspensa e o quadro se agrava.

Principais causas de parada respiratória:

- Obstrução de vias aéreas por corpo estranho.
- Estados de inconsciência – levando à obstrução de vias aéreas por queda da língua na faringe posterior.
- Afogamento.
- Acidente vascular cerebral.
- Inalação de fumaça.
- Epiglotite, laringite.
- Overdose de drogas.
- Traumas.

Parada Cardíaca

O coração para de bombear o sangue e a circulação é interrompida. Rapidamente após a parada cardíaca, a vítima cessa a respiração. Uma vítima não respira se estiver em parada cardíaca; caso o socorrista observe movimentos respiratórios e suspeita de parada cardíaca, deve certificar-se da ausência de pulso, palpando preferencialmente uma artéria de maior calibre, como a carótida. A parada cardíaca inicial seguida por parada respiratória é a causa mais frequente no indivíduo adulto.

Exemplos de causas que podem levar a parada cardíaca:

- Infarto agudo do miocárdio (IAM), podendo levar a distúrbios fatais do ritmo cardíaco – fibrilação ventricular, taquicardia ventricular sem pulso e assistolia.
- Trauma direto no coração.
- Drogas.

Procedimentos para Reanimação Cardiorrespiratória – Adulto

Sempre que se deparar com uma pessoa caída, o socorrista deve iniciar procedimentos indicados no capítulo de atendimento inicial ao paciente (Capítulo 9). Assim, a garantia de segurança na cena é fundamental antes de se aproximar (para a equipe, para a vítima e demais presentes). Pode ser necessário desencadear ações antes do atendimento ao paciente. Acionar outros serviços como bombeiros, polícia militar, serviço de energia elétrica etc., ou remover o paciente para local seguro. A seguir é essencial seguir uma sequência de passos.

1. Avaliar responsividade – chamar alto e sacudir levemente pelo ombro. Assim é possível distinguir uma pessoa que está dormindo ou com sensório deprimido daquela que está totalmente inconsciente. Se ela não responder:
2. Chamar por ajuda – acionar serviço médico. Identificado que a vítima está irresponsiva, deve-se imediatamente chamar por ajuda, informando a necessidade do desfibrilador. Se o socorrista estiver sozinho, ele mesmo irá ativar o serviço médico de emergência. Caso alguém apareça, este deverá ativar o serviço de emergência e buscar um desfibrilador, enquanto o primeiro continua o atendimento.
3. Checar respiração e pulso – simultaneamente, o socorrista verifica respiração e presença de pulso e poderá repassar informação mais precisa para o serviço de emergência. Observar elevação do tórax e presença de pulso da carótida ou femoral – esta verificação não pode levar mais que 10 segundos. Se observar ausência de respiração (ou *gasping*) e do pulso, agilizar início das compressões torácicas.
3. Posicionar a vítima sobre uma superfície firme. Se houver suspeita de trauma, deve-se ter cuidado especial para manter cabeça e pescoço alinhados; movimente-a em bloco e somente se necessário. Alinhar os membros superiores ao longo do corpo. Evitar movimentos desnecessários.
4. Posição apropriada do socorrista – ajoelhado na direção do ombro da vítima. Se houver duas pessoas, a outra posiciona-se do outro lado.
5. Iniciar os procedimentos de reanimação cardiorrespiratória.

Iniciar a sequência pela compressão cardíaca nas PCRs sempre que a causa for clínica (não sendo PCR por hipóxia) – em uma frequência de 30 compressões para 2 ventilações. Se dispositivos para vias aéreas não estiverem imediatamente disponíveis (máscara de bolso, bolsa-válvula-máscara), o socorrista deve manter somente compressões (sem ventilação), mantendo uma frequência de 100 a 120 por minuto (Fig. 11.6).

Quando a PCR for provocada por hipóxia (afogamento, por exemplo) a prioridade é iniciar pelas ventilações e manter a sequência ABCDE.

Atenção

A RCP deve ser iniciada prontamente, desde que a parada cardiorrespiratória esteja bem estabelecida por avaliação rápida e eficiente.

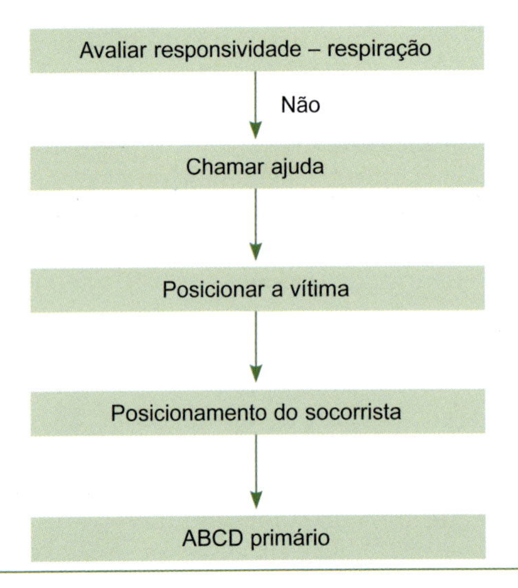

Fig. 11.6 – *Procedimento ao se deparar com uma pessoa caída.*

Sinais que determinam a parada cardiorrespiratória:

- Inconsciência sem resposta a qualquer estímulo.
- Ausência de movimentos respiratórios ou respiração anormal ou *gasping*.
- Ausência de pulso central.

Suporte básico de vida no adulto – CAB

C – Circulação – massagem cardíaca externa.

*A – **Vias aéreas** – assegurar permeabilidade das vias aéreas.*

B – Ventilação – manter ventilação e oxigenação pulmonar.

*D – **Desfibrilação** – se ritmo de fibrilação ventricular ou taquicardia sem pulso.*

C Circulação

Após a avaliação da consciência, respiração e pulso, inicie as compressões torácicas na relação compressão/ventilação de 30×2.

O socorrista deve, preferencialmente, verificar o pulso da vítima na artéria carótida do lado que se encontra. Confirmada a ausência de pulso, deve imediatamente iniciar as compressões torácicas (Fig. 11.7).

O pulso somente deve ser verificado por profissionais de saúde. Pessoas não habilitadas devem realizar diretamente a massagem cardíaca.

O procedimento de verificação do pulso não deve demorar mais que 5 a 10 segundos. Caso não se tenha detectado o pulso nesse tempo, iniciar a compressão torácica.

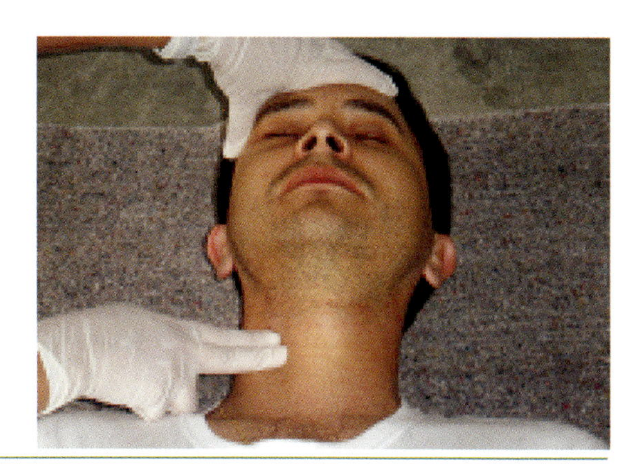

Fig. 11.7 – *Palpação do pulso da artéria carótida.*

Caso o pulso esteja presente, mas a vítima em apneia (parada respiratória), a ventilação artificial deve ser realizada na frequência de 10 a 12 insuflações por minuto.

Lembrar que a vítima que respira de forma adequada raramente estará em parada cardíaca.

No caso de pulso central ausente, iniciar as compressões torácicas imediatamente.

C – Compressão Torácica Externa

Consiste na compressão rítmica da metade inferior do esterno. Isso causa pressão direta no coração, que é comprimido entre esterno e coluna vertebral torácica (Fig. 11.8A e B) e também aumento da pressão intratorácica suficientes para manter a circulação do sangue e a oxigenação, sempre associada à ventilação artificial.

Entretanto, mesmo com técnica correta, o débito cardíaco é três vezes menor que o normal. Assim, o atendimento avançado deve ser iniciado o mais rapidamente possível. O ideal é que se inicie em até 8 minutos após RCP básica.

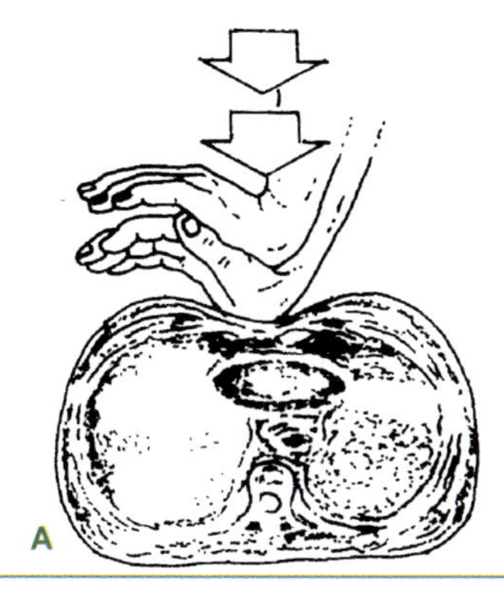

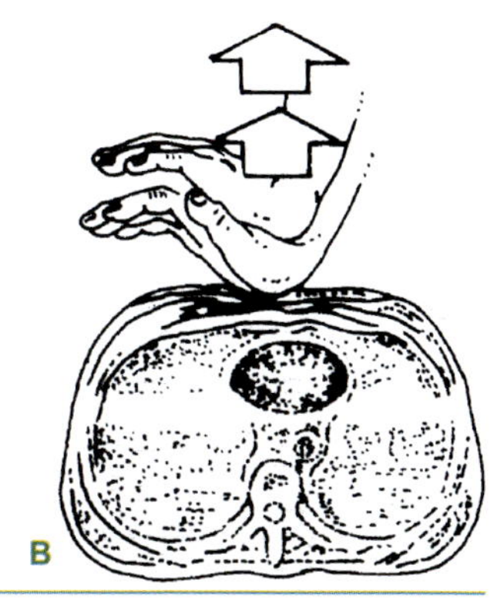

Fig. 11.8 – **A e B.** *Compressão torácica externa.*

Técnica de Compressão Torácica Externa

A vítima deve estar em decúbito dorsal sobre uma superfície dura, tomando-se o cuidado para que a cabeça não esteja elevada acima do nível do coração. O socorrista se mantém ao lado do tórax da vítima:

- Posicionar-se junto à vítima (se estiver no chão, ajoelhar-se). Expor o tórax.
- Local de compressão: metade inferior do osso esterno, exatamente na linha que passa entre os mamilos (Fig. 11.9).
- Manter os membros superiores estendidos (cotovelos retos), alinhando seus ombros com o esterno do paciente, de forma que o peso do corpo ajude na compressão. Assim, a força de compressão cai diretamente no esterno (Fig. 11.10).
- Posicionar a região hipotenar de uma das mãos no terço inferior do esterno (linha mamilar) e a outra mão sobre a primeira, de forma que ambas fiquem paralelas. Pode-se entrelaçar os dedos ou mantê-los estendidos, mas não apoiá-los sobre a caixa torácica. O objetivo é impedir que a força de compressão caia sobre as costelas, o que pode fraturá-las e provocar lesão nos pulmões (Fig. 11.10).
- Exercer pressão vertical, deprimindo a parte inferior do esterno por cerca de 5 a 6 cm (duas polegadas). O peso do corpo que se incli-

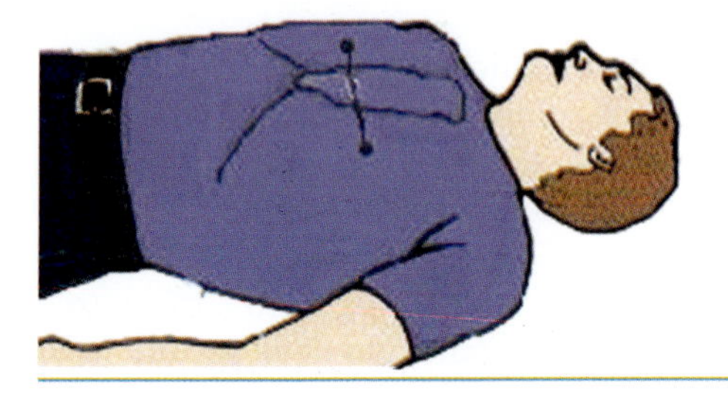

Fig. 11.9 – *Local de compressão: metade inferior do osso esterno, linha mamilar.*

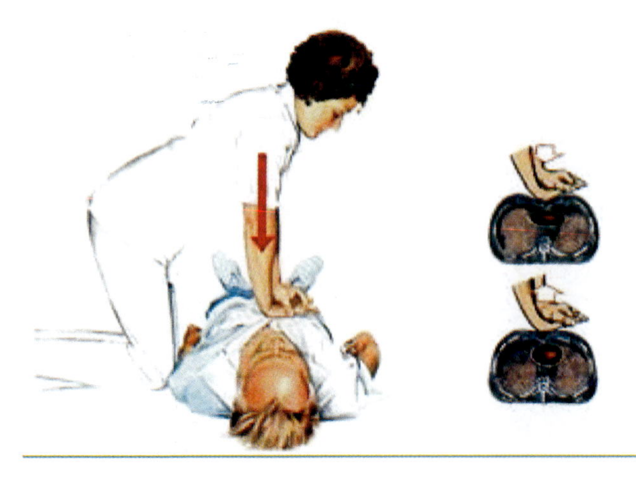

Fig. 11.10 – *Cotovelos retos – ombros alinhados com esterno.*

na para a frente cria a força necessária à depressão do esterno. As compressões devem ser fortes e regulares, seguidas de relaxamento com o mesmo tempo de duração de cada compressão.

- Liberar a pressão das compressões regularmente, mas sem retirar as mãos do tórax durante o relaxamento. O tórax deve retornar à posição normal após cada compressão.
- Se não houver via aérea avançada, realizar 30 compressões torácicas intercaladas com 2 ventilações de resgate, gerando uma frequência de compressão torácica de 100 a 120 por minuto.

- *Minimizar as interrupções nas compressões – apenas o mínimo necessário para reavaliação e não pausar mais que 10 segundos entre as compressões.*
- *Evitar ventilação excessiva.*
- *Revezar a pessoa que aplica as compressões a cada 2 minutos.*

- A cada cinco ciclos de 30 compressões/2 ventilações, cerca de 2 minutos, interromper o procedimento para reavaliar o paciente – se retornou com ventilação espontânea e circulação. Essa interrupção deve ser muito breve.

Compressões realizadas com qualidade aumentam as chances de sobrevida do paciente.

A frequência de compressão/ventilação é de 30 compressões intercaladas com 2 ventilações, na presença de um ou dois socorristas (30:2) (Fig. 11.11).

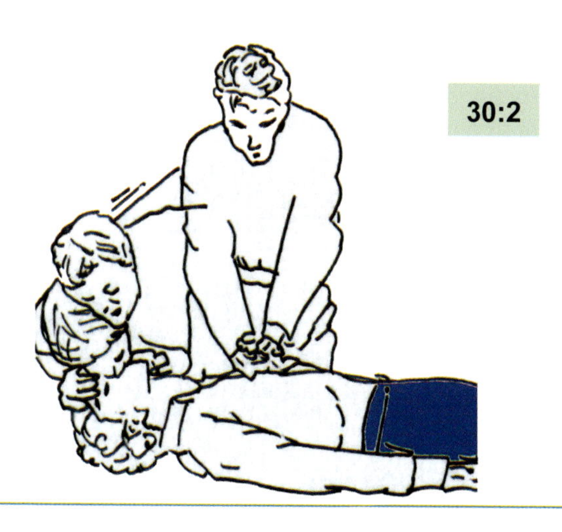

Fig. 11.11 – *Posicionamento para massagem cardíaca externa.*

Atualizações específicas das Diretrizes de 2017 da American Heart Association para suporte básico de vida em pediatria e para adultos:

Os socorristas têm duas opções para alternar compressão/massagem e ventilação, podendo escolher qual estratégia preferem:

1. Massagem cardíaca contínua com ventilação (bolsa-válvula-máscara ou boca-máscara) a cada 6 segundos (cerca 10 incursões por minuto), sem interromper as compressões (mesmo sem aérea avançada).
2. Alternar 30 compressões com 2 ventilações quando não houver via aérea avançada, como era recomendado previamente.

Essas recomendações se aplicam à parada cardíaca sem trauma e sem asfixia. A ideia principal é aumentar a fração de compressão torácica, isto é, o percentual do tempo total de atendimento em que é realizada massagem cardíaca eficaz. A maior parte das paradas extra-hospitalares ocorrem por fibrilação ou taquicardia ventricular secundária à doença coronariana.

No caso de PCR de causa não respiratória no pré-hospitalar, é permitida a execução apenas de massagem cardíaca contínua, sem ventilações, até o suporte avançado chegar.

Se houver via aérea avançada no extra-hospitalar, manter massagem cardíaca contínua por 2 minutos, com ventilações a cada 6 segundos sem interromper as compressões.

A Vias Aéreas

Após completar o ciclo de 30 compressões, o próximo passo é garantir a permeabilidade de vias aéreas. A queda da língua contra a faringe posterior é a causa mais frequente de obstrução de vias aéreas nas vítimas inconscientes. A manobra de abertura das vias aéreas pode ser suficiente para restabelecer a respiração e prevenir a parada cardíaca (Fig. 11.12).

Manobras de Abertura de Vias Aéreas

- *Inclinação da cabeça e elevação do queixo*: manobra mais utilizada, fácil e efetiva (Fig. 11.13).
  - Com uma das mãos, pressionar a testa da vítima, inclinando a cabeça levemente para trás. Cuidado para não hiperestender o pescoço nas vítimas de trauma, pelo risco de fratura de coluna cervical e lesão medular.
  - Posicionar os dedos da outra mão sob o queixo, deslocando a mandíbula para cima. Não utilizar o polegar e não aplicar pressão excessiva nas partes moles sob o queixo, que poderão obstruir as vias aéreas.
  - Manter a boca da vítima aberta.
- *Tração da mandíbula/anteriorização da mandíbula:* é a manobra de escolha nas vítimas com suspeita de fratura de coluna cervical,

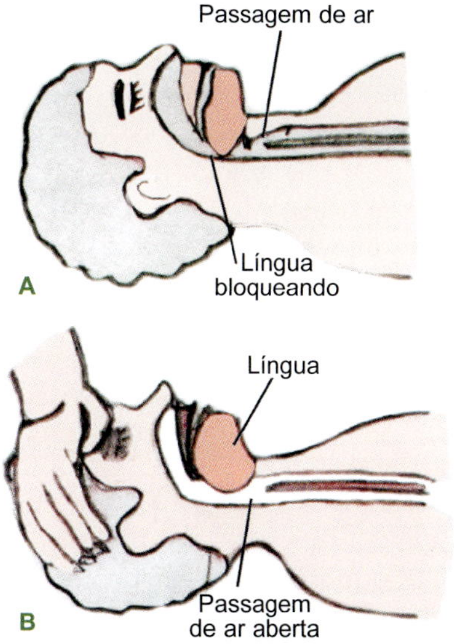

Passagem de ar

Língua bloqueando

A

Língua

Passagem de ar aberta

B

Fig. 11.12 – *Queda da língua.* **A.** *Obstrução das vias aéreas.* **B.** *Manobra de abertura das vias aéreas.*

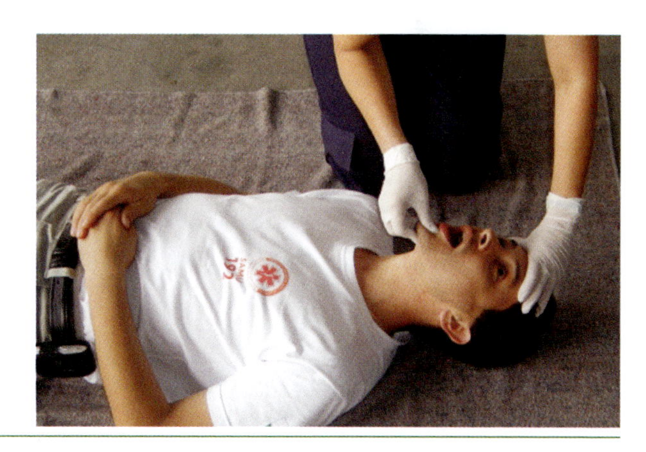

Fig. 11.13 – *Manobra de inclinação da cabeça e elevação do queixo.*

pois pode ser realizada mantendo a coluna cervical em posição neutra (Fig. 11.14).

- Posicionar-se atrás da cabeça da vítima.
- Colocar os dedos indicador e médio atrás do ângulo da mandíbula bilateralmente, mantendo as mãos firmes na face de cada lado; a seguir, projetar a mandíbula anteriormente.

Observação: *se houver dificuldade na abertura de vias aéreas com essa manobra, o socorrista pode lançar mão da manobra de inclinação da cabeça e elevação do queixo, mesmo na vítima de trauma, já que a permeabilidade de vias aéreas é prioridade para garantir a vida do paciente (ILCOR 2005).*

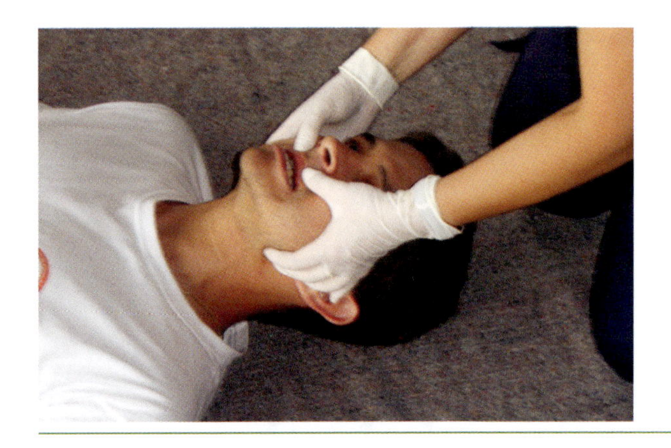

Fig. 11.14 – *Manobra de tração da mandíbula.*

É o momento de inspecionar a cavidade oral para identificar corpos estranhos, sangue ou vômito. Nesse caso, a cavidade oral deve ser desobstruída – cobrir o dedo com uma gaze para remover corpos estranhos, restos de alimentos ou proceder à manobra de rolamento a 90° para esvaziar a cavidade de líquidos (Fig. 11.15). Utilizar o aspirador (portátil ou fixo) se já estiver acessível. Nas vítimas de trauma com suspeita de lesão de coluna cervical, ter cuidado na movimentação para evitar dano à medula.

No caso de vítima encontrada em decúbito ventral, sendo necessário certificar-se sobre vias aéreas, utilizar a técnica do rolamento a 180° (ver Capítulo 15), mantendo a coluna reta (Fig. 11.16). O posicionamento deve ser rápido para continuar o atendimento.

Meios de Controle das Vias Aéreas

Pode ser necessário lançar mão de dispositivos para manter as vias aéreas pérvias:

- *Cânula orofaríngea de Guedel:* equipamento destinado a manter a via aérea pérvia, pois conserva a língua deslocada anteriormente. Utilizar apenas nas vítimas inconscientes, para não estimular o vômito (Fig. 11.17).
- *Cânula nasofaríngea:* tubo inserido pela narina e indicado quando a cânula orofaríngea é tecnicamente difícil ou impossível de ser utilizada (ver Capítulo 9 – Vias Aéreas).

Entretanto, não retardar a sequência **CAB** enquanto o equipamento não estiver disponível.

B Respiração

(A) – Avaliar Presença, Ausência de Respiração ou Gasping *Agônico*

Após a abertura das vias aéreas, utilizando qualquer dos métodos citados anteriormente, o socorrista deve determinar se a vítima apresenta ou não respiração, se anormal ou *gasping*.

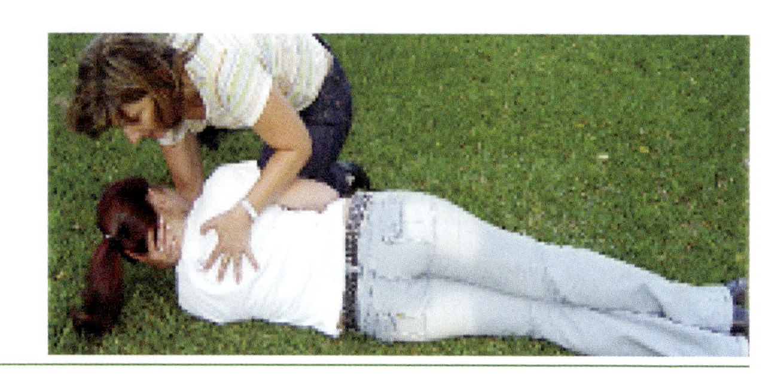

Fig. 11.15 – *Rolamento a 90°.*

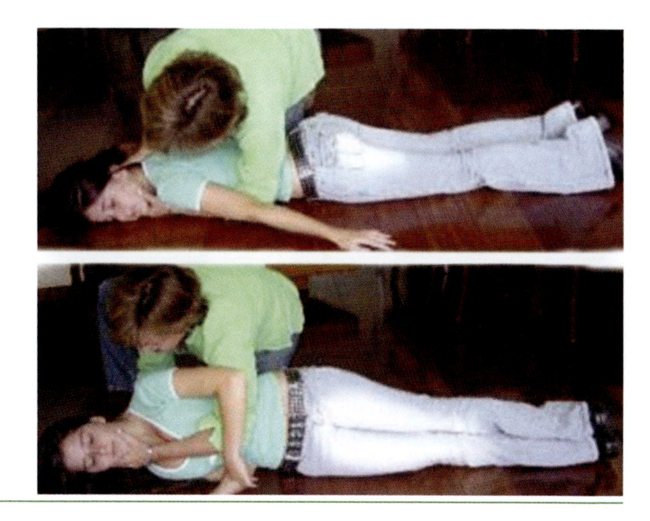

Fig. 11.16 – *Rolamento a 180°.*

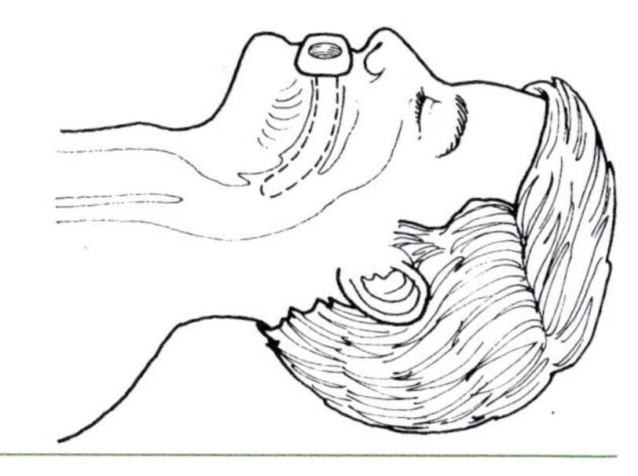

Fig. 11.17 – *Cânula orofaríngea de Guedel.*

Esse procedimento não deve levar mais que 5 a 10 segundos.

Pode acontecer de o paciente retomar a respiração após a manobra de abertura de vias aéreas. Nesse caso, a manutenção das vias aéreas pérvias pode ser a ação mais importante para o atendimento do paciente.

Respiração difícil ruidosa e esforços respiratórios (retrações dos espaços intercostais) e cianose podem indicar obstrução de vias aéreas ou respiração agônica, que antecede a parada cardíaca. O socorrista deve estar atento para aplicar ventilações artificiais na vítima que não respira adequadamente.

Identificado que a vítima não apresenta respiração, iniciar a ventilação artificial.

(B) – Ventilação artificial

Métodos de ventilação

Ventilação boca a boca: método simples, visto que não necessita de nenhum equipamento, e eficiente, considerando-se que o ar exalado pelo socorrista tem oxigênio (cerca de 17%) suficiente para manter as necessidades do paciente por algum tempo.

Técnica:

- Manter a abertura das vias aéreas, utilizando o método de inclinação posterior da cabeça e elevação do queixo.
- Com o polegar e o indicador da mão que está na testa, pinçar o nariz do paciente. Se for necessário, utilizar o método de tração da mandíbula para abrir as vias aéreas – o socorrista usa suas bochechas para ocluir o nariz, pois tem as duas mãos ocupadas.
- Inspirar normalmente e adaptar os lábios à boca do paciente, vedando-a completamente.
- Soprar, injetando ar nas vias aéreas do paciente. Em seguida, repetir o procedimento, garantindo um tempo para as duas insuflações (1 segundo para cada uma).
- O volume de ar na ventilação deve ser suficiente para expandir o tórax. Caso isso não ocorra na primeira ventilação, reposicionar a cabeça do paciente e tentar novamente.
- O fluxo inspiratório da ventilação não deve exceder a pressão de abertura do esôfago, o que pode provocar distensão do estômago, regurgitação e aspiração. O socorrista deve inspirar após cada ventilação. Dessa maneira, haverá melhor expansão torácica e também menor possibilidade de distensão gástrica.
- As insuflações devem ser mantidas a um ritmo de 10 a 12 por minuto (uma respiração a cada 5 a 6 segundos), caso o paciente não respire, mas tenha pulso (Fig. 11.18).

Caso não seja possível ventilar a vítima, isto é, se o ar não entrar, reposicionar a cabeça para liberar as vias aéreas (voltar ao passo A). Faça de duas a três tentativas de ventilação e, se ainda assim permanece difícil, passe para a próxima etapa mesmo sem ter sucesso na ventilação.

Indicadores de ventilação adequada:

- Observação da expansão do tórax.
- Sensação do fluxo de ar na expiração.

Ventilação boca a nariz: indicada na impossibilidade de ventilar pela boca; por exemplo, quando a boca não abrir (no trismo), se estiver seriamente traumatizada ou se não se conseguir a vedação completa na respiração boca a boca (Fig. 11.19).

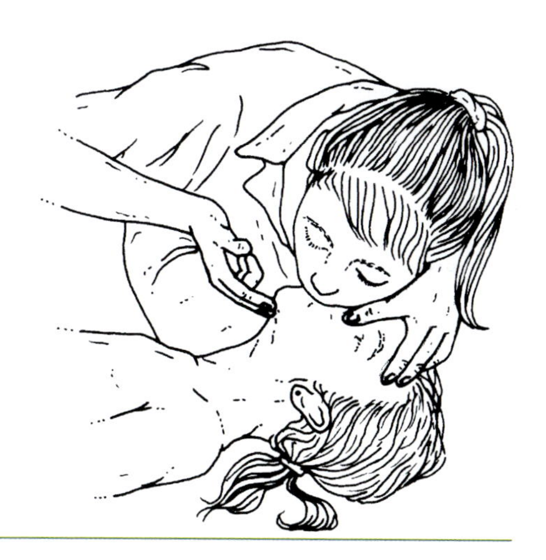

Fig. 11.18 – *Ventilação boca a boca.*

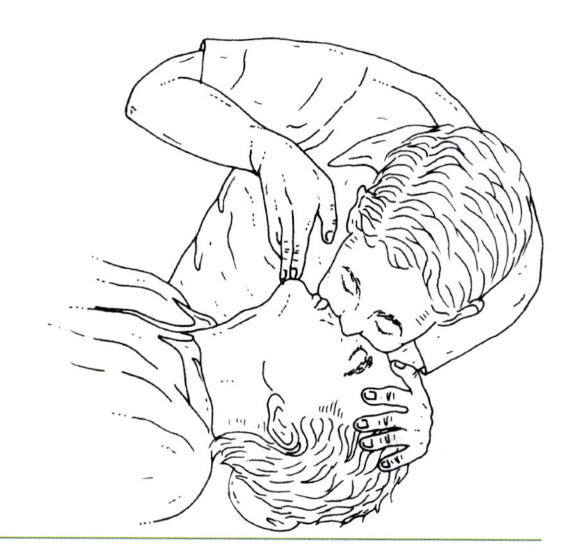

Fig. 11.19 – *Ventilação boca a nariz.*

Técnica:

- Manter a cabeça inclinada para trás com uma das mãos na testa do paciente.
- Com a outra mão, levantar-lhe o queixo (técnica da inclinação da cabeça e elevação do queixo) e fechar-lhe a boca.
- Inspirar, adaptar os lábios ao redor do nariz do paciente e soprar. Repetir o procedimento uma segunda vez, tendo 1 segundo cada insuflação.

Pode ser necessário separar os lábios do paciente para que o ar exale passivamente.

Entretanto, está recomendado que profissionais do pré-hospitalar utilizem sempre mecanismos de barreira para ventilar o paciente, para evitar contaminação.

Dispositivos protetores para realização de ventilação boca a boca: estudos comprovaram o risco de transmissão de doenças com a exposição a secreções, como sangue, saliva etc. Para realizar a respiração boca a boca, o socorrista pode utilizar um dispositivo (máscaras ou protetores faciais). Esse equipamento faz uma barreira, dificultando o contato direto com secreções da vítima e deve ser colocado sobre a boca e o nariz da vítima, completamente vedados. Preferencialmente, utilizar máscaras faciais de bolso, com válvula de via única (impede exposição com ar exalado pela vítima). Se utilizado corretamente, é uma forma confiável de ventilação (Fig. 11.20) e, algumas vezes, permite acoplar uma entrada de oxigênio.

Reanimador manual ou ventilação bolsa-válvula-máscara: equipamento disponível nos serviços de emergência (por exemplo, Ambu) e deve ser utilizado pelos profissionais de saúde. Constituído de uma bolsa para insuflação de ar e máscara destinada a cobrir hermeticamente a face da vítima. Permite liberação de quantidades maiores de oxigênio que a ventilação boca a boca. Entretanto, seu manuseio depende de profissionais treinados para garantir a eficácia. Sempre conectar o equipamento a uma fonte de oxigênio – logo que disponível (Fig. 11.21).

Sempre que possível, o paciente deve contar com uma cânula orofaríngea para facilitar a entrada do fluxo de ar durante a ventilação com bolsa-válvula-máscara antes da chegada do suporte avançado.

Recomenda-se a presença de dois socorristas para ventilação com a bolsa-máscara; o primeiro mantém com as duas mãos uma pressão firme da máscara e o segundo comprime completamente a bolsa, lenta e suavemente, durante 1 segundo.

Nota: *a ventilação por bolsa-válvula-máscara pode ser realizada por meio da máscara laríngea, combitube, obturador esofagiano, tubo endotraqueal e traqueostomia. Entretanto, no atendimento primário a uma PCR, não se recomenda despender tempo para a colocação desses equipamentos – estão reservados para uma segunda fase (atendimento avançado).*

Quando uma via aérea avançada estiver instalada (intubação endotraqueal, máscara laríngea) as compressões torácicas são contínuas sem pausa para a ventilação; o 2º socorrista aplica ventilação a cada 6 segundos (para atingir uma média de 10 ventilações por minuto).

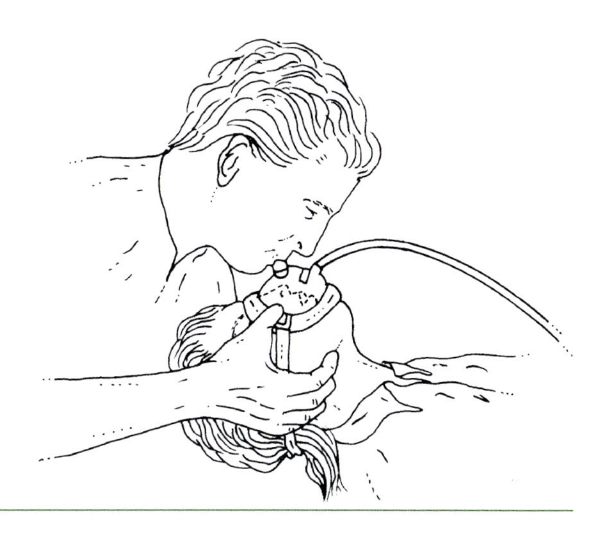

Fig. 11.20 – *Protetores para ventilação – máscara facial.*

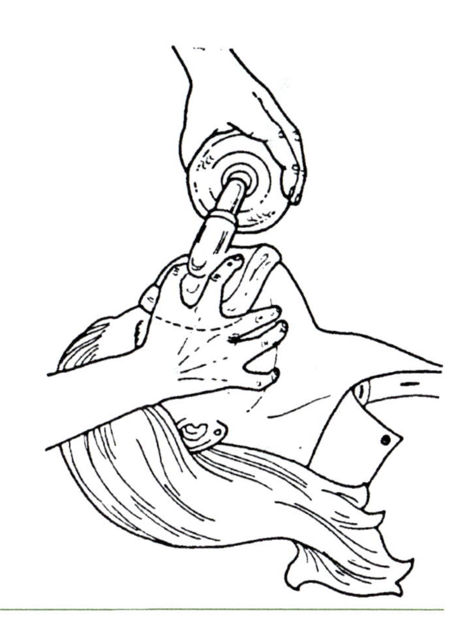

Fig. 11.21 – *Ventilação bolsa-válvula-máscara*

Quando o paciente apresentar parada respiratória (ou gasping*) e com pulso presente, aplicar somente ventilação em uma frequência de 1 ventilação a cada 5 a 6 segundos (para atingir uma média de 10 ventilações por minuto).*

D Desfibrilação

Se os passos da *corrente da sobrevivência* foram seguidos, ou seja, o socorrista solicitou ajuda, o aparelho desfibrilador deve chegar rapidamente, podendo ser o DAE – desfibrilador automático externo para uso por leigos, ou o desfibrilador convencional do serviço médico de emergência. Quando a PCR foi provocada por fibrilação ventricular, o tempo para aplicar o choque deve ser até 5 minutos para maior sucesso de reversão do ritmo.

Assim que o aparelho estiver acessível, deve ser tentada a sua utilização de imediato, independente da fase em que se encontra a reanimação. No caso do DAE, as compressões só devem parar quando o aparelho estiver fazendo a análise do ritmo e no momento de aplicar o choque.

Atenção

- *Quando o socorrista presenciou a parada cardíaca no adulto e o DAE estiver disponível – conectar o desfibrilador e aplicar o choque.*
  Para utilização do DEA, após a identificação do ritmo e comprovada a necessidade de choque, o próprio aparelho orienta os passos. Assim, ele informa que o choque está recomendado e orienta para que todos se afastem do paciente, e em seguida avisa para apertar o botão que emite a descarga elétrica (Fig. 11.22).
- *Para os desfibriladores manuais monofásicos, a carga inicial recomendada é de 360 J. Para os bifásicos pode ser de 120 a 200 J, ou conforme orientação do fabricante.*
- *Atualmente, a Diretriz do ILCOR de 2015 indica apenas um choque seguido imediatamente por manobras de RCP, iniciando por compressão torácica intercalando com duas ventilações. Não faça uma verificação de pulso ou de ritmo. Após 5 ciclos de RCP ou 2 minutos, o DEA ou DAE poderá analisar o ritmo novamente.*

A RCP deve ser iniciada imediatamente após o choque, e sempre iniciar pelas compressões torácicas. Manter as pás conectadas porque pode ser necessário repetir o choque.

Reavaliação

Após 5 ciclos de compressão e ventilação (30:2), ou 2 minutos, a vítima deve ser reavaliada. Observe o algoritmo na Fig. 11.23.

SUPORTE AVANÇADO DE VIDA/ATENDIMENTO SECUNDÁRIO

Completada a RCP básica (Fig. 11.24), inicia-se o suporte avançado de vida cardiovascular (SAVC), naturalmente com a presença da equipe de suporte avançado de vida. Lembramos que as sequências do suporte básico de vida devem ser seguidas com as mesmas prioridades se a abordagem inicial for realizada por uma equipe de suporte avançado. Assim, manter via aérea pérvia, ventilar adequadamente o paciente, garantir

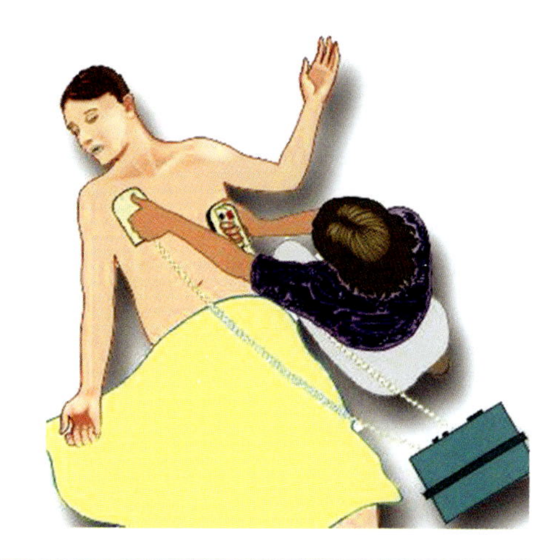

Fig. 11.22 – *Desfibrilador.*

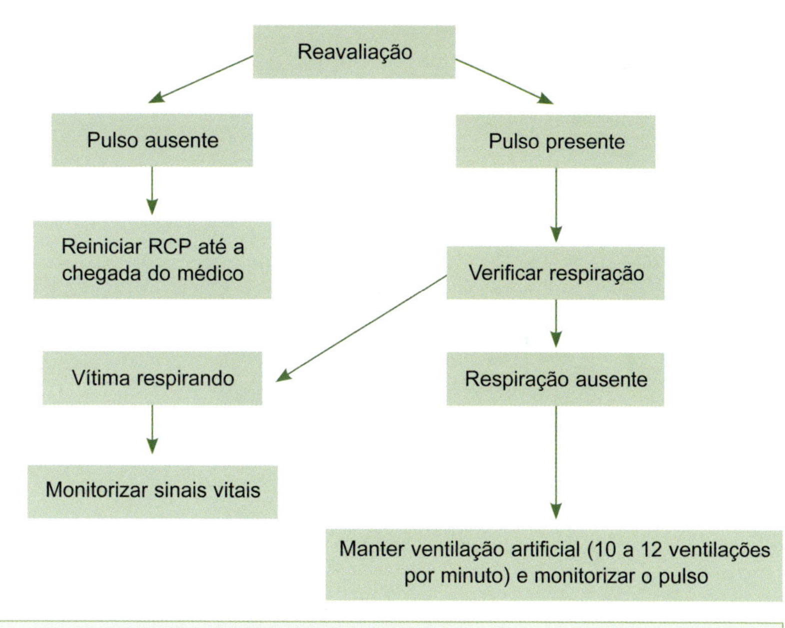

Durante a RCP, o procedimento de reavaliação deve ser realizado a cada 2 minutos e as manobras de RCP não interrompidas desnecessariamente.

Fig. 11.23 – *Reavaliação circulação e respiração.*

oxigenação, compressões torácicas e desfibrilação são mais importantes em uma fase inicial que administrar medicação, por exemplo. O *guideline* mais recente da AHA enfatiza a importância de se interromper o mínimo necessário as compressões torácicas, e de que estas sejam firmes e rápidas. A cada interrupção da compressão ocorre uma queda do fluxo sanguíneo cerebral.

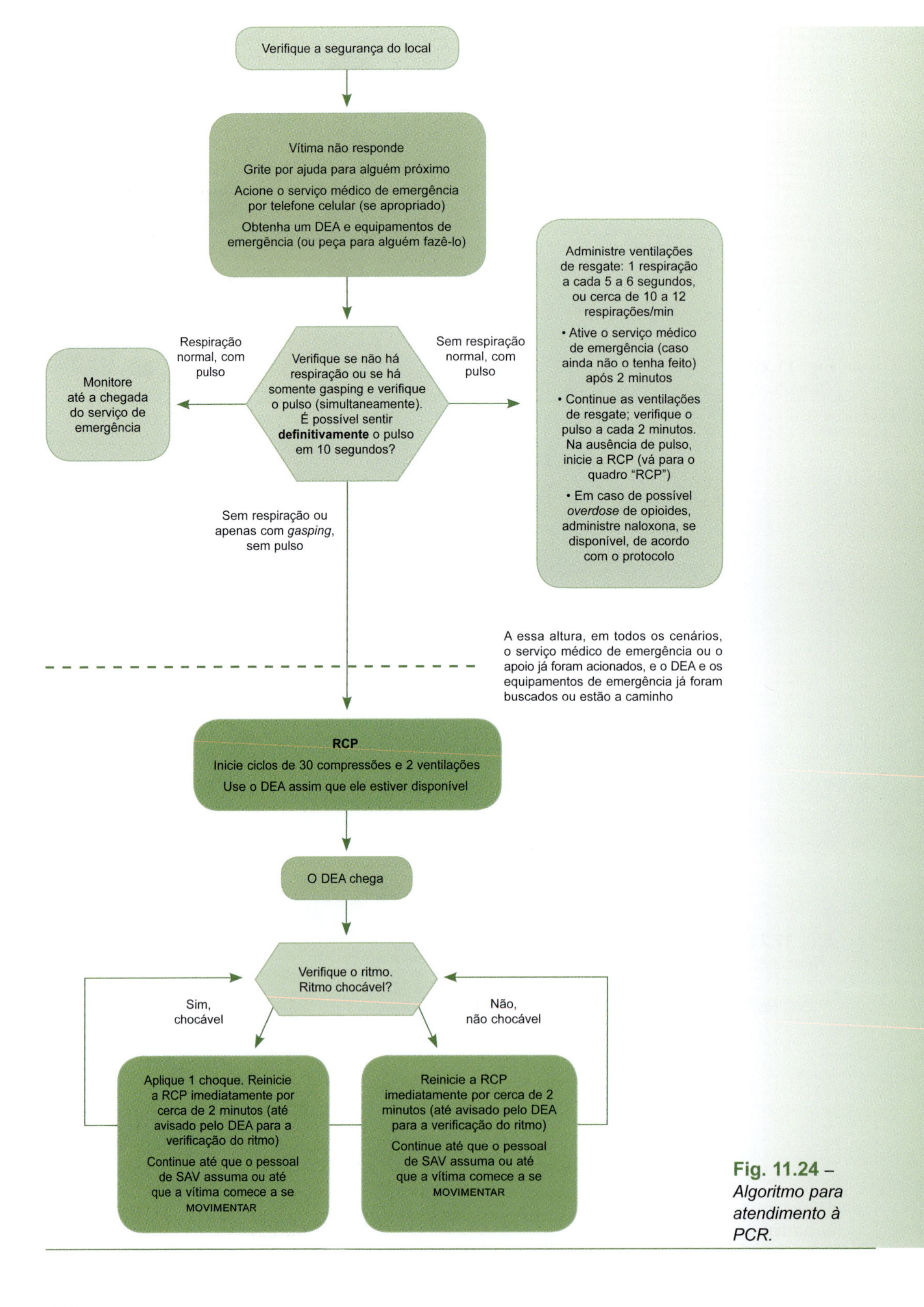

Fig. 11.24 – *Algoritmo para atendimento à PCR.*

ABCD Secundário

A Vias Aéreas

- Reavaliar vias aéreas.
- Garantir uma via aérea definitiva, preferencialmente intubação endotraqueal. Podem ser utilizados métodos alternativos, como combitube ou máscara laríngea, caso não seja possível intubação endotraqueal.

Intubação endotraqueal: é um procedimento médico e de escolha para restaurar a ventilação nas vítimas em parada respiratória. Entretanto, deve ser realizada por profissional médico experiente. Obtém-se oxigenação adequada e proteção das vias aéreas contra a aspiração de sangue ou vômitos. Por meio do laringoscópio, que permite a visualização direta da abertura da laringe, insere-se uma cânula diretamente na traqueia, por onde serão feitas a ventilação e a oxigenação (Fig. 11.25).

Nas manobras de intubação endotraqueal, o tempo de interrupção da RCP não deve exceder 30 segundos.

Combitube: dispositivo de duplo lúmen (para esôfago e traqueia), recomendado para situações de emergência, em casos de difícil intubação e realizado por profissional médico. Tem como vantagem proteger contra a aspiração de conteúdo gástrico. Também tem indicação nas vítimas de trauma de difícil acesso (por exemplo, vítima presa em ferragens), além de casos com suspeita de lesão de coluna cervical, nos quais a movimentação do pescoço é limitada. Uso somente em adultos (Figs. 11.26 e 11.27).

Máscara laríngea: outro equipamento utilizado para obtenção de vias aéreas quando a intubação endotraqueal não é possível. Consiste em um tubo ligado a uma máscara, que deve ser introduzida na laringe, permitindo a ventilação para a traqueia. Alguns modelos permitem in-

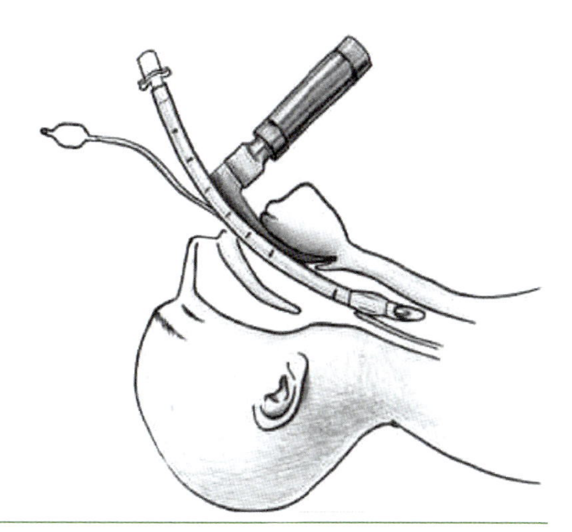

Fig. 11.25 *– Intubação endotraqueal.*

tubação secundária com a colocação da máscara (*fast track*). Exclusiva para uso médico. Tem seis tamanhos e é também indicada para crianças (Fig. 11.28).

Cricotireoidostomia e traqueostomia: procedimentos cirúrgicos para obtenção de vias aéreas, recomendados como último recurso, considerando-se as várias complicações possíveis. São procedimentos médicos e permitem o acesso cirúrgico direto à traqueia, por meio de incisão na região anterior do pescoço. No pré-hospitalar, a cricotireoidostomia é o método cirúrgico de eleição e pode ser realizado por punção, garantindo menor risco de complicação (Fig. 11.29).

Uma vez que o paciente está com uma via aérea definitiva (intubação orotraqueal, máscara laríngea ou combitube), a compressão torácica deve ser ininterrupta com frequência de 100 por minuto, sem pausa para ventilação. A ventilação ocorre na frequência de 10 por minuto (1 a cada 6 segundos).

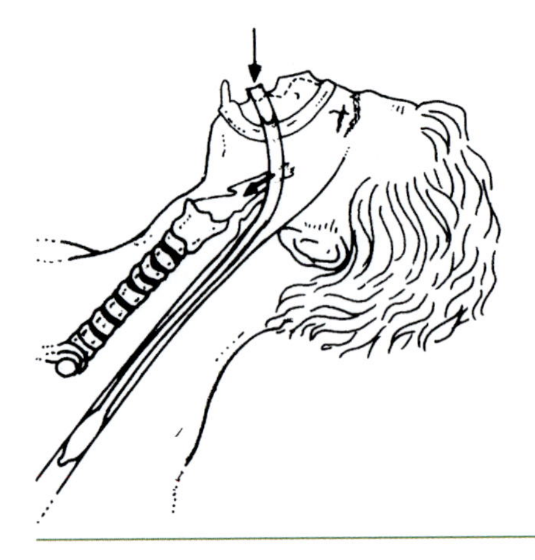

Fig. 11.26 – *Obturador esofágico.*

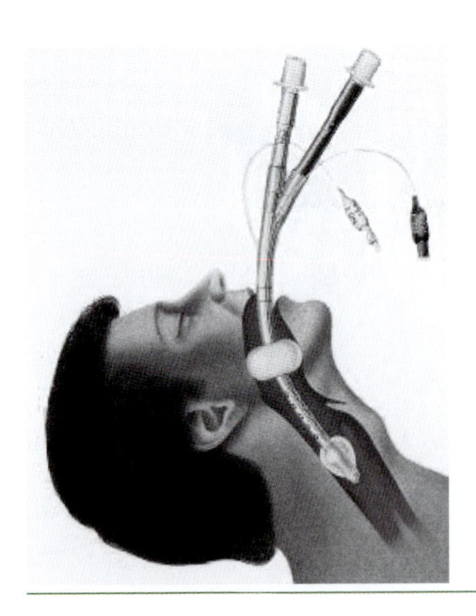

Fig. 11.27 – *Combitube.*

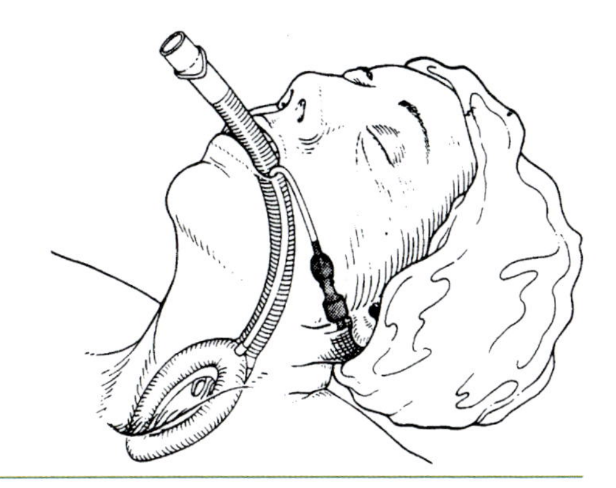

Fig. 11.28 – *Máscara laríngea.*

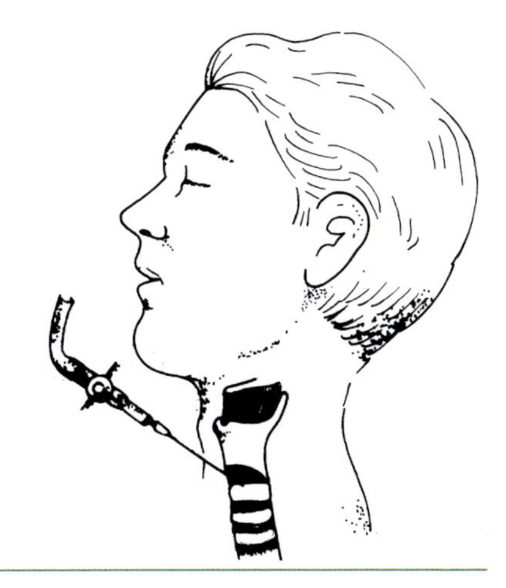

Fig. 11.29 – *Cricotireoidostomia.*

B Respiração

- Confirmar condições de ventilação pulmonar após a intubação, a partir da observação dos movimentos do tórax e, principalmente, ausculta de campos pulmonares enquanto outro membro da equipe ventila através da cânula. Inicia-se a ausculta pelo epigástrio para detectar rapidamente a intubação esofágica, a seguir, campos pulmonares bilaterais.
- Evitar ventilação excessiva – hiperventilação.
- Fixação da cânula no paciente.
- Se necessário, reinicie o processo de intubação, ventilando o paciente antes da próxima manobra. A interrupção da ventilação não pode ser maior que 15 a 30 segundos.
- Oxigenação: equipamento bolsa-válvula-máscara sempre conectado a uma fonte de oxigênio se o paciente não estiver recebendo já no CAB primário.

Nota: a bolsa-válvula-máscara conectada à cânula de intubação endotraqueal é um método bastante seguro e eficaz para a ventilação (bolsa-válvula-cânula orotraqueal) e um dos mais utilizados nos serviços de emergência. Se os recursos permitirem, a vítima que necessita de assistência ventilatória deve ser intubada precocemente e ventilada, mantendo uma fonte de oxigênio com 100% de fluxo.

C Circulação

Técnicas para obter acesso venoso não devem impedir a realização das compressões torácicas e da desfibrilação, que têm prioridade no manejo da PCR.

- Acesso venoso periférico de bom calibre é via de preferência. Recomenda-se a infusão de solução SSI cerca de 20 mL para manutenção do acesso venoso e antes e após infusão de medicação. Elevar o membro por 30 a 60 segundos logo após a infusão.
- O acesso intraósseo está recomendado quando houver dificuldade para acessos venosos periféricos. Os mais utilizados são na tíbia região proximal e região distal do fêmur.
- Conectar o monitor cardíaco e tentar identificar o ritmo cardíaco. A interpretação do ritmo define os passos da intervenção médica.
- Medicações ou intervenções apropriadas ao ritmo encontrado.

D Diagnóstico Diferencial/Manejo Medicamentoso

Tentar identificar precocemente causas reversíveis. Essa rápida revisão das possíveis causas de PCR permite orientar a equipe a intervir adequadamente, especialmente quando não há respostas esperadas às manobras de RCP.

As causas mais comuns da atividade elétrica sem pulso (AESP) são apresentadas na Tabela 11.2, a seguir.

Tabela 11.2
Causas mais Comuns da Atividade Elétrica sem Pulso (AESP) conforme o Método Mnemônico (Coluna de H e Coluna de T)

H	*T*
Hipovolemia	**T**ensão do tórax por pneumotórax
Hipóxia	**T**amponamento (cardíaco)
Hidrogênio, íon/ião de acidose	**T**oxinas
Hipo/hipercalemia	**T**rombose (pulmonar)
Hipotermia	**T**rombose (coronária)

Fonte: Suporte Avançado de Vida Cardiovascular – American Heart Association – 2015.

1. Fibrilação ventricular/taquicardia ventricular sem pulso.
   - Epinefrina: 1 mg EV/IO em bólus – repetir a cada 3 a 5 minutos.
   - Amiodarona: 300 mg EV/IO em bólus. Considerar uma segunda dose de 150 mg, em caso de recorrência.
2. Atividade elétrica sem pulso – AESP.
   - Epinefrina: 1 mg EV/IO em bólus. Repetir a cada 3 a 5 minutos.
   - Amiodarona: 300 mg EV/IO em bólus. Considerar uma segunda dose de 150 mg, em caso de recorrência.
3. Assistolia.
   - Epinefrina: 1 mg EV/IO em bólus – repetir a cada 3 a 5 minutos.
   - Amiodarona: 300 mg EV/IO em bólus, se evoluir para ritmo chocável. Considerar uma segunda dose de 150 mg, em caso de recorrência.

Nota: *Após a administração de medicação endovenosa, devem ser infundidos 20 a 30 mL de SSI e elevar imediatamente o membro superior para facilitar a chegada da droga até a circulação central.*

ALGORITMO DO ABCD AVANÇADO

1. Vias aéreas – intubar o paciente.
2. Respiração – confirmar ventilação, oxigenação e fixar a cânula.
3. Circulação – obter acesso venoso, monitorização e administrar medicação.
4. Diagnóstico diferencial – tentar identificar e tratar a causa.

Dificuldades e Complicações da RCP

1. Quando a RCP é realizada inadequadamente com movimentos bruscos ou posicionamento incorreto das mãos e do tronco do socorrista, a ventilação e a circulação podem ser ineficazes, além de predisporem a complicações. Entretanto, mesmo com técnica correta, podem ocorrer lesões.
   As principais complicações são:
   - Fratura de costela.
   - Disjunção condrocostal.
   - Pneumotórax.
   - Lesões pulmonares.
   - Laceração de fígado com hemorragia interna.
2. Durante a ventilação, um volume de ar muito grande e/ou um fluxo inspiratório muito rápido podem causar distensão gástrica (entrada de ar no estômago).
   Entretanto, mesmo diante de complicações, a RCP deve ser mantida, uma vez que a alternativa pode ser a morte.

No caso da vítima que necessita ser removida de um ponto a outro, executar a RCP e, a um dado sinal, suspender a manobra e movê-la rapidamente para onde a RCP possa ser reiniciada, considerando-se que é difícil uma RCP efetiva durante a movimentação da vítima. Repetir a ação em pequenos intervalos.

Massagem Cardíaca Interna

A massagem cardíaca interna produz o dobro do débito cardíaco da compressão cardíaca externa. No entanto, as dificuldades da técnica têm limitado seu uso em situações específicas por médicos bem treinados. Ela consiste na compressão direta no coração por meio de uma abertura na parede torácica (acesso cirúrgico).

Quando não Reanimar um Paciente em PCR?

- Sinais de *rigor mortis* de longo tempo.
- Lividez fixa.
- Hipóstase.
- Decomposição.
- Lesões incompatíveis com a vida (decapitação, hemicorpectomia).
- Paciente com determinação por escrito.

Quando Terminar os Esforços de uma Reanimação Cardiorrespiratória?

Não existem regras específicas de quando parar as manobras de RCP, tampouco um limite específico de tempo. Basicamente, os esforços de reanimação são interrompidos se não houver resposta aos procedimentos padrão bem sucedidos do CAB primário e secundário. Naturalmente, cada caso exige bom senso e julgamento crítico. Os serviços devem estabelecer rotinas protocolares no sentido de orientar os profissionais sobre a decisão de interromper as manobras.

Parada cardiorrespiratória consequente a situações especiais, como hipotermia, choque elétrico e overdose de drogas, merecem um investimento maior de tempo nas manobras.

A American Heart Association (AHA) atualizou as diretrizes de RCP em 2020.

ALGORITMO DE PCR PARA ADULTOS (Fig. 11.30)

- PCR – Parada cardiorrespiratória.
- AHA – American Heart Association.
- RCP – Ressuscitação cardiopulmonar.
- FV – Fibrilação ventricular.
- TVSP – Taquicardia ventricular sem pulso.
- AESP – Atividade elétrica sem pulso.

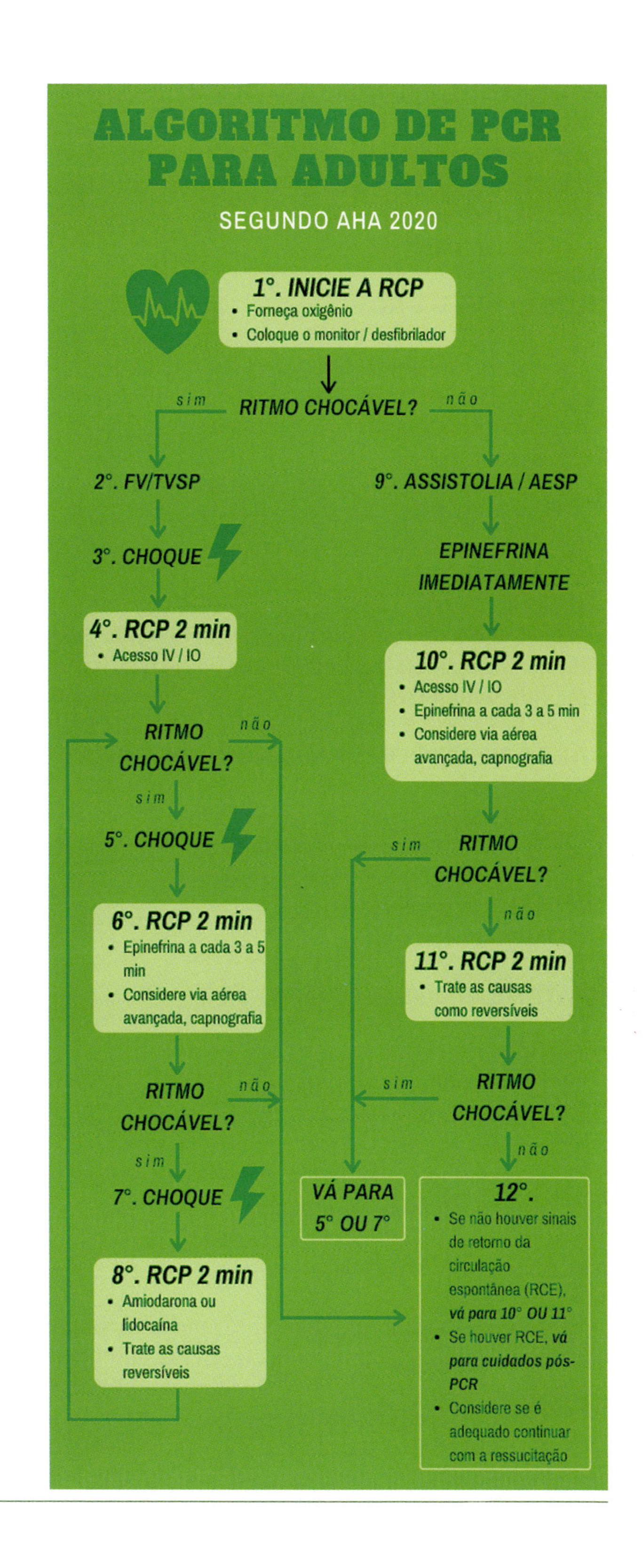

Fig. 11.30 – *Algoritmo de PCR para adultos.*

- DEA – Desfibrilador externo automático.
- PCREH – PCR não traumática extra-hospitalar.
- PCRIH – PCR intra-hospitalar.
- $PETCO_2$ – teor de dióxido de carbono ao final da expiração.
- IV – Intravenoso.
- IO – Intraósseo.

QUALIDADE DA RCP

1. Comprimir intensamente (pelo menos 5 cm) e rapidamente (100 a 120/min), aguardando o retorno total do tórax.
2. Diminua interrupções entre as compressões.
3. Evite ventilação excessiva.
4. Alterne os responsáveis pelas compressões a cada 2 minutos ou até antes, se houver fadiga.
5. Se não tiver via aérea avançada, a relação compressão-ventilação é de 30:2.

Capnografia quantitativa em forma de onda: se $PETCO_2$ – teor de dióxido de carbono ao final da expiração estiver baixo ou caindo – reavalie a qualidade da RCP.

CARGA DE CHOQUE PARA DESFIBRILAÇÃO

1. Bifásica: recomendação do fabricante (por exemplo, dose inicial de 120 a 200 J). Caso não exista essa recomendação, usar o máximo disponível. A segunda dose e as subsequentes podem ser consideradas as mais altas.
2. Monofásica: 360 J.

TRATAMENTO MEDICAMENTOSO

1. Dose IV/IO de epinefrina: 1 mg a cada 3 a 5 minutos.
2. Dose IV/IO de amiodarona: primeira dose em bólus – 350 mg e segunda dose 150 mg.
   ou
   Dose IV/IO de lidocaína: primeira dose de 1 a 1,5 mg/kg e segunda dose de 0,5 a 0,75 mg/kg.

VIA AÉREA AVANÇADA

1. Intubação endotraqueal ou via aérea extraglótica avançada.
2. Capnografia quantitativa em forma de onda ou capnometria para confirmar e monitorar o posicionamento do tubo endotraqueal.
3. Quando houver via aérea avançada, faça 1 ventilação a cada 6 segundos (10 ventilações por minuto) com compressões torácicas contínuas.

RETORNO DA CIRCULAÇÃO ESPONTÂNEA – RCE

1. Pulso e pressão arterial.
2. Aumento abrupto prolongado na $PETCO_2$ (tipicamente ≥ 40 mmHg).
3. Ondas de pressão arterial espontânea com monitoramento intra-arterial.

CAUSAS REVERSÍVEIS

1. Hipovolemia.
2. Hipóxia.
3. Hidrogênio (acidental).
4. Hipo/hipercalemia.
5. Hipotermia.
6. Tensão do tórax por pneumotórax.
7. Tamponamento cardíaco.
8. Toxinas.
9. Trombose coronária.
10. Trombose pulmonar.

As principais novas alterações da Associação Americana do Coração (AHA) 2020 incluem o seguinte:

Algoritmos aprimorados pela AHA 2020 com recursos visuais fáceis para lembrar das orientações para cenários de ressuscitação no SBV e SAVC.

- A importância do início imediato da RCP por socorristas leigos tem sido reenfatizada.
- As recomendações anteriores sobre a administração de epinefrina foram reafirmadas, com ênfase em sua administração mais precoce.
- O uso de dispositivos de *feedback* visual em tempo real é recomendado como forma de manter a qualidade da RCP.
- Mensurar continuamente a pressão arterial sanguínea e o teor de dióxido de carbono ao final da expiração ($ETCO_2$) durante a ressuscitação de SAVC pode ser útil para melhorar a qualidade da RCP.
- Com base na evidência mais recente, o uso rotineiro de **dupla desfibrilação** sequencial não é recomendado.
- O acesso intravenoso (IV) é a via preferida de administração de medicação durante a ressuscitação no SAVC. Acesso intraósseo (IO) é aceitável se o acesso IV não estiver disponível.
- O **atendimento do paciente após o retorno da circulação espontânea** (RCE) requer muita atenção à oxigenação, controle da pressão arterial, avaliação da intervenção coronária percutânea, controle direcionado de temperatura e neuroprognóstico multimodal.
- Como a reabilitação pós-PCR continua muito tempo depois da hospitalização inicial, os pacientes devem ter avaliação e suporte formais para suas necessidades físicas, cognitivas e psicossociais.

- A AHA 2020 enfatiza que, após uma ressuscitação, o ***debriefing* para socorristas leigos**, profissionais do SME e profissionais da saúde no hospital pode ser benéfico para suporte na saúde mental e bem-estar dos mesmos.

O tratamento da PCR na gravidez é focado em ressuscitação materna, com a preparação para uma cesariana de emergência, se necessário, para salvar o bebê e melhorar as chances de ressuscitação bem-sucedida da mãe.

12 Reanimação Cardiorrespiratória em Criança (RCP)

Beatriz Ferreira Monteiro Oliveira
Gerson Martins Albuquerque

INTRODUÇÃO

A atual Diretriz ILCOR recomenda como referência de idade para crianças: são consideradas *bebês* de 28 dias até 1 ano de idade e a partir de 1 ano até a puberdade (em torno de 12 a 14 anos, quando ocorre o início dos caracteres sexuais secundários) são classificadas como *crianças*.

A corrente da sobrevivência na criança difere do adulto, considerando-se que a principal causa de morte nas crianças acima de 1 ano é o trauma. Assim, todos os esforços devem ser feitos para reduzir essa mortalidade por causas externas. Portanto a *prevenção* é o primeiro elo da corrente de sobrevivência na criança (Fig. 12.1).

Nas crianças abaixo de 1 ano de idade, a parada cardiorrespiratória (PCR) ocorre na maior parte das vezes como consequência de insuficiência respiratória (síndrome de morte súbita, doenças respiratórias, obstrução de vias aéreas, afogamento etc.). Dessa forma, é fundamental uma intervenção precoce para restaurar a ventilação e oxigenação da criança, ou seja, prevenir que a parada respiratória evolua para parada cardíaca.

1º Elo – Prevenção

A prevenção da PCR na criança está relacionada à identificação precoce e tratamento das doenças responsáveis por provocar insuficiência respiratória nas crianças e à implantação de programas para prevenção de acidentes (Fig. 12.2A a C).

Os acidentes que mais frequentemente atingem crianças e adolescentes são acidentes de trânsito, ressaltando os atropelamentos e acidentes com bicicletas. Além desses, os afogamentos, as queimaduras e os ferimentos por arma de fogo são frequentes.

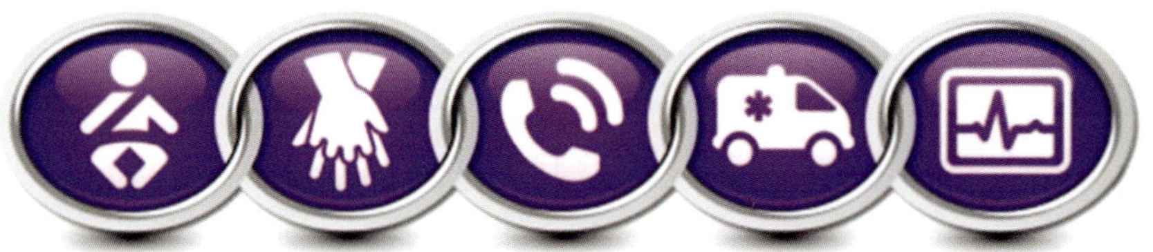

Fig. 12.1 – *Corrente da sobrevivência pediátrica. (Fonte: American Heart Association 2016 Suporte Básico de Vida.)*

Programas educacionais de segurança no trânsito atingindo escolas, empresas etc., assim como rigor nas leis oficiais que regulam o trânsito, são fundamentais. As sinalizações e orientações quanto à travessia de ruas devem ser claras e amplamente divulgadas. Crianças devem ser transportadas sempre no banco traseiro dos veículos, em cadeiras apropriadas à idade. É fundamental a utilização de equipamentos de proteção, como capacete para bicicleta e outros brinquedos (*skate, roller* etc.). Na prevenção de acidentes domésticos, manter armas de fogo e outros produtos domésticos fora do alcance das crianças; fiscalização constante de crianças pequenas e grades de proteção para piscinas, por exemplo, são mais algumas das medidas preconizadas.

2º Elo – Reanimação Cardiorrespiratória Precoce

Considerando-se que na maior parte das vezes a PCR na criança é secundária à insuficiência respiratória, é fundamental que a assistência ventilatória seja iniciada de imediato, no intuito de restaurar a oxigenação antes que a parada respiratória evolua para parada cardíaca.

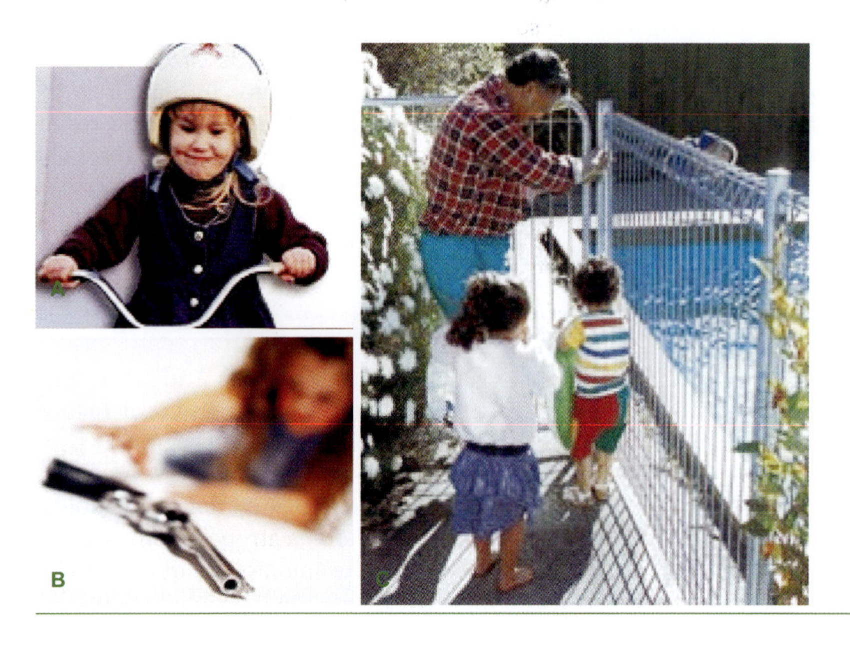

Fig. 12.2 – **A a C.** *Prevenção de acidentes na infância.*

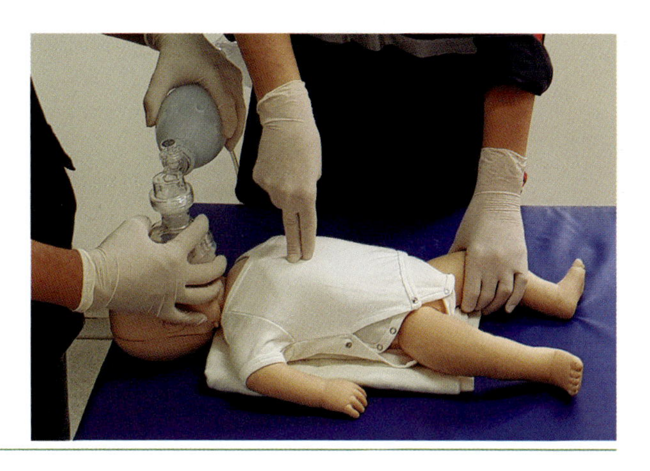

Fig. 12.3 – *RCP Reanimação cardiorrespiratória precoce. (Fonte: arquivo pessoal das autoras.)*

Assim, sempre que o socorrista estiver sozinho e constatar que uma criança está em parada respiratória ou cardiorrespiratória, ele deve, de imediato, iniciar o suporte básico de vida (ventilação artificial e massagem cardíaca) e, após 2 minutos (cinco ciclos), fazer uma breve pausa para acionar o serviço médico de urgência (Fig. 12.3). Naturalmente, se houver duas pessoas, enquanto a primeira inicia e continua as manobras de suporte básico de vida, a segunda aciona o serviço médico de urgência.

3º Elo – Acessar o Serviço Médico de Urgência

O acesso precoce ao serviço médico de urgência pré-hospitalar disponível na localidade é o terceiro elo da corrente, e a sobrevida do paciente depende da chegada rápida desse serviço ao local, para dar continuidade à assistência da criança. É importante informar corretamente o endereço e demais dados solicitados para garantir a chegada do serviço médico (Fig. 12.4).

4º Elo – Suporte Avançado de Vida Precoce

A chegada da equipe médica ao local garantirá a continuidade do atendimento, oferecendo suporte avançado de vida, ou seja, equipamen-

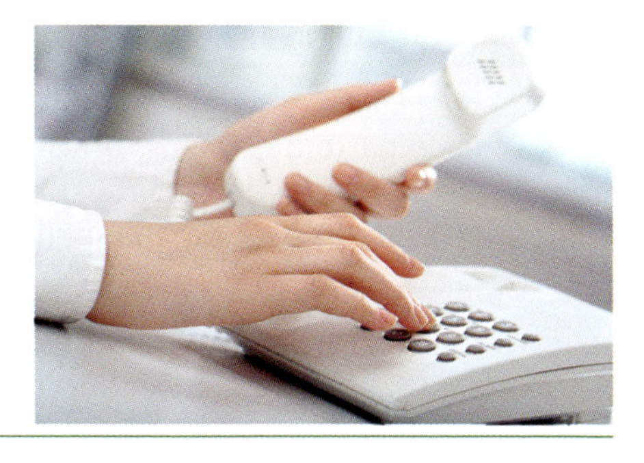

Fig. 12.4 – *Acesso ao serviço médico.*

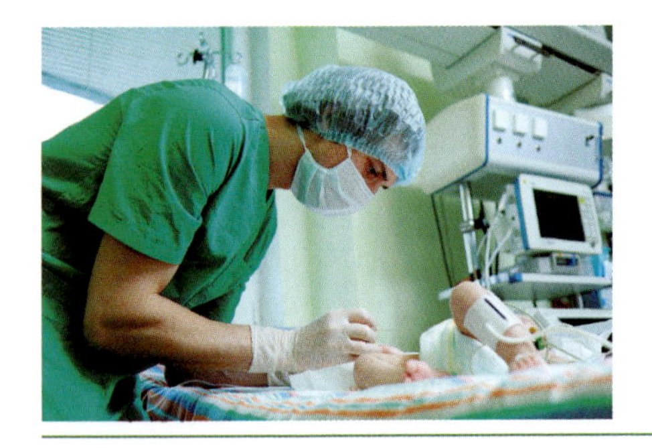

Fig. 12.5 – *Suporte avançado de vida precoce.*

tos auxiliares para vias aéreas (intubação endotraqueal), acesso vascular para administração de medicamentos e líquidos etc. (Fig. 12.5).

Encerra-se, assim, o último elo da corrente da sobrevivência na criança, que depende da aplicação correta dos três primeiros para garantir sucesso no aumento dos índices de sobrevivência das crianças vítimas de PCR.

5º Elo – Cuidados Pós-PCR Integrados

Na divulgação das novas diretrizes da reanimação, ocorridas no ano 2010, houve a inclusão de mais este elo na corrente da sobrevivência pediátrica. Trata-se de um fechamento mais adequado a todo o processo de reanimação da criança, quando se obtém êxito no mesmo, ou seja, mantê-la em unidade de cuidados intensivos sob monitorização e medidas de suporte, de forma a propiciar uma melhor sobrevida.

PRINCIPAIS CAUSAS DE PCR NAS CRIANÇAS ABAIXO DE 1 ANO

1. Doenças respiratórias.
2. Síndrome da morte súbita.
3. Obstrução de vias aéreas.
4. Afogamento.
5. Doenças neurológicas.

PRINCIPAL CAUSA DE PCR NAS CRIANÇAS (ACIMA DE 1 ANO)

Trauma

Na maior parte das vezes, o trauma e as doenças respiratórias nas crianças causam insuficiência respiratória, que provocam hipoxemia e acidose, evoluindo para parada cardiorrespiratória.

O trauma é responsável por mais mortes durante a infância do que todas as outras causas juntas.

PROCEDIMENTOS DE REANIMAÇÃO CARDIORRESPIRATÓRIA NA CRIANÇA

1. *Determinação da resposta:* inicialmente, o socorrista deve determinar se a criança está ou não consciente, chamando-a claramente e tocando-a delicadamente. Evitar movimentos desnecessários, enquanto não afastar a possibilidade de trauma com lesão de coluna.
2. *Solicitar ajuda de alguém próximo:* quando identificado que a criança está inconsciente, gritar para alguém ligar para o Serviço de Urgência (p. ex., 192) e solicitar por um DEA.
3. *Iniciar o suporte básico de vida:* constatada ausência de respiração ou presença de *gasping* e ausência de circulação por meio da verificação de pulso central, iniciar imediatamente as compressões torácicas e ventilação artificial por 2 minutos.
4. *Acionar o serviço médico de urgência:* quando o socorrista estiver sozinho na cena, este deverá reanimar a criança durante 2 minutos (cinco ciclos aproximadamente) de RCP, e após acionar o serviço médico de urgência de sua localidade, ou se estiver presente a ambulância de suporte básico, informar à central de regulação a necessidade de médico no local (ambulância de suporte avançado). Assim que surgir uma segunda pessoa na cena, esta aciona de imediato o serviço médico.

   Se houver suspeita de que a vítima sofreu trauma, deve-se ter cuidado especial em manter a cabeça e pescoço alinhados; se necessário, movimentá-la em bloco. Evitar movimentos desnecessários.
5. CAB primário (Fig. 12.6).

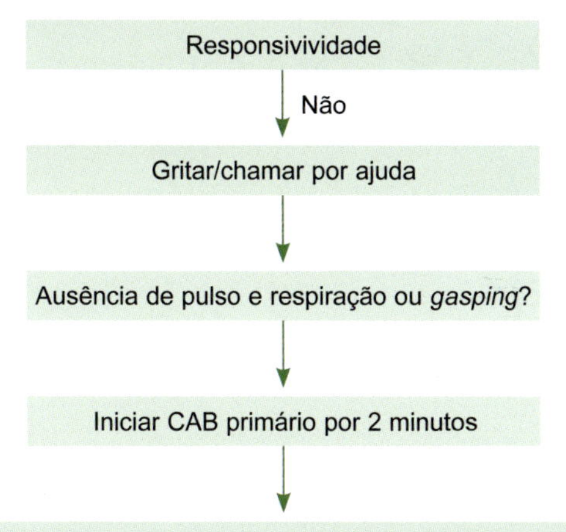

CAB da RCP

C – Circulação – compressão cardíaca externa.
A – Vias aéreas – assegurar permeabilidade das vias aéreas.
B – Ventilação – manter ventilação e oxigenação pulmonar.
D – Desfibrilação – utilizar o DEA ou desfibrilador.

Fig. 12.6 – *Procedimentos quando deparar com criança inconsciente.*

C Circulação

O socorrista deve determinar se a criança tem circulação por meio da verificação do pulso. Se a palpação do pulso estiver dificultada (não demorar mais que 10 segundos na tentativa de palpar um pulso), iniciar compressão torácica.

Verificação de Pulso em Lactentes

A palpação do pulso da artéria braquial está recomendada para lactentes, considerando-se que o pescoço curto e gordinho da criança pode dificultar a palpação da carótida (Fig. 12.7). Profissionais de saúde também podem acessar o pulso femoral.

Nas crianças maiores de 1 ano, o pulso carotídeo é o recomendado.

- Se a criança tem pulso, mas persiste em apneia, manter ventilações artificiais na frequência de 12 a 20 ventilações por minuto (uma ventilação a cada 3 a 5 segundos).
- Pulso ausente ou com frequência menor que 60 batimentos por minuto associado a sinais de hipoperfusão (criança hipoativa com **cianose** periférica), iniciar compressões torácicas mesmo com ventilação e oxigenação adequadas.

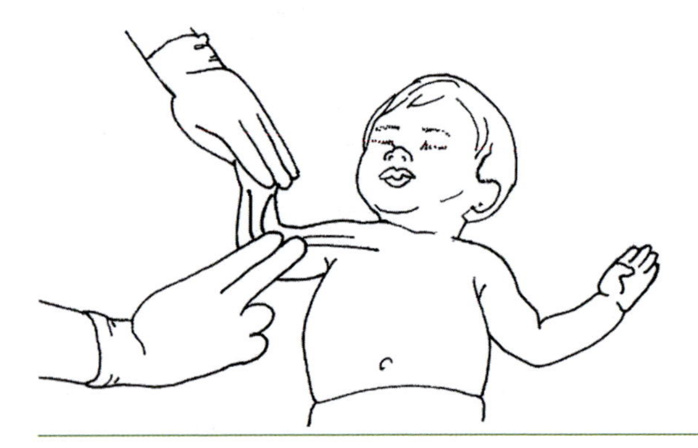

Fig. 12.7 – *Palpação do pulso da artéria braquial na face interna do braço.*

Compressões Torácicas – Lactentes

1. Manter a criança em superfície firme. Para lactentes, pode ser o antebraço do socorrista com a palma da mão suportando o dorso e a cabeça do lactente. Deve-se estar atento para não elevar a cabeça do lactente acima do nível do restante do corpo (Fig. 12.8).
2. Lactentes (abaixo de 1 ano): o ponto de compressão é logo abaixo da linha mamilar (Fig. 12.9).

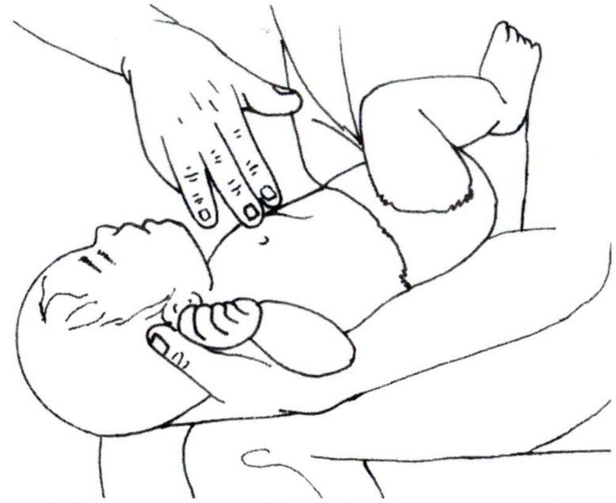

Fig. 12.8 – *Compressão torácica – lactente sustentado pelo antebraço.*

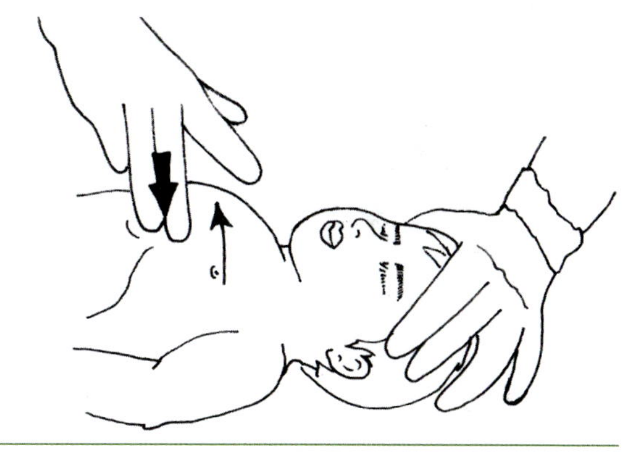

Fig. 12.9 – *Lactentes: local de compressão do esterno é logo abaixo da linha mamilar.*

Técnica de Compressão para Lactentes com Dois Polegares – Sempre com Dois Socorristas Presentes

- O socorrista deve colocar os dois polegares sobre o esterno, logo abaixo da linha mamilar, envolvendo todo o tórax do lactente e sustentando o dorso com as mãos.
- Comprimir o esterno um terço a metade da profundidade do tórax do lactente (Fig. 12.10).
- Se estiver presente apenas um socorrista, a relação é 30 compressões/2 ventilações para crianças de todas as idades, exceto recém-nato (abaixo de 1 mês).
- Se estiverem dois socorristas presentes, a relação é 15 compressões/2 ventilações para crianças até a puberdade.
- Manter uma frequência de 100 compressões por minuto.

Compressões Torácicas em Crianças Maiores – De 1 Ano até o Início da Puberdade (Cerca de 12 Anos)

- Em crianças nessa faixa etária, o ponto de compressão é sobre a linha imaginária entre os mamilos, e pode ser utilizada a região

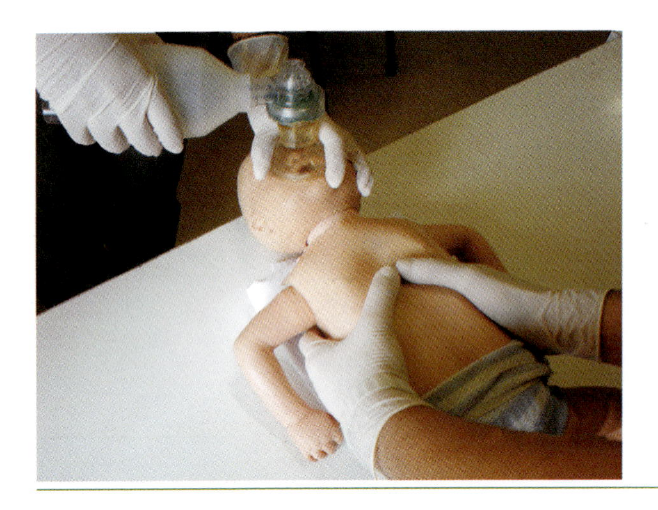

Fig. 12.10 – *Técnica de compressão com dois polegares.*

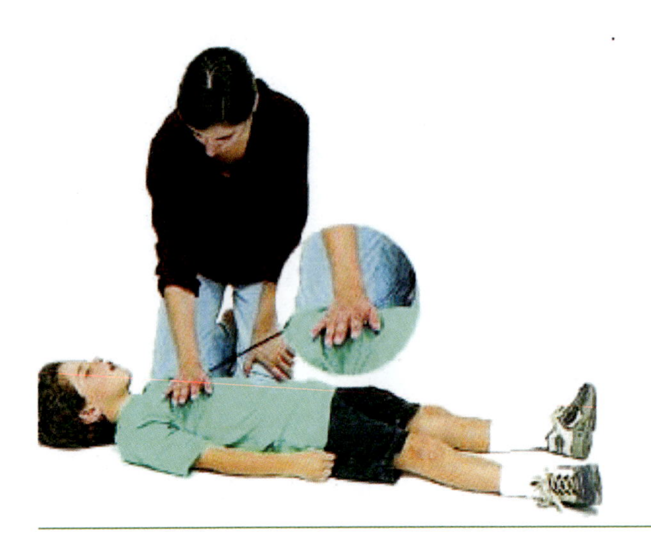

Fig. 12.11 – *Compressões torácicas – crianças maiores.*

hipotenar com uma ou as duas mãos para realizar a compressão (Fig. 12.11).

- Comprimir o esterno cerca de um terço a metade do diâmetro do tórax (em torno de 4 cm).
- Frequência de compressão de 100 a 120 vezes por minuto, coordenadas com a ventilação.
- No final de cada compressão, liberar a pressão sobre o tórax, mantendo a mão na posição.
- Após 2 minutos (cerca de cinco ciclos) – se o socorrista estiver sozinho, deve dar uma breve pausa para acionar o serviço médico de urgência.
- Retornar as manobras e fazer reavaliação a cada 2 minutos, se a respiração retorna espontaneamente e o pulso.

Em crianças até início da puberdade, a relação é 30 compressões/2 ventilações com um socorrista e 15 compressões/2 ventilações com dois socorristas.

Vias Aéreas

Assim que se constatar que a criança está inconsciente, o estabelecimento da permeabilidade das vias aéreas e o adequado suporte ventilatório são medidas importantes.

Da mesma forma que o adulto, a queda da língua contra a faringe posterior é a principal causa de obstrução de vias aéreas na criança inconsciente.

As manobras manuais de abertura de vias aéreas devem ser realizadas imediatamente, assim que se constatar que a criança está inconsciente e devem ser mantidas durante todo tempo que a vítima permanecer inconsciente.

A manobra de inclinação da cabeça e elevação do queixo está indicada, desde que não haja suspeita de trauma (Fig. 12.12).

Abertura de Vias Aéreas na Criança: Método de Inclinação da Cabeça e Elevação do Queixo

- Com uma mão na testa da criança, inclinar a cabeça gentilmente para trás até uma posição neutra (de cheirar).
- Com um ou dois dedos da outra mão sob o queixo (não utilizar o polegar), puxar a mandíbula para cima.
- Inspecionar a cavidade oral – se houver corpo estranho presente e facilmente acessível, remova-o (Fig. 12.12).

Em função da maior proeminência na região occiptal de crianças pequenas (desde lactentes até 4 anos, mais ou menos), está indicada a utilização de um acolchoamento posterior interescapular de mais ou

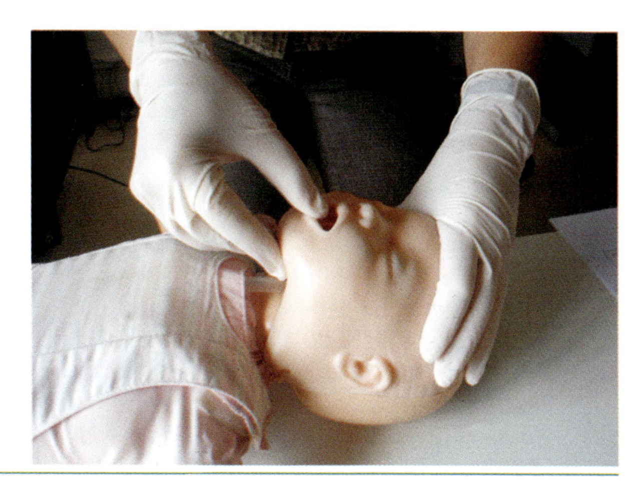

Fig. 12.12 – *Abertura de vias aéreas na criança: método de inclinação da cabeça e elevação do queixo.*

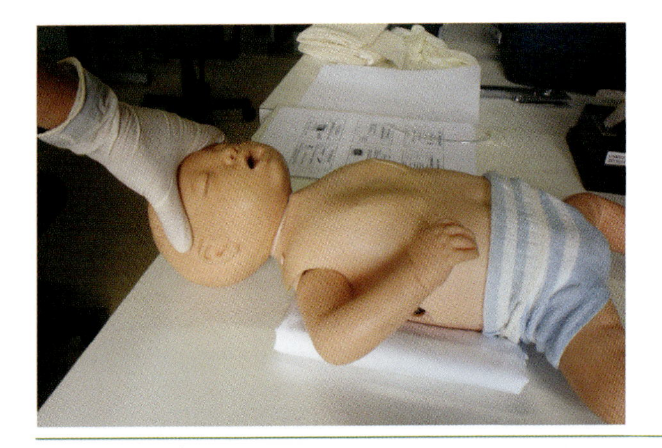

Fig. 12.13 – *Coxim interescapular.*

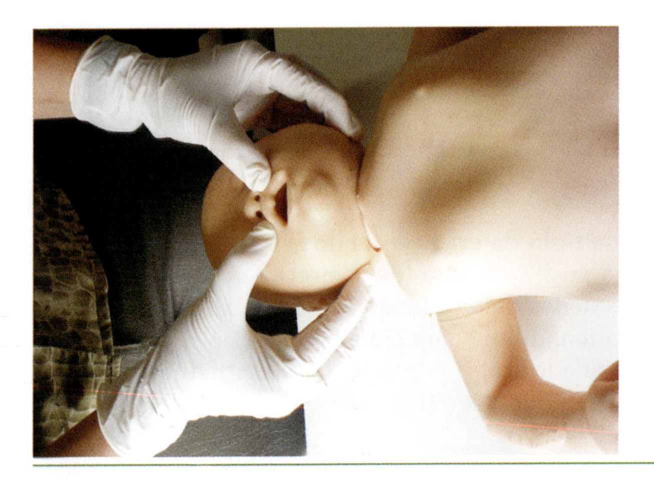

Fig. 12.14 – *Manobra de tração da mandíbula sem inclinar a cabeça.*

menos 2 a 3 cm para facilitar a correção da posição, mantendo a criança na posição mais fisiológica de "cheirar", o que garante a abertura de vias aéreas. Utilizar toalhas ou lençóis dobrados (Fig. 12.13). Nas crianças maiores pode existir a proporção na cabeça, não sendo necessária a utilização do coxim.

No caso de suspeita de trauma, a manobra indicada é a de tração da mandíbula (Fig. 12.14).

Manobra de Tração da Mandíbula sem Inclinar a Cabeça

- Posicionar-se na cabeceira da criança e colocar dois ou três dedos atrás de cada lado do ângulo da mandíbula.
- Com movimento suave, elevar a mandíbula para cima.
- Inspecionar a cavidade – se houver vômito ou secreções ou corpo estranho, remova-o, mantendo cabeça e pescoço alinhados (Fig. 12.14).

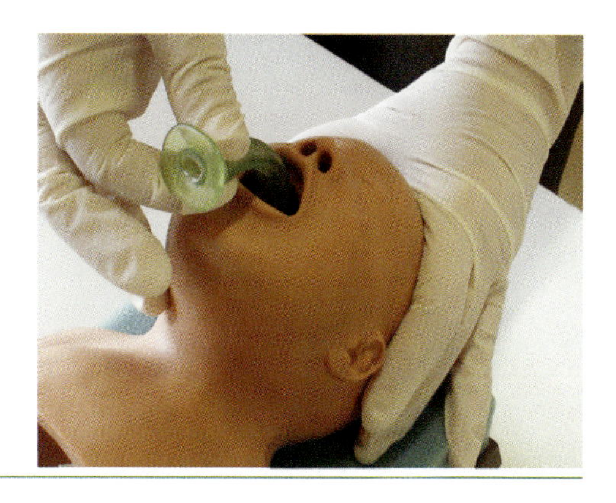

Fig. 12.15 *– Técnica de colocação da cânula de Guedel.*

Meios de Controle das Vias Aéreas

Pode ser necessário lançar mão de dispositivos para manter as vias aéreas patentes, como a cânula orofaríngea, antes da chegada do suporte avançado de vida. A descrição da técnica de inserção da cânula de Guedel está no Capítulo 10 – Vias Aéreas (Fig. 12.15).

A intubação orotraqueal é o procedimento médico de escolha para estabelecer uma via aérea definitiva na criança, o qual permite ventilação e oxigenação adequadas.

Entretanto, a sequência do **CAB** não pode ser retardada enquanto os dispositivos de manutenção de vias aéreas não estiverem disponíveis. A criança deve ser ventilada imediatamente durante 2 minutos.

B Respiração

Com vias aéreas pérvias, verificar se a criança está respirando, por meio da técnica "*ver, ouvir, sentir*".

Colocar um dos ouvidos próximo à boca e ao nariz da vítima, observar o tórax e:

- Ver se há movimentos de tórax e abdome (Fig. 12.16).
- Ouvir se há saída de ar durante a expiração.
- Sentir se há fluxo de ar.

Esse procedimento não deve levar mais que 5 a 10 segundos.

Pode ser constatado que a criança está irresponsiva e apresenta uma respiração efetiva. Nesse caso, ela deve ser colocada na posição de recuperação, desde que não haja suspeita de trauma (Fig. 12.17). Assim, as vias aéreas são mantidas permeáveis.

A presença de gorgolejos, rouquidão ou estridor respiratório indicam comprometimento de vias aéreas e de respiração. O socorrista deve ficar atento para intervir. Podem ser necessárias aspiração de secreções ou manobras de rolamentos para esvaziar a cavidade oral.

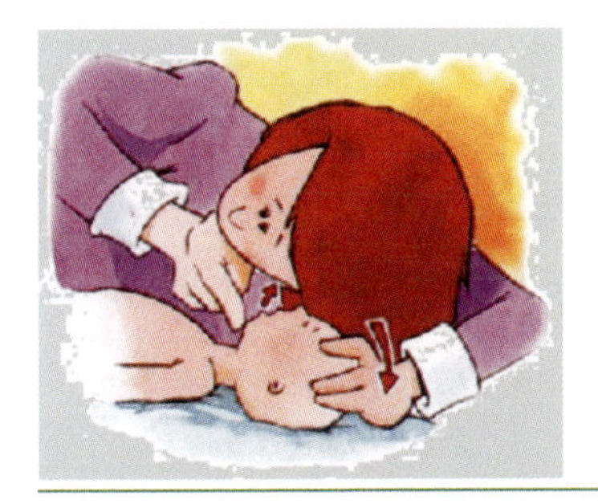

Fig. 12.16 – *Verificação de respiração: ver, ouvir e sentir.*

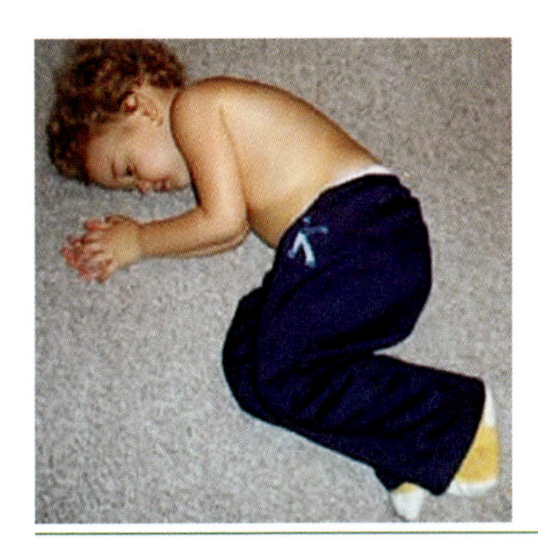

Fig. 12.17 – *Posição de recuperação.*

Identificando que a vítima não apresenta respiração ou está com respiração agônica ou ineficaz, iniciar a ventilação artificial com duas insuflações iniciais.

B – Ventilação Artificial

Métodos de Ventilação

Ventilação Boca a Boca-Nariz ou Boca a Boca

Recomendado para lactentes (menores de 1 ano).
Técnica:

- Inspirar normalmente.
- Para lactentes (crianças menores de 1 ano), a boca do socorrista cobre a boca e o nariz da criança, vedando-os completamente. Uma mão se mantém na testa da criança fixando a cabeça e a outra eleva a mandíbula (Fig. 12.18).
- Com crianças maiores a técnica é a mesma do adulto. A boca do socorrista deve ficar sobre a boca da criança, vedando-a completamente e, com a mão que está na testa, fechar firmemente o nariz.
- Fazer duas insuflações efetivas, com pausa entre elas para exalar o ar (1 segundo cada).

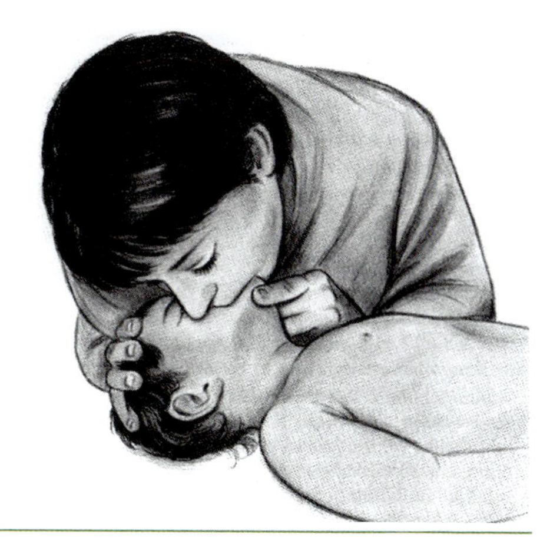

Fig. 12.18 – *Respiração boca a boca-nariz.*

O volume e a pressão de ventilação devem ser suficientes para expandir o tórax da criança. Caso não haja efetividade na ventilação (sem expansão do tórax), reiniciar o procedimento de controle de vias aéreas, reposicionando a cabeça.

Dispositivos de barreira: sempre que disponível, utilizar um dispositivo de barreira para impedir contato com secreções da vítima. São máscaras com válvula de fluxo único que agem como protetores para realização de ventilação boca a boca.

Ventilação Bolsa-válvula-máscara (Ambu)

Equipamento sempre disponível nos serviços de emergência, constituído de uma bolsa para insuflação de ar e máscaras destinadas a cobrir hermeticamente a face da vítima. Permite liberação de quantidades maiores de oxigênio do que a ventilação boca a boca; entretanto, seu manuseio depende de pessoas treinadas para garantir a eficácia. Sempre que possível, alimentar o Ambu com uma fonte de oxigênio (Fig. 12.19).

Oxigênio suplementar:

- Até 1 ano de vida – 8 L/min.
- Pré-escolar – 8 a 12 L/min.
- Crianças maiores – 10 a 15 L/min.

A efetividade da ventilação se observa pela expansão do tórax da criança. O volume e a pressão devem ser suficientes para promover a expansão do tórax; caso não haja expansão do tórax, ou as vias aéreas estão obstruídas ou é necessário maior volume de insuflação. Sendo assim, reposicionar as vias aéreas e tentar novamente.

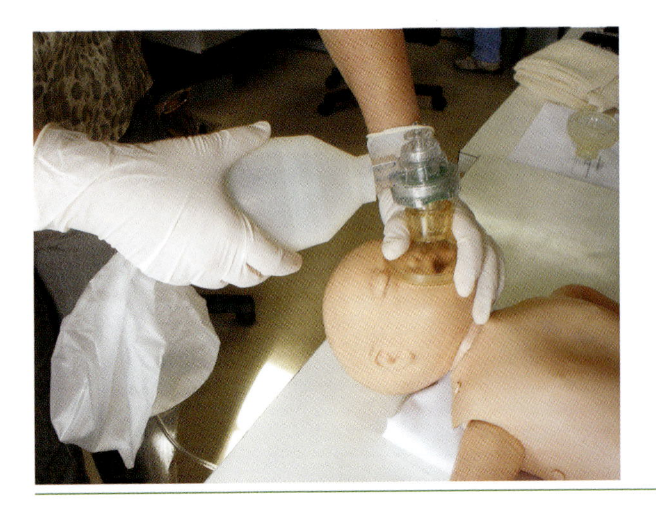

Fig. 12.19 – *Ventilação bolsa-válvula-máscara.*

D Desfibrilação

- Para lactentes (até 1 ano, excluindo recém-nascidos) devemos optar, quando possível, pelo uso de um desfibrilador manual/convencional a um DEA/DAE. Lembrando que o desfibrilador convencional deve ser operado exclusivamente pelo profissional médico. Se não houver um desfibrilador manual disponível, prefira um DEA/DAE equipado com um atenuador de carga pediátrico. Se não houver nenhum dos dois, você pode usar um DEA/DAE sem atenuador de carga pediátrico.
- Para crianças entre 1 a 8 anos, deve-se usar pás pediátricas. Caso não tenha pás pediátricas, você poderá usar as pás para adulto. Pode ser prudente posicionar as pás nas partes anterior e posterior para que elas não se toquem nem se sobreponham.
- Para crianças de 8 anos ou mais, pode-se utilizar diretamente as pás para adulto.

SUPORTE AVANÇADO DE VIDA – CONSIDERAÇÕES

Com a chegada da equipe médica, inicia-se o ABCD secundário:

A – Vias Aéreas

- Reavaliar vias aéreas.
- Garantir uma via aérea definitiva, preferencialmente intubação orotraqueal.

B – Respiração

- Confirmar condições de ventilação pulmonar após a intubação por meio da observação dos movimentos do tórax e, principalmente, da ausculta de campos pulmonares. Iniciar ausculta pelo epigástrio para detectar rapidamente intubação esofágica. A seguir, campos pulmonares bilaterais.

- Fixação da cânula.
- Se necessário, reiniciar o processo de intubação, ventilando o paciente antes da próxima manobra. A interrupção da ventilação não pode ser maior que 15 a 30 segundos.
- Oxigenação: fonte de oxigênio, se paciente não o estiver recebendo.
- Se uma via aérea definitiva estiver acessível, as compressões devem ser ininterruptas na frequência de 100 por minuto sem pausas para ventilação. As ventilações ocorrem de 8 a 10 por minuto.

> ***Nota:*** *O Ambu conectado à cânula de intubação endotraqueal é um método bastante seguro e eficaz para a ventilação (bolsa-válvula-cânula orotraqueal) e um dos mais utilizados nos serviços de emergência. Se os recursos permitirem, a vítima que necessita de assistência ventilatória deve ser intubada precocemente e ventilada, mantendo uma fonte de oxigênio.*

C – Circulação

- Acesso venoso: recomenda-se que após duas a três tentativas de punção venosa sem sucesso, seja realizada por profissional habilitado a punção intraóssea, conforme técnica e indicação específica.
- Monitorização: a interpretação do ritmo define os passos da intervenção médica.
- Medicações apropriadas ao ritmo.

D – Diagnóstico Diferencial

Tentar identificar precocemente causas reversíveis. Essa rápida revisão das possíveis causas de PCR permite orientar a equipe a intervir adequadamente, especialmente quando não há respostas esperadas às manobras de RCP.

A American Heart Association (AHA) atualizou as diretrizes de RCP em 2020.

ALGORITMO DE PCR EM PEDIATRIA AHA 2020

Ver Figura 12.20.

QUALIDADE DA RCP

1. Comprimir com força (metade do diâmetro torácico anteroposterior) e rapidamente (100 a 120/min) e aguardando o retorno total do tórax.

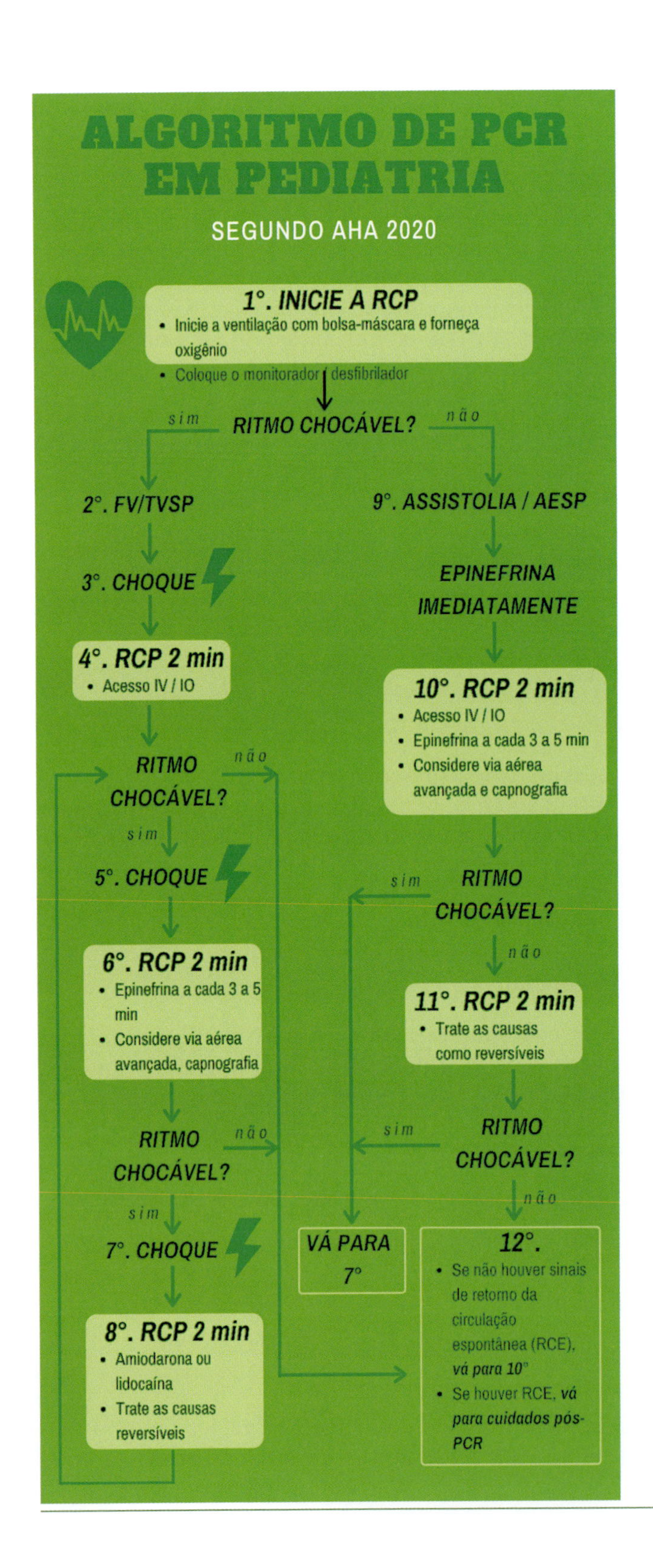

Fig. 12.20 – *Algoritmo de PCR em pediatria.*

2. Diminua interrupções entre as compressões.
3. Evite ventilação excessiva.
4. Alterne os responsáveis pelas compressões a cada 2 minutos ou até antes, se houver fadiga.
5. Se não tiver via aérea avançada, a relação compressão-ventilação é de 15:2.
6. Se tiver via aérea avançada, administre compressões contínuas e uma ventilação a cada 2 a 3 segundos.

CARGA DE CHOQUE PARA DESFIBRILAÇÃO

1. Primeiro choque: 2 J/kg.
2. Segundo choque: 4 J/kg.
3. Choques posteriores de 4 a 10 (máximo) J/kg ou dose para adulto.

TRATAMENTO MEDICAMENTOSO

1. Dose IV/IO de epinefrina: 0,01 mg/kg (0,1 mL/kg da concentração de 0,1 mg/mL), dose máxima de 1 mg. Repita a cada 3 a 5 minutos. Se não tiver acesso IV/IO, pode-se administrar dose endotraqueal 0,1 mg/kg (0,1 mL/kg de concentração de 1 mg/mL).
2. Dose IV/IO de amiodarona: primeira dose em bólus – 5 mg/kg durante a PCR pode ser repetida em um total de até 3 doses para FV/TV sem pulso refratária.
   ou
   Dose IV/IO de lidocaína: primeira dose de ataque de 1 mg/kg.

VIA AÉREA AVANÇADA

1. Intubação endotraqueal ou via aérea extraglótica avançada.
2. Capnografia quantitativa em forma de onda ou capnometria para confirmar e monitorar o posicionamento do tubo endotraqueal.

CAUSAS REVERSÍVEIS

1. Hipovolemia.
2. Hipóxia.
3. Hidrogênio (acidental).
4. Hipo/hipercalemia.
5. Hipotermia.
6. Tensão do tórax por pneumotórax.
7. Tamponamento cardíaco.
8. Toxinas.
9. Trombose coronária.
10. Trombose pulmonar.

As principais novas alterações da Associação Americana do Coração (AHA) 2020 incluem o seguinte:

Algoritmos aprimorados pela AHA 2020 com recursos visuais fáceis para lembrar das orientações para cenários de ressuscitação no SBV e SAVC.

- A importância do início imediato da RCP por socorristas leigos tem sido reenfatizada.
- As recomendações anteriores sobre a administração de epinefrina foram reafirmadas, com ênfase em sua administração mais precoce.
- O uso de dispositivos de *feedback* visual em tempo real é recomendado como forma de manter a qualidade da RCP.
- Mensurar continuamente a pressão arterial sanguínea e o teor de dióxido de carbono ao final da expiração ($ETCO_2$) durante a ressuscitação de SAVC pode ser útil para melhorar a qualidade da RCP.
- Com base na evidência mais recente, o uso rotineiro de **dupla desfibrilação** sequencial não é recomendado.
- O acesso intravenoso (IV) é a via preferida de administração de medicação durante a ressuscitação no SAVC. Acesso intraósseo (IO) é aceitável se o acesso IV não estiver disponível.
- O **atendimento do paciente após o retorno da circulação espontânea** (RCE) requer muita atenção à oxigenação, controle da pressão arterial, avaliação da intervenção coronária percutânea, controle direcionado de temperatura e neuroprognóstico multimodal.
- Como a reabilitação pós-PCR continua muito tempo depois da hospitalização inicial, os pacientes devem ter avaliação e suporte formais para suas necessidades físicas, cognitivas e psicossociais.
- A AHA 2020 enfatiza que, após uma ressuscitação, o ***debriefing* para socorristas leigos**, profissionais do SME e profissionais da saúde no hospital pode ser benéfico para suporte na saúde mental e bem-estar dos mesmos.

O tratamento da PCR na gravidez é focado em ressuscitação maternal, com a preparação para uma cesariana de emergência, se necessário, para salvar o bebê e melhorar as chances de ressuscitação bem-sucedida da mãe.

13 Ferimentos, Curativos e Bandagens

Beatriz Ferreira Monteiro Oliveira
Mônica Koncke Fiuza Parolin
Sueli Bueno de Moraes Cabral

INTRODUÇÃO

Ferimento é qualquer lesão ou perturbação em qualquer tecido do corpo humano como resultado de um trauma.

A pele, considerada o maior órgão do corpo humano, está mais exposta a sofrer ferimentos do que qualquer outro tecido, pois reveste toda a superfície externa do organismo. A perda da sua integridade constitui ameaça pelo risco de sangramento, infecção e trauma secundário. Pode ser, inclusive, fator determinante de sobrevida. Como consequência da agressão da pele, existe a possibilidade de lesões de órgãos ou tecidos adjacentes como músculos, nervos, vasos sanguíneos etc.

O atendimento imediato e eficiente às vítimas de ferimento tem como objetivo prevenir lesões adicionais e contaminação, além de controlar sangramento e aliviar a dor.

CLASSIFICAÇÃO

Os ferimentos classificam-se quanto à profundidade, à complexidade, à contaminação e à natureza do agente agressor (Tabela 13.1).

Este capítulo se restringe à classificação e atendimento dos ferimentos quanto à natureza do agente agressor, especificamente os causados por agentes físicos mecânicos, decorrentes da energia cinética (movimento) ou por desaceleração do instrumento.

As ações do agente mecânico causador dos ferimentos são: contusão, incisão e perfuração. A classificação dos ferimentos provocados por agentes físicos e mecânicos baseia-se na ação ou combinação desses agentes (Tabela 13.2).

Tabela 13.1 Classificação dos Ferimentos	
	Profundidade
Superficiais	*Profundos*
Envolvem pele, tecido subcutâneo e músculos	Atingem estruturas profundas ou nobres, como nervos, tendões, vasos calibrosos, ossos e vísceras
	Complexidade
Simples	*Complicado*
Sem perda tecidual, contaminação ou corpo estranho	Há perda tecidual. Ex.: esmagamento, queimadura, avulsão, deslocamento de tecidos ou implantação de corpo estranho
	Contaminação
Limpo	*Contaminado*
Sem presença de sujidade. Ex.: ferida cirúrgica	Presença de detritos, corpo estranho ou microrganismo patogênico
	Natureza do Agente Agressor
Agentes Físicos	*Agentes Químicos*
Mecânico, elétrico, irradiante, térmico	Lesão por agentes químicos (cáusticos e álcalis)

Classificação dos Ferimentos

Fechados – Contusão

São as lesões produzidas por objetos contundentes que danificam o tecido subcutâneo subjacente sem romper a pele, que se mantém íntegra. Esses ferimentos também são chamados de ***contusão*** (Fig. 13.1).

Os ferimentos fechados podem ser divididos em:

Edema

Elevação e palidez da pele na área do impacto, que surge de 1 a 3 minutos após o trauma.

Hematoma

Extravasamento de sangue entre os tecidos (subcutâneo, fáscia, músculo, órgãos), com formação de coleção (aumento de volume) pela ruptura de *vasos*.

Tabela 13.2 Classificação dos Ferimentos	
Fechados	
Contusão	• Edema • Hematoma • Equimose
Abertos	
Feridas	• Feridas incisivocortantes • Feridas cortocontusas • Feridas perfurantes: – Perfurocontusas – Perfurocortantes • Feridas penetrantes • Feridas transfixantes • Escoriações ou abrasões • Avulsão ou amputação • Lacerações • Esmagamento
Lesões de Vísceras	• Tórax • Abdome

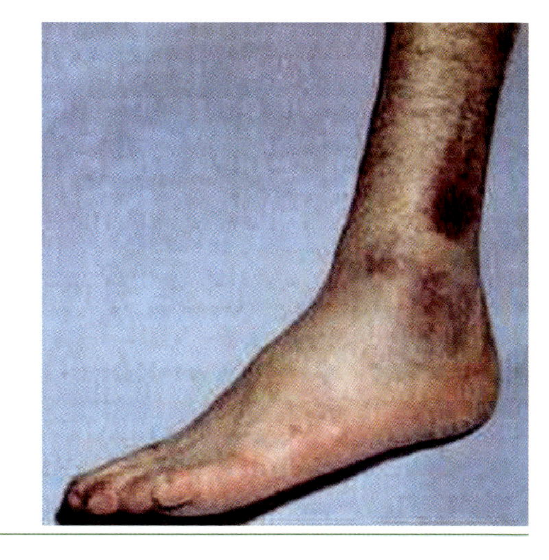

Fig. 13.1 – *Contusão.*

Equimose

Extravasamento de sangue no tecido subcutâneo, consequente à ruptura de *capilares*, sem formação de coleção. As equimoses, exceto as espontâneas e as *post mortem*, atestam que houve ação contundente. Esse extravasamento forma uma mancha "preto-azulada" característica, que com a progressiva reabsorção vai modificando sua coloração.

Local a 3 dias	vermelho-violácea
3 a 6 dias	azul
7 a 10 dias	verde
10 a 15 dias	amarela

Lembre-se de que áreas extensas de contusão podem significar grande perda de sangue nos tecidos abaixo da região atingida.

Os hematomas são menos frequentes que as equimoses, mas são comuns nos grandes traumatismos, principalmente cranioencefálicos e viscerais. São dificilmente visualizados na superfície corporal, exceto quando localizados no couro cabeludo, os quais chamamos de hematoma subgaleal.

Abertos

Um ferimento é aberto quando rompe a integridade da pele, expondo tecidos internos, geralmente com sangramento externo. São as *feridas*.

A pele pode romper quando é atingida por um agente externo ou um agente interno, como pela extremidade de um osso fraturado que se desloca e rompe a pele.

As feridas resultam em trauma de alta ou baixa energia, e variam conforme a superfície de contato do agente. Tipos de feridas (Fig. 13.2):

Feridas Incisivas/Cortantes

Produzidas pela ação de deslizamento de agentes cortantes, afiados, capazes de penetrar a pele, produzindo uma ferida linear com bordas

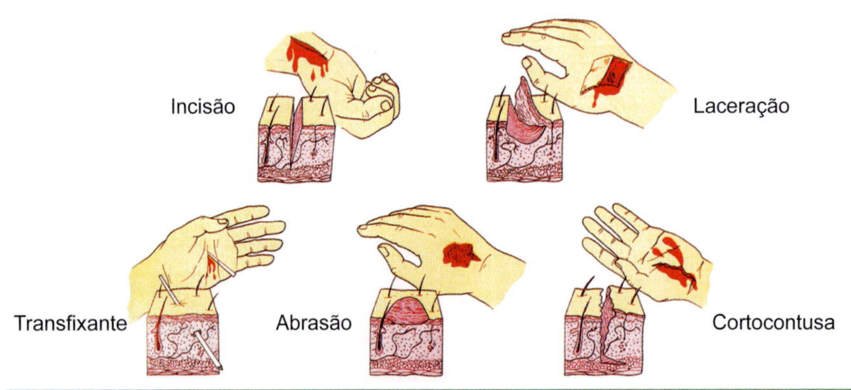

Fig. 13.2 – *Tipos de feridas.*

regulares e pouco traumatizadas. Os instrumentos típicos são: bisturi, faca, navalha, estilete etc., e os não tão típicos são: folha de papel, linha, capim etc. (Fig. 13.3).

São feridas pouco profundas, nas quais a profundidade inicial é maior que a terminal e nas quais os bordos regulares possuem boa junção.

Feridas Cortocontusas

São aquelas provocadas por objeto com superfície romba (como um instrumento cortante não muito afiado), capaz de romper a integridade da pele, produzindo feridas com bordas traumatizadas, além de contusão nos tecidos arredores (Fig. 13.4).

Existe uma ação contundente e cortante. Os instrumentos característicos são machado, facões sem fio, guilhotina, rodas de trem etc.

A pele, situada logo sobre uma superfície óssea como na face e no couro cabeludo, quando atingida por um objeto rombo, como pedras e paus, rompe-se devido à compressão sobre essa superfície rígida (osso), que não deforma e não absorve o impacto. O mesmo não ocorre em pele situada sobre gordura ou músculo que absorve a energia do impacto, como no dorso e na coxa.

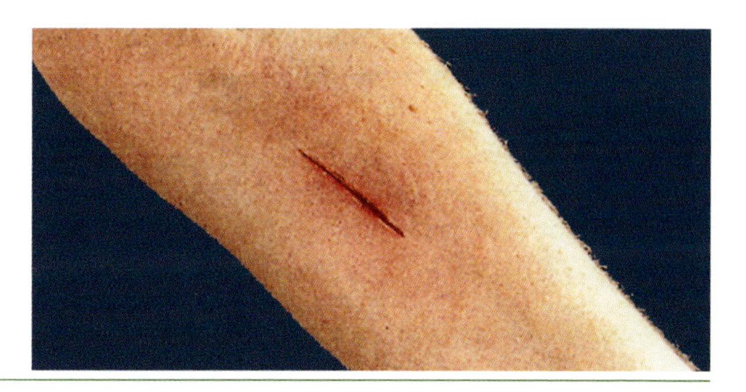

Fig. 13.3 – *Ferida incisiva.*

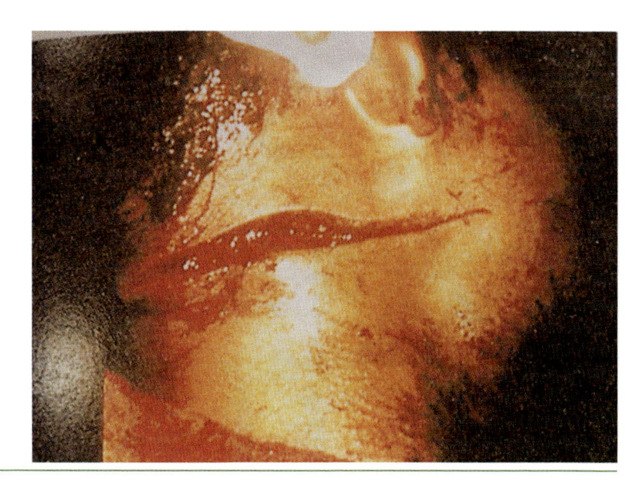

Fig. 13.4 – *Ferida cortocontusa.*

As lesões têm bordos não regulares, margens que não se juntam e sangram menos que as feridas incisivas.

Feridas Perfurantes

O objeto agressor, geralmente fino e pontiagudo, é capaz de perfurar a pele e os tecidos subjacentes, produzindo lesão cutânea puntiforme ou linear de bordas regulares ou não. Os objetos que causam as feridas perfurantes podem ser classificados conforme seu calibre.

- Calibre pequeno – agulha, espinho, alfinete, prego etc., causando uma ferida puntiforme de pequeno diâmetro.
- Calibre médio – podem ser os causadores de lesões perfurocontusas. Exemplo: ferro de construção com ponta, flechas roliças, picador de gelo etc.

As feridas perfurantes (Fig. 13.5) podem ser classificadas em:

Perfurocortante

Agente de superfície de contato laminar e pontiagudo, no qual a ponta perfura e o gume corta. Os instrumentos típicos são: com um gume – faca; com dois gumes – punhal; e com mais de dois gumes – lima.

O ferimento tem como característica uma profundidade maior que a largura e geralmente causa hemorragias internas.

Exemplo: ferimento causado por arma branca (faca, estilete, adaga).

Perfurocontusa

O agente que perfura a pele é de superfície romba, como, por exemplo, ferimento por arma de fogo, picador de gelo, amolador de facas etc. (Fig. 13.6A e B).

Ferimento por Arma de Fogo (FAF)

São feridas perfurocontusas, podendo ou não ser penetrantes e/ou transfixantes; são geralmente graves. O grau de lesão tecidual depende da energia com que é disparado o projétil, conforme citado no Capítu-

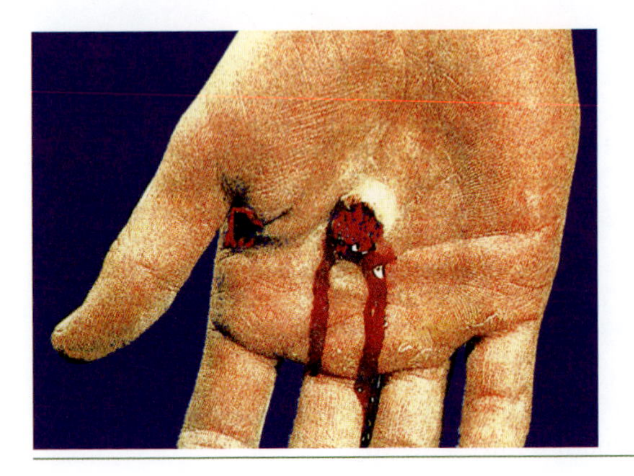

Fig. 13.5 – *Ferida perfurante.*

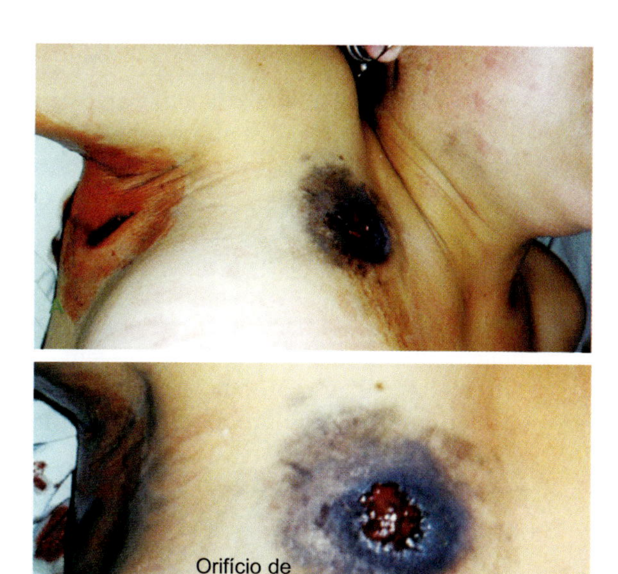

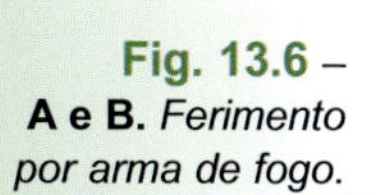

Fig. 13.6 – **A e B.** *Ferimento por arma de fogo.*

lo 6. Segue abaixo a descrição dos orifícios de entrada e saída do projétil (Fig. 13.6A e B).

Orifício de Entrada

Ferida circular ou oval, geralmente pequena, menor que o projétil, com bordas trituradas, geralmente invertidas, com orla de detritos (orla de escoriação) deixada pelo projétil (pólvora, fragmentos de roupa) e orla de equimose. Pode apresentar uma orla de queimadura e de tatuagem (grãos de pólvora) quando produzida pelas chamas, em um acidente à queima-roupa.

Orifício de Saída

Ferimento geralmente maior que a ferida de entrada, com bordas irregulares voltadas para fora, ferida estrelada, em fenda ou circular.

Ferida Penetrante

Quando o agente vulnerante atinge uma cavidade natural do organismo, geralmente tórax ou abdome. As feridas apresentam formato externo variável, geralmente linear ou puntiforme.

Ferida Transfixiante

Constitui uma variedade de feridas perfurantes ou penetrantes, na qual o objeto vulnerante é capaz de penetrar e atravessar os tecidos ou determinado órgão em toda a sua espessura, saindo na outra superfície.

Exemplo: feridas por projétil de arma de fogo.

Escoriações ou Abrasões

Produzidas pelo atrito de uma superfície áspera e dura contra a pele. O agente contundente desliza sobre a pele provocando o arrancamento traumático da epiderme, com exposição da derme, ou seja, atinge somente a pele. Frequentemente, contém partículas de corpo estranho (cinza, graxa, terra) (Fig. 13.7).

Um outro exemplo típico é a escoriação causada por unhas humanas ou de animais.

A profundidade da escoriação depende da pressão e aspereza da superfície; pode ser superficial, dando origem à exsudação de líquido incolor e crosta serosa ou profunda, que atinge a derme, havendo formação de pontilhando sanguinolento e crosta hemática.

Avusão ou Amputação

Lesão na qual parte do corpo é cortada ou arrancada (membros ou parte de membros, orelhas, nariz, dentes etc.) (Fig. 13.8).

Lacerações

O mecanismo de ação é a pressão ou tração exercida sobre o tecido, causando lesões irregulares. Geralmente, atinge planos mais profundos, com dilaceração de tecidos (Fig. 13.9A e B). Geralmente, as mordidas de animais, além de provocarem lesões perfurocontusas ou perfurocortantes, levam a lacerações importantes.

Esmagamento

Esse tipo de lesão é produzido por um objeto de grande porte ou com muita força, produzindo compressão e distorção de todos os planos anatômicos. Existe destruição de tecidos, com laceração de partes moles e fraturas ósseas.

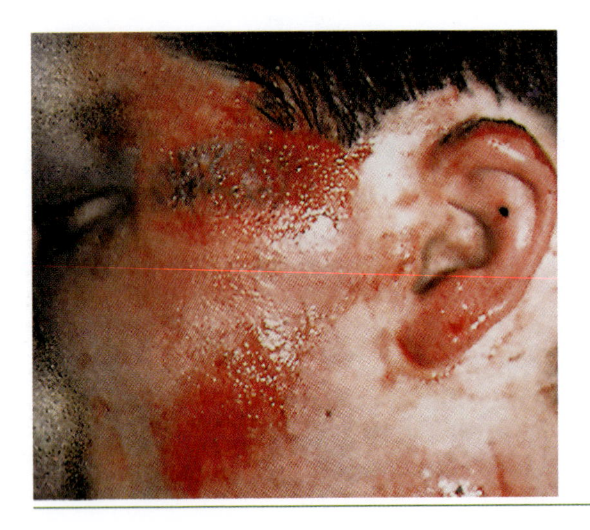

Fig. 13.7 – *Escoriações.*

Lesões de Vísceras

As lesões de órgãos internos sempre são indicadores de gravidade e constituem risco de morte. São mais frequentes em abdome que em tórax.

Tórax

As lesões pulmonares estão geralmente associadas às fraturas de costelas. A compressão do tórax pode levar à lesão do coração ou de vasos calibrosos.

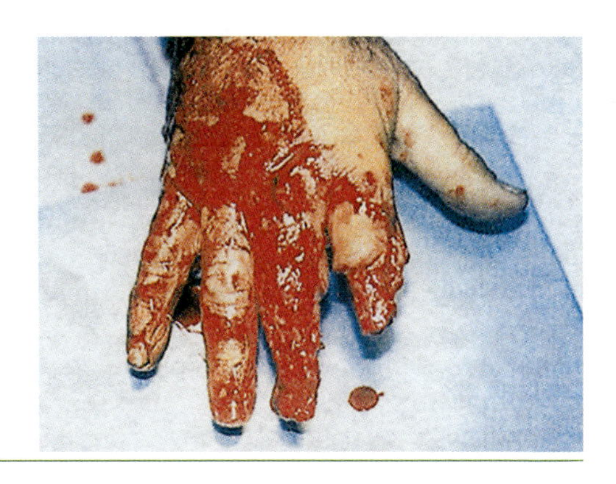

Fig. 13.8 – *Amputação.*

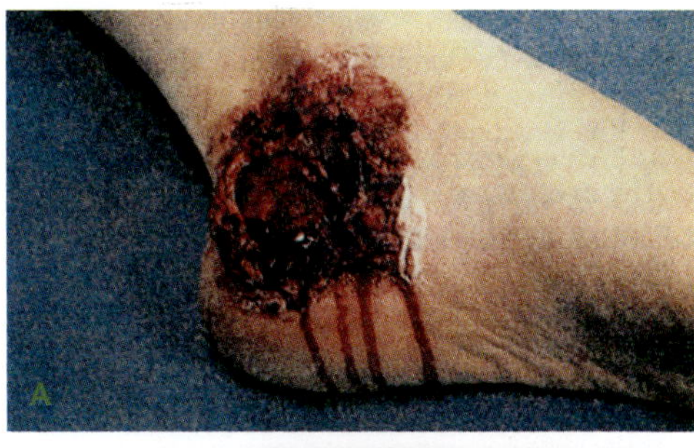

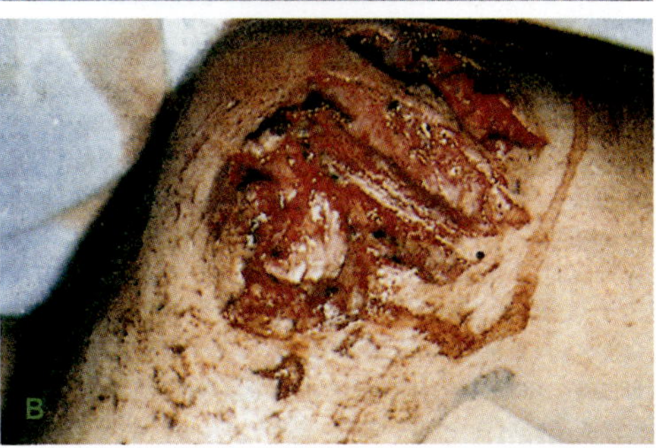

Fig. 13.9 – **A e B.** *Lacerações.*

Abdome

Traumas no abdome aumentam a pressão dentro da cavidade, levando à herniação de vísceras pelas brechas na parede ou pelo diafragma rompido. As vísceras ocas lesionam-se mais quando cheias de líquido ou alimento, pois não se deixam comprimir – principalmente o duodeno, por ser fixo à parede posterior.

ATENDIMENTO À VÍTIMA DE FERIMENTO

O atendimento pré-hospitalar dos ferimentos visa três objetivos principais:

- Proteger a lesão contra o trauma secundário. O tecido lesado é mais suscetível a agressões posteriores do que o tecido normal.
- Conter sangramentos.
- Evitar infecções.

Na fase pré-hospitalar, deve-se evitar perder tempo em cuidados excessivos com os ferimentos que não sangram ativamente e não atingem os planos profundos. Esses cuidados retardam o transporte ao hospital, o que pode agravar o estado geral dos pacientes com lesões internas associadas.

No atendimento à vítima com ferimentos, deve-se seguir os seguintes passos:

1. Controle do *ABC, que* é prioridade como em qualquer outra vítima de trauma. Ferimentos com sangramento importante exigem controle já no passo C.
2. Avaliação do ferimento, informando-se sobre a natureza e a força do agente causador, como ocorreu a lesão e o tempo transcorrido até o atendimento.
3. Inspeção da área lesada, que deve ser cuidadosa. Pode haver contaminação por presença de corpo estranho e lesões associadas. O ferimento deve ser exposto e, para isso, pode ser necessário cortar as roupas da vítima; evite movimentos desnecessários com a mesma. *Evitar contatos com sangue ou secreções da vítima, use luvas de proteção.*
4. Limpeza da superfície do ferimento para remoção de corpos estranhos livres e detritos. Utilizar uma gaze estéril para remoção mecânica delicada e, algumas vezes, instilação de soro fisiológico. Seque a ferida fazendo toques com a gaze, sempre com cautela, sem provocar atrito. Nunca use algodão, lenços ou guardanapos de papel, pois desprendem fragmentos que se aderem à ferida e podem causar infecção. Não perder tempo na tentativa de limpeza geral da lesão; isso será feito no hospital. *Objetos fincados não devem ser removidos, mas sim imobilizados para que permaneçam fixos durante o transporte.*
5. Proteção da lesão com gaze estéril, que deve ser fixada no local com bandagem triangular ou, se não estiver disponível, utilizar atadura de crepe.

Considerações sobre Cuidados nos Diversos Tipos de Ferimentos

- **Contusões** – frequentes nas vítimas de trauma. Quando atinge pequena área da superfície corporal, aplicar compressas frias ou bolsa de gelo, mas essas geralmente não necessitam de cuidados de emergência pré-hospitalar. Porém, o socorrista deve estar atento à possibilidade de lesões nos tecidos ou órgãos internos. Áreas extensas de contusão podem ser acompanhadas de sangramento interno importante e exigir medidas para choque hipovolêmico, além de transporte imediato para o hospital.
- **Escoriações** – é comum a presença de corpo estranho (areia, graxa, resíduos de asfalto etc.); tentar remoção conforme descrito anteriormente; em seguida, cobrir a área escoriada com gaze estéril, fixando-a no local com atadura ou bandagem triangular.
- **Feridas incisivas** – aproximar e fixar os bordos com um curativo compressivo, utilizando atadura ou bandagem triangular.
- **Lacerações** – controlar o sangramento, utilizando os métodos de pressão direta e/ou elevação do membro; proteger com uma gaze estéril firmemente pressionada. Lesões graves podem exigir imobilização da parte afetada.
- **Avulsões e amputações** – os cuidados de emergência requerem, além do controle do sangramento, todo o esforço da equipe de socorro para preservar a parte amputada. No caso de retalhos de pele, recolocá-los na sua posição normal delicadamente, após a limpeza da superfície; em seguida, fazer o curativo. Partes do corpo amputadas devem ser colocadas em bolsa plástica seca, estéril, selada e, se possível, resfriada (jamais congelar), que deve acompanhar o paciente até o hospital.
- **Ferimentos perfurantes** – por arma de fogo, devem ter os orifícios de entrada e saída do projétil igualmente protegidos. Arma branca que permanece no corpo não deve ser removida, e sim fixada, para que permaneça imobilizada durante o transporte, pois sua retirada pode agravar o sangramento.

Ferimentos em Face, Crânio, Tórax e Abdome

Ferimentos em cabeça, tórax e abdome exigem atenção redobrada da equipe de socorro pelo risco de comprometer as funções vitais (nível de consciência, respiração e circulação).

Face e Crânio

Ferimentos de couro cabeludo sangram abundantemente por serem áreas muito irrigadas, mas dificilmente levam a alterações hemodinâmicas. No trauma do crânio pode haver afundamento e saída de líquor ou sangue pelos ouvidos e nariz. Cobrir o ferimento com compressa limpa e não pressionar a área atingida sob risco de lesão de cérebro por extremidades ósseas fraturadas. Muito cuidado com a mobilização dessa vítima devido ao risco de lesão de coluna.

Tórax

Ferimentos penetrantes em tórax podem comprometer o mecanismo de respiração pela entrada de ar na cavidade pleural. Seque a ferida com gaze e faça um curativo oclusivo, com um dos lados não fixado (três pontas). Esse tipo de curativo permite que o ar possa sair durante a expiração e não entre na cavidade durante a inspiração. Transporte a vítima em decúbito lateral sobre o lado lesado, se possível, ou semissentada, para facilitar a respiração (ver Capítulo 19).

Abdome

Nas eviscerações (saída de vísceras abdominais pelo ferimento), não tentar recolocar os órgãos para dentro da cavidade abdominal; cobrir com plástico esterilizado próprio para esse fim ou compressas úmidas (embebidas em soro fisiológico). Evite usar gaze ou materiais pequenos pois podem ficar dentro da cavidade. Transporte a vítima com as pernas flexionadas se possível e não levante sua cabeça, pois essa ação aumenta a tensão dos músculos abdominais.

Maiores detalhes para os cuidados com ferimentos em cabeça, tórax e abdome serão vistos nos Capítulos 16, 19 e 20.

Conforme a análise do mecanismo que produziu a lesão, a característica do ferimento (profundo, complicado), a região do corpo atingida (cabeça, pescoço, tórax e abdome) e o grau de sangramento, o médico deve ser acionado caso não esteja presente no local do acidente.

Resumo de Atendimento à Vítima de Ferimento

Use luvas de proteção.

1. Controle do ABC e análise do mecanismo de lesão.
2. Expor o ferimento para inspeção.
3. Controle do sangramento.
4. Limpeza de superfície da lesão.
5. Proteção com gaze estéril.
6. Bandagem triangular ou atadura de crepe para fixar a gaze. Certifique-se da presença de pulso distal após a colocação da bandagem, porque pode estar muito apertada.
7. Mantenha a vítima imóvel quando possível. Movimentos desnecessários podem precipitar ou aumentar sangramentos.
8. Conforte a vítima, informando os procedimentos adotados; assim ela se tranquiliza e colabora com o atendimento.
9. Cuidados para choque hipovolêmico: oxigênio, aquecimento e elevação de MMII nos ferimentos graves com sangramento importante.
10. Não retardar o transporte desnecessariamente.

CURATIVOS E BANDAGENS

As bandagens ou ataduras são usadas:

- Para fixar curativos, funcionando como uma cobertura para a compressa.

- Para imobilizar e apoiar segmentos traumatizados.
- Para promover hemostasia (conter sangramentos).

As bandagens mais frequentemente usadas são as triangulares e em rolo.

Como qualquer tipo de bandagem, o conforto da vítima e a segurança do curativo dependem de sua correta aplicação. Uma bandagem desalinhada, desconfortável e insegura, além de inútil, pode ser nociva.

Tipos

Bandagem Triangular

Tecido de algodão cortado em triângulo, com inúmeras aplicações.

A bandagem triangular pode ser dobrada para produzir uma bandagem em gravata (Figs. 13.10A e B): traga a ponta da bandagem triangular para o meio da base do triângulo e faça dobras sucessivas até que a largura desejada seja obtida. A largura apropriada depende da extensão da lesão ou do curativo a recobrir.

A bandagem triangular pode ser usada sozinha como em ferimentos de cabeça (Figs. 13.11A a C e 13.12A e B) ou associadas (gravatas e triangular) como usadas nos ferimentos em ombros (Figs. 13.13A a D).

Atadura de Crepe

Usada com a mesma finalidade da bandagem triangular, entretanto não tem a mesma facilidade de aplicação ou resistência para cobrir curativos e conter hemorragias. Da mesma forma, exige habilidades específicas para sua colocação eficaz.

1. Atadura circular: usada para cabeça, pescoço, tórax e abdome. As voltas da atadura são aplicadas de maneira que se sobreponham, não muito apertadas, de modo a não impedir a respiração quando aplicadas em tórax (Figs. 13.16A a H).
2. Atadura cruzada ou *em oito*: útil para fixar curativos nas articulações.

Pontos a Serem Observados na Utilização das Bandagens

As ataduras ou bandagens devem ter aspecto agradável, proporcionando conforto e bem-estar à vítima. Ao aplicar uma bandagem, observar o local, a extensão da lesão e as condições da circulação (Fig. 13.14A e B).

As bandagens não devem ser muito apertadas para não impedir o afluxo e refluxo do sangue, provocar edema e/ou causar dores intensas. Entretanto, devem ficar firmes e indeslocáveis, adaptando-se às formas corporais.

Na aplicação da bandagem, coloque o membro em posição funcional e evite contato entre duas superfícies cutâneas, para que não haja aderências e fricções (Figs. 13.15A a C).

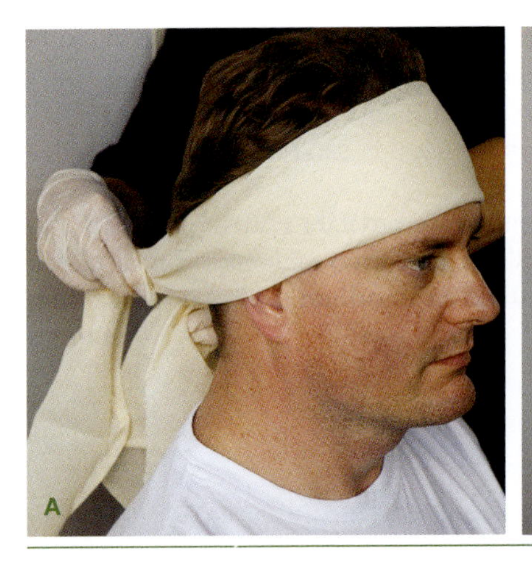

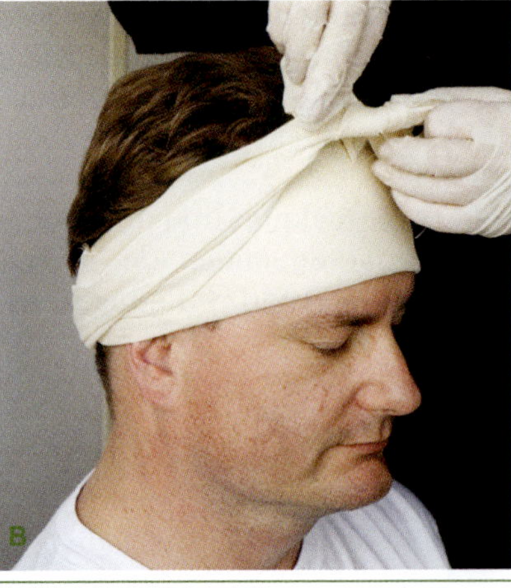

Fig. 13.10 – **A e B.** *Bandagem dobrada em gravata para ferimento na região frontal.*

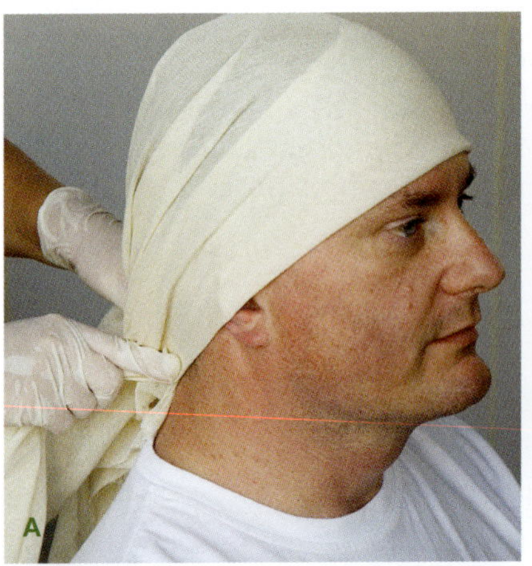

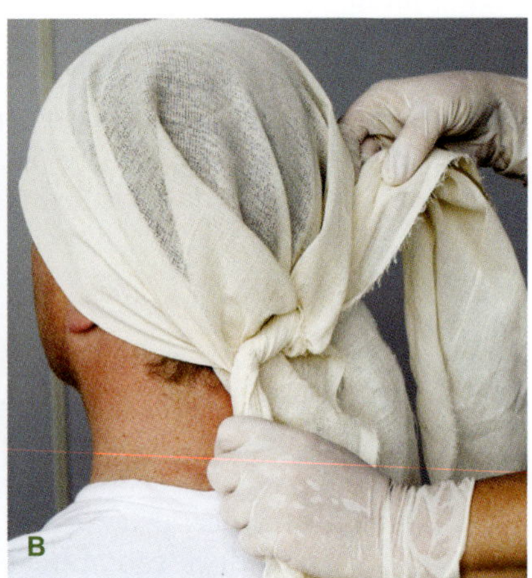

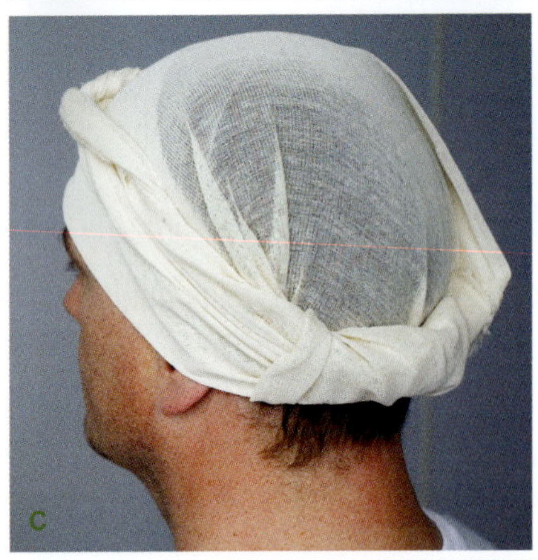

Fig. 13.11 – **A a C.** *Bandagem triangular usada para ferimentos na cabeça.*

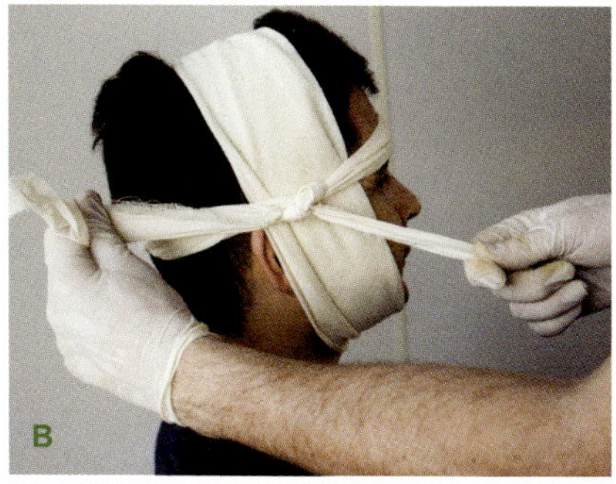

Fig. 13.12 – A e B. *Bandagem em gravata para fixar curativos em couro cabeludo, testa e têmporas.*

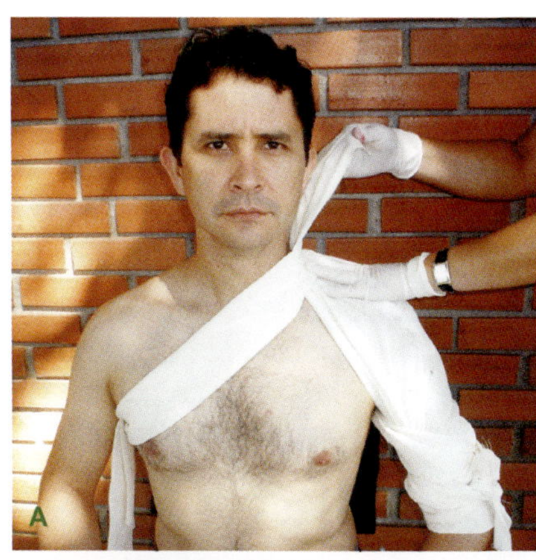

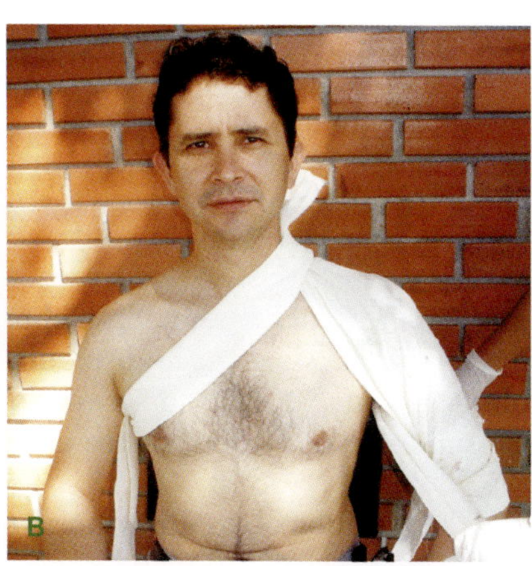

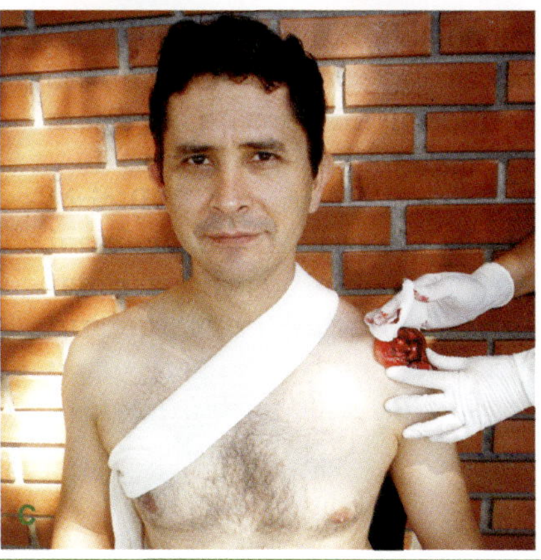

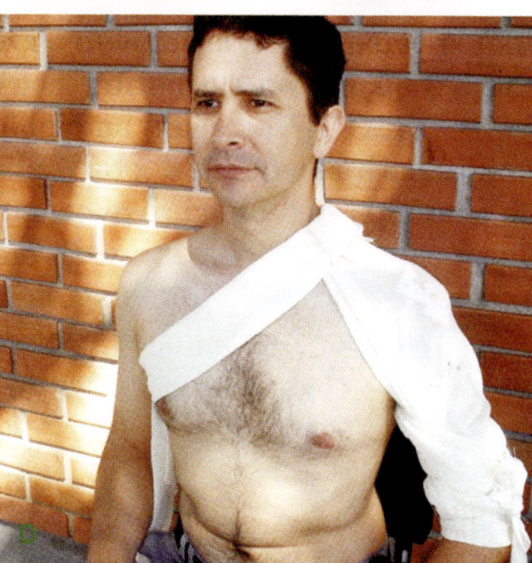

Fig. 13.13 – A a D. *Bandagens para o ombro, quadril e raiz da coxa. Para fixar um curativo na parte superior do ombro são necessárias duas bandagens: uma primeira bandagem em gravata, usada como guia para a segunda bandagem triangular, aplicada aberta.*

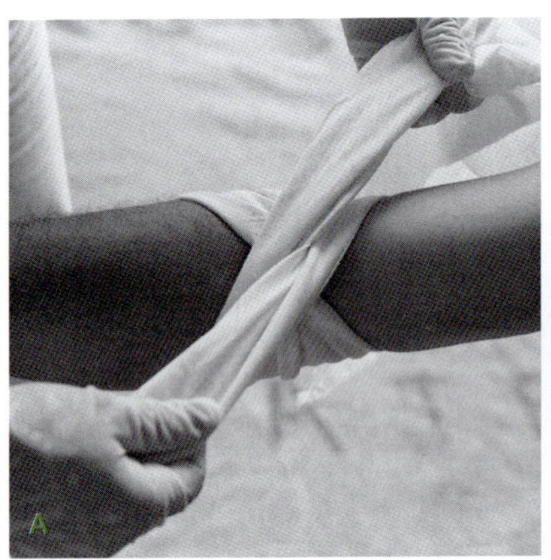

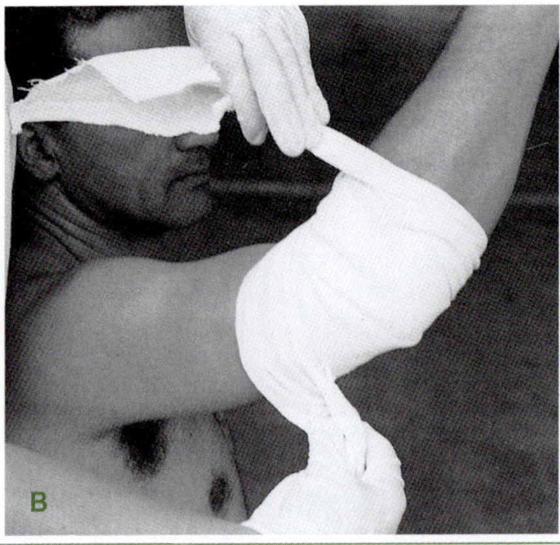

Fig. 13.14 – **A e B.** *Bandagem em gravata para cotovelo/joelho.*

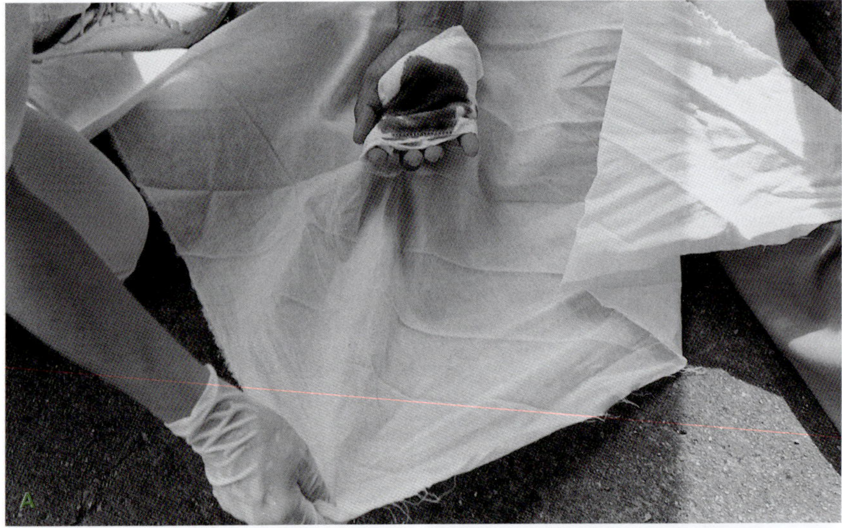

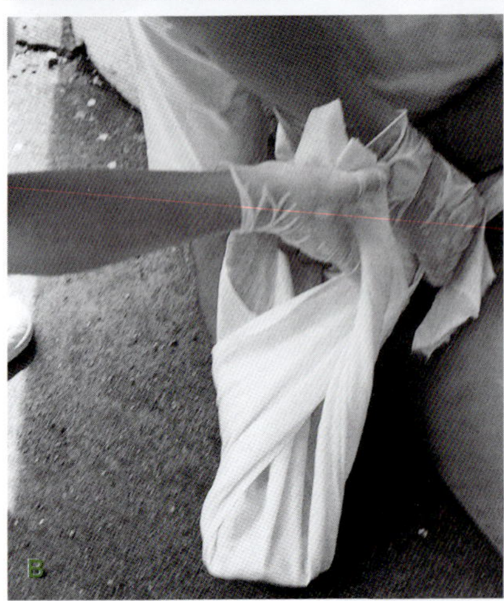

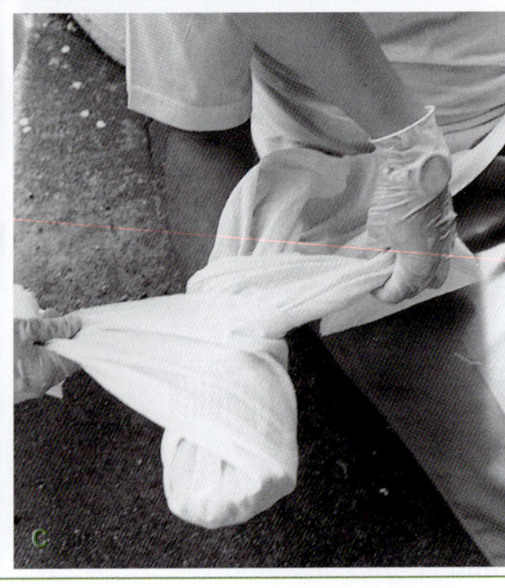

Fig. 13.15 – **A a C.** *Bandagem triangular para o pé ou a mão. Essa bandagem é usada para manter curativos grandes sobre a mão ou o pé, servindo também para imobilizar esses segmentos.*

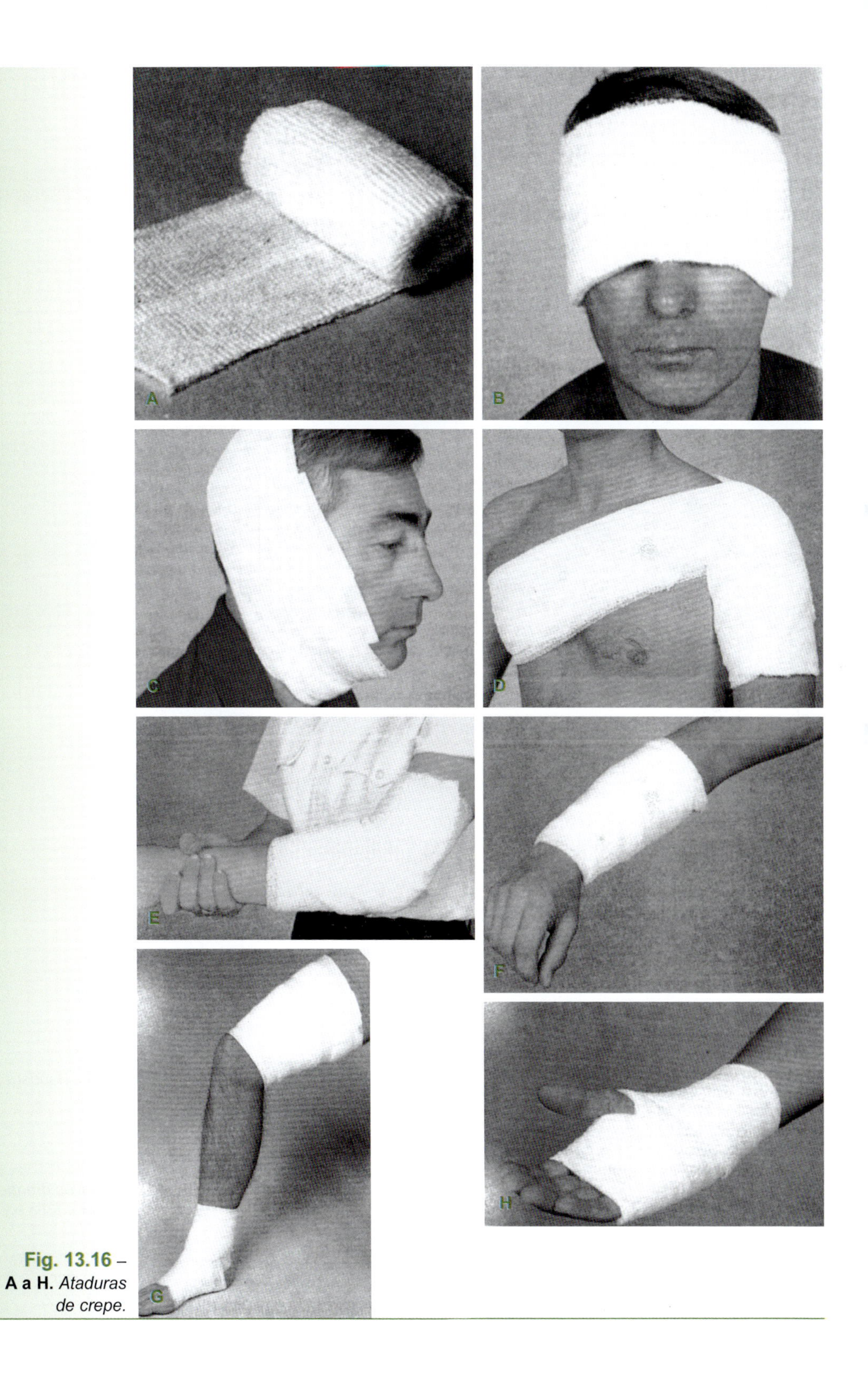

Fig. 13.16 – **A a H.** *Ataduras de crepe.*

[illegible] distribuí-
lo a todos os órgãos do corpo. Desde a sua origem, no coração, as
[illegible]
[illegible] em dois circuitos [illegible]
o sangue aos pulmões através do tronco pulmonar (pequena circu-

14 Hemorragia e Choque

Beatriz Ferreira Monteiro Oliveira
Mônica Koncke Fiuza Parolin

INTRODUÇÃO

Para uma melhor compreensão do mecanismo da hemorragia e do choque é necessário rever os conceitos de anatomia e fisiologia do sistema cardiovascular.

O sistema cardiovascular, cuja principal função é distribuir o oxigênio para todas as células do organismo, possui três componentes:

1. Coração.
2. Vasos sanguíneos.
3. Sangue.

Coração

Bomba que impulsiona o sangue para todo o corpo humano. Para que possa trabalhar de forma eficiente, necessita de volume de sangue suficiente circulando dentro dos vasos e da pressão sistólica para impulsioná-lo.

Vasos Sanguíneos

São três tipos de vasos sanguíneos:

Artérias

Vasos que se afastam do coração, levando o sangue para distribuí-lo a todos os órgãos do corpo. Desde a sua origem, no coração, as artérias se ramificam tornando-se progressivamente mais finas, isto é, afinam à medida que se afastam do coração.

As artérias se distribuem em dois circuitos; um menor, que leva o sangue aos pulmões através do tronco pulmonar (pequena circu-

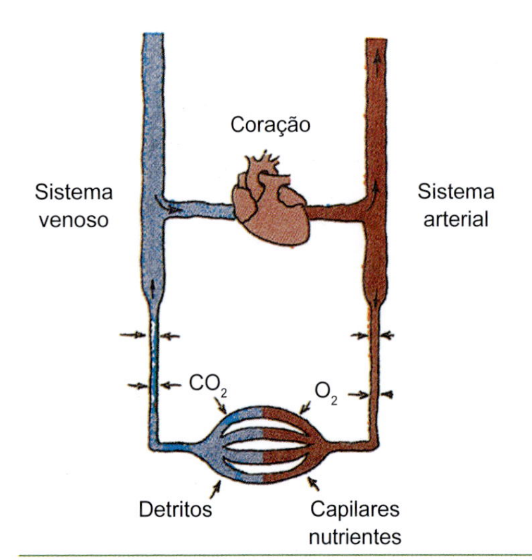

Fig. 14.1 – *Sistema cardiovascular.*

lação) e outro maior, que conduz o sangue oxigenado a todas as células do organismo (grande circulação). As paredes das artérias são grossas para melhor suportarem a pressão arterial; pulsam conforme a sístole cardíaca (Fig. 14.1).

Veias

Vasos sanguíneos que trazem o sangue dos diversos órgãos de volta ao coração. Como as veias convergem, são mais finas quanto mais distantes do coração e mais calibrosas conforme se aproximam do coração. As paredes das veias são finas e delgadas, e não pulsam.

Capilares

Vasos muito finos que representam a transição entre artérias e veias. É nos capilares que se dá a troca de oxigênio e nutrientes por gás carbônico e detritos, para serem eliminados pelo sistema venoso.

O fluxo constante de sangue pelos capilares é chamado de perfusão, sendo ele essencial à manutenção de vida nos tecidos.

A diminuição do volume sanguíneo afeta a perfusão. Uma falha na perfusão leva os tecidos à morte.

A Fig. 14.1 mostra a difusão de oxigênio e nutrientes para o interior da célula. Gás carbônico e detritos resultantes do metabolismo celular saem da célula para o interior dos capilares, para serem eliminados.

Sangue

O sangue é constituído por uma parte líquida (plasma) e por elementos figurados (glóbulos vermelhos, glóbulos brancos e plaquetas).

O sangue corresponde de 7 a 8% do peso corporal. Seu volume varia de uma pessoa para outra conforme a massa corporal. Por exemplo: uma pessoa de 75 kg tem um volume de 5 a 6 L de sangue. A perda de volume sanguíneo é importante, principalmente pela perda de plasma. Todas as pessoas necessitam de um volume de sangue mínimo para manter o aparelho cardiovascular trabalhando de modo eficiente para manter a vida.

Uma deficiência no funcionamento de qualquer um dos três componentes do sistema cardiovascular compromete a distribuição de oxigênio e leva o tecido à morte. A morte dos tecidos leva à morte dos órgãos e do ser vivo.

Hemorragia

É o extravasamento de sangue dos vasos sanguíneos a partir de ruptura nas suas paredes.

O controle da hemorragia em uma vítima de trauma faz parte da abordagem primária; uma situação hemorrágica severa impede a distribuição de oxigênio aos tecidos em consequência da perda de volume, colocando a vida em risco.

A hemorragia pode ser classificada em:

1. *Hemorragia externa* – visível porque extravasa para o meio ambiente. Exemplos: ferimentos abertos em geral, hemorragia das fraturas expostas, epistaxe (hemorragia nasal).
2. *Hemorragia interna* – o sangue extravasa para o interior do próprio corpo, dentro dos tecidos ou cavidades naturais. Exemplos: trauma contuso, ruptura ou laceração de órgãos de tórax e abdome, hemorragia de músculo ao redor de partes moles.

De acordo com o vaso sanguíneo lesado, a hemorragia é do tipo:

Arterial

Perda de sangue de uma artéria. O sangue tem coloração viva vermelho-clara, derramado em jato (Fig. 14.2), conforme o batimento cardíaco, geralmente rápido e de difícil controle (Fig. 14.3C).

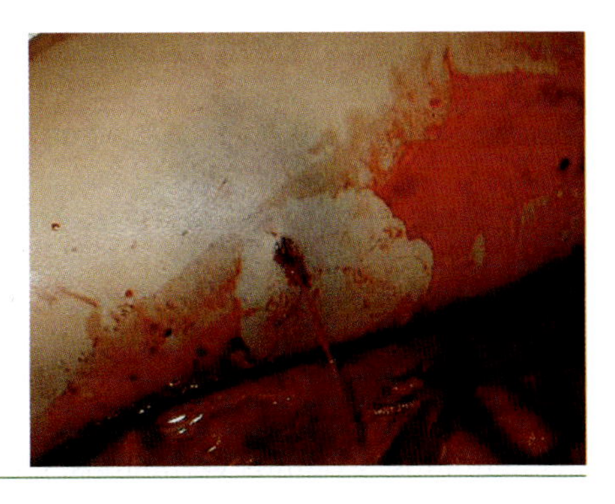

Fig. 14.2 – *Sangramento arterial.*

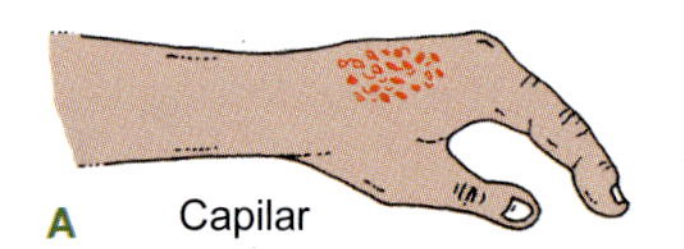

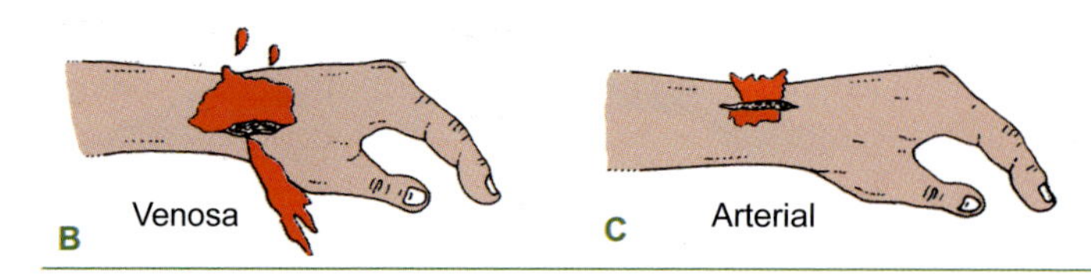

Fig. 14.3 – A a C. *Tipos de hemorragia.*

Venosa

Perda de sangue por uma veia. Sangramento de coloração vermelho-escura, em fluxo contínuo sob baixa pressão. Considerado grave se a veia comprometida for de grosso calibre (Fig. 14.3B).

Capilar

Sangramento por um leito capilar. Flui de diminutos vasos da ferida. Coloração avermelhada, menos viva do que a arterial, e facilmente controlada (Fig. 14.3A).

Grau de Risco da Hemorragia

Uma hemorragia pode ser mais ou menos grave, considerando-se alguns pontos, a saber:

Volume de Sangue Perdido

A perda de pequeno volume, em geral, não produz efeitos evidentes; já a perda de 1,5 L em adulto ou 200 mL em criança pode ser extremamente grave, colocando inclusive a vida em risco.

Calibre do Vaso Rompido

O rompimento de vasos principais do pescoço, tórax, abdome e coxa provocam hemorragias severas e a morte pode sobrevir em 1 a 3 minutos.

Tipo do Vaso Sanguíneo Lesado

O sangramento arterial é considerado de maior gravidade. As veias geralmente estão mais próximas da superfície do corpo do que as artérias, sendo de mais fácil acesso. O sangramento capilar é lento e, em geral, coagula espontaneamente em 6 a 8 minutos. O processo de coagulação desencadeado em boa parte dos pequenos e médios sangramentos pode ser suficiente para controlar a hemorragia, e o coágulo formado age como uma rolha impedindo a saída de sangue.

Velocidade da Perda de Sangue

Uma perda rápida de 1 L de sangue pode colocar o indivíduo em risco de vida. Quando a perda de sangue é lenta, o organismo desenvolve mecanismos de compensação, suportando melhor a situação.

Entretanto, na vítima de trauma qualquer sangramento deve ser considerado importante, mesmo pequenos sangramentos, e seu controle pode fazer a diferença para a vida do paciente com o passar do tempo.

Sinais e Sintomas da Hemorragia

A hemorragia externa, por ser visualizada, é facilmente reconhecida. A observação de sangue na cena do acidente permite ao socorrista estimar a perda, garantir o atendimento apropriado e o transporte às vítimas de hemorragia externa.

A hemorragia interna pode desencadear uma situação grave de ameaça à vida (choque hipovolêmico), sem que o socorrista identifique o local da perda de sangue. As evidências mais comuns de sangramento interno *são áreas extensas de contusão na superfície corpórea*. Uma pessoa com fratura de fêmur perde facilmente até 1 L de sangue, que fica confinado nos tecidos moles da coxa, ao redor da fratura.

Outros sinais que podem sugerir hemorragia severa, identificados na abordagem primária:

- Tempo de enchimento capilar acima de 2 segundos.
- Pulso fraco e rápido.
- Pele fria e úmida (pegajosa).
- Pupilas dilatadas com reação lenta à luz.
- Queda da pressão arterial.
- Vítima ansiosa, inquieta e com sede.
- Náusea e vômito.
- Respiração rápida e profunda.
- Perda de consciência e parada respiratória.
- Choque.

O controle de hemorragia é fundamental no atendimento inicial à vitima de trauma. Preservar cada hemácia favorece melhor oxigenação das hemácias, perfusão tecidual e sobrevida dos tecidos.

Controle da Hemorragia Externa

O socorrista deve estar atento à cena do incidente e aos sinais que indicam o volume de sangue que foi perdido, para estimar a gravidade da hemorragia. Muitas vezes o sangramento pode estar oculto pelas roupas ou atrás do paciente e não ser fácil a sua visualização.

A hemorragia externa deve ser identificada e controlada já no atendimento primário, sendo isso mantido durante o transporte até que o paciente seja entregue no serviço de referência.

Os métodos de controle da hemorragia externa deve seguir as seguintes etapas:

Método da Pressão Direta

Quase todos os casos de hemorragia externa podem ser controlados pela aplicação de pressão direta na ferida, o que permite a redução ou interrupção do fluxo de sangue e favorece a formação do coágulo. Preferencialmente, utilizar uma compressa estéril, pressionando firmemente por 10 a 30 minutos; a seguir, fixar a compressa com uma compressa cirúrgica ou bandagem (Fig. 14.4).

Em sangramento profuso, não perder tempo em localizar a compressa – pressionar diretamente com a própria mão enluvada (Figs. 14.5 e 14.6).

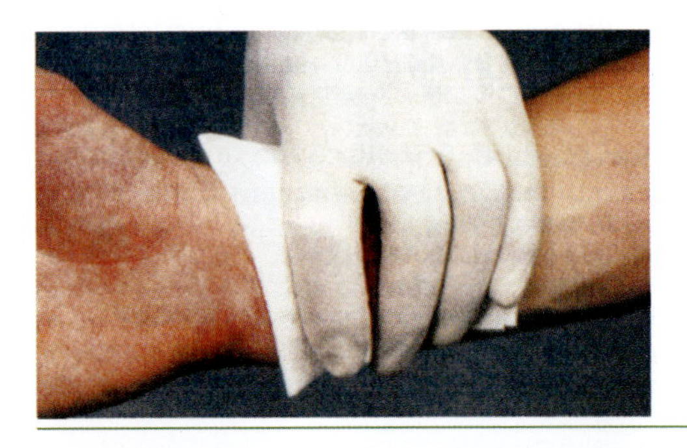

Fig. 14.4 – *Pressão direta da ferida com compressa.*

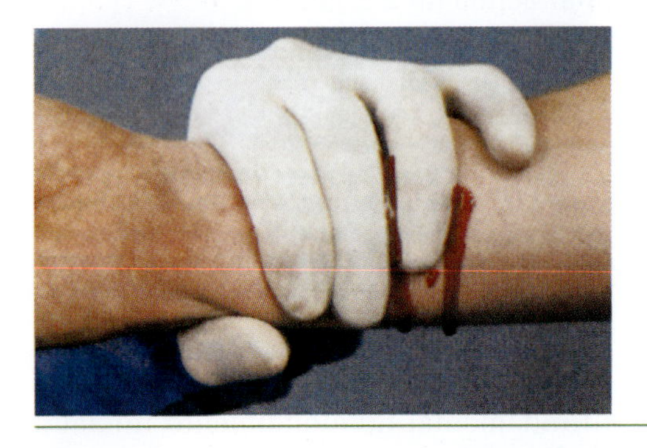

Fig. 14.5 – *Pressão direta com a mão enluvada sobre a ferida.*

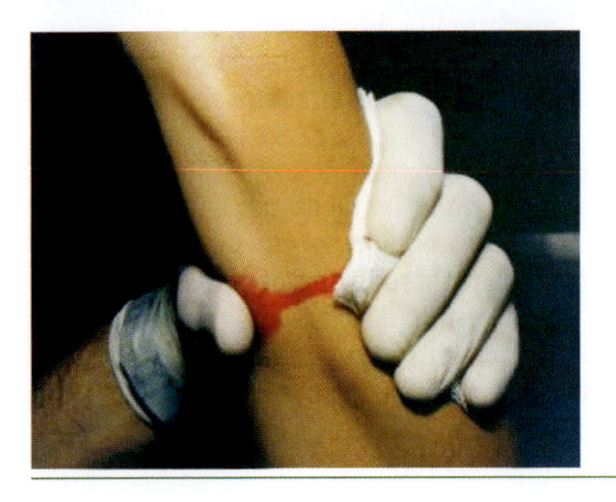

Fig. 14.6 – *Pressão da área traumatizada.*

Pressão direta é o método mais rápido e eficiente para o controle da hemorragia externa.

Observação: *a elevação da área traumatizada e a pressão digital sobre o ponto de pulso não são técnicas recomendadas segundo literatura atualizada.*

Caso a hemorragia não seja controlada com a pressão direta sobre o local do sangramento e curativo compressivo é indicada a aplicação de torniquete.

Após controlar um sangramento de extremidade, certifique-se de que existe pulso distal; caso contrário, você deve reajustar a pressão da bandagem para restabelecer a circulação.

Curativo Compressivo

O curativo compressivo normalmente é realizado após a pressão direta, ou seja, ao constatar a hemorragia, aplica-se a pressão direta sobre o ferimento durante 10 a 30 min. Ele deve ser realizado o mais rápido possível durante o atendimento à vítima de trauma grave, que apresenta sangramento intenso. Pode ser que um socorrista fique limitado a essa etapa enquanto o outro dá continuidade ao atendimento do paciente.

Aplicação de um Curativo Compressivo

Limpeza do ferimento com soro fisiológico.

Aplicar gaze diretamente no ferimento (essa primeira gaze só será removida no hospital).

Enrolar as ataduras ou bandagens triangulares aplicando uma pressão equivalente a compressão direta, e se necessário trocar as bandagens ou ataduras sem remover a primeira gaze, que está estancando a hemorragia.

Caso esse curativo compressivo ainda assim não seja eficiente na contenção da hemorragia (lembrando que na maioria dos casos o curativo compressivo é completamente eficiente) deve ser aplicado o torniquete (PHTLS 8ª edição).

Torniquete

O torniquete somente será utilizado se o método de compressão direta falhar. A aplicação de torniquete pode levar à perda do membro se interromper o fluxo arterial e se deixado por tempo prolongado; entretanto, está comprovado que mesmo considerando o risco pode fazer a diferença para salvar a vida do paciente.

Um torniquete é uma bandagem constritora colocada em torno de uma extremidade até que todo o fluxo sanguíneo pare. Podem ser utilizados faixas, bandagens e até o manguito do aparelho de pressão. Quanto mais largo, mais eficiente e menor o riso de lesão. Evitar faixas estreitas e apertadas demais pelo maior risco de lesionar tecido muscular, vasos e nervos.

O membro abaixo do torniquete deve tornar-se pálido e o pulso arterial abaixo do torniquete deve desaparecer. Se não for apertado o suficiente, pode interromper o fluxo venoso sem interromper o arterial, tendo como resultado maior sangramento pela ferida.

O torniquete deve ser colocado entre a ferida e o coração, e a vítima identificada como portadora de torniquete, com o horário de sua aplicação. Uma vez colocado, o torniquete só deve ser removido quando a vítima estiver no hospital sob cuidados médicos. A exceção é quando a distância até o hospital ultrapassar 2 horas.

É responsabilidade do socorrista avisar o serviço médico sobre sua aplicação.

Técnica do Uso de Torniquete

1. Posicione uma bandagem em gravata ao redor da extremidade, próximo à ferida com hemorragia, mantendo pequena margem da borda da ferida (aproximadamente 2 cm) (Fig. 14.7). Aperte a bandagem até que a hemorragia pare.
2. Instale um bastão de madeira ou metal sobre o primeiro nó (como um lápis) e faça um segundo nó sobre ele, para apertar o torniquete. O bastão é torcido até que a hemorragia cesse.
3. Fixe a extremidade do bastão com o material disponível.
4. Identifique a vítima como portadora de torniquete e o horário de aplicação (Fig. 14.8A, B e C).
5. Deve ser transportada para serviço hospitalar com atendimento cirúrgico.

O manguito do esfigmomanômetro também pode ser utilizado como torniquete.

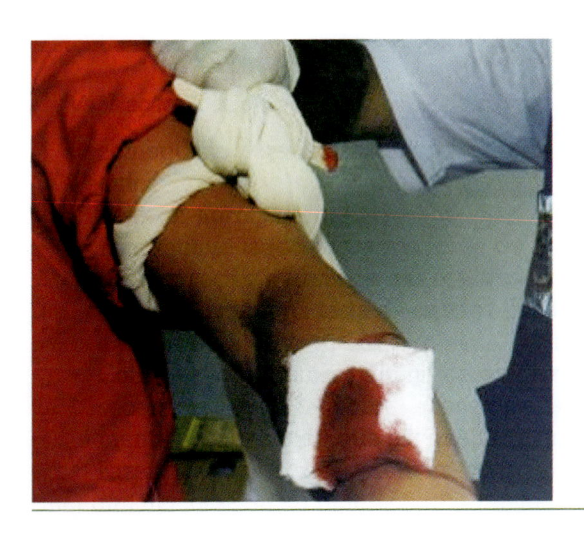

Fig. 14.7 – *Uso de torniquete.*

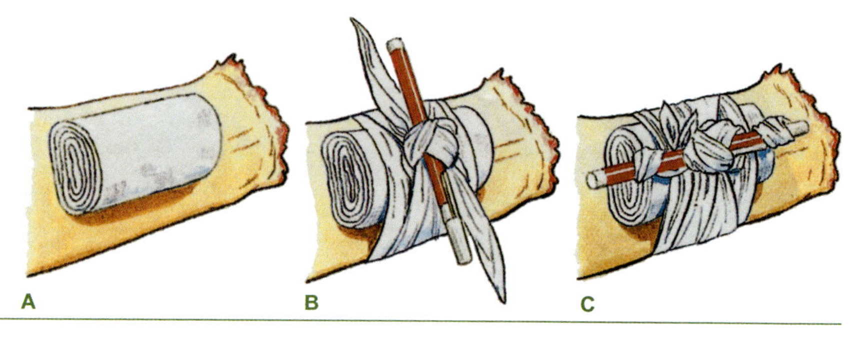

Fig. 14.8 – **A a C.** *Técnica do uso de torniquete.*

Foram desenvolvidos torniquetes comerciais para agilizar sua utilização durante o atendimento de emergência.

Para detectar hemorragia interna, deve-se conhecer o mecanismo de lesão, observar lesões que possam provocar sangramento interno e estar atento aos sinais e sintomas que a vítima apresentar.

Curativos Hemostáticos

São substâncias de uso tópico que também podem ser usadas para coibir sangramento, conhecidas como agentes hemostáticos e os adesivos teciduais. O mecanismo de ação dos agentes hemostáticos pode ser mecânico ou aumentar a cascata de coagulação, enquanto os adesivos (colas teciduais) são produtos que fecham os defeitos ou aberturas nos tecidos. As últimas experiências em campo (Guerra do Iraque) comprovaram sua utilidade nos traumatismos hemorrágicos, em que o controle do sangramento externo não foi resolvido com a utilização do torniquete, com redução da mortalidade. Têm sido citados na prática do atendimento pré-hospitalar porque quando aplicados, diminuem a perda sanguínea; mas a utilização desses produtos no pré-hospitalar merece mais estudos, já que uma ampla variedade desses produtos foi desenvolvida recentemente e lançada no mercado nacional; sendo que podem provocar complicações, como queimadura. Podem ser de primeira escolha em sangramentos incontroláveis por pressão direta em região de tronco.

Na Fig. 14.9, observe a orientação atual para utilização desses produtos no atendimento pré-hospitalar.

Aplicação de Gelo – Uso Domiciliar

O uso de compressas frias ou bolsas de gelo diminui o sangramento interno ou mesmo interrompe sangramentos venosos e capilares localizados e isolados, sem mecanismo de trauma significativo. Nas contusões, a aplicação de gelo previne a equimose (mancha arroxeada) e edema.

Nota: evitar o uso prolongado, pois diminui a circulação, podendo causar lesões de tecidos.

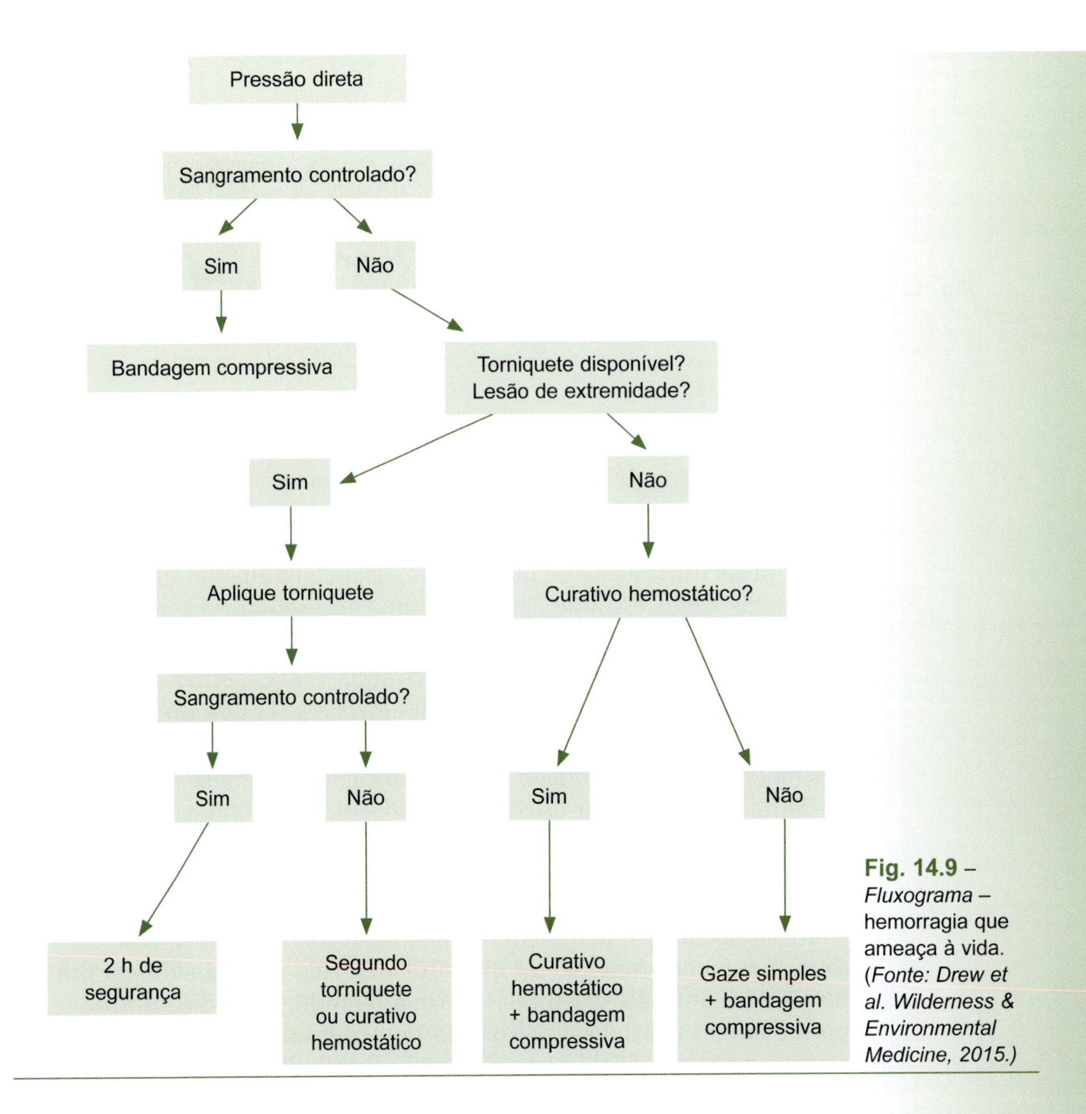

Fig. 14.9 – *Fluxograma* – hemorragia que ameaça à vida. (*Fonte: Drew et al. Wilderness & Environmental Medicine, 2015.)*

Hemorragia Interna

Para suspeitar que a vítima esteja com hemorragia interna, é importante conhecer o mecanismo de lesão. Os traumas contusos são as principais causas de hemorragia interna (acidentes de trânsito, quedas, chutes e explosões).

Alguns sinais de alerta para suspeitar de hemorragia interna: fratura da pelve ou ossos longos (braços ou coxa), rigidez, distensão e sensibilidade abdominal, área de equimose em tórax ou abdome ou pelve, instabilidade pélvica, ferida penetrante em crânio, tórax ou abdome, sangramento uretral. *Expor o tórax e abdome para inspeção e palpação; assim como exame de pelve (ver Capítulo 9 – Atendimento Inicial ao Paciente).*

O tratamento definitivo da hemorragia interna é rápido transporte até centro cirúrgico do hospital. O atendimento pré-hospitalar consiste em acesso venoso após garantir o A, B e C e transportá-la rapidamente ao hospital. Administrar oxigênio em altas concentrações durante o transporte, monitorização contínua dos sinais vitais e saturação de O_2 e manter paciente aquecido.

CHOQUE

Choque é a situação de falência do sistema cardiocirculatório em manter a distribuição de sangue oxigenado para os tecidos.

Trata-se de uma condição de extrema gravidade, cuja identificação e atendimento fazem parte da abordagem primária da vítima. Uma vez que o estado de choque atinja certo nível de severidade, a vítima dificilmente será salva. Todo esforço deverá ser feito pela equipe de socorro para identificar o choque, tomando-se as medidas necessárias e transportando-se a vítima rapidamente para o tratamento definitivo no hospital.

Mecanismo de Choque

O aparelho cardiovascular é responsável por transportar oxigênio e nutrientes para todos os tecidos do corpo e eliminar gás carbônico e resíduos resultantes do processo de nutrição celular. Para realizar adequadamente esse trabalho, o sistema cardiovascular retira oxigênio dos pulmões, nutrientes do intestino e fígado e os leva para todas as células do organismo. Depois disso, retira o gás carbônico e detritos celulares da intimidade dos tecidos, levando-os para os órgãos responsáveis pela excreção (pulmões, rins, fígado etc.). A esse processo que ocorre em nível de capilares dá-se o nome de perfusão tecidual (Fig. 14.10), que produz energia por meio de um metabolismo aeróbio.

Para que esse sistema funcione de forma adequada, é necessário que o coração se mantenha bombeando o sangue, que o volume de sangue circulante seja suficiente para encher os vasos e que o calibre dos vasos se ajuste às condições normais, ou seja, funcionamento normal do sistema cardiovascular.

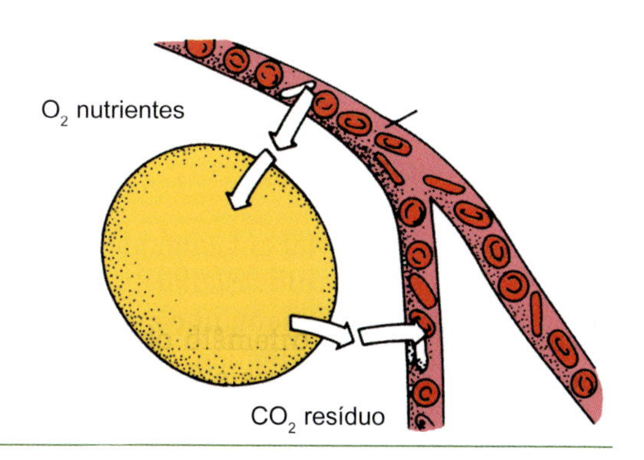

Fig. 14.10 – *Perfusão tecidual.*

Uma falha em qualquer desses fatores irá provocar falha na perfusão tecidual, levando a vítima a desenvolver o estado de choque.

O choque pode estar relacionado a:

- Coração – falha de bomba.
- Sangue – perda de sangue ou plasma.
- Vasos – dilatação de vasos sanguíneos (capacidade do sistema cardiocirculatório muito maior do que o volume de sangue disponível para enchê-lo).

Com a diminuição de perfusão tecidual (hipoperfusão), o órgão terá sua função prejudicada basicamente pela falta de oxigênio e acúmulo de resíduos, especialmente ácidos e potássio. A ausência de perfusão tecidual satisfatória leva a um metabolismo anaeróbio (sem uso de oxigênio) com produção excessiva de ácidos e à perda da produção da energia. Sobrevém a deterioração sistêmica com a morte de mais tecidos e órgãos até a morte do organismo.

Cada órgão tem maior ou menor sensibilidade à falta de oxigênio (hipóxia) e a progressão para a deterioração pode ser mais rápida (4 minutos) ou mais tardia (horas). Cérebro, coração e pulmões são os mais sensíveis à privação de oxigênio e em cerca de 4 a 6 minutos já têm suas funções prejudicadas. A falha na circulação cerebral leva à diminuição do nível de consciência da vítima, os rins diminuem o débito urinário (rins têm tolerância de 45 a 90 minutos de isquemia) e o coração aumenta a frequência de batimentos, em um esforço para manter o fluxo de sangue para órgãos vitais. Com o agravamento do choque, o músculo cardíaco comprometido desenvolve bradicardia e parada cardíaca. Portanto, o metabolismo anaeróbio deve ser revertido rapidamente.

O socorrista deve entender essa condição e ser apto a identificar o choque precocemente. Alguns sinais são fundamentais para detectar precocemente a hipóxia e prevenir o choque, ainda na abordagem primária:

- Diminuição do nível de consciência (por hipoperfusão cerebral) – ansiedade, agitação, evoluindo para inconsciência.
- Tempo de enchimento capilar prolongado – acima de 2 segundos.
- Pele fria e pálida (prejuízo da circulação periférica).
- Pulso fraco e rápido.

Queda da pressão arterial é sinal tardio que, quando presente, significa que o estado de choque está instalado. Nesse caso, a situação é crítica e necessita de intervenção imediata.

Tipos de Choque

O choque pode estar relacionado à falência de um ou mais componentes do sistema cardiovascular:

- Perda de volume sanguíneo.
  - Choque hipovolêmico.
- Anormalidades nos vasos: choque distributivo.
  - Choque neurogênico.

- Choque psicogênico.
    - Choque anafilático.
    - Choque séptico.
- Falência do coração: falha da bomba.
    - Choque cardiogênico.

Perda de Volume Sanguíneo

Choque Hipovolêmico

É o tipo mais comum de choque que o socorrista vai encontrar no atendimento pré-hospitalar. Sua característica básica é a diminuição acentuada do volume de sangue circulante. Pode ser causado pelos seguintes fatores:

- Perda direta de sangue – (plasma e hemácias) causada por hemorragia externa ou interna. No caso de fratura de fêmur, estima-se a perda de aproximadamente 1 L de sangue circulante, parte devida ao sangramento e parte à transudação (perda de plasma e outros fluidos nos tecidos moles danificados pela fratura).
- Perda de plasma – em caso de queimaduras, contusões e lesões traumáticas. Nas queimaduras, quantidade considerável de plasma deixa a circulação em direção aos tecidos adjacentes à área queimada.
- Perda de líquido pelo trato gastrointestinal – desidratação provocada por vômito ou diarreia.

A redução no volume de sangue circulante causa uma diminuição no débito cardíaco e reduz toda a circulação (perfusão tecidual comprometida); como defesa, o coração aumenta a frequência de batimentos e ocorre uma vasoconstrição periférica (o metabolismo da célula fica anaeróbio). Esse mecanismo de defesa compensa a perfusão tecidual em uma primeira fase – é o choque compensado; com a evolução ocorre queda da pressão arterial – evolução para choque descompensado e risco iminente de morte. O reconhecimento precoce e o cuidado efetivo no atendimento do choque hipovolêmico podem salvar a vida da vítima.

Denominamos choque hemorrágico aquele provocado pela perda de sangue. A gravidade do choque hemorrágico pode ser dimensionada conforme a quantidade de sangue perdido (Tabela 14.1).

O tratamento definitivo do choque hipovolêmico é a reposição de líquidos (soluções salinas ou sangue) e o controle da fonte de perda de volume.

Sinais e Sintomas

Quando se inicia o desenvolvimento do choque, o organismo lança mão de estratégias na tentativa de compensá-lo, como a redução da perfusão para órgãos não vitais como a pele.

Os sinais e sintomas do choque hipovolêmico podem variar e não aparecer em todas as vítimas. O mais importante é suspeitar e estabelecer os cuidados antes que se desenvolvam.

Tabela 14.1
Tabela de Classificação de Choque Hipovolêmico – PHTLS – Atendimento Pré-hospitalar ao Traumatizado

Classe	*I*	*II*	*III*	*IV*
Choque	*Compensado*		*Descompensado*	
Quantidade de sangue perdido	< 750 mL < 15%	750-1.500 mL 15 a 30%	1.500-2.000 mL 30 a 40%	> 2.000 mL >40%
FC – bpm	Normal ou pouco	> 100	> 120	> 140
FR – mrpm	Normal	20 a 30	30 a 40	> 35
PA sistólica	Normal	Normal	Baixa	Muito baixa
Estado mental	Ansiedade discreta	Ansiedade leve	Ansiedade/ confusão	Confusão/ letargia

A vítima apresenta os seguintes sintomas e sinais:

- Ansiedade e inquietação, com o agravamento do quadro de inconsciência parcial ou total.
- Palidez ou cianose (pele e mucosas acinzentadas).
- Pele fria e úmida (pegajosa).
- Enchimento capilar acima de 2 segundos.
- Respiração rápida e profunda (um dos sinais precoces do choque). Com o agravamento do quadro, a respiração torna-se superficial e irregular.
- Pulso rápido e fraco – acima de 100 a 120 bpm. Quando há grande perda de sangue, pulso radial difícil de sentir ou até ausente.
- Sede, secura na boca, língua e lábios.
- Náusea e vômito.
- Fraqueza, tontura e frio.
- Queda acentuada da pressão arterial (PA sistólica menor que 90 mmHg). Pulso radial não palpável = PA abaixo de 80 mmHg. Pulso femoral ausente = PA abaixo de 70 mmHg e carotídeo ausente = PA abaixo de 60 mmHg.
- Olhos vitrificados, sem brilho, e pupilas dilatadas.

Cuidados de Emergência

O tratamento definitivo do choque hipovolêmico é a reposição de líquidos (soluções salinas ou sangue); o socorrista deve providenciar a chegada do profissional médico à cena do atendimento e o transporte rápido para o hospital.

Aplicar as seguintes medidas às vítimas em choque:

1. Assegurar via aérea permeável e manutenção da ventilação.
2. Tratar a causa sempre que possível: interromper sangramento quando acessível (usar o método da pressão direta ou torniquete, se necessário).
3. Administrar oxigênio em alta concentração (12 a 15 L/min sob máscara facial perfeitamente ajustada). Se a frequência respiratória estiver acima de 30 mrpm, a vítima poderá necessitar de intervenção médica (ventilação assistida). Se necessário, suporte ventilatório com bolsa-valva-máscara e O_2 em alta concentração.
4. Acesso venoso para reposição volêmica – a tentativa de punção e acesso venoso não deve retardar o transporte do paciente para o tratamento definitivo no hospital, especialmente se o hospital de destino estiver a menos de 30 minutos. Punção de veia com cateter de bom calibre (preferencialmente 16) na região antecubital do antebraço. Soluções cristaloides são as mais utilizadas para reposição volêmica no pré-hospitalar; assim, a solução de Ringer lactato, como primeira escolha, ou solução fisiológica SSI a 0,9%, se possível aquecida, já a caminho do hospital. A regra sobre o volume para reposição volêmica no paciente em choque é controversa na literatura atual. Orienta-se controlar a situação clínica do doente e evitar infusão de grande volume em pequeno intervalo de tempo.

"Se o acesso venoso está difícil ou impossível dentro de 90 segundos ou após três tentativas, considerar como primeira opção o acesso intraósseo tanto para adultos como para as crianças." 2005-AHA/FIC

5. Imobilizar e alinhar fraturas – diminui a dor e o sangramento.
6. Confortar o paciente – quanto mais calmo e colaborativo, melhores chances de sobrevida.
7. Não dar nenhum líquido ou alimento pela boca ao paciente em choque.
8. Monitorizar o paciente durante o transporte; conferir os sinais vitais (frequência respiratória e de pulso, pressão arterial, coloração e temperatura da pele, enchimento capilar e escala de Glasgow) e saturação de oxigênio continuamente, no máximo a cada 5 minutos. Manter PAs entre 80 e 90 mmHg.

"Recomendamos pressão arterial sistólica entre 80 e 90 mmHg até o controle de sangramento importante na fase inicial do trauma sem lesão cerebral (Grau 1C)".
"Em pacientes com TCE grave (GCS < 8) recomendamos que seja mantida pressão arterial médica > 80 mmHg (Grau 1C)".

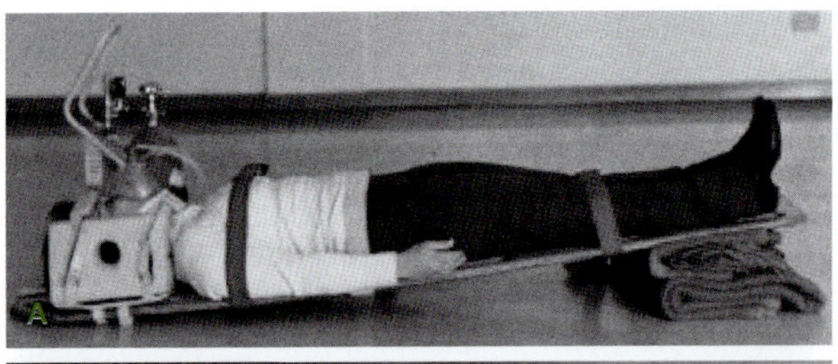

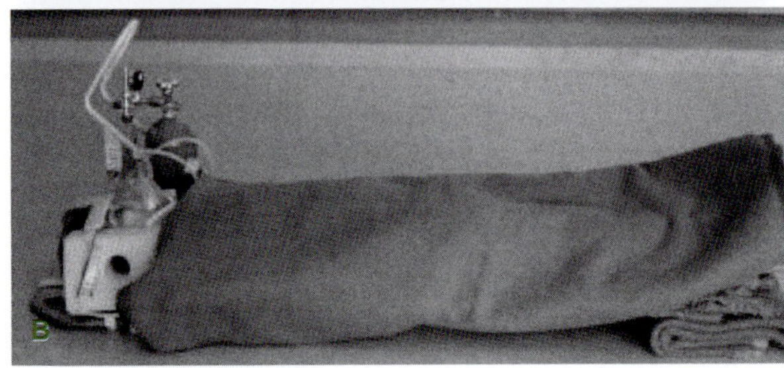

Fig. 14.11 – A e B. *Cuidados à vítima em choque.*

9. Manter a vítima aquecida; certificar-se de que esteja coberta sob e sobre o corpo; remover a roupa úmida; considerar a temperatura ambiental para não provocar sudorese.
10. Transporte em decúbito dorsal horizontal.
11. Comunicar qualquer alteração ao médico regulador para repassar ao hospital.

Em resumo, a vítima de trauma em choque hipovolêmico deve ter a via aérea permeável, oxigenação restaurada, ter acesso venoso para reposição de volume, ser rápida e eficientemente imobilizada e transportada imediatamente ao hospital para receber o tratamento definitivo (Fig. 14.11A e B).

Choque Hipovolêmico na Criança

O trauma na infância geralmente resulta em perda significativa de sangue. No entanto, as características fisiológicas próprias da criança fazem com que, muitas vezes, as alterações dos sinais vitais sejam pequenas e o choque hipovolêmico em fase inicial passe despercebido.

A primeira alteração perceptível na criança é a taquicardia que, entretanto, pode ocorrer também como resposta ao estresse psicológico, à dor e ao medo. Considere que a frequência cardíaca varia em função da idade da criança. Prejuízo da circulação periférica também é sinal precoce, evidenciado por aumento do tempo de enchimento capilar (acima de 2 segundos) e extremidades frias.

Em resumo, taquicardia, extremidades frias, enchimento capilar acima de 2 segundos são sinais indicadores de choque na criança. Se associado a esses sinais, apresentar hipotensão arterial (PA abaixo de 70 mmHg até pré-escolar), a situação é de extrema gravidade e a vida da criança está em risco.

Os cuidados de emergência a serem dispensados pelo socorrista são os mesmos descritos para adultos, ressaltando-se que a perda de calor corporal em uma criança hipotensa pode ser letal.

Com relação ao acesso venoso na criança, após duas ou no máximo três tentativas sem sucesso, está indicada a punção intraóssea.

> ***Observação:*** *alguns serviços dispõem de solução hipertônica para reposição volêmica (solução de cloreto de sódio a 7,5%). É um potente expansor de volume, mas sua utilização depende do protocolo do serviço e de profissionais altamente experientes.*

Choque Distributivo

Ocorre uma diminuição da resistência vascular periférica, provocando a vasodilatação generalizada da rede vascular; e o volume de sangue não consegue preenchê-la. Assim, aumenta a capacidade vascular sem aumento do volume sanguíneo.

A quantidade de sangue que chega ao coração é reduzida, com consequente diminuição do débito cardíaco. A queda da resistência periférica provoca a queda da pressão arterial, mas não necessariamente o aumento da frequência cardíaca.

Choque Neurogênico

Quando o sistema nervoso perde o controle do tônus vascular. Ocorre como consequência de lesão na medula espinal, interrompendo a comunicação entre o sistema nervoso central e os vasos sanguíneos. O resultado é a perda da resistência periférica e a dilatação da rede vascular abaixo do nível da lesão, cujo controle depende do fluxo de informações pela medula. Se o leito vascular estiver dilatado não existirá sangue suficiente para preencher a circulação, havendo perfusão inadequada de órgãos. Ocorre queda da pressão arterial, mas a pressão de pulso permanece normal.

Sinais e Sintomas

- Doente pode estar alerta e orientado (se não tiver lesões associadas).
- Pele quente e seca – principalmente abaixo do nível da lesão.
- Pulso pode ser fraco, mas pode ter bradicardia.
- Queda da pressão arterial.

Na Tabela 14.2 pode-se verificar as diferenças entre choque hivolêmico e neurogênico.

Tratamento

O atendimento pré-hospitalar deve fazer o controle do ABC e principalmente manter a oxigenação do sangue do paciente durante o transporte ao hospital. Redobrar cuidados de imobilização e remoção para evitar agravamento de lesões.

Tabela 14.2
Comparação entre Choque Hipovolêmico e Neurogênico

Quadro Comparativo	*Choque Hipovolêmico*	*Choque Neurogênico*
Nível de consciência	Alterado	Normal
Enchimento capilar	Lento	Normal
Coloração da pele	Palidez, cianose	Quente e seca
Temperatura	Pele fria, úmida	Rosada
Pulso	Aumentado	Diminuído

Choque Psicogênico

Desencadeado por estímulo do nervo vago e tem como característica principal bradicardia inicial seguida por taquicardia na fase de recuperação. Faz vasodilatação periférica e hipotensão arterial. A diminuição do fluxo sanguíneo cerebral pode provocar perda de consciência, porém a vítima recupera-se espontaneamente se colocada em decúbito dorsal (síncope vasovagal). Assim, tem caráter autolimitado.

Esse tipo de choque aparece em algumas condições como, por exemplo, susto, dor intensa, venopunção etc.

Choque Anafilático

Resulta de uma reação de sensibilidade a algo a que a pessoa é extremamente alérgica, como picada de inseto (abelhas, vespas), medicação, alimentos, inalantes ambientais etc. A reação antígeno-anticorpo desencadeia uma vasodilatação característica do choque distributivo.

A reação anafilática ocorre em questão de segundos ou minutos após o contato com a substância à qual o paciente é alérgico.

Alguns sinais e sintomas são característicos:

- Pele avermelhada, com coceira ou queimação.
- Edema de face e língua.
- Respiração ruidosa e difícil devido ao edema de cordas vocais.
- Queda da pressão arterial, pulso fraco, tontura, palidez e cianose.
- Coma.

A vítima em choque anafilático necessita de medicação de urgência para combater a reação, administrada por médico.

Ao socorrista cabe:

- Dar suporte básico de vida, manter vias aéreas e oxigenação.
- Providenciar o transporte rápido ao hospital, que deverá ser comunicado antecipadamente.

Choque Séptico

Em uma infecção severa, toxinas são liberadas na circulação, provocando dilatação dos vasos sanguíneos e o consequente aumento da capacidade do sistema circulatório. Além disso, ocorre perda de plasma pela parede do vaso, diminuindo o volume sanguíneo e pressão arterial. Assim, tem característica do choque hipovolêmico e distributivo.

Esse tipo de choque ocorre em pacientes hospitalizados, sendo excepcionalmente visto por socorrista no atendimento pré-hospitalar.

Falha de Bomba

Choque Cardiogênico

Incapacidade de o coração bombear o sangue de forma efetiva. Esse enfraquecimento do músculo cardíaco pode ser consequência de infarto agudo do miocárdio, que é a situação mais frequente, e a vítima normalmente apresenta dor torácica antes de entrar em choque; também por trauma direto no músculo cardíaco. Outras situações, tais como arritmias cardíacas (por prejuízo da eficácia de contração) e tamponamento pericárdico (por restrição de expansão do coração), também podem provocar choque cardiogênico.

Os sinais e sintomas são semelhantes aos do choque hipovolêmico e o pulso pode estar irregular.

Com relação aos cuidados de emergência, a vítima não necessita de reposição de líquidos ou elevação de membros inferiores; frequentemente respira melhor semissentada. Administrar oxigênio e, se necessário, manobras de reanimação.

Resumo

Atendimento às Vítimas em Choque ou com Hemorragia Severa

- Reconhecer os sinais precoces de choque: alteração do nível de consciência, tempo de enchimento capilar acima de 2 segundos, taquipneia, taquicardia, palidez.
- Manter permeabilidade de vias aéreas e ventilação, controlar sangramentos e alinhar fraturas.
- Administrar oxigênio (12 a 15 L/min, sob máscara facial bem ajustada à face).
- Acesso venoso e reposição volêmica
- Manter a vítima aquecida.
- Confortar a vítima.
- Transporte em decúbito dorsal.
- Solicitar apoio médico, caso não esteja presente, e transportar a vítima rapidamente ao hospital.
- Não fornecer líquido ou alimento pela boca. Se necessário, umedecer os lábios.

Choque é emergência grave. Deve ser reconhecido ainda no pré-hospitalar e receber atendimento de imediato.

Calça Pneumática Antichoque

Equipamento que, inflado ao redor de região hemorrágica, reduz a perda de sangue. É utilizado em pacientes em choque hipovolêmico ou com risco de desenvolvê-lo.

Seu papel no atendimento pré-hospitalar não está bem definido e chega a ser controverso, porém sua utilidade não pode ser ignorada.

Basicamente, seu funcionamento se resume à aplicação de pressão nos membros inferiores e no abdome. Os vasos dessas áreas são comprimidos e sua luz, reduzida; como consequência, os fluidos são redistribuídos e concentrados na metade superior do corpo, que não está comprimida. Com isso, tem-se um aumento do fluxo de sangue no coração. O aumento do débito cardíaco resultante proporciona melhora do fluxo de sangue para a cabeça e o coração. Assim, registra-se o aumento da pressão arterial, da função cerebral e da perfusão na metade superior do corpo (Fig. 14.12).

Indicações para a Calça Antichoque

1. Controle de hemorragia – funciona como método de pressão direta para controle de sangramento em membros inferiores, abdome e pelve, inclusive em hemorragia interna (no caso de suspeita de fratura de bacia acompanhada de hipotensão arterial e de hemorragia intraperitoneal também com hipotensão).
2. Em pacientes com pressão arterial abaixo de 50 ou 60 mmHg, por melhorar a perfusão no cérebro e no coração.
3. Trauma abdominal fechado com choque.

Contraindicações

1. Ferimento penetrante em tórax.
2. Vítima de trauma de tórax, com lesão vascular e hemorragia incontrolável.

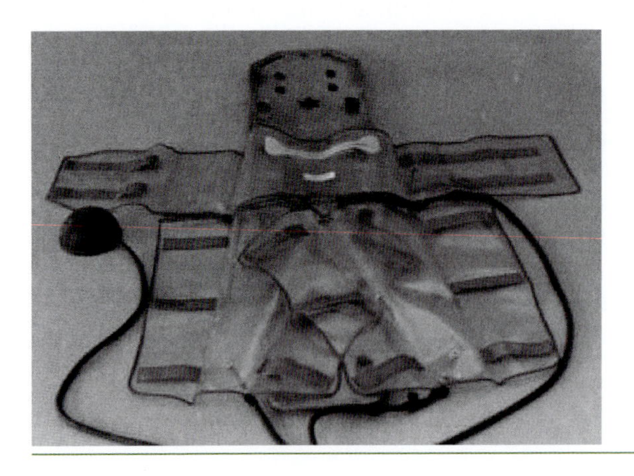

Fig. 14.12 – *Calça antichoque.*

3. Trauma de abdome com evisceração e/ou objeto encravado.
4. Gestante – se houver indicação, inflar somente o compartimento dos membros inferiores, não o do abdome.

Complicações pelo Uso da Calça Antichoque

1. Aumento de sangramento em regiões do corpo que não estejam comprimidas.
2. Edema pulmonar em pacientes com doença cardíaca prévia.
3. Herniação diafragmática.

A decisão em aplicar a calça antichoque é médica; se aplicada, só deverá ser retirada no hospital, sob supervisão médica. Em casos extremos, como evidência de herniação diafragmática, poderá ser retirada durante o atendimento pré-hospitalar; nesse caso, monitorizar dados vitais durante a retirada, pois há tendência a queda acentuada da pressão arterial.

Aplicação da Calça Antichoque

Após avaliação da vítima e decidida a sua aplicação:

- Posicionar a calça antichoque sob a vítima, preferencialmente sobre a tábua dorsal.
- Inflar cada compartimento até a pressão sistólica chegar a 60 ou 80 mmHg ou o velcro começar a crepitar (Fig. 14.13). A insuflação do compartimento abdominal deve ocorrer somente depois de inflados os compartimentos dos membros inferiores.
- Reavaliar sinais vitais e ausculta pulmonar (Fig. 14.14).
- Iniciar transporte para o hospital.

A desinsuflação deve ocorrer no ambiente hospitalar, exceto ocorrer alguma complicação como hérnia diafragmática.

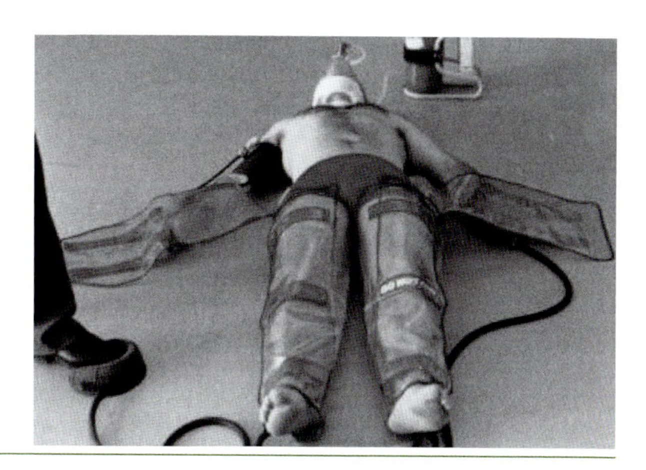

Fig. 14.13 – *Vítima utilizando a calça antichoque.*

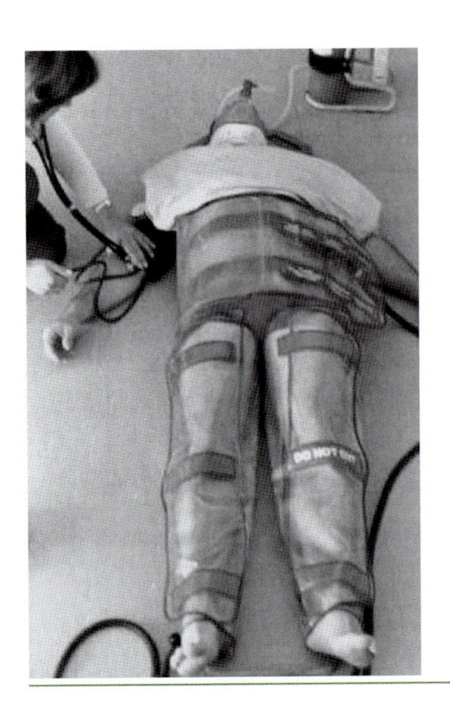

Fig. 14.14 – *Reavaliar sinais vitais e ausculta pulmonar.*

15 Fraturas e Luxações

Ricardo Sprenger Falavinha

FRATURAS

Definição

Fratura é a lesão óssea de origem traumática, produzida por trauma direto ou indireto, de alta ou baixa energia. O conjunto de fragmentos ósseos produzidos pela fratura e os tecidos lesados em torno da contusão são denominados foco de fratura. O osso é o único tecido do nosso organismo que cicatriza com o mesmo tecido anterior à lesão. O processo de cicatrização óssea denomina-se consolidação, que se caracteriza com a formação do calo ósseo. Como regra geral, as fraturas do esqueleto apendicular (membros superiores e inferiores) não colocam em risco a vida do paciente, mas elas podem gerar sequelas que alteram a função do membro. As fraturas que ocorrem na coluna vertebral, gradil costal e pélvis podem colocar a vida do paciente em risco e trazer sequelas de extrema gravidade como paralisias, alterações da marcha e consolidações viciosas de difícil tratamento. As funções de um osso são: primeiro, a sustentação para a origem e inserção musculares que permitem a postura e a locomoção; a segunda função é a proteção de órgãos vitais como crânio, tórax e pélvis; e a terceira função é a de depósito de sais minerais, principalmente sais de cálcio que produzem a solidez e a resistência óssea e o armazenamento de cálcio que é o íon responsável pela contração muscular. Neste capítulo falaremos sobre fraturas que atingem o esqueleto apendicular e o seu cuidado e tratamento no pré-hospitalar. A correta imobilização e transporte ao hospital de trauma de referência pode diminuir o potencial de complicação dessas fraturas. Por exemplo, a fratura exposta que é protegida no primeiro atendimento diminui o grau de contaminação e as complicações locais. Uma fratura de fêmur imobilizada de modo correto por uma tração femoral diminui a mobilidade no foco de fratura e alivia a dor do paciente e a possibilidade de uma embolia gordurosa.

Classificação

Quanto ao Traço de Fatura

Incompleta

Ocorre a lesão óssea, e como o próprio nome diz, somente parte do osso é lesado. Esse tipo de fratura é mais comum em crianças, devido à plasticidade óssea nessa idade.

Completa

Toda a estrutura óssea é lesada e os fragmentos ósseos podem estar desviados. Quando a fratura ocorre em ossos longos aparece mobilidade anormal no meio do segmento. Isso é de fácil reconhecimento em segmentos com a coxa e a perna. O manuseio dessas fraturas deve ser cuidadoso para evitar mais lesão nos tecidos vizinhos à fratura. As fraturas completas podem apresentar diversos tipos de traços, e o exame clínico não permite saber o tipo de traço de fratura que o paciente apresenta. Isso só é possível no exame radiológico do segmento ósseo fraturado (Fig. 15.1).

Quanto ao Foco de Fratura

Fratura Fechada

Não há comunicação do foco de fratura com o meio externo e as partes moles sobre a fratura estão íntegras. O cuidado no manuseio e na imobilização desse tipo de fratura evita a exposição do foco de fratura durante o transporte ao hospital (Fig. 15.2). De modo geral, uma tala é

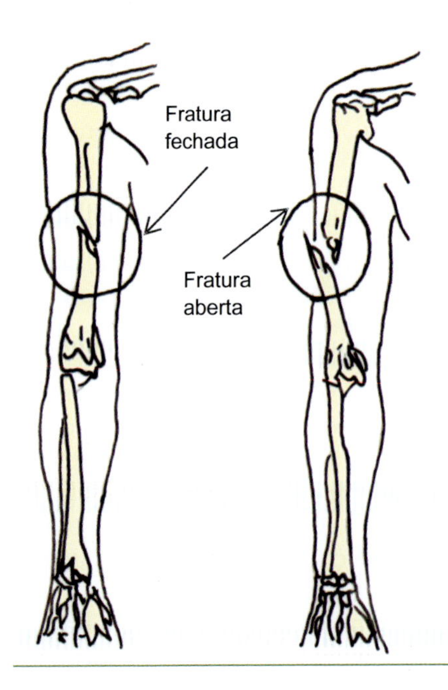

Fig. 15.1 – *Tipos de fratura.*

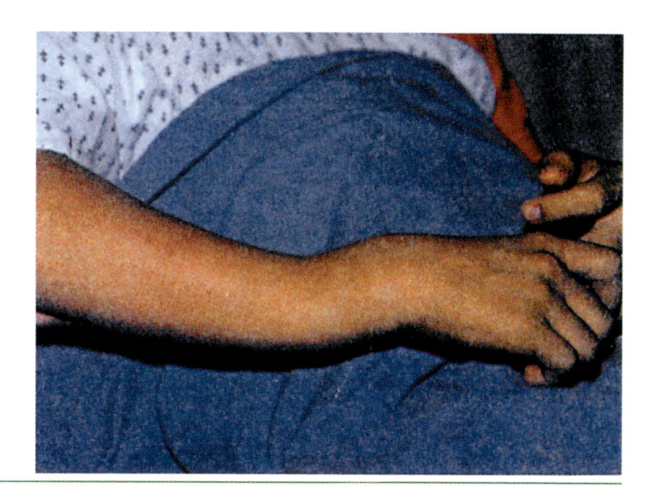

Fig. 15.2 – *Fratura fechada.*

suficiente para imobilizar essa lesão e deve, se possível, imobilizar a articular proximal e distal à fratura.

Fratura Exposta

O foco de fratura está em contato com o meio externo, com o osso exteriorizado ou não (Fig. 15.3). A pele, nesses casos, está sempre lesada. O grau de lesão dessas partes moles permite classificar as fraturas expostas: elas podem ser uma ferida puntiforme até grandes lacerações, esmagamentos ou uma amputação traumática. A lesão da pele pode ocorrer pela energia que produziu a lesão, pelos fragmentos ósseos exteriorizados ou pelo manuseio intempestivo da vítima, transformando uma fratura fechada em aberta. Uma lesão extensa de partes moles e uma grande exposição óssea tem um prognóstico mais reservado que uma fratura exposta na qual a exposição é uma ferida puntiforme. Devido à comunicação do foco de fratura com o meio externo, as fraturas expostas são

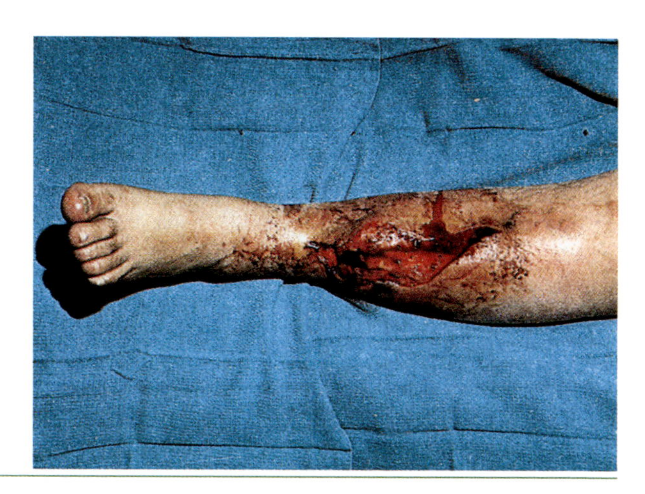

Fig. 15.3 – *Fratura aberta.*

sempre contaminadas, variando apenas o grau de contaminação. Aqui vale uma palavra de cautela, observar o local onde ocorreu o trauma é importante pois uma fratura que ocorre em um local contaminado com terra, grama, folhas ou areia podem complicar a evolução de uma fratura exposta. Cuidado com a ferida puntiforme – a lesão é menor, mas o fragmento ósseo exteriorizado pode contaminar com terra, por exemplo, e voltar para dentro da ferida levando a contaminação junto e não há maneira de saber se isso aconteceu ou não. Quando houver uma grande quantidade de corpos estranhos sobre um foco de fratura, retirar aqueles que estão soltos, não tentar retirar corpos estranhos aderidos ou tentar lavar a ferida com soro fisiológico. Proteger a ferida com material estéril e fixar esse curativo com uma faixa de crepe. Examinar e visualizar a lesão para descrevê-la quando chegar ao hospital. Nos dias de hoje uma fotografia com o celular permite uma boa avaliação da lesão, evitando a retirada da imobilização e a abertura do curativo na sala de emergência. A maior complicação das fraturas expostas é a infecção, podendo levar a uma osteomielite pós-traumática, que em casos extremos pode levar à amputação do membro e até ao óbito por septicemia.

Quanto à Presença de Lesões Associadas

Simples

A fratura exposta é uma lesão única, sem evidência de lesão associada no local da fratura ou de órgãos vitais. São produzidas por traumas de baixa energia.

Complexa

O trauma causador de fratura exposta é de alta energia e alta velocidade, podendo ocorrer lesões locais como lesões musculares, tendinosa, nervosas ou vasculares. Podem ocorrer associações dessas lesões. As lesões sistêmicas podem colocar a vida do paciente em risco. O trauma abdominal, torácico e craniano pode levar o paciente a óbito. Cuidado na avaliação inicial é importante nesses pacientes politraumatizados. Por exemplo, a energia necessária para fraturar um fêmur é alta o suficiente para produzir uma lesão associada. O paciente politraumatizado com uma fratura isolada de fêmur, mesmo apresentando dados vitais normais, deve ser observado durante o transporte ao hospital pois podem aparecer lesões associadas que colocam a vida do paciente em risco. Nesses casos, essas lesões associadas têm preferência de tratamento sobre a fratura do fêmur (Fig. 15.4).

Sinais e Sintomas

Dor

A dor é um mecanismo de defesa do nosso organismo nos avisando que algo está errado. Devido ao trauma localizado, sempre haverá dor no

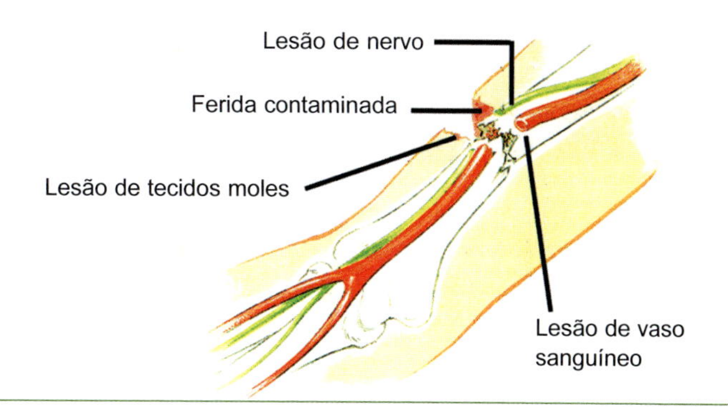

Fig. 15.4 – *Fratura complicada.*

local da fratura. A intensidade da dor varia de um paciente para outro; cada pessoa tem um modo de manifestar a sua dor e essa característica deve ser respeitada. A dor pode ser aliviada por manobras de tração, alinhamento e imobilização. Uso de medicações no atendimento pré-hospitalar deve ser cauteloso e sob supervisão médica. O uso indiscriminado de analgésicos pode mascarar outras lesões associadas.

Aumento de Volume

Devido ao trauma, ocorre lesão dos tecidos vizinhos à fratura, produzindo sangramento local, caracterizando um aumento de volume que com o passar do tempo vai se tornando um edema localizado. Em algumas fraturas de fêmur e pelve, por exemplo, o sangramento pode causar choque hipovolêmico. Em lesões pélvicas esse sangramento é de difícil controle e pode levar ao óbito do paciente. Uma equimose local significa uma superficialização do hematoma e ocorre após 24 horas do trauma. Lembrar que algumas lesões de partes moles, por exemplo contusão e entorses, produzem aumento de volume. Em alguns casos essa dúvida é esclarecida pelo exame radiológico do local. No pré-hospitalar, se houver dúvida, sempre pecar pelo excesso e imobilizar como se fosse uma fratura.

Deformidade

Os ossos, em várias inserções musculares e nos casos de fraturas, podem provocar desvios dos fragmentos ósseos. Isso é mais comum em fraturas dos ossos longos de crianças que fazem fraturas incompletas com desvios de fácil visualização e diagnóstico. Aparecem angulações no plano frontal e sagital, rotações e encurtamentos, evidentes à simples observação da vítima, comparando-se o membro lesado com o são (Fig. 15.2). No pré-hospitalar, os desvios devem ser corrigidos com uma simples tração no eixo do membro. Se não houver correção do desvio, não forçar – imobilizar na posição que está. Nunca forçar a tração para corrigir a deformidade.

Impotência Funcional

O osso na sua extremidade apresenta uma articulação. A fratura altera a biomecânica local e impede ou dificulta os movimentos. Além da dor, a alteração musculoesquelética não permite que o paciente faça os movimentos das articulações, acima e abaixo da fratura. Lembrar que muitas vezes o aumento de volume e a dor podem impedir que o paciente realize movimentos dessas articulações. Se houver dúvida, pecar por excesso e imobilizar o segmento para o transporte ao hospital.

Crepitação Óssea

É uma sensação audível e palpável causada pelo atrito entre os fragmentos ósseos. Não deve ser reproduzida intencionalmente, porque provoca dor e aumenta a lesão entre os tecidos vizinhos à fratura. Em pacientes com agitação psicomotora, esse sinal pode ser facilmente reconhecido. Seja cauteloso com esses pacientes pois um movimento brusco pode fazer com que uma fratura fechada se torne uma fratura aberta.

Atendimento

Considerações

- Todo paciente com sinais ou suspeita de fratura deve ter avaliados os pulsos do segmento atingido. No membro superior palpar a artéria radial e no membro inferior a artéria tibial anterior. Em casos de correção da deformidade, sempre palpar o pulso antes e depois da imobilização. Lembrar que uma lesão arterial com mais de 6 horas de evolução evolui para necrose do segmento atingido.
- Não movimente uma vítima com fraturas antes de imobilizá-la adequadamente. Se há risco real de incêndio, desabamento ou explosão, arraste-a por meio do maior eixo do corpo. Se há necessidade de posicionar a vítima para instituir RCP, proceda de modo a manter em alinhamento os segmentos fraturados.
- Nas fraturas expostas, controle o sangramento e proteja o ferimento, ocluindo-o com curativos estéreis e bandagens.
- Em fratura dos ossos longos, execute manobras de alinhamento e tração antes de imobilizá-los. Examine a sensibilidade e os pulsos periféricos antes e depois de tracionar e alinhar. Reveja seu procedimento se esses parâmetros mostrarem sinais de piora.
- Mantenha a tração e o alinhamento até que a tala de imobilização esteja posicionada e fixa.
- Imobilize deformidades situadas próximas a articulações que não se corrijam com tração suave na posição em que se encontram.
- Quando imobilizar uma fratura, inclua na tala as articulações proximal e distal à lesão.

- As talas devem ser ajustadas e não apertadas, de maneira a não interromper a circulação local. Forre toda a tala e, nos pontos de deformidade e nas saliências ósseas, coloque estofamento extra.
- Transporte a vítima de modo confortável e seguro; o principal objetivo do resgate é não agravar as lesões preexistentes.
- O atendimento correto evita o agravamento das lesões, reduzindo a dor e o sangramento.

LUXAÇÕES

Nas articulações existe uma congruência articular entre as superfícies ósseas em contato. As superfícies ósseas são recobertas por cartilagem articular e mantidas em contato por uma cápsula articular reforçada por ligamentos. Os traumas indiretos, normalmente produzidos por quedas com apoio nas extremidades, fazem com que essas superfícies articulares saiam de sua posição, causando perda da congruência articular e da função da articulação correspondente. As luxações ocorrem mais em articulações móveis (ombro, quadril, dedos da mão). Como existe perda da congruência articular, a deformidade é um sinal clínico de todas as luxações. Devido à deformidade produzida pela perda da congruência articular, as partes moles ao redor da articulação são comprimidas e o paciente tem dor com o membro em repouso e que piora com qualquer tentativa de movimentação dessa articulação.

Sinais e Sintomas

Dor

A dor provoca pela luxação é intensa devido à compressão de estruturas locais e pela lesão de partes moles ao redor da articulação. A imobilização diminui a dor e o uso de analgésicos nesses pacientes deve ser realizado sob supervisão médica e após avaliar a real necessidade da analgesia. É prudente fazer essa analgesia dentro do ambiente hospitalar.

Deformidade

É o sinal mais evidente na simples inspeção da vítima. Sempre comparar com o lado oposto. Paciente com deformidade articular traz a suspeita de uma luxação e quando não apresenta muita dor pode ser portador de uma luxação crônica que não foi tratada. Algumas luxações podem ser facilmente reduzidas com uma simples tração. Esse procedimento não deve ser realizado antes de um exame radiológico; em 30% dos casos as luxações são acompanhadas de fraturas. Procedimentos intempestivos podem levar a uma nova fratura ou um fragmento ósseo pode impedir a redução. O paciente deve primeiro ser radiografado e depois levado ao centro cirúrgico para redução.

Impotência Funcional

Devido à perda da congruência articular, existe perda completa da função articular, e qualquer tentativa de mobilidade é extremamente dolorosa. Sempre imobilizar o paciente na posição deformidade que apresenta. Em membro superior, uma tipoia é suficiente e no membro inferior uma tala de papelão permite uma boa imobilização para transporte ao hospital. Um paciente de difícil transporte ao hospital é o paciente com luxação coxofemoral – ele apresenta um membro inferior com adução, flexão e rotação interna do membro lesado. Além disso, não há como colocar tração femoral, não permite imobilizar usando o membro oposto como tala e qualquer movimento da ambulância provoca dor. Uma maneira de transportar é colocar vários coxins embaixo da coxa lesada e prender o paciente com cintos de uma maneira confortável e que não produza dor ao paciente. Esse é um caso em que uma analgesia pode ser usada trazendo mais conforto ao paciente.

Palidez Localizada

O osso luxado sob a pele pode fazer uma compressão local alterando a circulação da pele e pode aparecer uma palidez local. Um exemplo disso é a fratura luxação do tornozelo quando o fragmento proximal força a pele e em alguns casos pode evoluir com necrose.

Cuidados de Emergência

A manipulação das luxações cabe exclusivamente ao médico. Manobras inadequadas e intempestivas podem agravar a lesão já existente e produzir dano adicional aos tecidos vizinhos, inclusive fraturas.

No atendimento pré-hospitalar, a imobilização deve ser na posição da deformidade, buscando oferecer o máximo de conforto à vítima. Ficar atento a sinais e sintomas de choque, informando-os se ocorrerem.

Luxação Escapuloumeral

Causada por trauma indireto, que ocorre em queda com apoio sobre a mão ou o cotovelo. O ombro mostra-se deformado, com o acrômio saliente; a vítima queixa-se de dor intensa e impotência funcional.

No atendimento à vítima, apoie o antebraço em tipoia feita com a bandagem triangular e imobilize o braço contra o tórax usando bandagens.

Luxação de Cotovelo

Ocorre por trauma indireto causado por queda com apoio sobre a mão. A vítima tem dor intensa, com deformidade visível no nível da articulação do cotovelo e impotência funcional. Sempre examinar o vasculonervoso para detectar qualquer lesão dessas estruturas. Uma tipoia com bandagem triangular como a usada no ombro pode ser usada nessas situações.

Luxação do Punho

Rara e pode ser confundida com fraturas do rádio distal; tanto a fratura como a luxação são causadas por trauma com apoio sobre a mão. Imobilizar na posição da deformidade e sempre examinar sensibilidade e motricidade da mão. Como regra geral, as luxações do punho ocorrem em pacientes jovens e as fraturas do rádio distal em pacientes idosos.

Luxação dos Dedos dos Pés e das Mãos

Causada, na maioria das vezes, durante prática esportiva. Manifesta-se por dor, deformidade nas interfalangianas, encurtamento e impotência para fletir o dedo. O segmento deve ser protegido, apoiado e imobilizado em posição de deformidade.

Luxação do Quadril

Ocorre em traumas de alta energia e velocidade em pacientes que sofreram quedas ou acidentes de trânsito, com muitos casos associados a fraturas. A vítima tem dor intensa, impotência funcional e grande deformidade de todo o membro inferior lesado. A deformidade caracteriza-se por flexão, rotação interna e adução de todo o segmento.

A vítima de luxação do quadril deve ser cuidadosamente rolada sobre uma tábua longa. Se necessário, erguê-la apenas o necessário para deslizar a tábua sob ela. Use almofadas e cobertores para acolchoar e apoiar o membro lesado na posição de deformidade. Fixe a vítima à tábua com cintos e bandagens. Não se esqueça de examinar o vásculo nervoso do segmento lesado. Esteja atento a sinais de choque neurogênico e a um possível choque hipovolêmico.

Luxação de Joelho

Causada por trauma indireto no joelho, forçando a extensão ou a flexão. A vítima apresenta grande deformidade, com dor intensa e impotência funcional do segmento. Deve-se sempre examinar o feixe vásculo-nervoso, pois existe grande incidência de lesão arterial associada à luxação de joelho. Imobilizar a articulação na posição de deformidade, usando tala que se estenda do quadril ao tornozelo e acolchoando o joelho de forma a proteger a angulação local. Em algumas situações, a luxação reduz espontaneamente e nessas situações ocorre um grande aumento de volume.

Luxação de Tornozelo

Causada por trauma indireto, apresenta deformidade característica, às vezes associada a grande aumento de volume, também com dor intensa, impotência funcional, geralmente associadas à fratura. Imobilizar na posição de deformidade.

IMOBILIZAÇÃO DE MEMBRO INFERIOR COM APARELHO DE TRAÇÃO PORTÁTIL – VÍTIMAS COM FRATURA DE FÊMUR

Esse procedimento deve ser realizado por dois socorristas: um examina o membro inferior (Figs. 15.5 a 15.17), ficando responsável por tração e alinhamento manuais da fratura; o outro se responsabiliza pelo preparo adequado do aparelho de tração (Fig. 15.5).

Fixação da Vítima com Tração de Fêmur na Tábua de Remoção

Quando a vítima é imobilizada com equipamento de tração portátil de fêmur e precisa ser colocada em tábua dorsal, o procedimento de rolamento deve ser feito pelo outro lado (o lado sem lesão) (Fig. 15.18).

Passar a faixa pelos orifícios da tábua, conforme demonstrado na sequência das Figuras 15.19 a 15.21.

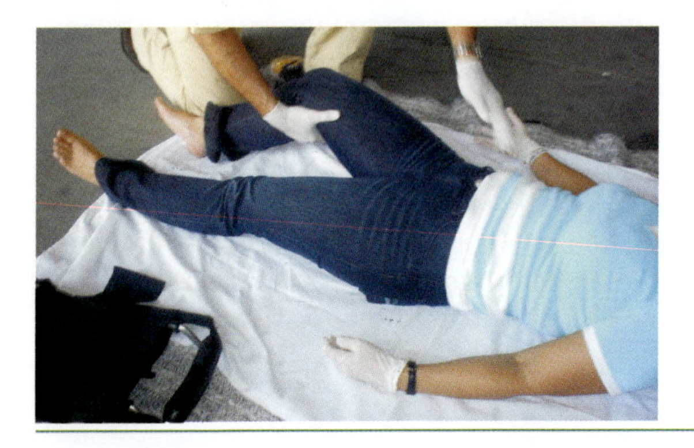

Fig. 15.5 – *O socorrista 1 prepara-se para realizar a tração e o alinhamento; o socorrista 2 usa o membro inferior não traumatizado como referência para estabelecer o comprimento da tração.*

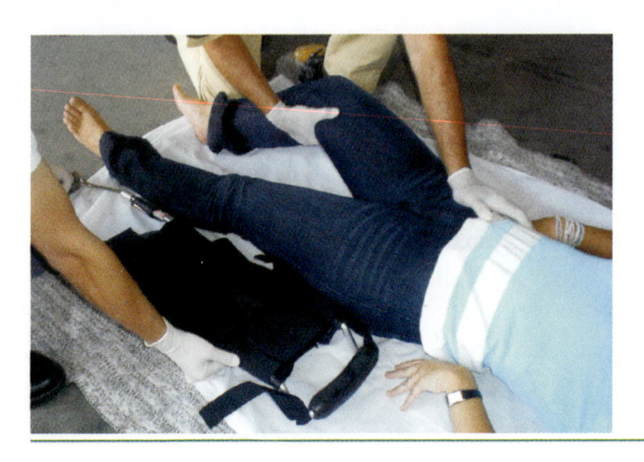

Fig. 15.6 – *Alinhamento e tração do membro pelo socorrista 1; preparo da tração com fixação dos fechos de comprimento, abertura de todas as faixas e liberação da faixa de tração.*

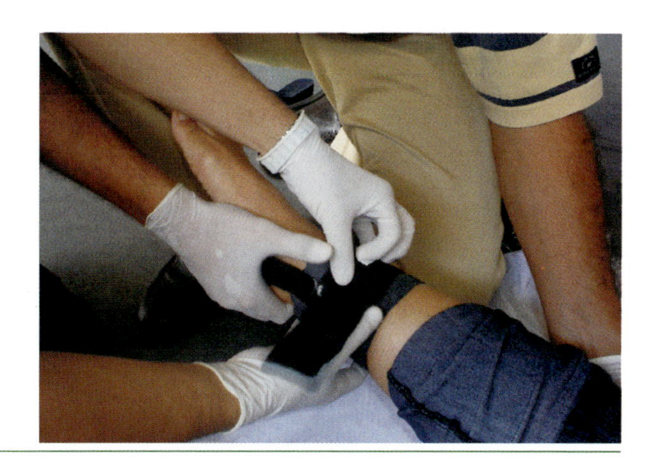

Fig. 15.7 – *Posicionamento da tornozeleira na vítima pelo socorrista 2, após preparar o equipamento.*

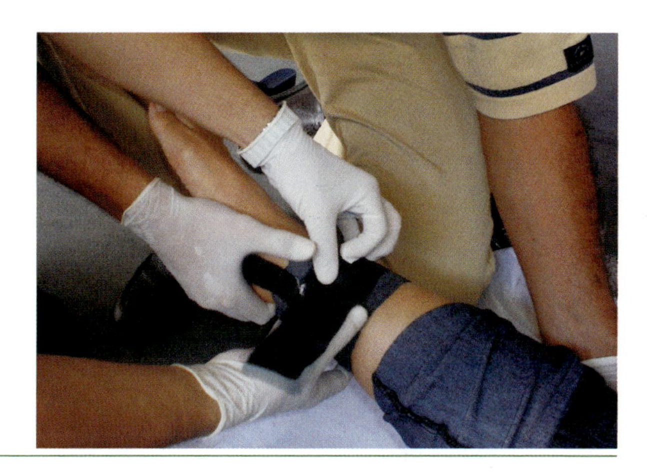

Fig. 15.8 – *Fixação de tornozeleira com a cinta de velcro.*

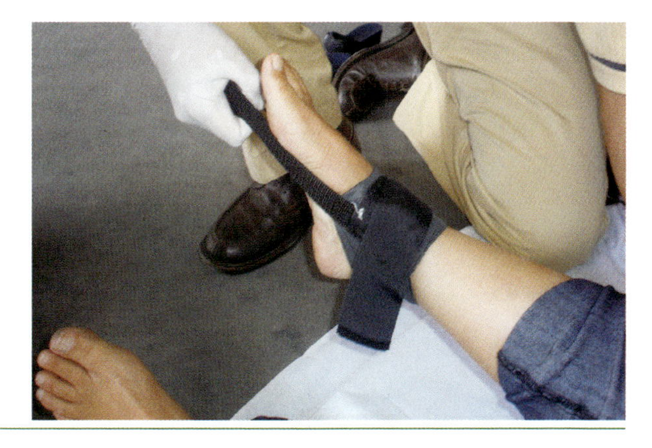

Fig. 15.9 – *O socorrista 1 transfere a mão para a tornozeleira a fim de facilitar o posicionamento da tração, mantendo o apoio manual por trás do joelho.*

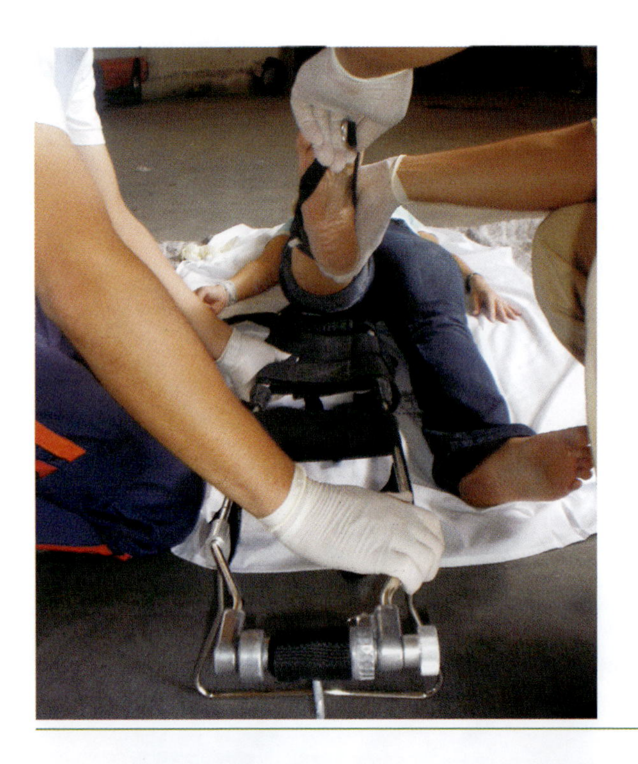

Fig. 15.10 – *Posicionamento da tração pelo socorrista 2, apoiando o coxim superior junto ao colo do fêmur – apoio isquiático.*

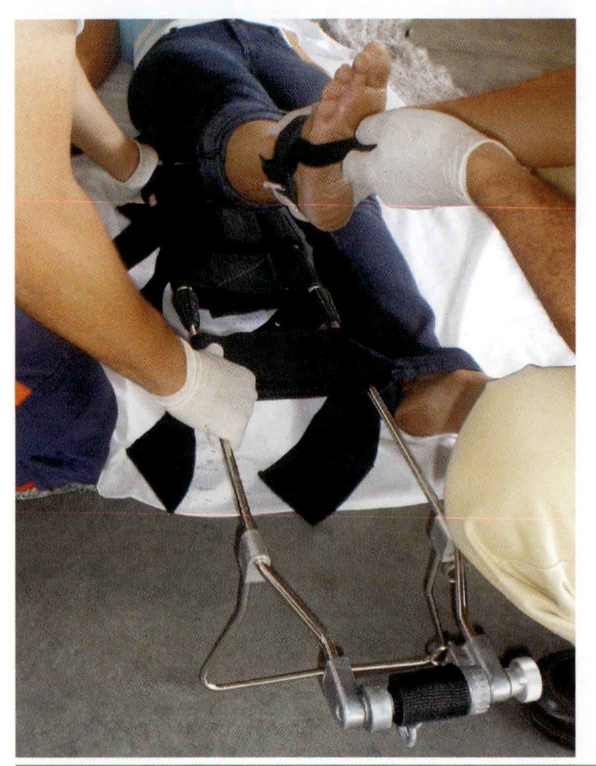

Fig. 15.11 – *Alinhamento da tração por baixo do membro lesado.*

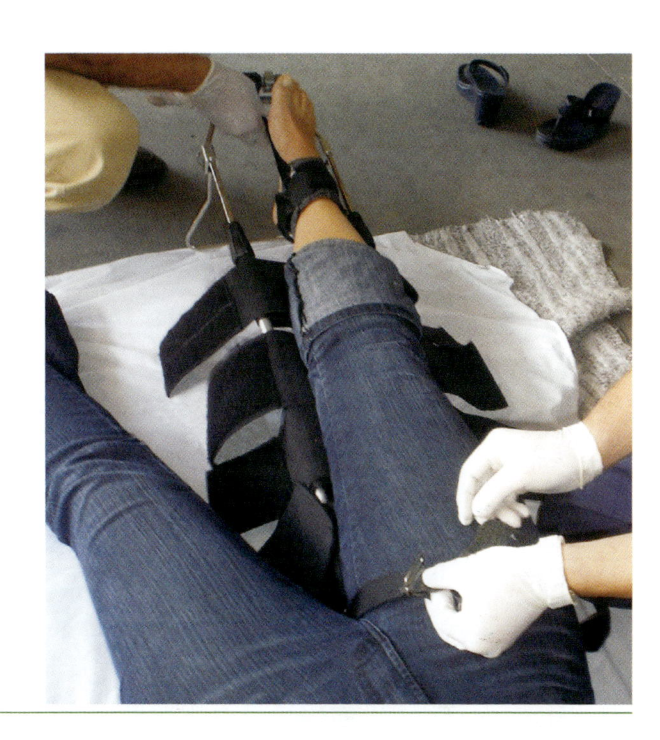

Fig. 15.12 – *A primeira faixa fixada é a da raiz da coxa, para estabelecer a posição superior do aparelho.*

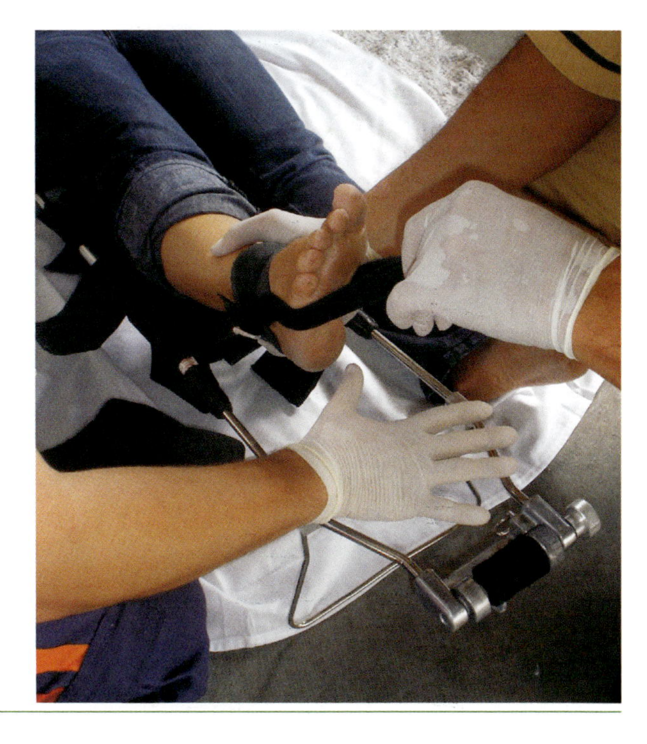

Fig. 15.13 – *Nesse momento, o tirante que realizará a tração é posicionado na haste da tornozeleira. A distância do pé até a catraca é medida por um palmo.*

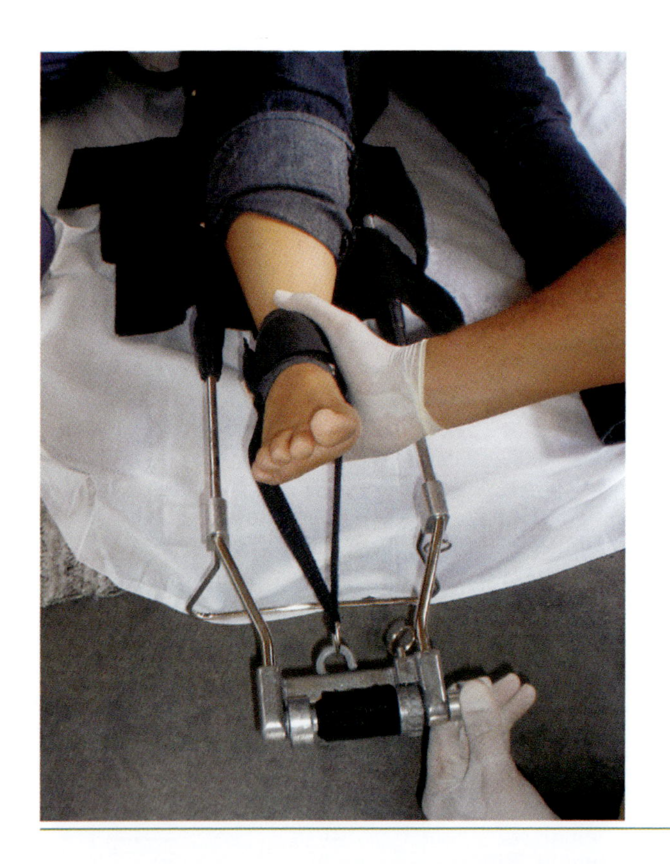

Fig. 15.14 – *A tração é então realizada, girando-se o botão que aciona a catraca.*

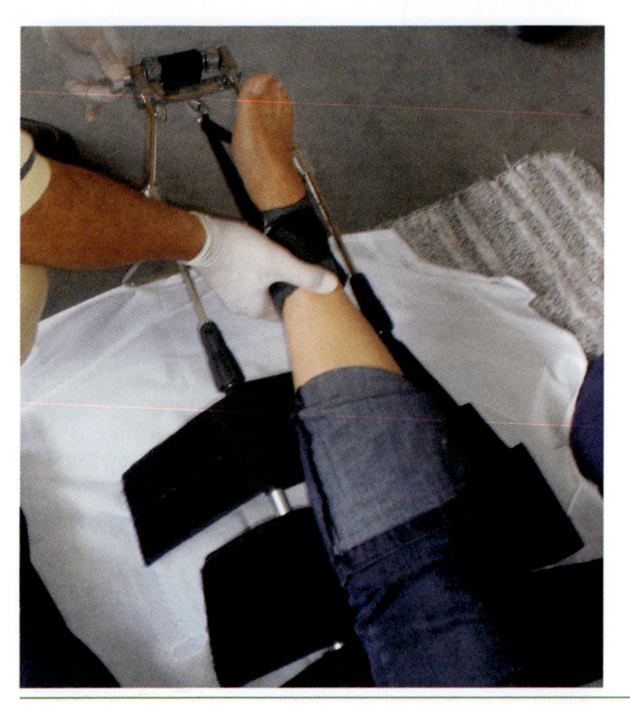

Fig. 15.15 – *A tração é realizada até se conseguir restabelecer o comprimento normal do membro e diminuir a dor na vítima.*

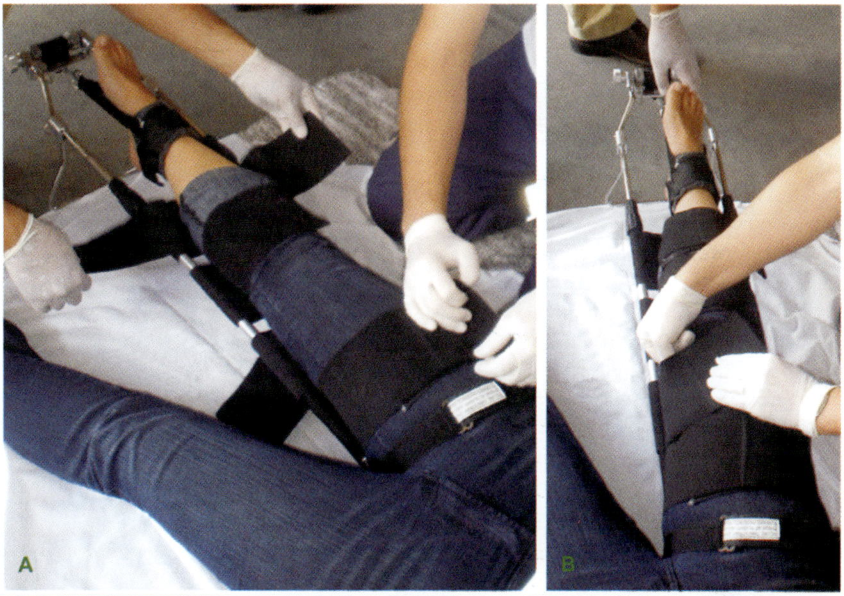

Fig. 15.16 – **A e B.** *Por último, as tiras de fixação final do membro são ajustadas; duas acima e duas abaixo do joelho.*

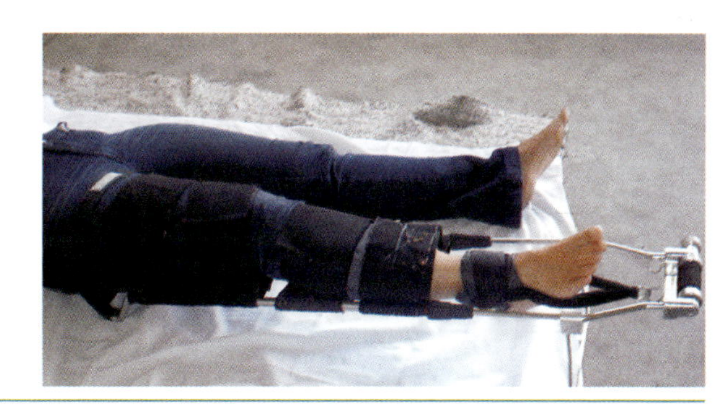

Fig. 15.17 – *A tração está instalada e pronta para ser fixada à tábua.*

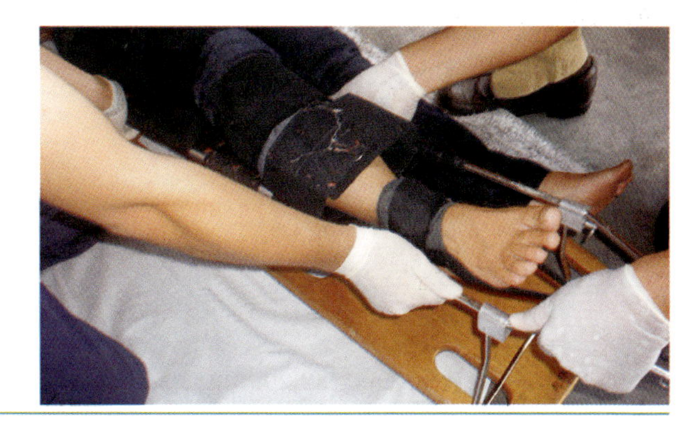

Fig. 15.18 – *Usar as hastes da tração como apoio para as mãos no rolamento.*

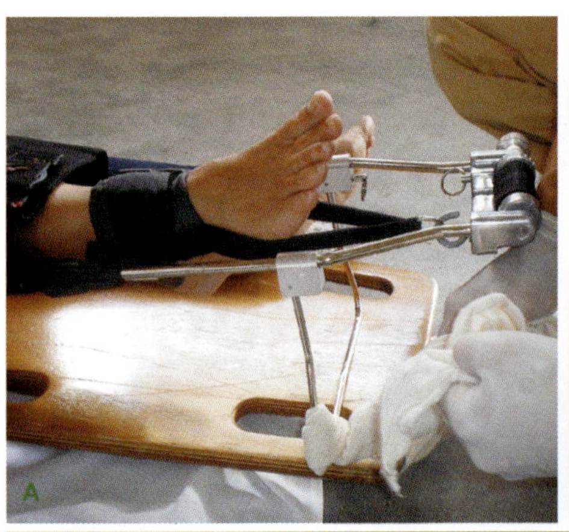

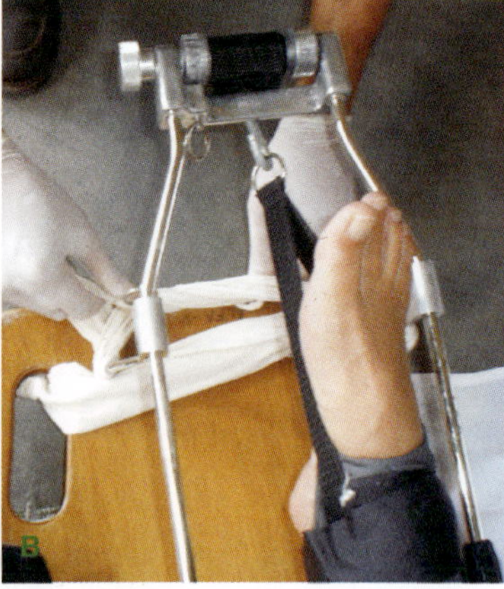

Fig. 15.19 –
A e B. *Fixar o suporte elevado da tração com faixa ou bandagem, para que, no transporte, não haja movimentação da fratura.*

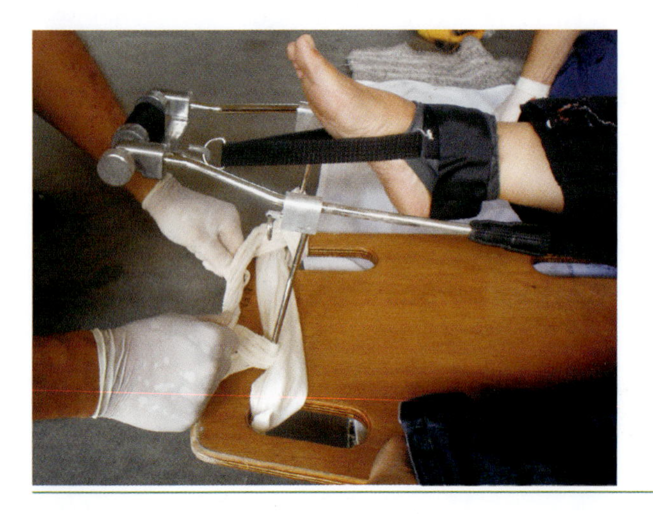

Fig. 15.20 –
Fixação da tração do fêmur.

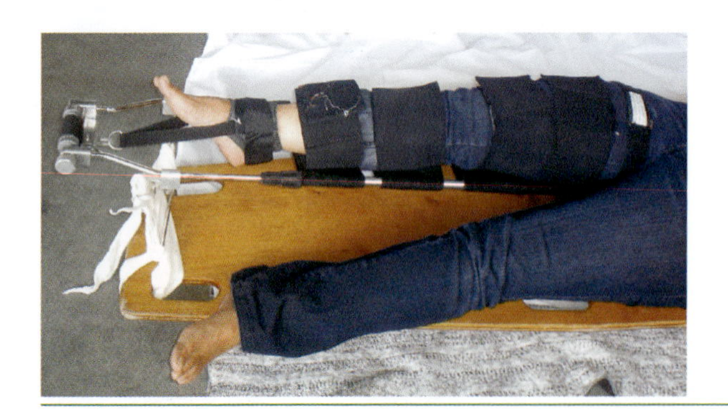

Fig. 15.21 –
Fixação da tração do fêmur.

16 Traumatismo Cranioencefálico

Mônica Koncke Fiuza Parolin

INTRODUÇÃO

O traumatismo cranioencefálico (TCE) é a principal causa de morte em uma população jovem entre 15 e 24 anos. A incidência é três a quatro vezes maior nos homens do que nas mulheres. Ocorre quando o paciente sofre um impacto na cabeça, lesando suas estruturas internas e, algumas vezes, as externas. Suas causas mais frequentes são acidente automobilístico, quedas e agressões interpessoais.

Aproximadamente 50% das mortes de causa traumática estão associadas ao TCE, e mais de 60% das mortes por causa de trauma por acidente automobilístico são decorrentes do traumatismo cranioencefálico.

Um grande número de mortes é causado por dano cerebral primário ou por complicações intracranianas tais como hematomas, edema cerebral e infecções. As outras causas de óbito podem ser decorrentes de lesões associadas ou complicações extracranianas como pneumonia, tromboembolismo pulmonar e outros.

Estima-se que ocorra no mundo um TCE a cada 15 segundos e que a cada 5 minutos uma dessas vítimas morra e outra fique com sequela permanente.

Epidemiologicamente, o Brasil apresenta uma das maiores incidências de traumatismo craniano do mundo, representando um importante problema de saúde pública pelos altos custos envolvidos e por atingir uma parcela economicamente ativa da nossa sociedade.

ETIOLOGIA

Segundo Pittela, a etiologia dos traumatismos cranioencefálicos varia de acordo com a idade (Tabela 16.1).

Podemos ver na Tabela 16.1 que no grupo de pacientes jovens há prevalência dos acidentes de trânsito (*), ao passo que no dos idosos as quedas (#) são predominantes.

Tabela 16.1
Etiologia dos Traumatismos Cranioencefálicos de acordo com a Idade

Idade	*Acidente de trânsito*	*Quedas*	*Outras causas*
0-14	48%	40,8%	10,4%
15-29	65,1%*	14,8%	20,1%
30-59	45,7%	29%	25,3%
Acima de 60	15%	65%#	20%

TIPOS ESPECÍFICOS DE TRAUMA CRANIANO

O trauma craniano é uma patologia extremamente dinâmica, tanto no seu aspecto temporal como na coexistência com vários tipos de lesões, e a lesão mais grave é a que geralmente será responsável pela sintomatologia mais evidente, pelas sequelas e, principalmente, pelo tipo de tratamento que será instituído.

Após avaliação inicial e o ABC (vias aéreas, respiração, circulação), deve-se estabelecer o diagnóstico anatômico da lesão cerebral, assegurar suplemento metabólico ao cérebro, e prevenir lesão cerebral secundária devido a hipóxia, isquemia e/ou hipertermia.

As lesões cerebrais podem ser divididas em:

Lesão Cerebral Secundária

É a extensão da lesão cerebral primária. As causas de lesão cerebral podem ser classificadas em sistêmicas e intracranianas. As causas sistêmicas geralmente podem ser tratadas no ambiente pré-hospitalar, evitando o agravamento de lesões causadas pelo trauma craniano. As principais causas sistêmicas são:

- *Hipóxia:* na vítima de trauma, a hipóxia pode ser causada por inúmeras causas, como obstrução de vias aéreas, alteração na ventilação devido a lesões pulmonares ou pneumotórax. A falta de aporte de oxigênio ao cérebro leva, em uma fase inicial, a agitação e confusão mental e, após 4 a 6 minutos de falta de oxigênio, a lesão cerebral já é irreversível, caracterizando morte cerebral.
- *Hipocapnia e hipercapnia:* a pressão parcial de dióxido de carbono ($PaCO_2$ – valor normal de 35 a 45 mmHg) no sangue arterial tem efeito direto no fluxo sanguíneo cerebral. O aumento de $PaCO_2$ produz vasodilatação, aumentando o fluxo sanguíneo cerebral que, por sua vez, aumenta a pressão intracraniana. Já a hipocapnia leva à vasoconstrição e diminuição do fluxo sanguíneo e do aporte de oxigênio ao tecido cerebral.
- *Hipotensão arterial e choque:* a significativa perda de sangue com a queda importante da pressão arterial diminuem a oferta de oxigênio a todos os órgãos do corpo humano, podendo levar a danos irreversíveis no cérebro.

- *Hiperglicemia e hipoglicemia:* alterações de glicemia plasmática agravam as lesões cerebrais causadas por trauma; no caso de hipoglicemia, o tecido cerebral evolui para lesão permanente por falta da glicose para seu metabolismo.

Já as causas intracranianas são:

- *Crise convulsiva:* pode agravar a hipóxia já existente devido a problemas respiratórios. Durante a crise convulsiva, existe um esgotamento de oxigênio e glicose, piorando ainda mais a isquemia cerebral.
- *Edema cerebral:* o edema cerebral se forma no local da lesão e, devido a reações inflamatórias perilesionais, vai aumentando e piorando o aporte de oxigênio, resultando em mais lesão e, consequentemente, em mais edema. As lesões intracranianas, assim como o edema cerebral, levam a um aumento da pressão intracraniana, que pode levar a um deslocamento do tecido cerebral e à compressão do tronco cerebral, caracterizando quadro gravíssimo, com evolução para morte cerebral.

Lesão Cerebral Primária

É a lesão causada pelo trauma direto no encéfalo.

Classificação

As lesões podem ser classificadas em:

- *Lesões de couro cabeludo:* que, apesar da aparência dramática, geralmente não apresentam complicações e lesões cerebrais.
- *Lesões cranianas e cerebrais:* cuja fisiopatologia e severidade são diferentes em cada grupo. Tais lesões são divididas em:
  1. Fraturas de crânio:
  a. Fratura de base de crânio.
  b. Fratura de calota craniana:
     – Fratura linear sem afundamento.
     – Fraturas com afundamento, cominutivas ou compostas.
  2. Lesão cerebral difusa:
     a. Concussão.
     b. Lesão axonal difusa.
  3. Lesão focal
     a. Contusão.
     b. Laceração:
        – Ferimentos penetrantes.
        – Ferimentos por arma de fogo.
     c. Hemorragias:
        – Cerebrais:
          * Hematoma epidural agudo.
          * Hematoma subdural.
          * Hemorragia subaracnoide.
        – Meníngeas:
          * Hematomas intracerebrais.

A seguir, será feita uma descrição das principais lesões no traumatismo cranioencefálico.

Lesões de Couro Cabeludo

Apesar da aparência dramática, o escalpe geralmente causa poucas complicações. A localização e o tipo de lesão nos dão a noção da força e direção da energia transmitida ao cérebro.

Os tipos de ferimentos de couro cabeludo são os mesmos já vistos no capítulo sobre ferimentos: abrasão ou escoriação, ferimento corto-contuso, laceração, contusão e hematoma subgaleal.

O sangramento na lesão de couro cabeludo pode ser extenso, mas, geralmente, sem ter repercussões hemodinâmicas; por essa razão, deve-se sempre procurar outra causa para o choque hipovolêmico em adultos, caso ele esteja presente.

Atenção: *em crianças, pode haver perda significativa de sangue, com alteração hemodinâmica.*

No atendimento, ao se localizar e avaliar a lesão de couro cabeludo, deve-se sempre buscar outros sinais de gravidade, tais como fratura de crânio ou material estranho abaixo da lesão do couro cabeludo, perda de líquor ou exposição de massa encefálica e, em seguida, tentar conter o sangramento por meio de compressão. A maioria dos sangramentos é controlada com aplicação de compressa circunferencial.

Restauração do Escalpe

O primeiro passo é irrigar o escalpe com grande quantidade de solução salina; nunca retirar os fragmentos ósseos, pois podem estar fazendo hemostasia por tamponamento.

Lesões Cranianas e Cerebrais

Fraturas de Crânio

As fraturas de crânio são comuns, mas nem sempre estão associadas à lesão cerebral. Muitas lesões cerebrais graves podem ocorrer sem fratura craniana.

A identificação da fratura de crânio é muito importante devido à possibilidade de estar associada a comprometimento de vasos intimamente relacionados ao crânio (artéria meníngea, veias e seios durais), podendo desenvolver hematoma intracraniano, lesões do cérebro, defeitos na dura-máter, produzidos por fragmentos ósseos em fraturas com afundamento, e infecções. As fraturas podem ser fechadas (simples) ou abertas (compostas), com comunicação direta entre o escalpe lacerado e a substância cerebral; essa condição é diagnosticada por tecido cerebral visível ou perda de LCR (líquido cefalorraquidiano), e o tratamento é cirúrgico.

As fraturas cranianas normalmente se localizam na base do crânio e na calota craniana.

Fratura da Base do Crânio

Esse tipo de fratura geralmente está associado a grandes traumas. As fraturas da base do crânio são frequentes e indicativas de que o TCE foi intenso. As fraturas da base do crânio podem levar a fístulas liquóricas caracterizadas clinicamente pela perda de LCR (líquor) pelo ouvido – otoliquorreia, ou pelo nariz – rinoliquorreia (Fig. 16.1), sendo fontes potenciais de meningite, abscesso e outras infecções intracranianas. São sinais sugestivos de fraturas de base de crânio a equimose na região da mastoide (sinal de Battle) (Fig. 16.2) e equimose periorbital (Fig. 16.3).

Fratura da Calota Craniana

As fraturas da calota craniana podem ser lineares, com e sem afundamento, e cominutivas ou compostas.

- Fraturas lineares sem afundamento: são muito comuns e não requerem tratamento específico, somente observação na grande

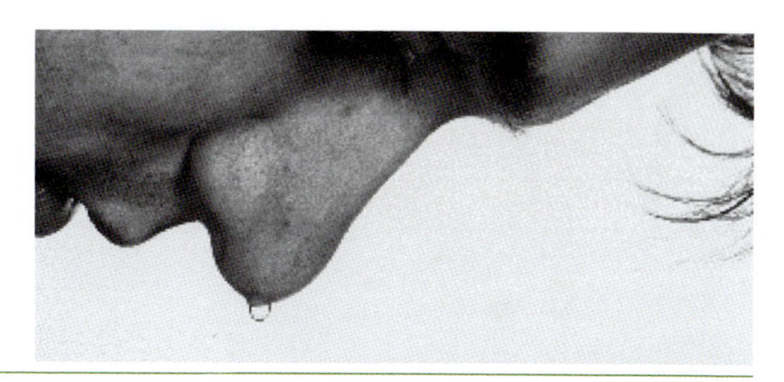

Fig. 16.1 – *Rinoliquorreia.*

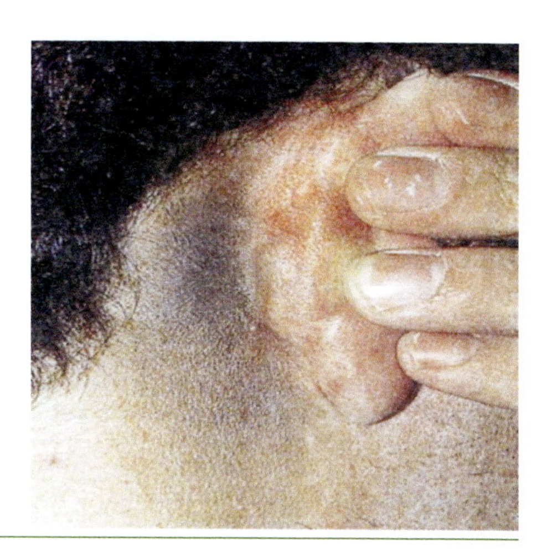

Fig. 16.2 – *Equimose retroauricular, sinal de Battle.*

maioria dos casos, mas são um sinal de alerta de possível gravidade do trauma. Exames neurológicos devem ser feitos periodicamente nesse período, e a deterioração do nível de consciência ou as alterações ao exame físico podem ser indicativos da presença de hematoma intracraniano.

- Fraturas com afundamento craniano, cominutivas ou compostas (Figs. 16.4 a 16.6).

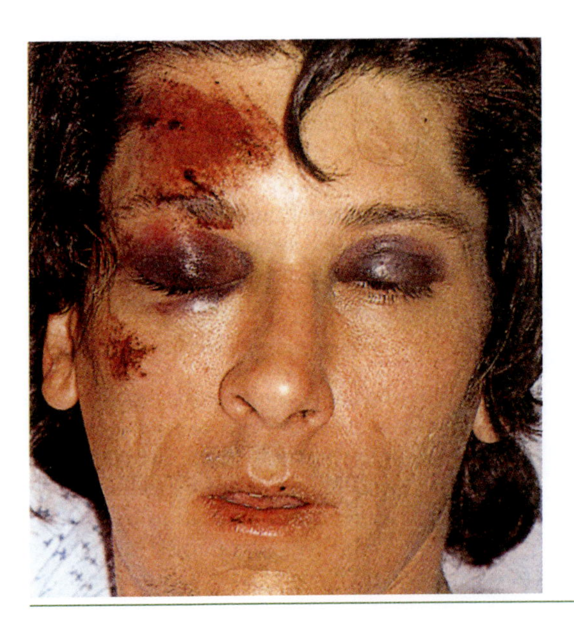

Fig. 16.3 – *Equimose periorbital + contusão e escoriação de crânio (frontal D) e face.*

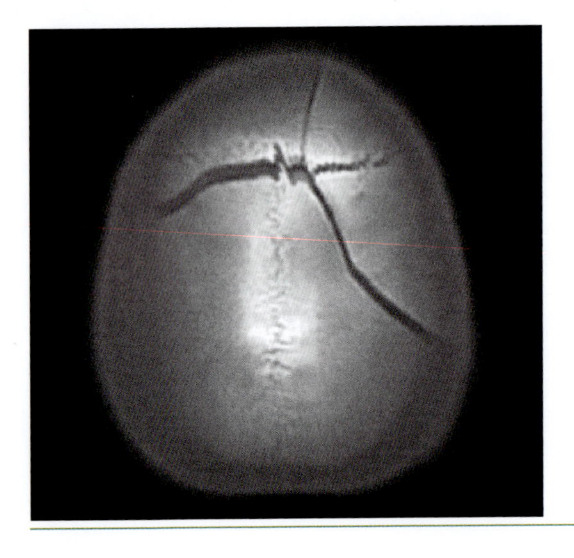

Fig. 16.4 – *Fratura de crânio.*

Esses tipos de fraturas geralmente refletem gravidade e podem ou não ser uma emergência cirúrgica. Dependendo do tipo de lesão, essas fraturas podem determinar laceração da membrana de revestimento externo do cérebro ou do tecido cerebral. O tratamento cirúrgico deve ser considerado, sobretudo, se a depressão for maior que a espessura do osso do crânio. Esse tipo de fratura tem grande risco de evolução para óbito, sequelas graves, ou crises convulsivas de difícil controle.

As fraturas cominutivas ou compostas são caracterizadas pelas lesões múltiplas do osso. O tratamento é essencialmente o mesmo das fraturas simples, lineares: tratamento adequado das feridas cutâneas, se houver, com fechamento da laceração e monitorização cuidadosa do nível de consciência.

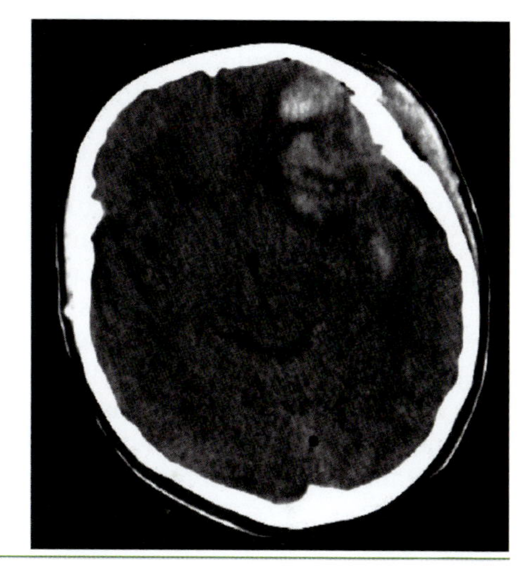

Fig. 16.5 – *Fratura com afundamento, contusão e exposição de massa encefálica.*

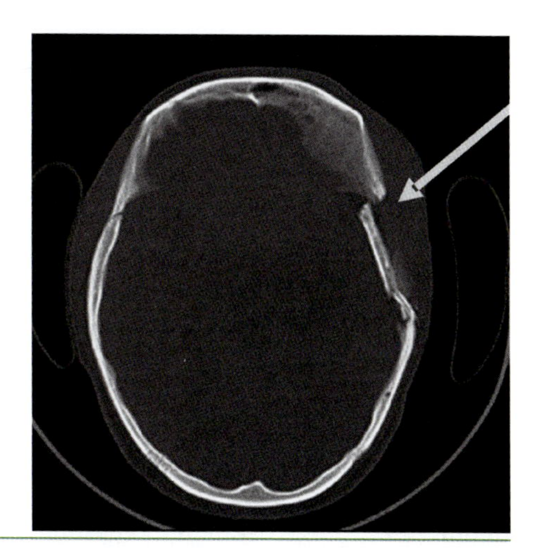

Fig. 16.6 – *Fratura de crânio com afundamento.*

Lesão Cerebral Difusa

Geralmente é produzida por rápidos movimentos da cabeça (aceleração e desaceleração), levando à interrupção das funções cerebrais. É importante tentar distinguir essa lesão das lesões focais, pois essas geralmente necessitam de cirurgia de emergência.

As lesões cerebrais difusas estão divididas em:

Concussão

É um tipo de traumatismo craniano fechado que não se associa a uma lesão estrutural macroscópica do cérebro. Caracteriza-se por perda rápida das funções neurológicas, podendo causar confusão mental ou amnésia temporária. Geralmente, a concussão causa uma perda temporária de consciência com duração inferior a 6 horas, mas que pode ser mais prolongada. O paciente pode apresentar cefaleia, náusea e vômitos, mas sem sinais de localização, devendo ficar em observação até cessar a sintomatologia. Pode ser acompanhada por bradicardia, hipotensão e sudorese. Não tem curso fatal.

Lesão Axonal Difusa

É um tipo de lesão cerebral frequente, caracterizada por perda de consciência superior a 6 horas ou mesmo quadro de coma prolongado devido ao aumento da pressão intracraniana secundária ao edema cerebral. Ocorre devido ao estiramento dos neurônios em decorrência dos movimentos súbitos de aceleração e desaceleração. As lesões são microscópicas e, em geral, afetam o corpo caloso e o tronco cerebral, ou são difusas, com mini-hemorragias (petéquias) em substância branca. O prognóstico geralmente está relacionado à duração do coma. As lesões axonais difusas apresentam uma taxa de mortalidade alta, em torno de 33%.

Lesão Focal

As lesões focais podem ser divididas em contusões, lacerações e hemorragias, e geralmente são quadros graves que necessitam de tratamento cirúrgico de urgência.

Contusão

O termo contusão se refere a uma área do cérebro que se encontra lesada devido a causa traumática. A contusão pode resultar de uma lesão direta do cérebro no local de impacto, por fragmentos ósseos em uma fratura com afundamento ou em áreas remotas, no polo oposto ao impacto (contragolpe), sendo os lobos frontais (superfície orbital) e frontotemporais dos hemisférios cerebrais os locais mais comuns desse tipo de lesão. Edema cerebral é comum.

As lesões podem ser únicas ou múltiplas, pequenas ou grandes. O quadro clínico depende do tipo de lesão. Em geral, produzem alterações neurológicas que persistem por mais de 24 horas e estão associadas a déficits neurológicos focais, como paralisias, transtornos da linguagem, alterações da memória e alterações visuais. Tais déficits podem persistir como sequelas.

Laceração

Laceração significa perda de continuidade do tecido cerebral e normalmente está associada a contusão e fratura de crânio, embora movimentos bruscos de aceleração e desaceleração também possam levar à perda de substância encefálica. Déficits neurológicos estão sempre presentes e geralmente são lesões que necessitam de tratamento cirúrgico.

Podemos citar entre as principais causas de lacerações os *ferimentos penetrantes* e os *ferimentos por arma de fogo.*

- **Ferimentos penetrantes:** são ferimentos causados pela penetração de corpo estranho intracraniano que *não* deve ser removido no local. A retirada do corpo estranho somente deve ser realizada por profissionais especializados em centro cirúrgico. Deve-se fixar o corpo estranho, nesse caso, para que o mesmo não produza lesões secundárias no transporte.
- **Ferimento por arma de fogo** (Figs. 16.7 a 16.9): os ferimentos por arma de fogo possuem todas as características dos tipos de lesão com fraturas, hemorragias, lacerações, hematomas etc. Quanto maior o calibre e maior a velocidade do projétil, maior a probabilidade de lesões graves e óbito. A entrada e a saída do projétil devem ser cobertas com compressa esterilizada até o tratamento neurocirúrgico ser providenciado.

Hemorragias

As hemorragias intracranianas podem ser classificadas em meníngeas e cerebrais. Devido à grande variação de localização, tamanho e rapidez de sangramento, não existe um quadro clínico típico (Fig. 16.10).

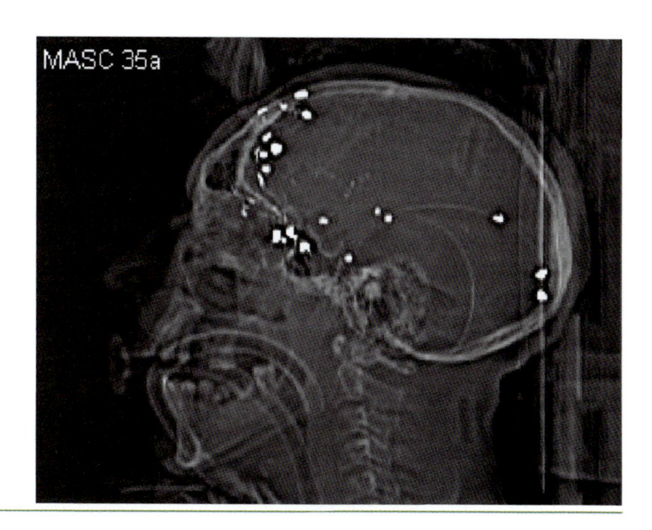

Fig. 16.7 – *FAF.*

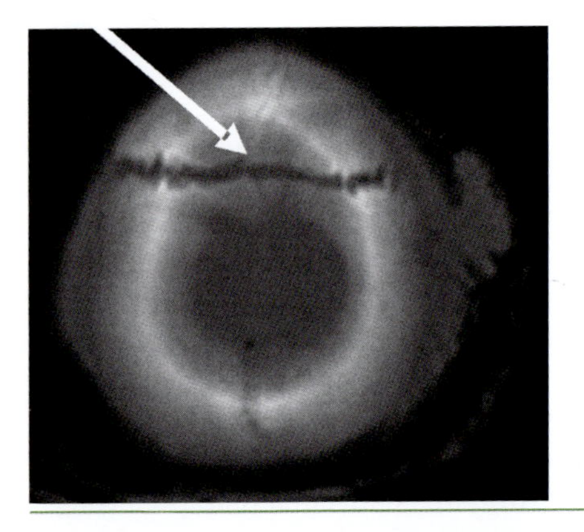

Fig. 16.8 – *FAF transfixante.*

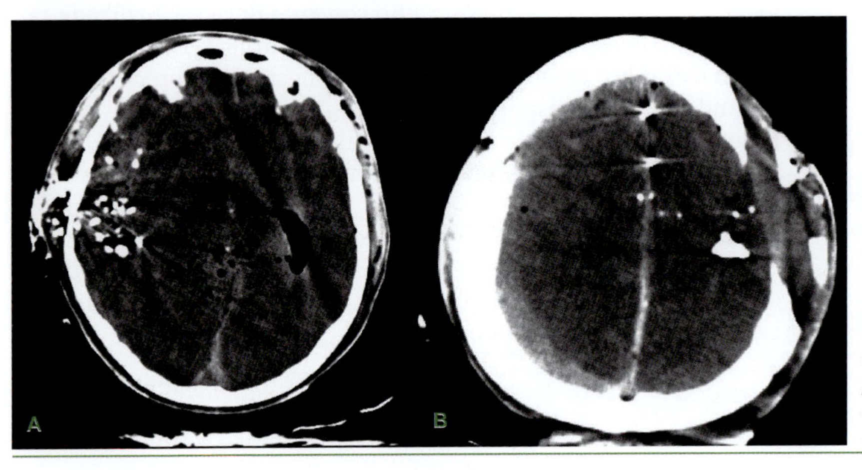

Fig. 16.9 – *Lesão cerebral por ferimento por arma de fogo, transfixante.*

Hemorragias Meníngeas

As hemorragias meníngeas estão divididas conforme sua localização.

- **Hematoma epidural agudo** (Fig. 16.11): o hematoma epidural é uma coleção de sangue situada entre o crânio e a dura-máter. O sangramento epidural ocorre geralmente por lesão de uma artéria dural, principalmente artéria meníngea média, e uma pequena porcentagem ocorre devido à lesão de seios da dura. Frequentemente, esses tipos de hematomas estão associados a fraturas lineares que atravessam o sulco meníngeo médio do osso temporal. Sua evolução é rapidamente fatal, caracterizando uma emergência neurocirúrgica. Os sinais e sintomas clássicos são: perda de consciência seguida de um período de lucidez; depois, perda progressiva da consciência e diminuição da força muscular do lado oposto. Em cerca de 50% dos casos, entretanto, não há intervalo de lucidez, e a inconsciência já se inicia no momento do traumatismo.
  Pode-se encontrar uma pupila fixa e dilatada no mesmo lado da lesão, indicando gravidade do caso com herniação.
  O prognóstico é bom se a intervenção for imediata.

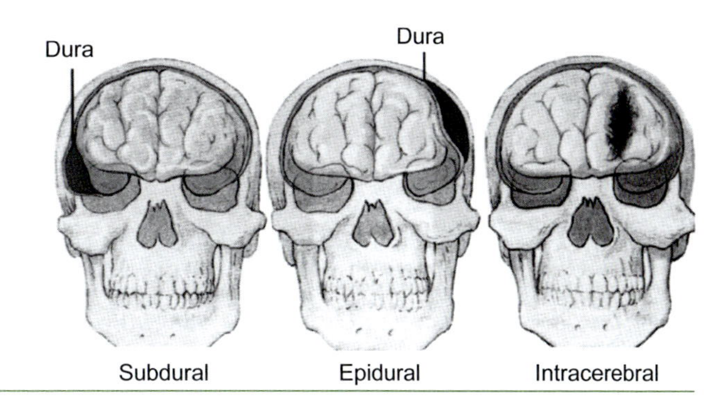

Fig. 16.10 – *Hematomas.*

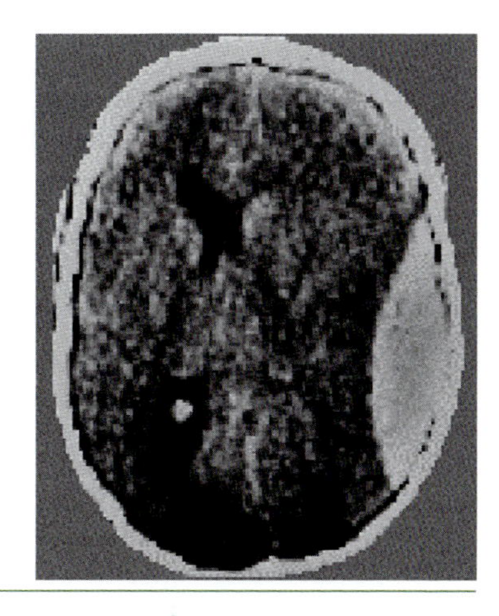

Fig. 16.11 – *Hematoma epidural.*

- **Hematoma subdural** (Fig. 16.12): o hematoma subdural é uma coleção de sangue entre a dura-máter e o cérebro devido à ruptura de veias. É muito mais frequente do que os hematomas epidurais. A fratura de crânio pode ou não estar presente, e o prognóstico melhora quanto mais precoce for a intervenção cirúrgica.
  Dependendo do tempo entre o traumatismo e o início dos sintomas, ou dependendo do diagnóstico, o hematoma subdural é classificado em: agudo (24 horas), subagudo (1 a 10 dias) e crônico (mais de 10 dias).
  A compressão cerebral lenta, causada pela expansão do hematoma após a ruptura das veias cerebrais que vão para a dura-máter e para os seios durais, poderá causar dentro de poucas horas ou dias sintomas como: cefaleia, irritabilidade, vômitos, alteração do nível de consciência, assimetria de pupilas e alterações sensitivas e motoras.
  O hematoma subdural crônico ocorre principalmente em pacientes com atrofia cerebral como em idosos e alcoólatras. Pode-se desenvolver em decorrência de pequenos traumas, e o paciente pode ficar assintomático por até 15 dias, quando então começa a piorar seu estado clínico devido à expansão do hematoma.

O estado de coma que persiste desde o momento do trauma é sugestivo de hematoma cerebral, e a distinção entre epidural e subdural é difícil e, muitas vezes, impossível de ser feita apenas com dados clínicos.
Podemos ainda encontrar os dois tipos de hematomas (Fig. 16.13) dependendo do trauma.

Hemorragia Subaracnoide

Esse tipo de hemorragia é causado *por ruptura de veias ou artérias da base do crânio,* e a presença de sangue no LCR leva a um quadro de irritação meníngea. O paciente queixa-se de cefaleia e/ou fotofobia, náusea e vômitos, e o tratamento é clínico (Fig. 16.14).

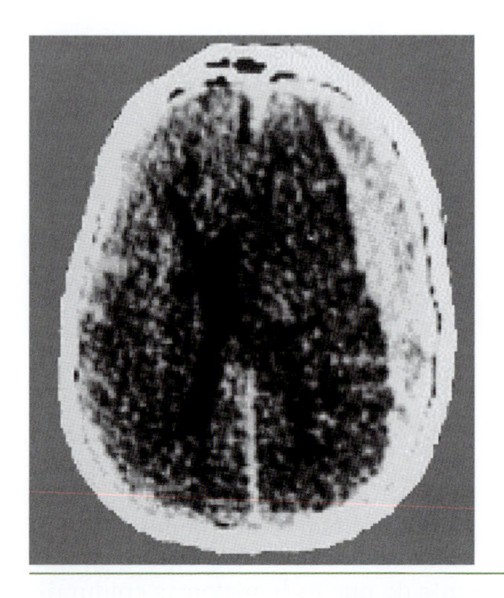

Fig. 16.12 *– Hematoma subdural.*

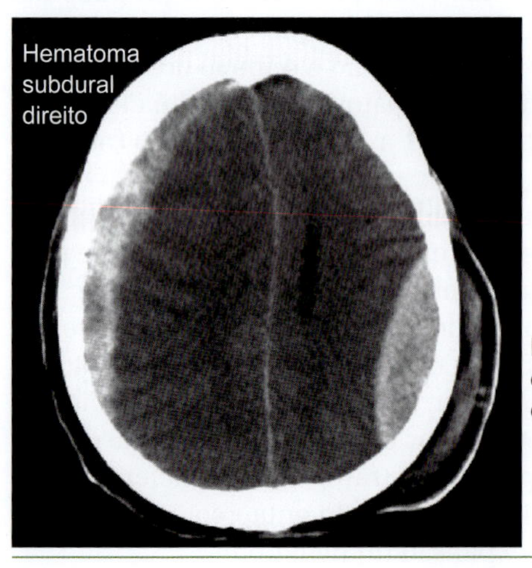

Fig. 16.13 *– Hematoma subdural direito e epidural esquerdo.*

- **Hematomas intracerebrais** (Fig. 16.15): as hemorragias intraparenquimatosas podem ocorrer em qualquer localização, mas são mais frequentes nos lobos temporais e frontais. O termo hematoma intracerebral se refere a uma hemorragia maior do que 5 mL. O déficit neurológico depende da área afetada e do tamanho da hemorragia. As hemorragias intraventricular e cerebelar são associadas à alta taxa de mortalidade.

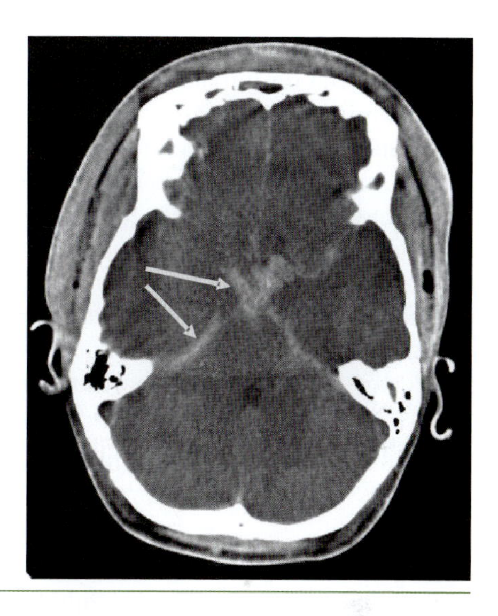

Fig. 16.14 – *Hemorragia subaracnoide.*

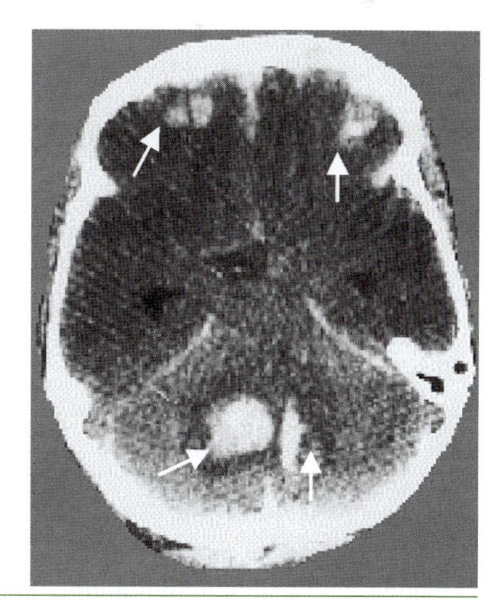

Fig. 16.15 – *Hematomas intracerebrais.*

AVALIAÇÃO DO TRAUMA CRANIOENCEFÁLICO

Para a avaliação de um traumatismo cranioencefálico deve-se seguir uma rotina a partir de história, avaliação primária, sinais vitais, miniexame neurológico e avaliação secundária.

A evolução do paciente deve ser acompanhada e registrada de forma sistemática e objetiva, geralmente por meio de uma ficha de avaliação neurológica. São observados os sinais de localização, que dizem respeito ao diâmetro pupilar, à presença de reflexo fotomotor, aos sinais de hemiplegia, a atitudes de descerebração e descorticação etc.

História

É importante colher dados sobre as circunstâncias do trauma, a natureza e a força de impacto, a presença de sintomas neurológicos, convulsões, diminuição de força, alteração da linguagem e, sobretudo, deve-se documentar qualquer relato de perda de consciência.

A amnésia é comum nas concussões, podendo ocorrer também perda de memória retrógrada (para eventos ocorridos antes do trauma) ou anterógrada (para os eventos que se sucederam logo após o trauma). Amnésia cuja duração é superior a 24 horas é indicativa de que o TCE foi mais intenso e pode estar relacionada a prognóstico menos favorável. A amnésia de curta duração não tem maior significado clínico.

Certos tipos de TCE resultam de diversos tipos de trauma, e esses dados ajudam no diagnóstico e na terapia correta.

As informações sobre a cena do acidente e o mecanismo de lesão devem ser passados ao médico da sala de emergência.

Avaliação Inicial

O exame físico inicial, na fase aguda, deve ser rápido e objetivo. É importante lembrar que pacientes com TCE são politraumatizados, sendo frequente a associação com traumatismos torácicos, abdominais e fraturas. Hipóxia, hipotensão, hipo ou hiperglicemia, efeito de drogas narcóticas e lesões instáveis da coluna vertebral devem ser procurados e convenientemente tratados.

Muitos fatores influenciam na avaliação neurológica inicial, por isso a avaliação cardiorrespiratória deve acompanhar o exame neurológico (Fig. 16.16).

O controle e a manipulação das vias aéreas, respiração e circulação são prioritários.

Permeabilidade das Vias Aéreas e Ventilação

O paciente com traumatismo cranioencefálico pode apresentar dificuldade respiratória por diversas razões. Entre as principais, podemos citar a aspiração de vômito e as lesões pulmonares como contusão, pneumotórax, hemotórax etc., que devem ser prontamente diagnosticadas e

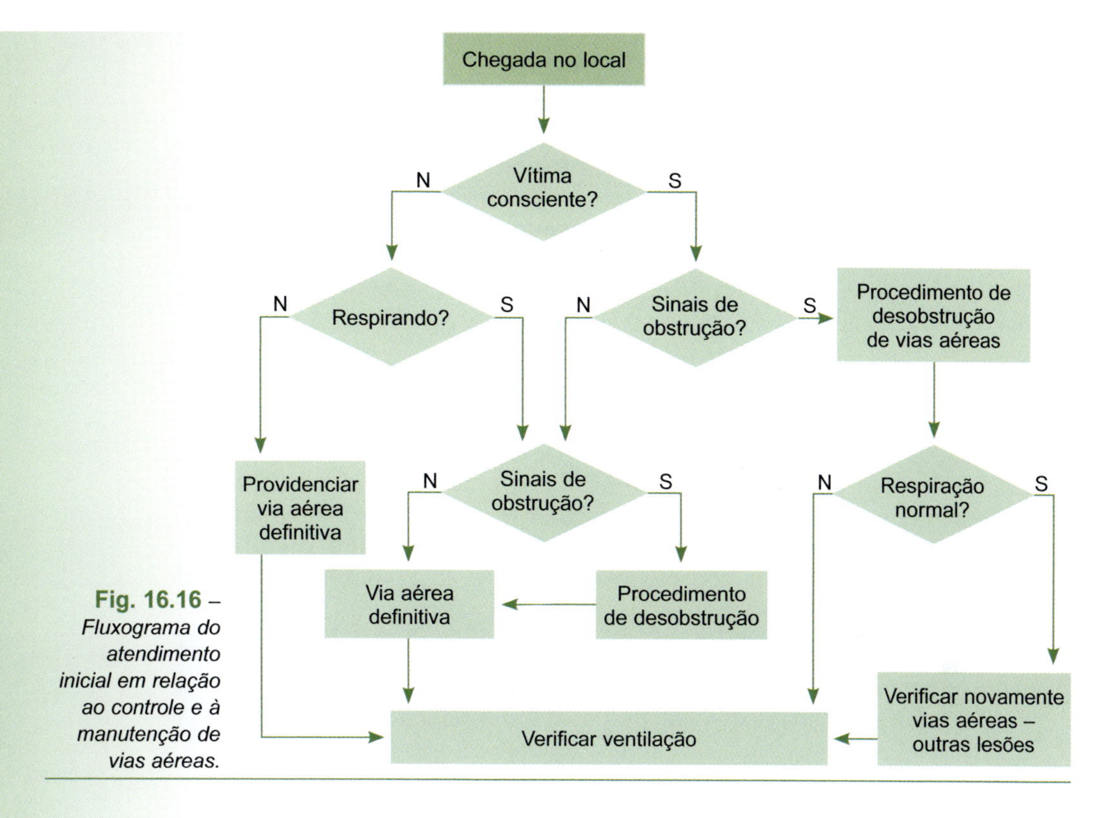

Fig. 16.16 – *Fluxograma do atendimento inicial em relação ao controle e à manutenção de vias aéreas.*

tratadas. Além disso, o paciente que respira irregularmente retém CO_2; a hipercapnia produz vasodilatação cerebral e aumento da pressão intracraniana. Todos os pacientes com escala de coma de Glasgow abaixo de 9 devem ser intubados e hiperventilados.

O paciente com TCE deve ter sua coluna cervical imobilizada com colar rígido.

Circulação

A maioria dos pacientes com traumatismo cranioencefálico é politraumatizada e a hipotensão arterial, se estiver presente, deve ser atribuída a perdas sanguíneas internas e/ou externas. A etiologia do choque deve ser diagnosticada e tratada rapidamente, pois assim como a hipóxia, a hipovolemia agrava as lesões neurológicas.

Avaliação Neurológica

O objetivo do exame neurológico é determinar a gravidade da lesão cerebral e detectar uma deterioração neurológica.

Deve-se realizar sistematicamente a *avaliação do nível de consciência, função pupilar, avaliação da força muscular, verificação dos sinais vitais e, finalmente, a avaliação secundária.*

Nível de Consciência

A alteração do nível de consciência é o sintoma mais comum dos TCEs. A breve perda de contato com o meio é característica da concussão. O coma pode durar horas, dias ou semanas, dependendo da gravidade e localização da lesão. Lesões difusas do encéfalo ou do tronco encefálico podem levar a coma prolongado, sobretudo quando há contusão ou laceração de amplas áreas cerebrais ou edema importante.

O nível de consciência é um dos parâmetros mais importantes para se avaliar a evolução de um paciente com TCE. Por isso, essa avaliação deve ser feita em intervalos regulares utilizando-se a escala de coma a seguir.

Escala de Coma de Glasgow (Tabela 16.2)

A escala de coma de Glasgow foi criada por Graham Teasdale e Bryan J. Jennett, do Instituto de Ciências Neurológicas de Glasgow em 1974 e é utilizada em todo o mundo para se avaliar o estado neurológico do paciente que sofreu lesão cerebral aguda grave, medindo assim quantitativamente o seu estado de consciência e consiste na avaliação da (1) abertura ocular, (2) resposta verbal, (3) melhor resposta motora.

Classificação do paciente – a escala de coma serve para classificar os paciente em *coma* (Tabela 16.3):

- 13-15: *leve* – vítima normal a sonolenta e um pouco desorientada.
- 9-12: *moderado* – vítima sonolenta a comatosa, obedece a comandos com dificuldade, confusa.
- ≤ 8: *grave* – em coma, não abre os olhos nem verbaliza, não obedece a comandos.

Tabela 16.2
Escala de Coma de Glasgow

1. Abertura ocular	Espontânea	4 pontos
	Por estímulo verbal	3 pontos
	Por estímulo a dor	2 pontos
	Sem resposta	1 ponto
2. Resposta verbal	Orientado	5 pontos
	Confuso (mas ainda responde)	4 pontos
	Resposta inapropriada	3 pontos
	Sons incompreensíveis	2 pontos
	Sem resposta	1 ponto
3. Resposta motora	Obedece a ordens	6 pontos
	Localiza dor	5 pontos
	Reage à dor, mas não localiza	4 pontos
	Flexão anormal-decorticação	3 pontos
	Extensão anormal-descerebração	2 pontos
	Sem resposta	1 ponto
	Total Máximo	***15 pontos***
	Total Mínimo	***3 pontos***

Tabela 16.3
Classificação do Paciente em Relação à Escala de Coma de Glasgow

Coma	*Escore*
Grave	< 8
Moderado	9-12
Leve	> 12

Tabela 16.4
Escala de Coma de Glasgow Pediátrica

	0 a 23 meses	*< 2 a 5 anos*	*Escore*
Abertura dos olhos	Espontaneamente	Espontaneamente	4
	Ao chamado	Ao comando	3
	À dor	À dor	2
	Nenhuma resposta	Nenhuma resposta	1
Melhor da resposta verbal	Sorriso ou balbuciação	Apropriada	5
	Choro consolador	Palavras inapropriadas	4
	Choro persistente ou gritos	Choro persistente ou gritos	3
	Grunhidos ou agitada ou parada	Gemidos	2
	Nenhuma resposta	Nenhuma resposta	1
Melhor da resposta motora		Obedece aos comandos	5
	Localiza a dor	Localiza a dor	4
	Flexão à dor	Flexão à dor	3
	Extensão à dor	Extensão à dor	2
	Nenhuma resposta	Nenhuma resposta	1
Escores totais normais	< 6 meses		12
	6-12 meses		12
	1-2 anos		13
	2-5 anos		14
	> 5 anos		14

Na criança, existe uma variação na verificação da resposta verbal por motivos óbvios, a não aquisição da fala. Ademais, a variação ocorre por faixa etária de 0 a 2 anos e de 2 a 5 anos (Tabela 16.4).

No início de 2018 ela passou por uma atualização com o objetivo de dar mais precisão ao resultado do exame. Pesquisadores juntamente com dr Dr. Graham Teasdale (um dos criadores da escala de coma de Glasgow (ECG) original) descobriram que o acréscimo da resposta pupilar à escala prevê com maior precisão o prognóstico após um traumatismo cranioencefálico, incluindo a probabilidade de morte, do que cada uma das avaliações isoladamente. Foi criada então a escala de coma de Glasgow com resposta pupilar (ECG-P).

A reatividade pupilar deve ser verificada após a avaliação dos três outros fatores da escala de Glasgow e o resultado deve ser subtraído do valor obtido anteriormente.

As notas atribuídas à reatividade pupilar do paciente devem de encaixar em: (2) inexistente = nenhuma pupila reage ao estímulo de luz; (1) parcial = apenas uma pupila reage ao estímulo de luz; e (0) completa = as duas pupilas reagem ao estímulo de luz.

Os valores da escala de coma de Glasgow com reação pupilar (ECG-P) variam de 1 a 15.

Um dos autores, Dr. Brennan, dá o seguinte exemplo: "Imagine que você é chamado para avaliar um paciente que tenha sido projetado do assento do passageiro de um carro em alta velocidade. Ele não faz movimentos oculares, verbais ou motores espontâneos, nem em resposta às suas solicitações verbais. Quando estimulados, os olhos dele não abrem e ele emite apenas sons incompreensíveis, e os braços dele estão em flexão anormal. Esse paciente pode ser classificado como O1V2M3 pela escala de coma de Glasgow, dando uma pontuação total de 6 (ECG = 6)".

Nenhuma das pupilas reage à luz, gerando uma pontuação de reatividade pupilar igual a 2. Nesse caso, a escala de coma de Glasgow com reação pupilar será de 6 menos 2, ou seja, 4 pontos (ECG-P = 4). "Com uma pontuação de 6 na escala de coma de Glasgow existe uma possibilidade de morte de 29% em 6 meses. Quando a reatividade pupilar e a ECG são combinadas para dar a escala de coma de Glasgow com reação pupilar, a mortalidade aumenta para 39%".

A reatividade pupilar agrega valor à avaliação, em que a escala de coma de Glasgow e a pontuação pupilar podem ser incorporadas em uma única métrica, permitindo dessa forma mais informações em termos de prognóstico. De modo semelhante ao aumento do risco de mortalidade previsto pela escala de coma de Glasgow com reação pupilar, os resultados desfavoráveis também aumentaram de 31%, quando as duas pupilas reagem à luz, para 63% quando apenas uma reage, e para 79% quando nenhuma pupila reage à luz.

(Fonte: Simplifying the use of prognostic information in traumatic brain injury. Part 1: The GCS-Pupils score: an extended index of clinical severity. Paul M. Brennan, Gordon D. Murray and Graham M. Teasdale Journal of Neurosurgery Volume 128: Issue 6. Jun 2018: Pages 1605-1906.)

Avaliação da Função Pupilar já Incluída na Escala de Coma de Glasgow com Resposta Pupilar

As pupilas são avaliadas verificando sua simetria e resposta à luz. A diferença de mais de 1 mm no diâmetro das pupilas já é considerada anormal, uma resposta preguiçosa ao estímulo luminoso pode indicar lesão intracraniana. Midríase (dilatação) unilateral (Fig. 16.17) com reação lenta das pupilas ao estímulo luminoso sugere compressão do terceiro nervo craniano, responsável pelas reações pupilares, devido à herniação.

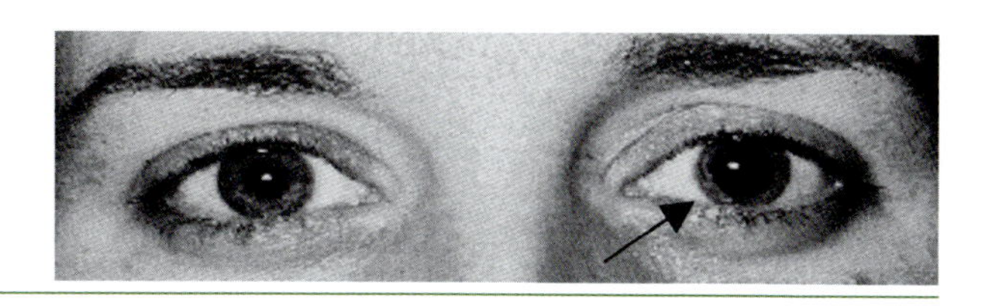

Fig. 16.17 – *Anisocoria (midríase à esquerda).*

Avaliação de Força Muscular

Deve-se observar a postura e os movimentos espontâneos dos membros e, se necessário, realizar estímulos dolorosos de intensidade graduada, com o objetivo de se detectar diminuição de força (paresia) de uma das extremidades. A resposta motora não simétrica indica lesão intracraniana.

O objetivo do exame neurológico é determinar a severidade da lesão cerebral e detectar uma deterioração neurológica. Independente da escala de coma de Glasgow, o paciente é considerado com *TCE grave* se apresenta qualquer uma das situações abaixo:

1. Assimetria de pupilas.
2. Assimetria motora.
3. Fratura aberta de crânio com perda de líquor ou exposição do tecido cerebral.
4. Deterioração neurológica (com queda de 2 ou mais pontos na escala de Glasgow, dor de cabeça intensa, aumento do diâmetro de uma pupila ou diminuição de força muscular em um lado do corpo).
5. Afundamento craniano.

Avaliação dos Sinais Vitais

O traumatismo cranioencefálico pode alterar os dados vitais, sendo muitas vezes difícil saber se essas alterações são devidas a ele ou a outros fatores. A seguir, serão apresentadas algumas regras básicas no atendimento ao traumatizado de crânio. No que se refere à avaliação de sinais vitais:

- *Nunca atribuir a hipotensão ao TCE*: apesar de a laceração de escalpe poder levar ao choque hipovolêmico, principalmente em crianças, o sangramento intracraniano não produz choque.
- *Hipertensão, bradicardia e diminuição da frequência respiratória e diminuição do nível de consciência (fenômeno de Cushing)*: são respostas específicas ao aumento agudo e potencialmente fatal da pressão intracraniana e necessitam de intervenção imediata.

O aumento da pressão intracraniana leva a um prejuízo importante na perfusão cerebral devido à diminuição do fluxo sanguíneo cerebral causada pelo próprio aumento da pressão intracraniana, pelo efeito de massa. Como consequência, existe um aumento da hipóxia. Conforme o aumento da hipóxia, o sistema nervoso autônomo é ativado para aumentar a pressão sanguínea, elevando a pressão arterial média na tentativa de manter a oferta de oxigênio para o tecido cerebral, com uma pressão de perfusão normal. O aumento importante da pressão arterial faz com que os barorreceptores que se encontram nas artérias carótidas e arco aórtico ativem o tronco cerebral (sistema nervoso parassimpático), diminuindo a frequência cardíaca a partir de estímulo do nervo vago. Essas alterações são conhecidas como *fenômeno de Cushing*.

A hipertensão intracraniana leva à alteração do padrão respiratório ou até mesmo a apneia, piorando a hipóxia. A associação da alteração respiratória com o fenômeno de Cushing é denominada *tríade de Cushing*, que traduz um aumento importante da pressão intracraniana.

Tríade de Cushing – hipertensão, bradicardia e diminuição da frequência respiratória.

Hipertensão em combinação com *hipertermia* pode refletir uma disfunção autonômica central causada por certos tipos de TCE, indicando gravidade do quadro.

Avaliação Secundária

Exame físico detalhado *da cabeça aos pés*.

O exame da pele da cabeça deve ser feito com cuidado. Fraturas no crânio devem ser procuradas. Fraturas da base do crânio podem ser suspeitadas pela presença de sangue no tímpano e pela drenagem de líquido cefalorraquidiano pelo ouvido ou nariz.

Deve ser realizada a inspeção e palpação das lacerações de couro cabeludo na busca de fraturas, afundamento craniano, presença de perda de tecido cerebral ou perda de LCR.

A palpação da coluna cervical deve ser realizada sempre para afastar fraturas e devemos nos lembrar de que 5% a 10% das vítimas de TCE apresentam também lesões cervicais.

CUIDADOS E TRATAMENTO DE EMERGÊNCIA

No atendimento a vítimas de TCE, permanecem válidas todas as recomendações da abordagem primária, com ênfase especial para a proteção da coluna cervical, pela possibilidade de lesão associada e uma vigilância sobre a respiração que pode se tornar irregular e deficitária devido à compressão de centros vitais. Se houver parada respiratória, iniciar imediatamente manobras de RCP.

Deve-se realizar avaliações neurológicas sucessivas, pois podem demonstrar tendência à estabilidade do quadro ou ao agravamento (TCE em evolução).

A prioridade é determinar o nível de consciência com base na escala de coma de Glasgow. Se estiver igual ou menor do que 8, verificar a simetria das pupilas e se há déficit motor localizado.

Lembrar que o exame neurológico normal inclui estado mental normal, e não se deve presumir que a alteração de consciência seja por intoxicação alcoólica ou por outras drogas.

A Tabela 16.5 associa os achados clínicos à gravidade dos traumatismos cranioencefálicos.

O atendimento pré-hospitalar adequado é de fundamental importância na prevenção das lesões secundárias, principalmente a hipóxia e a isquemia, responsáveis por aumento expressivo na pressão intracraniana e destruição neuronal com graves sequelas. Todo paciente com trauma craniano deve receber oxigênio de 10 a 12 L/min por meio de máscara ou cateter nasal.

A permeabilidade das vias aéreas, a hiperventilação e o tratamento precoce do choque devem ser medidas imediatas tomadas pelas equipes de resgate, assim como o transporte eficiente para hospitais nos quais as lesões intracranianas possam ser adequadamente diagnosticadas e tratadas.

As vítimas de TCE devem ser transportadas de forma adequada e devidamente estabilizadas sob os aspectos ventilatório e hemodinâmico, recebendo oxigênio (a hipóxia agrava o edema cerebral) e com a cabeça elevada em 30°, o que facilitará o retorno venoso, atenuando o edema. Havendo ferimento, enfaixe a cabeça; porém, sem exercer pressão nos curativos, pois se houver fraturas de crânio a compressão poderá lesar o cérebro com fragmentos ósseos e agravar o quadro.

Tabela 16.5
Tabela de Riscos Relativos em Lesões Intracranianas

Pequeno risco	Sem queixas Dor de cabeça e/ou tonturas Hematoma, laceração, contusão, abrasão de couro cabeludo
Moderado risco	Alteração de consciência Dor de cabeça progressiva Intoxicação alcoólica ou outras drogas Menor de 2 anos Crise convulsiva Vômitos Perda de memória Politraumatizado, trauma de face Sinais de fratura de base de crânio Possível afundamento ou lesão penetrante em crânio Suspeita de abuso em criança
Risco acentuado	Depressão do nível de consciência Sinais focais Aprofundamento da depressão do nível de consciência Lesão penetrante ou afundamento craniano

Se a vítima encontra-se desorientada e agitada, garanta proteção para a mesma, para você e para os demais no local. Seja gentil, porém firme.

RESUMO DO PROTOCOLO DO ATENDIMENTO À VÍTIMA COM TCE

Avaliação Primária

1. ABC – vias aéreas, respiração e circulação.
2. Imobilização da coluna cervical.
3. Realização de exame neurológico.

Avaliação Secundária

1. Inspeção:
   a. Lacerações.
   b. Presença de saída de LCR pelo nariz ou ouvido.
2. Palpação:
   a. Fraturas.
   b. Lacerações com fraturas.
3. Inspeção das lacerações do couro cabeludo:
   a. Presença de tecido cerebral.
   b. Afundamento craniano.
   c. Perda de substância.
   d. Perda de LCR.
4. Determinação da escala de coma de Glasgow:
   a. Resposta ocular.
   b. Resposta verbal.
   c. Resposta motora.
   d. Resposta pupilar.
5. Palpação da coluna cervical para afastar fraturas.
6. Determinar a extensão das lesões.
7. Reavaliação contínua, observando sinais de deterioração:
   a. Frequência.
   b. Parâmetros usados.

Tratamento

1. Colar cervical.
2. Estabilização respiratória.
3. Estabilização circulatória.
4. Oxigênio.
5. Curativo.
6. Transporte com cabeceira elevada a 30°, se possível.

(Imagens radiológicas fornecidas pelo serviço de Radiologia do Hospital Cajurú – Curitiba, Paraná – Dr. Benito Groszewicz Parolin, Dr. Lauro Aparecido de Lara Filho.)

17 Traumatismo Raquimedular

Monica Koncke Fiuza Parolin

INTRODUÇÃO

Entende-se por trauma raquimedular (TRM) a lesão traumática da coluna vertebral e da medula espinal, podendo esta ser completa ou incompleta, com ruptura total ou parcial da medula. TRM é uma condição secundária a qualquer trauma na coluna vertebral associado a lesão medular transitória ou permanente. Frequentemente, está associado a trauma cranioencefálico ou politrauma.

O TRM representa um problema epidêmico em todo o mundo. No Brasil, ocorrem de 6 mil a 8 mil novos casos por ano, a prevalência é de 70 a 90 casos/100 mil habitantes e o perfil predominante (60%) é o paciente jovem entre 10 e 30 anos de idade e em torno de 80% do sexo masculino. É uma patologia de alto impacto socioeconômico.

A principal causa de TRM é o acidente de trânsito, seguido por ferimento por arma de fogo (Fig. 17.1A e B) e ferimento por arma branca, quedas e acidentes desportivos, principalmente mergulhos em águas rasas. Geralmente, as consequências do TRM são devastadoras, com sequelas definitivas e requerem mudanças significativas na rotina da vida diária.

MEDULA ESPINAL

A medula espinal faz parte do sistema nervoso central e pode ser considerada a continuação do encéfalo. É a principal via de comunicação entre o cérebro e o resto do organismo. É constituída de células nervosas (neurônios) e fibras nervosas (axônios), que são os prolongamentos dos neurônios e formam as vias espinhais. Essas vias espinhais podem ser classificadas em vias descendentes, que levam os sinais gerados no cérebro para a periferia e são relacionadas a movimentos, contraturas musculares e controle visceral, e em vias ascendentes, que

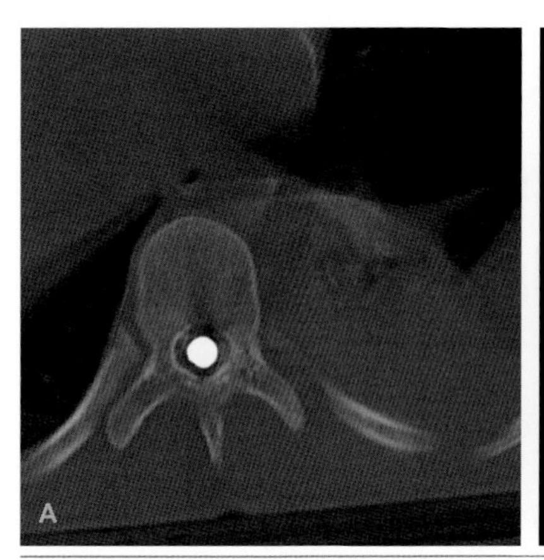

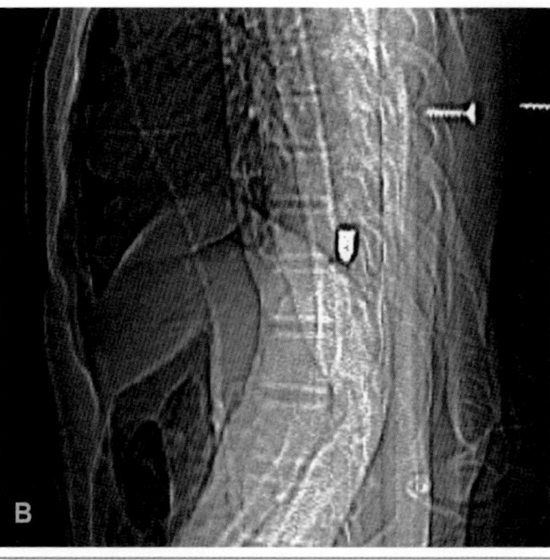

Fig. 17.1 – A e B. *Projétil de arma de fogo intracanal.*

levam os estímulos produzidos na periferia para o cérebro e são responsáveis pela sensibilidade, levando a sensações de *dor*, *frio*, *calor* etc.

A medula espinal é organizada em segmentos, de onde saem raízes nervosas que inervam regiões específicas do corpo.

Esse conhecimento é muito importante no caso de TRM para definir a localização da lesão. O nível sensitivo, ou seja, o local onde se encontra

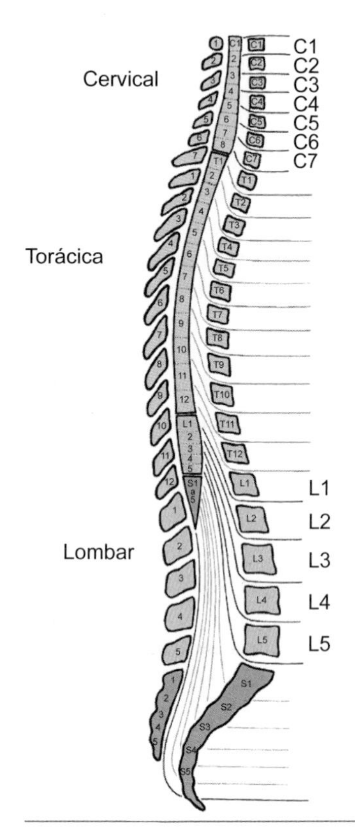

Fig. 17.2 – *Coluna vertebral e medula espinal.*

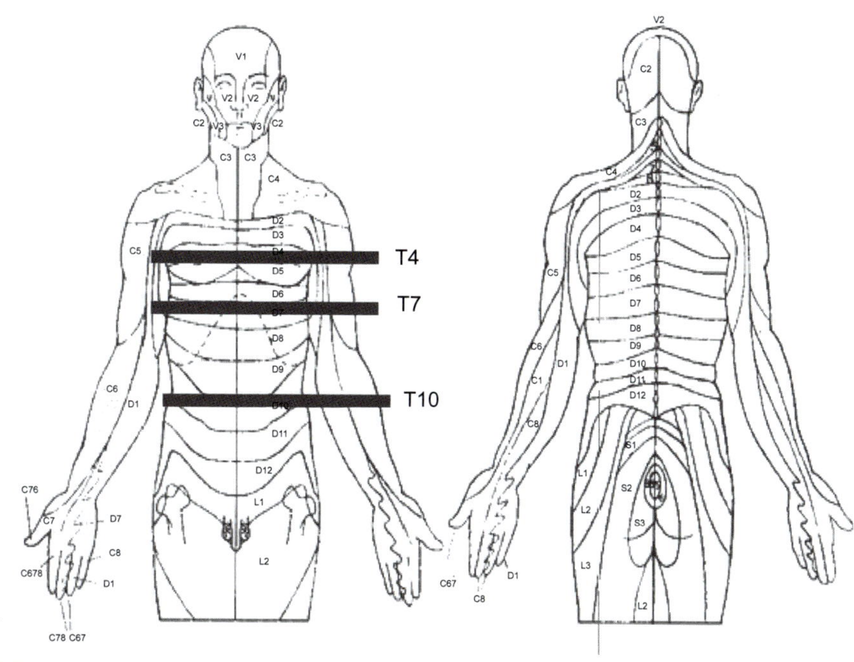

Fig. 17.3 – *Divisão por dermátomos.*

a alteração da sensibilidade, orienta o local da lesão. Por exemplo, perda da sensibilidade e cicatriz umbilical indicam lesão em T10 (Fig. 17.3).

A medula localiza-se dentro do canal medular formado pela coluna vertebral. A coluna é formada por 33 vértebras, sendo 7 cervicais, 12 torácicas, 5 lombares, 5 sacrais e 4 ou 5 coccígeas. O crescimento desigual entre a coluna e a medula faz com que não exista correspondência entre a vértebra e o segmento da medula. Ao nascer, a medula se prolonga até a 2ª ou a 3ª vértebra lombar e, já no indivíduo adulto, o cone medular se localiza entre a 12ª torácica e a 1ª vértebra lombar, continuando com a cauda equina (Fig. 17.2).

A primeira vértebra cervical é também denominada *atlas*, por sustentar o peso da cabeça. Atlas foi um dos titãs na mitologia grega, castigado por Zeus, sendo obrigado a carregar o planeta Terra em seus ombros.

MECANISMO DE TRAUMA

O trauma de coluna pode levar a lesões de qualquer estrutura, como vértebras, discos intervertebrais, ligamentos, raízes nervosas, nervos periféricos e medula, ou qualquer combinação dessas estruturas.

As localizações mais frequentes de TRM são:

- *Cervical baixa:* entre a 5ª vértebra cervical (C5) e a 1ª torácica (T1), geralmente associado ao TCE.
- *Transição toracolombar:* entre a 11ª ou a 12ª vértebra torácica (T11 e T12) e a 1ª lombar (L1).

Os traumas fechados são geralmente uma combinação de forças de contusão, compressão, rotação e tração.

Lesões ósseas vertebrais podem estar presentes sem que haja lesões de medula espinal; por isso, a vítima deve ser imobilizada quando há qualquer suspeita de lesão de coluna, protegendo a medula de ser lesada com a mobilização inadequada. Tal imobilização deve ser mantida até ser avaliada radiologicamente, afastando qualquer suspeita de fraturas ou luxações.

As fraturas ou luxações da coluna podem ser estáveis ou instáveis, causando comprometimento neurológico.

As lesões medulares ocorrem em aproximadamente 10 a 30% dos TRM, dependendo do local do trauma. Elas podem ser completas ou incompletas.

As lesões completas são caracterizadas pela perda completa da função motora, da sensibilidade abaixo do nível da lesão e pela alteração do controle esfincteriano. As lesões cervicais altas de C1 a C3 são geralmente incompatíveis com a vida, devido à insuficiência e parada respiratória por comprometimento do nervo frênico, que controla o diafragma. Logo abaixo, em C4, C5 e C6, a manifestação clínica é de quadriplegia ou tetraplegia (paralisia de ambos os braços e pernas); lesões torácicas e de L1 levam a um quadro de paraplegia (paralisia de ambas as pernas); quando a lesão é abaixo de L1, apenas as raízes da cauda equina são comprometidas; já quando é uma lesão incompleta, apresenta como manifestação clínica fraqueza em membros inferiores, principalmente em um terço distal (Figs. 17.4 e 17.5).

As lesões incompletas são classificadas conforme a região medular atingida, e a manifestação clínica vai depender do local da lesão.

Com o atendimento pré-hospitalar adequado, o número de lesões medulares tem diminuído substancialmente, principalmente em relação às vítimas com lesões ósseas vertebrais, sem lesões neurológicas.

O mecanismo de trauma muitas vezes fornece informações importantes para identificar a localização e o padrão da lesão medular.

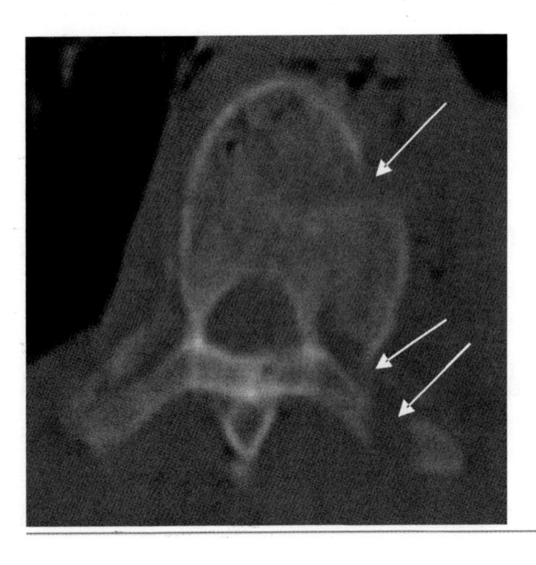

Fig. 17.4 – *Fratura de vértebra torácica.*

MANIFESTAÇÕES CLÍNICAS

Em torno de 40% dos pacientes com TRM não apresentam comprometimento neurológico imediatamente após o trauma e, muitas vezes, o paciente politraumatizado pode ter apenas lesão osteoarticular da coluna vertebral, sem lesão neurológica, sendo fundamental que o socorrista suspeite desse tipo de lesão e manipule corretamente o paciente para que o mesmo não venha e sofrer lesão neurológica em função de manuseio incorreto.

Os sinais e sintomas do TRM dependem do nível da lesão; o comprometimento neurológico, tal como alterações motoras, paralisias ou apenas diminuição de força muscular (paresia), ou as alterações sensitivas, como anestesia, diminuição da sensibilidade e parestesias (formigamento, amortecimento etc.), ocorre geralmente abaixo do nível da lesão.

- Sinais:
  - Deformidade.
  - Inchaço.
  - Laceração ou contusão.
  - Paralisia ou anestesia.
  - Incontinência urinária e fecal.
- Sintomas:
  - Dor.
  - Formigamento, amortecimento ou fraqueza.
  - Dor com movimentação.
  - Dificuldade de respirar.
  - Dificuldade para andar.

Deve-se sempre suspeitar de traumatismo raquimedular nas seguintes situações:

- Mecanismo de lesão sugestivo (causas de TRM), mesmo sem sintomas.

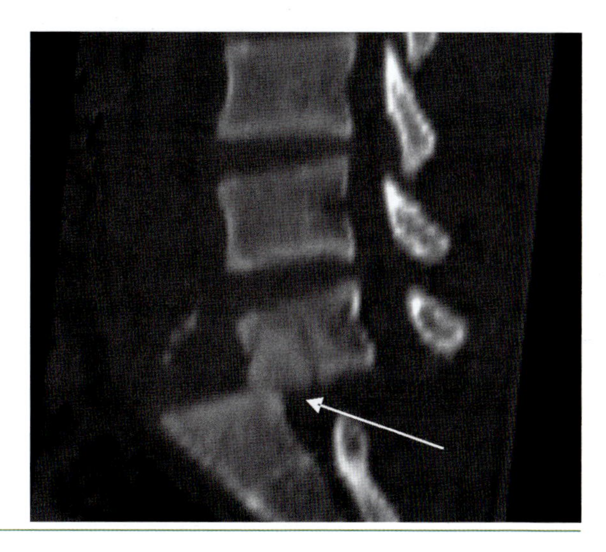

Fig. 17.5 – *Fratura de L5 e luxação de L5-S1.*

- Vítimas inconscientes que sofreram algum tipo de trauma.
- Vítima politraumatizada – múltiplos traumas.
- Qualquer vítima de trauma que apresente lesões acima das clavículas.
- Dor em qualquer região da coluna vertebral.
- Traumatismo facial grave ou traumatismo de crânio fechado.
- *Formigamento* (anestesia) ou paralisia de qualquer parte do corpo abaixo do pescoço.
- Priapismo (enrijecimento do pênis de forma involuntária).

São três os principais objetivos no tratamento de um paciente com TRM:

1. Imobilização de coluna para prevenir lesões neurológicas adicionais. Nessa etapa, é essencial o atendimento pré-hospitalar adequado às vítimas, incluindo avaliação clínica e imobilização. As duas outras etapas estão relacionadas ao tratamento hospitalar definitivo.
2. Cirurgia para redução de fraturas com descompressão medular de raízes.
3. Realinhamento de coluna por meio de fixação externa ou interna.

O socorrista e o médico devem estar conscientes que manipulação, movimentos e imobilização inadequados podem causar dano adicional ao traumatismo de coluna vertebral e piorar o prognóstico da lesão.

AVALIAÇÃO DO TRAUMATISMO RAQUIMEDULAR

Para o diagnóstico de TRM, deve-se examinar a coluna vertebral cuidadosamente, com a vítima em posição neutra e, em hipótese alguma, fletir qualquer segmento da coluna, verificando deformidades, dor, limitação de movimentos e queixa de amortecimento de extremidades ou impossibilidade de movimentação.

Na avaliação clínica de uma vítima com suspeita de TRM, devemos realizar a avaliação da estrutura óssea e de lesões medulares.

Avaliação Vertebral

Deve-se avaliar toda a coluna vertebral à procura de:

- Dor localizada.
- Deformidades ósseas.
- Dor à palpação.
- Edemas e equimoses.
- Espasmo muscular.
- Verificar a posição da cabeça, e dificuldade e dor ao tentar colocá-la na posição neutra.
- Desvio de traqueia.

Avaliação Medular

Na avaliação medular, deve-se procurar por alterações neurológicas, sempre se comparando um lado com o outro, pesquisando:

- Déficit de força muscular, ou seja, se há diminuição ou paralisia, uni ou bilateral, abaixo da lesão medular.
- Déficit de sensibilidade, ou seja, alteração sensitiva abaixo do nível da lesão.
- Diminuição ou ausência de reflexos tendinosos.
- Disfunção autonômica, na qual o paciente perde a capacidade de controlar esfíncteres.

Avaliação Clínica do TRM

Todo politraumatizado com TCE ou comprometimento do nível de consciência deve ser considerado como potencial portador de fratura de coluna cervical e deve ser imobilizado com colar cervical, prancha rígida e imobilizador de cabeça e manipulado em bloco. No atendimento inicial, cuidados especiais devem ser tomados quando for necessária intubação orotraqueal, que idealmente deve ser realizada com auxílio de endoscopia e com a menor movimentação da coluna cervical.

Vítimas Conscientes

- Solicitar que a vítima movimente suas extremidades e testar sua força muscular, sempre comparando um lado com o outro. Evitar movimentar membros fraturados.
- Testar a sensibilidade sempre em sentido ascendente e comparar um lado com o outro. Para testar a sensibilidade, pode-se usar o objeto pontiagudo ou mesmo uma gaze e perguntar se a vítima está sentindo o objeto. Caso contrário, testar mais acima até o momento em que a mesma comece a sentir o toque do objeto. Dessa maneira, consegue-se localizar o nível da lesão.

Vítimas Inconscientes

Deve-se sempre suspeitar de traumatismo de coluna cervical se a vítima estiver inconsciente devido a TCE por acidente automobilístico, e a imobilização cervical é essencial.

Principais sinais clínicos que sugerem TRM cervical em uma vítima inconsciente:

- Ausência de reflexos.
- Respiração diafragmática.
- Apenas flexão de membros superiores.
- Resposta ao estímulo doloroso somente acima da clavícula.

Lesões de coluna cervical alta podem levar à parada respiratória devido à paralisia da musculatura respiratória – diafragma.

Os socorristas devem estar atentos às seguintes situações na avaliação de vítimas com TRM:

- *Hipoventilação:* lesões de coluna cervical C5 a T1 podem levar à paralisia de musculatura intercostal, provocando dificuldade respiratória e hipoventilação.
- *Lesões medulares:* podem mascarar outras lesões, pois a ausência de sensibilidade pode deixar passar um abdome agudo por inabilidade de sentir dor.
- *Luxações cervicais altas:* podem ocasionar desvio cervical com torcicolo e não se deve tentar corrigir a rotação.
- *Hipotensão com bradicardia sem sinais de hipovolemia – choque neurogênico:* perda da inervação simpática com vasodilatação.

TRATAMENTO

O principal objetivo no atendimento à vítima com traumatismo raquimedular é prevenir agravamento de lesões já existentes devido ao manuseio inadequado mediante imobilização de toda a coluna vertebral.

No entanto, deve-se sempre seguir o ABC, restaurando vias aéreas, garantindo ventilação adequada e controlando hemorragia.

> *Atenção especial ao choque medular ou neurogênico caracterizado por hipotensão, bradicardia e vasodilatação.*

Deve-se fazer a imobilização antes mesmo de qualquer mobilização.

A imobilização deve ser feita com colar cervical, imobilizador lateral de cabeça, colete dorsal KED (se necessário) e tábua dorsal.

Encaminhamento ao hospital de referência.

COMPLICAÇÕES

As complicações do traumatismo raquimedular podem ser classificadas em:

- Precoces – mais frequentes, dependem da gravidade da lesão:
  - Cervical ou torácica alta.
  - Insuficiência respiratória.
  - Choque neurogênico.
- Tardias:
  - Sequelas neurológicas graves.
  - Infecção.
  - Escaras ou úlcera por pressão – ocorrem por pressão de alguma superfície dura sobre a pele por um longo tempo.
  - Bexiga neurogênica – com disfunção urinária, levando à necessidade de cateterismo intermitente.
  - Dor crônica.
  - Rigidez articular e espasticidade.
  - Tromboses – a não movimentação do corpo pode levar ao desenvolvimento de um coágulo no sangue denominado trombo.

IMOBILIZAÇÃO DE COLUNA CERVICAL

Colar Cervical

Colar cervical é material básico e indispensável para o atendimento pré-hospitalar. Todas as ambulâncias devem manter pelo menos um jogo completo, geralmente em três tamanhos: pequeno, médio e grande. Entretanto, em algumas situações será necessário improvisar a imobilização de pescoço utilizando outros materiais, como cobertor e tala de papelão. O socorrista deve estar preparado para realizar a melhor imobilização de coluna cervical possível, considerando que quase 100% das vítimas de trauma deverão ter a coluna cervical imobilizada. A imobilização com colar cervical de tamanho adequado ainda permite uma movimentação do pescoço em até 30%, portanto, o tamanho adequado do colar, associado ao imobilizador lateral de cabeça, é indispensável.

Indicações de Uso de Colar Cervical

- Glasgow abaixo de 14.
- Acidentes de trânsito: colisões, atropelamento, capotamento, acidentes envolvendo ciclistas e motociclistas. Vítimas projetadas ou encarceradas.
- Outros acidentes, sempre que a análise do mecanismo de trauma indicar possibilidade de lesão de coluna cervical: quedas de nível, queda de altura acima de 3 m, ferimentos por arma de fogo e arma branca, agressões, tentativa de enforcamento, mergulho em águas rasas etc.
- Toda vítima de trauma com lesões acima da clavícula.
- Vítima encontrada inconsciente, sem histórico.
- Qualquer lesão neurológica em vítima de trauma.

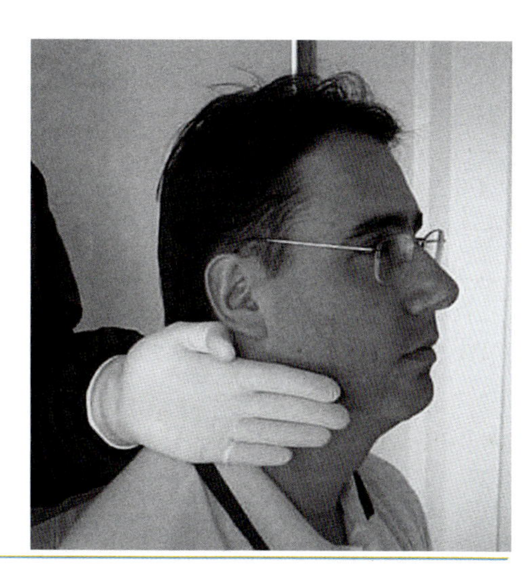

Fig. 17.6 – *Medida do pescoço.*

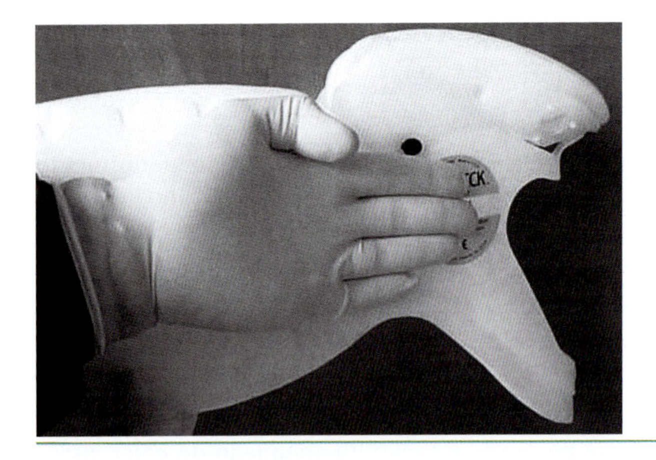

Fig. 17.7 – *Verificar tamanho do colar.*

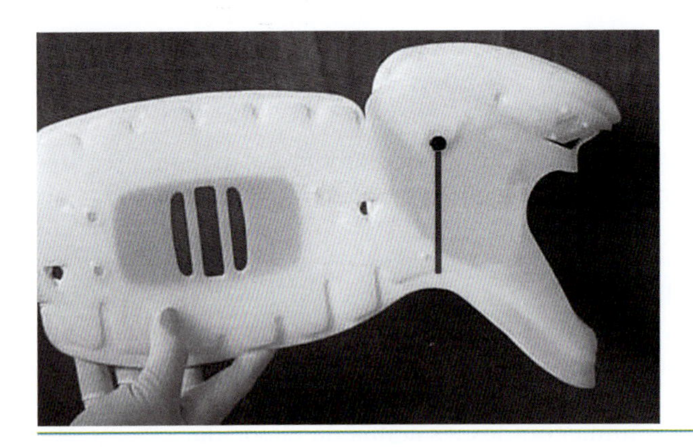

Fig. 17.8 – *Tamanho do colar cervical.*

Técnica para Identificar o Tamanho do Colar Cervical

É imprescindível que o colar cervical seja exatamente correspondente ao valor da medida da vítima, como veremos abaixo. Colares de tamanho inadequado podem trazer consequências desastrosas pela falsa impressão de imobilização.

1. Medir a altura entre o ângulo da mandíbula e a base do pescoço da vítima (Fig. 17.6).
2. Verificar qual colar corresponde ao tamanho, medindo do parafuso (ou sinal indicador – conforme a marca do colar cervical) até o final da parte rígida (Fig. 17.7).
3. Observe o sinal correspondente ao tamanho do colar e compare com a medida da vítima (Fig. 17.8).

Imobilizador Lateral de Cabeça

A utilização isolada do colar cervical não impede todos os movimentos do pescoço da vítima; basicamente, limita a flexão e a extensão.

Somente associando-o ao imobilizador lateral de cabeça é que podemos garantir a perfeita imobilização para o transporte da vítima. Existem equipamentos apropriados no mercado; entretanto, também é possível improvisar com outros materiais como bandagem triangular, frasco de soro etc.

Técnica de Fixação do Imobilizador de Cabeça

1. A base do imobilizador deve estar fixada na tábua longa, com os tirantes transpassando posteriormente os orifícios da mesma. Certificar-se de que está firmemente fixada.
2. Vítima posicionada sobre a tábua (Fig. 17.9).
3. Colocar os apoios laterais do imobilizador de cada lado da cabeça da vítima simultaneamente, apoiando-os firmemente sobre os ombros; aproximando-os, a seguir, de cada lado da face. Certificar-se de que a cabeça da vítima está bem imobilizada e, por último, aderir ao velcro da base do imobilizador (Fig. 17.10).

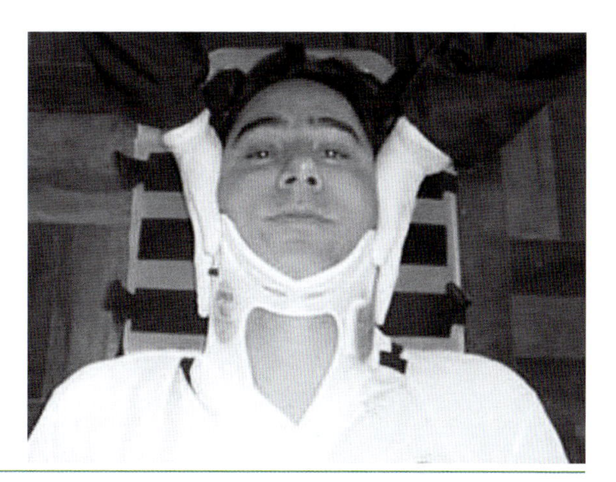

Fig. 17.9 – *Vítima: posicionamento sobre a tábua.*

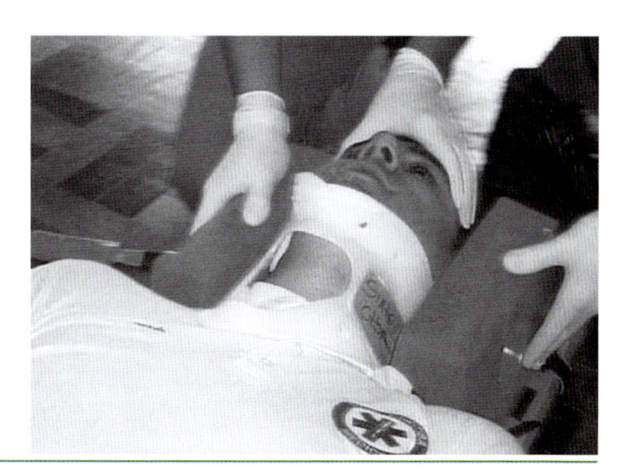

Fig. 17.10 – *Colocação de apoios laterais.*

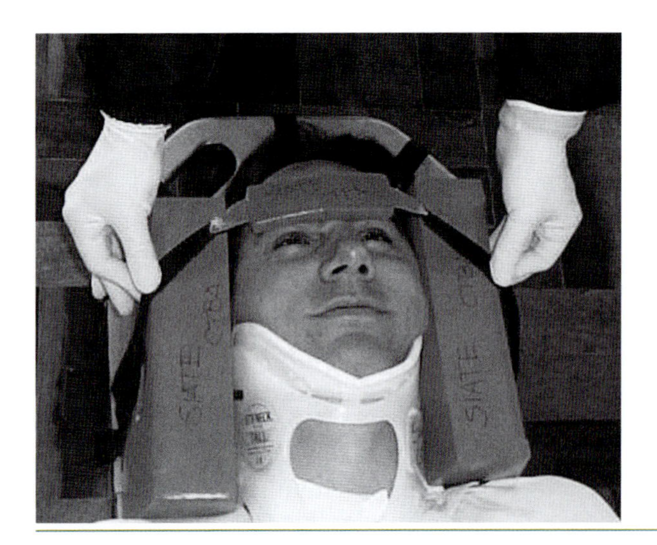

Fig. 17.11 – *Colocação do primeiro tirante.*

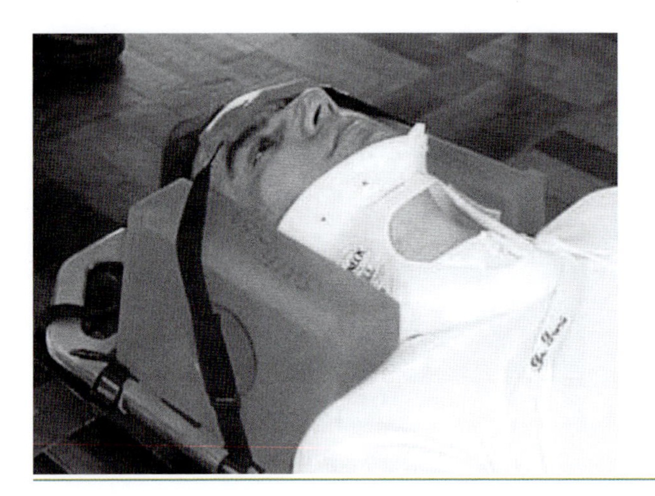

Fig. 17.12 – *Fixação lateral do tirante.*

4. Colocar o primeiro tirante na região frontal da vítima e manter as mãos de cada lado, pressionando os apoios laterais bem aderidos à cabeça da vítima; o segundo socorrista faz a fixação lateral do tirante no melhor ponto de fixação da base (Figs. 17.11 e 17.12).

18

Imobilizações e Remoções

Vinícius Augusto Filipak
Edison Vale Teixeira Junior

PROCEDIMENTOS DE IMOBILIZAÇÃO E MANUSEIO DE VÍTIMAS COM SUSPEITA DE TRAUMA RAQUIMEDULAR

Toda vítima de trauma deve ser manuseada com o máximo cuidado para não agravar suas lesões e/ou ferimentos. Isso é particularmente importante nas vítimas com suspeita de lesão na coluna vertebral ou confirmadas com traumatismo raquimedular.

Considerando-se que essa vítima necessita ser removida do local do acidente, atendida com medidas pré-hospitalares básicas e/ou avançadas e transportada ao local de tratamento definitivo, é óbvio que haverá grande probabilidade de manejo excessivo da coluna vertebral, o que põe em risco a integridade da medula espinal, em caso de alguma lesão óssea instável.

Desse modo, é preciso racionalizar o processo de abordagem, cujas manobras de imobilização e manuseio aqui descritas poderão ser úteis na maioria das situações, embora em alguns casos elas não se apliquem diretamente. Nesses casos, o socorrista terá forçosamente que adaptar as manobras, usar sua capacidade de análise e inferir a melhor tática de abordagem para completar a estabilização do paciente.

RESTRIÇÃO DE MOVIMENTOS DA COLUNA

Na década de 70, a utilização de imobilização da coluna vertebral passou a ser aplicada como rotina no atendimento pré hospitalar em função das publicações apontarem que quando isso ocorria, havia uma diminuição nas lesões medulares. Assim, todos os protocolos dos serviços do mundo todo passaram adotar como procedimento padrão essa imobilização, prancha longa, colar cervical rígido, imobilizador lateral de cabeça e os tirantes de fixação.

Nos últimos anos, vários estudos publicados têm sugerido que a imobilização da coluna vertebral não é necessária e nem eficiente, além de poder produzir mais danos aos pacientes quando utilizadas de maneira generalizada. Vários novos protocolos têm sido divulgados e aplicados, muitos deles condenando a utilização de prancha longa, colares cervicais e KED.

Embora mais estudos sejam necessários para validar os procedimentos que são adotados na imobilização, tem sido criado um consenso de em alguns desses pontos:

1. Fraturas instáveis de coluna podem levar a lesão medular quando ocorre movimentação excessiva da coluna lesionada.
2. A imobilização da coluna, com os equipamentos utilizados, não garante uma imobilização total, mas sim uma restrição aos movimentos da coluna. Assim, o termo Restrição de Movimento da Coluna seria mais adequado.
3. Além das pranchas longas, mais utilizadas na imobilização da coluna, outros dispositivos são eficazes em reduzir a movimentação da coluna, tipo maca à vácuo, prancha scoop, a própria maca da ambulância.
4. Algumas das indicações para restrição de movimento da coluna após trauma contuso são:
   a. Nível de consciência agudamente alterado (GCS <15, alguma evidência de intoxicação);
   b. Dor no pescoço ou costas e/ou sensibilidade na linha média;
   c. Sinais neurológicos focais e/ou sintomas (dormência ou fraqueza motora);
   d. Deformidade anatômica da coluna;
   e. Circunstâncias ou lesões que causam distração (fraturas, lesões por esmagamento, queimaduras estresse emocional, etc) que prejudique a capacidade do paciente de contribuir com um exame confiável;
   f. Qualquer alteração no ABCD que indicam gravidade;
   g. Mecanismo de injuria com potencial para causar lesão da coluna;
5. A restrição da movimentação da coluna, quando indicada, deve ser realizada em toda coluna vertebral. A utilização de um colar cervical de tamanho adequado também é indispensável. O restante da coluna deve ser estabilizado mantendo o alinhamento da cabeça, pescoço e tronco.
6. Toda transferência de paciente cria potencial para uma movimentação indesejável de uma lesão instável de coluna. Se nós observarmos quantas vezes isso ocorre com o paciente vítima de trauma – colocação na prancha na cena do acidente, transferência para a maca da ambulância, transferência da ambulância para a maca do pronto socorro, transferência para maca de rodas para levar para exames de imagem, transferência para mesa de exames, transferência de volta para maca de transporte e mais algumas transferências até estar no seu leito – a prancha longa é um excelente método para segurança do paciente.
7. Não há indicação para restrição de movimentação da coluna nos casos de trauma penetrante.

REGRAS GERAIS

Antes de realizar qualquer movimento com a vítima, é preciso ter em mente o potencial gerador de sequelas dessa ação – *movimentos inadequados prejudicam a vítima*. Sendo assim, deve-se adotar uma sequência padrão de abordagem com quatro passos distintos, porém diretamente relacionados. São eles:

1. *Imobilização*: nesse passo, a ação deve ser conjunta de toda a equipe, a fim de impedir qualquer movimento do corpo da vítima, espontâneo ou provocado, sem que haja controle absoluto do mesmo. Dessa forma, é necessário *imobilizar manualmente* todo o corpo, com especial atenção à *cabeça, cintura escapular e cintura pélvica, nessa ordem*; e se possível, e na dependência do número de pessoas da equipe, imobilizar manualmente também os membros inferiores. Assim, será possível prosseguir para o segundo passo com domínio completo dos movimentos. O líder da equipe deverá, por conseguinte, imobilizar a coluna cervical e então distribuir os outros componentes da equipe adequadamente.
2. *Alinhamento:* com o corpo da vítima totalmente imobilizado manualmente, deve ter início o processo de alinhamento, que é, sem dúvida, o mais crítico de todos – esse é o momento em que uma ação inadequada poderá iatrogenizar o paciente. Para se proceder ao alinhamento, deve-se seguir as orientações descritas abaixo com manobras bastante cuidadosas e exatas.
3. *Fixação*: após ser conseguido o melhor alinhamento possível do corpo da vítima, este deve ser fixado com os equipamentos adequados – colar cervical, tábua de imobilização, colete de imobilização e outros. Caso a vítima apresente fratura de fêmur, esse é o momento correto para se aplicar o equipamento de tração – não é possível aplicá-lo sem que o tronco da vítima esteja completamente fixado à tábua; caso contrário, a fixação do fêmur será ineficaz e potencialmente danosa ao paciente. Até se conseguir a fixação de cada parte do corpo da vítima, deve-se manter a imobilização manual – esta só pode ser retirada após a conclusão da fixação. Deve-se, ainda, seguir uma *ordem sequencial na fixação: em primeiro lugar, o tronco, com fixação da porção superior (cintura escapular) e inferior (cintura pélvica); a seguir, a cabeça e, por último, os membros inferiores.* Não se deve fixar inicialmente a cabeça à tábua, antes do tronco, pelo risco potencial de deslocamento do mesmo em caso de desestabilização da tábua, o que certamente traria risco iminente à integridade da coluna cervical. É preferível manter a imobilização manual da cabeça até que o tronco esteja completamente fixado.
4. *Remoção*: esse passo só deve ser realizado tendo sido garantidos os anteriores. A elevação e posterior retirada da vítima do local para seu deslocamento até a ambulância obviamente provocará dano, caso a vítima não esteja adequadamente fixada em todas as porções do tronco, cabeça e membros.

Em Resumo – Passos Sequenciais (com Seus Atributos Essenciais)

1. Imobilização (manual).
2. Alinhamento (possível).
3. Fixação (completa).
4. Remoção (segura).

Alguma adaptação nesses passos será necessária, pois nem sempre a posição do corpo da vítima, o local em que se encontra e suas condições clínicas permitirão a aplicação integral dos passos. No entanto, esses passos podem ser *adaptados*, porém *não invertidos*! Lembre que a nossa primeira prioridade é não causar maior dano ao paciente.

A melhor posição para imobilizar a coluna do paciente é a neutra – decúbito dorsal, alinhamento total do paciente na linha média e respeito às suas curvaturas anatômicas. Para conduzir o alinhamento do paciente, é necessário *utilizar ambas as mãos, com gestos firmes, mas suaves,* tentando evitar qualquer movimento brusco e, especialmente, de *vaivém*. Não tentar mover uma vítima cujo peso seja provavelmente maior do que aquele que possa ser sustentado; nesse caso, obriga-se pedir auxílio a outros socorristas ou mesmo a leigos, estes devendo ser adequadamente instruídos.

Sempre deve haver um só responsável pela ação, de preferência o mais experiente, a quem caberá a direção da manobra. Sua posição é junto à cabeça do paciente, local mais crítico (coluna cervical). Se a vítima estiver consciente, informá-la dos procedimentos a serem executados, para que ela possa colaborar e não causar empecilhos. Além disso, se a manobra provocar aumento da dor, amortecimento ou alteração de sensibilidade, significa que algo está errado e o movimento deve ser interrompido. Recomendamos, assim, pequeno retorno no movimento e imobilização nessa posição.

Se a vítima estiver inconsciente ou incapaz de se comunicar, realizar a movimentação, porém de maneira bastante cuidadosa, interrompendo-a caso haja alguma resistência ou bloqueio no movimento. Como no caso anterior, retroceda um pouco no movimento e, então, imobilize.

Ao mover uma vítima, mantenha forçosamente uma posição segura e estável: estando de pé, procure atuar com as duas plantas dos pés apoiadas no solo e as pernas ligeiramente entreabertas; ajoelhado, apoie um joelho e o pé da mesma perna no solo, com a perna entreaberta.

Evite deslocamento lateral do corpo – é sempre preferível o deslocamento longitudinal, se necessário, para evitar movimento excessivo da coluna vertebral.

Só inicie determinado movimento com a vítima se todo o material necessário estiver disponível e à mão, bem como todo o pessoal posicionado e instruído. É útil, também, combinar previamente e descrever o movimento antes de realizá-lo efetivamente. A posição neutra é a preferível para o transporte de todo traumatizado, porém outras podem ser escolhidas (decúbito ventral, lateral etc.). Importa ficar atento para a fixação adequada da vítima à maca, tendo o cuidado de utilizar coxins em tamanho e espessura adequados sempre que necessário.

Prefira o transporte de uma gestante politraumatizada em decúbito lateral esquerdo; imobilize-a na tábua em decúbito dorsal e alinhada, para então inclinar a tábua e a paciente para o lado.

EQUIPAMENTOS

Há vários tipos de equipamentos, cada qual com finalidades específicas para garantir a imobilização do paciente. O socorrista deve conhecer profundamente todos os itens do seu arsenal de imobilização para saber escolher tipo, tamanho e uso necessários. Improvisar equipamentos é frequente, especialmente em situações que fogem à regra. Tais improvisações são úteis e necessárias, mas sempre associadas a maiores riscos de falhas. Equipamentos normais costumam apresentar desgaste; falhas podem ocorrer mesmo em situações rotineiras. Assim, conserve alto índice de suspeita em relação a eles e tenha sempre mais de um meio disponível para cumprir seu objetivo. Em último caso, adote a estabilização manual do paciente.

Os pacientes têm graus variados de lesões. Utilizar todo recurso necessário disponível, mas sempre avaliando a gravidade real (lesões perceptíveis) ou as suspeitas (estudo do mecanismo da lesão), para então quantificar o equipamento necessário.

Rapidez de ação significa uma grande qualidade no atendimento prestado pelo socorrista; entretanto, não se pode confundir rapidez com pressa, porque a primeira traduz eficiência e segurança, enquanto a segunda, precipitação e risco. A rapidez só é alcançável mediante treinamento e experiência, sendo sempre almejada, sem jamais permitir qualquer risco desnecessário ao paciente. O uso de equipamentos auxiliares para a imobilização pode prolongar o tempo de atendimento, mas potencializa sua segurança. Só é admissível não usar os equipamentos mínimos necessários quando o paciente apresenta situação clínica altamente instável (p. ex., parada cardiopulmonar) e/ou cuja gravidade suscite intervenção realmente emergencial do socorrista.

PROCEDIMENTO PADRÃO DE IMOBILIZAÇÃO

Seguem procedimentos padrão a serem adotados para todas as vítimas com suspeita de trauma raquimedular.

Colocação de Colar Cervical – Vítima Sentada

O socorrista aproxima-se por trás da vítima, colocando as duas mãos, conforme a Fig. 18.1, posicionando os polegares no nível do occipital e os indicadores e médios pressionando a mandíbula.

Após posicionar as mãos, realizar os movimentos de alinhamento e tração longitudinal leve, apoiando a região hipotenar das mãos junto à base do pescoço (e não ombros) e abrindo – esticando as mãos e os dedos. Esse movimento deve conduzir a cabeça da vítima até o alinhamento total, tanto anteroposterior quanto lateral (Fig. 18.2).

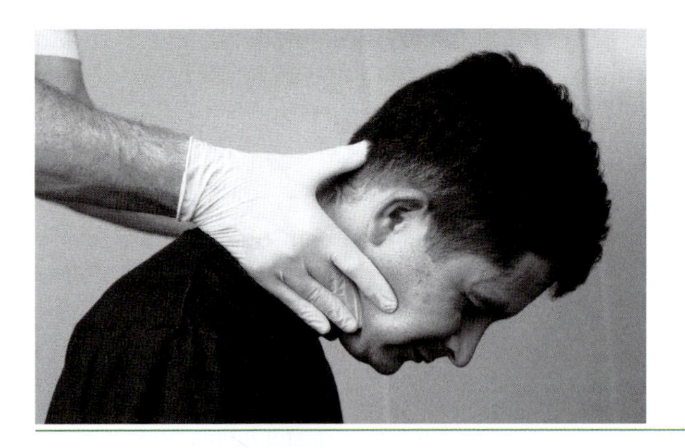

Fig. 18.1 – *Posição inicial das mãos na região occipital.*

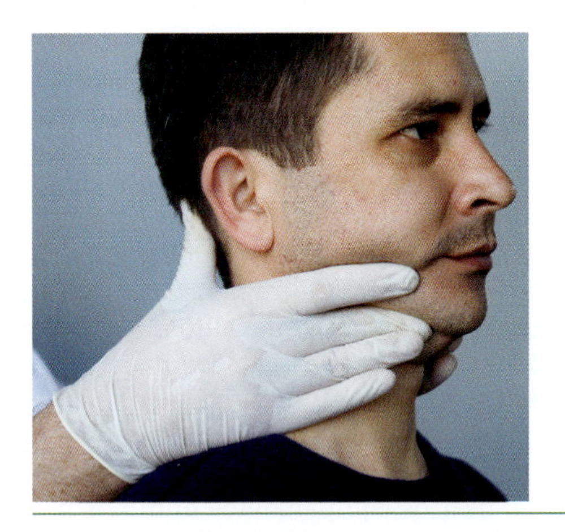

Fig. 18.2 – *Alinhamento, sustentação e tração longitudinal leve da região occipital.*

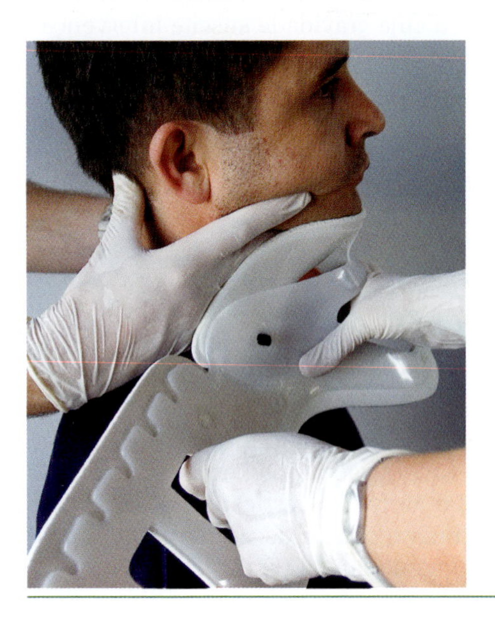

Fig. 18.3 – *Colocação do colar com apoio na região do mento.*

O segundo socorrista posiciona o colar cervical (previamente selecionado pelo tamanho) por baixo da mandíbula da vítima (Fig. 18.3).

Na sequência, apoia a extremidade inferior do colar no esterno/manúbrio esternal, garantindo seu alinhamento junto à linha média da vítima. O primeiro socorrista, então, retira os dedos indicador e médio, pois o colar já está apoiando a mandíbula (Fig. 18.4).

Posicionamento da porção posterior do colar apoiando o occipital e a parte superior do tronco. O primeiro socorrista desliza suas mãos para permitir o posicionamento do colar (Fig. 18.5).

Envolver totalmente o pescoço, evitando compressão da via aérea (anterior) e circulação (anterolateral). Pressionar levemente as porções laterais do colar, a fim de garantir o ajuste adequado (Fig. 18.6).

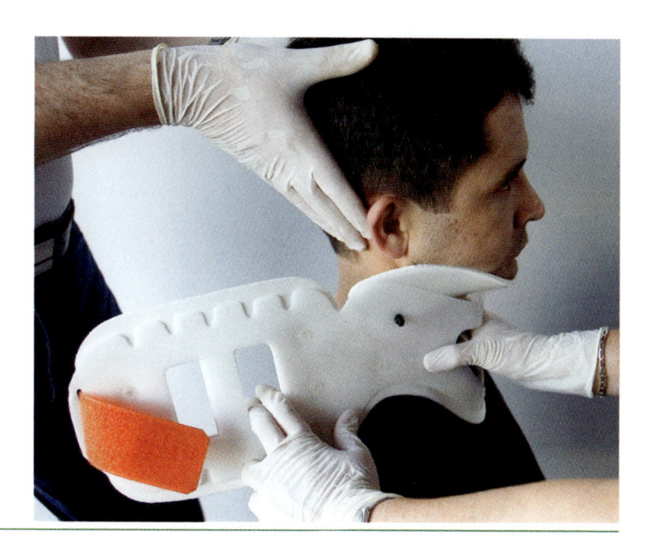

Fig. 18.4 – *Alinhamento anterior do colar com apoio da mandíbula.*

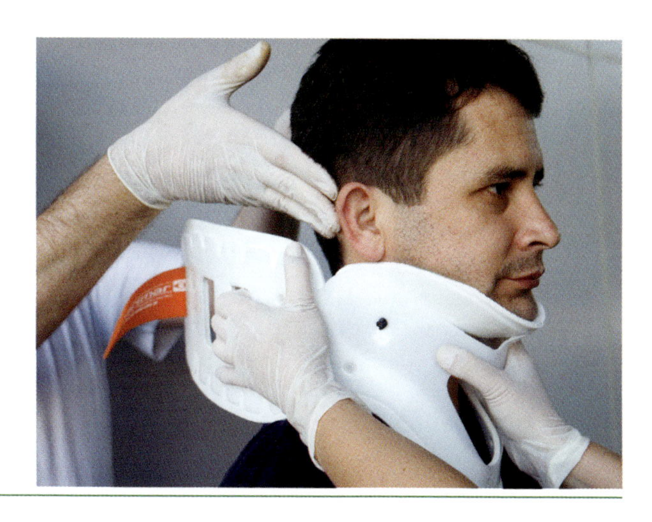

Fig. 18.5 – *Posicionamento da porção posterior do colar cervical.*

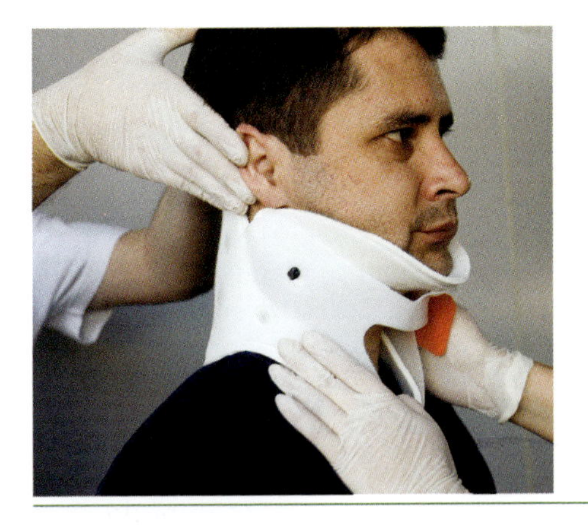

Fig. 18.6 – *Colar cervical posicionado.*

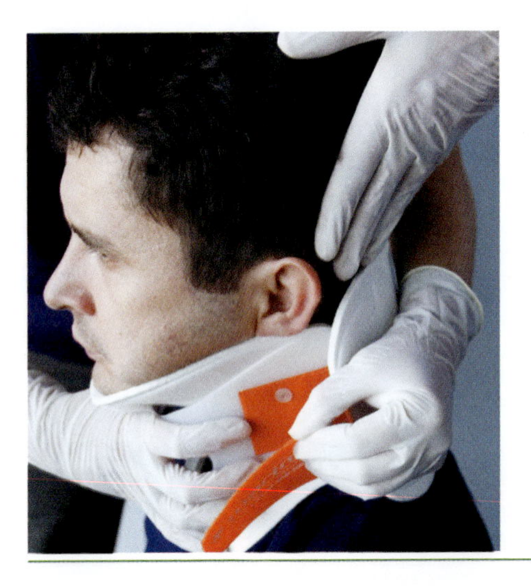

Fig. 18.7 – *Fixando o colar com as tiras de velcro.*

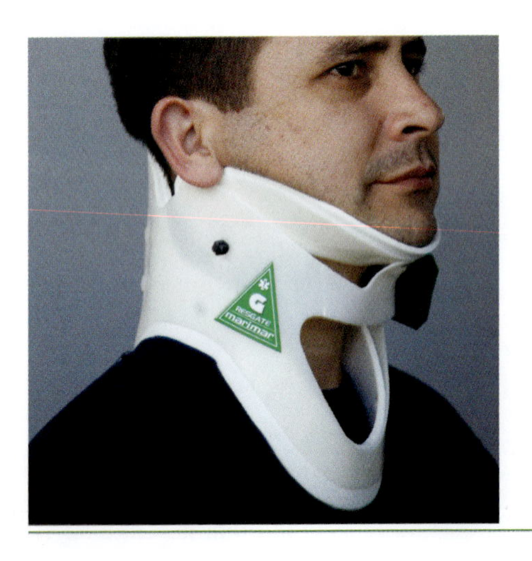

Fig. 18.8 – *Posição final do colar cervical.*

No final, posicionar a tira de velcro para fixar o colar. Notar que não deve ser tracionada, posto que não é elástica, mas apenas estendida para prender na outra face. A tração excessiva da tira de velcro provocará desalinhamento do colar (Fig. 18.7). Observe a posição final do colar aplicado (Fig. 18.8).

Colocação de Colar Cervical – Vítima Deitada

Na vítima deitada no solo, o primeiro socorrista posiciona-se por trás da cabeça, fixando-a com as duas mãos. Apoiar os polegares na mandíbula e os outros dedos ao longo do crânio, a partir do occipital, para permitir o posicionamento do colar (Fig. 18.9).

O segundo socorrista posiciona inicialmente a face posterior do colar por trás do pescoço e, então, traz a face anterior do colar para a frente do pescoço, posicionando-o na linha média (Fig. 18.10).

Posicionamento definitivo do colar, apoiando mandíbula, occipital e tronco, com leve compressão lateral (Fig. 18.11). Fechamento do colar com velcro (Fig. 18.12).

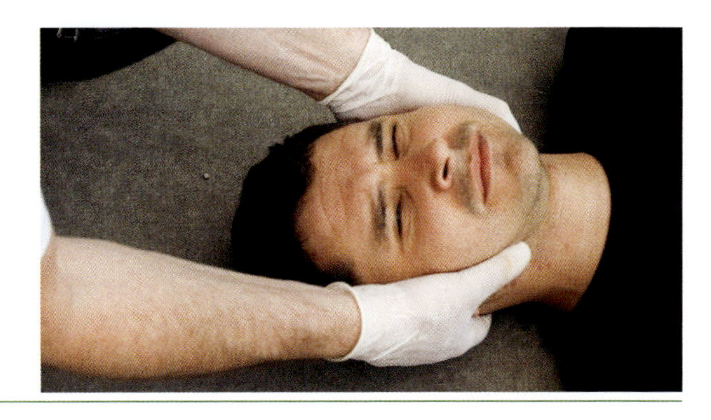

Fig. 18.9 – *Posição inicial das mãos na região mandibular e occipital.*

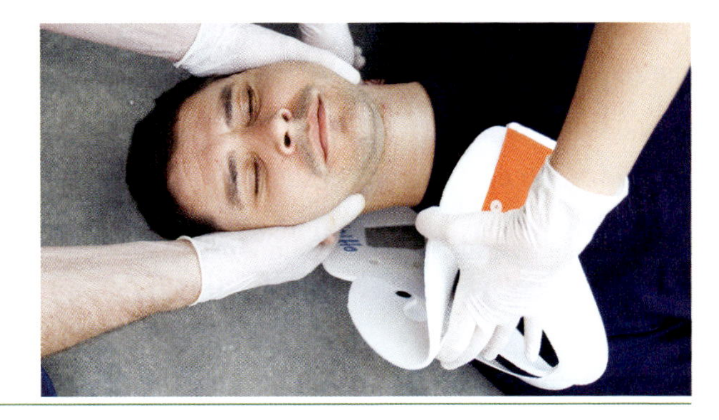

Fig. 18.10 – *Após tração e alinhamento, a porção posterior do colar é posicionada.*

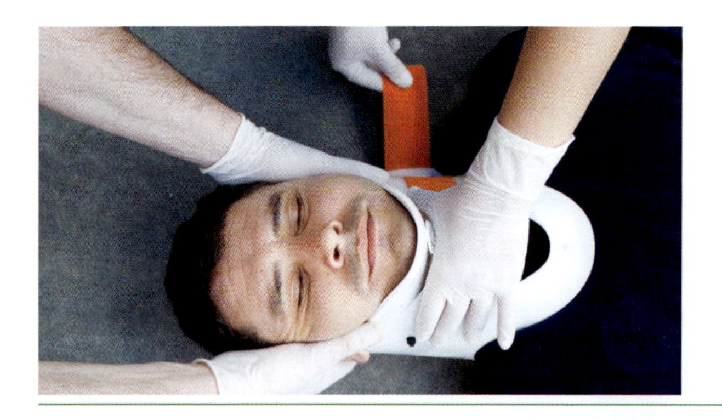

Fig. 18.11 – *Colar cervical posicionado.*

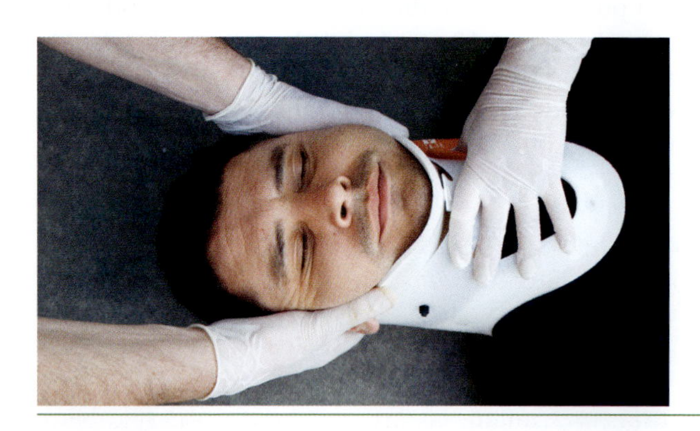

Fig. 18.12 – *Posição final com colar fixado.*

Vítima em Pé

O fato de uma vítima de acidente encontrar-se deambulando ou parada em pé não exclui a possibilidade da existência de lesão cervical. Portanto, se houver indício de lesão (trauma contuso acima da clavícula ou mecanismo de lesão sugestivo), aplicar colar antes de posicionar a vítima em decúbito.

A sequência é semelhante à da vítima sentada, porém o socorrista posiciona-se em pé atrás dela.

Primeiro socorrista – posiciona-se atrás da vítima, realizando alinhamento cervical; segundo socorrista – prepara o equipamento, selecionando o tamanho apropriado, e aplica o colar com a mesma sequência utilizada para a vítima sentada.

Imobilização em Tábua Dorsal

- Procedimento padrão: rolamento a 90°.
- Três socorristas (Figs. 18.13 a 18.18).

Procedimento para colocação na tábua dorsal, tratando-se de manobra de rolamento a 90° e de fixação da vítima sobre a tábua. Caso a vítima apresente lesões em um dos lados do corpo, é recomendável realizar o movimento pelo lado oposto; se houver lesões em ambos os lados, ou fratura pélvica, evitar esse procedimento e substituí-lo por outro.

Observe o posicionamento da vítima: foi realizado o alinhamento cervical e, posteriormente, dos membros; apenas o antebraço está sobre o tronco para possibilitar o posicionamento das mãos dos socorristas. O primeiro socorrista segura a cabeça, apoiando o colar cervical; o segundo socorrista posiciona uma das mãos no ombro e a outra no quadril, dispendendo esforço maior, pois é o responsável pela mobilização do tronco; o terceiro socorrista posiciona uma das mãos na coxa e a outra sobre uma faixa que une os dois tornozelos (Fig. 18.13).

Observe a tábua dorsal que se apresenta com um imobilizador de cabeça fixo a ela. A tábua é posicionada ao lado da vítima de modo que a sua cabeça fique adequadamente fixa. Se a vítima for mais alta do que a tábua, seus pés poderão ficar para fora, sendo essencial a estabilização da coluna. Somente usar esse modelo de imobilizador de cabeça em vítimas adultas (ou adolescentes), pois apresenta uma coxim para o crânio, mantendo o alinhamento anteroposterior da coluna cervical.

Sob o comando do primeiro socorrista à cabeça, a vítima é rolada para o seu lado esquerdo. Esse movimento tem de ser contínuo, coordenado e harmônico, preferencialmente lento, de modo que, em nenhum momento, a coluna (cervical, torácica e lombossacra) seja movimentada para fora do seu eixo de alinhamento. Como o maior peso é sustentado pelo segundo socorrista no tronco, os outros dois fazem o movimento acompanhando o central. O primeiro socorrista executa o movimento, apoiando constantemente a cabeça e não permitindo sua extensão e lateralização, que serão os movimentos mais prováveis. O terceiro socorrista move as pernas da vítima, segurando firmemente a faixa que une os tornozelos, levantando-os alguns centímetros do solo para manter a pelve alinhada a 90° com a coluna. Uma vez completado o movimento, aproximar a tábua dorsal da vítima, posicionando-a na altura adequada, considerando principalmente a cabeça (Fig. 18.14).

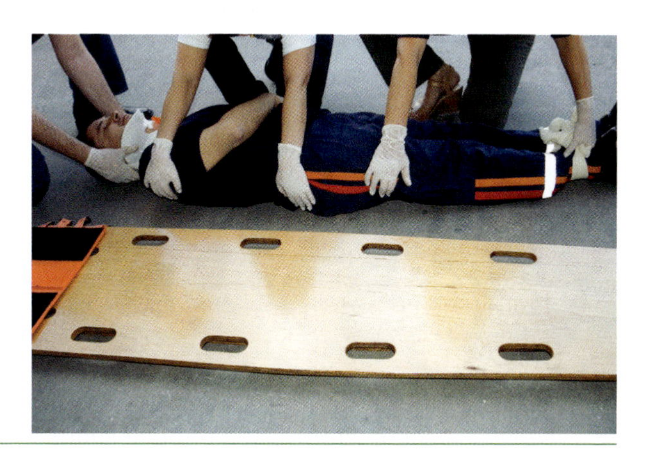

Fig. 18.13 – *Posicionamento da equipe com localização das mãos.*

A vítima é movida de volta à sua posição anterior, porém agora sobre a tábua. Note que os socorristas não modificam a posição das mãos até que ela esteja novamente em decúbito dorsal. Após completar o movimento, a vítima não estará centralizada sobre a tábua (Fig. 18.15).

Para centralizar a vítima na tábua, é necessário deslocá-la lateralmente até posicioná-la de forma adequada. Para isso, o primeiro socorrista não mexe suas mãos, mas apenas desloca a cabeça junto ao movimento do tronco; o segundo socorrista transfere suas mãos do lado direito da vítima para o lado esquerdo, na mesma posição (ombro e pelve), a fim de deslizá-la sobre a tábua; o terceiro socorrista transfere sua mão direita para o lado esquerdo da coxa da vítima e não muda a posição da outra mão, para poder empurrar os membros inferiores acompanhando o movimento do tronco. É essencial que todo o movimento seja em bloco, sem permitir deslocamento lateral da coluna (Fig. 18.16).

Posicionar os cintos de fixação sob a tábua, elevando-a pela extremidade inferior (Fig. 18.17).

Fixam-se firmemente os cintos nessa ordem:

1. Tórax.
2. Pelve.
3. Joelhos (Fig. 18.18).

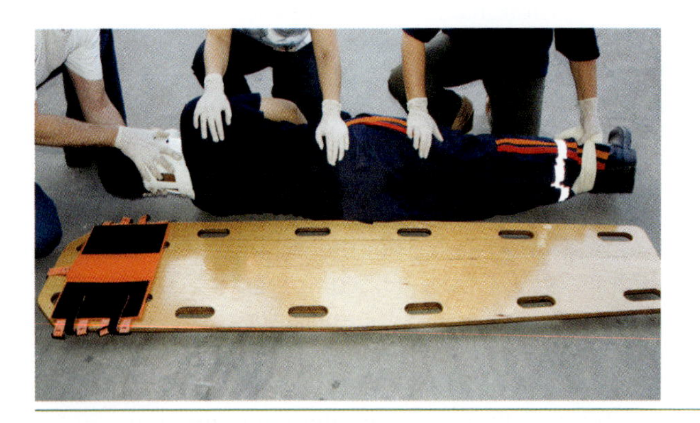

Fig. 18.14 – *Rolamento a 90° com aproximação da tábua dorsal.*

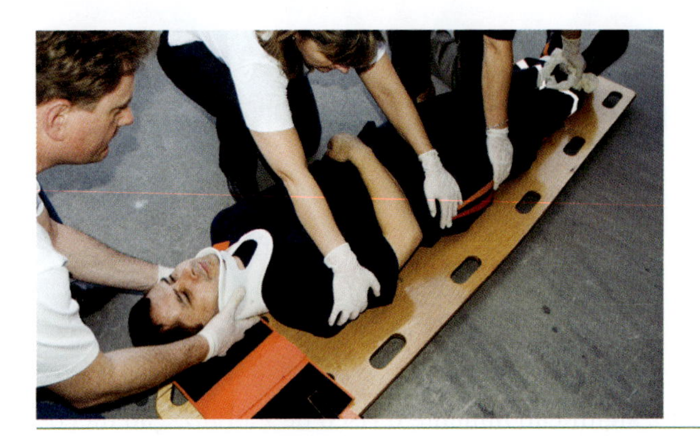

Fig. 18.15 – *Com a equipe mantendo a posição das mãos, a vítima é deitada na tábua.*

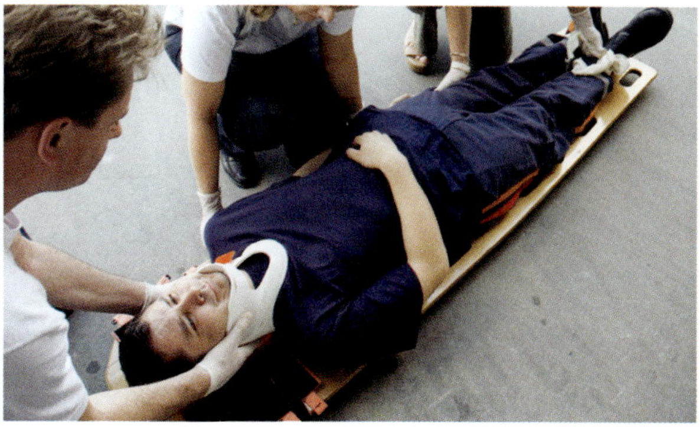

Fig. 18.16 – *A vítima é deslizada em bloco para ficar centralizada na tábua.*

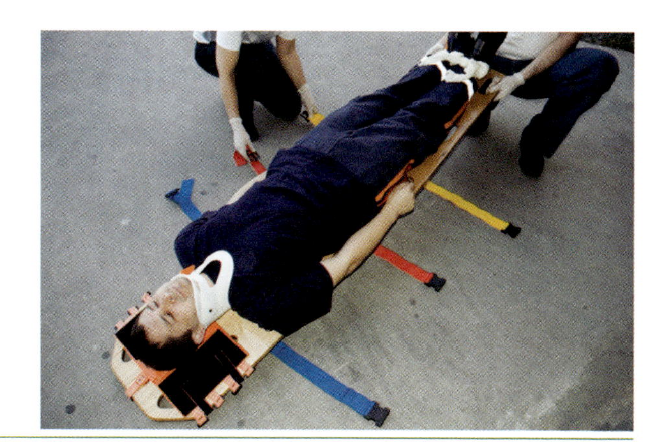

Fig. 18.17 – *Elevação da tábua para fixação dos cintos.*

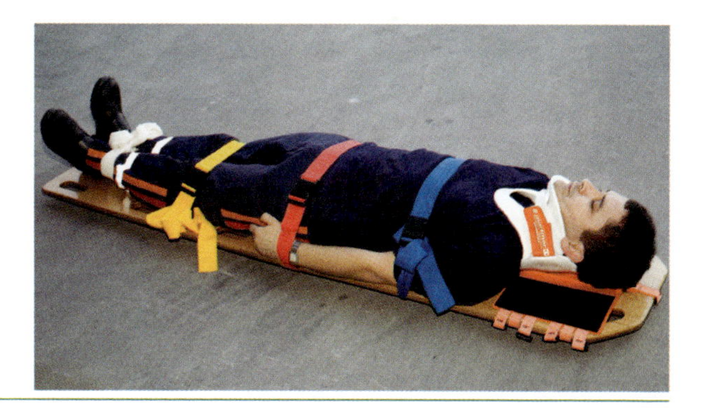

Fig. 18.18 – *Vítima imobilizada e fixada na tábua.*

Imobilizador de Cabeça

A fixação completa da coluna cervical deve ser conseguida com o uso conjugado do colar cervical e do imobilizador de cabeça. O uso isolado do colar cervical reduz significativamente o risco de mobilização da coluna cervical; no entanto, nas vítimas agitadas, nas remoções em plano elevado, nas vítimas em que não se consegue realizar o alinhamento completo da coluna cervical ou naquelas em que não há colar apropriado (tamanho adequado indisponível), é imprescindível completar a fixação mediante o uso adicional do imobilizador de cabeça. Ainda assim, mesmo sem o uso do colar, o imobilizador permite fixação adequada – a dificuldade de manuseio da vítima será transferida para o serviço médico receptor, no qual a mesma deverá ser manuseada permanentemente com a tábua e o imobilizador instalados, até que seja providenciado outro meio de imobilização alternativo.

Para instalar o imobilizador, é necessário que a sua base esteja firmemente fixada à tábua, para impedir seu deslocamento acidental. Com a vítima posicionada sobre esse conjunto, posiciona-se cada coxim lateralmente à cabeça, apoiando firmemente nos ombros com as duas mãos ao mesmo tempo (Fig. 18.19). A seguir, encosta-se cada coxim na lateral da cabeça, a fim de permitir o apoio completo, preenchendo todo o espaço entre o ombro e a cabeça (Fig. 18.20).

Colocar a primeira faixa sobre a testa, fixando-a cruzada para baixo (Fig. 18.21). O segundo socorrista faz a fixação da faixa para que o pri-

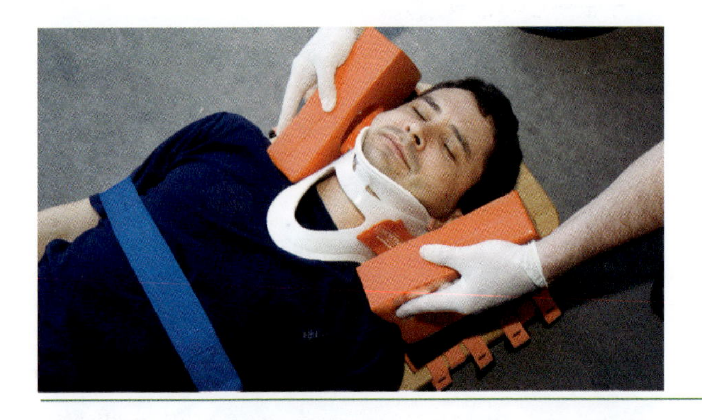

Fig. 18.19 – *Posicionamento dos coxins sobre os ombros.*

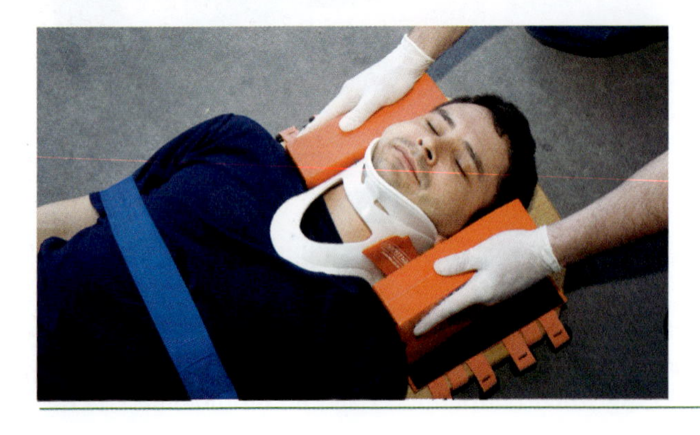

Fig. 18.20 – *Posicionamento lateral dos coxins na cabeça.*

meiro mantenha pressão constante no conjunto coxim-faixa, a fim de não permitir afrouxamento da fixação (Fig. 18.22).

Passar a segunda faixa no mento ou sobre o colar cervical, e fixá-la cruzada para cima (Fig. 18.23).

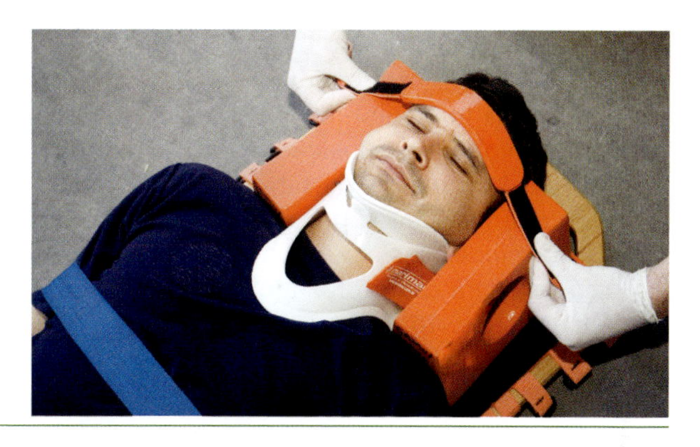

Fig. 18.21 – *Colocação da primeira faixa sobre a testa.*

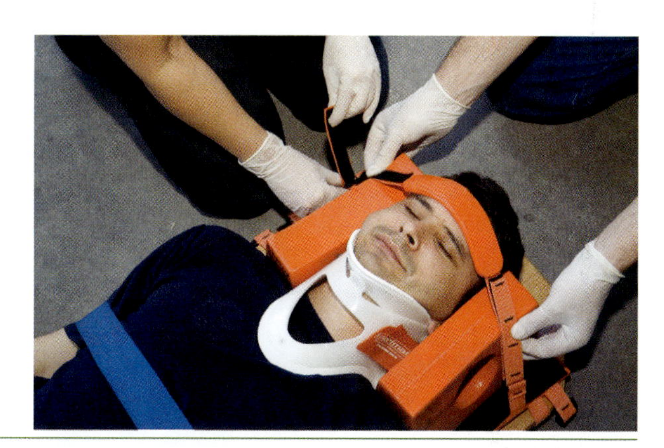

Fig. 18.22 – *Fixação da primeira faixa.*

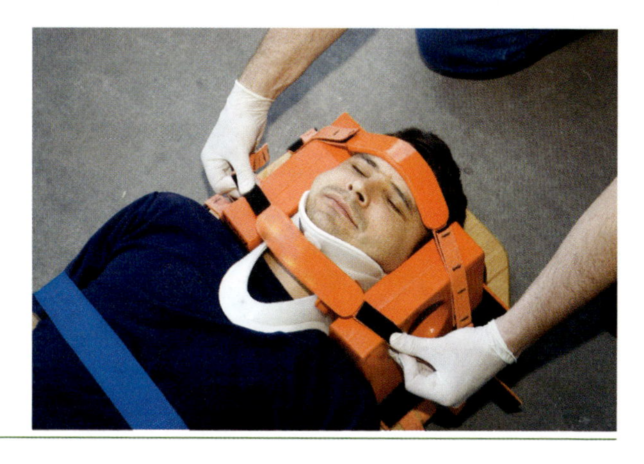

Fig. 18.23 – *Colocação e fixação da segunda faixa sobre o mento.*

Elevação da Tábua

Uma vez que a vítima esteja fixada à tábua, é preciso levantá-la do solo e levá-la à ambulância ou a outro local.

Com Dois Socorristas

Os dois socorristas posicionam-se nas extremidades da tábua, apoiando os dois pés totalmente no chão e dobrando os joelhos, objetivando manter sua coluna na posição mais vertical possível. Em seguida, seguram as extremidades da tábua. O socorrista no pé da vítima eleva primeiro a tábua, pois o peso é menor, permitindo que o socorrista da cabeça posicione suas mãos com segurança (Fig. 18.24).

O socorrista à cabeça faz a elevação da tábua até posicioná-la horizontalmente (Fig. 18.25).

Os dois socorristas, então, levantam-se ao mesmo tempo, estando aptos a caminhar com a vítima (Fig. 18.26).

Com Três Socorristas

Se a vítima for muito pesada, haverá necessidade de auxílio de mais um socorrista. Nesse caso, o socorrista da cabeça desloca-se para o lado

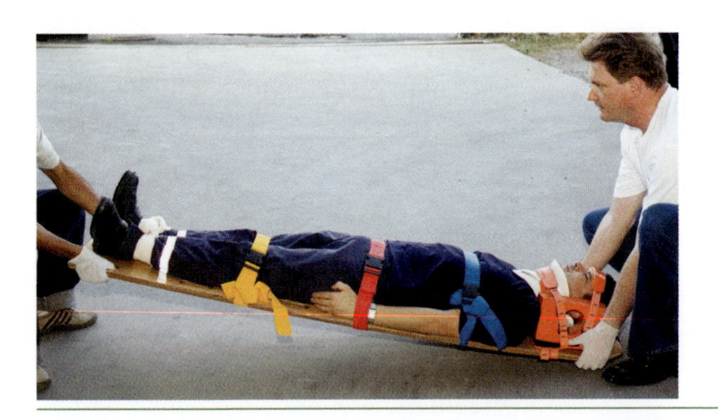

Fig. 18.24 – *Elevação inicial da tábua com dois socorristas.*

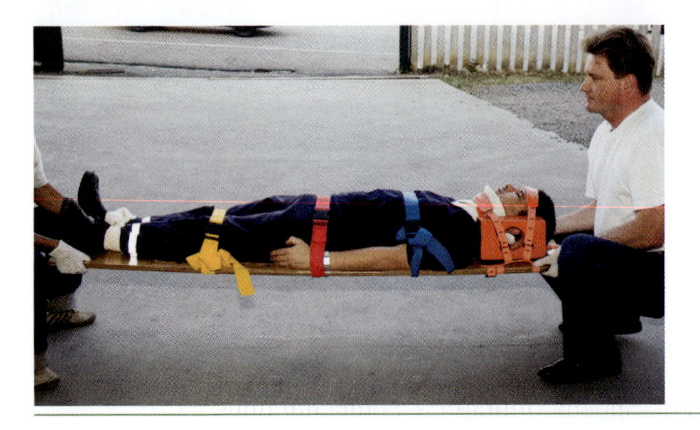

Fig. 18.25 – *Elevação da tábua até os joelhos.*

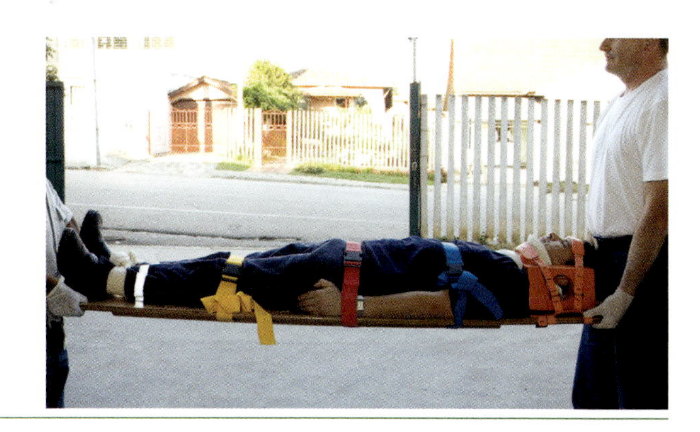

Fig. 18.26 – *Elevação total da tábua.*

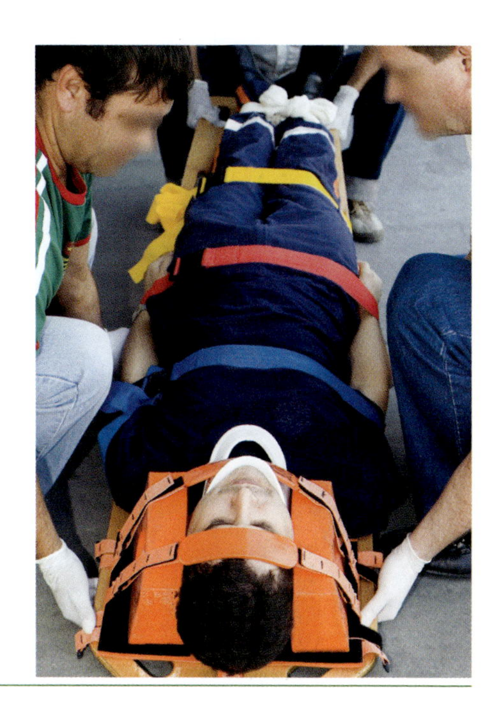

Fig. 18.27 – *Elevação inicial da tábua com três socorristas.*

da vítima, e o terceiro socorrista posiciona-se no outro lado. O socorrista dos pés levanta inicialmente a tábua para permitir o posicionamento das mãos dos colegas (Fig. 18.27).

Elevar a tábua na posição horizontal (Fig. 18.28).

Os três socorristas se levantam ao mesmo tempo (Fig. 18.29), iniciando a caminhada para a ambulância.

Colocação de Coxins

Tendo em vista que a coluna apresenta quatro curvaturas diferentes, ao posicionar alguém sobre a tábua, que é totalmente plana, devemos respeitar as características anatômicas da vítima em questão.

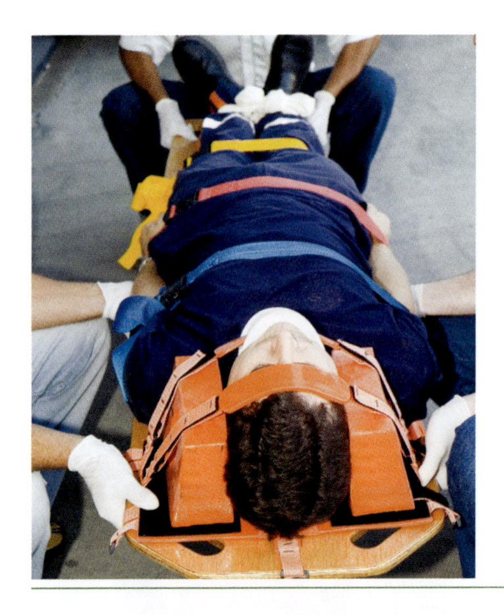

Fig. 18.28 – *Elevação da tábua na posição intermediária (joelhos).*

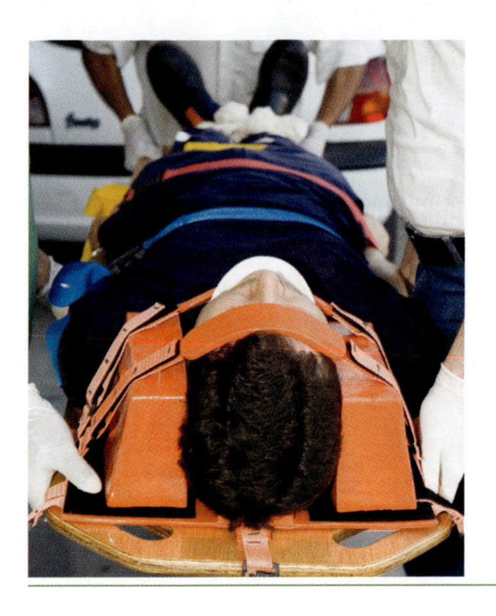

Fig. 18.29 – *Elevação final da tábua.*

No adulto, mesmo imobilizado com o colar cervical adequado, a altura do tórax é normalmente maior do que a do crânio. Isso fará com que a cabeça provoque uma extensão da coluna cervical, o que deve ser evitado. Nas vítimas idosas, haverá provavelmente uma curvatura maior a ser compensada com o coxim.

Ao colocar um coxim de pano, de espuma ou de outro material qualquer sob o occipital da vítima, conseguimos corrigir a extensão cervical (Fig. 18.30).

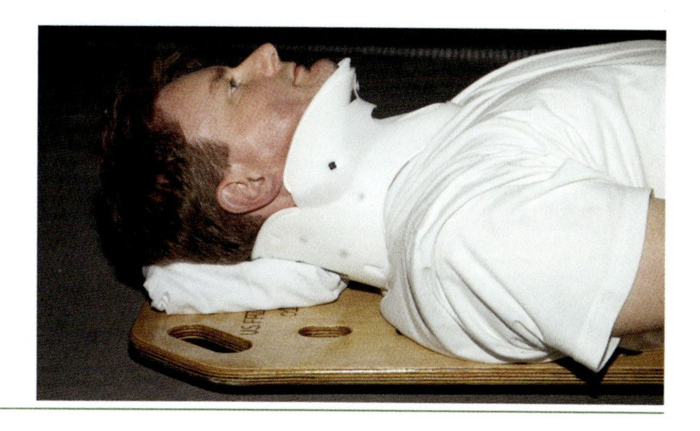

Fig. 18.30 – *Colocação do coxim occipital.*

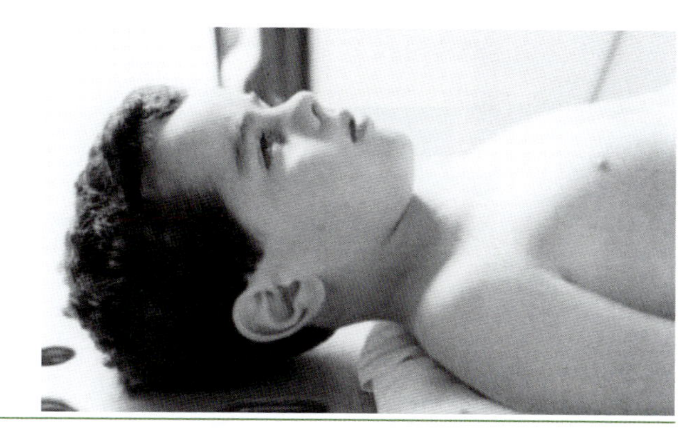

Fig. 18.31 – *Posicionamento do coxim para apoiar occipital e tronco em criança.*

Na criança, a situação é invertida, pois o occipital faz projeção posterior significativamente maior do que o tronco, e o coxim será então posicionado sob o tronco, desde o ombro até a pelve. A espessura do coxim dependerá da idade e das características anatômicas da vítima, para apoiar o occipital e o tronco sem perder o alinhamento anteroposterior (Fig. 18.31).

Imobilização da Vítima em Pé com Tábua Dorsal

Quando a vítima traumatizada necessita de imobilização da coluna, embora se encontre em pé, não é possível deitá-la ao solo sem apoio, pois haverá flexão da coluna, o que pode provocar danos adicionais. Nessa situação, providenciar a imobilização cervical antes de posicionar a tábua.

Com o auxílio de três socorristas, posicionar a tábua já acondicionada com o imobilizador de cabeça por trás da vítima, com um dos socorristas mantendo permanentemente a estabilização cervical (Figs. 18.32 e 18.33).

Agora os dois socorristas ao lado passam uma das mãos por baixo das axilas da vítima, agarrando firmemente o orifício da tábua imediatamente superior ao nível axilar (Fig. 18.34).

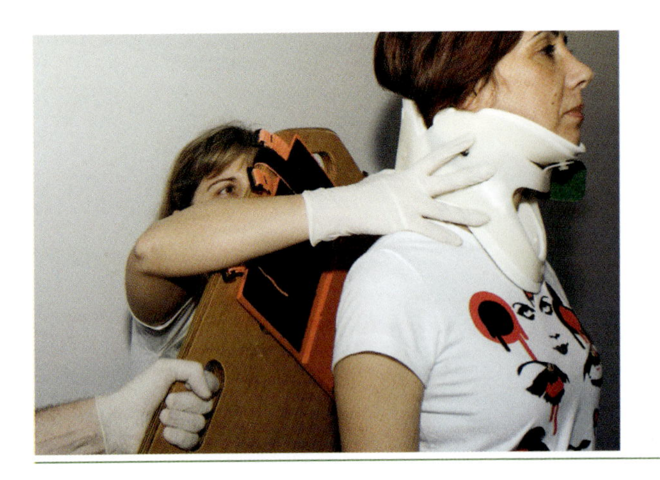

Fig. 18.32 – *Estabilização da coluna cervical e posicionamento da tábua.*

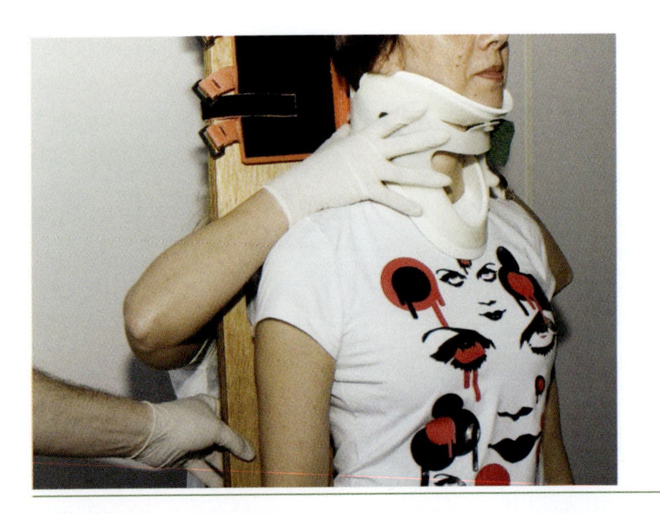

Fig. 18.33 – *Tábua posicionada com socorrista mantendo a estabilização da coluna cervical.*

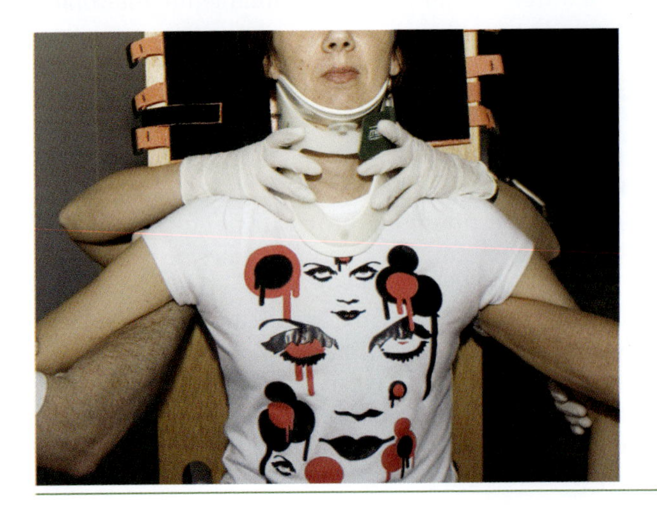

Fig. 18.34 – *Posicionamento das mãos dos socorristas por baixo das axilas.*

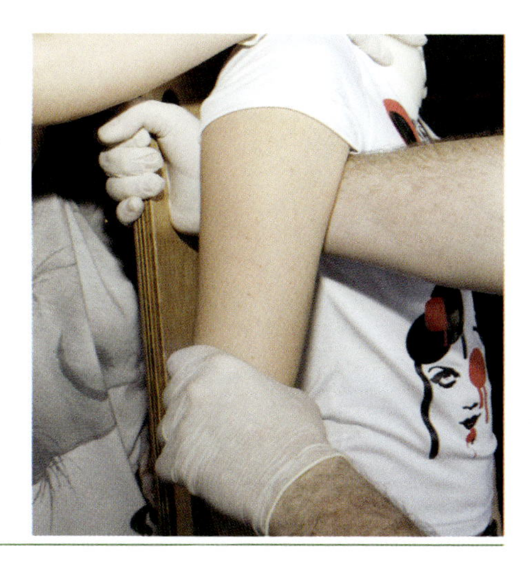

Fig. 18.35 – *Detalhe da posição das mãos dos socorristas segurando a tábua.*

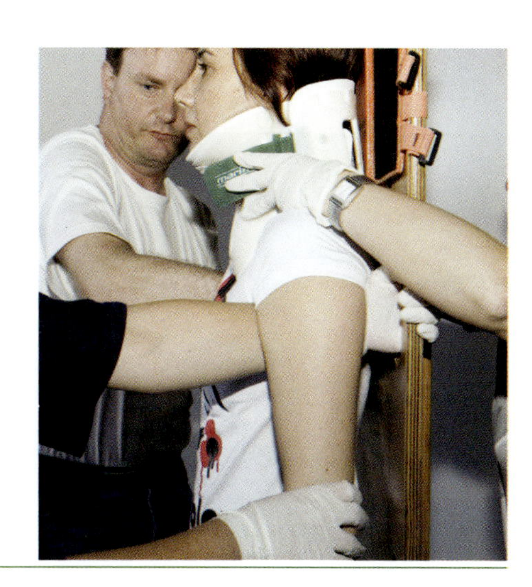

Fig. 18.36 – *Posição das mãos – visão lateral.*

Note a posição das mãos (Figs. 18.35 e 18.36).

Os três socorristas em conjunto realizam o abaixamento da tábua para trás, garantindo permanente contato do dorso do paciente com a tábua, o qual não precisa realizar qualquer esforço ou movimento (Figs. 18.37 e 18.38).

Apoiar a tábua no solo (Fig. 18.39).

Se necessário, reposicionar a vítima para atingir o ponto ideal de fixação do tronco e da cabeça. Então, os cintos de fixação podem ser colocados conforme descrição anterior, bem como o imobilizador de cabeça.

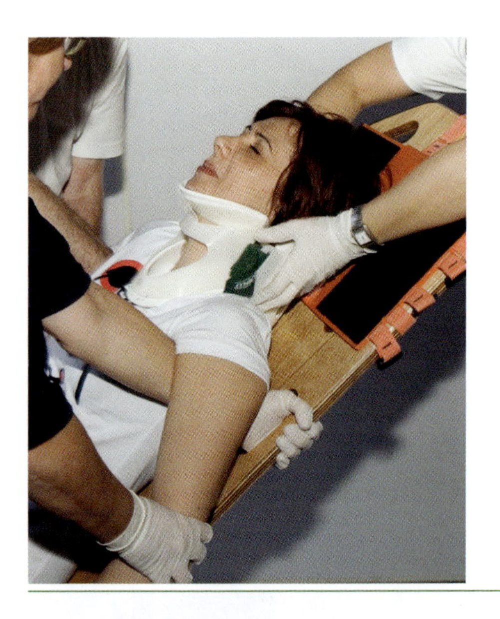

Fig. 18.37 – *A vítima é baixada junto com a tábua e mantida pelos socorristas.*

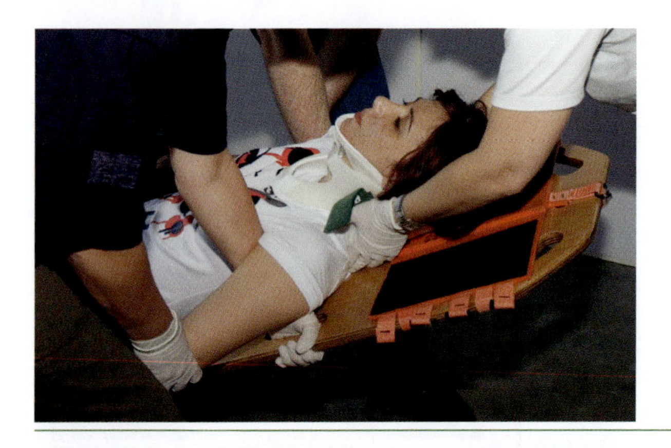

Fig. 18.38 – *Vítima baixada pelos socorristas.*

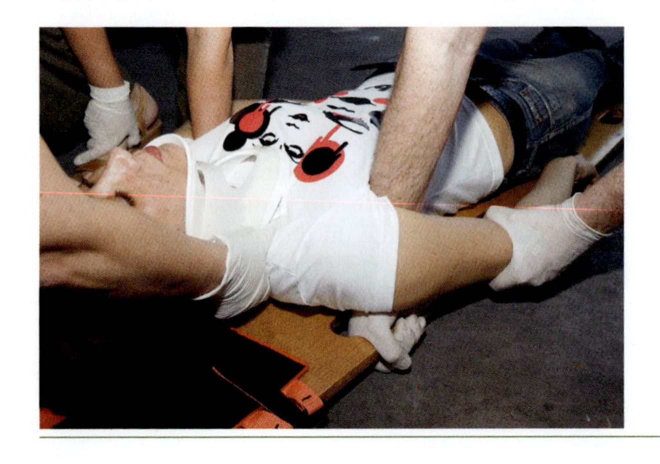

Fig. 18.39 – *Posição final da vítima no solo.*

PROCEDIMENTOS DE MANUSEIO PARA TRANSPORTE DA VÍTIMA COM TRAUMATISMO RAQUIMEDULAR

Sempre que for necessário retirar a vítima do local para transportá-la à ambulância, os seguintes procedimentos podem ser utilizados:

Rolamento a 90°

Pode-se realizar o rolamento a 90° para colocar a vítima sobre a tábua com a presença de um, dois ou três socorristas. É claro que a maior segurança para a vítima está sempre na execução da manobra com o maior número de auxiliares. A manobra de rolamento a 90° com três socorristas foi demonstrada anteriormente. Apresentaremos a manobra realizada por dois e um socorrista.

Dois Socorristas

Com a vítima alinhada, o primeiro socorrista coloca uma das mãos sob a coluna cervical e a outra no ombro; o segundo socorrista põe uma mão na pelve e, com a outra mão, segura a faixa dos tornozelos (Fig. 18.40).

O rolamento é executado como na manobra com três socorristas, porém o primeiro deve abaixar um pouco o antebraço para manter o apoio e o alinhamento cervical (Fig. 18.41).

Um Socorrista

No rolamento com apenas um socorrista, este, após fazer o alinhamento da vítima, mantém a estabilização manual da cabeça e cruza os tornozelos da vítima (Fig. 18.42).

Segura na coluna cervical (ou colar) e no ombro, apoiando o cotovelo no quadril, preparando o movimento (Fig. 18.43).

Ao executar o rolamento, haverá necessidade de um movimento cuidadoso para não mover inadequadamente a coluna (cervical e dorsolombar). Note que o cruzamento dos tornozelos permitiu o deslocamento facilitado dos membros inferiores, sem mover a coluna (Fig. 18.44).

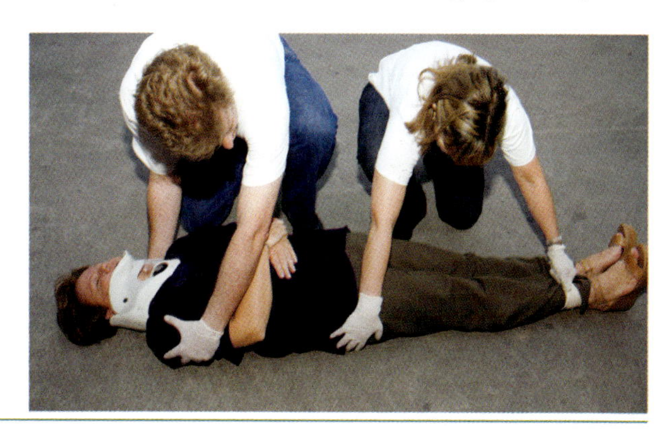

Fig. 18.40 – *Posicionamento inicial dos socorristas com a colocação das mãos sobre a vítima para o rolamento a 90°.*

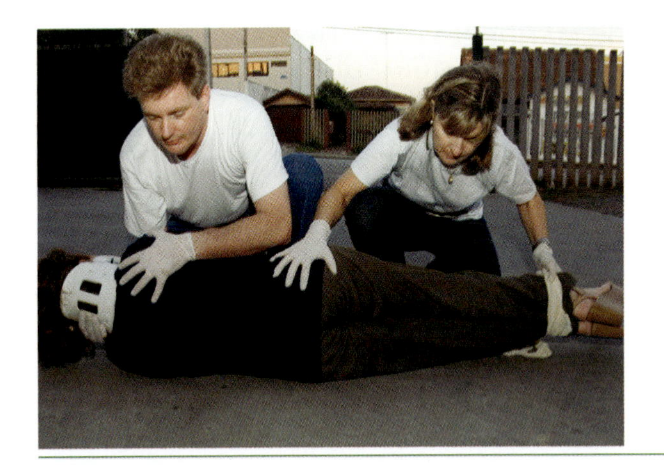

Fig. 18.41 – *Rolamento a 90° com dois socorristas.*

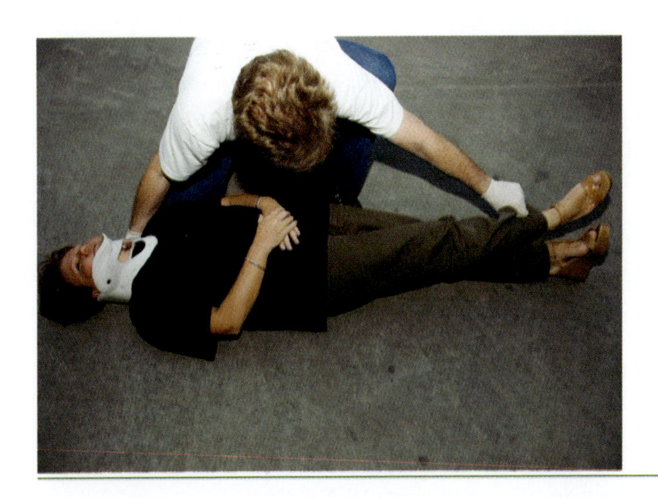

Fig. 18.42 – *Posicionando a vítima para o rolamento a 90° com um socorrista.*

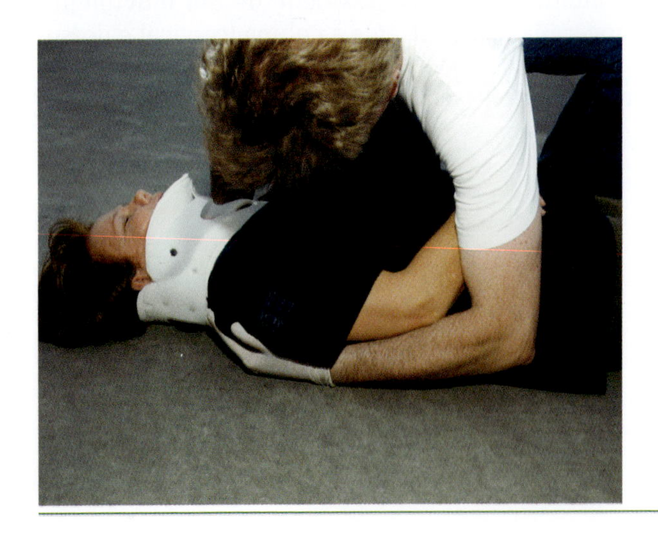

Fig. 18.43 – *Posicionamento do socorrista para o rolamento a 90°.*

Rolamento a 180°

Três Socorristas

Quando a vítima se encontra em decúbito ventral, para colocá-la sobre a tábua é necessário realizar o rolamento a 180°.

Alinhar a vítima com os membros ao longo do corpo, junto à tábua posicionada ao lado e na altura adequada.

Os três socorristas posicionam-se como no rolamento a 90°, com as mãos nas mesmas posições, preparando-se para executar o movimento (Fig. 18.45).

No primeiro movimento, rolar a vítima até 90°. Observar que o primeiro socorrista, à cabeça, posicionou suas mãos de forma a permitir a estabilização a 90° (Fig 18.46). Após atingir 90°, realiza-se o alinhamento da cabeça (Figs. 18.47 e 18.48).

Ao segundo movimento, completar o rolamento a 180°, descendo suavemente a vítima até apoiá-la totalmente sobre a tábua.

Se necessário, reposicionar a vítima, centralizando-a na tábua e, então, fixar os cintos e o imobilizador de cabeça.

Dois Socorristas

É possível realizar o rolamento a 180° com dois socorristas, porém com menor segurança para a vítima.

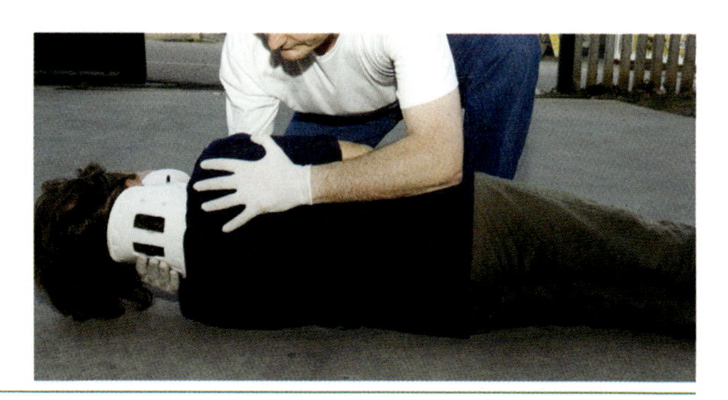

Fig. 18.44 – *Rolamento a 90° com um socorrista.*

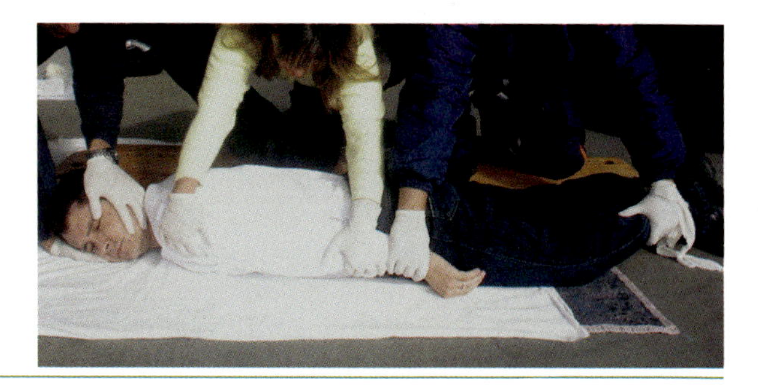

Fig. 18.45 – *Rolamento a 180° com três socorristas.*

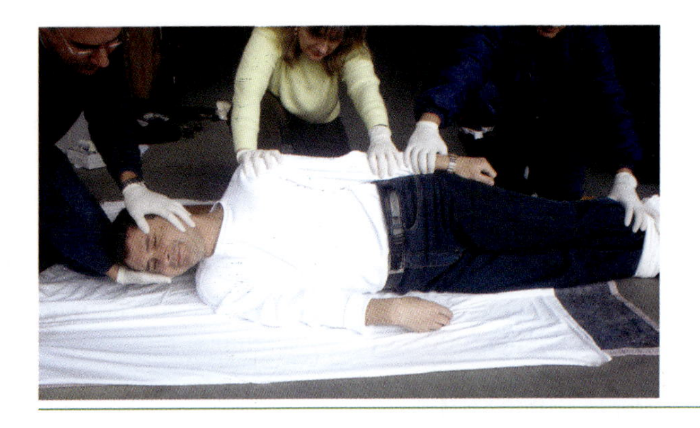

Fig. 18.46 – *Posicionamento do socorrista imobilizando a cabeça.*

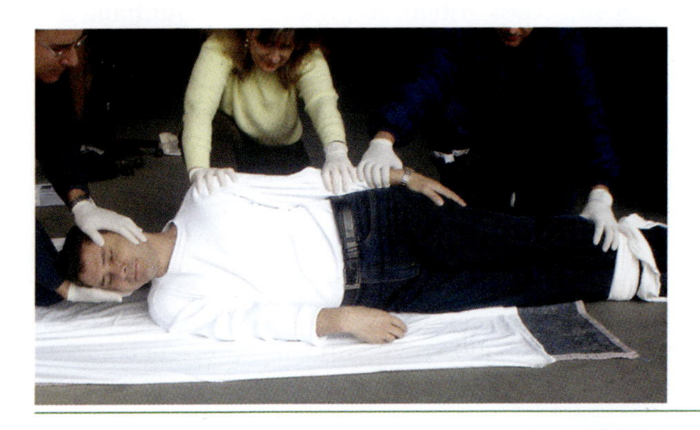

Fig. 18.47 – *Mantendo o alinhamento da cabeça durante o rolamento.*

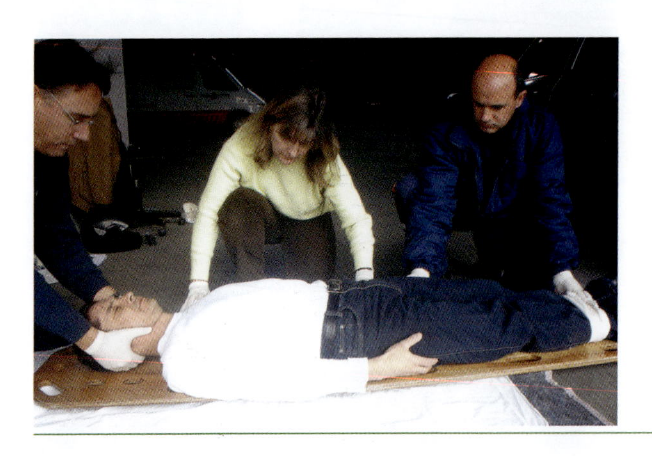

Fig. 18.48 – *Posição adequada das mãos com alinhamento da cabeça.*

O primeiro socorrista passa o antebraço pela axila do paciente e segura a mandíbula; com a outra mão, apoia o occipital e a coluna cervical; o segundo socorrista segura a pelve e as pernas, próximo ao joelho (Fig. 18.49).

O rolamento é executado até 90° (Fig. 18.50), garantindo fundamentalmente a estabilização cervical, trazendo a cabeça para o alinhamento central.

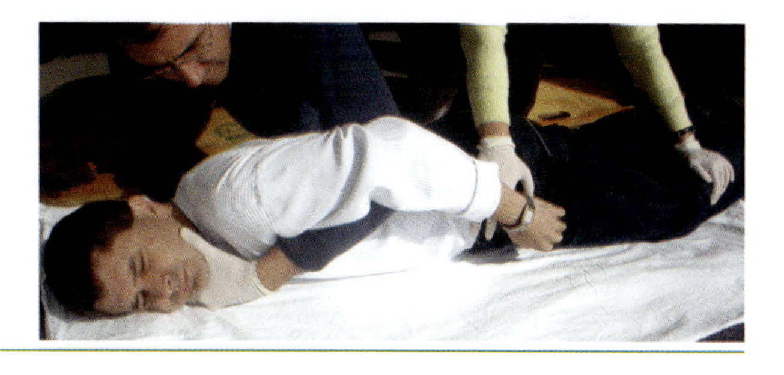

Fig. 18.49 – *Posicionamento para o rolamento a 180° com dois socorristas.*

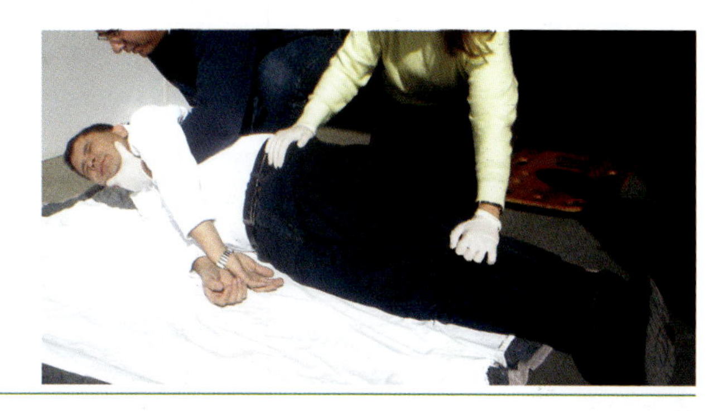

Fig. 18.50 – *Rolamento até 90° para a finalização do movimento.*

Completar o rolamento, reforçando o cuidado com a coluna cervical, adotando o mesmo cuidado observado na manobra anterior.

Um Socorrista

O rolamento a 180° com apenas um socorrista só deve ser realizado em situações excepcionais, em emergência extrema, por não haver estabilização suficiente da coluna.

Posicionar a vítima com os tornozelos cruzados, passar o antebraço sob sua axila, segurando a mandíbula; com a outra mão, firmar o occipital (Fig. 18.51).

Puxar o tronco da vítima para si, fazendo um movimento pendular, usando a força aplicada no braço e cotovelo, não mobilizando a cabeça (Fig. 18.52).

Ao completar o rolamento, manter a cabeça alinhada (Fig. 18.53).

Elevação da Vítima

A técnica de elevação pode ser utilizada a fim de posicionar a vítima na tábua, quando não houver condições para realizar o rolamento.

Com Três Socorristas

Após o alinhamento da vítima, adotar a seguinte posição:

1. Fixando a cabeça, pescoço e ombros, voltado para a cabeça.

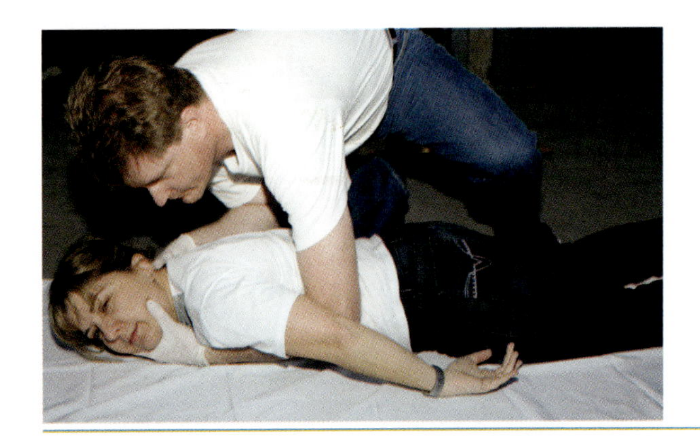

Fig. 18.51 – *Posicionamento para o rolamento a 180° com um socorrista.*

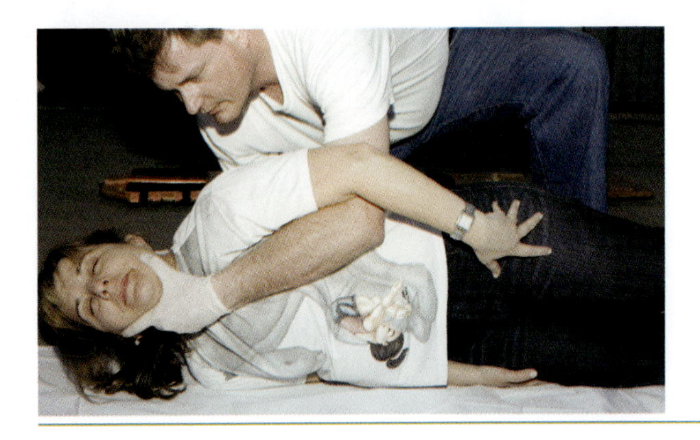

Fig. 18.52 – *Realizado o rolamento até 90°.*

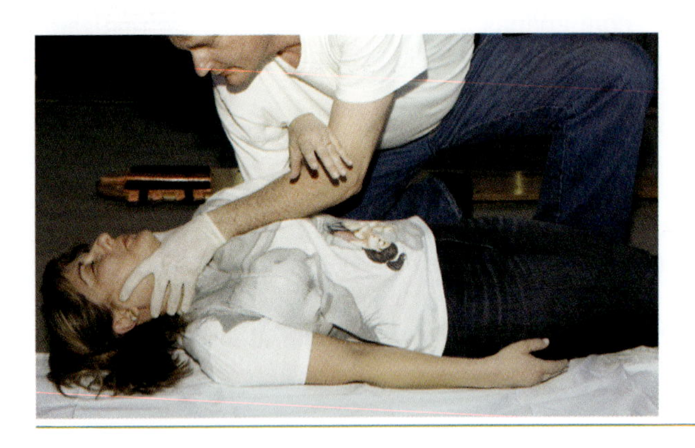

Fig. 18.53 – *Após se reposicionar, termina o rolamento a 180°.*

2. Com as pernas abertas sobre a vítima e a tábua, segurar a pelve com as duas mãos.
3. Na mesma posição do passo 2, segurar as pernas, próximo aos tornozelos. Previamente, a tábua terá sido disposta ao lado da vítima na altura adequada (Fig. 18.54).

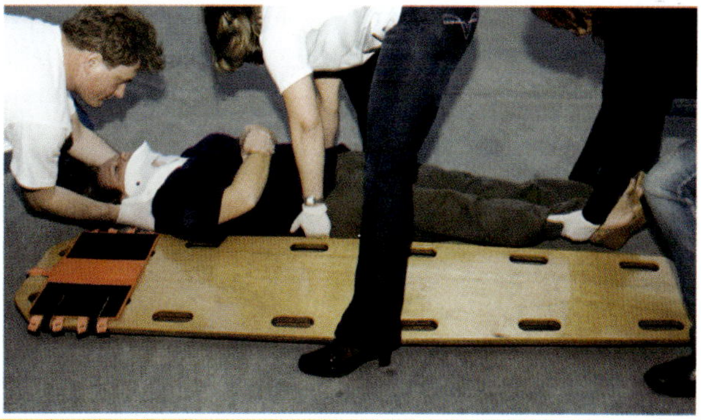

Fig. 18.54 – *Posição da equipe para elevação da vítima com três socorristas.*

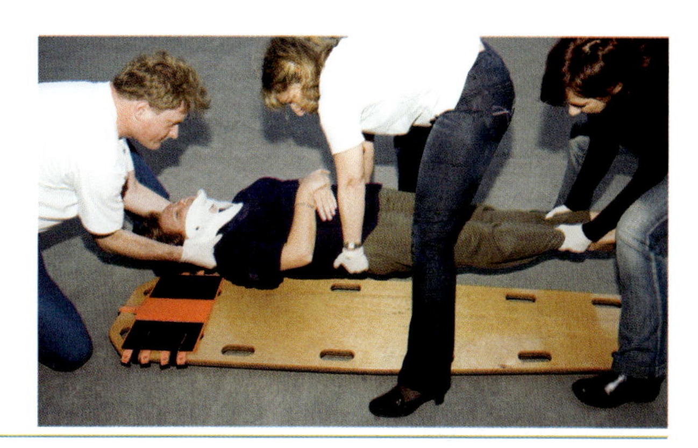

Fig. 18.55 – *Ligeira elevação da vítima mantendo alinhamento da coluna.*

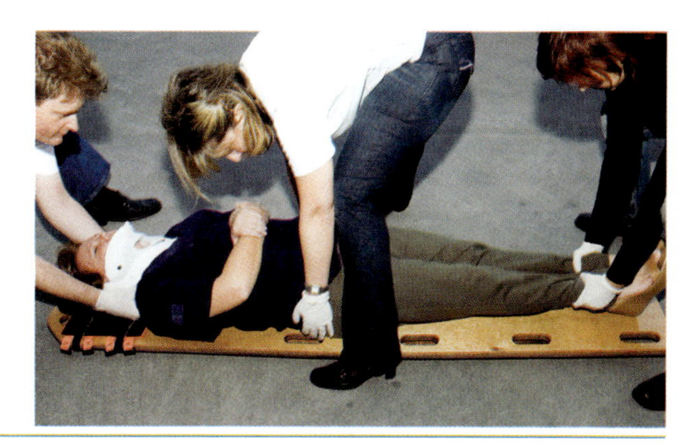

Fig. 18.56 – *Posicionamento da vítima sobre a tábua.*

Elevar a vítima sob o comando do socorrista à cabeça apenas o suficiente para passá-la à tábua. Evitar qualquer movimento de desalinhamento da coluna – lateral, anteroposterior e torção (Fig. 18.55).

Posicionar a vítima sobre a tábua em condições de fixá-la com os cintos (Fig. 18.56).

Quatro Socorristas

Na elevação com quatro socorristas, posicionam-se dois de cada lado da vítima, ajoelhados no solo: o primeiro coloca as mãos no occipital (nuca) e tronco da vítima; o segundo, no ombro e na pelve.

O terceiro e o quarto seguram na pelve ou coxa e na perna, um de cada lado (Fig. 18.57).

Para permitir a elevação sem prejuízo da estabilidade da vítima e da integridade física dos socorristas, estes devem apoiar a cabeça no ombro do colega à frente para realizar o levantamento em bloco, transmitindo a tensão do próprio dorso para o colega à frente (Fig. 18.58A).

Elevar o suficiente para que uma quinta pessoa deslize a tábua sob a vítima até a altura correta (Figs. 18.58B e 18.59).

Abaixar a vítima sobre a tábua, com a preservação do alinhamento (Fig. 18.60).

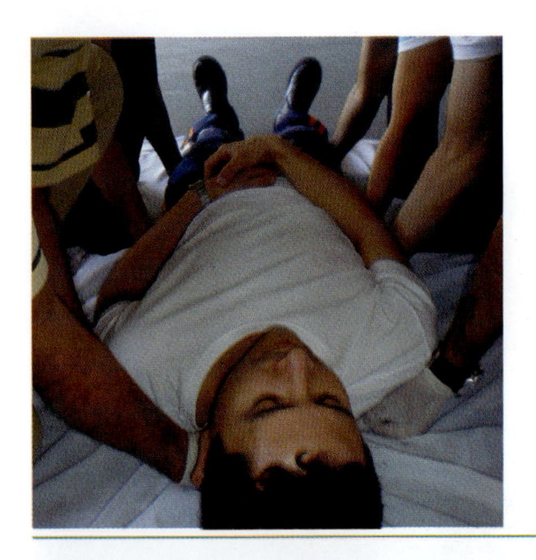

Fig. 18.57 – *Posicionamento da equipe para elevação com quatro socorristas.*

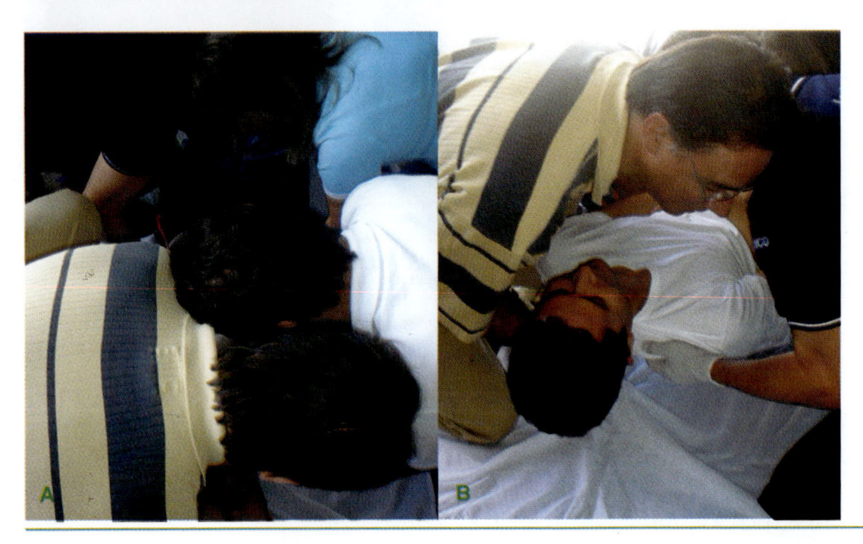

Fig. 18.58 – **A e B.** *Posicionamento da equipe apoiando a cabeça no ombro para a elevação.*

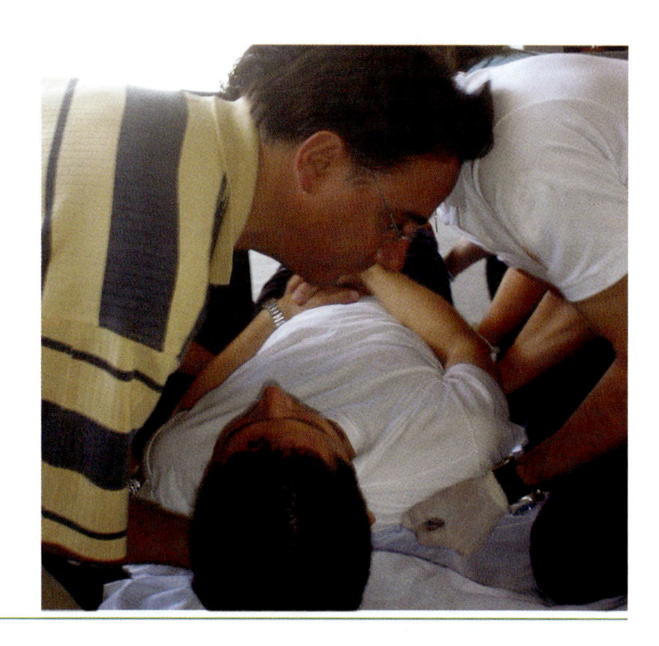

Fig. 18.59 – *Ligeira elevação para o posicionamento da tábua.*

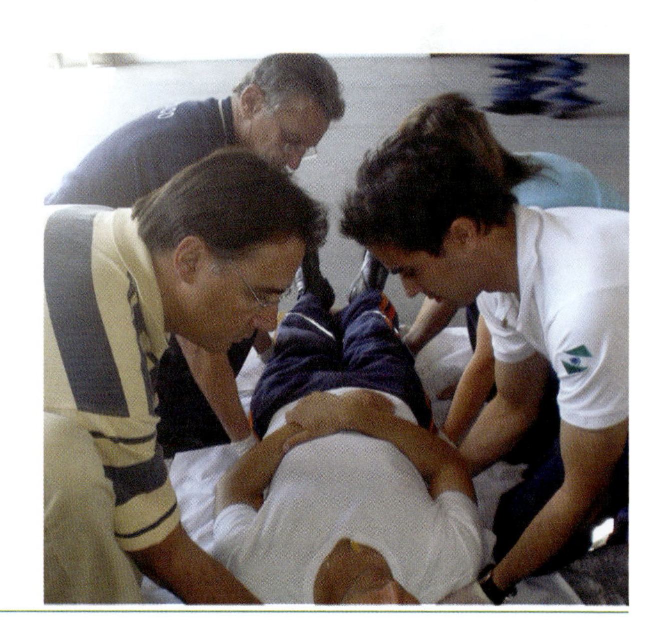

Fig. 18.60 – *Posicionamento da vítima sobre a tábua.*

Fixação da Vítima para Transporte em Posição Vertical

Sendo necessário transportar uma vítima em pé, garantir sua fixação à tábua mediante cinto adicional.

A bandagem é presa à tábua, enlaçando os pés e passando pelos orifícios mais baixos. Em seguida, dá a volta pela frente, prendendo a face anterior das pernas (Fig. 18.61A e B).

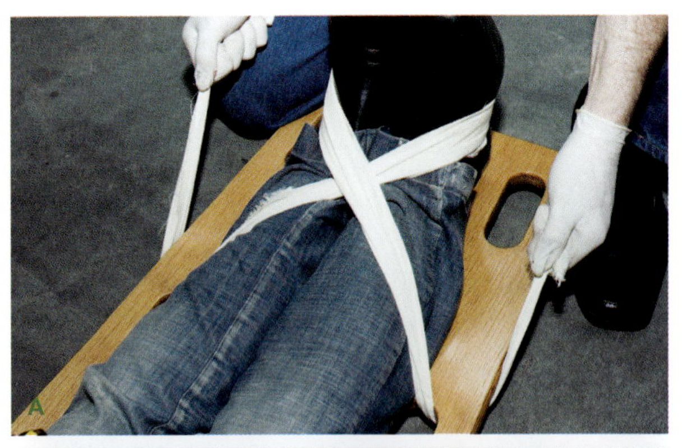

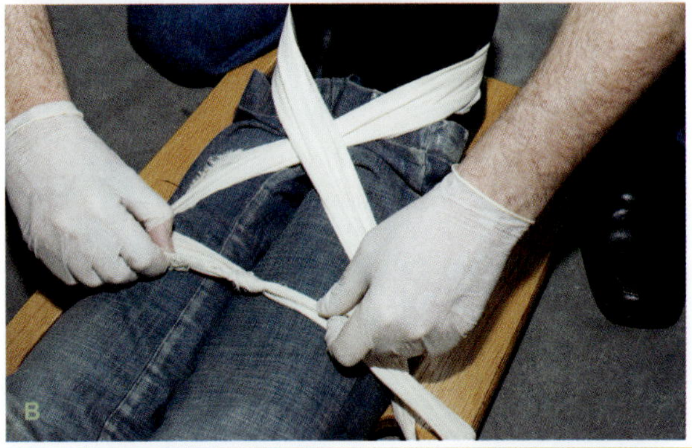

Fig. 18.61 – A e B. *Fixação da vítima com bandagem.*

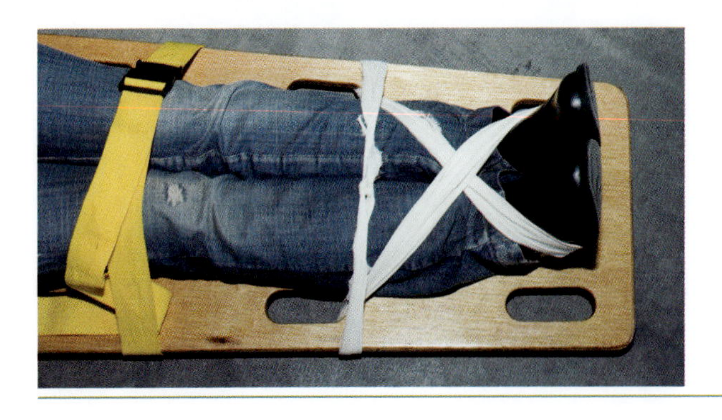

Fig. 18.62 – *Vítima fixada pronta para o transporte.*

Desse modo, ao posicioná-la em pé, a vítima fica suspensa, longe do chão (Fig. 18.62) (virar 90°).

Para elevar a tábua, um socorrista pisa na extremidade inferior para impedir seu deslizamento, enquanto o outro faz a elevação da cabeceira, até que a tábua e a vítima sejam colocadas em posição vertical.

REMOÇÃO DE VÍTIMAS DO INTERIOR DE VEÍCULOS

A partir de 2014, com as atividades da ABRES – Associação Brasileira de Resgate e Salvamento, entidade ligada a Organização Mundial de Resgate – WRO, que tem por objetivo disponibilizar as melhores técnicas adotadas no mundo todo para o resgate veicular e atendimento pré-hospitalar, tem ocorrido uma maior integração entre as atividades de resgate veicular realizadas pelos corpos de bombeiros e as equipes de saúde das ambulâncias. Esse processo vem sendo fortalecido ano após ano com os eventos promovidos pela ABRES, em especial nos desafios de resgate veicular e trauma, realizados em vários estados apoiando as iniciativas dos corpos de bombeiros locais e no desafio nacional, que seleciona as equipes que participam anualmente do Desafio Mundial de Resgate que ocorre nos países membros da WRO. Assim, esses desafios são uma plataforma de aprendizado muito forte, onde as boas práticas vão se disseminando entre as equipes participantes.

Dessa maneira, alguns conceitos têm sido discutidos entre os profissionais de saúde para qualificar e fortalecer esse trabalho conjunto de resgate veicular.

Resgate veicular é o procedimento utilizado para localizar, acessar, estabilizar e transportar vítimas que estejam presas nas ferragens de um veículo acidentado. O resgate veicular envolve principalmente o desencarceramento e extração de vítimas.

Desencarceramento é a movimentação e retirada das ferragens que estão prendendo a vítima ou impedindo o acesso dos socorristas e a obtenção de uma via de retirada da vítima. Desencarcerar é retirar as ferragens da vítima.

Extração é a retirada da vítima desencarcerada do interior do veículo. Dizemos que extrair é retirar a vítima das ferragens.

Retirada em Ângulo Zero

Um conceito introduzido nos desafios de resgate veicular e que tem se disseminado entre as equipes de atendimento é a extração em ângulo zero, que é a forma de extração da vítima sem que haja movimentação anterior, posterior, lateral e rotação de alguma região da coluna vertebral, minimizando o agravamento de alguma lesão existente. A retirada em ângulo zero é uma opção que tem se tornado protocolo em muitos serviços em que haja necessidade de realizar resgate veicular.

Técnicas de Retirada do Interior de Veículos

Apresentamos as técnicas padrão para remover vítimas do interior de veículos acidentados, as quais devem ser aplicadas em todas as situações possíveis. É evidente que, dependendo de como se encontra o veículo (danos estruturais, acessos limitados, tombamentos etc.), algumas alterações deverão ser propostas. Como citamos anteriormente, a regra válida é a do bom-senso por parte dos socorristas. Sempre que possível, efetuar toda remoção usando o equipamento necessário para imobilização, garantindo, assim, a máxima segurança na manobra. Porém, em situações excepcionais, justifica-se o não uso dele, como nos casos de risco iminente de vida da(s) vítima(s) (parada respiratória, cardiopulmonar) e/ou da equipe de socorro (incêndio, risco de explosão, desabamento etc.).

São técnicas que podem ser utilizadas em outros eventos, não somente em acidentes de trânsito. Sempre que a vítima estiver em locais de difícil acesso e apresentar suspeita ou confirmação de lesão raquimedular, elas serão úteis. O objetivo geral de todas as técnicas é conseguir trazer a vítima a uma posição adequada de alinhamento da coluna vertebral, respeitando suas características individuais. O movimento mais crítico em termos de risco ao paciente é a mudança da posição sentada (ou em pé, vertical) para o decúbito dorsal. A utilização do colete de imobilização dorsal ou da prancha curta está indicado a passageiros dos bancos dianteiro e traseiro de veículos. O colete de imobilização dorsal pode ser também utilizado nas vítimas que devam ser içadas de buracos ou orifícios verticais ou similares.

Utilização do Colete de Imobilização Dorsal

A maneira mais segura de se retirar uma vítima sentada dentro do veículo acidentado e sem risco de vida imediato, estando ela consciente ou não, é utilizando o colete de imobilização dorsal. Em situação de possível lesão raquimedular na vítima sentada dentro de veículo, a primeira providência é alinhar verticalmente sua coluna.

Um socorrista entra no veículo e se posiciona atrás da vítima (Fig. 18.63), enquanto outro chega à sua lateral. Ambos estarão fazendo a abordagem primária e o início da estabilização cervical.

O primeiro socorrista aplica o colar cervical, apoiando o mento e o esterno, com a estabilização cervical garantida pelo segundo socorrista (Fig. 18.64).

Fixação final do colar cervical. Note a manutenção da estabilização cervical pelo segundo socorrista (Fig. 18.65).

O colete deve ser preparado fora do carro; as faixas abdominais podem ficar presas e as faixas dos membros inferiores seguras uma em cada mão para permitir a passagem adequada por trás da vítima, sem prender a faixa do membro inferior direito atrás do tronco.

O segundo socorrista empurra suavemente o tronco da vítima e o primeiro socorrista introduz o colete junto ao dorso (Fig. 18.66).

Após introduzir o colete entre o banco e o tronco, o primeiro socorrista procura alinhá-lo junto à linha média com movimentos suaves, porém firmes, não permitindo mobilização do tronco da vítima (Fig. 18.67).

A passagem das abas laterais do colete por baixo das axilas da vítima determina a posição final do alinhamento do colete. Note que, durante todo o procedimento, o tronco permanece fixo pelo segundo socorrista (Fig. 18.68).

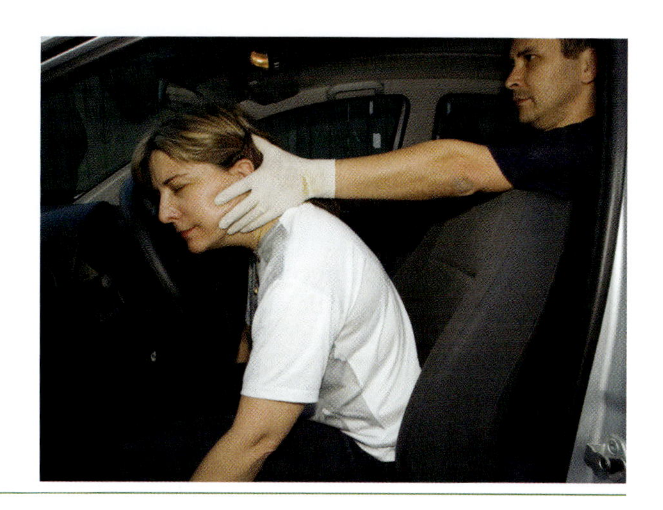

Fig. 18.63 – *Abordagem inicial do socorrista para retirada da vítima do veículo.*

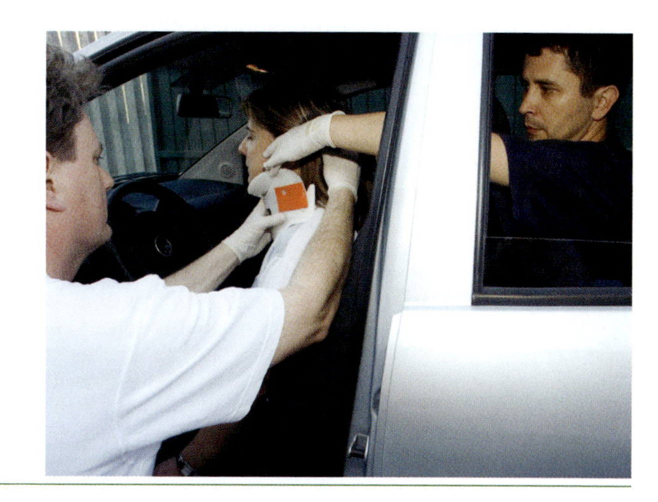

Fig. 18.64 – *Colocação do colar e estabilização cervical.*

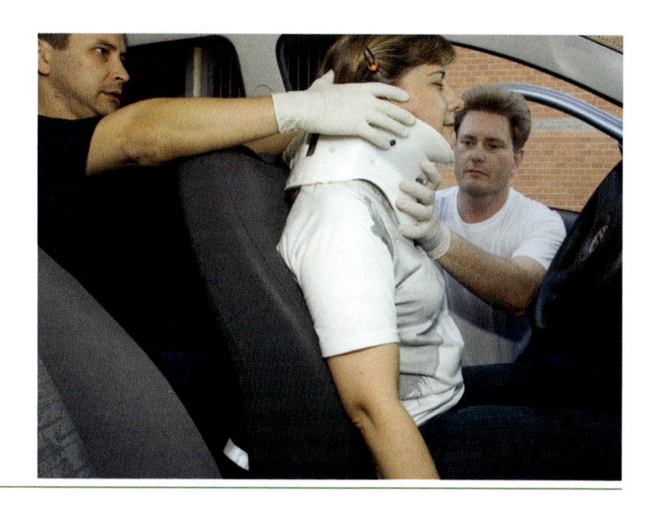

Fig. 18.65 – *Fixação final do colar.*

Após o colete ser centralizado, a faixa do meio é posicionada sem tração total.

A seguir, a faixa inferior é posicionada, também sem tração total.

Por último, a faixa superior é posicionada e todas elas, então, são fixadas com tração suficiente para garantir a estabilização do colete sem, no entanto, comprimir o tórax. Somente a faixa superior deve ser mantida um pouco menos tracionada (Fig. 18.69).

A seguir, é instalado um coxim com espessura suficiente para compensar o espaço entre o apoio do colete e o occipital da vítima (Fig. 18.70).

Com o coxim instalado, as abas laterais superiores do colete são aproximadas da cabeça e uma faixa de fixação frontal posicionada (Fig. 18.71).

A fixação da faixa frontal é feita de cima para baixo para evitar seu deslizamento (Fig. 18.72).

Adicionar uma segunda faixa para fixar a mandíbula ou o colar (junto ao apoio mentoniano) ao colete, fixando em direção superior para impedir seu deslizamento (Fig. 18.73).

Juntar os braços da vítima sobre o abdome, prendendo-os com bandagem ou com as faixas do próprio colete (Fig. 18.74).

Passar a primeira faixa do membro inferior por baixo das pernas, adaptando-a próxima à extremidade superior da coxa (Fig. 18.75).

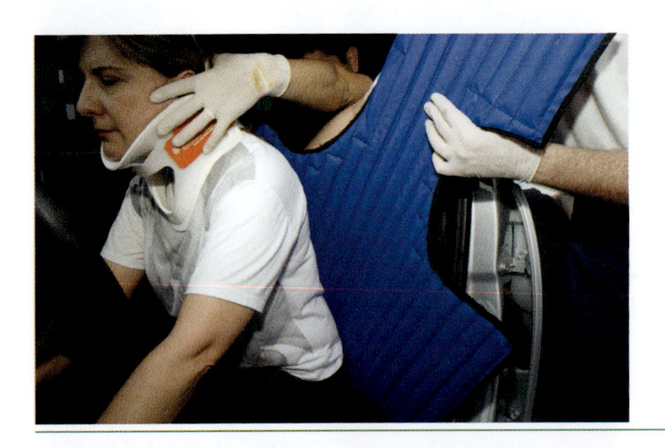

Fig. 18.66 – *Uma vez preparado o colete, a vítima é mobilizada para frente ligeiramente permitindo sua introdução.*

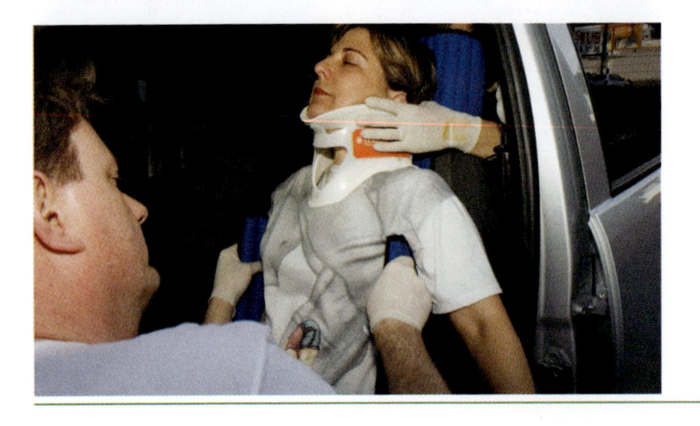

Fig. 18.67 – *Alinhamento do colete junto ao tronco da vítima.*

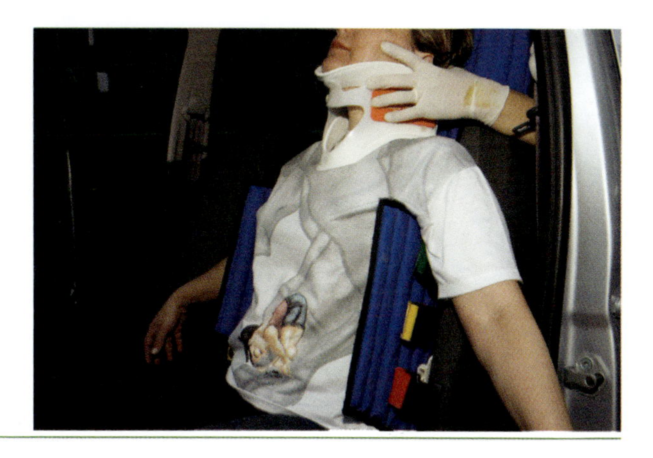

Fig. 18.68 – *Alinhamento final do colete com a vítima imobilizada pelo socorrista.*

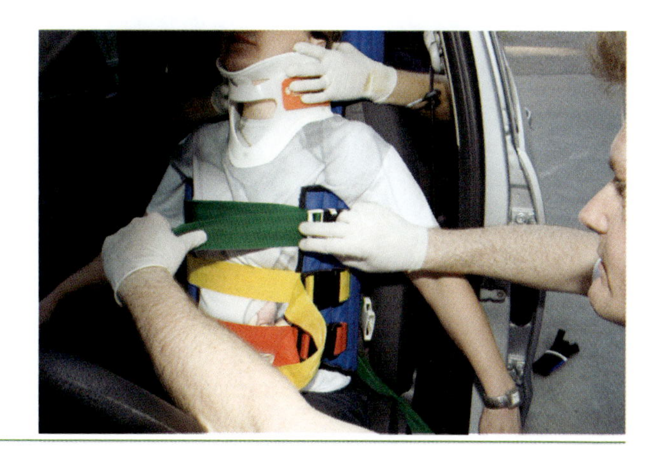

Fig. 18.69 – *Alinhamento do colete junto ao tronco da vítima.*

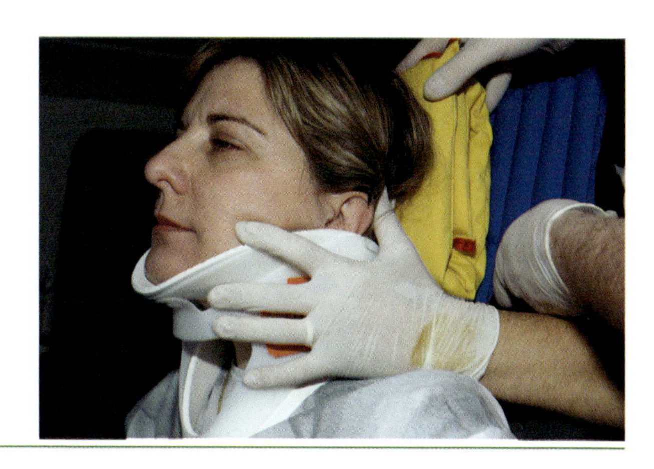

Fig. 18.70 – *Alinhamento final do colete com a vítima imobilizada pelo socorrista.*

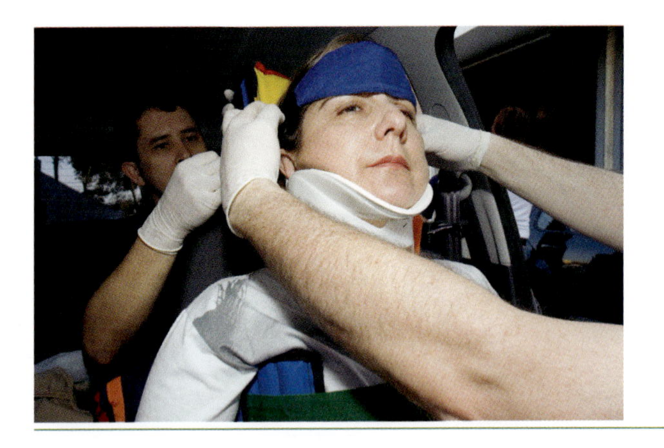

Fig. 18.71 – *Aproximação das abas laterais com posicionamento da faixa de fixação frontal.*

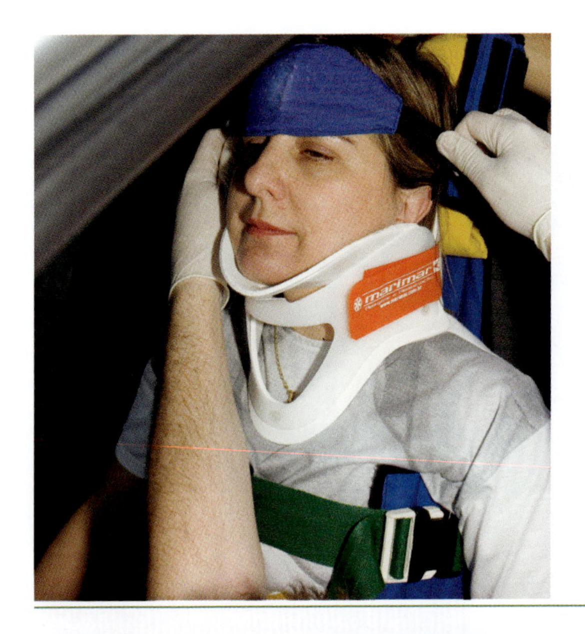

Fig. 18.72 – *Colocação da faixa frontal de cima para baixo.*

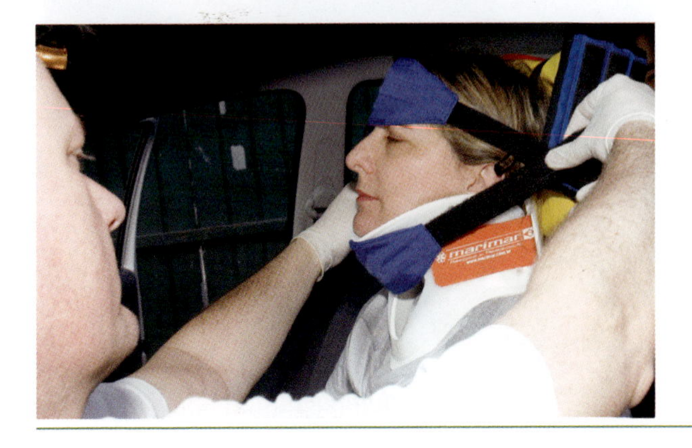

Fig. 18.73 – *Colocação da segunda faixa na região mentoniana.*

Fixar essa faixa no tirante respectivo, na extremidade inferior do colete do mesmo lado (Fig. 18.76).

Aplicar a outra faixa do membro inferior por baixo da coxa de forma semelhante à anterior.

Firmando a faixa junto a um terço superior da coxa, posicioná-la no tirante respectivo, tracionando-a firmemente.

O primeiro socorrista segura nas alças posteriores do colete a fim de mover o tronco adequadamente, imobilizado para fora, enquanto o segundo socorrista libera os membros inferiores da vítima (Fig. 18.77).

O tronco é tracionado e rodado para fora por meio das alças do colete, até posicionar o paciente sentado sobre a extremidade inferior da tábua. O segundo socorrista traz os membros inferiores liberados e unidos (Fig. 18.78).

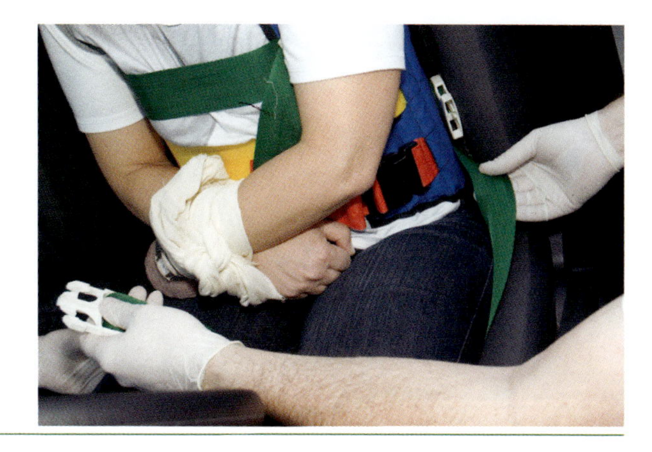

Fig. 18.74 – *Passagem da faixa junto à raiz da coxa.*

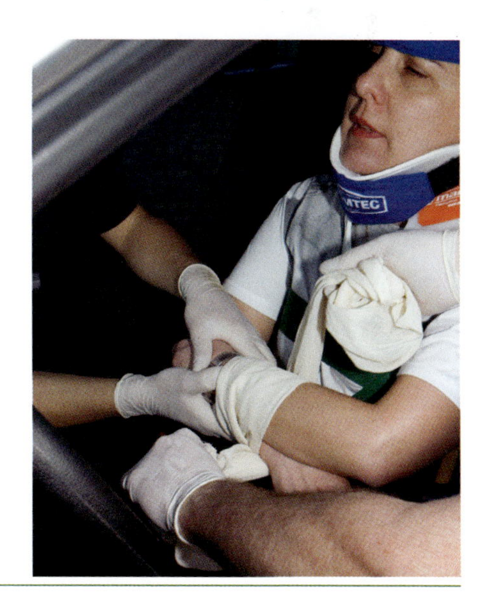

Fig. 18.75 – *Imobilização dos braços junto ao tronco.*

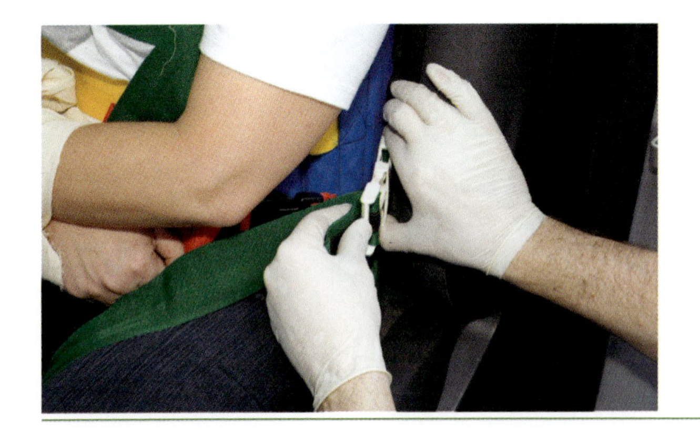

Fig. 18.76 – *Fixar e tracionar a faixa de cada lado, mantendo-a firme.*

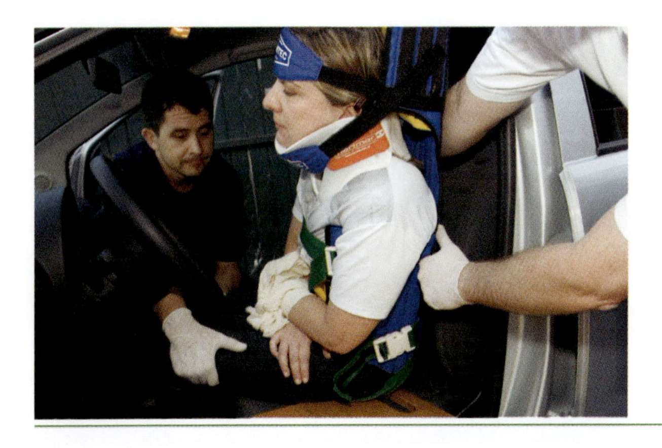

Fig. 18.77 – *Início da retirada do veículo: um socorrista segura as alças do colete enquanto o outro socorrista libera os membros inferiores.*

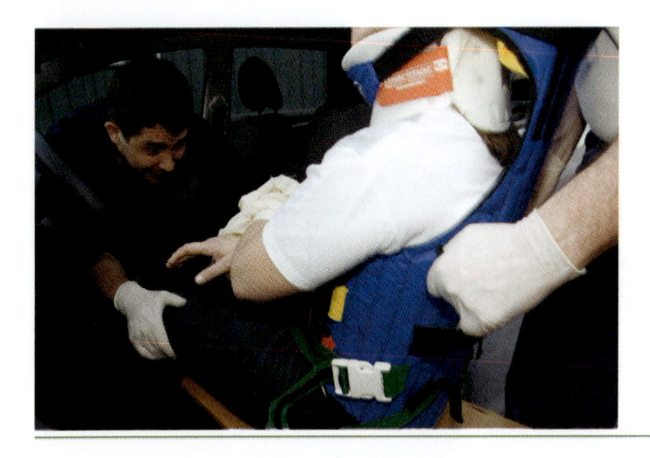

Fig. 18.78 – *O tronco é girado e a vítima retirada do veículo.*

Deitar a vítima sobre a tábua posicionada ao lado do veículo (Fig. 18.79).

Deslizar a vítima sobre a tábua, buscando sua posição adequada, mantendo os joelhos dobrados. Nesse momento, as faixas dos membros inferiores são relaxadas para permitir estender os joelhos (Figs. 18.80 e 18.81).

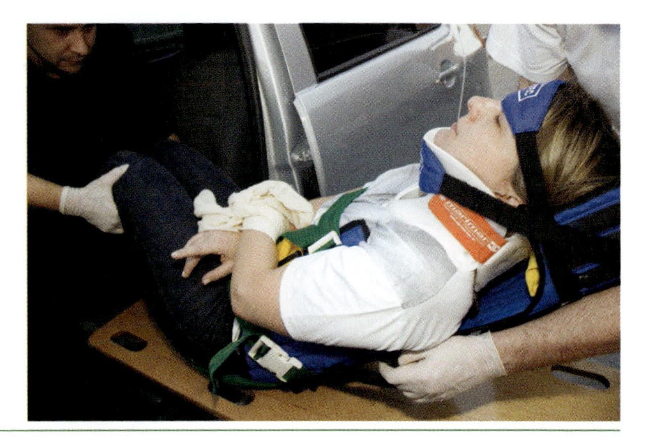

Fig. 18.79 – *Vítima colocada sobre a tábua junto à porta do veículo.*

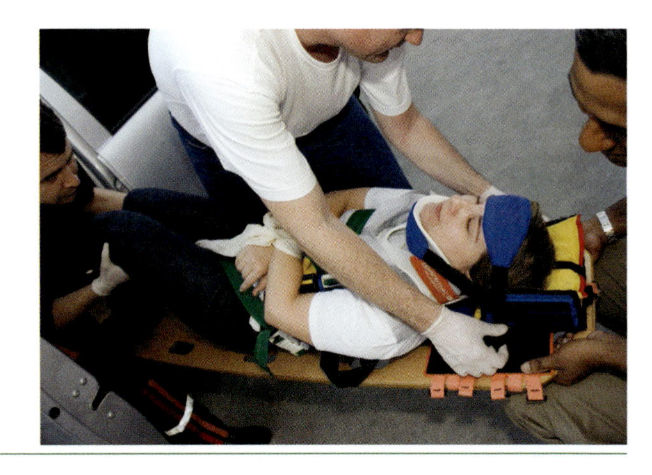

Fig. 18.80 – *Vítima posicionada sobre a tábua.*

De joelhos estendidos, a vítima pode agora ser fixada à tábua do modo usual (Fig. 18.82).

> ***Observação:*** *a remoção da vítima com as coxas fletidas (dobradas) deve-se à dificuldade de avaliação da presença ou não de fratura de fêmur, cujo exame adequado só pode ser realizado com a vítima fora do carro.*

Remoção de Emergência – Vítima Sentada no Banco Dianteiro

Essa técnica pode ser usada quando não há suspeita de lesão raquimedular, ou não está disponível o colete dorsal, ou há alguma urgência na remoção, e a colocação do colete provavelmente consumiria tempo excessivo. Dois ou três socorristas participam dessa operação.

O primeiro socorrista aproxima-se e abre a porta.

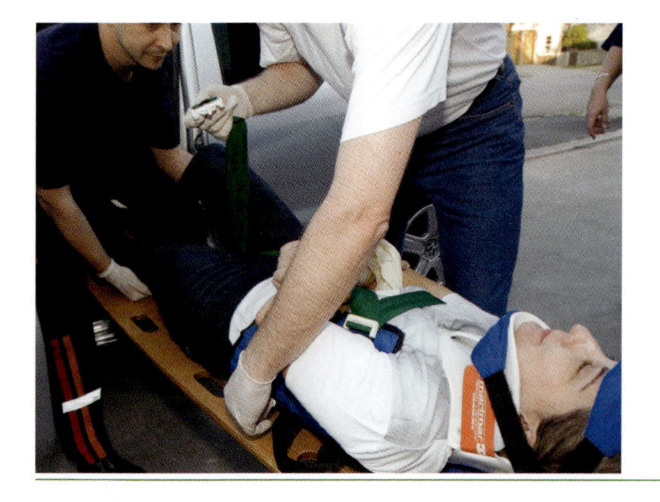

Fig. 18.81 – *Extensão dos membros inferiores após liberação das faixas.*

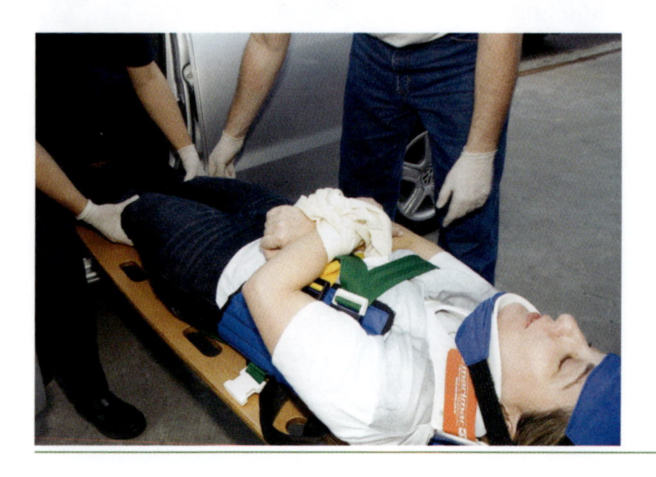

Fig. 18.82 – *Vítima sendo imobilizada na tábua para o transporte.*

O primeiro socorrista inicia a estabilização cervical apoiando a mão no occipital da vítima, enquanto o segundo socorrista posiciona a tábua com a extremidade distal (pé) apoiada sobre o estribo do carro (Fig 18.83).

O primeiro socorrista estabiliza a coluna cervical da vítima, passando sua mão esquerda por baixo da axila esquerda, segurando a mandíbula e apoiando o occipital (Fig. 18.84). A seguir, posiciona o occipital da vítima sobre seu ombro direito (Fig. 18.85), para liberar sua mão direita, que é posicionada na axila direita da vítima

Estando fixo manualmente o tronco da vítima, o primeiro socorrista traciona-a para fora do veículo, apoiando a pelve sobre a tábua. O segundo socorrista prepara-se para recebê-la enquanto pisa na extremidade proximal da tábua (cabeça) para evitar que deslize sob o peso da vítima.

O primeiro socorrista deita a vítima na tábua e o segundo assume a estabilização cervical, segurando-lhe a cabeça e os ombros (Fig. 18.86).

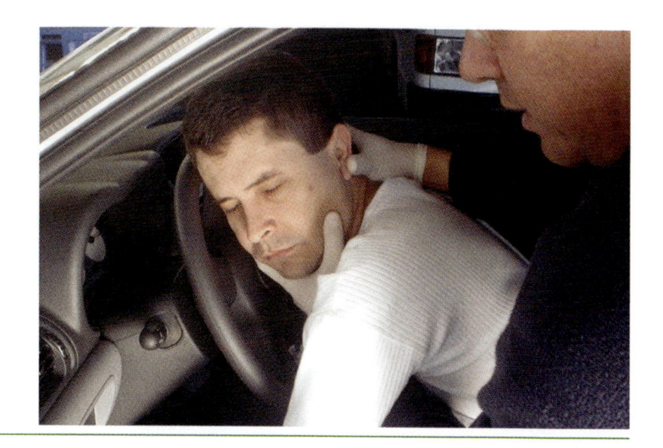

Fig. 18.83 – *Abordagem da vítima com estabilização da coluna cervical.*

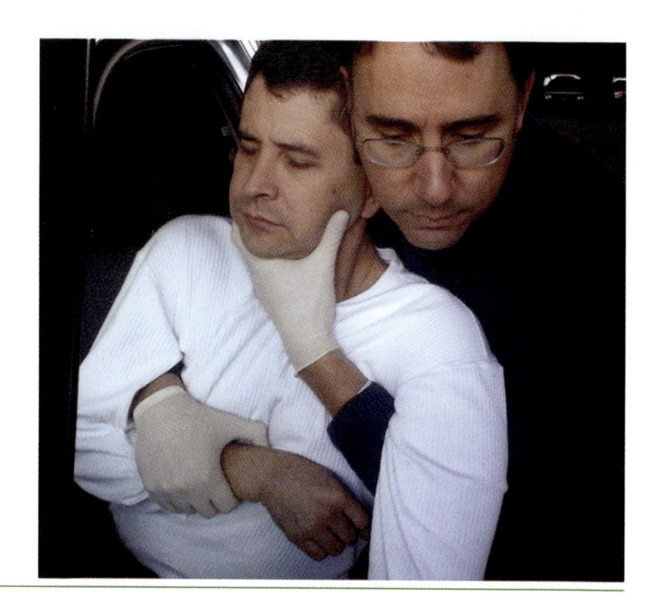

Fig. 18.84 – *Posicionamento da vítima junto do socorrista.*

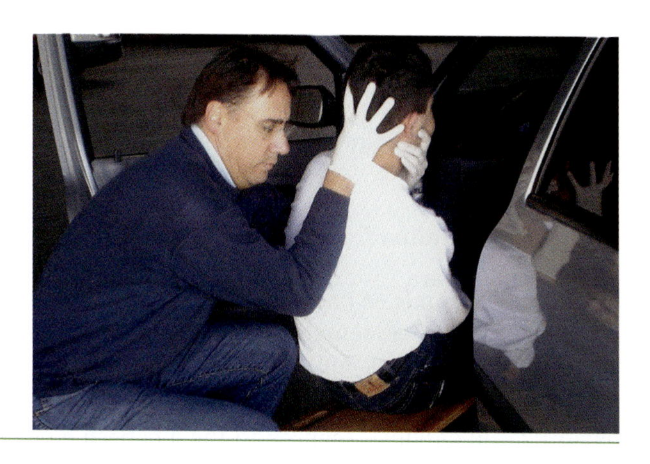

Fig. 18.85 – *Vítima retirada apoiando o quadril na tábua.*

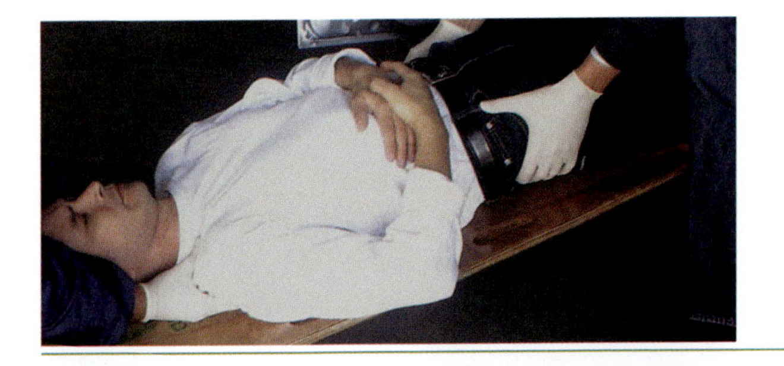

Fig. 18.86 – *Após ser deitada na tábua, o segundo ocorrista assume a estabilização cervical.*

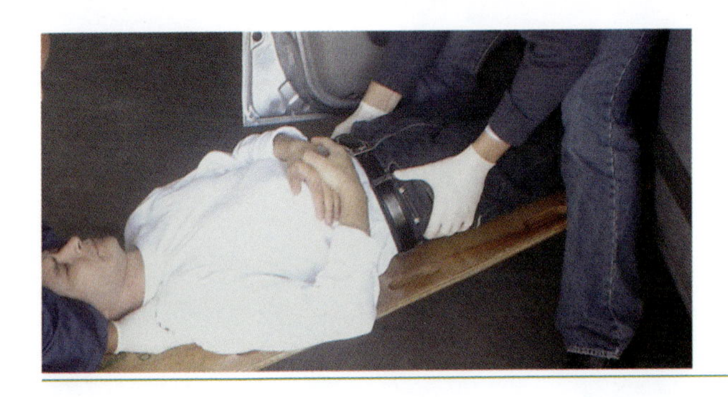

Fig. 18.87 – *Posicionamento final da vítima na tábua.*

O primeiro socorrista posiciona as mãos junto à pelve da vítima, de frente para seu rosto e, em conjunto, os dois socorristas deslizam a vítima sobre a tábua até a posição desejada (Fig. 18.87).

O primeiro socorrista corrige, se necessário, a posição das pernas da vítima, enquanto o segundo socorrista posiciona as mãos na tábua para levantá-la.

A tábua é levantada a meia altura pelo segundo socorrista, enquanto o primeiro segura sua extremidade distal. Os dois socorristas levantam em conjunto a tábua e podem, então, deslocar-se.

Se houver um terceiro socorrista disponível na equipe, este assume o controle cervical para garantir maior segurança na manobra e, assim, o segundo socorrista pode erguer a tábua sem receio de movimentar a coluna.

Durante o deslocamento, o terceiro socorrista mantém constante alinhamento cervical.

Remoção de Vítima Deitada no Banco Dianteiro

Quando a vítima se encontra em decúbito, a melhor tática é mobilizá-la o menos possível, tentando colocar os equipamentos de imobilização e não movê-la para os equipamentos (Fig. 18.88).

O socorrista providencia a imobilização e a estabilização cervical, seguido da aplicação do colar cervical pelo segundo socorrista (Fig. 18.89).

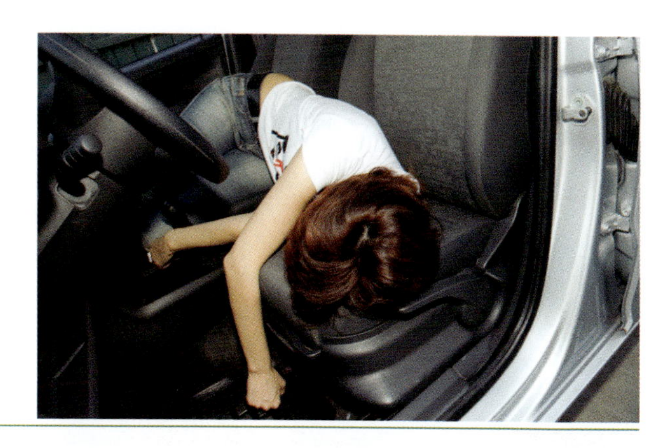

Fig. 18.88 – *Vítima deitada no banco dianteiro.*

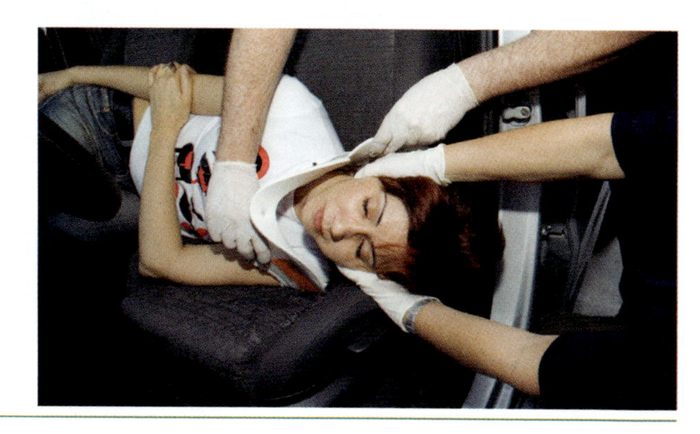

Fig. 18.89 – *Colocação do colar cervical pelos socorristas.*

Posicionamento do colar, com fixação anterior do mento e esterno, e passagem da alça posterior do colar por baixo do pescoço; note a manutenção ou o alinhamento cervical pelo primeiro socorrista (Fig. 18.90).

Com o primeiro socorrista mantendo o alinhamento cervical, a tábua de imobilização é posicionada no dorso sem movimentá-lo (Fig. 18.91).

Girar ligeiramente o dorso da vítima para frente, de modo a permitir o posicionamento da tábua.

Os socorristas no interior do veículo posicionam suas mãos por baixo do tronco da vítima, segurando o lado inferior da tábua para promover seu rolamento (Fig. 18.92).

A tábua é rolada lateralmente e, assim, a vítima também rola, ficando sobre a tábua. O primeiro socorrista mantém o alinhamento (Fig. 18.93).

Note a posição do terceiro socorrista, alinhando os membros inferiores (Fig. 18.94).

A tábua é tracionada para fora do carro, mantendo o apoio no banco (Fig. 18.95).

Os três socorristas podem agora elevar a tábua para realizar o deslocamento (Figs. 18.96 e 18.97).

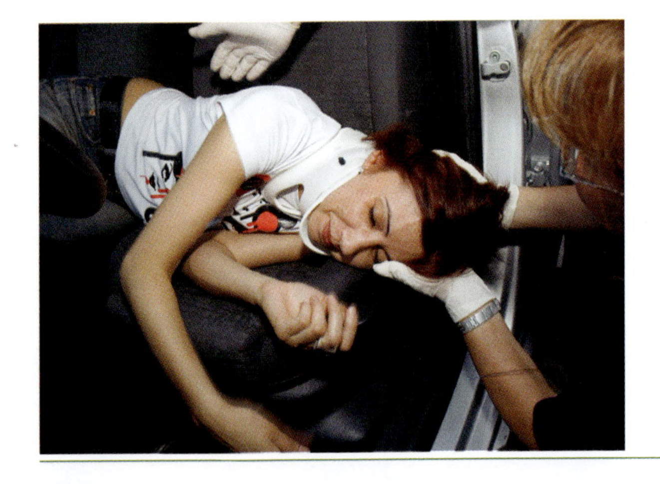

Fig. 18.90 – *Colocação do colar com alinhamento da coluna cervical.*

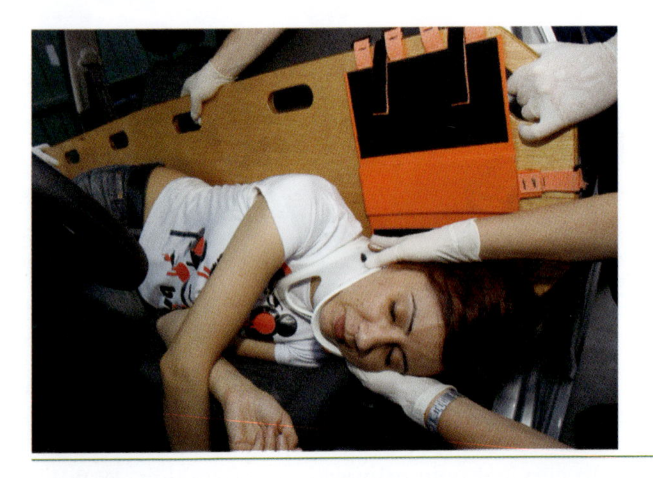

Fig. 18.91 – *Colocação da tábua entre o banco e a vítima.*

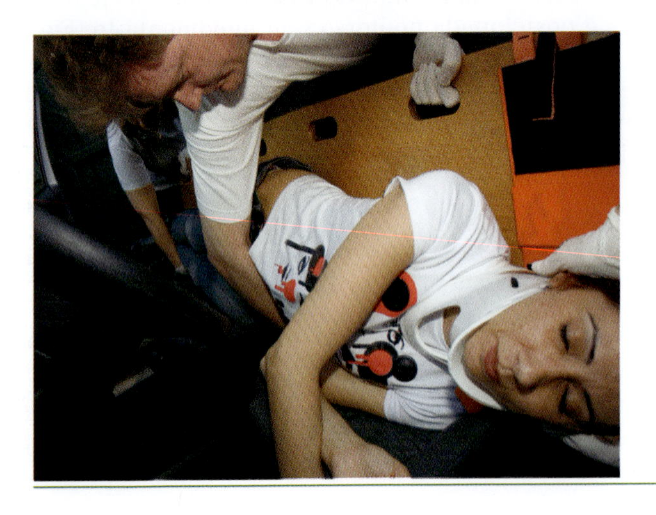

Fig. 18.92 – *Posicionamento do socorrista para realizar o rolamento.*

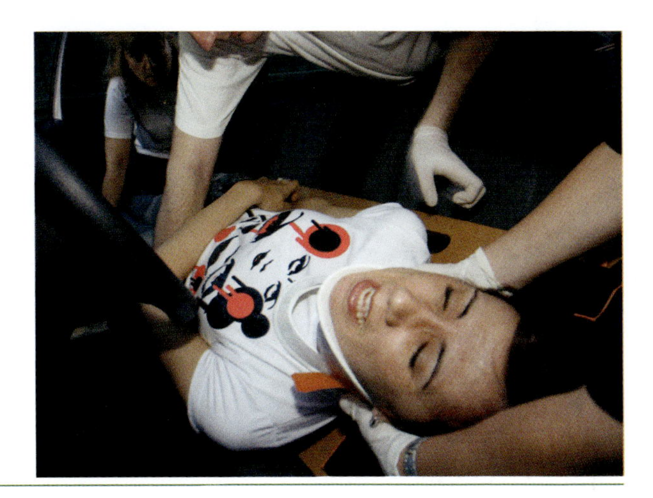

Fig. 18.93 – *A tábua é rolada junto com a vítima.*

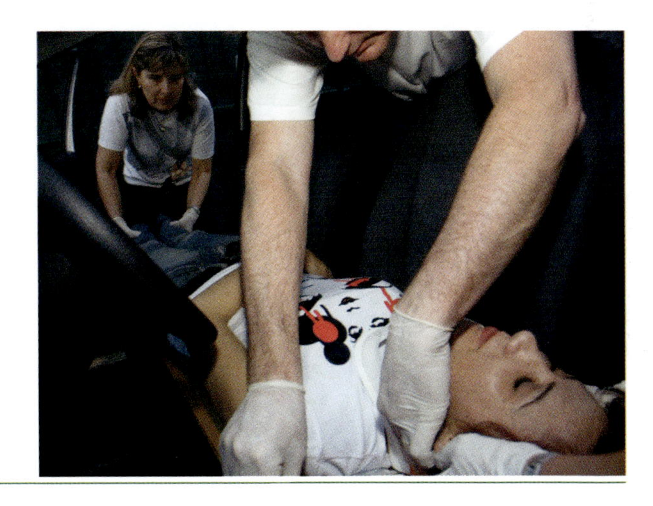

Fig. 18.94 – *O terceiro socorrista auxilia no alinhamento dos membros inferiores.*

Remoção de Vítima Deitada no Banco Traseiro

O espaço de trabalho no banco traseiro de qualquer veículo é normalmente menor do que o dianteiro, caracterizando maior dificuldade na manobra.

O primeiro socorrista alinha a coluna cervical para colocação do colar cervical (Fig. 18.98).

O segundo socorrista coloca e fixa o colar (Fig. 18.99A e B).

A tábua é posicionada o mais próximo possível da vítima, preferencialmente junto à pelve e ao tronco (Fig. 18.100).

O primeiro socorrista mantém o alinhamento cervical enquanto o segundo realiza o posicionamento do tronco, segurando a vítima pela pelve e rodando-a sobre a tábua (Fig. 18.101).

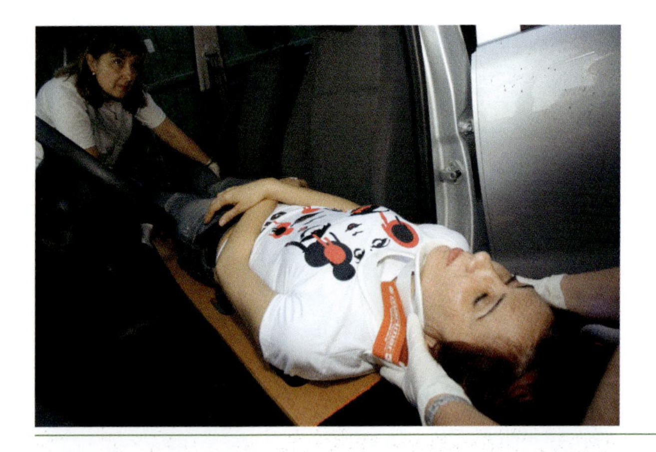

Fig. 18.95 *– A vítima é posicionada na tábua.*

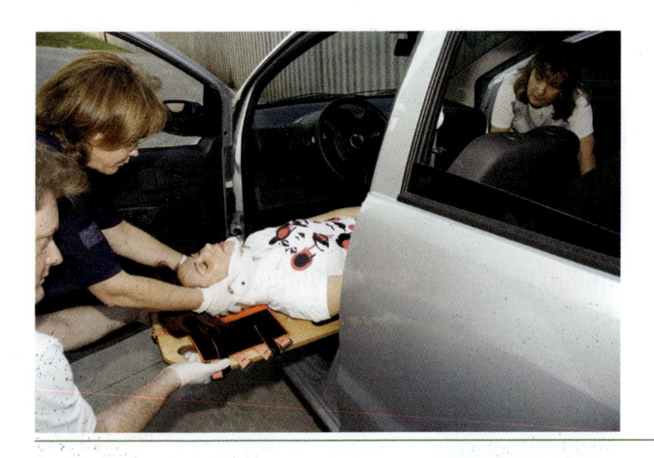

Fig. 18.96 *– A vítima é retirada parcialmente do veículo.*

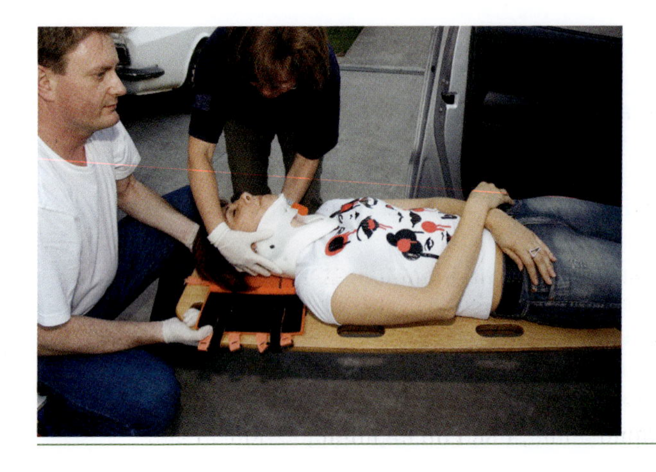

Fig. 18.97 *– Após fixação adequada a vítima é retirada do veículo.*

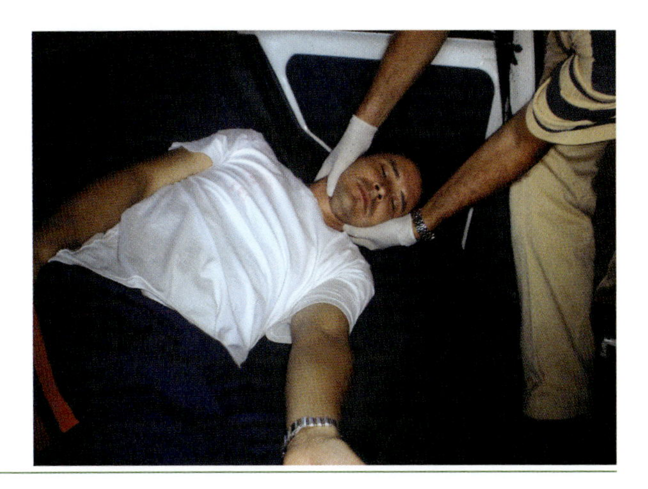

Fig. 18.98 – *Remoção de vítima deitada no banco traseiro.*

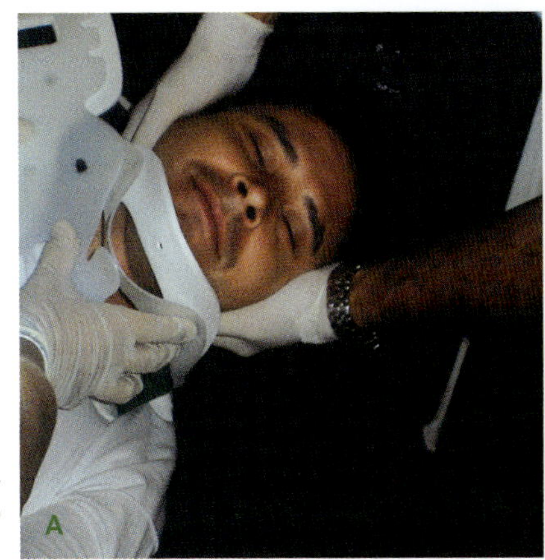

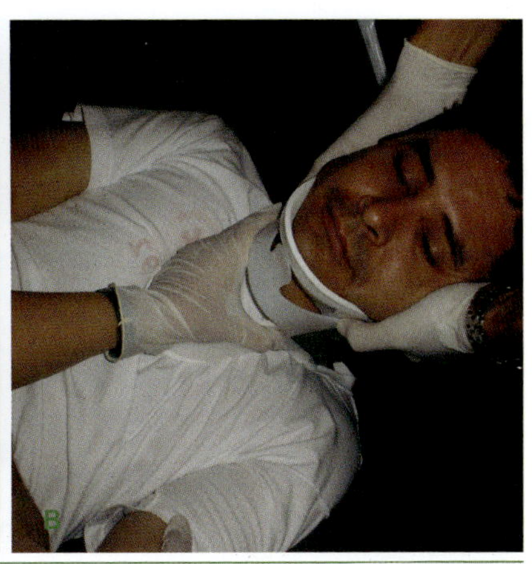

Fig. 18.99 – **A e B.** *Colocação do colar cervical.*

Em conjunto, os três socorristas deslizam a vítima sobre a tábua (Fig. 18.102).

Posicionamento e fixação final da vítima sobre a tábua (Fig. 18.103A a C).

Nesse momento, é conveniente fixá-la com as faixas para garantir a estabilidade (Fig. 18.104).

Após a fixação, os três socorristas retiram a vítima do carro, estando prontos para o deslocamento (Fig. 18.105A e B).

Obs.: se a vítima estiver sentada no banco traseiro, pode ser removida com auxílio do colete ou deslizada manualmente sobre a tábua.

Remoção de Emergência sem Equipamento

Essa remoção é realizada por um só socorrista em casos de extremo risco: parada cardiopulmonar, risco de explosão, incêndio etc.

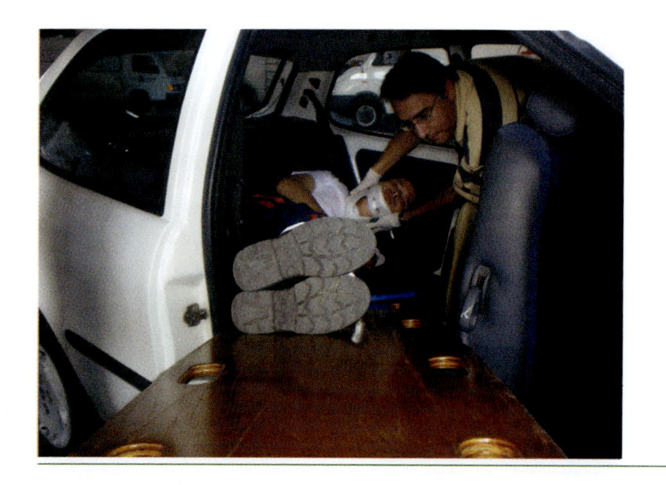

Fig. 18.100 – *A tábua é posicionada junto à pelve e ao tronco.*

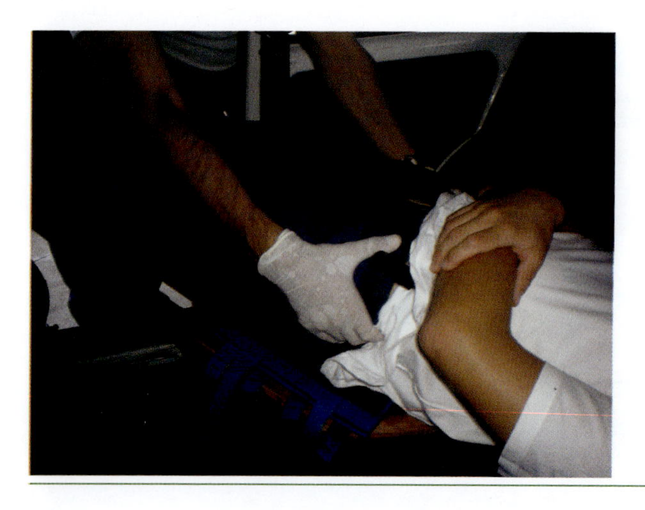

Fig. 18.101 – *Enquanto o primeiro socorrista mantém o alinhamento da coluna cervical, o segundo socorrista faz o rolamento sobre a tábua segurando o quadril.*

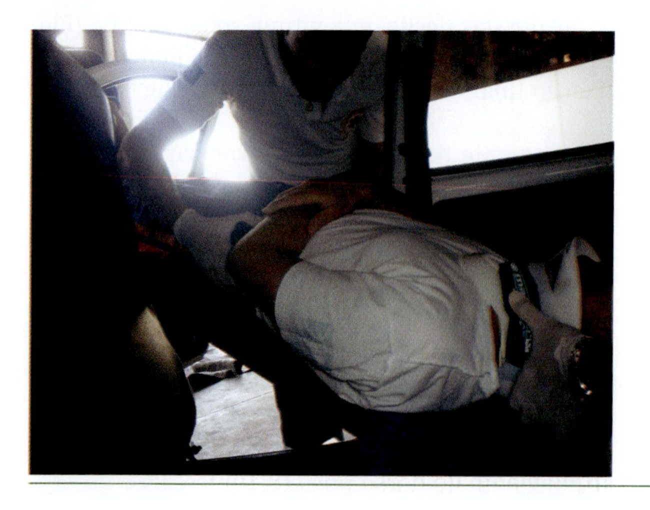

Fig. 18.102 – *A vítima é posicionada na tábua.*

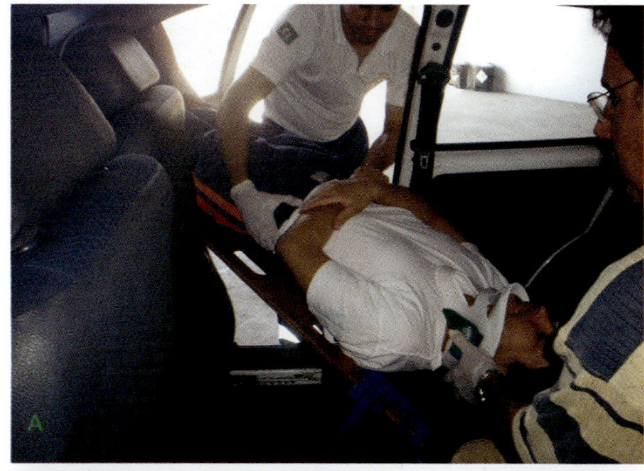

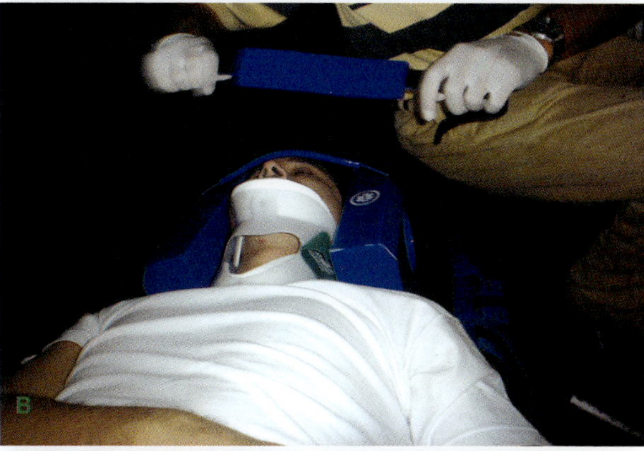

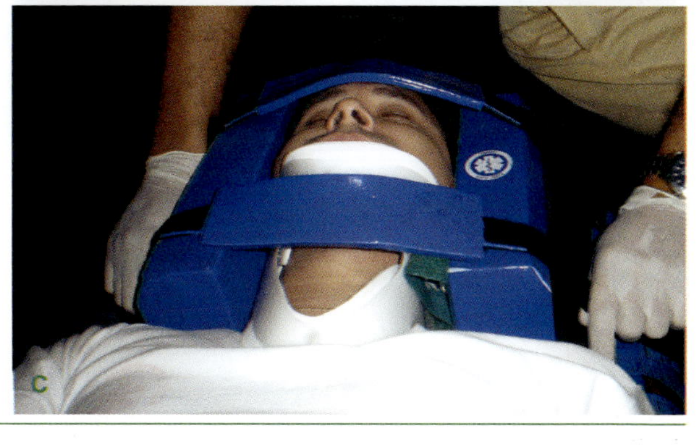

Fig. 18.103 – A a C. *A vítima é imobilizada antes de ser retirada do veículo.*

A manobra inicia-se com a abertura da porta e fixação cervical semelhante à manobra de remoção com tábua (Fig 18.106); a seguir, o socorrista traciona a vítima para fora do carro e para cima, erguendo seu tronco.

O socorrista desloca seu corpo para trás, mantendo o alinhamento da coluna cervical e do tronco superior da vítima (Fig. 18.107A e B).

O socorrista, ao atingir uma distância segura do carro, senta a vítima no solo, mantendo o alinhamento do dorso (Fig. 18.108).

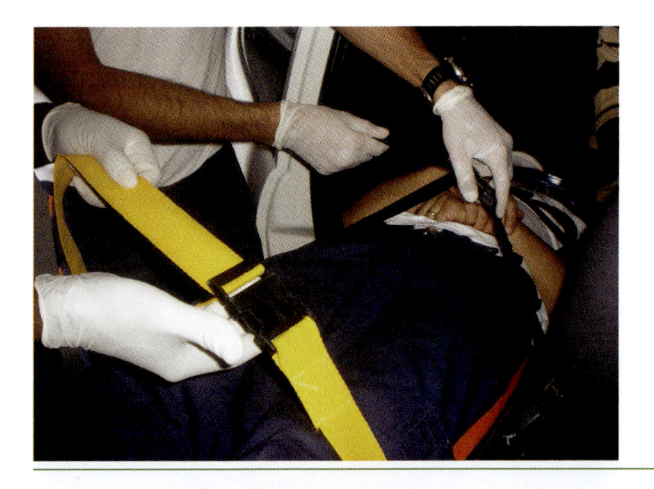

Fig. 18.104 – *Fixação da vítima com as faixas.*

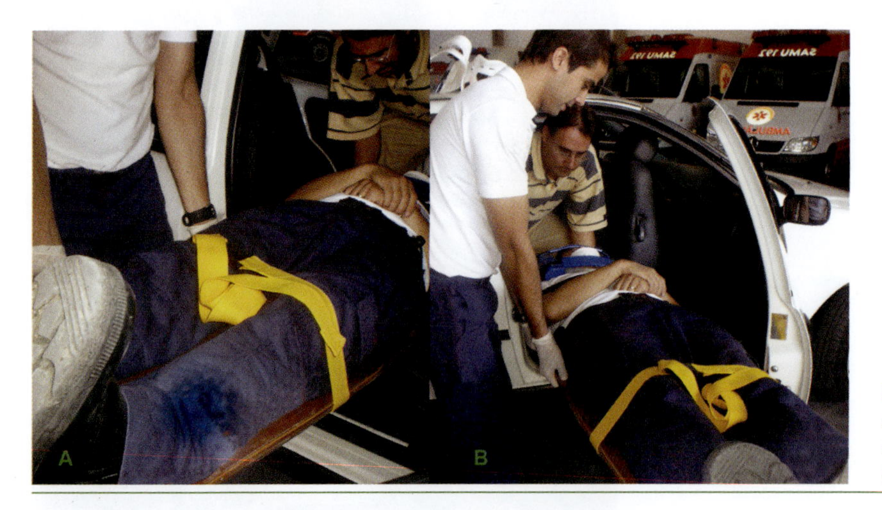

Fig. 18.105 – **A e B.** *Vítima é retirada do veículo.*

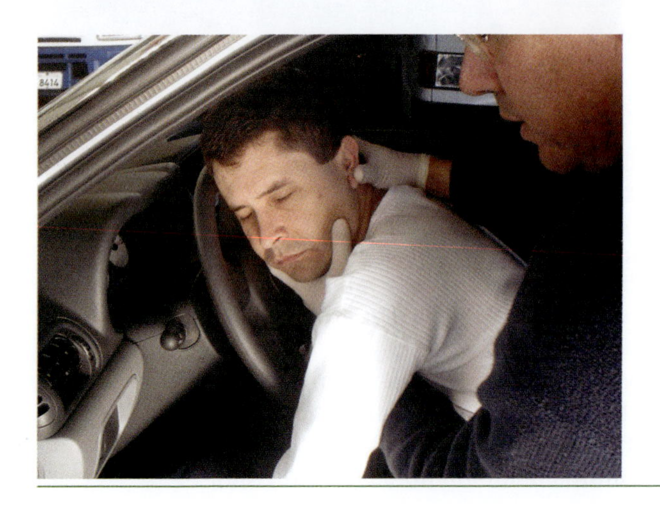

Fig. 18.106 – *Remoção de emergência sem equipamento: posicionamento inicial das mãos.*

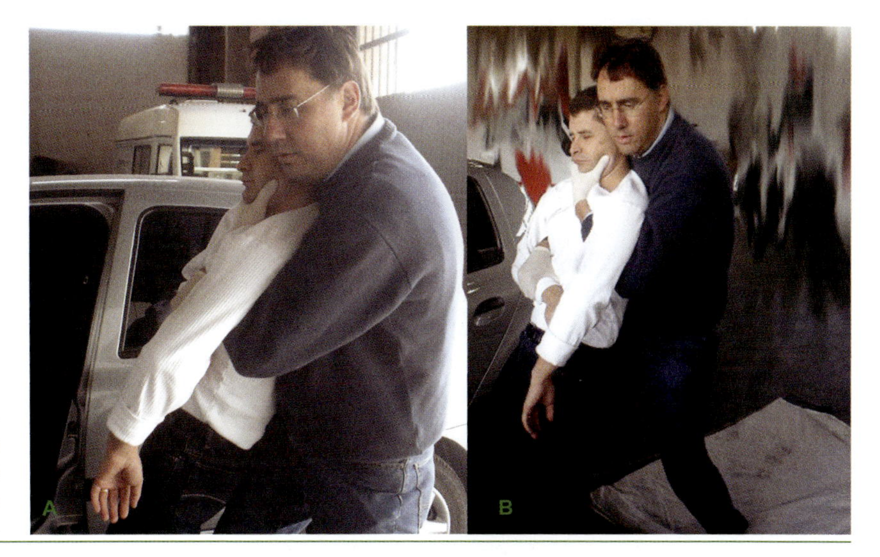

Fig. 18.107 – A e B. *Retirada do veículo mantendo imobilização da coluna.*

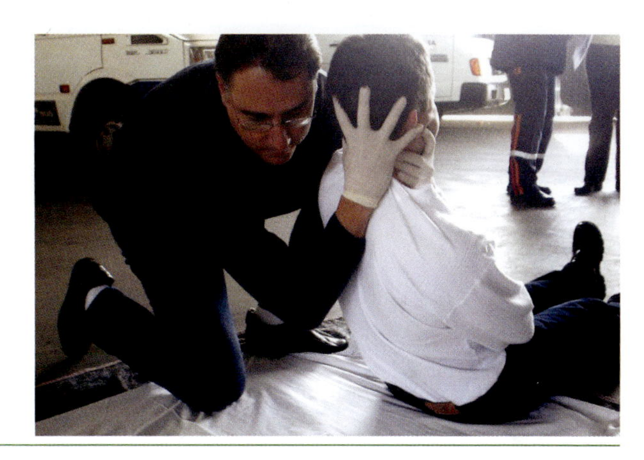

Fig. 18.108 – *A vítima é colocada no solo mantendo a coluna apoiada e imobilizada enquanto é deitada.*

O socorrista desloca a mão que segurava a axila e o punho da vítima para o occipital, com o objetivo de apoiar a coluna cervical e deitá-la no solo (Fig. 18.109).

O socorrista deita a vítima no solo, mantendo o alinhamento cervical.

Remoção do Capacete de Vítimas

Na abordagem de vítima envolvida em acidentes com motocicleta ou similares, ela pode estar portando capacete. Para removê-lo sem mexer a coluna cervical, é necessário utilizar essa técnica, que envolve a participação de duas pessoas.

O primeiro socorrista segura firmemente o capacete, apoiando as mãos nas abas laterais e tentando, ao mesmo tempo, posicionar os dedos indicador e médio junto à mandíbula. Esse cuidado serve para impedir movimentação abrupta do capacete, caso a faixa de fixação do capacete (jugular) esteja previamente solta (Fig. 18.110).

O segundo socorrista solta a faixa jugular, se ela estiver presa (Fig. 18.111).

O segundo socorrista, então, apoia uma das mãos no occipital e a outra na mandíbula da vítima, ficando responsável por manter a estabilização cervical.

O primeiro socorrista remove o capacete, lembrando o seguinte:

- Tentar alargar manualmente as laterais para liberar as orelhas.
- Apoiar posteriormente o capacete e tentar soltá-lo à frente, para liberar o nariz.
- Retirar óculos, se houver, antes do capacete (Fig. 18.112).

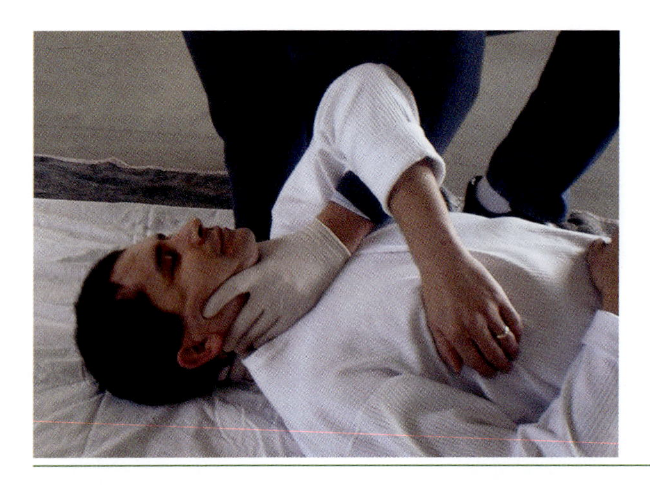

Fig. 18.109 – *Vítima no chão com imobilização cervical.*

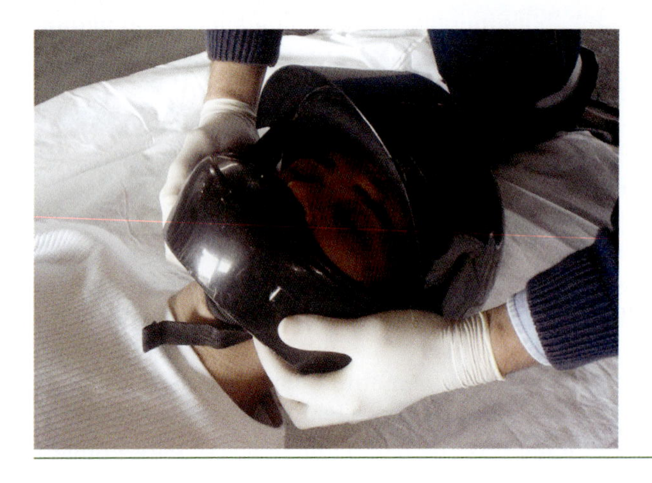

Fig. 18.110 – *Imobilizando a coluna cervical segurando firmemente o capacete.*

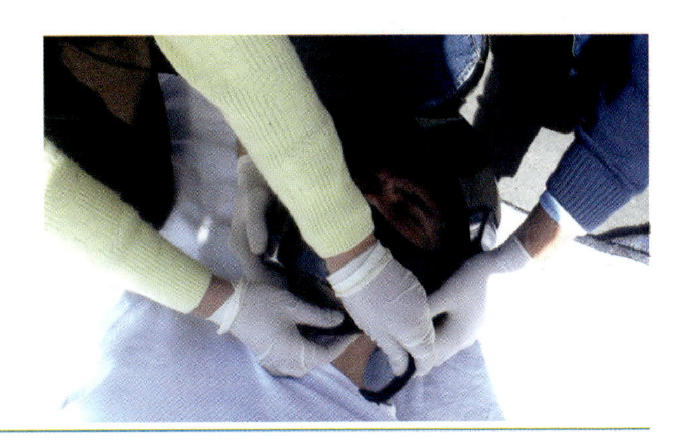

Fig. 18.111 – *O segundo socorrista libera os tirantes do capacete.*

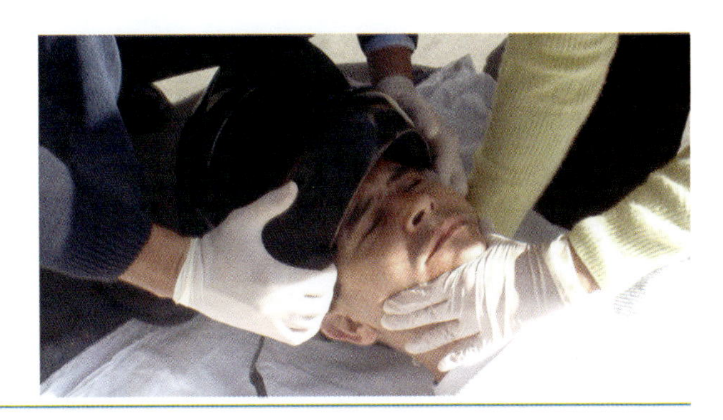

Fig. 18.112 – *Enquanto o capacete é retirado o segundo socorrista apoia a região occipital e a mandíbula, estabilizando a coluna cervical.*

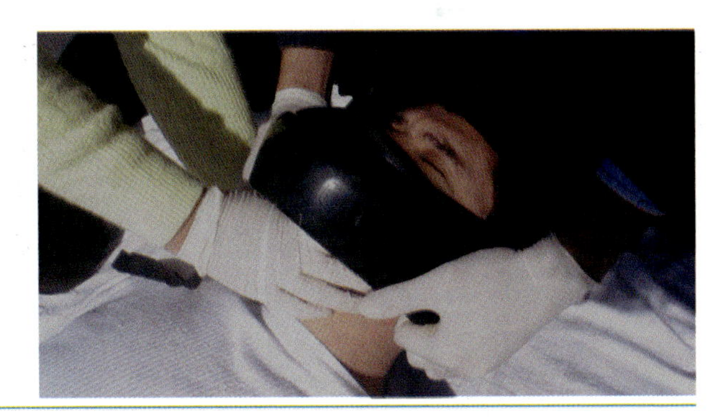

Fig. 18.113 – *O capacete é retirado com ligeiros movimentos anterior e posterior.*

Durante todo o movimento, o segundo socorrista mantém a estabilização cervical (Fig. 18.113).

Após a retirada do capacete, o primeiro socorrista posiciona lateralmente as mãos na cabeça da vítima, a fim de liberar o segundo socorrista, assumindo a estabilização cervical (Fig. 18.114).

Nesse momento, é possível adaptar o colar cervical em posição adequada (Fig. 18.115).

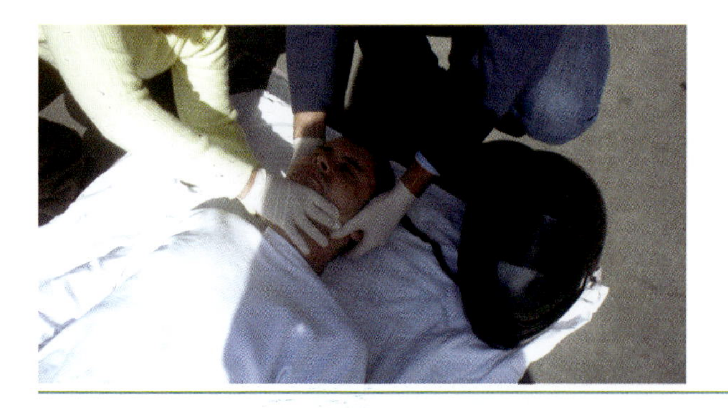

Fig. 18.114 – *Vítima com imobilização cervical com os dois socorristas após retirada do capacete.*

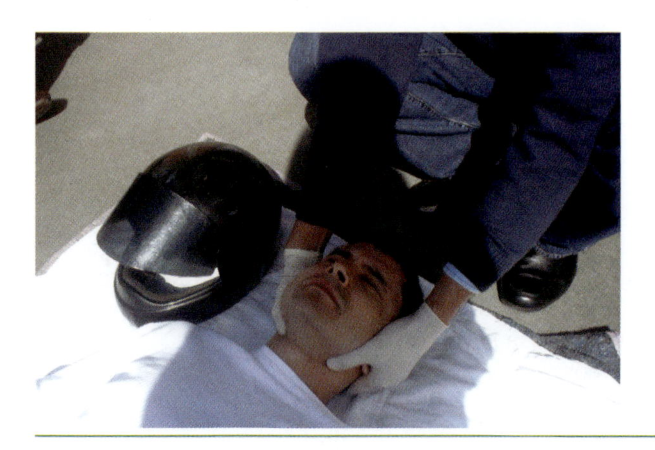

Fig. 18.115 – *Vítima sem capacete e coluna cervical mantida imobilizada.*

CONCLUSÃO

Com essas manobras básicas e pequenas adaptações, praticamente todas as situações de mobilização de vítimas com suspeita ou confirmação de lesão raquimedular podem ser enfrentadas. A atenção aos princípios básicos de imobilização deve garantir condições mínimas para eventuais improvisações.

19 Trauma de Tórax

Antonio Luiz Toso Filho

INTRODUÇÃO

As lesões torácicas são responsáveis por uma em cada quatro mortes de origem traumática. Boa parte dessa mortalidade poderia ser evitada se houvesse melhor compreensão dos diferentes padrões de lesão que acometem esse segmento.

A caixa torácica contém órgãos nobres, como coração e pulmões, além de estruturas vitais, como traqueia, brônquios e grandes vasos (artéria aorta, veia cava etc.). Desse modo, os traumatismos que a atingem podem comprometer seriamente funções como a respiração e a circulação. É nossa responsabilidade identificar e tratar essas lesões de maneira rápida e eficaz, contribuindo para diminuir as elevadas taxas de mortalidade.

CLASSIFICAÇÃO

O trauma de tórax pode ser:

Aberto

Quando há perda de continuidade da parede torácica, geralmente causada por objetos perfurantes (ferragens, madeira, pontas) ou lesões por armas brancas e projéteis de arma de fogo. Excepcionalmente, uma forte contusão pode ocasionar um traumatismo aberto.

Tipos de Trauma Aberto

- Penetrante: quando a lesão ultrapassa a pleura parietal (o que aumenta a gravidade da lesão).
- Não penetrante: atinge pele e camada musculoesquelética, mas não compromete a pleura parietal.

Fechado

Causado pelo choque do tórax contra anteparos (volante do veículo, quedas etc.) ou de objetos contra o tórax (agressões, objetos arremessados, coice de animais) ou, ainda, atropelamentos, explosões, soterramentos e desacelerações súbitas, mas sem rompimento da parede torácica.

TIPOS E MECANISMOS DAS LESÕES

Pneumotórax

É a presença de ar no espaço pleural.

Espaço pleural é o espaço virtual existente entre a parede interna do tórax e o pulmão.

O pneumotórax pode ser decorrente tanto de traumatismo aberto (do tipo penetrante) quanto de fechado (Figs. 19.1A e B).

No trauma aberto, pode ocorrer a entrada de ar pela lesão da própria parede torácica (pneumotórax aspirativo), bem como escape de ar de um pulmão ou brônquio lesado – as duas situações preenchem de ar o espaço pleural.

No trauma fechado, como não existe comunicação entre o ambiente e o meio interno, o ar no espaço pleural será originário de uma lesão pulmonar ou brônquica.

Qualquer que seja a origem, a presença desse ar entre as pleuras parietal e visceral desfaz o vácuo que ali existe normalmente e, a cada movimento inspiratório, mais ar preencherá a cavidade torácica *por fora* do pulmão, dificultando sua insuflação e piorando gradativamente a respiração (absorção do oxigênio e liberação do gás carbônico) (Fig. 19.2A).

Uma das emergências médicas mais dramáticas ocorre no pneumotórax hipertensivo, quando a pressão do ar ao redor do pulmão é tão grande que leva a um colapso pulmonar total, desviando o coração e a traqueia para o lado oposto, dificultando também a expansão do pulmão contralateral. É rapidamente mortal e requer intervenção médica imediata.

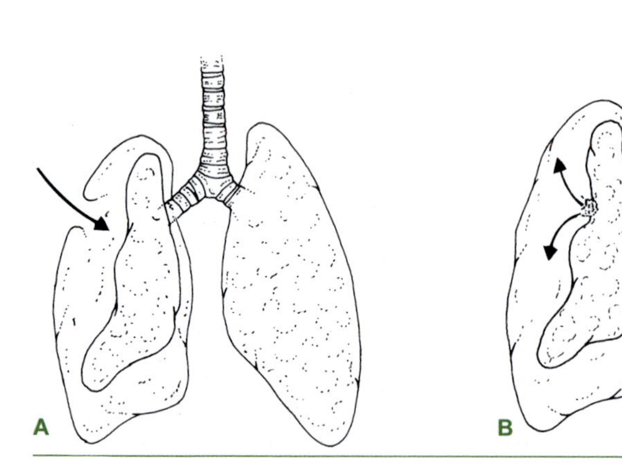

Fig. 19.1 – **A.** *Pneumotórax aberto;* **B.** *Pneumotórax fechado.*

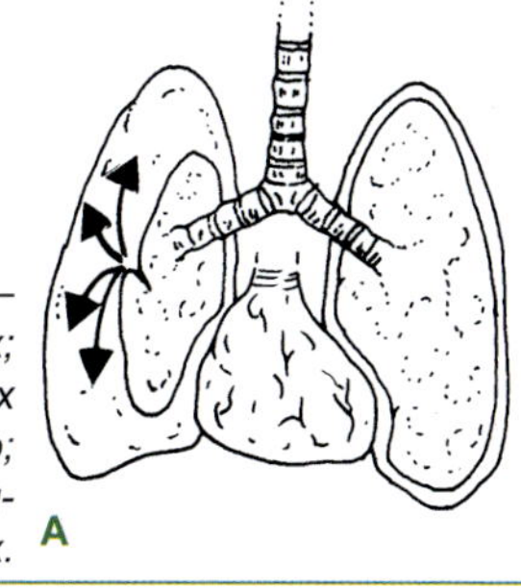

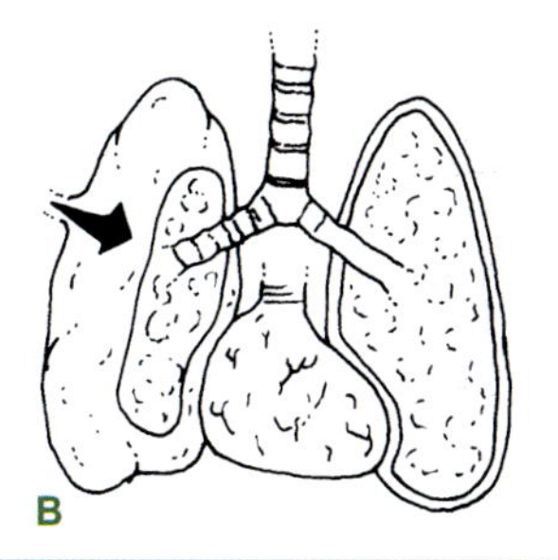

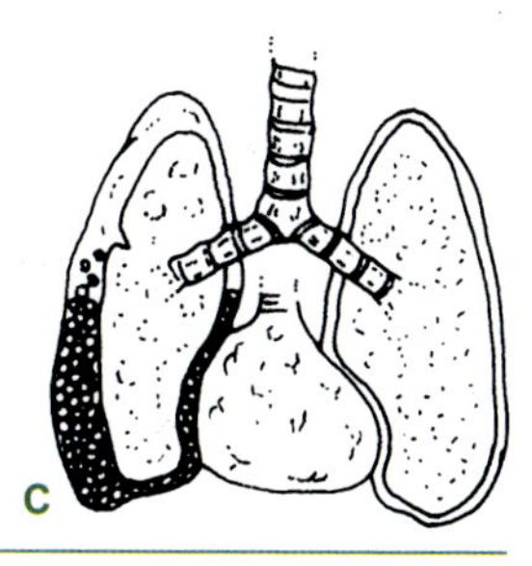

Fig. 19.2 – **A.** *Pneumotórax;* **B.** *Pneumotórax aberto;* **C.** *Hemopneumotórax.*

Hemotórax

É a presença de sangue no espaço pleural. Também pode ser decorrente de trauma aberto (penetrante) ou fechado (Fig. 19.2B).

No trauma aberto, o sangramento pode ser originário da própria parede torácica (lesão pulmonar, cardíaca, grandes vasos etc.).

No trauma fechado, o sangramento pode decorrer também da própria parede (fratura de costelas com lesão de vasos intercostais, por exemplo) e de lesões das estruturas internas (ruptura do coração, do pulmão, de grandes vasos), ocasionadas pela contusão propriamente dita, por costelas fraturadas ou por mecanismos de desaceleração.

O hemotórax tem comportamento semelhante ao pneumotórax, restringindo progressivamente a expansão pulmonar e dificultando a respiração, sendo inclusive frequente a associação de ambos (hemopneumotórax), que podem vir a ser uni ou bilaterais (Fig. 19.2C).

Equivalendo em gravidade ao pneumotórax hipertensivo, encontramos o hemotórax maciço, que também leva ao colapso pulmonar total do lado lesado e ao grave choque hipovolêmico. Da mesma forma, é rapidamente fatal e requer atuação médica imediata.

Tamponamento Cardíaco

É a presença de sangue entre o miocárdio (a camada muscular do coração) e o pericárdio (a membrana que o reveste).

Geralmente resulta de ferimentos penetrantes no tórax que atingem o coração. Mais raramente, é ocasionado por ruptura cardíaca decorrente de trauma fechado.

O extravasamento de sangue para esse espaço pericárdico leva a um comprometimento progressivo dos movimentos de contração e dilatação do coração, até a completa falência da *bomba cardíaca*. Esse quadro de choque cardiogênico também é rapidamente mortal e requer intervenção médica em caráter de urgência.

Fratura de Costelas

Bastante frequentes, as fraturas de arcos costais comprometem primariamente a ventilação, uma vez que a dor associada restringe os movimentos da parede torácica. Além disso, podem ocasionar lacerações pulmonares que acarretam em sangramento e/ou fuga aérea para o espaço pleural (hemotórax ou pneumotórax).

As fraturas de costelas podem ser isoladas ou escalonadas (múltiplas). São escalonadas quando três ou mais arcos costais são fraturados num mesmo lado.

O tórax instável (flácido ou paradoxal) aparece nas fraturas escalonadas quando cada arco costal sofre fratura em dois pontos, o que faz com que toda a região vizinha às lesões ósseas se deprima, *desabando* a cada inspiração, em vez de se expandir como o restante da caixa torácica. Essa é uma situação que ameaça à vida não pelas fraturas em si, mas pelo comprometimento pulmonar (lacerações, contusões, hemopneumotórax, geralmente associados) (Fig. 19.3).

Contusão Pulmonar

Normalmente, se manifesta algumas horas após um trauma fechado. É típica a história da vítima que estava bem na admissão em hospital e que, progressivamente, passou a apresentar dificuldade para respirar. Tal situação decorre do gradativo edema que se desenvolve no tecido pulmonar após um traumatismo mais intenso, e que vai impedindo a troca gasosa oxigênio-gás carbônico. Entre as lesões torácicas potencialmente letais de manifestação tardia, essa é a mais frequente.

SINAIS E SINTOMAS

- Dispneia – falta de ar em todas as lesões que provocam dificuldades para respirar, a saber: trauma de costelas, pneumotórax, tórax instável e, tardiamente, contusão pulmonar.
- Taquipneia (respiração acelerada) – na tentativa de aliviar a dor ou compensar a falta de ar, a vítima tende a respirar mais rapidamente, porém de forma mais superficial.
- Cianose (coloração azulada de mucosas e extremidades) – ocorre nas mesmas situações que promovem dispneia. Às vezes, é um sinal tardio de hipóxia ou não se manifesta.

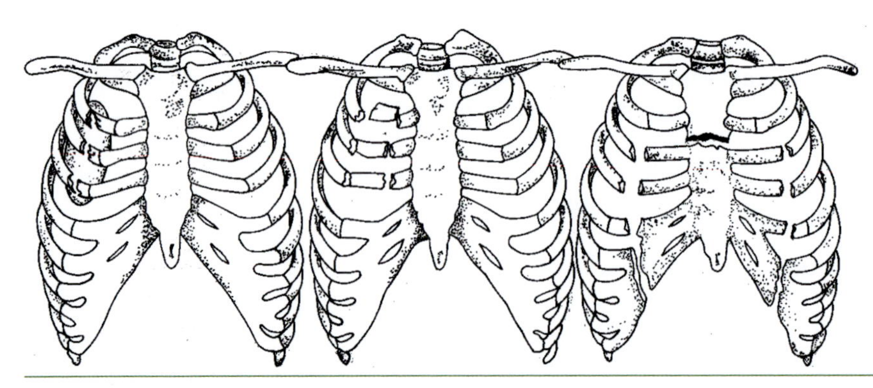

Fig. 19.3 – *Fraturas de costelas.*

- Dor – principalmente nas fraturas do arcabouço ósseo do tórax. As vítimas conscientes que apresentam pneumotórax usualmente se queixam também de dor no lado comprometido que leva à diminuição da expansividade torácica.
- Choque – sinais gerais de choque hipovolêmico (principalmente no hemotórax) ou cardiogênico (tamponamento cardíaco).
- Veias jugulares ingurgitadas (dilatadas) no tamponamento cardíaco e no pneumotórax hipertensivo (raramente no hemotórax maciço).
- Expansibilidade diminuída – os movimentos da caixa torácica ficam limitados, superficiais. Ocorre na fratura de costelas, no hemotórax e no pneumotórax.
- Desvio da traqueia – para o lado oposto à lesão, no pneumotórax hipertensivo e hemotórax maciço.

Observação: *às vezes, deve-se a traumatismo direto na própria traqueia.*

- Crepitação óssea nas fraturas do arcabouço ósseo (costelas, clavículas, escápulas, esterno).
- Enfisema subcutâneo, iniciando normalmente próximo a uma lesão da parede (ferida, fratura de costelas) ou do lado de um pneumotórax. Aumenta progressivamente, atingindo todo o tórax e espalhando-se pelo pescoço, face e, às vezes, por todo o corpo. Ocorre pela difusão do ar através dos tecidos, logo abaixo da pele (subcutâneo e músculos). Dá-nos a sensação de crepitação, como se estivéssemos pegando uma esponja. O enfisema subcutâneo não oferece risco de morte, nem requer tratamento. Importante, porém, é descobrir e tratar a sua causa.
- Alteração de ausculta (pulmonar ou cardíaca) – a diminuição ou ausência do som normal dos pulmões surge em qualquer situação que restrinja a expansão pulmonar (pneumotórax, por exemplo). Já o *abafamento* da ausculta do coração é característica do tamponamento cardíaco.
- Traumatopneia – acontece no pneumotórax aspirativo quando se visualiza a entrada e saída de ar (geralmente misturado com sangue) sob a forma de bolhas e acompanhadas de ruído característico.
- Uso da musculatura acessória – na tentativa de obter o ar que lhe falta, o organismo passa a fazer uso de musculatura acessória (intercostal, supraclavicular e da base do pescoço), que fica visível ao examinador.

TRATAMENTO

- Realizar o ABC.
- Liberar a via aérea.
- Administrar oxigênio em alto fluxo (10 a 15 L/min).
- Iniciar o tratamento de choque, se estiver presente, e aquecer a vítima.

- Caso a situação do paciente seja grave, solicitar presença imediata do médico, que realizará procedimentos avançados de suporte e reanimação.
- Posição da vítima: sentada, se estiver consciente e assim o desejar; decúbito lateral sobre o hemitórax lesado (o que facilita a expansão do hemitórax sadio) se as outras lesões do paciente o permitirem; decúbito dorsal se houver necessidade iminente ou imediata de reanimação, ou se lesões associadas impedirem o decúbito lateral.
- Curativo de três pontas – utilizando pedaços de luva ou plástico, criar um mecanismo valvular para os traumatismos abertos do tipo penetrante. Se houver objeto empalado no tórax, não tentar removê-lo; apenas imobilizá-lo para evitar lesões secundárias.

Para um curativo de três pontas, mantenha um dos lados dele sem fixar com esparadrapo. Se já houver um curativo oclusivo e o paciente piorar, remova uma das fixações, como na Figura 19.4, estabelecendo um mecanismo valvular.

ALGUMAS EMERGÊNCIAS NÃO TRAUMÁTICAS

- Pneumotórax espontâneo: ocorre por rompimento de uma bolha de ar no pulmão. Tem início súbito, com dor do tipo pontada, falta de ar, às vezes presença de enfisema subcutâneo. Fornecer oxigênio e transporte à vítima sentada ou deitada sobre o lado comprometido.
- Hemoptise (expectoração com sangue): pode ser em grande quantidade, mas raras vezes chega a provocar choque. Geralmente, se manifesta devido à tuberculose ou ao câncer de pulmão. Fornecer oxigênio e transporte ao hospital.
- Crise asmática: chiado no peito, dificuldade para soltar o ar, diminuição de expansividade do tórax e movimentos respiratórios rápidos, ofegantes e superficiais. Requer tratamento hospitalar. Fornecer oxigênio e transporte à vítima sentada.

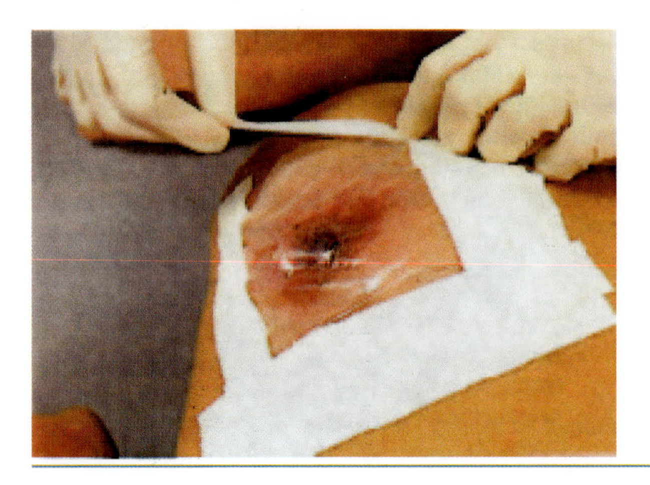

Fig. 19.4 – *Curativo de três pontas.*

- Pneumonia: tosse com catarro de cor esverdeada ou branca, muitas vezes com dor no peito e febre, que costuma ser alta (38 °C ou mais). O estado geral costuma estar muito comprometido. Surge depois de estado gripal, que não melhora. Em crianças e idosos pode causar a morte. Administrar oxigênio úmido e transportar ao hospital.
- Embolia pulmonar: um coágulo se solta geralmente em veia das pernas e entope a circulação do pulmão. O paciente apresenta dor súbita, cianose, falta de ar. Conforme a intensidade, a embolia provoca a morte. Ocorre em pessoas acamadas por muito tempo ou que estejam com trombose de veia da perna ou com fratura de ossos da perna e bacia. O tratamento é hospitalar. Transportar com oxigênio em posição semissentada.

20 Trauma de Abdome

Ricardo Rydygier de Ruediger (***in memoriam***)

INTRODUÇÃO

O abdome é uma cavidade do corpo humano que contém diversos tipos de estruturas, órgãos e vasos calibrosos, como:

1. Órgãos sólidos – fígado, baço, pâncreas, rins.
2. Órgãos ocos – esôfago, estômago, intestino delgado, intestino grosso, reto e bexiga.
3. Vasos calibrosos – aorta, artérias ilíacas, vasos mesentéricos, veia cava e veia porta.
4. Outras estruturas – diafragma, bacia e coluna.

As lesões traumáticas desses órgãos e estruturas podem levar à morte imediata por hemorragias e choque ou, tardiamente, por infecção.

O trauma abdominal leva as vítimas a óbito na fase inicial do atendimento devido a hemorragias não controladas.

As lesões abdominais ocorrem muitas vezes em associação a outras lesões, principalmente do tórax. As contusões e lesões penetrantes de abdome podem também estar associadas a lesões da cavidade torácica.

O abdome é sítio de lesões que frequentemente passam despercebidas e levam a complicações ou a óbito de causa evitável. A não localização dessas lesões ocorre principalmente pela dificuldade de diagnóstico, já que tanto o exame físico como os exames de imagem disponíveis na atualidade não excluem por completo a presença de lesão intra-abdominal.

O mecanismo do trauma é um dado fundamental, que deve ser passado pelo socorrista ao médico no hospital, pois é um fator importante de auxílio na elaboração da possibilidade diagnóstica da presença de lesão no abdome. Tendo em vista que as lesões do abdome cursam com hemorragias ocultas e que o melhor tratamento dessas lesões é o controle precoce do sangramento, os pacientes com traumatismo do abdome devem ser transportados o mais rapidamente possível a um centro de trauma para o devido diagnóstico e tratamento cirúrgico, que é a única forma de conter tais hemorragias. Qualquer retardo no encaminhamento desses pacientes é prejudicial à sua evolução.

CLASSIFICAÇÃO E MECANISMO DAS LESÕES ABDOMINAIS

O trauma abdominal pode ser fechado ou aberto.

Trauma Abdominal Fechado

Esse tipo de trauma, também conhecido como contusão do abdome, ocorre quando há transferência de energia cinética através da parede do abdome para os órgãos internos, lesando-os. Isso pode ocorrer em consequência de choque ou de compressão do abdome contra anteparos como painel, cinto de segurança abdominal, volante de veículos, choque de objetos como os de atividades esportivas, agressões, ondas de choque provocadas por explosões em casos de acidentes de trabalho. Nas crianças, é comum o choque contra equipamentos de recreação infantil, como balanços, gangorras ou lesões provocadas por guidão de bicicleta em casos de quedas. Outro mecanismo que leva a lesões de estruturas abdominais é a desaceleração súbita, que ocorre em quedas de desníveis como de muros, telhados e andaimes, levando à ruptura das estruturas abdominais sólidas ou ocas nos seus pontos de fixação. Enfim, trauma abdominal fechado pode ser definido como qualquer trauma contra a região abdominal que não leve à solução de continuidade da parede abdominal e que transfira energia lesando órgãos intra-abdominais. O trauma abdominal fechado pode estar associado à fratura da bacia, que leva à perda adicional de grande quantidade de sangue para a cavidade abdominal ou retroperitônio, sem sinais externos de hemorragia. O diafragma que separa o tórax do abdome pode se romper em contusões abdominais de vísceras, levando à migração do abdome para o tórax e comprometendo a expansão dos pulmões e a ventilação (Figs. 20.1 a 20.3).

Mecanismos de Lesão Abdominal por Trauma Abdominal Fechado

- Contusão.
- Compressão.
- Esmagamento.
- Desaceleração.

Trauma Abdominal Aberto

É quando ocorre solução de continuidade, ou seja, a penetração da parede abdominal por objetos, projéteis, armas brancas ou a ruptura da parede abdominal provocada por esmagamentos. A penetração pode ser limitada à parede do abdome sem provocar lesões internas ou penetrar na cavidade abdominal, lesando órgãos e estruturas do abdome (Fig. 20.4).

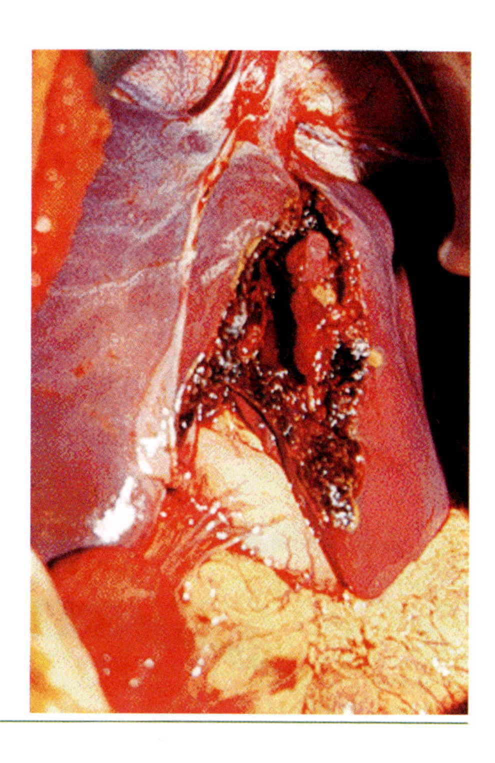

Fig. 20.1 – *Lesão do fígado devido à contusão do abdome.*

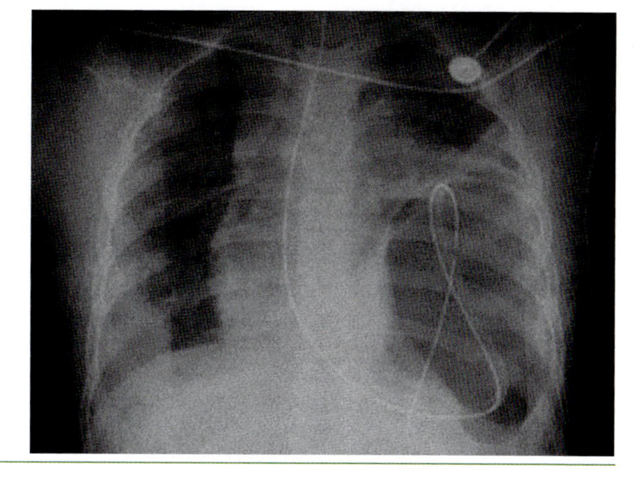

Fig. 20.2 – *Raios X com imagem de ruptura do diafragma; observe a imagem da sonda nasogástrica no tórax.*

Lembrar sempre que um projétil de arma de fogo ou uma arma branca podem lesar estruturas do tórax em associação a lesões do abdome e que lesões penetrantes no tórax abaixo do mamilo podem atingir o abdome. O ponto de penetração pode ser não somente a parede anterior do abdome, como também a parede lateral e a região dorsal ou lombar.

Objetos introduzidos na vagina, ou no reto, podem penetrar a cavidade abdominal pela lesão dessas estruturas, com grave repercussão. A penetração de algum objeto perfurante, como ferro, estaca, pedaços de

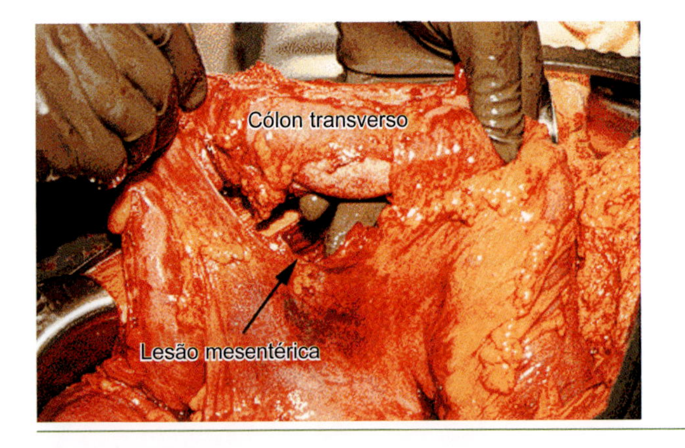

Fig. 20.3 – *Lesão do intestino grosso originada em colisão de veículo.*

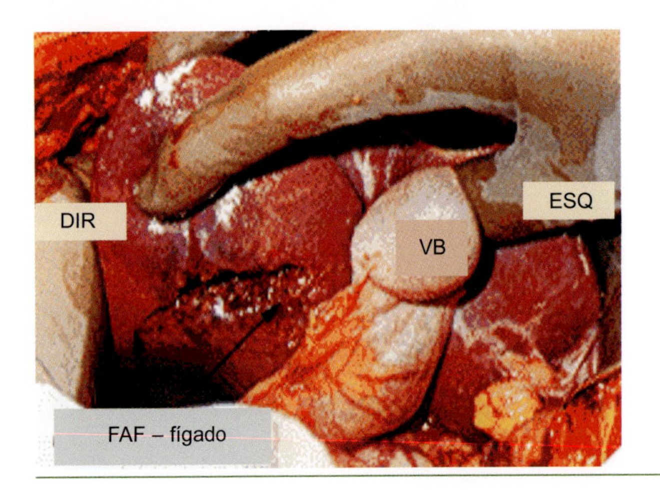

Fig. 20.4 – *Lesão penetrante de fígado, orifício de saída.*

madeira, é conhecida como empalamento (Fig. 20.5). A ruptura ou laceração dos órgãos ocos leva ao extravasamento do seu conteúdo, como fezes, alimentos, bile, suco gástrico ou pancreático, ou urina, levando à infecção conhecida como peritonite.

A lesão dos tecidos em ferimentos por arma de fogo não está restrita ao trajeto do projétil. Os projéteis transferem energia por cavitação e também pela evaporação de líquidos dos tecidos. Pode ocorrer formação de projéteis secundários (fragmentos de ossos que recebem energia transferida pelo projétil e deslocam-se em outras direções). A quantidade da cavitação ou da transferência de energia é proporcional à superfície da área no ponto de impacto, à densidade dos tecidos e à velocidade do projétil na hora do impacto. A lesão no ponto do impacto é determinada por:

1. Formato do projétil.
2. Posição do projétil em relação à superfície de impacto (se lateral ou perpendicular).
3. Fragmentação do projétil.

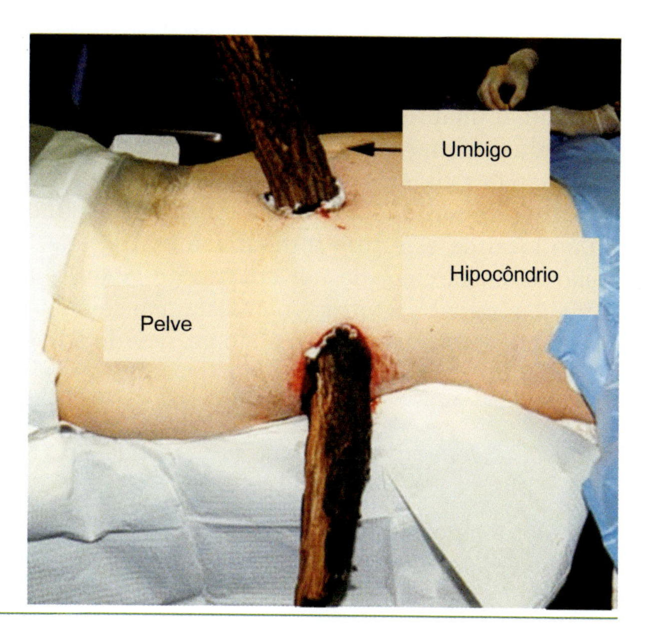

Fig. 20.5 – *Empalamento com tronco penetrando a cavidade abdominal.*

SINAIS E SINTOMAS DO TRAUMA ABDOMINAL

Nem todo trauma do abdome, seja ele penetrante ou fechado, leva a lesões internas. Porém, quando elas ocorrem, põem em risco a vida do paciente, seja por perda de sangue em quantidade e velocidade variáveis ou por infecção em consequência de extravasamento do conteúdo das vísceras ocas. Tanto a presença de sangue como de outras secreções, como fezes, suco gástrico, bile ou urina, provocam sintomas abdominais mais ou menos intensos. O grande problema é que esses sintomas algumas vezes podem ser leves, outras vezes, progressivos. Em outras situações esses sintomas podem estar diminuídos, alterados ou ausentes, como em vítimas inconscientes devido a traumatismo do crânio ou a intoxicações por álcool ou drogas, ou em vítimas com lesão da coluna e da medula espinal, em que a sensibilidade está alterada. Isso faz com que no trauma do abdome as lesões passem despercebidas numa avaliação inicial, agravando as condições da vítima e até contribuindo para a sua morte, seja por hemorragias ocultas não controladas, com perda contínua de sangue, seja por infecção.

Em algumas circunstâncias, a hemorragia inicial após o trauma pode estar contida por uma carapaça, limitando o sangramento. Após algum tempo, que pode variar de alguns minutos a algumas horas, essa carapaça rompe-se permitindo que ocorra uma segunda hemorragia, dessa vez não limitada, podendo levar à morte rapidamente, desde que não seja controlada. Esse mecanismo é conhecido como *ruptura em dois tempos* e ocorre mais frequentemente nos traumatismos do baço. Exemplificando, uma vítima que esteja bem na avaliação inicial no local do acidente pode desenvolver, durante o transporte ou na chegada ao hospital, uma hemorragia interna abdominal súbita sem sinais ou sintomas prévios.

A dor abdominal é o sintoma mais evidente e frequente nas vítimas com trauma abdominal. Ela é causada tanto pelo trauma direto na parede abdominal quanto pela irritação na membrana que recobre a cavidade abdominal e suas estruturas (peritônio), pela presença de sangue ou conteúdo das vísceras ocas que extravasam quando estas rompem. A dor da irritação peritoneal é difusa e não corresponde ao local do trauma ou ao local da estrutura intra-abdominal lesada. Exemplificando, uma lesão de baço, causada por colisão de veículo, provoca sangramento intra-abdominal – a vítima manifesta não somente dor no local do trauma como também em todo o abdome, devido à irritação que esse sangue extravasado provoca no peritônio.

A dor abdominal é o sintoma mais evidente no trauma do abdome.

A dor é geralmente acompanhada por rigidez da parede abdominal, chamada *abdome em tábua*. Esse sintoma é involuntário e está presente mesmo nas vítimas inconscientes.

Quando nos deparamos com vítima de trauma fechado em choque, devemos sempre pensar na possibilidade de lesão intra-abdominal.

O choque hipovolêmico desencadeado pela perda de sangue geralmente acompanha o trauma abdominal em vários graus de intensidade, dependendo da quantidade de sangue e da velocidade da sua perda. Muitas vezes, os sinais e sintomas do choque, como palidez, sudorese fria, pulso rápido e fino, ou ausente, cianose de extremidades e hipotensão arterial são os únicos sinais do trauma abdominal, visto que muitas dessas vítimas estão inconscientes e que o sangramento não é visível. Devemos sempre manter um alto índice de suspeita da possibilidade da presença de lesão abdominal em vítimas com choque hipovolêmico, mesmo que não apresentem dor ou rigidez do abdome. Para que o médico possa estabelecer um diagnóstico de lesão abdominal, o socorrista deve informar sobre o mecanismo da lesão do abdome, tal como invasão do habitáculo do veículo em colisão lateral, deformação do volante, uso do cinto de segurança abdominal, pressionando o abdome sem estar apoiado na bacia, desaceleração súbita em colisões em alta velocidade ou contra anteparos fixos como poste, muros, ou quedas de alturas. Essas informações devem ser anotadas na ficha de atendimento pré-hospitalar e repassadas ao pessoal responsável pelo atendimento hospitalar.

Sinais indicativos de lesão abdominal são: fraturas de costelas inferiores, equimoses, hematomas, ferimentos na parede do abdome, dorso e no tórax, abaixo do mamilo. A mesma energia que provoca uma fratura de costela, bacia ou coluna pode provocar lesão interna do abdome. O abdome escavado como se estivesse vazio é sinal de lesão do diafragma com migração de suas vísceras para o tórax.

Sinais Indicativos de Lesão Abdominal

- Fraturas de costelas inferiores.
- Equimoses da parede abdominal e da bolsa escrotal.
- Hematomas da parede abdominal.
- Ferimentos na parede do abdome, dorso e no tórax, abaixo do mamilo.
- Sangramento por uretra, vagina e reto.

Sintomas de Lesão Traumática do Abdome

- Dor no local do trauma.
- Dor difusa em todo o abdome (peritonismo).
- Rigidez de parede abdominal (abdome em tábua).
- Sintomas de choque hipovolêmico.

As lesões penetrantes são mais evidentes e mais facilmente identificáveis. Em alguns casos, essas lesões estão em locais menos visíveis, como no dorso, nas nádegas ou na transição do tórax com o abdome. As lesões penetrantes, principalmente as produzidas por arma branca, podem permitir a saída de vísceras abdominais como o intestino, o que é conhecido como evisceração.

Alguns outros sinais são indicativos de lesão intra-abdominal: o arroxeamento da bolsa escrotal (equimose escrotal) e sangramento pela uretra, reto ou vagina estão associados a fraturas da bacia, que geralmente são acompanhadas de lesão de estruturas do abdome.

TRATAMENTO PRÉ-HOSPITALAR DO TRAUMATISMO ABDOMINAL

No caso de trauma abdominal, a hemorragia é a prioridade a ser tratada por ser causa de morte nas primeiras horas. Nenhum tratamento instituído na fase pré-hospitalar do atendimento vai conter a hemorragia de órgãos e estruturas abdominais. Em algumas vítimas, essa hemorragia é mais lenta e dá uma certa estabilidade inicial, mas, caso não seja controlada, agrava as suas condições. Devemos nos preocupar em transportar a vítima o mais rapidamente possível ao hospital de referência e com medidas muitas vezes ineficazes, como curativos, acesso venoso e infusão de soro. O soro infundido na vítima sem controle prévio da hemorragia, por meio de cirurgia no hospital, muitas vezes até aumenta a perda de sangue. As medidas de acesso venoso e infusão de soro não devem e não podem retardar o transporte da vítima, mas são úteis em casos de transportes a longa distância, que demorem mais do que 20 minutos, ou quando não retardam o transporte da vítima. O acesso venoso pode ser feito durante o transporte.

A rapidez do transporte para o centro de trauma, a fim de controlar a hemorragia abdominal, pode determinar a sobrevivência ou a morte.

O médico coordenador deve ser comunicado rapidamente da natureza do trauma, do estado hemodinâmico, a partir da medida da pressão arterial e do pulso, e, caso o médico de área não esteja no local do acidente ou próximo a ele, a equipe deve ir-se deslocando ao hospital de referência após autorização do médico coordenador, sem maior demora. A ambulância pode ser interceptada no seu percurso ao hospital pelo médico de área para medidas de suporte avançado.

Aguardar o médico no local do acidente para fazer acesso venoso e infusão de soro retarda o tratamento cirúrgico e o controle da hemorragia, agravando as condições da vítima.

Algumas medidas podem ser tomadas pelos socorristas para minimizar os danos do estado de choque em decorrência do trauma abdominal:

1. Desobstruir as vias aéreas permitindo uma boa ventilação.
2. Ministrar oxigênio a 12 ou 15 L/min.
3. Elevar os membros inferiores (posição de choque).
4. Aquecer a vítima, evitando a hipotermia que agrava o estado de choque.
5. Controlar hemorragias externas de ferimentos ou imobilizar fraturas de ossos longos como fêmur e úmero da maneira mais rápida possível, sem retardo do transporte, para minimizar perdas adicionais de sangue.
6. A calça antichoque – se disponível e com autorização do médico coordenador e supervisão do médico de área – pode, em algumas situações, minimizar o estado de choque.

Em caso de evisceração (saída de vísceras abdominais por ferimentos abdominais), o socorrista deve limpar essas vísceras de detritos grosseiros com soro fisiológico e cobrir com plástico esterilizado próprio para este fim, ou com compressas úmidas, a fim de isolá-las do meio ambiente. Em hipótese alguma devemos tentar recolocar essas vísceras para dentro do abdome porque irá agravar o sangramento ou propiciar o extravasamento de fezes para dentro do abdome.

Em casos de objetos que penetram no abdome, como pedaços de ferro, madeiras ou outros, nunca se deve retirá-los. Devemos cortá-los, se necessário, e protegê-los para que não se movam durante o transporte. Esses objetos só podem ser retirados em centro cirúrgico, onde há condições de se controlar o sangramento.

RESUMO

- O trauma abdominal é frequentemente associado a outras lesões.
- O abdome é sítio de lesões que podem passar despercebidas.
- A dor abdominal é o sintoma mais frequente nos traumatismos do abdome, podendo ser localizada ou difusa.
- A hemorragia é a causa de morte na fase pré-hospitalar do atendimento de vítimas com trauma abdominal e só pode ser contida em hospital.

- O trauma abdominal pode ser fechado ou aberto.
- O transporte rápido ao hospital é fundamental no atendimento de vítimas com trauma abdominal.
- O acesso venoso e a infusão de líquidos ou outras medidas que retardem o transporte devem ser evitados.
- O acesso venoso e a infusão de líquidos são úteis nos casos em que a vítima está distante de um centro de trauma.

21 Trauma de Face

Ricardo Cesar Geenen Accioly Pinto
Paulo Tadeu Cachuba

INTRODUÇÃO

Além de serem dramáticos pela sua aparência, não podemos esquecer que os traumas que atingem a face também podem apresentar situações com risco de morte para as vítimas, além de frequentemente apresentarem outras lesões importantes associadas.

É comum a presença concomitante de obstrução das vias aéreas, de hemorragia severa e de lesões intracranianas e da coluna cervical. Todas as vítimas de trauma severo de face devem ser consideradas também portadoras de lesão de coluna cervical, até realizarem exames radiológicos que eliminem essa hipótese.

Apesar de os acidentes de trânsito serem responsáveis pelo maior número de casos de trauma severo de face, houve uma diminuição desses números com o uso obrigatório dos equipamentos de segurança nos automóveis, mas a violência urbana e doméstica vem respondendo por um número cada vez maior de casos. A maior parte dos traumas é da região nasal e mandibular.

FRATURA DOS OSSOS DA FACE

História

Saber o mecanismo de injúria é muito importante para a equipe que vai atender a vítima. A anamnese deve priorizar dados que facilitem o diagnóstico e a ação das equipes de emergência, como queixas visuais, parestesia ou anestesia facial e a capacidade para morder. Por exemplo, a visão dupla (diplopia) monocular pode significar descolamento de retina ou ruptura da córnea. Já a diplopia bilateral indica comprometimento da mobilidade ocular causada por lesões musculares, nervosas ou ósseas. Um dano do nervo infraorbital resulta em anestesia do lábio superior, enquanto a anestesia do lábio inferior geralmente se deve a uma fratura de mandíbula. A dificuldade de oclusão da boca pode ser devida a um trauma na articulação temporomandibular, ao espasmo do músculo masseter ou a perda de dentes.

Sinais e Sintomas

As fraturas múltiplas da mandíbula ou fraturas combinadas da mandíbula, maxilar e nariz podem causar obstrução das vias aéreas superiores e morte. A mandíbula é responsável pela manutenção da língua em sua posição anatômica e, nos casos de fraturas graves da mandíbula, a língua pode deslizar posteriormente e obstruir as vias aéreas.

Outra causa de obstrução das vias aéreas é a que resulta de um trauma severo da face, com edema importante das partes moles na região oronasal. Em alguns casos, ocorre um sangramento importante dentro da orofaringe, dificultando as manobras de liberação das vias aéreas e exigindo intervenção médica cirúrgica. Epistaxes de difícil controle podem ser decorrentes de fraturas do nariz, do maxilar ou da base do crânio.

Além das fraturas, as vítimas de trauma de face podem apresentar ferimentos cortocontusos, incisos, escoriações e lacerações que podem atingir grandes extensões.

Exame Físico

O diagnóstico depende de uma cuidadosa avaliação da vítima, com a inspeção e a palpação da face. Deve-se palpar gentilmente os contornos das órbitas, os ossos nasais, as arcadas dentárias superior e inferior e a região média da face, procurando-se dor, aumento de volume, crepitação, afundamento e movimentos anormais dos ossos. Verificar também a oclusão dentária.

As fraturas de órbita podem causar enoftalmia e assimetria dos globos oculares, com a vítima apresentando visão dupla (diplopia) como consequência.

Cuidados de Emergência

Realizar a abordagem primária (ABC) e a abordagem secundária, conforme já mostrado em capítulo específico, identificando e intervindo nas situações com risco de morte para a vítima, liberando suas vias aéreas e fazendo o controle das hemorragias. Pacientes com fraturas mandibulares apresentam um alto risco de evoluir com obstrução das vias aéreas, pois sem o suporte ósseo a língua tende a se deslocar, ocluindo a passagem do ar. Tendo sido liberadas as vias aéreas, a próxima prioridade passa a ser o controle da hemorragia.

Nas vítimas com um sangramento importante na cavidade orofaríngea, poderá ser necessária a intervenção médica com técnicas cirúrgicas que previnam a asfixia.

A intubação nasotraqueal é contraindicada nas vítimas com suspeita de fratura de base de crânio, pois a cânula endotraqueal poderá ser guiada, inadvertidamente, para o interior da cavidade craniana.

TRAUMATISMO OCULAR

Introdução

Um médico generalista bem preparado é capaz de resolver em torno de 70% dos casos de urgência oftalmológica, além de encaminhar de maneira correta a totalidade dos atendimentos.

O primeiro atendimento, realizado pelo médico socorrista, é de suma importância, pois ele pode diminuir as sequelas provenientes de um trauma ou queimadura ocular, evitando assim a evolução para a cegueira.

O trauma ocular, em geral monocular, é muito mais frequente em jovens do sexo masculino. Cerca de 80% dos envolvidos têm menos de 40 anos de idade; destes, entre 20 e 30% têm menos de 18 anos.

A Fig. 21.1 ilustra a anatomia do globo ocular.

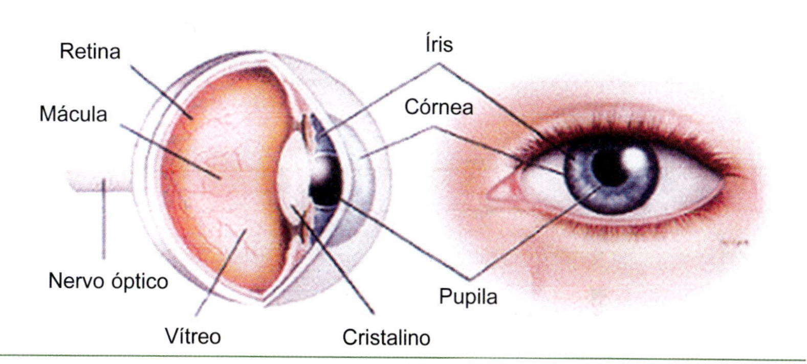

Fig. 21.1 – *Anatomia do globo ocular.*

Classificação

A – Lesão fechada: contusão, abrasão, laceração superficial.

B – Lesão aberta: laceração profunda, ferimento perfurante, ferimento penetrante profundo, ruptura, corpo estranho intraocular.

Perfurações Oculares

As perfurações oculares podem ocorrer no ambiente familiar, na atividade profissional, no trânsito e no lazer.

Com a obrigatoriedade do uso de cinto de segurança veicular e a existência de *airbag* em um considerável número de veículos, houve uma diminuição expressiva no número de perfurações oculares sofridas em acidentes automobilísticos. As perfurações oculares em acidentes automobilísticos estão relacionadas, em 80% dos casos, a lesões palpebrais.

Já no ambiente doméstico, são mais comuns em crianças, predominantemente na faixa de 1 a 10 anos de idade, geralmente provocadas em acidentes com objetos pontiagudos (tesoura, faca, prego, garfo etc.)

Sinais: em caso de pupila distorcida, pigmentação da conjuntiva (pigmentos provenientes da camada uveal) e câmara anterior rasa, deve-se suspeitar de perfuração ocular. Muitas vezes, uma hemorragia subconjuntival intensa pode camuflar uma rotura de globo ocular, situação que sugere cirurgia exploradora.

Cuidados: deve-se ter cautela na manipulação do olho e evitar comprimi-lo, procurando manter a vítima em decúbito dorsal. Esta posição ajuda a preservar os líquidos intraoculares (humor aquoso e vítreo), evitando seu extravasamento.

Em caso de corpo estranho alojado e suspeita de perfuração concomitante, procurar não removê-lo, pois sua retirada poderia provocar perda do tônus ocular.

Em caso de objetos protuberantes, colocar bandagens, com a finalidade de apoiá-los; no caso de objetos não protuberantes, colocar tampão metálico ou de plástico, com a finalidade de proteger o olho.

As Figuras 21.2 a 21.4 mostram lesões resultantes de perfurações oculares.

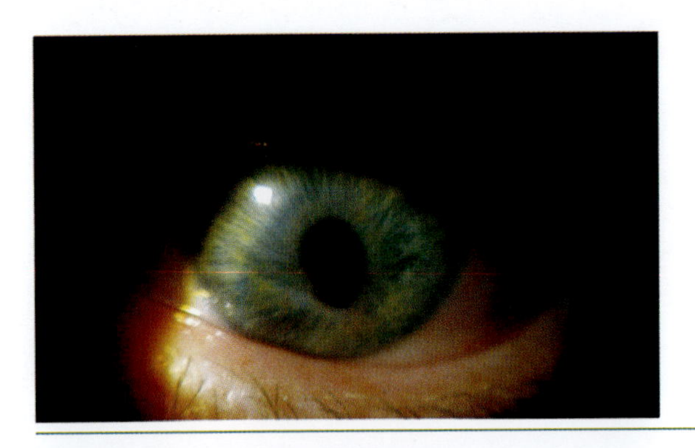

Fig. 21.2 – *Pupila distorcida em um caso de perfuração na córnea.*

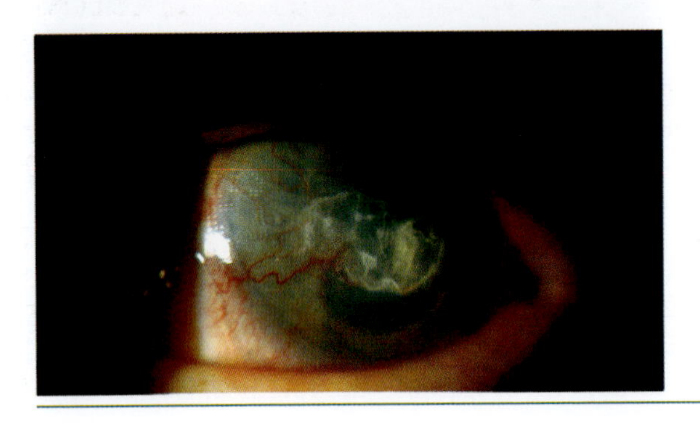

Fig. 21.3 – *Sequela de um trauma contuso provocado por um galho de árvore. Observa-se o leucoma (opacidade de córnea).*

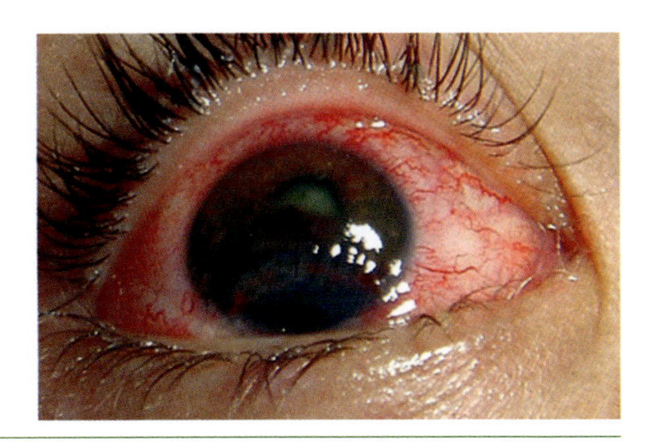

Fig. 21.4 – *Caso de perfuração ocular com formação de catarata no momento do trauma. Realizou-se sutura por médico especialista.*

O curativo oclusivo deve ser colocado em posição diagonal, permitindo que a vítima possa falar e mastigar sem limitações (Fig. 21.5).

Em casos de suspeita de perfuração ocular, não fazer o curativo compressivo, procurando deixá-lo frouxo. Na falta de gaze, pode-se improvisar a proteção com um copo de café descartável até o atendimento hospitalar.

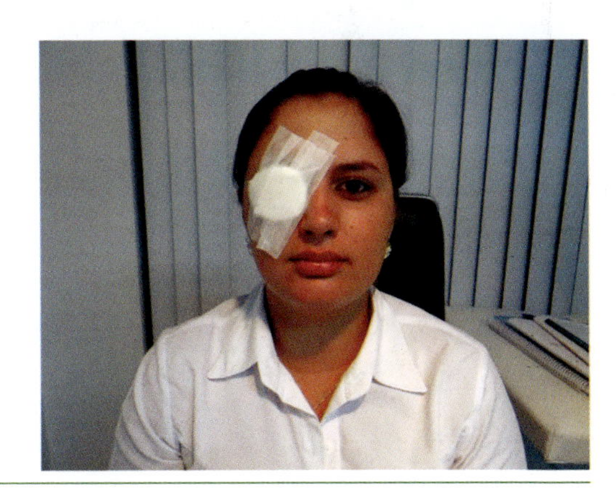

Fig. 21.5 – *Curativo oclusivo colocado corretamente, em posição diagonal.*

Efeitos do *Airbag* sobre o Globo Ocular

A explosão de abertura do *airbag* dura cerca de 30 milésimos de segundo, a uma velocidade de 250 a 300 km/h. O dispositivo pode causar lesões, devido ao impacto da explosão e à exposição a componentes químicos oriundos do *airbag*, como amônia, hidróxido de sódio e aerossol.

Atualmente, as montadoras de veículos empregam menos produtos tóxicos no *airbag*, substituindo-os por produtos não tóxicos, como a azida de sódio. Medidas como essa diminuem as ceratites químicas provocadas pelo equipamento.

Para minimizar os efeitos nocivos da explosão do *airbag*, recomenda-se que a distância entre o rosto do condutor e o volante do veículo seja em torno de 45 cm.

Lesões que podem ser provocadas pelo trauma:

- Abrasão corneana.
- Luxação de cristalino.
- Hemorragia na câmara anterior (hifema) (Fig. 21.6).
- Hemorragia subconjuntival (Fig. 21.7).
- Hemorragia vítrea.
- Descolamento de retina.

Perfurações oculares raramente acontecem; quando existentes, são associadas ao uso de óculos com lentes de vidro.

A ceratite química, geralmente alcalina, deve ser cuidadosamente lavada com soro fisiológico.

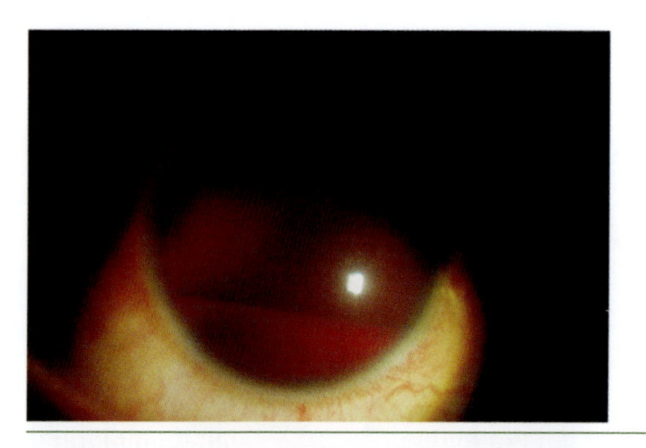

Fig. 21.6 – *Hemorragia na câmara anterior (hifema). Casos como esse devem ser encaminhados ao especialista, para avaliação mais detalhada das estruturas internas do olho.*

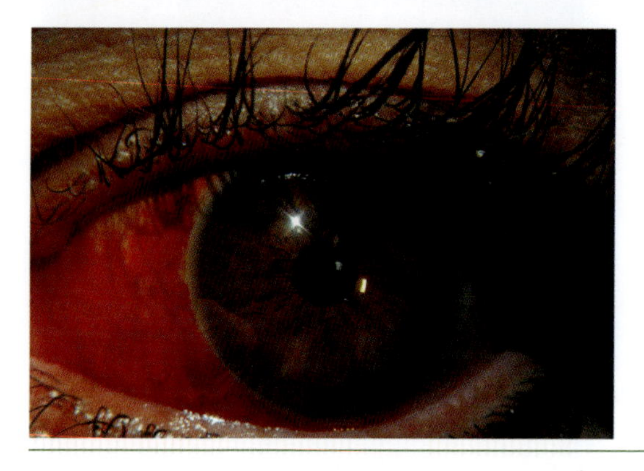

Fig. 21.7 – *Hiposfagma (hemorragia subconjuntival). O quadro geralmente é benigno, com a absorção espontânea do sangue em 15 a 25 dias sem deixar sequelas.*

Corpo Estranho sobre a Córnea e a Pálpebra Superior

É frequente a presença de pequenos corpos estranhos alojados na córnea e na pálpebra superior, provocando extremo desconforto para a vítima (Fig. 21.8). Se estiverem localizados superficialmente na córnea, deve-se tentar removê-los com o auxílio de um cotonete, com muito cuidado, para não lesar ainda mais o epitélio (Fig. 21.9A). Se estiverem localizados na pálpebra superior, deve-se proceder à eversão da pálpebra superior e removê-los com o auxílio de um cotonete ou com a ponta de uma gaze estéril (Fig. 21.9B). Diante da dificuldade em retirá-los, contudo, a melhor conduta é a oclusão e o encaminhamento da vítima para atendimento especializado.

Em algumas ocorrências, os corpos já não se encontram no olho, mas o sintoma persiste – isto se deve geralmente a um defeito epitelial, que cicatriza rapidamente, em 24 a 48 horas. Nesses casos, o médico deve controlar a dor e prevenir infecção mediante a aplicação de pomadas ou o uso de colírios antibióticos.

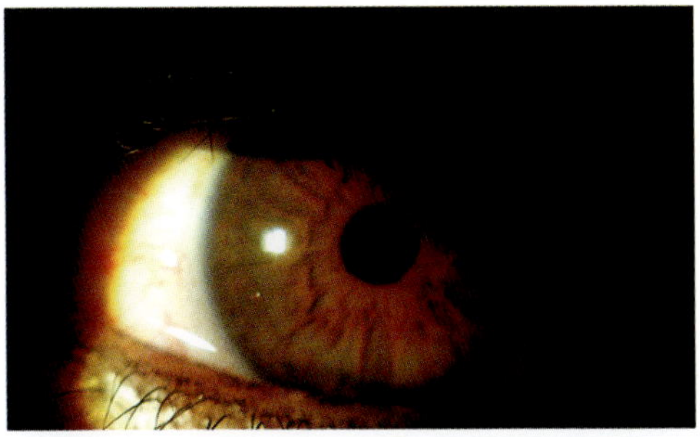

Fig. 21.8 – *Corpo estranho sobre a córnea e a pálpebra superior.*

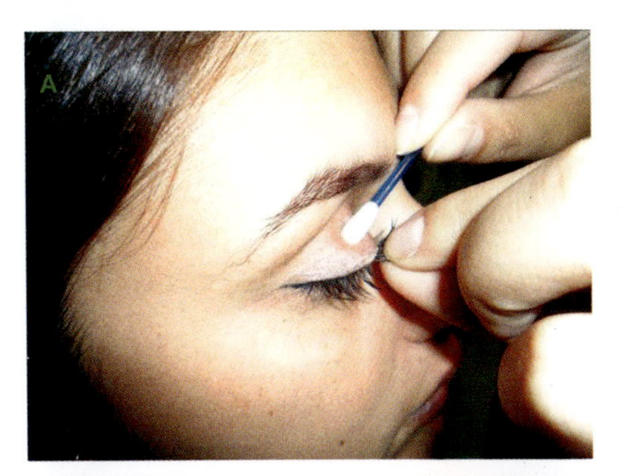

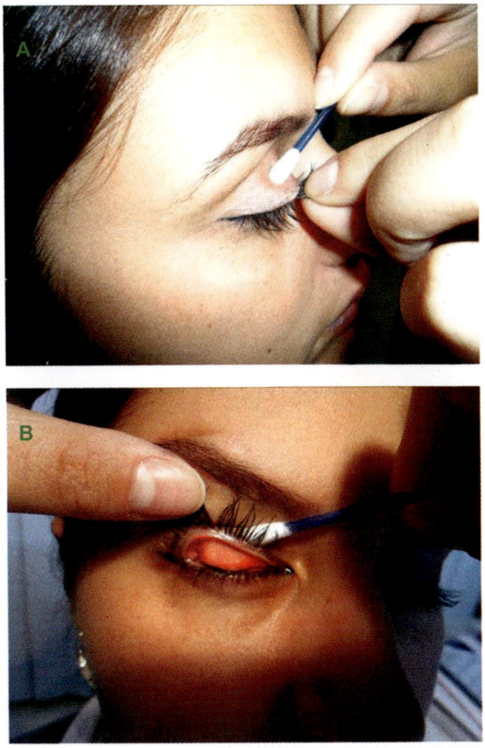

Fig. 21.9 – **A e B.** *A eversão da pálpebra é facilitada com o auxílio de um cotonete e a solicitação para que a vítima olhe para baixo.*

Queimaduras Químicas

As queimaduras químicas podem ser provocadas por substâncias ácidas ou alcalinas (Fig. 21.10). Estão relacionadas geralmente a acidentes de trabalho e podem levar à cegueira se não forem tratadas adequadamente já no primeiro atendimento. As queimaduras químicas são responsáveis por 7 a 10% dos traumas oculares.

O grau de gravidade da lesão ocular dependerá do agente químico e do tempo de exposição a esse agente. Um parâmetro importante de prognóstico do quadro é o grau de opacidade da córnea.

O mais importante no pronto-atendimento é a lavagem copiosa com água corrente ou soro fisiológico, no local do acidente, procedimento que pode levar de 20 a 30 minutos (Fig. 21.11).

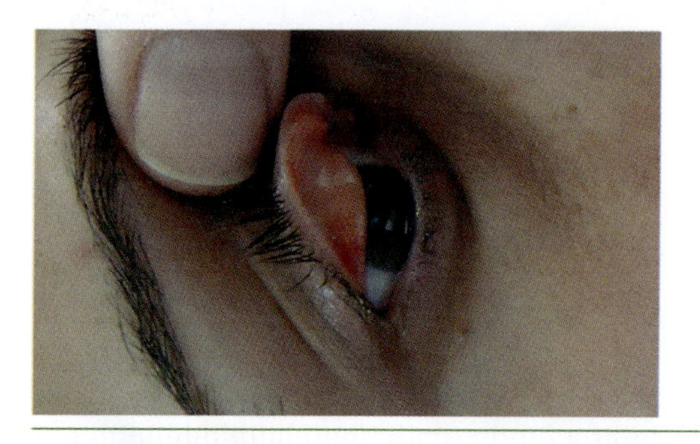

Fig. 21.10 – *Eversão das pálpebras para afastar a presença de resíduos, principalmente em queimaduras provocadas por substâncias alcalinas.*

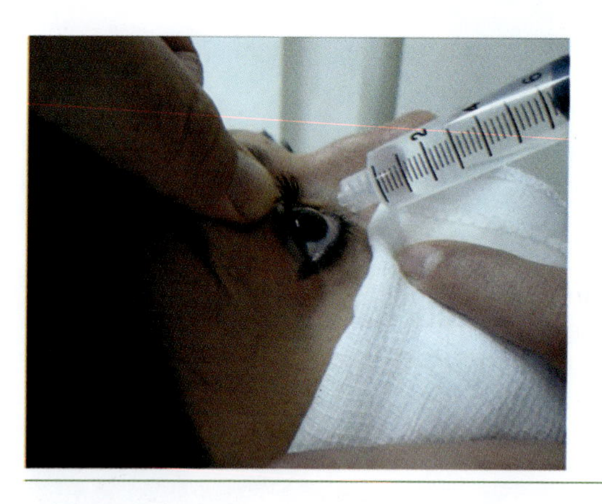

Fig. 21.11 – *Lavagem por 20 a 30 minutos, podendo se utilizar um tecido para ajudar a segurar a pálpebra inferior e proteger o ouvido.*

Queimaduras por Álcali

Queimaduras provocadas por substâncias alcalinas são mais frequentes e mais graves, pois causam lesões mais profundas devido à reação de saponificação, que facilita a entrada desses agentes nos tecidos (Fig. 21.12). Podem atingir as estruturas mais internas do olho (íris, cristalino, vítreo e retina) e levam, com certa frequência, ao aumento da pressão ocular e à isquemia do segmento anterior e sua necrose. É de suma importância a eversão da pálpebra superior para verificar a presença de detritos alcalinos que possam estar escondidos nesta região.

Os agentes mais frequentes são: cal da construção civil (Ca (OH)^2), soda cáustica (NaOH), amônia (NH_3), hidróxido de potássio (KOH) e a bomba de cal (dispositivo que utiliza uma garrafa de plástico descartável com água e cal virgem em seu interior, cujo fechamento produz uma reação química que provoca o aumento da pressão e a explosão da garrafa).

A cal é o agente mais comum e menos agressivo em comparação com a amônia e a soda cáustica, que penetram em minutos na câmara anterior.

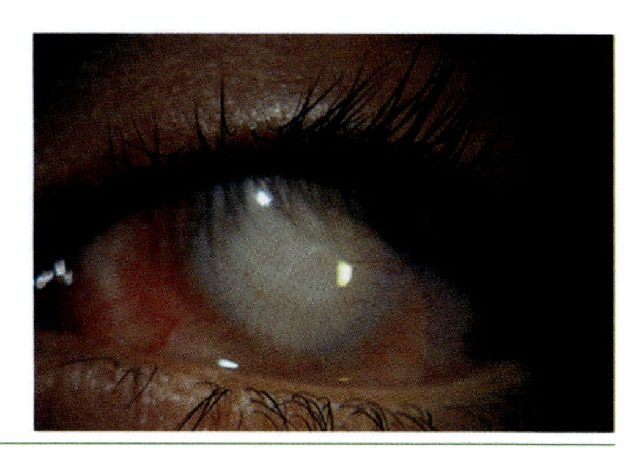

Fig. 21.12 – *Queimadura provocada por substância alcalina.*

Queimaduras por Ácidos

Queimaduras provocadas por ácidos são menos frequentes e tendem a ser mais superficiais devido à precipitação de proteínas (coagulação), que agem como uma barreira mecânica à penetração da substância ácida, lesando com mais frequência apenas a conjuntiva e córnea. A exceção são queimaduras causadas por ácido fluorídrico (de baixo peso molecular e pequeno tamanho), que podem penetrar na câmara anterior.

Os agentes ácidos mais comuns que provocam lesões são: ácido sulfúrico (bateria de carro), ácido sulfuroso (clarificantes), ácido hidroclorídrico (limpadores de piscina).

As queimaduras por gás lacrimogêneo são de natureza menos grave. Na maioria das vezes, provocam conjuntivite química.

Queimaduras Térmicas e por Radiação

Queimaduras térmicas que lesem o aparelho visual são menos frequentes, devido aos reflexos de defesa do olho, como o fechamento palpebral e o reflexo de Bell, sendo a pele da pálpebra a mais atingida. As mais comuns são as provocadas por cinzas de cigarro, fogos de artifício, água fervente ou metal em altas temperaturas (principalmente alumínio incandescente) e descargas elétricas. Quando extremamente dolorosas, podem ter acometido a córnea.

Em queimaduras graves da pele observar as vias aéreas, pois em alguns casos a intubação é necessária. O curativo oclusivo deve ser colocado bem frouxo, tendo em vista que o uso prolongado de curativos facilita o surgimento de infecções e o acúmulo de secreções.

A queimadura provocada por radiação, a mais comum, é causada pela exposição à radiação ultravioleta (como na operação de equipamento de solda elétrica sem a utilização de óculos ou escudo de proteção). Nesses casos, a vítima geralmente se queixa de dor ocular, fotofobia, lacrimejamento e sensação de corpo estranho, cerca de 6 a 10 horas após o contato, reações essas causadas pela ceratite *puntata*. O tratamento indicado é a oclusão e a utilização de colírios cicloplégicos e pomadas com antibióticos, que atenuam o sintoma doloroso enquanto ocorre a cicatrização do epitélio corneano.

Resumo no atendimento pré-hospitalar:

- *O exame da motilidade ocular só deve ser realizado se descartada a possibilidade de perfuração ocular.*
- *Em caso de queimadura química, o mais importante no pré-atendimento pré-hospitalar é a lavagem copiosa com água corrente por 20 a 30 minutos.*
- *Em caso de perfuração ocular, não comprimir o olho e não retirar objetos empalados.*
- *Caso haja suspeita de perfuração ocular sem presença de objeto empalado, fazer curativo oclusivo frouxo e não utilizar pomada.*
- *Nas vítimas de queimaduras por substâncias químicas, após a lavagem, pode-se usar colírio cicloplégico/atropina, com a finalidade de diminuir a dor e evitar sinéquias endo-oculares.*
- *Em caso de utilização de* airbag, *suspeitar de ceratite química.*
- *Na presença de corpo estranho superficial na córnea, após tentativas infrutíferas de retirá-lo, não mobilizar o paciente; fazer curativo oclusivo e encaminhá-lo ao especialista.*

TRAUMATISMO DOS OUVIDOS

Diagnóstico

Lesões do ouvido externo (orelhas) geralmente apresentam-se como contusões, abrasões e lacerações, causadas por raspões ou traumas diretos. As lesões do ouvido médio e interno são frequentemente causadas por explosões ou fraturas da base do crânio. Costuma haver saída de líquor pelo conduto junto com sangue (Fig. 21.13A e B).

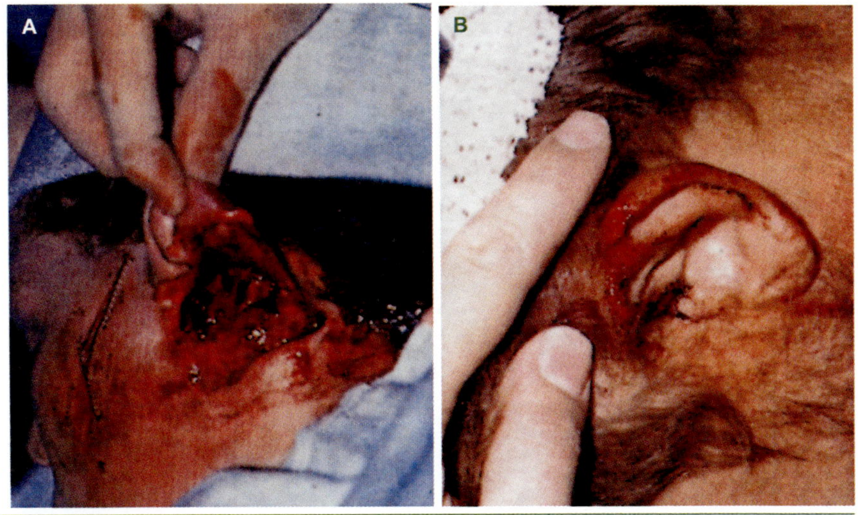

Fig. 21.13 – A e B. *Ferimento de orelha.*

As lesões causadas por explosões ou pressão externa causam dor aguda, sangramento e/ou drenagem de fluidos e vertigem (sensação vertiginosa de perda do equilíbrio).

Atendimento de Emergência

As lacerações e abrasões do ouvido externo podem ser tratadas com curativos compressivos de gaze estéril, destinados a controlar o sangramento e a prevenir infecção. Em orelha seriamente mutilada, aplicar curativo espesso, sem compressão, entre a orelha e o crânio, e sobre a própria orelha, e transportar a vítima.

Havendo ferimentos no conduto auditivo externo, posicionar cuidadosamente uma bolinha de algodão estéril sobre o ferimento e recobrir a orelha com gaze estéril, antes de transportar a vítima.

As lesões do ouvido interno causadas por explosões ou rajadas são em geral muito dolorosas e sangram bastante. Não fazer qualquer tentativa de limpar o conduto auditivo, retirar coágulos ou ocluir o conduto. Colocar o curativo bem frouxo, apenas para absorver os fluidos, mas não para controlá-los.

TRAUMATISMO DO NARIZ

Diagnóstico

Lesões do nariz são comuns nos traumas, resultando em epistaxes (sangramento), edemas e fraturas, e causando dificuldade para respirar.

A epistaxe é geralmente óbvia e varia de moderada a severa, dependendo do tipo e local da lesão. Sintomas de fratura de ossos do nariz incluem epistaxe, dor, edema e, geralmente, algum grau de deformidade, mobilidade de ossos nasais e equimoses de face (Fig. 21.14A e B).

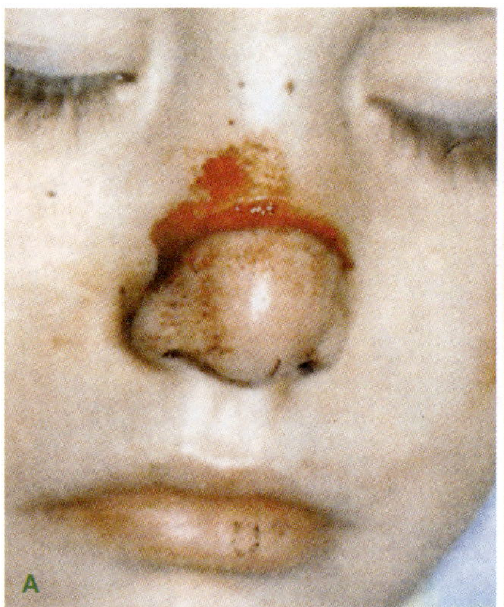

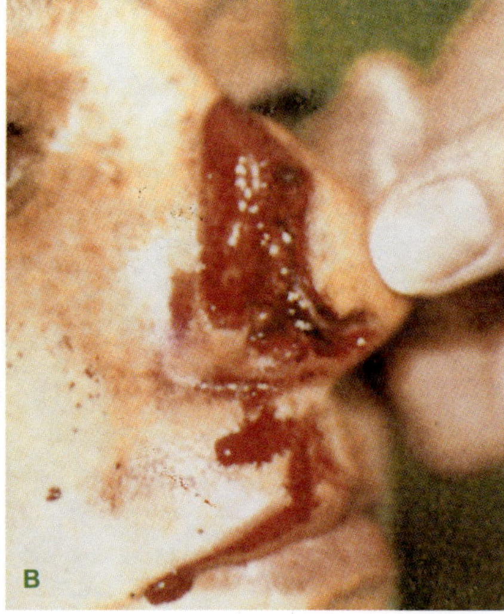

Fig. 21.14 – A e B. *Ferimento de nariz.*

Atendimento de Emergência

Nos cuidados com a epistaxe resultante de trauma, examinar cuidadosamente o líquido eliminado para ter certeza de que não haja líquor (fluido cerebroespinhal) misturado ao sangue.

Caso haja líquor, suspeitar de fratura da base do crânio e colocar a vítima em decúbito lateral para permitir a drenagem. Não fazer qualquer tentativa de parar o sangramento.

Não havendo líquor misturado ao sangue, tentar conter o sangramento. A epistaxe geralmente cessa quando se forma um coágulo contra o ponto de sangramento. Para ajudar na coagulação, fazer compressão sobre as narinas com polegar e indicador, por 4 ou 5 minutos. O frio também provoca vasoconstrição dos tecidos no local de sangramento. Por isso, a aplicação de panos frios molhados no nariz, face e pescoço costuma ser efetiva. Posicionar a vítima sentada, com a cabeça levemente fletida para trás. O tamponamento nasal com gaze é procedimento médico.

Havendo fratura, realizar curativos para conter o sangramento e prevenir infecções, e encaminhar ou transportar a vítima ao hospital.

TRAUMATISMO NA BOCA

Feridas Cortocontusas na Cavidade Bucal (Língua, Bochechas e Gengivas)

Aspirar secreções e, se for necessário, fazer compressão com gaze (Fig. 21.15).

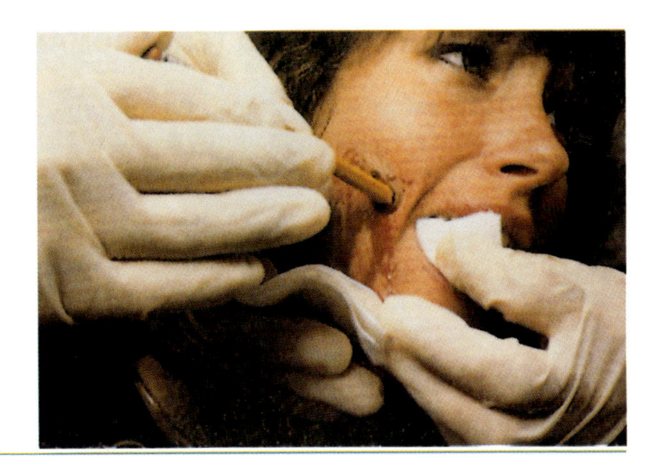

Fig. 21.15 – *Ferimento de bochecha.*

Fraturas

Do Alvéolo Dentário com Avulsão (Arrancamento) do Dente

- Recuperar o dente o mais rápido possível e limpá-lo com soro fisiológico.
- Limpar o alvéolo dentário com soro fisiológico.
- Recolocar o dente no alvéolo, na posição mais correta possível.
- Levar o paciente ao hospital e informar sobre o dente reposicionado para que seja providenciado atendimento especializado com imobilização do dente.

Do Alvéolo Dentário com Intrusão (Penetração) do Dente na Arcada Óssea

- Limpeza, curativo e encaminhamento ou transporte para atendimento odontológico.

Da Coroa do Dente

- Encaminhar com a coroa para atendimento odontológico.

FRATURA DE MANDÍBULA

Após as fraturas nasais, as fraturas de mandíbula são o segundo tipo de fratura facial mais comum. Pelas características da mandíbula, geralmente estas fraturas são múltiplas e incapacitantes. Os pacientes apresentam má oclusão e dor aos movimentos da boca. Deve-se avaliar a abertura da boca nesses pacientes e procurar por lacerações intraorais, assim como determinar se a fratura é fechada ou exposta. Procurar entre os dentes por lesões gengivais.

LUXAÇÃO DA ARTICULAÇÃO TEMPOROMANDIBULAR

O deslocamento da articulação temporomandibular pode ocorrer após um trauma contuso da mandíbula, após crises convulsivas ou pela excessiva abertura da boca. Ocorre uma protusão do osso, deslocando-o lateralmente e para a frente.

Deverá ser transportada a vítima de imediato, e realizada a redução dessa luxação por um médico no pronto-socorro.

22 Trauma na Criança

Jarbas Machado Valente dos Santos

INTRODUÇÃO

Na maior parte do mundo, o trauma ocupa a primeira causa de morte na infância; por isso, sua grande importância. Como se isso não bastasse, para cada óbito, outras três crianças ficarão com sequelas graves de suas lesões.

Consideramos crianças traumatizadas aquelas na faixa etária compreendida entre zero e 13 anos completos. Existem várias características psicológicas e fisiológicas que as diferenciam da população adulta.

Deve-se ter em mente: criança não é um adulto pequeno, não devendo ser tratada como tal.

Psicologicamente, as crianças em geral temem pessoas estranhas e se atemorizam com situações novas e desconhecidas. No atendimento à criança consciente que sofreu algum tipo de trauma, o profissional deve ser gentil, paciente e carinhoso, procurando transmitir à criança confiança e tranquilidade.

Dessa forma, o socorrista pode estabelecer um vínculo com a criança e essa se tornar colaborativa, diminuindo a tensão da situação e favorecendo o atendimento.

As imobilizações, curativos e tratamentos a serem ministrados, quando possível, devem ser explicados previamente e feitos com o máximo de cuidado, utilizando-se os materiais de tamanho adequado.

Os pais ou conhecidos da criança devem ficar junto à vítima, exceto nos casos em que por desconforto emocional atrapalhem a condução do atendimento.

DIFERENÇAS ENTRE A CRIANÇA E O ADULTO

Temperatura Corporal

A criança tem, proporcionalmente ao adulto, maior área de superfície corporal, menor quantidade de tecido adiposo e conectivo;

logo, tem maior probabilidade de troca de calor. Em função disso, ela tem maior tendência à hipotermia – essa situação poderá agravar o estado geral da criança traumatizada.

Maior Risco de Lesões Sistêmicas

Por causa da menor massa corporal da criança, a energia aplicada pelo trauma é absorvida mais intensamente pelo seu corpo, resultando com mais frequência em lesões de múltiplos órgãos. A menor massa muscular e de tecido adiposo, além da proximidade dos órgãos internos, também são fatores que contribuem para o maior número de lesões múltiplas.

Esqueleto

A criança apresenta seu esqueleto ainda não totalmente calcificado e em fase de crescimento, sendo mais flexível, com maior elasticidade do que o esqueleto do adulto. Por essas razões, frequentemente ocorrem lesões de órgãos internos sem fraturas associadas.

Exemplo: as fraturas de costelas são raras na criança traumatizada, porém a contusão pulmonar é muito mais frequente.

Efeitos em Longo Prazo

As lesões na criança costumam levar a uma maior morbidade (maior número de sequelas), pois muitas vezes causam alterações no seu crescimento e desenvolvimento. Ao contrário dos adultos, a criança não só deve se recuperar do episódio traumático, como também deve continuar seu processo normal de crescimento e desenvolvimento.

Equipamentos

Devido à grande variação de tamanho das vítimas pediátricas, é necessário que o socorrista conheça os diversos tipos e tamanhos dos materiais que serão utilizados, para com isso evitar erros no atendimento. É bom ressaltar que algumas vezes poderá ser necessária a improvisação.

Vias Aéreas

O principal objetivo na avaliação inicial da criança traumatizada é restaurar ou manter uma oxigenação adequada, sendo a via aérea a primeira prioridade, junto com o controle cervical.

Anatomia

Existem diferenças na via aérea da criança em relação ao adulto, como: quanto menor a criança, maior é a desproporção entre o tamanho do crânio e a face, sendo assim, mantém naturalmente a posição da flexão

(Fig. 22.1), com probabilidade maior para obstrução da via aérea. O uso de coxim posterior interescapular de aproximadamente 2 ou 3 cm facilita a correção da posição, deixando a criança em *posição de cheirar,* sendo esta mais fisiológica e adequada (Fig. 22.2).

Na criança maior – adolescente, existe uma proporção entre a região occipital e o dorso (escapular), não havendo necessidade do uso do coxim (Fig. 22.3).

Proporcionalmente, os tecidos moles (língua, amígdalas etc.) são maiores em relação aos adultos, sendo mais predispostos a causar obstrução da via aérea na vítima inconsciente.

A traqueia é menor do que nos adultos (p. ex., no bebê tem ± 5 cm de comprimento), necessitando de maior cuidado pelo risco maior de intubação seletiva e barotrauma.

Atendimento

As prioridades são as mesmas que as do adulto, seguindo a sequência do ABC.

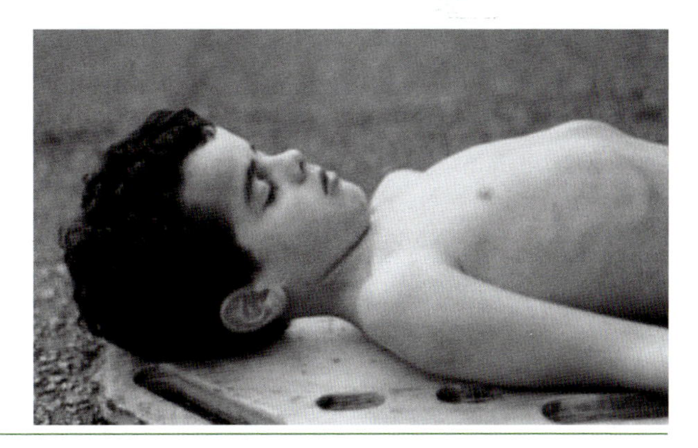

Fig. 22.1 – *Posição de flexão.*

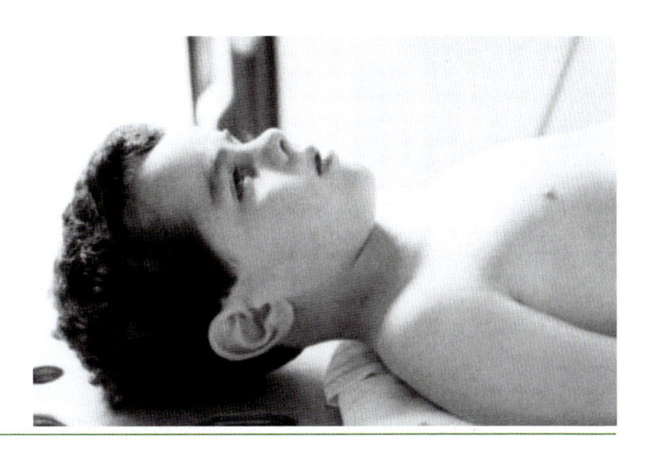

Fig. 22.2 – *Posição de cheirar.*

Dependendo da condição da via aérea e do grau de consciência, poderão ser utilizados métodos não invasivos como oferta de oxigênio com máscara 10 a 12 L/min, com ou sem manobras manuais (tração do mento e elevação da mandíbula – Figs. 22.4 e 22.5).

No caso de vítima inconsciente, poderão ser necessários métodos mecânicos de manutenção e permeabilidade das vias aéreas.

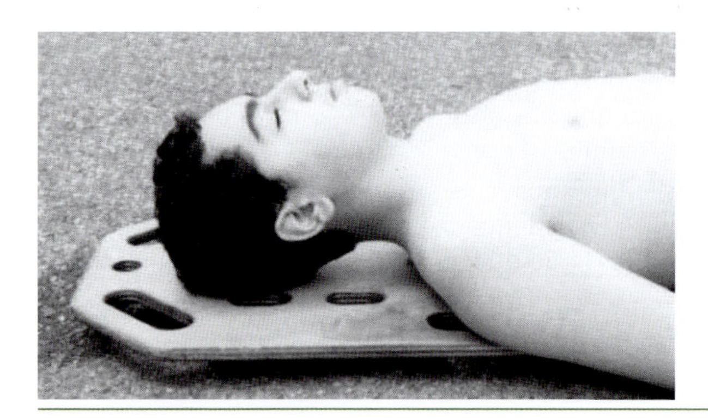

Fig. 22.3 – *Posição neutra.*

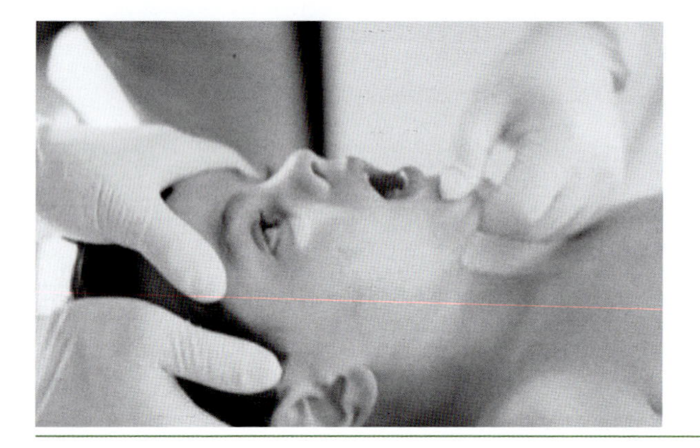

Fig. 22.4 – *Tração do mento.*

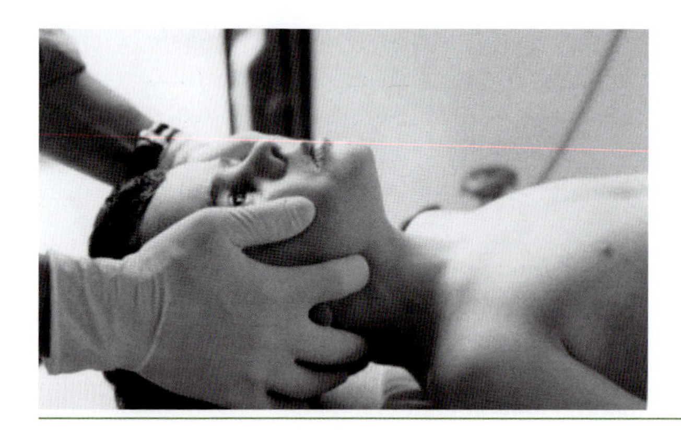

Fig. 22.5 – *Elevação da mandíbula.*

Cânula Orofaríngea ou Guedel

Deverá ser de tamanho adequado, utilizando como medida a distância da comissura labial até o lóbulo da orelha (Fig. 22.6) e sua colocação é diferente do adulto. Deverá ser feita sem rotação e sob visão direta com ou sem o uso de abaixador de língua ou da lâmina do laringoscópio (Fig. 22.7). A rotação de 180° é contraindicada pelo risco de lesão dos tecidos moles da cavidade oral e faringe com possível sangramento.

Os métodos a seguir são realizados exclusivamente por médicos.

Intubação Traqueal

Na criança abaixo de oito anos, a via preferida para a intubação é a orotraqueal com imobilização adequada cervical. A via nasotraqueal é contraindicada pelo risco de lesão do tecido adenoidiano e porque, sendo feita *às cegas*, a anatomia da laringe, que é mais anteriorizada, impede a progressão adequada da cânula para a traqueia.

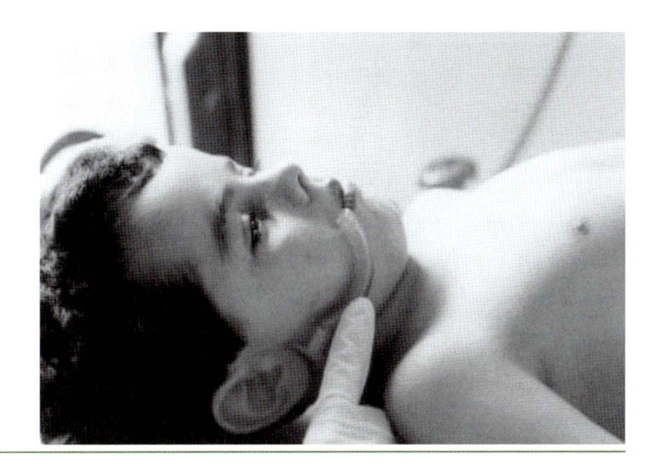

Fig. 22.6 – *Tamanho da cânula de Guedel.*

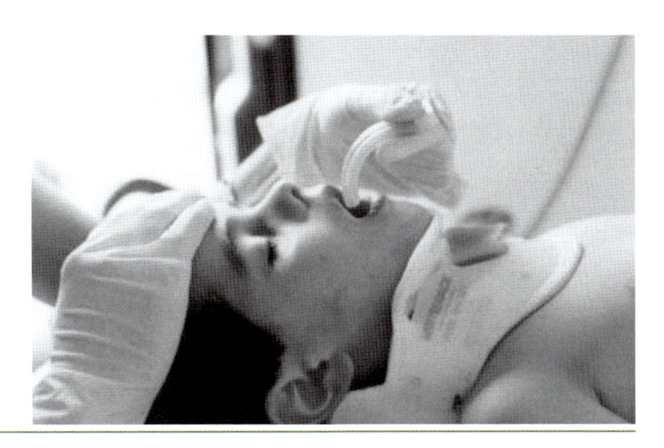

Fig. 22.7 – *Colocação da cânula de Guedel.*

Cricotireoidostomia

Esse procedimento está indicado quando não se consegue a intubação traqueal e a vítima necessita de suporte ventilatório invasivo. A preferência é pela técnica por punção com agulha, sendo a ventilação realizada por jatos de ar pela agulha, podendo ser mantida por, no máximo, 45 a 60 minutos.

Ventilação

Na criança traumatizada sempre deverá ser ofertado oxigênio suplementar sob máscara não reinalante de 10 a 12 L/min.

As crianças, quando necessário, deverão ser ventiladas com frequência de 40 resp/min no recém-nascido e de 20 resp/min nas crianças maiores.

A quantidade de ar a ser insuflada é o suficiente para demonstrar expansibilidade pulmonar bilateral.

Usar de preferência o sistema bolsa-valva-máscara de tamanho adequado, para evitar o risco de barotrauma (Figs. 22.8 e 22.9).

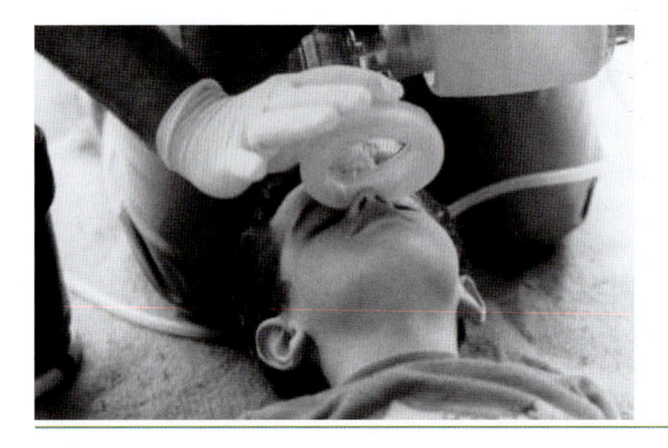

Fig. 22.8 – *Máscara para ventilação.*

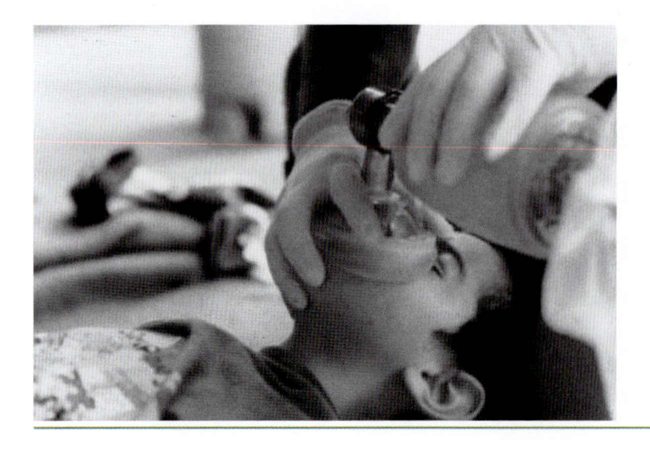

Fig. 22.9 – *Máscara para ventilação.*

Choque

O choque se manifesta na criança mais tardiamente, pois ela apresenta maior reserva fisiológica quando comparada à população adulta.

Deveremos então procurar os sinais precoces de choque, que são a taquicardia e a má perfusão periférica (enchimento capilar acima de 2 segundos), podendo ainda apresentar palidez, hipotermia e cianose.

O choque na criança é chamado descompensado quando se apresenta associado aos sinais citados anteriormente, a hipotensão arterial. Essa só se manifesta após perda de pelo menos 30% da volemia.

(Volemia da criança – 80 mL/kg)

De forma simplificada, consideramos hipotensão quando a PA sistólica é:

- RN e pré-escolar – abaixo de 70 mmHg.
- Escolar e adolescente – abaixo de 80 mmHg.
- Ou pela fórmula:

  Pressão sistólica = 80

  \+

  (idade em anos × 2)
- Lembre-se de medir a PA com manguito adequado.

Os parâmetros normais dos sinais vitais são vistos na Tabela 22.1.

A reposição volêmica deve ser realizada preferencialmente por duas vias venosas periféricas de bom calibre, nas quais deverão ser infundidos em bólus 20 mL/kg de soro Ringer-lactato ou soro fisiológico, podendo ser repetido por mais uma ou duas vezes.

Se após três tentativas, ou 90 segundos, de conseguir acesso venoso periférico este não for possível e a vítima encontrar-se em choque, temos como opções:

- Crianças < 6 anos – punção intraóssea.
- Crianças > 6 anos – flebotomia (veia safena magna ou prega cubital).

Neurológico

Uma característica diferente que devemos conhecer é a escala de Glasgow modificada (escala verbal pediátrica), que deverá ser utilizada em crianças abaixo de 4 anos, pois nessa idade há dificuldade de avaliação da resposta verbal.

Tabela 22.1
Sinais Vitais

	Pulso (bat/min)	*PA (mmHg)*	*Frequência Respiratória (resp/min)*
Recém-nascido	160	70	40
Pré-escolar	120	80	30
Adolescente	100	100	20

Exposição

Deverá ser feita de forma adequada, porém com controle especial contra a hipotermia – sempre aquecer a criança.

TRAUMAS ESPECÍFICOS

TCE

O traumatismo cranioencefálico é frequente em criança, devido ao fato de a cabeça ser mais pesada do que o restante do corpo, sendo muitas vezes projetada, funcionando como a *ponta de uma lança*.

Nos ferimentos na cabeça, cuidar de hemorragia dos vasos do couro cabeludo, que pode levar à perda sanguínea importante e ao choque.

Crianças menores de três anos são mais sensíveis ao TCE e, em função disto, apresentam pior prognóstico.

As lesões focais são menos frequentes, sendo o edema cerebral com hipertensão intracraniana mais comum.

Vômitos e convulsão são comuns após o TCE na criança.

Nas crianças abaixo de quatro anos de idade, a escala de Glasgow dos adultos deverá ser substituída (Tabela 22.2).

Trauma Torácico

A parede torácica é bastante flexível. Portanto, as fraturas de costelas são raras e, quando presentes, indicam trauma violento.

As lesões internas (pulmões, coração, grandes vasos) são frequentes, mesmo na ausência de fraturas. As contusões são mais comuns do que no adulto.

A abordagem deve ser realizada de forma semelhante à do adulto, utilizando-se materiais de tamanho adequado.

Trauma Abdominal

As lesões contusas são mais comuns.

Tabela 22.2
Escala de Glasgow Modificada

Resposta Verbal	*Escala*
Palavras apropriadas – sorriso social – fixa e segura objetos	5
Chora, mas se consola	4
Choro sem consolo – persistentemente irritável	3
Inquieta – extremamente agitada	2
Nenhuma	1

Palpar delicadamente o abdome, acalmando a criança para conseguir uma boa avaliação. Pode haver distensão gástrica com comprometimento da dinâmica respiratória da criança. Nesse caso, o médico deverá realizar uma sondagem gástrica (oro ou nasogástrica – dependendo da situação da vítima).

Lesões da Medula Espinal

São menos frequentes do que na população adulta. Devido às modificações anatomofisiológicas, poderão ocorrer lesões da medula sem lesão óssea associada.

Importante valorizar o mecanismo de trauma e sempre manter a imobilização cervical adequada (Figs. 22.10 e 22.11).

Trauma de Extremidades

Devido à maior flexibilidade e à elasticidade do esqueleto da criança, as fraturas são menos frequentemente encontradas e costumam ser incompletas, tipo galho-verde, sem grande deformidade.

As imobilizações geralmente poderão ser feitas de forma fácil, com uso de talas de imobilização e bandagens.

> *Muitas vezes, poderemos utilizar como métodos alternativos de imobilização toalhas e cobertores, associados a bandagens e cintos* (Figs. 22.12 a 22.15).

A Criança Espancada – Vítima de Abuso

Em todos os atendimentos às crianças, o socorrista deve estar atento para alguns dados da história do trauma que possam sugerir criança submetida a maus-tratos, como os citados a seguir:

- Existe discrepância entre a história e a gravidade das lesões.

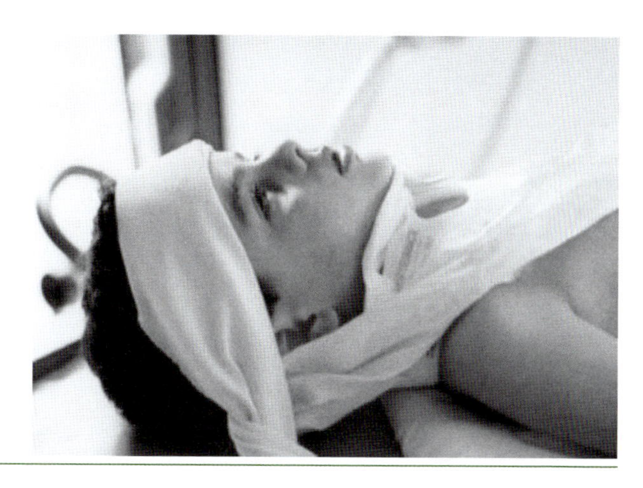

Fig. 22.10 – *Imobilização cervical.*

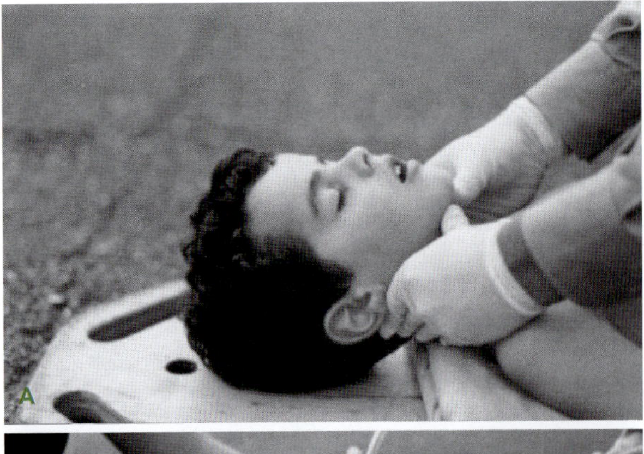

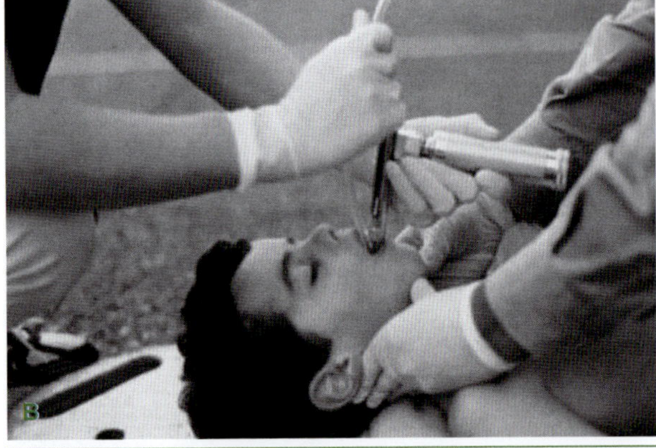

Fig. 22.11 – A e B. *Intubação orotraqueal com imobilização cervical.*

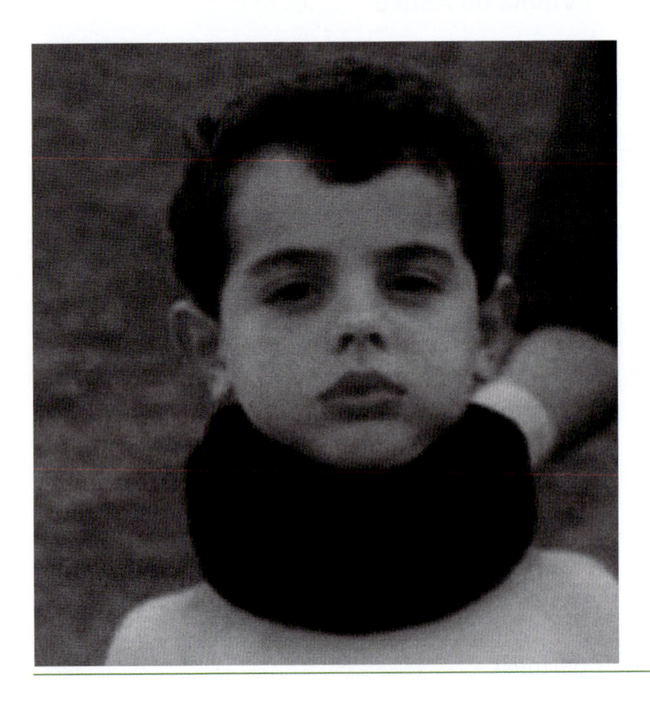

Fig. 22.12 – *Imobilização com toalha.*

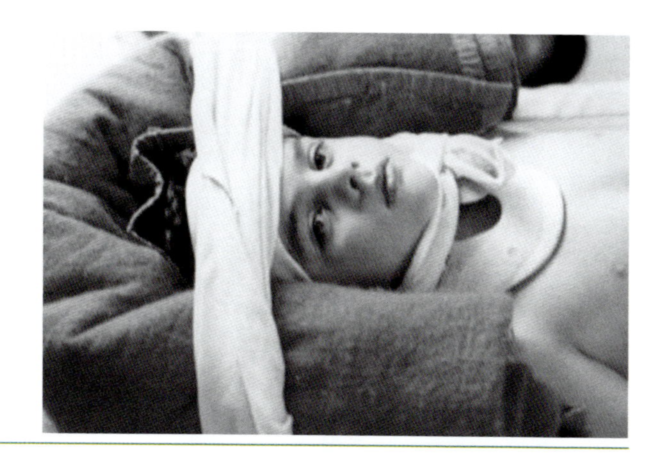

Fig. 22.13 – *Imobilização com cobertor.*

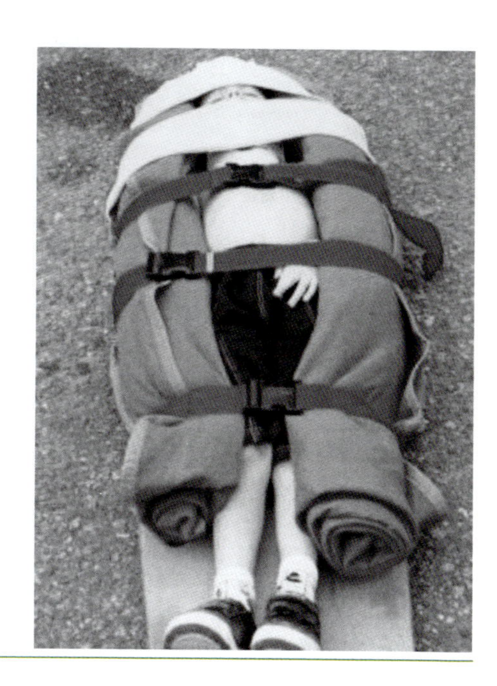

Fig. 22.14 – *Imobilização com cobertor e cintos.*

- Existe intervalo longo entre o momento da agressão e a procura do tratamento médico.
- A história é contada de forma diferente pelos solicitantes (pais).
- Os pais mostram-se despreocupados com os filhos.
- Existe história de outros traumas anteriores.

Além da história, no exame físico da criança são achados sugestivos de criança espancada:

- Múltiplos hematomas de crânio.
- Lesões de cavidade oral.
- Trauma genital ou perineal.

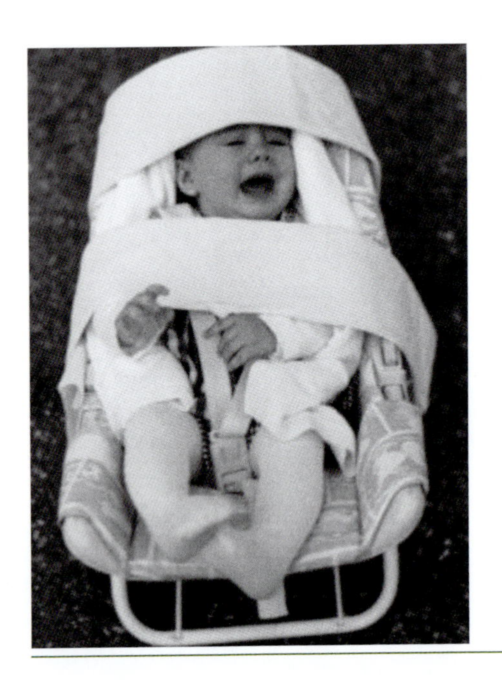

Fig. 22.15 – *Imobilização com bandagens e cintos.*

- Presença de cicatrizes múltiplas, em diversas fases de cicatrização.
- Lesões estranhas como mordeduras, queimaduras por cigarro ou marcas de cordas.
- Queimaduras de 2º e 3º graus nitidamente demarcadas e em áreas não frequentes.

Diante da suspeita pela história ou pelos achados do exame físico, o socorrista deverá, ao entregar a vítima no hospital (PS), chamar a atenção da equipe médica para a possibilidade desse quadro.

ESTRATÉGIAS DE PREVENÇÃO

Se nós, médicos e socorristas, pudermos convencer o público leigo de que *acidentes* não são eventos ao acaso, fora do controle da sociedade, então muito poderá ser feito para prevenir as lesões.

A prevenção deve ser iniciada no lar, onde os pais devem supervisionar as atividades recreativas das crianças, prevenir intoxicações, quedas e ser encorajados a receber aulas de reanimação cardiopulmonar. Crianças sempre devem ficar longe do fogão; os aquecedores de água devem ter controle de temperatura adequado.

Efetivamente, estimular o uso de capacetes para os ciclistas, pois estes têm-se mostrado eficientes em reduzir o número e a gravidade dos traumas de crânio.

Uso de redes de proteção nas janelas para evitar quedas.

Promover junto à comunidade e aos jovens programas de desarmamento e de política de não violência.

Respeitar as leis de trânsito vigentes, com crianças sendo transportadas nos bancos de trás, com cintos de segurança e/ou cadeiras especiais de transporte de lactentes e pré-escolares. As crianças não devem andar desacompanhadas em via pública.

Todas essas são medidas simples que, se ensinadas e aplicadas corretamente, diminuirão o número de crianças e adolescentes vítimas de trauma, bem como a gravidade de suas lesões.

RESUMO

- O atendimento da criança traumatizada é feito pela sequência correta do ABC, porém adaptando-se a técnica e os aparelhos utilizados conforme o tamanho da vítima e as características únicas das crianças.
- A criança apresenta manifestação ao choque mais tardia que, se não tratada precocemente, poderá ser grave e letal.
- As lesões internas de órgãos ou estruturas vasculares poderão ocorrer sem sinais externos mais evidentes.
- O cuidado com a restauração da via aérea e da ventilação, além do tratamento correto do choque, são os elementos primordiais do atendimento.
- Criança não é – e nunca será – um adulto pequeno.

23 Emergências Obstétricas

Marcos Takimura
Jarbas Machado Valente dos Santos
Sueli Bueno de Moraes Cabral
Beatriz Ferreira Monteiro Oliveira

ATENDIMENTO PRÉ-HOSPITALAR À GESTANTE

Gestação

Corresponde ao período que vai da fecundação até o pós-parto, que chamamos fase puerperal, ou seja, compreende:

- Período pré-natal.
- Trabalho de parto.
- Parto.
- Puerpério.

Tem duração média de 40 semanas.

Estruturas Próprias da Gravidez

São formadas somente na gestação, juntamente com o feto:

- *Membrana amniótica:* membrana macia, fina, transparente e brilhante que reveste a superfície interna do útero e placenta, delimitando o espaço do feto. No seu interior, circula o líquido amniótico, cuja função é proteger o feto e manter sua temperatura. O espaço preenchido pelo líquido amniótico (bolsa amniótica) é frequentemente chamado *âmnio* ou *bolsa d'água*. Nele é que a criança fica suspensa, movendo-se e flutuando.
  Funções mais importantes do líquido amniótico:
  – Proteger o feto contra pancadas.
  – Permitir liberdade de movimentos ao feto.
  – Manter a temperatura fetal (isolante térmico).

    - Ajudar a alargar o canal vaginal no trabalho de parto, de modo a facilitar o nascimento.
    - Limpar o canal do parto (quando as membranas se rompem), lavando-o e lubrificando-o.
- *Placenta:* a placenta é responsável pela nutrição e oxigenação do feto. Tem formato discoide e aspecto carnoso. Tem uma face aderida à parede do útero (face materna) e outra voltada para o feto (face fetal), de onde sai o cordão umbilical. No final da gravidez, ela mede cerca de 20 cm de diâmetro e 2,5 cm de espessura. Assim como uma árvore emite raízes, também os ramos projetados pela estrutura no leito uterino se destinam a nutrir o feto, como as raízes e a terra nutrem a planta. A placenta a termo pesa cerca de meio quilo. De superfície macia e brilhante, deixa ver grande número de vasos sanguíneos.
- *Cordão umbilical:* a placenta e a criança estão conectadas por meio do cordão umbilical. Ligado ao centro da placenta, o cordão vai até a parede abdominal da criança, na qual penetra (umbigo). Ele tem mais ou menos 50 cm de comprimento e 2 cm de diâmetro. Contém duas artérias e uma veia de grosso calibre, enroladas uma sobre a outra e protegidas contra a pressão por uma substância transparente, azul-esbranquiçada, gelatinosa, denominada geleia de Wharton. Conduz nutrientes e oxigênio da mãe para o feto (Fig. 23.2).

Alterações Anatômicas na Gestação

Relativas à Mãe

- Útero:
    - Aumento progressivo do volume uterino.
    - Colo uterino.
    - Aumento do volume e modificação na consistência do colo uterino.
- Vagina:
    - Alteração da elasticidade vaginal.
    - Aumento de secreções e da acidez do meio vaginal (Fig. 23.1).

Relativas ao Feto

- Dois polos – cefálico e pélvico.
- Ombros.
- Membros – superiores e inferiores.

Anexos

- Placenta.
- Cordão umbilical.
- Sistema amniótico – membrana, líquido e bolsa.

Alterações Hemodinâmicas da Gestante

- Débito cardíaco: a partir da 10ª semana de gestação há um aumento do débito cardíaco (quantidade de sangue bombeada pelo coração) de 1 a 1,5 L/min.

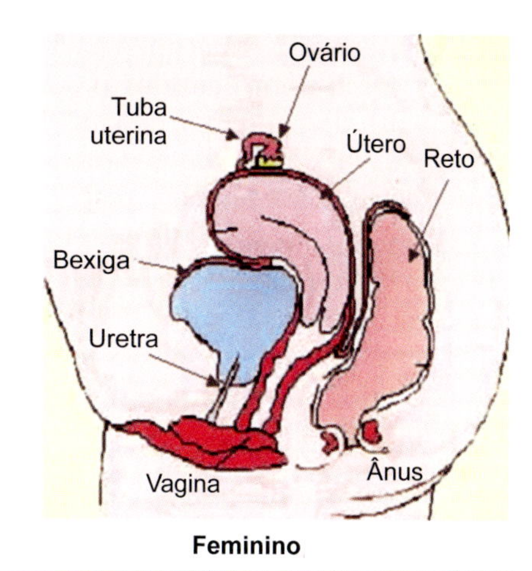

Fig. 23.1 – *Sistema reprodutor feminino.*

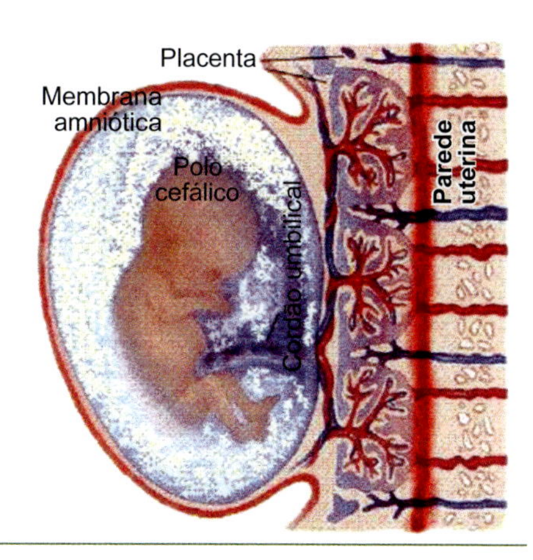

Fig. 23.2 – *Estruturas próprias da gravidez.*

- Batimentos cardíacos: durante o 3º trimestre há um aumento de 15 a 20 bpm. Cuidado ao avaliar a taquicardia, pois ela não indica hipovolemia necessariamente.
- Pressão arterial: no 2º trimestre da gestação há diminuição de 5 a 15 mmHg; ao final da gravidez, volta aos níveis normais.

> ***Observação:*** *a maioria dessas alterações é causada pela compressão do útero sobre a veia cava inferior, deixando parte do sangue da gestante represada na porção inferior do abdome e MMII.*

Volume Sanguíneo

O volume de sangue total aumenta de 40 a 50% do volume normal no último trimestre de gestação. Em função desse aumento é que a gestante manifesta sinais de choque mais tardiamente, podendo, porém, o feto estar recebendo pouco sangue, estando em *choque fetal*.

Dependendo do mecanismo de trauma, deveremos valorizar os achados de enchimento capilar (> 2 segundos), palidez, para já iniciar o tratamento do choque e, com isso, evitar sofrimento fetal.

Sistema Gastrointestinal

Normalmente, a gestante, no final da gestação, apresenta um retardo de esvaziamento gástrico, por isso deve ser considerada sempre com *estômago cheio*. Poderá ser necessária SNG (sonda nasogástrica) precoce.

À medida que a gestação progride, o útero vai ocupando a cavidade abdominal e as alças intestinais são deslocadas para cima e para trás, ficando protegidas dos traumas diretos. Por sua vez, útero, placenta e feto estão mais expostos à lesão, tanto fechada como aberta, funcionando como *anteparo* (proteção) materno.

Sistema Respiratório

A frequência e a dinâmica respiratória não são alteradas.

Atendimento à Gestante

Os socorristas que avaliam uma gestante devem conhecer a nomenclatura específica utilizada pelos profissionais de saúde:

- GESTA = número total de gestações até a atual.
- PARA = número de partos normais.
- CES = número de cesarianas prévias.
- AB = números de abortos prévios.

Ex.: GII PI = gestante de segunda gestação com um parto normal prévio.

É fundamental que o socorrista se informe sobre o *pré-natal* sempre que estiver atendendo uma gestante. Geralmente, a gestante tem um cartão de pré-natal no qual são anotados todos os dados clínicos e exames realizados. Esse acompanhamento médico realizado durante toda a gestação assegura melhores condições para o parto, para a saúde da criança e para a mãe.

O próximo passo é definir o tempo de gestação (idade gestacional) para identificar a data provável do parto (DPP). Primeiro, definir a data da última menstruação (DUM) e, a partir daí, transformar o número de dias em semanas até a data atual (dividir o número de dias por 7) – será a idade gestacional. Para data provável do parto, soma-se 7 ao dia da DUM e subtrai-se 3 do número do mês.

Ex.: DUM 21/04/2006

Idade gestacional no dia 21 de novembro de 2006 =
abril = 9 dias, maio = 31, junho = 30, julho = 31, agosto = 31
setembro = 30, outubro = 31, novembro = 21
9 + 31 + 30 + 31 + 31 + 30 + 31 + 21 = 214
214 : 7 = 30 semanas e 4 dias
DPP = dia 21 + 7 = 28
Mês 4 – 3 = 1
28 de janeiro de 2007

Quando o cálculo do dia passar para o mês seguinte, subtraia 2 do mês seguinte.

Exame Físico da Gestante

- Sinais vitais: PA, pulso, FR e temperatura.
- Palpação abdominal: *altura uterina*. Mede-se a partir do bordo superior do osso da pube até o fundo uterino com fita métrica. Paciente em decúbito dorsal.
  O útero até a 12ª semana da gestação (3º mês) encontra-se confinado na bacia, ficando o feto nesse período protegido por essa estrutura óssea.
  A partir da 13ª semana, o útero começa a ficar palpável no abdome; por volta de 20 semanas (5º mês), o fundo uterino está no nível da cicatriz umbilical.
  À medida que a gestação vai chegando ao seu final, o útero vai *tomando* praticamente todo o abdome, ficando, por volta da 36ª semana (9º mês), no nível dos arcos costais.
  À medida que o útero cresce, fica mais evidente no abdome e, consequentemente, ele e o feto ficam mais expostos a traumas diretos e a possíveis lesões (Fig. 23.3).
- Ausculta fetal: realizada por profissional de saúde treinado com estetoscópio de Pinnard ou detector sonar.
  A frequência cardíaca fetal normal é entre 120 a 160 bpm. Se abaixo de 120 por mais de 3 minutos ou acima de 160 – suspeitar de sofrimento fetal –, encaminhar rapidamente para o hospital mais próximo.
- Toque vaginal: para definir situação de parto em andamento.

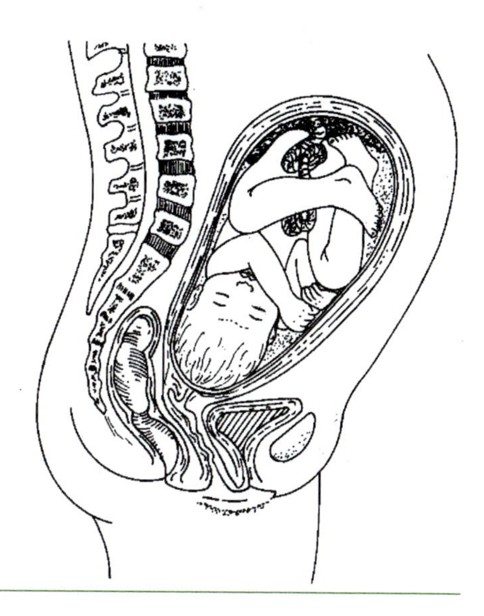

Fig. 23.3 – *Útero gravídico.*

Transporte da Gestante

Posição

Como no final da gestação o peso que o útero exerce sobre a veia cava inferior promove uma redução de 30 a 40% do débito cardíaco, a grávida deverá ser transportada em decúbito lateral esquerdo sempre que possível, a menos que tenha alguma contraindicação para tal, como, por exemplo, suspeita de fratura de coluna ou bacia (Fig. 23.4). Nesses casos, poderá ser transportada em decúbito dorsal, mas o socorrista deverá empurrar manualmente o útero para o lado esquerdo.

Esse cuidado no transporte é um dos detalhes mais importantes no atendimento à gestante traumatizada.

Avaliação e Tratamento

Sempre oferecer à gestante oxigênio suplementar com máscara a 12 L/min. Se houver suspeita de choque, elevar os membros inferiores maternos.

A reposição de volume (soro e sangue) deve ser precoce.

ABCD correto é o tratamento.

Cuidados no Atendimento

Avaliar sempre a sensibilidade uterina (dor), altura e tônus (se está contraído ou não).

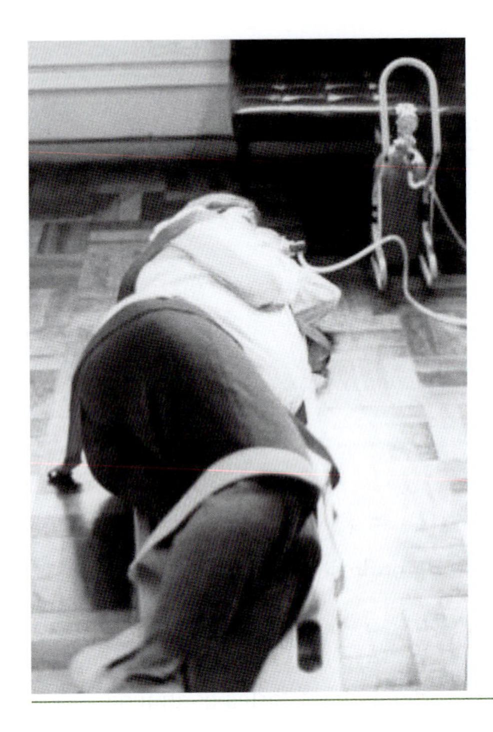

Fig. 23.4 – *Transporte de gestante em decúbito lateral esquerdo.*

Observação: normalmente o útero não dói à palpação e está sem contração (relaxado). Verificar a presença de movimentos fetais; quando presentes, indicam feto vivo. Ausência pode significar que há comprometimento da saúde do feto.

Identificar se houve sangramento ou perda de líquido vaginal, que indica descolamento da placenta (sangue vivo) ou ruptura de bolsa amniótica (líquido claro).

No caso de ruptura uterina, poder-se-á verificar útero com deformidade ou até palpação de silhueta fetal (feto solto na cavidade abdominal). Hemorragia e choque são frequentes nesses casos, sempre indicando que houve grande trauma à gestante.

Descolamento prematuro de placenta – hemorragia via vaginal, com dor e contração uterina, pode ser desencadeada pelo trauma.

Observação: em função da dilatação dos vasos pélvicos, há maior chance de sangramento e hemorragia retroperitoneal.

TRABALHO DE PARTO NORMAL

É o processo pelo qual a criança é expelida do útero, compreendendo três períodos: dilatação, expulsão, dequitação da placenta e puerperal imediato.

Período de Dilatação

Diagnóstico

O primeiro período do trabalho de parto começa com os primeiros sintomas e termina com a completa dilatação do canal vaginal. O sinal mais importante nesse período de dilatação são as contrações do útero, que fazem com que o colo se dilate de 0 a 10 cm.

As contrações uterinas são reconhecidas pela dor tipo cólica referida pela gestante e pelo endurecimento cíclico do útero, perceptível com a palma da mão no abdome. Ocorre em média a cada 5 minutos e dura cerca de 1 a 2 minutos.

Algumas gestantes não sentem dor.

Normalmente, há eliminação de secreções vaginais (muco, muco com sangue ou líquido amniótico) e a gestante sente pressão em região púbica e sensação de dor em região lombar baixa.

Cuidados de Emergência

- Tranquilize a gestante. Demonstre uma atitude alegre, simpática e encorajadora para com ela.
- Manter a paciente em decúbito lateral esquerdo.
- Observe e anote as características das contrações: frequência, duração e intensidade. A perda de secreções vaginais (presença do *sinal*) sugere estar havendo rápido desenvolvimento para o parto, particularmente se associado a frequentes e fortes contrações.

- Insista para que a paciente não faça força e, em vez disso, encoraje-a para que respire mais profundamente durante as contrações. Durante o primeiro período do trabalho de parto as contrações uterinas são involuntárias e destinam-se a dilatar o colo uterino, e não a expulsar o feto. Fazer força, além de ser inútil, leva à exaustão e pode rasgar (dilacerar) partes do canal do parto.
- Se você reconhecer que a mãe está no primeiro período do trabalho de parto, prepare-a para transporte ao hospital.
- Forneça oxigênio 3 a 5 L/min durante o transporte.
- Esteja preparado para realizar o parto dentro da ambulância.

Período de Expulsão

- A paciente começa a fazer força espontaneamente. As dores são mais intensas.
- Há repentino aumento das secreções vaginais. Algumas vezes os líquidos são claros, com leve sangramento. Isso indica que a cabeça da criança está passando através do canal do parto, já completamente dilatado.
- A paciente tem a sensação de necessidade de evacuar, sintoma decorrente da pressão exercida pela cabeça do feto no períneo e, consequentemente, contra o reto.
- As membranas rompem-se e extravasam líquido amniótico. Embora a *bolsa* possa romper-se a qualquer hora, é mais frequente seu rompimento no começo desse segundo período.
- A abertura vaginal começa a abaular-se e o orifício anal, a dilatar-se (Fig. 23.5A). Esses são sinais tardios e anunciam que o aparecimento da criança poderá ser observado a qualquer nova contração. Episódios de vômito a essa altura são frequentes. Caso haja vômito, cuide para não ocorrer aspiração e obstrução da via aérea.

Coroamento: a abertura vaginal ficará abaulada e o polo cefálico da criança poderá ser visto. Isso é o coroamento, o último sintoma antes que a cabeça e o corpo da criança apareçam (Fig. 23.5B e C).

Cuidados de Emergência

O coroamento significa que a criança pode nascer imediatamente. Portanto, adie o transporte para o hospital e prepare-se para dar assistência ao parto. Na fase que antecede o coroamento, é possível que haja tempo de chegar a um hospital. Inicie o transporte, mas esteja preparado para estacionar o veículo e completar o parto a caminho, caso o coroamento se consuma.

Passos a serem observados se for constatado o coroamento.

1. Providencie o material necessário para a assistência ao parto:
   - Óculos de proteção.
   - Luvas de procedimento e máscara.

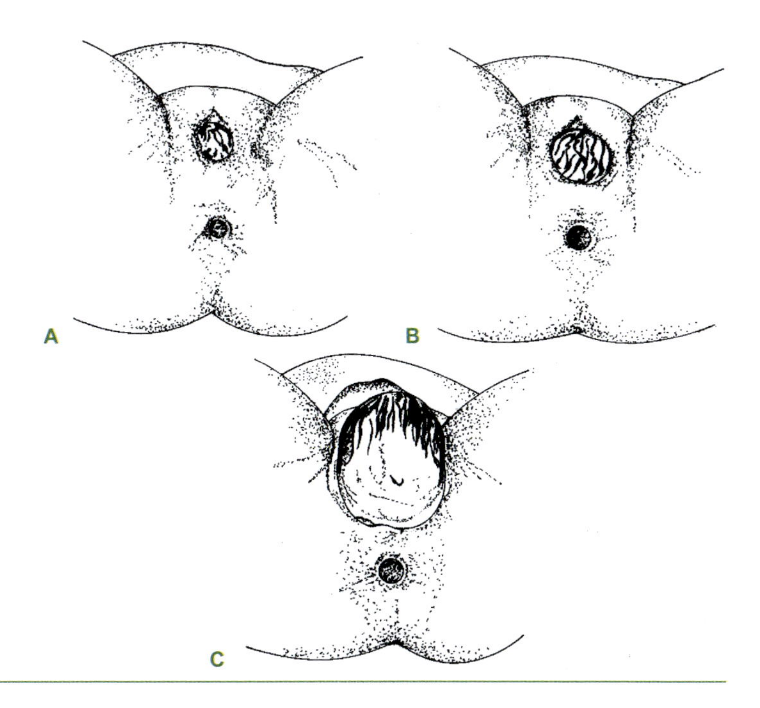

Fig. 23.5 – A a C. *Coroamento.*

- Compressas esterilizadas.
- Pinças para clampeamento do cordão.
- Tesouras para cortar o cordão.
- Máscara para oxigenação.
- Cilindro portátil de oxigênio.
- Cobertores para mãe e recém-nato.

2. Organize o ambiente para o parto, posicionando a gestante de preferência sobre uma superfície dura, despir a paciente da cintura para baixo e com os membros inferiores semifletidos, com espaço suficiente para acolher o bebê entre a vulva e a extremidade da superfície. Ao lado, posicione mesa ou cadeira para receber o material. Calce luvas esterilizadas e aguarde a saída do bebê.
3. No parto normal, a cabeça é liberada com a face voltada para baixo, rodando espontaneamente em direção a uma das pernas da mãe. Segure a cabeça com as duas mãos, sem tracioná-la, e acompanhe o movimento de rotação lateral fazendo leve tração (Fig. 23.6).
4. Enquanto segura a cabeça, verifique o cordão umbilical. Se estiver enrolado no pescoço da criança, corra os seus dedos entre o cordão e o pescoço para afrouxá-lo. Estando muito apertado, provavelmente estará impedindo a progressão do nascimento. Caso não seja possível desenrolar o cordão do pescoço, posicione *clamps* em dois pontos do cordão, entre os quais faça o corte (Fig. 23.7).
5. Depois de aparecer a cabeça, as contrações uterinas continuam até a passagem dos ombros, que pode ser demorada. Não puxe a crian-

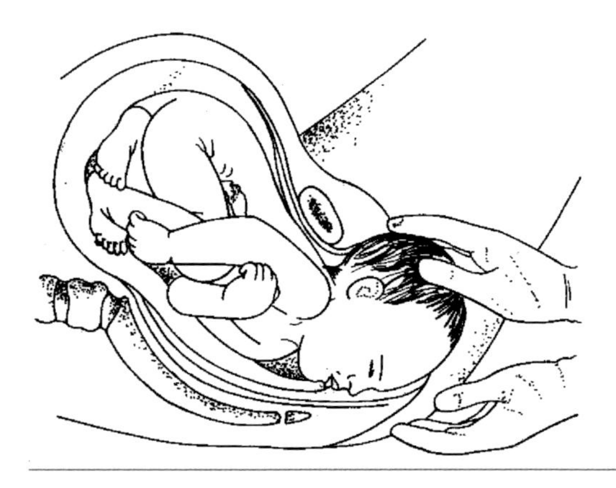

Fig. 23.6 – *Parto normal.*

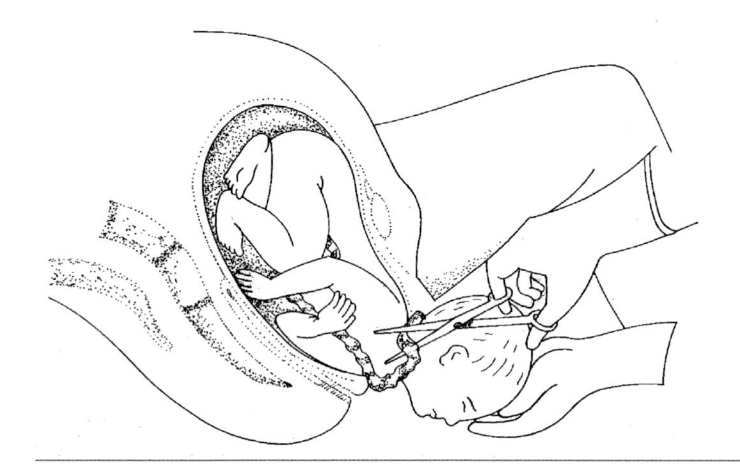

Fig. 23.7 – *Clampeamento do cordão umbilical.*

ça. O ombro superior costuma apresentar-se primeiro. Uma leve tração da cabeça na direção do chão facilitará a liberação. Liberado o ombro anterior, realize tração para cima para liberar o ombro posterior e complete a saída do RN. Continue a segurar a criança e esteja pronto para sua saída repentina (Fig. 23.8A a D). Depois dos ombros, o resto do corpo vem rapidamente. Segure o cordão umbilical de forma que não se rompa da placenta. Como o bebê é muito escorregadio, segure-o com firmeza, mas delicadamente.

CUIDADOS BÁSICOS COM O RN

1. Realizados antes da ligadura do cordão:
   - Segure o RN com a mão esquerda, sem tracionar o cordão, com a cabeça mais baixa que o corpo e a boca voltada para baixo.

- Limpeza das vias aéreas: limpe a boca por fora, com compressas de gaze; enrole a gaze no dedo indicador para limpar por dentro a boca do recém-nascido (RN), sempre delicadamente, tentando retirar corpos estranhos e muco. Para aspirar líquidos, utilizar uma seringa (sem agulha). Certifique-se de retirar previamente todo o ar da seringa a ser introduzida na boca ou no nariz do RN. Observe que o RN respira primeiramente pelo nariz, daí ser sua desobstrução tão importante quanto a da boca. As manobras de desobstrução da via aérea devem ser feitas sempre, independentemente de o RN conseguir respirar de imediato ou não.
- Estimule a criança, friccionando-a com a mão. Não bata na criança. Pode fazer cócegas nas plantas dos pés, com o dedo indicador. Manter a criança em decúbito lateral esquerdo para as manobras de estimulação.
- Certifique-se de que o RN respira, observe a coloração da pele e seque-o imediatamente com compressas secas (caso as vias aéreas tenham sido desobstruídas e o RN não tenha começado a respirar, inicie manobras de reanimação).
- A ligadura do cordão *não* deve ser feita imediatamente após a saída do RN; somente após verificar o bem estar do RN: certifique-se de que haja respiração e estimule-o.

2. Ligadura do cordão:
   - Faça a ligadura longe da inserção abdominal do RN, aproximadamente 10 a 15 cm. Deixe 2 a 3 cm entre os dois *clamps*. Amarre

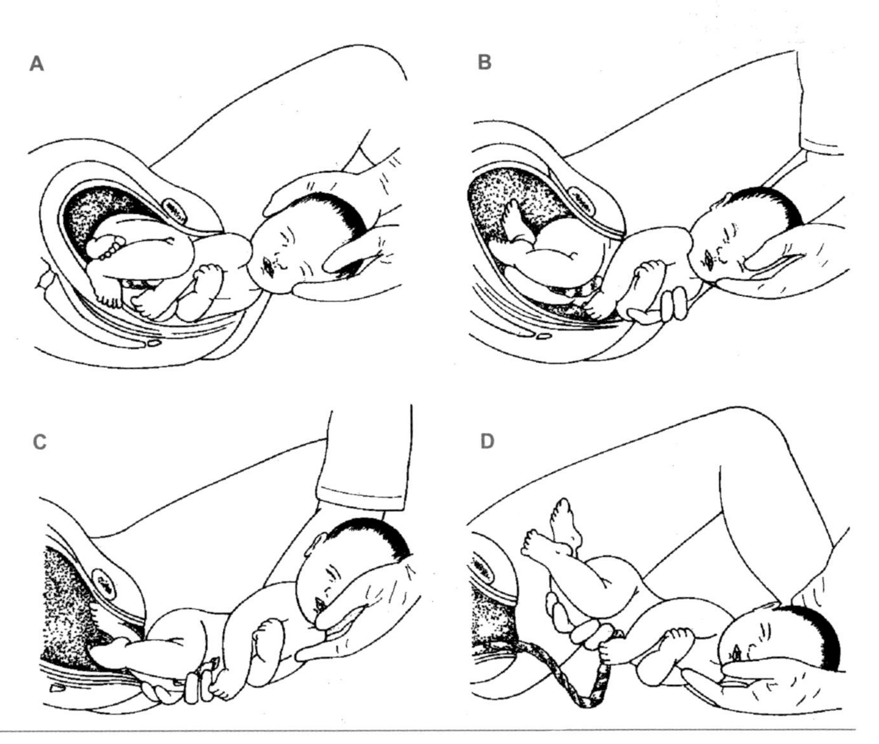

Fig. 23.8 – A a D. *Sequência do parto normal.*

(clampeie) o cordão com cadarço (fio) estéril ou pinça hemostática. Use nós de marinheiro (antideslizantes) e ponha no final três nós de segurança (Fig. 23.9).
  - Corte entre os dois *clamps*, usando material estéril (tesoura ou bisturi). Envolva a criança em lençol limpo e cobertores, e passe-a ao cuidado de um colega da equipe. A criança deve ser mantida em decúbito lateral, com a cabeça levemente mais baixa que o resto do corpo.
  - Cubra-a com cobertores e a conduza ao hospital.
  - Esteja certo de que a pinça do cordão esteja firme e de que não vai se soltar.
3. Cuidados com a mãe:
  - Quando a criança começar a respirar, volte sua atenção para a mãe e o cordão umbilical.

Recém-nascidos Prematuros

Prematuros

Considerar a criança prematura se ela nascer antes de sete meses (37 semanas) de gestação ou com peso inferior a 2,5 kg. Não perca tempo tentando pesar a criança; baseie o julgamento no aspecto e na história contada pela mãe. A criança prematura é bem menor e mais magra do que a levada a termo. A cabeça é maior comparada ao resto do corpo, mais avermelhada e recoberta por uma *pasta* branca.

Cuidados de Emergência

Crianças prematuras necessitam de cuidados especiais, e mesmo os grandes prematuros têm chance de sobrevida nas modernas UTIs neona-

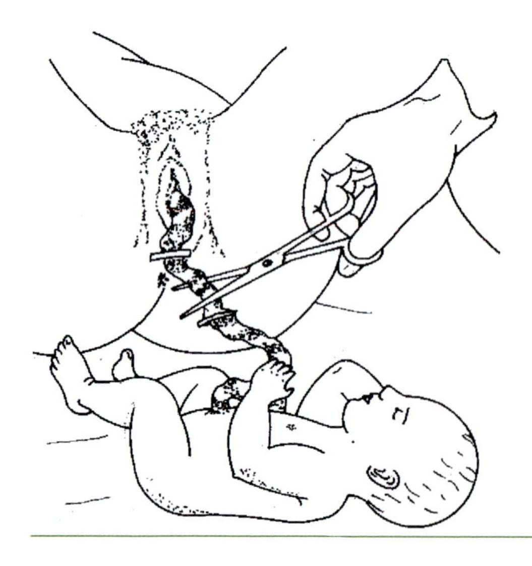

Fig. 23.9 – *Corte do cordão umbilical.*

tais, recebendo cuidados apropriados. O parto normal prematuro é conduzido como outro qualquer. Portanto, cuidados básicos e remoção rápida são importantes, além dos seguintes cuidados com o bebê:

- *Temperatura corporal:* agasalhá-lo em cobertor e mantê-lo em ambiente à temperatura de 37 °C. A perda de calor pode ser evitada do seguinte modo: secagem rápida do líquido amniótico que envolve a criança, remoção das compressas úmidas que envolvem a criança e colocação do RN em berço aquecido. Uma incubadora pode ser improvisada enrolando-se a criança em cobertor ou manta envolto(a) em uma folha de papel alumínio. Mantenha a face da criança descoberta até chegar ao hospital. Se o tempo estiver frio, ligue o aquecimento antes de introduzir o bebê na ambulância. A hipotermia representa um problema grave para a criança que nasceu fora do hospital.
- *Vias aéreas livres:* manter a cabeça do bebê em posição neutra (sem hiperextensão ou hiperflexão). Se houver secreções intensas, posicione-a de lado, de modo que as secreções acumulem na boca e não na faringe posterior. Use gaze esterilizada para limpar o nariz e a boca do RN. Se usar seringa ou bulbo, certifique-se de esvaziar todo o ar antes de introduzi-lo, primeiro na boca e depois nariz, e aspire vagarosamente (aspiração profunda pode provocar bradicardia).
- *Estimulação da respiração*: secagem apropriada, palmadas ou piparotes na sola dos pés e fricção suave no dorso.
- *Hemorragias:* examine cuidadosamente o final do cordão umbilical, certificando-se de que não há sangramento (mesmo discreto). Caso haja, clampeie ou ligue novamente.
- *Oxigenação:* administre oxigênio, cuidadosamente. Usar máscara facial simples, adaptada firmemente à face com 5 L/min. Uma *tenda* pode ser improvisada sobre a cabeça da criança com o fluxo de oxigênio dirigido para o topo da tenda, e não diretamente para a face. Oxigênio pode ser perigoso para prematuros.
- *Contaminação:* a criança prematura é muito suscetível a infecções. Não tussa, espirre, fale ou respire diretamente sobre sua face, e mantenha afastadas as demais pessoas. Incubadoras especiais para transporte de crianças prematuras estão disponíveis em algumas áreas. O serviço de emergência médica deve saber se esse equipamento está disponível, onde obtê-lo e como usá-lo.

Dequitação Placentária

O terceiro período estende-se desde a hora em que a criança nasce até a eliminação da placenta, que normalmente acontece em até 30 minutos após a expulsão do feto. Junto com a placenta, é expelida uma moderada quantidade de sangue com coágulos. Não se alarme, porque é normal. Não puxe a placenta: aguarde sua expulsão natural. Se a placenta sair antes de chegar ao hospital, guardá-la numa cuba ou envolta em papel ou compressa e levá-la ao hospital, juntamente com a mãe e a criança, para ser examinada quanto à possibilidade de algum pedaço ter ficado na cavidade uterina. Uma compressa estéril pode ser colocada entre as pernas da paciente após a saída da placenta.

Depois da dequitação placentária, palpe o abdome e tente sentir o útero como uma massa endurecida abaixo do umbigo. Se ele estiver muito frouxo e relaxado e houver sangramento vaginal, massageie suavemente o abdome da parturiente, comprimindo-lhe o útero. Isso ocasionará sua contração e evita sangramento importante. Continue a massagear o útero até senti-lo firme.

Passos Finais no Parto de Emergência

- Sempre encaminhar a mãe e o RN ao hospital.
- A criança deve passar por exame médico geral.
- A mãe também deve ser examinada por médico que se encarregará de verificar possíveis lacerações no canal do parto.
- Os olhos do RN devem ser bem cuidados para prevenir infecção.
- Colírio de nitrato de prata é aplicado pelo médico, costumeiramente.
- O cordão umbilical deve ser examinado por especialista.
- Mãe e filho devem ser observados por um período de tempo (48 a 72 horas).

OUTRAS EMERGÊNCIAS OBSTÉTRICAS

Partos com Dificuldades

Parto Pélvico – Criança Sentada

Diagnóstico

A criança apresenta-se "invertida", surgindo as nádegas ou os membros inferiores antes da cabeça. Em parto normal, a criança começa a respirar tão logo o tórax apareça ou dentro de breve espaço de tempo. No parto de nádegas, as nádegas e os membros inferiores coroam antes da cabeça, o tórax saindo primeiro do que a cabeça. É impossível a inspiração, pois as vias aéreas estão bloqueadas dentro do canal vaginal. Conhecido por *cabeça derradeira*.

Cuidados de Emergência

Imediatamente após perceber que se trata de parto em posição pélvica, prepare-se para segurar a criança, deixando-a descansar sobre sua mão e antebraço, de barriga para baixo. Lembre-se de que as condutas são as mesmas do parto normal. Tente não intervir nesse momento, já que a maioria dos partos pélvicos nasce sem manobra específica.

Em determinado momento, pernas, quadril, abdome e tórax estarão fora da vagina, faltando apenas a exteriorização da cabeça, o que pode ser, às vezes, demorado. Se isso acontecer, não puxe a cabeça da criança. Para evitar que ela seja asfixiada no canal do parto, crie passagem de ar segurando o corpo do RN com uma das mãos e inserindo os dedos indicador e médio da outra mão no canal vaginal da mãe, de tal maneira que a palma da mão fique virada para a criança. Corra os dedos indicador e médio ao redor do pescoço da criança até encontrar o queixo. Introduza os dois dedos abrindo espaço entre o queixo e a parede do canal vaginal. Quando encontrar o nariz, separe os dedos suficientemente para colocá-los um a cada lado do nariz e empurre a face, criando espaço pelo qual o ar possa penetrar. Mantenha os dedos nessa posição até a saída total da cabeça. Essa é a única ocasião em que o socorrista deverá tocar a área vaginal, naturalmente calçando luvas estéreis (Fig. 23.10). Caso se perceba dificuldade no nascimento nessa posição, assim que a nádega coroar, tente fletir perna sobre coxa e coxa sobre tórax, com objetivo de facilitar a saída dos membros inferiores. Retirados os membros inferiores, fazer a alça de cordão e, a seguir, fazer manobras semelhantes para retirar membros superiores e ombros. Por último, fletir todo o corpo do feto em direção ao pube materno para desprender a cabeça. Pode ser necessário segurar o feto com uma compressa por estar escorregadio.

Após o desprendimento da cabeça, proceda como no parto normal.

Caso não se consiga desprender a cabeça, remova imediatamente a paciente para o hospital mais próximo.

Apresentação Inicial de Pé ou Mão ou Cordão Umbilical

Diagnóstico

Cordão umbilical ou um pé ou uma mão saindo primeiro do canal de parto.

Cuidados de Emergência

Transporte rapidamente a mãe para um serviço de emergência, tomando especial cuidado para não machucar a parte exteriorizada (em prolapso).

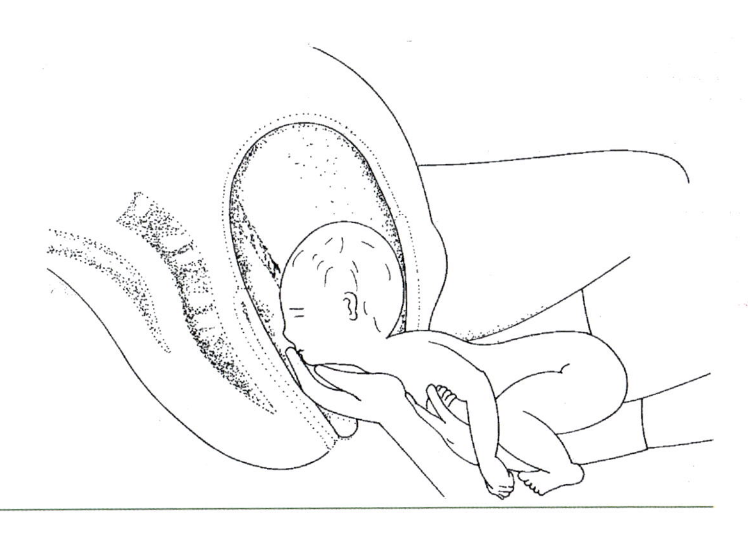

Fig. 23.10 – *Parto em posição invertida.*

Não tente repor a parte em prolapso para dentro do canal. Oxigenar a mãe durante o transporte.

Se um pé ou mão ou o cordão estiver para fora, cubra com material estéril (gaze, compressa ou toalha). No caso do cordão para fora, seja ágil: a criança pode estar em perigo, causado pela compressão do cordão entre a cabeça e o canal de parto. Enquanto o cordão estiver comprimido, a criança não receberá quantidades adequadas de sangue e oxigênio.

No caso de prolapso do cordão (presença de cordão exteriorizando na vagina ou vulva), transporte a mãe em decúbito dorsal, com o quadril elevado sobre dois ou três travesseiros, ou cobertores dobrados, e administre oxigênio. Isso fará com que a criança escorregue um pouco para dentro do útero e receba mais oxigênio. Pode ser feito um toque na tentativa de empurrar a cabeça para dentro da pelve e descomprimir o cordão da pelve. Se a mãe puder manter a posição genupeitoral (ajudada pelo socorrista), o resultado será ainda melhor. Porém, essa posição é difícil de ser mantida durante o transporte.

Em qualquer dessas situações, remover para serviço de obstetrícia e oxigenar a mãe o mais rápido possível.

Asfixia pela Bolsa D'Água

Essa é outra condição incomum que o socorrista deve conhecer: a criança pode ficar presa na bolsa d'água quando começa o trabalho de parto. Romper a bolsa d'água e retirá-la da frente da boca e do nariz. Cuidado ao romper a bolsa para não machucar o bebê. Puxe a superfície da bolsa antes de furá-la. Procedimento realizado por médico.

Trabalho de Parto com Cesariana Anterior

Ao interrogar a mãe, se descobrir que o parto anterior foi cesariana, prepare-se para a possibilidade de se romper a cicatriz da parede do útero, ocasionando hemorragia interna, que poderá ser grave. Transporte a mãe imediatamente ao hospital, fazendo antes o parto se o coroamento estiver presente.

Partos Múltiplos

O parto de gêmeos (dois ou mais bebês) não deve ser considerado, em princípio, uma complicação; em partos normais, será como fazer o de uma só criança a cada vez. Os partos sucessivos podem ocorrer com alguns ou muitos minutos de diferença. Depois que a primeira criança nasceu, amarre o cordão como faria no parto simples. Faça o mesmo na(s) outra(s) criança(s).

Nascimentos múltiplos acontecem frequentemente antes de a gestação ir a termo. Por isso, gêmeos devem ser considerados prematuros; lembre-se de mantê-los aquecidos.

Hemorragias na Gestação

- Abortamento.
- Placenta prévia.
- Descolamento prematuro de placenta.

Abortamento

Eliminação de embrião ou feto até 500 g ou até 24 semanas comprovadas de gestação; ou seja, é a expulsão das membranas e do feto antes que ele tenha condições de sobrevivência por si só. A gestação normal (ou a termo) dura 38 a 40 semanas.

Placenta Prévia

Placenta localizada fora de posições habituais, com seu corpo ou bordo em contato com o orifício cevical interno.

Descolamento Prematuro de Placenta

Desprendimento hemorrágico da placenta em vigência de gestação, formando coágulos retroplacentários e acompanhado de hipertonia uterina.

Sinais e Sintomas

- Pulso rápido (taquiesfigmia).
- Transpiração (sudorese).
- Palidez.
- Fraqueza.
- Cólicas abdominais de intensidade variável.
- Sangramento vaginal moderado ou abundante.
- Saída de partículas de pequeno ou grande tamanho pelo canal vaginal.

Em outras palavras, poderão estar presentes todos os sintomas de choque somados ao sangramento vaginal ou, o que é mais comum, somados a cólicas abdominais com sangramento vaginal.

Cuidados de Emergência

- Coloque a paciente em posição de choque.
- Conserve o corpo aquecido.
- Molhe seus lábios se ela tiver sede, não permitindo que tome água, pois poderá necessitar de anestesia no hospital.
- Não toque no conduto vaginal da paciente, para não propiciar infecção.
- Oxigenação.
- Coloque compressas ou toalhas esterilizadas na abertura vaginal.
- Acesso venoso.
- Remoção emergencial da parturiente para um hospital.

CESARIANA NO PRÉ-HOSPITALAR

Realizada apenas pelo médico.

Deve ser realizada nos casos de mãe moribunda ou em óbito. O feto deve ser viável (após a 26ª semana), estando o útero entre a metade da distância da cicatriz umbilical e o rebordo costal.

A mãe é mantida com RCP, sendo a incisão mediana realizada. O feto deverá ser retirado o mais rápido possível, reanimado e transportado a um hospital que tenha UTI neonatal.

O fator mais importante de sobrevida fetal é o tempo entre o óbito materno e a cesariana.

- De 0 a 5 minutos – excelente.
- De 5 a 10 minutos – razoável.
- De 10 a 15 minutos – ruim.
- Acima de 15 minutos – péssimo.

TRAUMA NA GESTANTE

A gestação apresenta modificações fisiológicas e anatômicas que podem alterar a avaliação da paciente acidentada, exigindo que os socorristas tenham conhecimento dessas modificações para que possam realizar avaliação e diagnóstico corretos.

As prioridades do tratamento da gestante traumatizada são as mesmas que as da não gestante. Entretanto, a reanimação e a estabilização são adaptadas às características anatômicas e funcionais das pacientes grávidas.

Os socorristas devem lembrar que estão diante de duas vítimas. O melhor tratamento é o tratamento correto da mãe.

RESUMO

- Apesar de na gestante estarmos diante de duas vítimas, o tratamento é direcionado para a mãe (ABC correto). Tratamento correto da mãe, tratamento adequado do feto.
- Sempre deverá ser oferecido oxigênio suplementar com máscara 12 L/min.
- A gestante deverá ser transportada em decúbito lateral ou em decúbito dorsal, com o deslocamento manual do útero para a esquerda, a fim de facilitar o retorno venoso (Fig. 23.2).
- De preferência, a gestante deverá ser transportada para hospital que tenha atendimento obstétrico.

24

Acidentes com Animais Peçonhentos

Carlos Lunelli Marcondes Filho
Mônica Koncke Fiuza Parolin
Beatriz Ferreira Monteiro Oliveira

INTRODUÇÃO

Os acidentes com animais peçonhentos sempre foram uma realidade no Brasil, mas somente após 1986 se tornaram um agravo de notificação compulsória, permitindo assim melhor atuação da vigilância epidemiológica. Em 1988 foi criado o Programa Nacional de Controle de Acidentes por Animais Peçonhentos, que abrangia, além dos acidentes ofídicos, os acometidos por aranhas e escorpiões. Com esse programa foi implantada uma política de coordenação e distribuição de antivenenos, capacitação dos recursos humanos e vigilância epidemiológica a nível nacional.

A partir da portaria ministerial em 2000, os acidentes por animais peçonhentos não estão mais incluídos na lista de doenças e agravos de notificação compulsória, mas permanecem no sistema de informação como agravo de interesse médico a ser registrado.

O perfil epidemiológico dos acidentes com animais peçonhentos no Brasil pode ser construído por meio de dados coletados em cada estado e assim podemos constatar que a maior incidência de acidentes ofídicos ocorre nas Regiões Sudeste e Sul; em relação a acidentes com escorpião, Minas e São Paulo são responsáveis por mais de 50% dos casos; já os acidentes aracnídeos ocorrem mais frequentemente no Sul, principalmente no Paraná (Tabela 24.1).

ACIDENTES COM ANIMAIS PEÇONHENTOS

Animais peçonhentos são aqueles que possuem glândula de veneno que se comunica com dentes ocos, ferrões ou aguilhões, por onde o veneno passa ativamente, como, por exemplo, serpentes, aranhas e arraias.

Animais venenosos são aqueles que produzem veneno, mas não possuem um aparelho inoculador (dentes, ferrões), provocando enve-

Tabela 24.1
Acidentes por Animais Peçonhentos no Brasil

	Norte	*Nordeste*	*Sudeste*	*Sul*	*Centro-Oeste*	*Brasil*
Serpentes	3.092	2.555	6.139	2.668	2.786	17.240
Aranhas	45	49	2.040	4.058	120	6.312
Escorpião	362	1.231	3.741	312	545	6.191
Outros	88	380	480	1.202	124	2.274

Distribuição por macrorregião, do número de acidentes por animais peçonhentos, em 1998.
Fonte: Ministério da Saúde/Fundação Nacional da Saúde/Centro Nacional de Epidemiologia/Coordenação Geral de Vigilância Sanitária/Coordenação de Doenças Transmitidas por Vetores e Antropozoonoses.

nenamento por contato (lagartas), por compressão (sapo) ou por ingestão (peixe baiacu).

Ofídios (Serpentes)

As serpentes ou ofídios são popularmente conhecidos como *cobras* e distribuem-se por quase todos os ambientes da terra, com exceção das calotas polares. As serpentes são animais vertebrados caracterizados por sua forma extremamente alongada do corpo, falta de membros locomotores, escamas, ausência de pálpebras móveis e de ouvido externo. Sua visão é deficiente (míope), vinculada mais à detecção de movimentos do que formas; sua audição de sons transmitidos pelo ar é inexistente, mas tem sensibilidade às vibrações e seu olfato é aguçadíssimo. Possuem ainda uma excelente capacidade de termorrecepção que facilita a captura de alimentos. Nas serpentes venenosas, os órgãos responsáveis por essa particularidade são as fossetas loreais.

A fosseta loreal é um órgão termossensorial situado entre o olho e a narina, que permite à serpente detectar variações mínimas de temperatura no ambiente.

Todas as serpentes são carnívoras e seus dentes servem para agarrar e/ou envenenar suas presas.

Existem aproximadamente 2.930 espécies de serpentes no mundo; no Brasil, podemos encontrar cerca de 10% desse total. São 265 espécies classificadas dentro de aproximadamente 73 gêneros, reunidos em 9 famílias. No Brasil, somente duas famílias congregam as espécies peçonhentas – A família *Viperidae,* composta pelos gêneros *Bothrops, Crotalus* e *Lachesis,* e a família *Elapidae,* com o gênero *Micrurus* (coral).

Para sabermos se uma serpente é peçonhenta, observam-se três características fundamentais:

- Presença de fosseta loreal (Fig. 24.1).
- Presença de guizo ou chocalho no final da cauda.
- Presença de anéis coloridos (vermelhos, pretos, brancos ou amarelos).

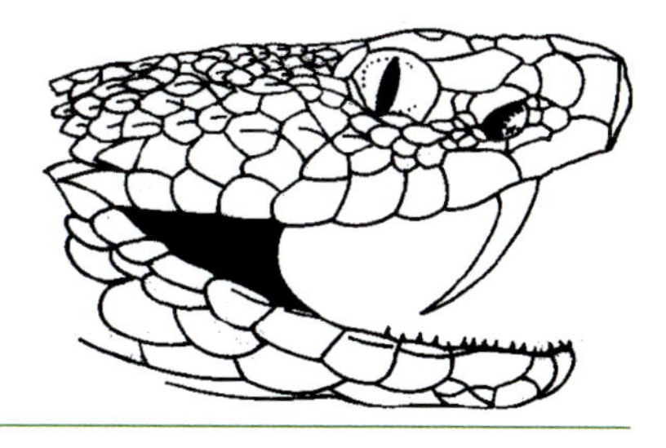

Fig. 24.1 – *Cobra de quatro ventas.*

No Brasil, existem quatro gêneros de importância toxicológica; no Estado do Paraná, os três primeiros, detalhados a seguir, são os mais comuns:

- *Bothrops* – jararaca, urutu, jararacuçu.
- *Crotalus* – cascavel.
- *Micrurus* – coral.
- *Lachesis* – surucucu.

Gênero *Bothrops*

As serpentes do gênero *Bothrops* são encontradas em todo o território nacional e são responsáveis por 90% dos acidentes ofídicos no país, e por 70% dos casos no Paraná. A faixa etária mais atingida é de 15 a 49 anos, com predomínio no sexo masculino, sendo a perna e o pé os locais mais atingidos. O maior número de ocorrências é encontrado em área rural.

As espécies mais comuns são a jararaca, urutu, cruzeira, cotiara, jararacuçu etc. Possuem fosseta loreal ou lacrimal e escamas na extremidade da cauda, de cor geralmente parda; vivem em locais úmidos, atingindo na idade adulta o tamanho de 40 cm a 2 m (Fig. 24.2).

São cobras agressivas e seu veneno tem ação proteolítica (inflamatória aguda), coagulante e hemorrágica.

O veneno botrópico tem a capacidade de ativar fatores de coagulação, levando à incoagulabilidade sanguínea, e a ação hemorrágica ocorre devido a componentes que rompem a integridade vascular.

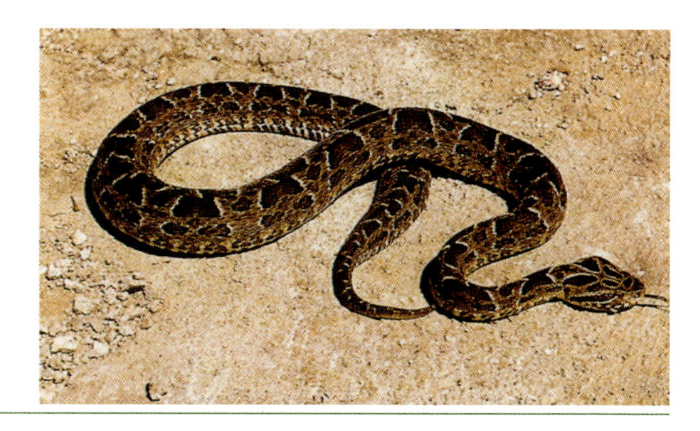

Fig. 24.2 – *Jararaca (*Bothrops*).*

Manifestações Clínicas

- Locais – marcas das presas no local da picada geralmente estão presentes. Edema firme e de coloração violácea ocorre precocemente, acompanhado de dor, cuja intensidade é variavelmente proporcional ao edema. Os sintomas têm caráter evolutivo, e após 24 horas o edema pode se estender por todo o membro. Em algumas horas após o acidente, podem surgir bolhas com conteúdo seroso, hemorrágico ou necrótico no local da picada. Nos acidentes causados por filhotes, as manifestações locais podem estar ausentes.
- Sistêmicas (gerais) – náuseas, vômitos, sudorese, hipotermia, hipotensão arterial, choque, hemorragias a distância (epistaxes, sangramento gengival, digestório, hematúria) e insuficiência renal aguda.

Classificação Quanto à Gravidade dos Acidentes Botrópicos

A classificação quanto à gravidade tem como objetivo definir a terapêutica mais adequada, pois o número de ampolas de soro depende da gravidade do caso.

- Caso leve – manifestação local leve ou ausente, tempo de coagulação normal ou levemente alterado e sangramento discreto (gengiva, urina).
- Caso moderado – o edema não se restringe ao local da picada, mas ainda não compromete o membro; hemorragias mais acentuadas, mas ainda sem repercussão hemodinâmica.
- Caso grave – edema de rápida progressão para todo o membro, hemorragias graves (sistema digestório, hemoptise, hemorragia de sistema nervoso), distúrbios cardiovasculares e insuficiência renal. O paciente com quadro grave, se não tratado adequadamente, evolui rapidamente para o óbito.

Gênero *Crotalus*

Refere-se ao grupo das cascavéis (Fig. 24.3A e B).

Sua característica mais importante é a presença de guizo ou chocalho na ponta da cauda. Possuem fosseta loreal; atingem na idade adulta

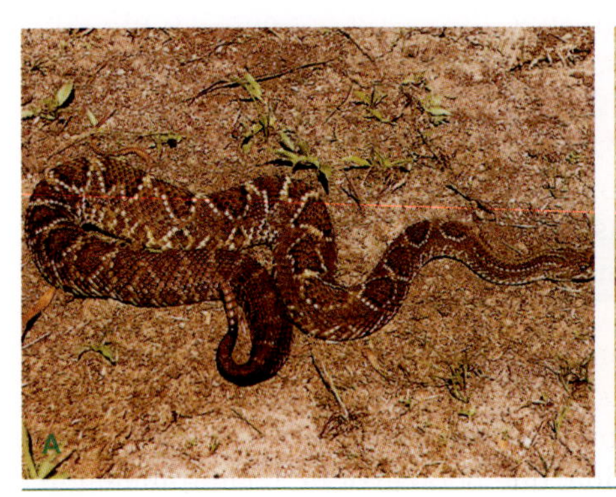

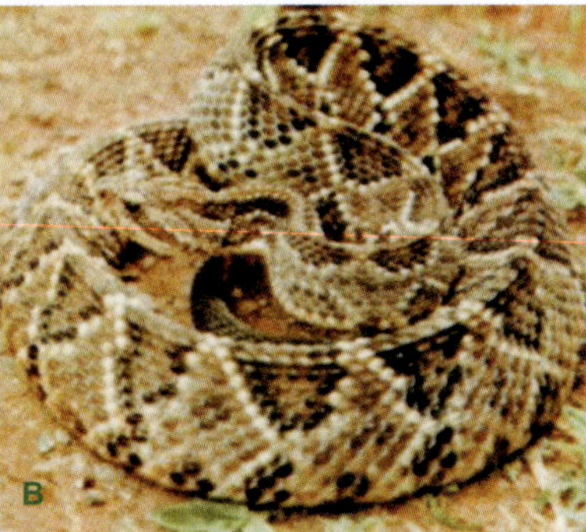

Fig. 24.3 – **A e B.** *Cascavel (*Crotalus*).*

1,6 m, vivem em lugares secos, regiões pedregosas e pastos, não sendo encontradas nas regiões litorâneas. Menos agressivas que as jararacas, são responsáveis por 11% dos acidentes ofídicos no Estado do Paraná, mas costumam ser de maior gravidade.

Seu veneno possui ação neurotóxica com bloqueio neuromuscular, levando a paralisias motoras e respiratórias, miotóxica (lesão da musculatura esquelética) e coagulante, que torna o sangue incoagulável.

Manifestações Clínicas

- Locais – podem existir as marcas das presas; as manifestações na maioria das vezes são pouco intensas com edema e parestesias (formigamentos) discretas, pouca dor.
- Sistêmicas – mal-estar geral, cefaleia, náusea e vômitos, prostração, sonolência; as manifestações neurotóxicas se manifestam nas três primeiras horas, com diplopia (visão dupla), visão turva, midríase, ptose palpebral (*queda da pálpebra*), face miastênica, dificuldade para deglutir, mialgias (dores musculares) e urina escura.

Classificação Quanto à Gravidade

- Caso leve – sinais e sintomas neurotóxicos discretos.
- Caso moderado – manifestações neurotóxicas mais intensas, fácies característica (miastênica – ptose palpebral bilateral e flacidez de musculatura de face), dor muscular discreta e urina pode ou não estar alterada.
- Caso grave – quadro neurológico igual ao caso moderado, dor muscular intensa, alteração da cor da urina e insuficiência renal.

O tratamento consiste nas medidas gerais e na soroterapia específica precoce com soro anticrotálico (SAC). Em caso de dúvidas quanto ao agente agressor, pode ser utilizado o soro antibotrópico-crotálico (SABC).

Gênero *Micrurus*

Refere-se ao grupo das corais verdadeiras.

São serpentes peçonhentas que não possuem fosseta loreal (isso é uma exceção), nem um aparelho inoculador de veneno tão eficiente quanto o de jararacas e cascavéis. O veneno é inoculado através de dentes pequenos e fixos (Fig. 24.4).

Apresentam um padrão de cor característico: vermelho (ou alaranjado), branco (ou amarelo) e preto. Habitam preferencialmente buracos, tornando os acidentes raros, mas muito graves, pela característica que seu veneno tem de provocar parada respiratória.

O veneno desse gênero possui elevada toxicidade neurotóxica e miotóxica. Os acidentes com esse gênero de ofídios geralmente não causam manifestações locais significativas, porém as sistêmicas são graves: vômitos, salivação, ptose palpebral, sonolência, perda de equilíbrio, fraqueza muscular, midríase, paralisia flácida, que pode evoluir, comprometendo a

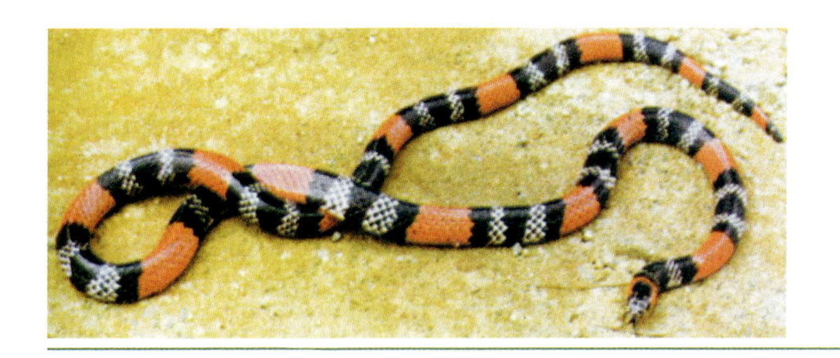

Fig. 24.4 – *Coral verdadeira (Micrurus).*

musculatura respiratória, com apneia e insuficiência respiratória aguda. Todos os casos devem ser considerados graves.

O tratamento, além das medidas gerais, inclui o soro antielapídico, via endovenosa.

Medidas Gerais no Atendimento de Acidentes Ofídicos

- Lavar o local da picada com água e sabão; não colocar substâncias sobre a ferida, nem fazer curativos oclusivos.
- *Não* fazer cortes, perfurações, torniquetes, nem colocar outros produtos sobre a lesão.
- Tranquilizar a vítima e mantê-la em repouso.
- Imobilizar o membro afetado.
- Transportar a vítima o mais rápido possível ao posto de saúde mais próximo, e levando, se possível, o animal agressor, mesmo morto, para facilitar o diagnóstico e a escolha do soro mais adequado.

O único tratamento específico é a administração do soro, o que deve acontecer com a maior brevidade, via endovenosa, em dose única.

Medidas Preventivas

Medidas preventivas simples podem evitar a maioria dos acidentes; portanto, fique atento.

- Use botas em locais de risco.
- Use luvas em atividades rurais.
- Não coloque a mão em ocos de árvore, tocas e cupinzeiros.
- Não acampe próximo a plantações ou áreas sujas (ratos atraem serpentes).
- Em pescarias, não deixe as portas do carro abertas.
- Preserve os predadores (gambás, gaviões e outros animais silvestres).

Fatores Prognósticos nos Acidentes Ofídicos

- Fatores relacionados à serpente
  - Tamanho: quanto maior, mais grave.
  - Idade: quanto mais jovem, menos veneno.
  - Espécie: algumas espécies são mais venenosas que outras.

- Tempo entre a picada e o início do tratamento específico
  - Quanto maior o tempo, pior o prognóstico.

- Peso e idade do paciente
  - Acidentes com crianças são mais graves e de pior prognóstico.

Região anatômica

Picadas ocorridas em dedos, cabeça e pescoço, e regiões centrais do corpo são geralmente de maior gravidade.

Uso de torniquete

Totalmente contraindicado e leva ao agravamento das manifestações clínicas locais e sistêmicas.

Aranhas

As aranhas são artrópodes que habitam praticamente todas as regiões da terra. Existem mais de 36 mil espécies. São animais carnívoros e se alimentam principalmente de insetos. Algumas vivem poucos meses, enquanto outras, como a caranguejeira, podem viver até 25 anos.

A Organização Mundial de Saúde considera apenas quatro gêneros de aranhas com espécies que podem causar envenenamento grave no homem; e no Brasil são três os gêneros perigosos: *Loxosceles* (aranha-marrom), *Phoneutria* (armadeira) e *Latrodectus* (viúva-negra). Mas não podemos deixar de citar outras aranhas de menor interesse clínico, como as do gênero *Mygalomorphae* (caranguejeira) ou *Lycosa* (tarântula).

Aranha-marrom (*Loxosceles*) (Fig. 24.5)

Os acidentes com *Loxosceles* são muito frequentes no Brasil, principalmente no Paraná, que corresponde a 90% dos casos do país. Os acidentes predominam nos meses quentes do ano. Em virtude do desmatamento e redução dos seus predadores (lagartixa, galinha e sapo), a aranha-marrom adquiriu hábitos urbanos e os acidentes aumentaram. Curitiba é a cidade no Brasil onde há maior número desses acidentes, chegando a mais de 2.100 casos no ano de 2000.

A *Loxosceles* recebe esse nome devido à sua coloração marrom-amarelada ou castanho-escura. Tem um corpo pequeno, 8 a 15 mm, pata de 8 a 40 mm, pelos curtos e escassos.

- Não são agressivas e só reagem quando se sentem ameaçadas, causando a picada quando pressionadas contra o corpo.
- Habitam cascas de árvores, fenda de muros, paredes, forros, pilhas de tijolos, entulhos e no interior das residências, atrás de móveis, cortinas e, eventualmente, nas roupas, sapatos e camas.
- A maior incidência do acidente ocorre na primavera e no verão.
- Alimentam-se de pequenos insetos, têm atividade maior noturna e se reproduzem com facilidade.

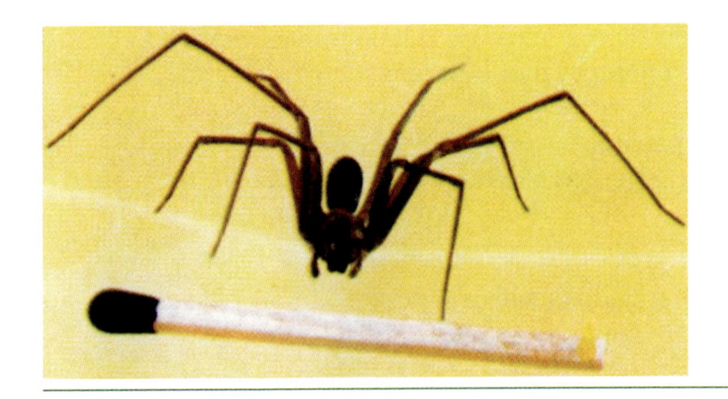

Fig. 24.5 – *Aranha-marrom (Loxosceles).*

A picada ocorre em geral quando a aranha é comprimida contra o corpo (ao vestir-se ou ao deitar-se), não produzindo dor imediata. A evolução é mais frequente para a forma *cutânea*, observada em torno de 90% dos casos, e que se caracteriza por:

- Picada indolor e pouco valorizada.
- Pequena área de eritema (vermelhidão), edema duro e dor local após 6 a 12 horas, geralmente interpretada como reação alérgica ou abscesso.
- Entre 24 e 36 horas aparece um ponto de necrose central (escuro) circundado por um halo isquêmico (claro) – lesão em alvo. Observa-se aumento do edema e do eritema, a dor se intensifica com a progressão da lesão.
- Com três dias de evolução, as manifestações sistêmicas com febre e mal-estar podem estar presentes e a lesão apresenta uma úlcera local.
- Após cinco a seis dias, existe a formação de uma crosta necrótica.

Um fator determinante para a necrose está relacionado ao local da picada: áreas com alto teor de tecido gorduroso como abdome, nádegas e coxa evoluem com lesões mais extensas e profundas.

Na forma *cutâneo-visceral* (mais grave), além do quadro acima, entre 12 e 24 horas após a picada, surgem febre, cefaleia, náuseas, vômitos, urina escura (cor de lavado de carne), anúria e insuficiência renal aguda.

Tratamento

Como os primeiros sinais e sintomas surgem de 12 a 14 horas após a picada, é comum a procura por assistência médica somente após esse período e, dependendo do local e sintomas, o tratamento pode variar.

O tratamento é baseado na gravidade da lesão, que por sua vez é avaliado conforme os seguintes critérios:

- Aspecto da lesão.
- Local do corpo que sofreu a picada.
- Tempo de evolução entre o acidente e o atendimento.
- Identificação da aranha-marrom.
- Idade do paciente.
- Presença de doenças associadas e sintomas presentes.

A conduta no atendimento de acidente com aranha-marrom é:

- Lavar a lesão.
- Curativo local.
- Compressas frias.
- Corticoide – prednisona 1 mg/kg em crianças e 40 a 60 mg em adulto, por cinco a sete dias.
- Soroterapia específica, quando indicada.

A eficácia da soroterapia é reduzida após 24 horas da inoculação do veneno; entretanto, dependendo da gravidade, o antiveneno tem sido feito até 72 horas, na forma cutânea. Já na forma cutâneo-visceral, a soroterapia é indicada em qualquer momento em que for diagnosticada.

Os fatores de maior risco de complicações são:

- Crianças e idosos.
- Pessoas desnutridas.
- Pessoas em tratamento quimioterápico.
- Tempo entre o acidente e o atendimento médico.
- Quantidade de veneno inoculado.
- Local do corpo atingido, como abdome e coxas.

Aranha Armadeira (*Phoneutria*)

Muito agressiva, encontrada em bananeiras, folhagens, entre madeiras e pedras empilhadas, e no interior das residências. Tem coloração marrom-escura com manchas claras e atinge 12 cm de diâmetro (Fig. 24.6). Recebe o nome armadeira devido à posição de defesa que assume quando ameaçada.

Os acidentes domésticos estão relacionados ao ato de calçar sapatos, limpeza doméstica, manipulação de verduras e frutas, principalmente as bananas. Desse modo, os locais mais acometidos são mãos e pés.

Nos acidentes com as armadeiras, predominam as manifestações locais. A dor é imediata e, em geral, intensa, podendo irradiar para a raiz do membro acometido. Ocorrem edema, eritema, amortecimento e sudorese no local da picada, onde podem ser encontradas duas marcas em forma de pontos. As manifestações sistêmicas com sudorese, náuseas

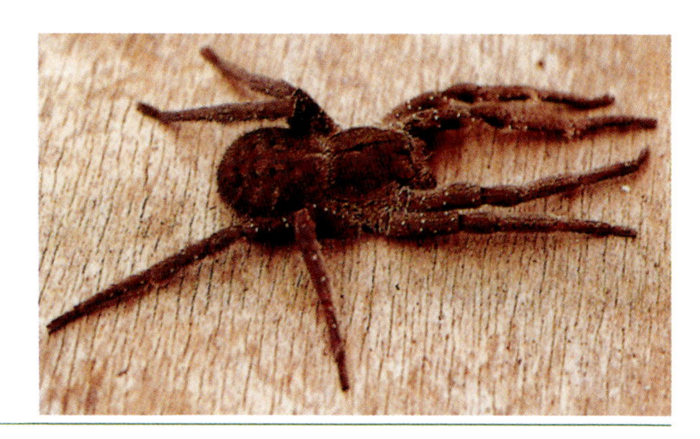

Fig. 24.6 – *Aranha armadeira (Phoneutria).*

e vômitos são predominantes nas crianças, iniciam-se precocemente e podem progredir rapidamente. Raramente evoluem para formas graves com arritmia cardíaca, edema agudo de pulmão, hipotensão e choque.

Tratamento

- Sintomático – bloqueio anestésico para tratamento do quadro de dor, calor local e, em geral, a dor vai diminuindo em 2 a 3 horas.
- Soroterapia – nos casos mais graves, está indicada a soroterapia específica e internamento para controle hemodinâmico e respiratório.

Viúva-negra (*Latrodectus*)

Essas aranhas são assim denominadas pelo hábito das fêmeas devorarem os machos após a cópula. Os acidentes com viúva-negra são mais frequentes na Bahia e nos meses quentes e chuvosos. As fêmeas medem de 3 a 15 mm e os machos são menores. Geralmente não são agressivas e são encontradas em áreas peridomiciliares, jardins, gramados, sob pedras e no interior de residências, em frestas e locais escuros.

Sinais e Sintomas

- Locais – dor tipo agulhada de intensidade variável e, 15 minutos após a picada, sensação de queimação que pode durar até 48 horas. Podem ser visualizados um a dois orifícios. No local da picada se forma uma pápula, edema e sudorese no local.
- Sistêmico – dor e contratura muscular em membros inferiores e abdome, podendo até simular abdome agudo. Sudorese, hipertermia, tremor, taquicardia, hipertensão e, raramente, complicações mais graves, como choque e infarto agudo do miocárdio.

Tratamento

O tratamento é geralmente sintomático com analgésicos e sedativos, e apenas nos casos mais graves está indicado o uso de soro específico.

Tarântula (*Scaptocosa lycosa*)

Causa acidentes leves sem necessidade de tratamento específico.

Aranha pouco agressiva, com hábitos diurnos, encontrada à beira de barrancos, em gramados (jardins) e residências (Fig. 24.7).

Não faz teia.

Sintomas

Geralmente sem sintomas, pode haver pequena dor local, com possibilidade de evoluir para necrose.

Tratamento

- Geral: analgésico.
- Específico: nenhum.

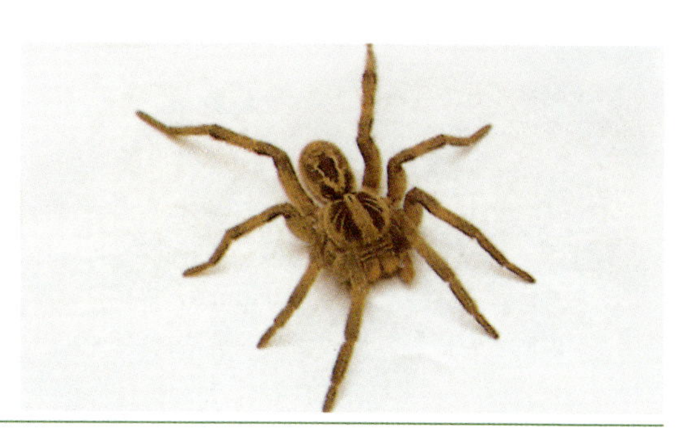

Fig. 24.7 – *Tarântula (*Scaptocosa lycosa*).*

Caranguejeira (*Mygalomorphae*)

Aranha grande, peluda, agressiva e de hábitos noturnos; encontrada em quintais, terrenos baldios e residências (Fig. 24.8).

Quando ameaçada ou manipulada, esfrega suas patas posteriores no abdome e lança pelos com farpas em grande quantidade ao seu redor, provocando irritação da pele e alergia. Não há tratamento específico.

Acidentes pouco frequentes.

As aranhas atingem grandes dimensões e podem ser muito agressivas. Possuem ferrões grandes, responsáveis por ferroadas dolorosas.

Tratamento

- Anti-histamínicos via oral, se necessário.
- Tratamento específico: nenhum.

Escorpiões

Pouco agressivos, os escorpiões picam com a cauda e medem de 6 a 8 cm. Têm hábitos noturnos. Encontram-se em pilhas de madeira, sob cascas de árvores, cercas, pedras, troncos, dentro de residências etc. (Fig. 24.9).

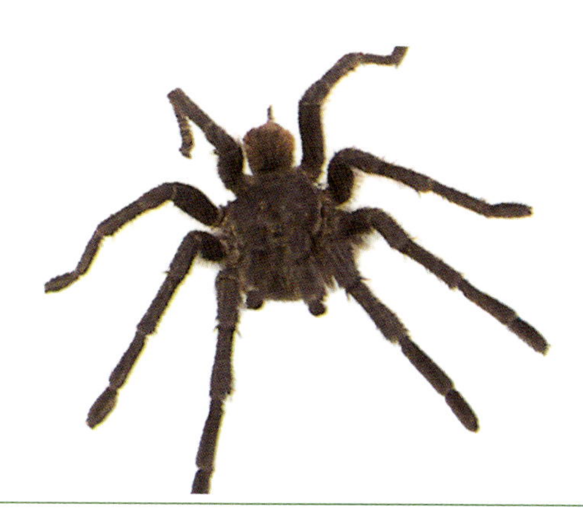

Fig. 24.8 – *Aranha caranguejeira (*Mygalo-morphae*).*

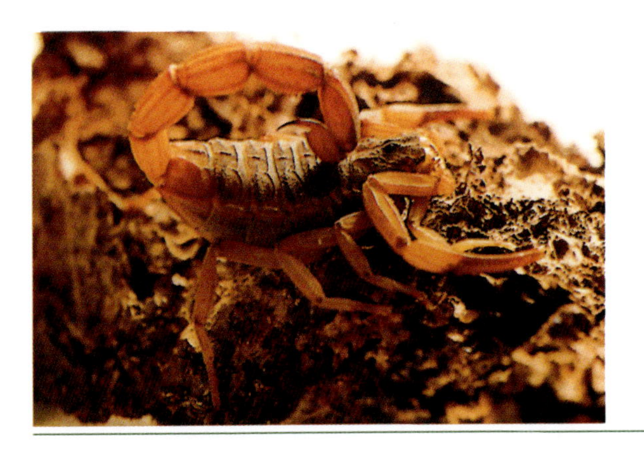

Fig. 24.9 – *Escorpião-amarelo (*Tityus serrulatus*).*

Existem diversas espécies, mas somente o gênero *Tityus* tem interesse médico. Duas espécies merecem maior atenção: *T. serrulatus* (amarelo) e *T. bahiensis* (marrom). O escorpião-amarelo (*T. serrulatus*) é responsável pela maioria dos casos graves em nosso meio; os Estados da Bahia, Minas Gerais e São Paulo são responsáveis por 96% das ocorrências no país. E Belo Horizonte é a capital recordista dos acidentes escorpiônicos.

Sinais e Sintomas

- Local – dor local de intensidade variável (pode chegar a insuportável), em queimação ou agulhada e com irradiação; pode ocorrer leve edema e hiperemia, sudorese e piloereção no local. O local da picada muitas vezes não consegue ser detectado.
- Sistêmicas – náusea e vômitos, dor abdominal, lacrimejamento, tosse, taquipneia, sudorese, tremores, espasmos musculares, convulsão, pulso lento e hipotensão. Podem ocorrer arritmias cardíacas, edema agudo de pulmão e choque.

Considera-se acidente escorpiônico grave:

- Criança menor de 7 anos com qualquer manifestação sistêmica, principalmente vômitos.
- Todo paciente com manifestações sistêmicas graves: vômitos frequentes, sudorese profusa, bradicardia, hipotensão arterial, agitação alternada com sonolência, taquidispneia, priapismo, convulsões, insuficiência cardíaca, edema agudo de pulmão (EAP).

Nesses casos o paciente deve receber o soro antiescorpiônico o mais precoce possível. Tendo em vista a gravidade dessas situações e alto índice de mortalidade, alguns serviços de atendimento pré-hospitalar contam com o soro antiescorpiônico no seu mapa, carga de medicamentos da ambulância ou serviço aéreo. Esses paciente deverão ser encaminhados para serviço hospitalar de referência de cuidados intensivos (UTI) para continuidade do tratamento considerando o risco de complicações cardíacas na evolução.

Tratamento

A dor local pode ser combatida com anestésico local e/ou analgésicos.

Nos casos graves está indicado o soro antiescorpiônico e medidas de suporte às condições vitais.

As complicações mais temidas nos acidentes escorpiônicos são as arritmias cardíacas, o choque e o edema pulmonar que, principalmente em crianças, evoluem para o óbito na maioria das vezes.

O mais importante é a prevenção. Devem-se manter limpos os locais próximos às residências, evitando-se entulhos. Dentro de casa deve-se tomar cuidado no ato da limpeza, ao afastar móveis e mexer em pilhas de roupas, vedar ralos, frestas de paredes e eliminar baratas, pois são o alimento preferido dos escorpiões.

Lagartas

As lagartas (*Lonomia*), também chamadas taturanas, são larvas de mariposas, medem de 6 a 7 cm e possuem o corpo revestido de espinhos urticantes que contêm poderosa toxina. Sua cor é marrom-esverdeada ou marrom-amarelada, com listras longitudinais castanho-escuras (Fig. 24.10).

Os acidentes com *Lonomia* têm dimensões epidêmicas no oeste de Santa Catarina e norte do Rio Grande do Sul.

Também conhecidas como lagartas de fogo e eruca, vivem durante o dia agrupadas, nos troncos de árvores, onde causam acidentes pelo contato com seus espinhos.

A vítima pode apresentar dor local em queimação, seguida de vermelhidão e edema.

Provocam, a seguir, cefaleia, náuseas e vômitos, artralgias. Após 8 a 72 horas, podem surgir manifestações hemorrágicas, como manchas pelo corpo, sangramentos gengivais, pelo nariz, pela urina e por ferimentos recentes; os casos mais graves podem evoluir para insuficiência renal e morte.

O soro específico ainda não está disponível.

O tratamento é suportivo e sintomático. No local do contato com a lagarta, deve-se aplicar compressas frias de solução fisiológica.

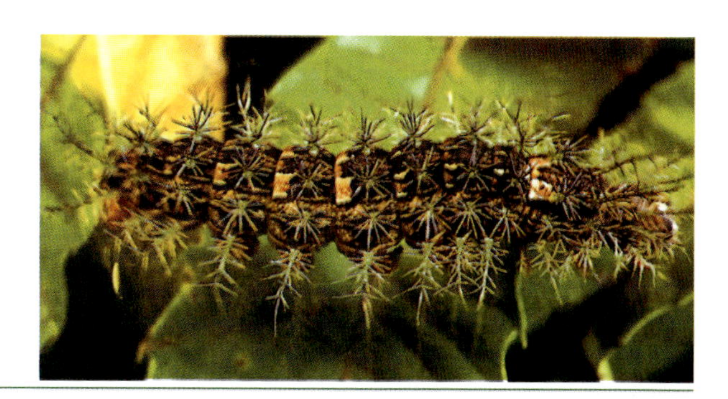

Fig. 24.10 – *Taturana.*

ACIDENTES COM ABELHAS, VESPAS E FORMIGAS

As manifestações clínicas são classificadas em reações tóxicas, atribuídas à ação do veneno e em reações alérgicas, nas quais mecanismos de hipersensibilidade estão envolvidos.

As reações tóxicas sistêmicas são decorrentes de múltiplas picadas, em geral acima de 500. Entretanto, em crianças, poucas dezenas de picadas podem levar à toxicidade sistêmica.

Quadro Clínico

Prurido, rubor e calor generalizado, placas urticariformes disseminadas, hipotensão, taquicardia, dor de cabeça, náusea e vômitos, dor abdominal e, nos casos mais graves, choque e insuficiência respiratória.

Para se desencadear uma reação alérgica, basta uma picada e as manifestações podem ser local, com intensa reação inflamatória no local da picada, e sistêmica ou anafilática. Quanto mais precoce as reações, mais grave o quadro. Geralmente os sintomas se iniciam após 15 minutos da picada e incluem angioedema, prurido, urticária, edema de glote, broncoespasmo e choque anafilático, caracterizando risco de vida, e o tratamento deve ser iniciado o mais rápido possível.

Tratamento

- Ferrão – raspar suavemente a pele até fazê-lo sair, nunca devendo ser puxado ou arrancado com uma pinça, o que pode acarretar a introdução de mais veneno no corpo.
- Compressas frias, analgésicos, creme anti-histamínico e corticosteroide.
- Anti-histamínicos.
- Adrenalina para tratamento da anafilaxia.

ACIDENTES COM CARAVELAS E MEDUSAS (ÁGUAS-VIVAS)

Possuem tentáculos com microagulhões que aderem à pele da vítima, liberando veneno de ação proteolítica que provoca dor intensa e lesão local, podendo em certos casos levar a choque por anafilaxia.

Abordagem inicial:

1. Retirar os tentáculos com pinça (ou borda de uma faca).
2. Lavar o local com a água do mar, se possível gelada (não usar água doce).
3. Aplicar vinagre comum (ácido acético), que ajuda a neutralizar o veneno.
4. Utilizar compressas frias (diminuem a dor).
5. Encaminhar a vítima para atendimento médico.

ACIDENTES POR ARRAIA

As arraias são peixes peçonhentos que habitam tanto as águas marinhas como água doce. Possuem um apêndice, longo como um chicote, com um ou dois ferrões na ponta.

Manifestação clínica: dor intensa imediatamente após o acidente, podendo se estender por todo o membro; ferimento perfurocortante com eritema e edema perilesional, podendo evoluir para abscesso e necrose local.

Tratamento

- Lavar ferimento com água ou solução fisiológica abundante, compressa morna para neutralizar o veneno, que é termolábil.
- Bloqueio com anestésico, debridamento da lesão, retirada do ferrão e antibióticos.

Informações a respeito de acidentes com animais peçonhentos, consulte os Centros de Informação Toxicológica (CITs) de sua região.

ALGUNS TELEFONES DE EMERGÊNCIA – CITS

- CIT Curitiba (PR) 0800 41-0148.
- CIT Porto Alegre (RS) 0800 780-200.
- CIT Florianópolis (SC) 0800 643-5252.
- CCI São Paulo (SP) 0800 771-3733.

25 Intoxicações Exógenas – Envenenamentos

Carlos Lunelli Marcondes Filho
Mônica Koncke Fiuza Parolin

INTRODUÇÃO

Intoxicações/envenenamentos são causas frequentes de atendimento em unidades de emergência, não apenas no Brasil, mas em todo o mundo. A grande maioria dos casos é de menor gravidade. Entretanto, algumas substâncias podem levar à morte ou deixar sequelas importantes se os pacientes não forem tratados a tempo e adequadamente, como, por exemplo, a intoxicação por cianetos, hipoglicemiantes, barbitúricos, antidepressivos, monóxido de carbono, cáusticos, paracetamol, entre outros.

Os venenos são substâncias químicas ou drogas que podem causar danos ao organismo.

Os envenenamentos são, na sua maioria, acidentais, ou por abuso, mas podem resultar também de tentativas de suicídio e, mais raramente, até de tentativas de homicídio.

Nas crianças, as intoxicações são acidentais na maioria das vezes e as mais graves são decorrentes da ingestão de medicamentos, como acetaminofeno, aspirina, substâncias cáusticas, chumbo, ferro e hidrocarbonetos. Geralmente são causadas pela curiosidade natural da criança e pelo hábito de levar tudo à boca. É importante estar atento para o caso de intoxicações em crianças maiores, que podem ser decorrentes de tentativas de autoextermínio. Embora, geralmente, não sejam tão graves como nas tentativas de suicídios em adulto, pois nessa idade o objetivo é chamar a atenção.

Outras causas cada vez mais frequentes de atendimento em unidade de emergência são as intoxicações alcoólicas e as complicações secundárias ao uso de drogas ilícitas em adolescentes. Quem prestar o atendimento inicial deve ficar atento a adolescentes com dor precordial, IAM e AVC, que podem ser consequência de intoxicação por cocaína.

ANTAGONISTAS

Antagonistas são substâncias que atuam inibindo a ação de alguma substância. A lista de antídotos eficazes (antagonistas específicos dos venenos) é grande, apesar de ser pequena em relação à dos produtos tóxicos. *É muito importante* tentar identificar a substância responsável pelo envenenamento o mais breve possível. Caso isso não seja viável no início, posteriormente devem ser feitas tentativas de obter informações (e/ou amostras) da substância e das circunstâncias em que ocorreu o envenenamento.

Para obter informações sobre a substância intoxicante, seus efeitos e gravidade, assim como seus antídotos ou como conduzir o caso, é necessário que todo serviço de emergência mantenha contato com um centro de referência.

PREVENÇÃO

A melhor forma de tratamento continua sendo a prevenção e, para tal, algumas regras básicas jamais devem ser esquecidas:

- Usar tampas e recipientes de segurança.
- Armazenar substâncias perigosas em armários trancados.
- Não guardar produtos domésticos em prateleiras baixas e nem deixá-los no chão.
- Manter medicamentos e substâncias perigosas em seus recipientes originais.
- Ensinar às crianças sobre os perigos de ingerir ou manipular medicamentos e produtos domésticos.

VIAS DE PENETRAÇÃO

Um veneno pode penetrar no organismo por diversos meios ou vias de administração, a saber:

- *Ingerido* – Por exemplo, medicamentos, substâncias químicas industriais, derivados de petróleo, agrotóxicos, raticidas, formicidas, plantas, alimentos contaminados (toxinas).
- *Inalado* – gases e poeiras tóxicas. Por exemplo, monóxido de carbono, amônia, agrotóxicos, cola à base de tolueno (cola de sapateiro), acetona, benzina, éter, GLP (gás de cozinha), fluido de isqueiro e outras substâncias voláteis, gases liberados durante a queima de diversos materiais (plásticos, tintas, componentes eletrônicos) etc.
- *Absorvido* pela pele e mucosas – inseticidas, agrotóxicos e outras substâncias químicas que penetrem no organismo pela pele ou mucosas.
- *Injetado* – toxinas de animais peçonhentos ou drogas injetadas com seringa e agulha.

SINAIS E SINTOMAS

Os sinais e sintomas dependem do tipo de droga, concentração, quantidade, tempo de exposição ou de ingestão, e ainda há variabilidade individual, como idade, fatores genéticos, presença de doenças preexistentes e tolerância individual. Os mais comuns são:

- Sudorese, salivação e lacrimejamento.
- Dor de cabeça.
- Pulso (lento, rápido ou irregular).
- Queimação nos olhos e mucosas.
- Dificuldade para engolir.
- Queimaduras ou manchas ao redor da boca.
- Pele (pálida, *vermelha* ou cianótica).
- Odores característicos (respiração, roupa, ambiente).
- Respiração anormal (rápida, lenta ou com dificuldade).
- Alterações pupilares (midríase ou miose).
- Distensão e dor abdominal.
- Vômitos.
- Alterações da consciência.
- Convulsões.
- Choque.

ABORDAGEM E PRIMEIRO ATENDIMENTO À VÍTIMA DE ENVENENAMENTO

Verificar inicialmente se o local é seguro, procurar identificar a via de administração e o veneno em questão. Abordar a vítima como de costume, identificar-se e fazer o exame primário. Deve-se estar preparado para intervir com manobras para liberação das vias aéreas e de RCP, caso necessário. Proceder ao exame secundário e remover a vítima do local. Há situações em que a vítima deve ser removida imediatamente, para diminuir a exposição ao veneno e preservar a segurança da equipe.

Se o veneno for ingerido e a vítima estiver consciente e alerta, faça-a beber dois ou três copos de água, com a finalidade de diluir o veneno. Se a ingestão tiver ocorrido há menos de quatro horas, deve-se induzir o paciente ao vômito. Porém, em alguns casos, isso NÃO deve ser feito, como na ingestão de derivados de petróleo (gasolina, querosene etc.), de corrosivos (soda cáustica) e quando a vítima estiver sonolenta ou comatosa.

Indução ao vômito:

- Se a vítima estiver consciente.
- Até uma hora após ingestão, em criança.
- Até três horas em adulto.

Contraindicação de indução ao vômito:

- Na ingestão de derivados de petróleo e de corrosivos.
- Vítima sonolenta ou comatosa.

Nos casos indicados, o vômito pode ser obtido pela estimulação cuidadosa da retrofaringe com o dedo ou cabo rombo de colher, após ingestão de um ou dois copos de água.

Existem medicamentos emetizantes, entre os quais o mais comum é o xarope de ipeca, eficaz e praticamente atóxico; embora não deva ser utilizado em crianças menores de dois anos, em gestantes e cardiopatas.

- Xarope de ipeca:
  Doses:
  - De dois a 12 anos – 15 mL.
  - Adultos – 30 mL.

Caso o vômito não ocorra em 30 minutos, repetir a dose. Se em duas horas não acontecer, realizar lavagem gástrica.

RESUMO DO ATENDIMENTO INICIAL

- Segurança da cena.
- Identificar veneno e via de administração:
  - Verificar odor característico.
  - Observar coloração de pele.
  - Observar se há sinais de queimadura ou manchas ao redor da boca.
  - Observar se há lacrimejamento e/ou salivação.
- Observar ambientes, roupas, pertences.
- História:
  - Tempo.
  - Duração.
  - Circunstâncias.
  - Início dos sintomas.
  - Medidas tomadas.
  - História pregressa.
- Abordagem primária.
- ABCD – atenção com vias aéreas, sinais vitais, estado neurológico.
- Remover a vítima do local.
- Verificar se há outras vítimas.
- Abordagem secundária.
- Induzir ao vômito em caso de ingestão de veneno.
- Não induzir ao vômito em caso de:
  - Ingestão de derivados do petróleo.
  - Ingestão de corrosivos.
  - Alteração de consciência.
- Acionar serviço pré-hospitalar.

Cuidados durante o Transporte

- Comunicar os dados à central.
- Administrar oxigênio.
- Transportar a vítima em decúbito lateral, para prevenir a aspiração no caso de vômitos.
- Levar para o hospital qualquer objeto que possa conter amostra do veneno (frasco, roupas, vômito).
- Certificar-se de que a vítima que está sendo atendida é a única intoxicada. No caso de crianças, verificar se estava só ou se brincava com outras, que também devem ser avaliadas.

Contaminação Ocular

O contato dos olhos com substâncias químicas pode provocar lesões locais em conjuntiva e córnea, e, em alguns casos, onde houver absorção, poderemos até encontrar manifestações sistêmicas. O tratamento deve ser feito assim que confirmada a contaminação e consiste em lavar abundantemente, por no mínimo 30 minutos, os olhos com água limpa ou soro fisiológico. A cabeça deve ser lateralizada e a água direcionada, de forma a não contaminar o outro olho.

Contaminação de Pele

Várias substâncias são bem absorvidas pela pele, o que a torna uma via importante de intoxicação. Na exposição a produtos perigosos, a descontaminação deve ser realizada primeiro, e somente depois inicia-se o atendimento inicial com garantia de segurança a toda equipe. Pacientes contaminados por substâncias que não tragam riscos à equipe ou ao meio devem ser lavados com água e sabão, e suas vestes e calçados devem ser removidos e embalados.

Inalação de Produtos Tóxicos

A inalação é uma via de contaminação comum em vítimas de incêndios, trabalhadores e usuários de garagens malventiladas, locais com aquecedores a gás etc. No atendimento inicial, deve-se retirar a vítima do local, colocando-a em um lugar com ar fresco e oferecer-lhe oxigênio. O socorrista deve ficar atento a sinais de queimadura de vias aéreas nos casos de inalação de fumaça e presença de estridor laríngeo e broncoespasmo.

Dentre as intoxicações por via inalatória, a por monóxido de carbono é uma das mais importantes, devido à sua frequência e gravidade.

INTOXICAÇÃO POR INALAÇÃO DE MONÓXIDO DE CARBONO

O monóxido de carbono (CO) é um gás incolor, sem cheiro e potencialmente perigoso, conhecido como *assassino silencioso*. A inalação de CO é uma das grandes causas de morte em várias cidades do mundo. Nos Estados Unidos, mais de 4.000 pessoas morrem anualmente devido à intoxicação por CO.

Na cidade de Curitiba/Brasil, são atendidos pelo Corpo de Bombeiros mais de 400 chamados por acidente com gás por ano.

O monóxido de carbono pode ser emitido por diversas fontes, como escapamento de veículos (perigoso em lugares fechados, como garagens), aquecedores a gás, fogões, aquecedores e queima de praticamente qualquer substância em locais fechados.

O CO se liga fortemente à hemoglobina (proteína que transporta O_2 no sangue para os tecidos), competindo com o oxigênio e provocando hipóxia, podendo ocasionar lesão cerebral e morte. A manifestação clínica dependerá do nível de carboxiemoglobina – COHb, conforme a Tabela 25.1.

Tabela 25.1
Manifestações Clínicas conforme o Nível de COHb

Severidade	*Nível de COHb*	*Clínica*
Nenhuma	< 5%	Sem sintomas
	5-10%	Diminuição da tolerância ao exercício
Leve	10-20%	Dispneia, dor de cabeça, tontura e angina em pacientes com doença coronariana
Moderado	20-30%	Dor de cabeça severa, irritabilidade, náusea, alteração respiratória, distúrbio visual
	30-40%	Distúrbio cardíaco, vômitos, fraqueza muscular, sonolência
Grave	40-50%	Confusão mental, síncope, taquicardia, taquipneia
	50-60%	Convulsão e insuficiência respiratória
Muito grave	60-70%	Coma, fatal em minutos
	> 70%	Rapidamente fatal

Sintomas

Inicialmente, dor de cabeça, náusea, vômitos, coriza; e, posteriormente, distúrbios visuais, confusão mental, síncope (desmaio), tremores, coma, disfunção cardiopulmonar e morte. Raramente, a vítima pode apresentar a pele com coloração cereja.

Efeito do CO em Vários Sistemas

- Cardiovascular: isquemia, hipertensão, miocardiopatia, alteração ECG.
- Sangue: aumento da viscosidade.
- Sistema nervoso: edema, necrose, neuropatias e várias manifestações neurológicas de aparecimento tardio, dias e até semanas após a intoxicação.
- Olhos, ouvidos: retinopatia, perda visual e de audição.
- Pulmão: edema.
- Músculos: mionecrose, síndrome compartimental.
- Fígado e rim: insuficiência.
- Endócrino: insuficiência da hipófise, hipotálamo, suprarrenais.
- Reprodução: infertilidade, impotência, toxicidade fetal.
- Ossos, articulações e pele: alterações degenerativas.

Tratamento

Medidas de suporte e oxigênio a 100%, 12 a 15 L/min sob máscara facial perfeitamente ajustada, iniciados mesmo que haja apenas suspeita de intoxicação por CO.

Nas vítimas inconscientes devem ser feitas a intubação endotraqueal e a ventilação artificial, e, posteriormente, essas devem ser encaminhadas à câmara hiperbárica, que diminui a mortalidade e as sequelas neurológicas.

A seguir, será feita uma breve descrição das principais substâncias depressoras e estimuladoras do sistema nervoso central, assim como algumas drogas alucinógenas.

DEPRESSORES DO SISTEMA NERVOSO CENTRAL

Os depressores do sistema nervoso central diminuem o ritmo de funcionamento do cérebro. As atividades do organismo ficam mais lentas, os reflexos e os movimentos ficam comprometidos, entre outros sintomas. São depressores o álcool, calmantes, barbitúricos e inalantes ou solventes, como o loló, a cola e o lança-perfume.

Álcool

É o mais comum, frequentemente associado a intoxicações por outras drogas.

- **Extração**: é resultado da ação de bactérias (fermentação) sobre açúcares presentes no mel, em cereais e em algumas frutas.
- **Efeito**: sensação de alegria e descontração. Alguns ficam deprimidos quando bebem. Tonturas, distúrbios do sono, náuseas e vômito, fala incompreensível, ressaca.
- **Riscos**: dependência alcóolica. Quem começa a beber antes dos 15 anos tem quatro vezes mais chance de se tornar dependente do que aos 21 anos.
  Obs.: o álcool, e não a maconha, é a principal porta de entrada para outras drogas.
- **Manifestações clínicas**: reflexos comprometidos, comportamento violento, depressão respiratória e morte por overdose (coma alcóolico).

Cerca de 70% dos acidentes automobilísticos envolvem álcool e motoristas jovens.

Tranquilizantes

- Barbitúricos: Gardenal, Luminal, Nembutal.
- Sedativos: Dormonid, Rohipnol, Halcion.
- Tranquilizantes menores: Valium e Diempax (diazepam), Librium, Lorax, Lexotan etc.:
  - **Extração**: comprimidos feitos quimicamente.

- **Efeitos**: tontura, desorientação, náuseas, dificuldades com movimentos e com a fala.
- **Riscos**: dependência, apagamentos com perda completa de memória, risco de coma e parada respiratória.

Inalantes ou Solventes

- **Extração**: cola de sapateiro, lança-perfume, cheirinho de loló, benzina, éter.
- **Ação**: ao ser inalado, o éter ou outra substância química entra na circulação sanguínea e induz o cérebro a funcionar mais lentamente.
- **Efeitos**: tontura, euforia, excitação, perturbações auditivas e visuais, náuseas, salivação, descoordenação ocular e motora. Cada inalada dura em média 2 minutos.
- **Riscos**: queda de pressão, desmaios, parada cardíaca e dependência química.

Sinais e Sintomas

A intoxicação por esse grupo de drogas revela sintomatologia semelhante. A vítima apresenta-se sonolenta, confusa e desorientada, agressiva ou comatosa; pulso lento, pressão arterial baixa, reflexos diminuídos ou ausentes, pele em geral pálida e seca, e pupilas reagindo lentamente à luz.

Durante o atendimento, fale com a vítima, procure mantê-la acordada, reavalie-a com frequência e esteja atento para a hipoventilação e os vômitos, pois ela, por ter os reflexos diminuídos, está mais propensa a desenvolver broncoaspiração.

ESTIMULANTES DO SISTEMA NERVOSO CENTRAL

Os estimulantes aumentam o ritmo de funcionamento do sistema nervoso central. Provocam excitação, retardam o aparecimento da fadiga, diminuem a sensação de fome, aumentam a pressão arterial e a velocidade dos batimentos cardíacos. Entram nesse grupo, a cocaína, o *crack*, as anfetaminas e a heroína.

Cocaína

- **Classificação**: alcaloide estimulante do sistema nervoso central.
- **Extração**: folhas do arbusto *Erythroxylon* – coca dos Andes Centrais (Bolívia e Peru).
- **Formas de uso**: aspirada, fumada (*crack*) e injetada.
- **Como age**: aspirada ou injetada, penetra na corrente sanguínea e atinge o sistema nervoso central, provocando liberação de grande quantidade de dopamina, substância que estimula a atividade física e mental. Cheirada, a cocaína passa pelas mucosas nasais, pulmões e coração. Parte vai para o fígado e parte chega ao cérebro em cerca de 1 minuto. Injetada na veia, a cocaína cai imediatamente na

corrente sanguínea e atinge o coração. De lá, será bombeada diretamente para o cérebro, em cerca de 10 segundos.

- **Efeitos**: durante cerca de 1 hora, o usuário sente excitação, sensação de poder e ansiedade. Diminui-se a fadiga, a fome e a sensibilidade à dor. Sensação de paranoia.
- **Riscos**: dependência e lesões cerebrais, depressão, elevação da pressão arterial e parada cardíaca. As mucosas nasais ficam corroídas. Perda de peso e alterações hormonais.

Crack

- **Classificação**: alcaloide estimulante do sistema nervoso central.
- **Extração**: é mais barato e, portanto, mais popular que a cocaína em pó, porque é um produto mais grosseiro. As duas drogas partem da pasta-base da coca, obtida pela mistura das folhas esmagadas com querosene e ácido sulfúrico diluído. Até o pó, são necessárias outras etapas de purificação, em que entram éter, acetona e ácido clorídrico.
- **Como age**: o efeito é muito mais rápido e forte – e também mais breve – que o da cocaína cheirada. Fumada, a droga atinge o cérebro em cerca de 8 segundos, após passar pelos pulmões e coração.
- **Riscos**: vicia com apenas três ou quatro doses e faz efeito em menos de 10 segundos. O *crack*, em forma de pedra, é a própria pasta misturada com bicarbonato de sódio. O nome imita o som das pedras queimando no cachimbo, geralmente improvisado com um pedaço de antena de carro e um pote de iogurte. O efeito dura de 1 a 2 minutos. "É a droga com maior capacidade de criar dependência." O *crack* irrita os brônquios e contém impurezas cancerígenas.

Anfetamina

Anfetaminas são utilizadas como anorexígenos (para diminuição do apetite). As mais comuns são: Fenfluramina (*minifage ap, moderex ap*), Femproporex (*desobesi, lipomax ap*), Mazindol (*absten plus, dasten afinan, fagolipo, moderamina*).

- **Extração**: comprimidos feitos quimicamente em laboratório.
- **Efeitos**: ansiedade, aumento da pressão arterial, dilatação das pupilas e visão desfocada, tontura, falta de sono, perda de apetite.
- **Riscos**: dependência, irritabilidade, psicose paranoica, depressão, agressão, convulsões, desnutrição, aumento do risco de exposição.

Heroína

- **Classificação**: opiáceo com efeito analgésico e relaxante.
- **Extração**: seiva da papoula (*Papaver somniferum*).
- **Formas de uso**: principalmente injetada, embora também possa ser fumada ou inalada.

- **Efeitos**: desligamento do mundo exterior acompanhado de um prazer intenso, redução do número de batidas do coração, anestesia, perda da sensibilidade, prisão de ventre, diminuição da libido.
- **Riscos**: rápida dependência. Há uma produção excessiva de noradrenalina na falta da droga. O coração dispara e o usuário corre risco de ataque cardíaco. A síndrome de abstinência da heroína é a pior entre todas as drogas, porque o corpo fica incapaz de regular sua temperatura. O viciado sua muito ou tem calafrios, o chamado *cold turkey* ("peru frio").

Sinais e Sintomas

Distúrbios digestórios (náusea, dor abdominal e diarreia), sudorese, hipertermia, rubor facial e taquipneia. Seguem-se distúrbios cardiovasculares como palpitações, taquicardia, hipertensão arterial e arritmias.

As manifestações neurológicas compreendem cefaleia, tontura, nistagmo (movimentos oculares anormais), midríase, tremores, rigidez muscular, hiper-reflexia, convulsões e coma.

ALUCINÓGENOS

Os alucinógenos alteram o funcionamento do sistema nervoso central mudando a percepção, como tempo e distância, e provocam alucinações. LSD, *ecstasy* e maconha fazem parte desse grupo.

Ácido Lisérgico (LSD)

- **Extração**: fungo *Claviceps purpurea* ou *ergot*, que cresce em cereais como o centeio e o trigo.
- **Como age**: consumido em pastilhas, cai no sangue depois de ser absorvido pelo estômago e chega ao sistema nervoso central.
- **Efeitos**: causa alucinações e distorção das imagens. O usuário pode ter uma viagem boa e ver formas coloridas ou uma crise depressiva, a chamada *bad trip*. Com a segunda opção, pode ter reações psicóticas ou cometer suicídio. Aumenta a sensibilidade tátil e auditiva. O efeito pode durar de algumas horas a um dia.
- **Riscos**: taquicardia, surtos psicóticos, degeneração das células cerebrais e convulsões. Não vicia, mas os resíduos da droga podem permanecer no cérebro por meses, provocando novas alucinações sem aviso. O efeito, conhecido como *flash back*, pode ser perigoso se o usuário estiver dirigindo, por exemplo.

Ecstasy

- **Classificação**: estimulante com propriedades alucinógenas.
- **Extração**: produto sintético, feito em laboratório em forma de comprimidos.

- **Efeitos**: sensação de bem-estar, elevação do humor, desinibição, Pode provocar crises de pânico e depressão após o uso. Aumento da frequência cardíaca e da pressão arterial. Náuseas. Suor intenso e desidratação. Bruxismo (contração da mandíbula). Aumento da percepção visual e auditiva.
- **Riscos**: a temperatura do corpo pode ultrapassar 42 °C (hipertermia), causando a morte. Ataque cardíaco, convulsões.

Maconha

- **Classificação**: alucinógeno e depressor do sistema nervoso central.
- **Extração**: planta *Cannabis*.
- **Formas de uso**: fumada ou ingerida no tradicional bolo de maconha.
- **Como age**: o princípio ativo, THC, interfere na região do sistema nervoso responsável pelo controle das emoções e da memória de curto prazo.
- **Efeitos**: perda da noção de tempo e espaço, lentidão de raciocínio, euforia. Pode provocar depressão e crises psicóticas. Em doses altas, alucinações. Os vasos sanguíneos da superfície do globo ocular são dilatados. Taquicardia. Dilatação dos brônquios. Aumento do apetite, especialmente por carboidratos. Provoca relaxamento muscular e perda de reflexos entre 2 e 4 horas.
- **Riscos**: a memória e a capacidade de raciocínio podem ficar prejudicadas em fumantes pesados. Pode causar danos sutis aos neurônios. Quem fuma três cigarros de maconha por dia tem a mesma chance de ter câncer no pulmão de quem fuma 20 cigarros comuns. Ciclo menstrual desregulado nas mulheres. Dependência psicológica.

Índice de Dependência das Drogas

Alto

- Heroína.
- Cocaína fumada (*crack*).
- Tabaco.
- Álcool.

Médio

- Cocaína (aspirada).
- Anfetaminas (anorexígenos – inibidores de apetite, estimulante, bolinha).
- Benzodiazepínicos (tranquilizantes).

Baixo

- Maconha.
- Inalantes.

Existe em Curitiba o Centro de Controle de Envenenamento – CCE, que fornece informações 24 horas/dia pelo telefone GERAL – 08007226001 – Disk intoxicação da ANVISA; e cada estado tem um número específico.

No Paraná, o número é 0800410148 (CCE Paraná).

26 Queimaduras e Hipotermia

Fábio Henrique de Carvalho

QUEIMADURAS

As queimaduras são lesões frequentes e a quarta causa de morte por trauma. Mesmo quando não levam ao óbito, as queimaduras severas produzem grande sofrimento físico e requerem tratamento que dura meses ou mesmo anos. Sequelas físicas e psicológicas são comuns. Pessoas de todas as faixas etárias estão sujeitas a queimaduras, sendo as crianças vítimas frequentes e, muitas vezes, por descuido dos pais ou responsáveis. O atendimento definitivo aos grandes queimados deve ser feito preferencialmente em centros especializados.

Anatomia e Fisiologia da Pele

A pele não é simplesmente um tecido; é o maior órgão do corpo humano e possui várias funções. É composta por duas camadas: a epiderme e a derme. Abaixo da pele situa-se o tecido subcutâneo. A pele reveste toda a superfície externa do organismo; os orifícios corporais – boca, narinas, ânus, uretra e vagina – são revestidos por membranas mucosas, que são semelhantes à pele e produzem uma secreção aquosa chamada muco. As membranas mucosas também revestem internamente as vias aéreas e o tubo digestório.

Camadas da Pele (Fig. 26.1)

Epiderme

É a camada mais externa. É composta de várias camadas de células e não possui vasos sanguíneos. Sua espessura varia de acordo com a região do corpo, sendo mais espessa em áreas sujeitas à pressão ou ao atrito, como a planta dos pés e a palma das mãos. É impermeável à água e funciona como uma barreira protetora contra o meio ambiente.

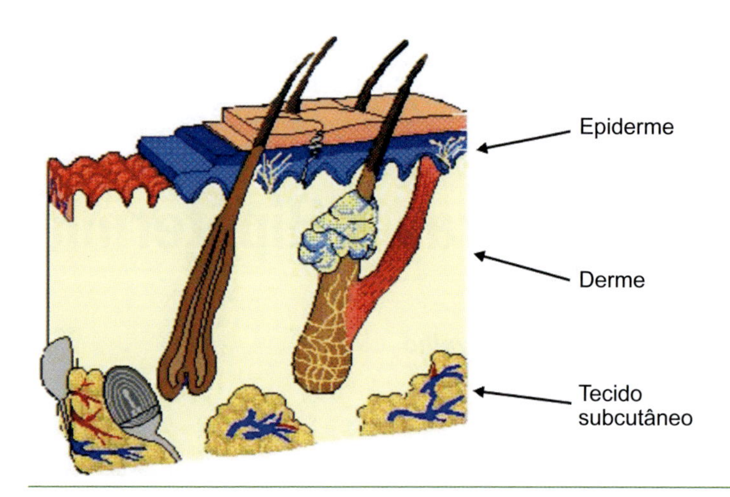

Fig. 26.1 – *Camadas da pele.*

Esta camada é constantemente renovada por meio da descamação das células mais superficiais e da geração de novas na sua camada mais profunda.

Derme

É a camada mais interna. Contém os vasos sanguíneos, folículos pilosos, glândulas sudoríparas, glândulas sebáceas e terminações nervosas especializadas.

Tecido Subcutâneo

Camada situada logo abaixo da derme. É uma combinação de tecido fibroso, elástico e gorduroso. Sua espessura varia de acordo com a região do corpo e de indivíduo para indivíduo.

Principais Funções da Pele

Proteção contra Elementos Ambientais

Funciona como uma barreira protetora contra agentes físicos (calor, frio, radiações), químicos (água e várias outras substâncias) e biológicos (microrganismos).

Regulação da Temperatura Corporal

Realizada a partir da vasodilatação ou vasoconstrição dos vasos da derme e da sudorese. Em ambientes frios, os vasos se contraem para diminuir o fluxo sanguíneo cutâneo e, consequentemente, a perda de calor, fazendo com que a pele se torne pálida e fria. Em ambientes quentes, os vasos se dilatam para aumentar o fluxo cutâneo e a perda de calor, tornando a pele avermelhada (corada) e quente. A sudorese auxilia a dissipação da temperatura corporal por meio da evaporação.

Função Sensitiva

As terminações nervosas especializadas da derme captam e transmitem ao sistema nervoso central informações como a temperatura ambiental, as sensações táteis e os estímulos dolorosos.

Classificação das Queimaduras

As queimaduras podem ser classificadas de acordo com causa, profundidade, extensão, localização e gravidade.

Causa

Térmicas

São as causadas pelo calor e são as queimaduras mais comuns. Podem ser provocadas por gases, líquidos ou sólidos quentes.

Químicas

São causadas por ácidos ou álcalis e podem ser graves. Necessitam de um correto atendimento pré-hospitalar, pois o manejo inadequado pode agravar as lesões.

Elétricas

São muitas vezes queimaduras graves. Geralmente, as lesões internas, no trajeto da corrente elétrica através do organismo, são extensas, enquanto as lesões das áreas de entrada e saída da corrente elétrica na superfície cutânea são pequenas. Essa particularidade pode levar a erros na avaliação da severidade da lesão.

Pela Radiação

Podem ser causadas pelos raios ultravioletas (UV), pelos raios X ou por radiações ionizantes. As lesões pelos raios UV são as bem conhecidas queimaduras solares e geralmente superficiais, de pouca gravidade. As queimaduras por radiações ionizantes, como os raios gama, são lesões raras. Nesses casos, é importante saber que a segurança da equipe pode estar em risco se houver exposição a substâncias radioativas presentes no ambiente ou mesmo na vítima. Deve-se atender às ocorrências que envolvam substâncias radioativas sempre sob orientação adequada e com a devida proteção. Não se deve hesitar em pedir informações e apoio à central nessas situações.

Profundidade

As queimaduras, principalmente as térmicas, podem ser classificadas, de acordo com a profundidade da lesão, em: queimaduras de primeiro, segundo e terceiro graus. Essa classificação é importante porque direciona desde o atendimento pré-hospitalar até o atendimento definitivo no centro de queimados. É um conhecimento importante para a atividade do socorrista. A avaliação da profundidade da lesão é apenas uma estimativa; muitas vezes a real profundidade da lesão só será aparente depois de alguns dias.

Primeiro Grau (Superficiais)

São as queimaduras que atingem apenas a epiderme. A pele fica avermelhada (eritema) e quente, havendo ocasionalmente edema. Causam dor de leve a moderada. O exemplo clássico são as queimaduras solares (Fig. 26.2A).

Segundo Grau (Espessura Parcial)

São queimaduras que atingem a epiderme e a derme, e produzem dor severa. A pele se apresenta avermelhada e com bolhas, as lesões que atingem a derme mais profunda são úmidas. São as queimaduras que mais se beneficiam de um curativo efetuado corretamente (Figs. 26.2B, 26.4A e B).

Terceiro Grau (Espessura Total)

Atingem toda a espessura da pele e chegam ao tecido subcutâneo. As lesões são secas e com uma cor esbranquiçada, com aspecto de couro, ou então pretas, com aspecto carbonizado. Geralmente, não são dolorosas porque as terminações nervosas são destruídas; as áreas nos bordos das lesões de terceiro grau podem apresentar queimaduras menos profundas, de segundo grau, e serem, portanto, bastante dolorosas (Figs. 26.2C, 26.5 e 26.6).

Extensão

A extensão da queimadura, ou a porcentagem da área da superfície corporal queimada, é um dado importante para se determinar a gravidade da lesão e o tratamento a ser instituído, tanto no local do acidente quanto no hospital. Utiliza-se para esse cálculo a *regra dos nove* (Fig. 26.3). O resultado obtido é aproximado, mas é suficiente para uso prático. No adulto, cada membro superior corresponde a 9% da área da superfície corporal; a parte ventral e dorsal do tronco corresponde a 18% cada; cada

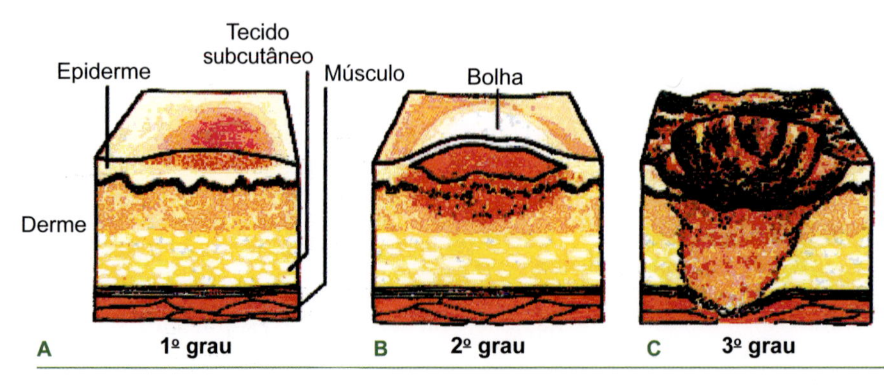

Fig. 26.2 – A a C. *Profundidade das queimaduras.*

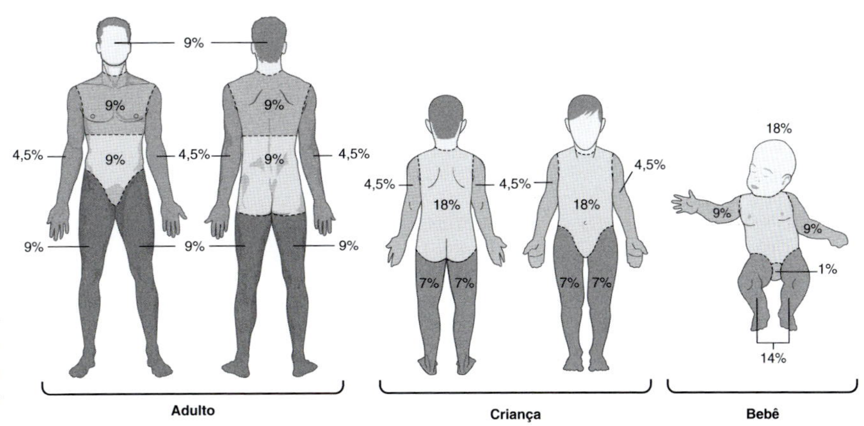

Fig. 26.3 – *Regra dos nove para cálculo da extensão das queimaduras.*

membro inferior a 18%; a cabeça a 9% e a área genital a 1%. As crianças pequenas, abaixo dos 3 anos de idade, apresentam, proporcionalmente, uma cabeça maior do que os adultos; assim, a cabeça passa a corresponder a 18% da área da superfície corporal e cada membro inferior, a 13,5%. Para avaliação da extensão de queimaduras menores, pode-se utilizar como medida a palma da mão da vítima, que corresponde a aproximadamente 1% da área da superfície corporal (Tabela 26.1).

Localização

Queimaduras variam de gravidade de acordo com a sua localização. Certas áreas, como as mãos, a face, os pés e as genitais, são consideradas críticas. As queimaduras que envolvem as vias aéreas são também bastante graves.

Tabela 26.1
Extensão da Queimadura

Parte do Corpo	*Adultos*	*Crianças*
Cabeça	9%	18%
Braço	18%	18%
Tronco (frente)	18%	18%
Tronco (costas)	18%	18%
Genitália	1%	1%
Pernas	36%	27%
TOTAL	100%	100%

Gravidade

As queimaduras podem ser classificadas quanto a gravidade em queimaduras críticas, moderadas e leves (Tabela 26.2).

Sete fatores são usados para se determinar a gravidade da queimadura:

- Profundidade.
- Extensão (pela regra dos nove).
- Envolvimento de áreas críticas (mãos, pés, face e genitália).
- Idade da vítima (crianças e idosos possuem maior risco).
- Presença de lesão pulmonar por inalação.
- Presença de lesões associadas (outros traumatismos).
- Doenças preexistentes (diabetes *mellitus*, insuficiência renal etc.).

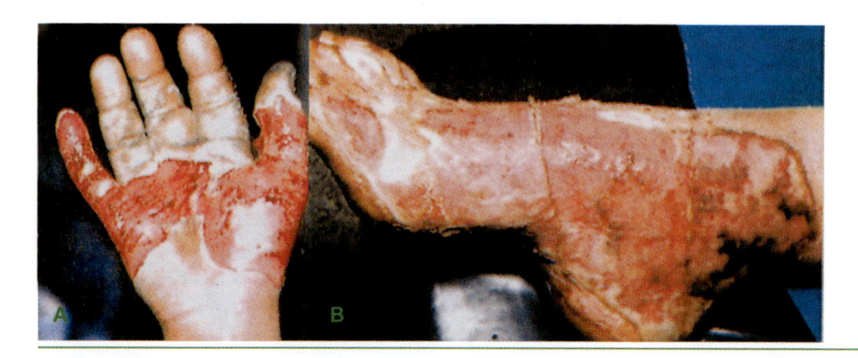

Fig. 26.4 – **A e B.** *Queimaduras de 2º grau.*

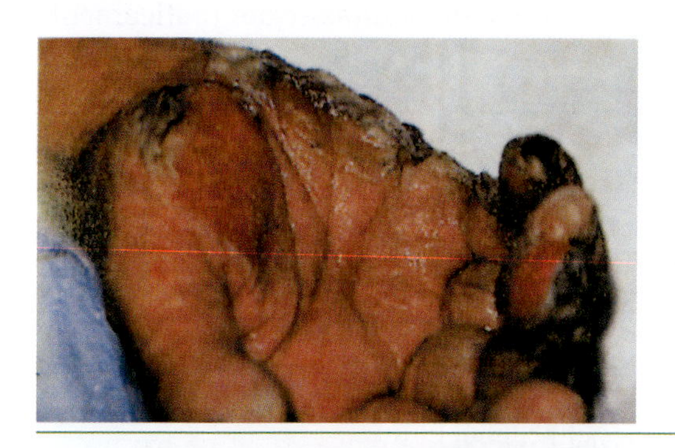

Fig. 26.5 – *Queimaduras de 2º e 3º graus.*

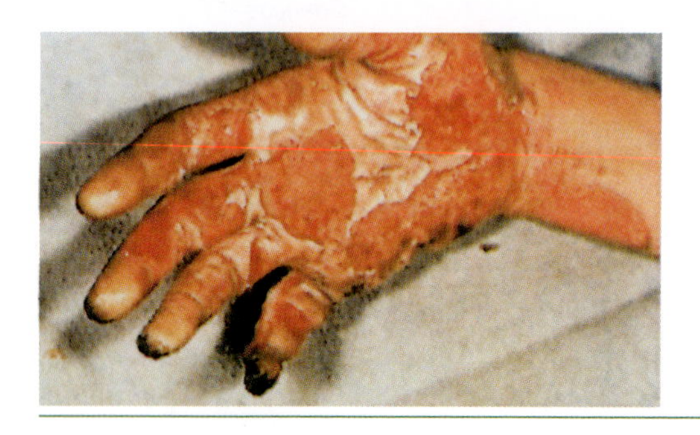

Fig. 26.6 – *Queimaduras de 3º grau.*

Tabela 26.2 Classificação Quanto à Gravidade
Queimaduras Críticas
Segundo grau, maiores que 25% da superfície corporal
Terceiro grau, maiores que 10% da superfície corporal
Terceiro grau, envolvendo face, mãos, pés ou genitais a outras lesões de partes moles
Queimaduras das vias aéreas ou lesão respiratória por inalação
Queimaduras elétricas
Vítimas idosas ou com doenças graves preexistentes
Queimaduras Moderadas
Segundo grau, de 15 a 25% da superfície corporal
Terceiro grau, de 2 a 10% da superfície corporal
Queimaduras Leves
Segundo grau, menores que 15% da superfície corporal

Atendimento ao Queimado

O atendimento inicial da vítima de queimaduras segue praticamente a mesma sequência do atendimento de uma vítima com outras formas de trauma. Deve-se considerar o grande queimado como um politraumatizado, inclusive porque frequentemente há lesões associadas. Existem particularidades no atendimento que serão abordadas a seguir.

Segurança da Equipe

A primeira preocupação da equipe deve ser com a sua própria segurança, e isso se aplica a qualquer situação, mas deve ser reforçada ao se atender vítimas de queimaduras que estejam em ambientes hostis. Deve-se ter cuidado com chamas, gases tóxicos e fumaça, risco de explosões e desabamentos.

Interrupção da Queimadura

O segundo passo no atendimento à vítima é a interrupção do processo de queimadura, feito na seguinte sequência:

- Extinguir as chamas sobre a vítima ou suas roupas.
- Remover a vítima do ambiente hostil.
- Remover as roupas que não estejam aderidas ao corpo da vítima.
- Promover o resfriamento da lesão e de fragmentos de roupas ou de substâncias como asfalto que estejam aderidos ao corpo do queimado.

Avaliação Primária e Secundária

Após se interromper o processo de queimadura, procede-se ao atendimento primário segundo o **A**, **B**, **C**, **D** e **E** e à avaliação secundária, como em outros tipos de trauma.

Avaliação Primária

A. Vias Aéreas

As queimaduras que envolvem as vias aéreas são graves e podem levar à obstrução das vias aéreas superiores. As queimaduras por calor seco normalmente atingem apenas as vias aéreas superiores porque o ar não é um bom condutor de calor, enquanto as queimaduras por vapores aquecidos podem atingir as vias aéreas inferiores. A extensão e a gravidade da queimadura das vias aéreas podem ser subestimadas na avaliação inicial porque a obstrução não se manifesta no momento da queimadura, mas se desenvolve gradualmente, à medida que aumenta o edema dos tecidos lesados. Essas vítimas podem necessitar de intubação endotraqueal antes que uma obstrução severa a impeça; por isso, é importante identificar os sinais de queimadura das vias aéreas antes que se desenvolva a obstrução. Os sinais de alerta são:

- Queimaduras faciais.
- Queimaduras das sobrancelhas e vibrissas nasais.
- Depósito de fuligem na orofaringe.
- Faringe avermelhada e edemaciada.
- Escarro com resíduos carbonáceos.
- História de confinamento em ambiente incendiário ou explosão.

B. Respiração

Além da queimadura das vias aéreas, outras lesões por inalação potencialmente graves são as causadas por inalação de fumaça e a intoxicação por monóxido de carbono. Suspeite sempre que isso possa ter ocorrido se houver história de confinamento em ambientes incendiários, explosão ou se a vítima apresentar alteração do nível de consciência.

Inalação de fumaça e subprodutos da combustão: partículas inaladas com a fumaça e certos subprodutos resultantes da combustão incompleta de combustíveis atingem as vias aéreas inferiores e o pulmão, podendo causar lesão química dos brônquios e alvéolos pulmonares. Os sintomas dessas lesões muitas vezes só aparecem algumas horas após a inalação, ao se desenvolver a inflamação dos brônquios ou do pulmão. As lesões por inalação são responsáveis por uma significativa parcela das mortes por queimaduras. O tratamento no ambiente pré-hospitalar consiste em afastar a vítima do local com fumaça e administrar oxigênio.

Intoxicação por monóxido de carbono: o monóxido de carbono é um gás incolor, inodoro e sem gosto. Ele não causa lesão direta às vias aéreas ou ao pulmão, mas possui uma afinidade com a hemoglobina 200 vezes maior que a do oxigênio. Isso significa que ele se liga mais fácil e firmemente à hemoglobina que o oxigênio. Quanto maior a quantidade de monóxido de carbono inalada, maior será a quantidade de hemoglobina ligada ao monóxido (carboxiemoglobina) e, portanto, menor a quantidade de hemoglobina ligada ao oxigênio (oxiemoglobina). A diminuição da oxiemoglobina leva a hipóxia tecidual que, se severa, pode levar à morte.

Os sintomas variam de acordo com o grau da intoxicação, desde náuseas e cefaleia intensa até confusão, inconsciência e, finalmente, óbito. A pele pode se apresentar com um tom vermelho-cereja, mas esse sinal nem sempre está presente. É muito importante saber que a oximetria de pulso, nessas situações, pode levar a conclusões falsas. O oxímetro de pulso mede a porcentagem de hemoglobina saturada, mas não diferencia entre a hemoglobina saturada com oxigênio da saturada com monóxido de carbono. Consequentemente, o resultado obtido deve ser encarado com reservas. Assim, o indivíduo pode estar com uma intoxicação severa por monóxido de carbono, inconsciente, e a leitura da saturação pode marcar 100% por causa da grande quantidade de carboxiemoglobina.

O tratamento consiste na administração de oxigênio na maior concentração possível, de preferência a 100% nas vítimas inconscientes, o que deve ser obtido preferencialmente com a intubação endotraqueal.

C. Circulação

O grande queimado perde fluidos através das áreas queimadas e também devido à formação de edema. Isso pode levar a choque hipovolêmico (não hemorrágico), que se desenvolve gradualmente. Quando o quadro de choque é precoce, logo após a queimadura, normalmente ele é devido a outras lesões associadas à hemorragia, levando à hipovolemia, e não à queimadura. Não se deve esquecer do princípio de que o queimado é um politraumatizado e, portanto, pode ter outras lesões além da queimadura, levando-se sempre em consideração o mecanismo do trauma.

Os queimados graves necessitam de reposição de fluidos intravenosos, feita de acordo com o cálculo da extensão da queimadura (Tabela 26.3).

Um detalhe importante é o de se retirar anéis, pulseiras, relógios ou quaisquer outros objetos de uma região queimada, porque com o desenvolvimento do edema pode haver estrangulamento do membro e consequente isquemia.

Tabela 26.3
Reposição Volêmica no Queimado Grave

Volume = 2 a 4 mL × peso corporal em kg × porcentagem da SCQ de 2º e 3º graus
Utilizar soluções cristaloides, preferencialmente Ringer lactato
Metade do volume calculado nas primeiras 8 horas após a queimadura e metade em 16 horas

SCQ: superfície corporal queimada.

D. Avaliação Neurológica

Não se deve esquecer de que alterações da consciência podem ser devido à hipóxia ou à intoxicação por monóxido de carbono, além, é claro, de lesões associadas.

E. Exposição

A vítima queimada deve ter suas roupas retiradas como em qualquer outra vítima de trauma. Deve-se, porém, ter cuidado, porque podem estar aderidas à queimadura; nesse caso, devem ser retiradas apenas no hospital, por profissionais habilitados. Os grandes queimados são especialmente suscetíveis à hipotermia e todo cuidado deve ser tomado para evitá-la; a vítima deve ser sempre coberta após ter suas roupas retiradas.

Avaliação Secundária

Segue a sequência tradicional do exame da cabeça aos pés. A profundidade e a extensão das queimaduras devem ser melhor avaliadas nesse momento.

CUIDADOS COM A ÁREA QUEIMADA

Curativos

Os curativos só devem ser realizados após se completar a abordagem inicial da vítima pelo **A**, **B**, **C**, **D** e **E**.

Funções dos Curativos nas Queimaduras

- Diminuir a dor.
- Diminuir a contaminação.
- Evitar a perda de calor.

Frequentemente, a dor causada pelas queimaduras é severa. Uma medida simples para o combate à dor é um curativo corretamente realizado. Nas queimaduras de pequena extensão podem ser utilizados curativos úmidos com soro fisiológico frio. As queimaduras de terceiro grau não devem ser cobertas com curativos úmidos porque são indolores. O uso do soro fisiológico é recomendado para evitar a contaminação da ferida, mas, na sua ausência, pode-se usar água limpa. Já nas queimaduras extensas, o uso de curativos úmidos frios pode levar à hipotermia, porque a pele queimada perde a capacidade de auxiliar na regulação da temperatura corporal e a vítima fica suscetível à perda de calor; quando usados, não devem cobrir mais que 10% da superfície corporal. Quando a extensão da queimadura for muito grande, é preferível envolver ou cobrir a vítima com lençóis limpos secos, em vez de se tentar realizar grandes curativos. Quando houver hemorragia associada, usam-se curativos compressivos habituais. Não se deve remover roupas firmemente aderidas, nem romper bolhas. Os curativos devem ser espessos e firmes, mas não apertados.

Queimaduras Químicas

As queimaduras químicas ocorrem por contato da pele com substâncias cáusticas. Normalmente, as queimaduras por álcalis são mais graves que as causadas por ácidos, porque os álcalis penetram mais profundamente nos tecidos.

O princípio básico do tratamento consiste em irrigar a área queimada para retirada de toda a substância cáustica, que continua a reagir enquanto permanecer em contato com os tecidos. A irrigação deve ser iniciada imediatamente, deve ser copiosa e realizada somente com água corrente ou soro fisiológico; não se deve usar substâncias neutralizantes. A simples utilização de compressas úmidas pode agravar a lesão, porque a água em pequena quantidade reage com certas substâncias e produz calor, que pode aumentar a severidade da lesão. As roupas e sapatos da vítima devem ser retirados enquanto se procede à irrigação, porque pode haver acúmulo de líquido com uma concentração de substância cáustica suficiente para produzir queimaduras. Sempre que possível, deve-se evitar que o líquido da irrigação escorra por áreas não queimadas. O socorrista também deve se proteger durante o procedimento.

As substâncias cáusticas na forma de pó, como a soda cáustica, por exemplo, devem ser retiradas por escovação. As queimaduras produzidas por pós só devem ser irrigadas se as lesões já estiverem úmidas.

LESÕES PRODUZIDAS PELO FRIO

Lesões Localizadas

Temperaturas próximas ou abaixo do ponto de congelamento podem produzir isquemia tecidual e congelamento e, assim, lesões teciduais. As áreas mais comumente afetadas são dedos, mãos, pés, face e orelhas. A pele se apresenta acinzentada ou amarelada e fria, e a vítima se queixa de dor ou amortecimento local. As lesões mais profundas deixam a pele com aspecto de cera, e a dor e amortecimento desaparecem porque as terminações nervosas são lesadas. Quando as lesões são superficiais, podem ser tratadas por reaquecimento, colocando-se a região atingida em contato com uma superfície corporal aquecida. As lesões profundas só devem ser reaquecidas em ambiente hospitalar. Essas lesões são raras no nosso meio.

HIPOTERMIA

Hipotermia é o resfriamento generalizado do organismo e ocorre com exposição a temperaturas baixas, mas, ainda assim, acima do ponto de congelamento. Pode ocorrer rapidamente, mas é mais comum o seu desenvolvimento gradual. A transferência de calor corporal é 25 vezes mais rápida em meio líquido que no ar; por isso, a hipotermia se desenvolve mais rapidamente em vítimas dentro de ambientes líquidos, como um rio com água fria, por exemplo. A severidade da hipotermia é proporcional ao tempo de exposição ao frio. As crianças, principalmente os recém-nascidos, e os idosos são mais propensos a apresentar hipotermia. Outras vítimas com facilidade de apresentar hipotermia são aquelas alcoolizadas, as desagasalhadas, as desnutridas, as queimadas e as com alterações da consciência.

Avaliação

Para se fazer o diagnóstico de hipotermia, deve-se sempre ter em mente essa possibilidade, mesmo que as condições ambientais não sejam altamente propícias. Os sinais e sintomas se tornam progressivamente mais severos com o avanço da hipotermia. Não se deve esquecer de que os termômetros comuns de mercúrio só marcam a temperatura até 35 °C e, portanto, abaixo dessa temperatura, não funcionam. Se o termômetro estiver marcando 35 °C significa que a temperatura da vítima pode estar na realidade abaixo desse valor (Tabela 26.4).

Tratamento

Segue-se o A, B, C, D e E do trauma. O princípio do tratamento consiste em se prevenir perdas adicionais de calor, manusear cuidadosamente a vítima e transportá-la sem demora a um hospital.

- Manusear a vítima delicadamente devido ao risco de desencadear fibrilação ventricular.
- Colocar a vítima em ambiente aquecido.

Tabela 26.4
Hipotermia – Manifestações Clínicas

35 °C a 32 °C

A vítima apresenta tremores (calafrios), inicialmente discretos e depois violentos. Isso ocorre porque os músculos tremem para produzir calor e tentar elevar a temperatura corporal. A vítima queixa-se de frio e tenta combatê-lo com movimentos corporais; pode apresentar respostas verbais e motoras lentas, falta de coordenação motora e confusão mental quando a temperatura se aproxima dos 32 °C. A pele está pálida e fria.

32 °C a 28 °C

Cessam os tremores e diminui o nível de consciência. A vítima deixa de *lutar* contra o frio. Há queda da pressão arterial. O pulso é lento e frequentemente irregular, devendo ser palpados os pulsos centrais, porque os periféricos podem estar ausentes devido à vasoconstrição periférica. Diminui a frequência respiratória. As pupilas se dilatam e podem ficar midriáticas e fixas.

28 °C a 25 °C

Há queda ainda maior dos dados vitais. A pressão arterial pode estar bastante diminuída ou mesmo não ser possível de ser mensurada. A frequência respiratória pode diminuir para até um ou dois movimentos por minuto. A vítima pode estar em coma. Nessa fase, movimentações bruscas da vítima pela equipe de socorristas podem desencadear fibrilação ventricular e morte. A vítima pode estar aparentemente morta.

Abaixo de 25 °C

Geralmente sobrevém a morte.

- Retirar roupas molhadas e agasalhar o paciente com roupas secas ou cobertores.
- Posicionar a vítima em posição de choque, se estiver hipotensa.
- Infundir endovenosamente soluções aquecidas a 39 °C e evitar soluções frias.
- Não dar bebidas alcoólicas à vítima.
- Em caso de parada cardiorrespiratória, manter a RCP por tempo prolongado. A vítima hipotérmica suporta tempos maiores em parada cardiorrespiratória e só deve ser declarada morta após ser reaquecida, principalmente se for criança.

27 Lesões Produzidas por Eletricidade e Radiação Ionizante

Flávio Freitas Dinão

LESÕES PRODUZIDAS PELA ELETRICIDADE

Conceitos Básicos

A eletricidade é uma forma de energia (corrente elétrica) que pode fluir entre dois pontos, desde que entre eles exista uma diferença de potencial elétrico (voltagem ou tensão), ou seja, desde que um deles esteja mais carregado de energia elétrica que o outro. A corrente elétrica flui com maior facilidade através de materiais específicos (condutores), se houver um caminho completo para que se processe o fluxo (circuito). Se este é interrompido em qualquer ponto por um material não condutor (isolante), o fluxo de eletricidade não se processa. Por exemplo, o fluxo de eletricidade que alimenta um aparelho eletrodoméstico só se processa quando o aparelho é ligado, com o que se completa o circuito. Se entre os dois pontos considerados não existir um condutor adequado, a corrente elétrica ainda assim poderá fluir, desde que a tensão ou voltagem entre os dois pontos seja muito grande. Por exemplo, o raio é uma descarga elétrica que cruza o ar (embora este seja um isolante), quando se estabelece grande diferença de carga elétrica entre duas nuvens ou entre uma nuvem e a terra.

São condutores a água, a maioria dos metais e os seres vivos. Nestes, a condutividade varia de tecido para tecido, sendo tão maior quanto maior o teor de água tecidual. Em outras palavras, é maior no sangue, nos músculos e nos nervos que nos ossos e na pele. Entretanto, a pele úmida torna-se boa condutora.

São isolantes o ar seco, a madeira seca, os plásticos. A terra tem sempre carga elétrica nula em relação a qualquer fonte de energia elétrica e, por isso, ela sempre funciona como um enorme receptor de corrente elétrica. Qualquer fonte de eletricidade tende a se descarregar na terra, desde que com ela se estabeleça um circuito. Exemplo:

uma pessoa pode tocar um cabo energizado sem sofrer qualquer descarga elétrica se estiver de pé sobre uma superfície isolante. Se tocar o solo com o pé, estabelecerá com seu próprio corpo um circuito entre a fonte de eletricidade e a terra, e sofrerá a corrente elétrica através de seu corpo.

A *afinidade* que a eletricidade tem pela terra explica o efeito protetor do aterramento de fontes de eletricidade: o fluxo de energia tende a se estabelecer pelo aterramento, poupando a pessoa de uma descarga às vezes fatal.

A terra molhada funciona como um condutor. Assim, quando várias pessoas estão trabalhando com uma fonte de energia elétrica em região molhada pela chuva, um acidente envolvendo uma delas pode transferir a corrente elétrica às demais.

Eletropressão é o termo técnico apropriado para designar a morte ocorrida em consequência de descarga elétrica acidental. A palavra eletrocussão refere-se ao ato de matar alguém, intencionalmente, por meio de choque elétrico, geralmente como penalidade judiciária.

Alta tensão e baixa tensão são expressões usadas para designar, respectivamente, voltagens acima de 220 V (alta tensão) e igual ou abaixo de 220 V (baixa tensão). Na produção da corrente elétrica há dispositivos que geram correntes que sempre fluem num mesmo sentido (corrente contínua), e outros que produzem correntes que alternam seu sentido (corrente alternada).

Não existe fonte de eletricidade absolutamente inócua. Mesmo a baixa voltagem que alimenta as residências pode provocar um acidente fatal numa pessoa cuja resistência à eletricidade esteja diminuída, por exemplo, por estar com o corpo molhado.

Efeitos da Corrente Elétrica sobre o Organismo

Os efeitos produzidos dependem de vários fatores:

- Condutividade dos tecidos corporais. Exemplo: uma pessoa molhada está sujeita a um acidente mais grave e até fatal, mesmo com baixa voltagem, porque a resistência de seu corpo diminui, o que permite uma corrente mais intensa circular por ela.
- Intensidade da corrente – diretamente proporcional à voltagem ou à tensão (quanto maior a tensão, maior a corrente que circula no circuito) e inversamente proporcional à resistência oferecida pelo circuito (quanto maior a resistência, menor a corrente).
- Circuito percorrido no corpo. Exemplo: no circuito de um a outro dedo da mesma mão, a lesão é limitada aos dedos envolvidos, embora possa chegar à amputação. No circuito entre a mão esquerda e os pés, a passagem da mesma corrente pelo coração pode determinar gravíssima fibrilação ventricular.
- Duração da corrente – quanto maior a duração, maior o efeito, ou seja, maior a lesão.
- Natureza da corrente – a corrente alternada é mais danosa que uma contínua de mesma intensidade, porque produz contrações musculares tetânicas, que impedem a vítima de escapar do circuito e provocam sudorese; esta diminui a resistência da pele e aumenta o fluxo da corrente pelo corpo.

Efeitos da corrente elétrica sobre o organismo:

- Queimaduras.
- Fibrilação ventricular (choque de baixa voltagem).
- Parada cardiopulmonar.
- Fraturas.

Queimaduras

- *Por arco voltaico:* podem ser observadas na superfície corporal exposta a um arco voltaico (quando um acidente estabelece uma voltagem tão intensa que a corrente elétrica flui pelo próprio ar, aquecendo-o e produzindo temperaturas de até 10 mil graus centígrados). Ocorre carbonização da pele e dos tecidos subjacentes.
- *Por chama:* o aquecimento produzido pelo arco voltaico chega a incendiar as roupas da vítima.
- *Por carbonização direta:* a corrente percorrendo os tecidos corporais promove seu aquecimento ao ponto de coagulação e necrose. Observam-se áreas de queimadura nos pontos de entrada e saída da corrente elétrica, que podem ser pouco impressionantes. Entretanto, ao longo de todo o trajeto da corrente encontram-se tecidos necrosados, especialmente músculos e vasos sanguíneos. A necrose de vasos leva a fenômenos trombóticos nas áreas irrigadas pelos vasos necrosados (necroses a distância do trajeto).

Fibrilação Ventricular

Por lesão cardíaca direta.

Parada Cardiopulmonar

Por lesão dos centros vitais do bulbo do tronco encefálico.

Fraturas

Produzidas por espasmos musculares severos, quedas e colisões da vítima arremessada contra anteparos rígidos.

Atendimento

- Garantir a própria segurança e dos demais presentes na cena: não tocar na vítima antes de se certificar de que o circuito já tenha sido interrompido. Desligar a chave geral nos ambientes domiciliares e industriais. Chamar a companhia de energia elétrica nos acidentes em via pública. Se as vítimas estiverem dentro de veículo em contato com um cabo energizado, orientá-las para que lá permaneçam até a chegada dos técnicos da companhia de energia elétrica. Se há risco real de incêndio, desabamento ou explosão, orientá-las para saltar do veículo sem estabelecer contato simultâneo com a terra.

- Abordagem primária: garantir via aérea com controle cervical, porque pode haver fratura de coluna. Iniciar e manter a RCP se forem constatadas parada cardíaca ou fibrilação ventricular (os sinais são os mesmos: ausência de pulso arterial). Instituir duas vias venosas, porque a vítima pode evoluir para choque hipovolêmico decorrente da perda rápida de líquidos para as áreas de necrose tecidual e pelas superfícies queimadas.
- Abordagem secundária: curativos estéreis nas queimaduras, imobilização dos membros com fraturas suspeitas ou diagnosticadas.
- Remoção para o hospital apropriado: este, conforme o caso, deverá dispor de Unidade de Queimados e Unidade de Terapia Intensiva. A fibrilação ventricular tem que ser tratada com desfibrilação, e a RCP prolongada, porque embora a recuperação ocorra em 30 minutos na maioria dos casos, há registros de recuperação bem mais tardia, justificando a manutenção da RCP por pelo menos 4 horas.

Atendimento de Vítimas Expostas à Radiação Ionizante

A radiação ionizante é uma forma de energia existente na natureza e produzida pelo homem, com finalidades diversas – especialmente industrial e bélica – em artefatos cuja segurança, uma vez comprometida, permite seu acúmulo em grande quantidade no ambiente. Dependendo da dose de radiação a que fica exposto um ser vivo, lesões definitivas de seus tecidos podem levá-lo à morte em curto ou médio prazo. Os tecidos do organismo mais sujeitos às alterações produzidas, em curto prazo, pela radiação ionizante são a mucosa digestória e a medula óssea (produtora dos elementos do sangue). Em longo prazo, a radiação eleva a incidência de neoplasia (câncer).

A radiação ionizante tem as seguintes medidas principais:

- *Roentgen* (R): unidade de medida de acordo com a ionização produzida num volume-padrão de ar pela fonte radioativa em estudo.
- *Rad* (*radiation absorbeb dose*): unidade de medida da dose de radiação absorvida pelos tecidos (1 rad = 100 erg de energia, que correlaciona a radiação absorvida em 1 g de tecido).
- *Rem* (*roentgen equivalent man*): unidade de medida que correlaciona a radiação absorvida com um índice que traduz o efeito biológico daquela forma especial de radiação.
  Gray (Gy) = 100 rad.
  Sievert (Sv) = 100 rem.

Tipos de Vítimas de Radiação Ionizante

Vítima Irradiada

Recebeu radiações ionizantes sem entrar em contato direto com a fonte de radiação. Sofre seus efeitos, mas não emite radiações ionizantes, nem contamina o ambiente ou aqueles com quem entra em contato.

Vítima Contaminada

Entrou em contato direto com a fonte de radiação e carrega consigo material irradiante, seja na superfície corporal (contaminação externa em cabelos, pele e unhas), seja na intimidade do organismo (contaminação interna por ingestão ou inalação). Sofre os efeitos da irradiação, transmite doses adicionais de radiação que atingem o seu próprio organismo e o dos que a cercam, contaminando o ambiente e os demais, comunicando-lhes material radioativo depositado na superfície cutânea ou eliminado por suor, saliva, fezes, urina e secreções.

A diferenciação entre um e outro tipo de vítima se faz pela história da exposição e pela detecção de radiação ionizante feita com detector.

Tipos de Atendimento

Vítima Irradiada

Prestar o atendimento sem maiores precauções de proteção ambiental e pessoal, guardando distância segura da fonte de radiação.

Vítima Contaminada

Usar equipamento de proteção individual. Na falta deste, usar várias camadas de roupas, esparadrapo fechando os punhos e tornozelos, luvas e sacos plásticos sobre os calçados. Remover a vítima em caráter emergencial para longe da fonte de radiação (tração pelo eixo). Realizar abordagem primária. Agir com a maior rapidez e em sistema de rodízio com seus colegas, para diminuir e fracionar ao máximo seu ponto de exposição. Tão logo seja possível, cobrir a vítima com plástico. Se possível, cobrir a fonte de radiação com chumbo, tijolos ou terra.

Se a vítima não apresentar risco imediato de morte, aguardar equipamento de proteção especializado (manta, avental, luvas e botas forrados de chumbo e máscara com filtro), transportar a vítima sumariamente imobilizada e convenientemente protegida para um hospital, onde será feita a descontaminação. Acondicionar em sacos de lixo e em recipientes metálicos todo o equipamento de proteção individual e as próprias vestimentas, além de providenciar para que sejam examinados por técnicos especializados. Submeter-se à descontaminação e descontaminar a ambulância sob supervisão técnica.

Prognóstico

Depende da dose, do tempo de exposição, da superfície corporal irradiada, da idade da vítima, de características biológicas individuais e de outros fatores desconhecidos. Em linhas gerais:

- *Dose menor que 1 Gy:* não produz mortalidade detectável.
- *Dose maior que 10 Gy:* morte em 100% dos casos, mesmo sob condições terapêuticas excelentes.
- *Dose maior que 2 e menor que 4 Gy:* 50% das vítimas sobrevivem mesmo sem tratamento; a maior parte sobrevive sob tratamento adequado.
- *Dose maior que 5 e menor que 15 Gy:* alta mortalidade, mas muitos sobrevivem com terapia suportiva e transplante de medula óssea.

28

Emergências Psiquiátricas

Beatriz Ferreira Monteiro Oliveira

"Há medicamentos para toda a espécie de doenças, mas, se esses medicamentos não forem dados por mãos bondosas, que desejam amar, não será curada a mais terrível das doenças: a doença de não se sentir amado."
MADRE TERESA DE CALCUTÁ

INTERVENÇÃO EM CRISES

Frequentemente o socorrista enfrenta situações em que, além da responsabilidade de aplicar as técnicas de abordagem e atendimento corretas à vítima, se vê forçado a restabelecer o equilíbrio emocional e social das pessoas envolvidas no incidente. Denominamos *intervenção em crises* a atenção especial dispensada pela equipe de socorro à vítima, familiares, amigos ou outros espectadores na cena da ocorrência, que se encontrem em estado de crise.

Definimos *crise* como a incapacidade de o indivíduo lidar com o estresse por meio de mecanismos habituais. Algumas pessoas são mais vulneráveis frente a eventos críticos. Quando se defronta com um problema novo, insuportavelmente angustiante ou um evento extremamente traumatizante, responde com um temporário estado de desequilíbrio emocional. As reações aos diversos agentes estressores dependem da capacidade emocional e física, variáveis em cada indivíduo. Assim definida, considera-se *crise* uma situação de emergência, em que a pessoa põe em risco sua própria vida, a de outras pessoas e até a da equipe de socorro, em função da desorganização súbita ou rápida da capacidade de controlar seu próprio comportamento.

Situações frequentemente responsabilizadas por provocarem crises:

- *Emergências médicas em geral*: geralmente quando a morte, doença ou acidente acometem alguém que apresente risco de morte aos olhos dos familiares. O medo e a incapacidade de enfrentar equilibradamente a situação por parte da vítima e familiares desencadeiam um estado de crise, que vai de simples alterações de comportamento como quadros de ansiedade, agitação, apatia, até estados mais complexos de depressão e agressão.
- *Conflitos emocionais*: o paciente se apresenta ansioso, confuso e amedrontado, expressando dificuldade de enfrentar problemas

interpessoais (conflitos familiares como divórcios, brigas conjugais, perda de ente querido, perda de emprego). Com frequência, uma crise de ansiedade leva o paciente a buscar atendimento de emergência, muitas vezes desejando apenas ser ouvido atentamente para acalmar-se.

- *Catástrofes, acidentes com múltiplas vítimas*: dependendo da magnitude do evento, há prejuízo no controle emocional da própria equipe que está prestando socorro. São situações de estresse acentuado que exigem alto grau de iniciativa e discernimento dos socorristas durante o atendimento.

Como podemos observar, as crises variam quanto ao grau de urgência e gravidade, desde um quadro de ansiedade até estados de violência capazes de provocar uma reação defensiva ou atitude negativa por parte de socorristas não preparados, dificultando ou impedindo a resolução do caso. Esse texto não tem a pretensão de esgotar o assunto, mas de repassar orientações básicas que incentivem na busca de novos conhecimentos e informações.

Devemos lembrar que, normalmente a *crise de ansiedade* em pessoa anteriormente sadia, tende a ser autolimitada e seguir fases sucessivas, que, dependendo da habilidade da abordagem externa, podem abreviar o retorno à normalidade.

Fases da Crise

Nas três primeiras fases, o indivíduo perde o contato com a parte adulta da sua personalidade com tendência a apresentar um comportamento imprevisível. Com abordagem conveniente, pode-se conseguir a reversão da crise. Retomando a realidade, a vergonha e o constrangimento exigem das equipes de apoio e socorro capacidade para tranquilizar a vítima, de modo que ela se recupere de forma mais rápida e segura.

Choque emocional → Recusa → Raiva → Remorso → Constrangimento → Recuperação

Princípios Gerais no Manejo de Crises

A intervenção adequada em estados de crise exige maturidade e controle emocional por parte dos socorristas. Se estes não se sentem capazes de agir, devem solicitar substituição por outros colegas, atitude que demonstra maturidade emocional.

Quando a avaliação e a abordagem da vítima em crise são feitas de modo habilidoso, estabelecem-se os alicerces para o êxito no manejo do caso e restabelecimento da normalidade da situação da forma mais rápida. Algumas orientações gerais:

- Observar a cena e colher dados referentes à ocorrência.
- Aproximar-se, identificando-se e declarando sua intenção de ajudar. Garanta segurança para você, equipe e outros.
- Ter atitudes firmes e ordens simples e claras, de forma amistosa.
- Solicitar apoio (PM, bombeiros, outras autoridades), caso a situação fuja do controle.

EMERGÊNCIAS PSIQUIÁTRICAS

São manifestadas por uma *transtorno mental*, representada por alteração do padrão normal do comportamento, associado a manifestações psíquicas que representam risco à integridade física do próprio paciente e das pessoas que o cercam ou do meio ambiente.

Essa condição tem alta prevalência nos serviços de urgência e ocorre como manifestação de diversos tipos de doenças psiquiátricas, transtornos de personalidade e uso abusivo de bebidas alcoólicas e drogas. Exigem interferência de natureza emergencial pela equipe de saúde.

Reações tóxicas medicamentosas e outras intoxicações exógenas, assim como doenças orgânicas do sistema nervoso central (demências, AVC, TCE), podem ocasionar perturbações do comportamento, sendo necessário identificar e tratar a causa básica. Os profissionais de saúde devem estar atentos para a possibilidade de causa orgânica como responsável pelo quadro de emergência.

Emergências Comportamentais

Na abordagem das emergências comportamentais é fundamental identificar o padrão da disfunção do comportamento e a gravidade do quadro, antes de estabelecer o diagnóstico preciso da patologia psiquiátrica; já que a forma de intervenção depende desses dois fatores (lembre-se de afastar causa orgânica). Quanto maior o risco de autoagressão, agressão a outros ou ao ambiente – maior é a gravidade. Desse modo, é possível definir situações que requeiram intervenção imediata.

Vejamos os principais tipos de emergências comportamentais que se apresentam nos serviços de urgência.

Prejuízo da Autopreservação

É característica natural e essencial do ser humano proteger-se contra riscos e defender-se dos perigos. Uma falha nesse mecanismo, ou seja, manifestar comportamentos que ameaçam a própria integridade física indicam uma condição de urgência e exige uma intervenção.

Comportamento Heteroagressivo

Geralmente precedido por um momento de *irritação* ou *raiva*, os pacientes terminam expressando atitudes hostis verbalmente ou por agressões físicas contra objetos do meio ambiente ou contra pessoas. De modo geral, sentem-se perseguidos e maltratados e desconfiam que todos têm intenção de prejudicá-lo.

Essa situação deve ser bem avaliada e manejada apropriadamente pela equipe de atendimento de urgência, já que esse tipo de comportamento pode colocar em risco a integridade física de outras pessoas, entre elas familiares, crianças e até os próprios profissionais de socorro.

Agitação Psicomotora

Caracterizada por um comportamento desorganizado e inadequado, sem adaptações necessárias às alterações do meio. Assim, o paciente pode apresentar-se inconveniente, sem autocrítica, agitado, excessivamente expansivo, com prejuízo dos cuidados pessoais, ou alheio e indiferente, sem responder a qualquer contato pessoal. Eventualmente, pode haver risco de atitudes agressivas.

CLASSIFICAÇÃO DO GRAU DE URGÊNCIA

Podemos dimensionar a gravidade de cada tipo de emergência por meio de uma escala de níveis de urgência baseada na avaliação do tipo de comportamento e do risco que representa; cada nível possui uma referência sobre o tipo de intervenção necessária (Tabela 28.1).

Urgência de Alta Gravidade

- *Comportamento autoagressivo*: paciente com intenção suicida evidente; planeja ou é constatada a tentativa de suicídio.
- *Comportamento heteroagressivo*: a equipe de atendimento presencia o paciente agredindo ou tentando agredir outras pessoas ou objetos.
- *Prejuízo grave da crítica*: não interage com o meio de forma adequada mesmo quando orientado, apresenta-se alheio e não responde a abordagem externa, sem autocuidados (não se alimenta, sem higiene pessoal); tende a permanecer sempre na mesma posição.

Tabela 28.1
Fluxograma de Abordagem

Tipo de Urgência	*Abordagem*
Alta gravidade	Intervenção imediata Considerar contenção física e medicamentosa Observação e internamento
Média gravidade	Observação intensiva por profissional de saúde Considerar medicação de urgência e contenção física, se necessário Encaminhar para serviço especializado
Baixa gravidade	Observação por familiares Encaminhar para serviço especializado
Sem urgência	Orientação Encaminhar para avaliação ambulatorial

Urgência de Média Gravidade

- *Comportamento negligente*: desconsidera atitudes para garantir sua segurança; expressa ideias de morte. Exemplo: desatenção para atravessar a rua, não usa medicamentos prescritos, dirige perigosamente.
- *Comportamento ameaçador*: paciente manifesta irritação e raiva, e ameaça pessoas verbalmente ou por meio de gestos. Pode ter evidências de que o paciente agrediu previamente.
- *Prejuízo moderado da crítica*: somente realiza tarefas básicas sob orientação e supervisão constante. Sob comando do orientador, é possível controlar episódios de agitação psicomotora.

Urgência de Baixa Gravidade

- *Atitude de autopreservação parcial*: reconhece que necessita de ajuda externa e, desde que amparado, colabora para garantir sua segurança.
- *Hostil*: paciente facilmente irritável, mas somente se estimulado externamente; caso contrário, permanece isolado e evitando contato com outras pessoas. Se abordado adequadamente, pode colaborar com o atendimento.
- *Atitude de autopreservação parcial*: reconhece que necessita de ajuda externa e, desde que amparado, colabora para garantir sua segurança.

Situação sem Grau de Urgência

- *Autopreservação eficiente*: tem iniciativa para procurar tratamento e garante sua segurança.
- *Sem hostilidade*: não demonstra qualquer hostilidade, mesmo quando abordado.
- *Crítica preservada*: tem iniciativa própria para executar autocuidados e tarefas de forma eficiente. Comportamento adequado.

Atendimento Pré-hospitalar das Emergências Psiquiátricas

1. *História*: a equipe de atendimento deve obter informações sobre o quadro apresentado pelo paciente, tipo de alteração do comportamento, tempo de início e evolução do quadro atual, antecedentes (outros episódios, doença psiquiátrica ou orgânica, tratamento, internamento prévio, uso de medicamentos etc.), fator desencadeante do episódio atual (álcool, drogas, medicamentos, acidentes etc.).
2. *Primeira abordagem*: após obter o maior número de informações, partir para o primeiro contato com *observação* cuidadosa do comportamento do paciente e do ambiente, de forma a ter uma impressão inicial com garantia de segurança para a equipe. Lembre-se de avaliar consciência, para afastar doença de natureza orgânica.
   - Ao aproximar-se, observar o paciente e aqueles que estiverem com ele. Alguns sinais (linguagem corporal, por exemplo) escla-

Atenção

Sinais de alto risco de suicídio:

- *Comportamento depressivo grave.*
- *História de tentativa anterior.*
- *Controle deficiente de impulsos.*
- *Uso de drogas e/ou álcool.*
- *Ausência de sistemas de apoio social.*
- *Recente perturbação familiar.*
- *Diagnóstico recente de doença grave.*

recem certos fatos. Observar também o ambiente e certificar-se de que a vítima e outros presentes estejam protegidos, assim como a equipe de socorro. Exemplo: objeto ao alcance da vítima que possa ser utilizado como arma. Em nenhum momento a equipe de socorro deve colocar-se em perigo. Se necessário, solicite apoio policial, médico etc.

- Lembrar sempre que a aproximação deve ser calma, porém firme, com um único socorrista servindo de interlocutor, *identificando-se* de forma clara, simples e declarando sua intenção de ajudar – primeiro passo para estabelecer vínculo com a vítima. Mantenha-se a uma distância confortável e segura durante a abordagem.
- Separar a vítima de outras pessoas com o objetivo de tranquilizar o ambiente. Muitas vezes, a ansiedade dos presentes dificulta a abordagem e o manejo do caso. É indispensável que o interventor tenha atitudes firmes, ordens claras e objetivas, mas não arrogantes.
- Permitir à vítima que fale; pergunte algo como "o que está acontecendo com você?", ouvindo-a com cuidado. Isso é fundamental para consolidar o vínculo. Mantenha contato visual enquanto o paciente fala; preste atenção e mostre-se interessado; cuidado em não emitir opiniões precipitadas; não julgue e não critique qualquer atitude dele; mantenha-se neutro. Comporte-se como um profissional em atendimento e não em conversa informal. Desse modo, você demonstra segurança ao paciente, fazendo-o ver que lhe está proporcionando ajuda e que, mesmo o problema sendo difícil, poucos são os realmente insolúveis.
- Observe com atenção a resposta do paciente ao seu primeiro contato: se ficar totalmente alheio, pode ser doença orgânica; se hostil, pode necessitar de contenção física; e se colaborativo, mantenha contato verbal.
- Conforme orientações médicas, se possível, informe claramente à vítima o que será feito para ajudá-la; assim ela se torna mais cooperativa. Mantenha contato verbal continuamente. Caso tenha que se afastar por algum momento, solicite a um colega que permaneça junto a ela. Como regra geral, não a deixe sozinha nem por um instante.

Reconhecido o comportamento e risco que representa, é possível definir a conduta.

3. *Contenção física*: no caso em que não obtiver o controle da situação pela intervenção verbal, pode ser necessária a contenção física. Para isso, solicitar apoio de outras pessoas da equipe ou espectadores que demonstrem preparo para colaborar. Lembre-se de manter contato verbal contínuo com a vítima durante a contenção, tentando acalmá-la, informando que a medida tomada se destina a protegê-la.
4. *Transporte:* para tratamento definitivo, conforme orientação médica, da forma mais tranquila possível. Não ligue a sirene, pois pode aumentar-lhe a ansiedade e o medo. Todos os pacientes violentos e os suicidas devem ser hospitalizados, mesmo que a crise pareça ter sido controlada.

   Avaliar o risco de suicídio de vítima numa emergência é tarefa difícil. Toda tentativa de suicídio deve ser encarada com seriedade.

CONTENÇÃO FÍSICA – IMOBILIZAÇÃO

Sempre que estiver indicada a restrição dos movimentos do paciente pelo risco que representa (alta ou média gravidade), necessariamente deve-se associar a medicalização. Portanto, se o médico não estiver presente, deve ser acionado.

O número de socorristas para a técnica de contenção depende da constituição física do paciente, variando de três até oito socorristas.

Os pontos de fixação para imobilizar e levar o paciente ao decúbito são: punhos, ombros, metade inferior da coxa e metade superior das pernas (Fig. 28.1).

O último socorrista se posiciona atrás do paciente, protegendo a cabeça para qualquer impacto no chão.

A técnica deve ser exaustivamente treinada pela equipe de socorristas.

Após imobilizado e no chão, um socorrista extra deve ser responsável por passar as faixas de contenção para a equipe de contenção. Em seguida, o paciente deve ser fixado à tábua e transportado até o serviço-destino.

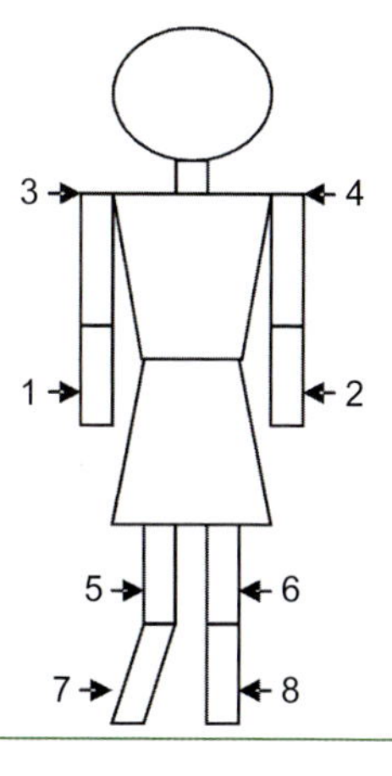

Fig. 28.1 – *Pontos de fixação para imobilização e contenção.*

29

Emergências Clínicas

Beatriz Ferreira Monteiro Oliveira
Mônica Koncke Fiuza Parolin

Este capítulo expõe noções básicas sobre algumas situações clínicas que mais frequentemente podem ser encontradas na prática dos profissionais de atendimento pré-hospitalar. Não pretende esgotar o assunto; para maiores informações, os alunos deverão procurar literatura especializada. Os temas abordados são:

- Doenças cardiovasculares.
- Síndrome coronariana aguda.
- Dispneia.
- Síncope.
- Coma.
- Acidentes vasculares cerebrais: isquêmico e hemorrágico.
- Crise convulsiva.
- Diabetes *mellitus*.
- Dor abdominal.

DOENÇAS CARDIOVASCULARES

As doenças cardiovasculares ocupam a primeira causa geral de mortalidade em nosso meio. Cerca de 250 mil brasileiros morrem por ano em decorrência principalmente do infarto agudo do miocárdio (IAM). Cinquenta por cento das vítimas morrem antes de chegar ao hospital, nas primeiras 2 horas após o início dos sintomas.

Queixas cardíacas são muito comuns e a elevada prevalência de doença coronariana e suas sequelas exigem eficiência das equipes de APH que estão na linha de frente para suspeitar dessa patologia e iniciar assistência adequada ao paciente.

Não raro, profissionais do pré-hospitalar oferecem atendimento a situações de emergências cardiovasculares ou se deparam com vítimas que se envolveram em acidente e desencadeiam simultaneamente quadro de insuficiência coronariana. Portanto, devem estar aptos a identificar sinais e sintomas que possam sugerir uma emergência clínica de origem cardiovascular ou não, e as medidas de estabilização a serem tomadas. O reconhecimento de uma síndrome coronariana aguda e o atendimento emergencial precoce podem ter grande impacto na sobrevida dos pacientes.

Síndrome Coronariana

A síndrome coronariana aguda (SCA) é caracterizada por um desequilíbrio entre a oferta e a necessidade de oxigênio pelo músculo cardíaco. A causa mais comum da SCA é a ruptura de uma placa aterosclerótica. Uma breve revisão de anatomia e fisiopatologia para melhor entendimento.

O coração tem seus próprios vasos sanguíneos para suprir a intimidade do músculo cardíaco de O_2 e nutrientes e remover CO_2 e outros detritos. É o sistema coronariano (artérias e veias coronárias). O músculo cardíaco é denominado *miocárdio*. Para que o miocárdio desempenhe de forma eficiente sua função de bomba, é fundamental que o sangue oxigenado alcance a intimidade do seu tecido.

Quando as artérias coronarianas estão prejudicadas na sua função de transportar sangue, o suprimento de O_2 para o miocárdio é reduzido; como consequência, sua função de bomba estará comprometida.

O processo lento e gradual de oclusão dos vasos sanguíneos chamamos de aterosclerose, sendo esta a causa mais frequente de insuficiência coronariana quando esse processo ocorre nas artérias coronarianas. Na fase inicial ocorre deposição de gordura circulante (colesterol LDL) na parede dos vasos, estreitando sua luz; esse processo localizado chama-se aterosclerose (Fig. 29.1). Com o passar do tempo, transforma-se em uma capa fibrosa por depósito de cálcio que endurece a parede do vaso e impede a vasodilatação; assim, o fluxo de sangue fica reduzido, dificultando o aporte de oxigênio nas situações em que o miocárdio exige maior esforço (angina). Na evolução, um processo inflamatório se instala na parede do vaso, o que provoca debilidade do endotélio (camada de

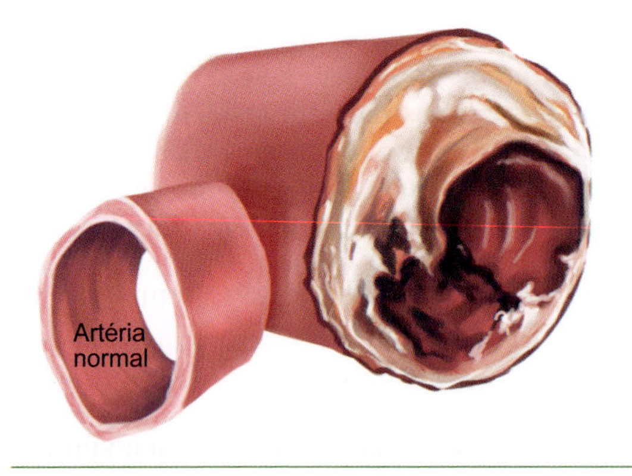

Fig. 29.1 – *Aterosclerose.*

células em contato com a luz do vaso) e favorece sua ruptura. Após a ruptura da placa, a irregularidade da superfície provoca adesão de plaquetas circulantes e ativa o sistema de coagulação, formando um trombo.

Este pode alcançar tamanho tal que oclui completamente a luz do vaso, ou se romper e se transformar em êmbolo (trombo circulante), que causa a obstrução do vaso mais à frente. Quando isso ocorre, os tecidos que dependem desse fluxo de sangue, nesse caso, o miocárdio, privados de oxigênio, sofrem isquemia e podem chegar a necrose (morte do músculo). É o infarto agudo do miocárdio.

Quando esse processo ocorre nas artérias coronárias, chamamos de *doença coronária*, que se resume no baixo suprimento de sangue ao miocárdio. Conforme o grau de oclusão das artérias coronárias, uma variedade de síndromes clínicas pode se desenvolver. Assim, a síndrome coronariana pode se manifestar como angina estável ou de forma isquêmica mais grave (SCA) – angina instável que evolui para infarto agudo do miocárdio. Na angina instável os sintomas são novos ou progressivos em intensidade e podem acontecer sem nenhum esforço, representando quadro de maior gravidade.

Os principais fatores de risco para o desenvolvimento da aterosclerose são: hipertensão arterial, diabetes, dislipidemia, obesidade, tabagismo e vida sedentária.

Angina *pectoris*

Situações de estresse emocional ou esforço físico fazem com que o coração trabalhe mais, exigindo maior fluxo de sangue pelas artérias coronárias para suprir o músculo cardíaco. Quando as artérias coronárias estão com seu fluxo comprometido pela aterosclerose, não são capazes de suprir o aumento da demanda de sangue pelo músculo cardíaco. O miocárdio, privado de oxigênio, faz o paciente sentir desconforto torácico ou dor, como resultado da isquemia. É a *angina pectoris* ou dor no peito. Assim, angina representa um desequilíbrio entre o fluxo sanguíneo reduzido pelas coronárias estreitas e a demanda do coração. O paciente manifesta sintomas quando a obstrução ao fluxo de oxigênio é de 70% ou mais do diâmetro do vaso.

Angina Estável

Sinais e Sintomas mais Frequentes

- Desconforto ou dor torácica retroesternal ou precordial, descrita, às vezes, como desconforto ou opressiva, desencadeada por esforço físico, estresse, refeição volumosa ou exposição a temperaturas muito frias.
- A dor pode irradiar-se para membros superiores, ombros, mandíbula e porção superior do abdome.
- Pode ser acompanhada por palpitação, sudorese, náusea e vômito.

Raramente ultrapassa 2 a 5 minutos; permanece relativamente constante, desaparecendo com o repouso e uso de vasodilatador sublingual.

Entretanto, considerando os diversos graus de angina conforme a gravidade da obstrução e o potencial para progressão e agravamento da lesão, os sinais e sintomas da síndrome coronariana podem variar.

Síndrome Coronariana Aguda – Infarto Agudo do Miocárdio

Condição em que ocorre necrose (morte) de parte do miocárdio como resultado da falta de oxigênio por tempo prolongado. Isso acontece por estreitamento ou oclusão da artéria coronária que supre de sangue a região, sendo o bloqueio persistente geralmente por uma oclusão completa ou persistente.

O infarto agudo do miocárdio (IAM) é a causa mais frequente de morte súbita (50% das mortes ocorrem nas primeiras horas). Muitas dessas vítimas poderiam ser salvas com medidas prontas e relativamente fáceis (uso do desfibrilador e manobras de RCP); daí a importância de identificar precocemente o infarto agudo do miocárdio.

A causa principal do IAM é a aterosclerose das coronárias, mas drogas como a cocaína podem provocar IAM por espasmo do vaso. O IAM pode ser desencadeado por esforço físico, situações de estresse, fadiga, mas também acontece em repouso.

A principal complicação do IAM é a alteração do ritmo cardíaco. Cerca de metade das mortes por IAM acontece fora do hospital em decorrência de fibrilação ventricular e taquicardia ventricular. Essa situação somente é reversível com administração de choque; os veículos de emergência devem contar com desfibrilador e pessoal qualificado.

As células miocárdicas lesadas irão necrosar e morrerão se não for restaurado o fluxo de sangue e a isquemia corrigida rapidamente.

Atualmente, os serviços de emergência devem estar cientes que os pacientes com dor torácica aguda são candidatos potenciais à reperfusão miocárdica com angioplastia primária (angiografia coronariana com tratamento baseado na inserção de cateter) ou terapêutica fibrinolítica (dissolução do trombo). Com a reperfusão imediata é possível reduzir a extensão do infarto e morte celular. Entretanto, o alcance desse benefício somente é possível se realizado nas primeiras horas após o início do IAM. Assim, é fundamental garantir um atendimento pré-hospitalar rápido, com identificação precoce do quadro e encaminhamento hospitalar adequado para administração de tratamento fibrinolítico.

Sinais e Sintomas

- Dor, pressão, aperto ou desconforto torácico de forte intensidade, em geral no centro do peito, prolongada, em geral por mais de 15 minutos. Irradia-se para o membro superior (face interna do braço), ombro, pescoço, mandíbula ou nas costas entre as omoplatas. Geralmente o repouso não alivia a dor. Em alguns casos, o paciente pode ter dor na região epigástrica (Fig. 29.2).

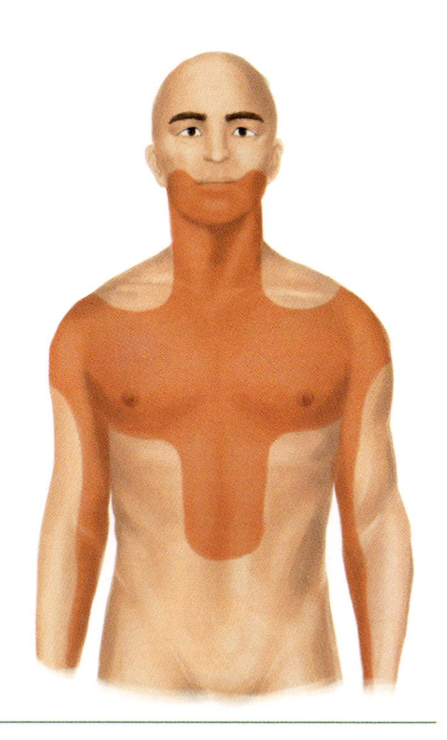

Fig. 29.2 – *Locais associados a dor.*

- Falta de ar (às vezes, a dispneia pode ser sintoma isolado – sem desconforto torácico).
- Tontura, desmaio, transpiração.
- Náusea, vômitos.
- Vítima ansiosa, inquieta, com sensação de morte iminente.
- Alteração do ritmo cardíaco – bradicardia, taquicardia, assistolia, fibrilação ventricular.
- Na evolução, a vítima perde a consciência e desenvolve choque cardiogênico.

Observação: lembrar que um terço dos IAM tem dor torácica atípica (idosos, diabéticos e mulheres) e o socorrista deve ficar alerta porque o paciente pode não apresentar dor ou desconforto torácico mesmo na vigência de isquemia.

Outras situações podem causar dor no peito e confundir o diagnóstico: dissecção aórtica, pericardite, miocardite, pneumotórax hipertensivo e espontâneo, embolia pulmonar etc. Transtornos de ansiedade e outras síndromes psiquiátricas conversivas também podem manifestar dor torácica.

Síndrome Coronariana Aguda – Atendimento de Emergência no Pré-hospitalar (Fig. 29.3)

- Assegurar vias aéreas – A, B, e C – ter equipamento de reanimação por perto.

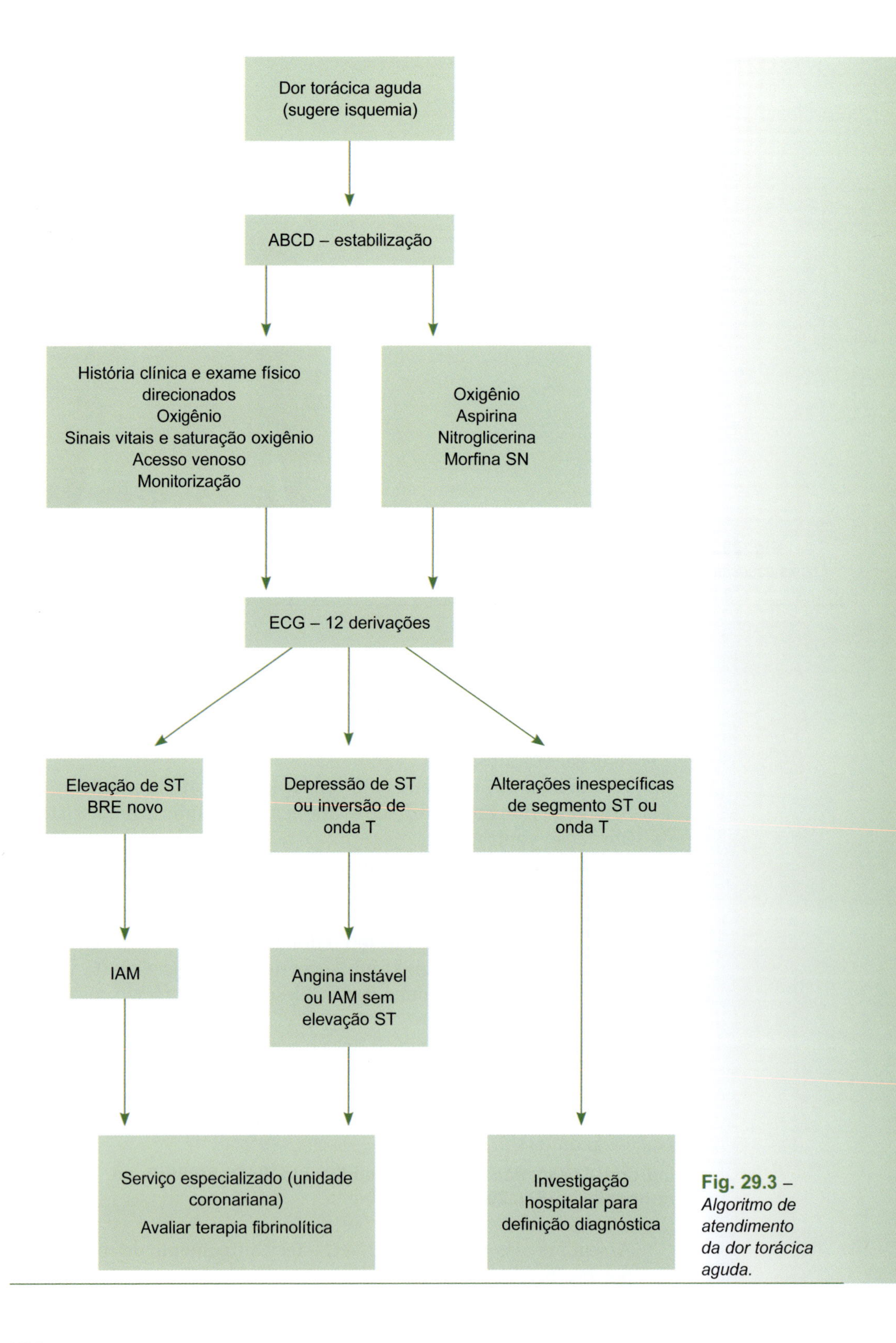

Fig. 29.3 – *Algoritmo de atendimento da dor torácica aguda.*

- Administrar oxigênio – para manter saturação > 90%.
- Fazer uma anamnese (história clínica dirigida) e exames físicos breves e direcionados.
- Tranquilizar a vítima – abordagem calma e segura.
- Mantê-la confortável, em repouso absoluto. Não permitir seu deslocamento.
- Verificar os sinais vitais e saturação de oxigênio; manter monitorização contínua.
- Realizar eletrocardiograma em 12 derivações e repetir a cada 5 a 10 minutos enquanto tiver sintomas.
- Obter acesso venoso.
- Conservar o calor corporal.
- Se o médico não estiver presente, reporte ao médico regulador a história com os dados vitais da vítima e aguarde instruções.
- Ministrar aspirina 162 a 325 mg (sob orientação do médico).
- Em vítima inconsciente por parada cardiopulmonar, iniciar manobras de RCP e comunicar imediatamente o médico coordenador. Se desenvolver choque (hipotensão), aplicar os cuidados de emergência para choque cardiogênico (ver capítulo específico).

Com a presença do suporte avançado no local:
- Oxigênio.
- Obter acesso venoso.
- ECG com 12 derivações – manter monitorização.

Alterações de ECG que representam risco: elevação do segmento ST ou bloqueio de ramo de esquerdo novo, depressão de ST ou inversão da onda T e outras alterações não específicas de segmento ST e onda T.

- Aspirina 200 mg, mastigável.

Se forem indicados:
- Nitroglicerina – 5 mg SL ou spray.
- Morfina IV – 1 amp + 8 mL de água destilada – se a dor não ceder com nitroglicerina.
- Betabloqueador: metoprolol 1 amp EV em 2 a 5 minutos.
- Transporte imediatamente, de forma cuidadosa, calma, sem sirene, com o objetivo de não aumentar sua ansiedade, para hospital equipado com serviço de hemodinâmica previamente avisado da chegada da vítima.
  Naturalmente o médico deve estar atento ao monitor para qualquer alteração de ritmo, e indicar o tratamento específico. O desfibrilador deve estar de fácil acesso, caso o paciente evolua para PCR por FV ou TV (ver Capítulo 10).

- Marcadores cardíacos séricos (troponinas e CK-MB).
- Radiografia de tórax.

Por meio de protocolos específicos que devem estar sempre atualizados, o médico pode eleger pacientes que mais se beneficiarão de tratamentos de reperfusão. Alguns serviços contam com tratamento fibrinolítico no pré-hospitalar, sendo de vantagem comprovada quando o tempo de transporte até o hospital excede 60 minutos. Pacientes com SCA devem ser encaminhados para serviços com hemodinâmica como primeira opção para serem beneficiados com a angioplastia primária.

DISPNEIA

O termo dispneia significa respiração difícil. Pode-se manifestar sempre que ocorrer qualquer alteração do padrão normal da respiração, ou seja, alteração da frequência respiratória (adulto em repouso tem uma FR de 12 a 20 mrpm), da profundidade da respiração, regularidade ou mesmo se há presença de ruídos audíveis durante a respiração.

A respiração muito acelerada (taquipneia) não significa aumento da ventilação pulmonar, já que o volume de ar inalado pode ser menor em cada respiração.

Não é uma doença primária, mas surge como consequência de condições ambientais, trauma e doenças clínicas, como, por exemplo, obstrução das vias aéreas por corpo estranho, doenças pulmonares (bronquite crônica e enfisema), condições cardíacas (edema agudo de pulmão), reações alérgicas, pneumotórax, asma brônquica etc.

Em qualquer das situações em que algo impeça o fluxo de ar pelas vias aéreas, o paciente aumenta a frequência e a profundidade da respiração. A dificuldade em suprir de oxigênio a circulação pulmonar desencadeia hipóxia. Logo, o paciente pode estar cianótico, forçando os músculos do pescoço, tórax e abdome (em criança observa-se batimento da asa do nariz). Conforme haja agravamento do quadro, o paciente desenvolve parada respiratória ou apneia, inconsciência e parada cardíaca.

A dispneia de instalação aguda ou agravamento de dispneia basal é uma grande preocupação nos serviços de emergências, já que esses pacientes devem ser rapidamente identificados e tratados.

Para a caracterização diagnóstica, alguns pontos são fundamentais:

1. Idade do paciente: algumas patologias têm incidência maior em determinada faixa etária:
   - *Lactente:* corpo estranho, bronquiolite, epiglotite, laringite.
   - *Escolar:* asma, pneumonia, epiglotite.
   - *Adulto jovem:* asma, infecções e traumatismos.
   - *Idoso:* insuficiência cardíaca, DPOC, edema agudo de pulmão, tumores.

2. Nível de consciência: comprometimento maior, conforme agravamento da hipóxia: alerta → agitação → desorientação → inconsciência.
3. História clínica: tempo de início dos sintomas, intensidade, evolução etc. *Paciente com impossibilidade de falar ou tossir indica gravidade.*
4. Antecedentes pessoais: patologia respiratória ou cardíaca prévia, tratamentos, internamentos, alimentação prévia.
5. Sintomas associados: dor torácica, febre, tosse, expectoração, cefaleia, edema.

Causas mais Frequentes de Dispneia de Início Agudo

1. Obstrução de vias aéreas: corpo estranho, edema de glote.
2. Doença pulmonar ou pleural: DPOC, infecção de vias aéreas, pneumotórax, traumatismo torácico, derrame pleural, atelectasias.
3. Doença cardiovascular: insuficiência cardíaca, cardiopatia isquêmica, miocardiopatia alcoólica, cardiopatia hipertensiva, arritmias cardíacas, pericardite e tamponamento cardíaco, enfermidade tromboembólica.
4. Outras: ansiedade, alterações metabólicas, choque, intoxicação, anemia.

Observe na Tabela 29.1 algumas características para identificação e atendimento adequado em três situações clínicas que desencadeiam dispneia aguda na prática do atendimento pré-hospitalar.

Atendimento de Emergência no Pré-hospitalar

No serviço de emergência, quando não se trata de trauma, o diagnóstico da causa exata da dispneia pode não ser evidente. Obtenha a história junto ao paciente e à família, conforme orientação anterior, e observe o ambiente ao redor; medicamentos utilizados são bons indícios para definir a causa. Caso o médico não esteja presente, repassar para ele as informações.

- Mantenha a abertura das vias aéreas e certifique-se de que o paciente esteja ventilando espontaneamente. Caso não apresente respiração, inicie ventilação artificial (ver Capítulo 11).
- Na suspeita de obstrução de vias aéreas por corpo estranho, inicie as manobras de desobstrução (ver Capítulo 10).
- Administre oxigênio com autorização médica, obedecendo à concentração indicada (oxigênio em alta concentração é prejudicial em doenças pulmonares crônicas). Como referência, 8 a 10 L/min para adulto e 4 a 8 L/min para criança.
- Monitorizar sinais vitais e oximetria de pulso.
- Tratar a causa quando identificada, conforme orientação médica.
- Transportar o paciente em posição confortável (preferencialmente cabeceira elevada 45°) ao hospital.

Tabela 29.1
Dispneia – Diagnóstico Diferencial

Doença Pulmonar Obstrutiva Crônica	*Crise Asmática*	*Edema Agudo de Pulmão*
• Bronquite crônica • Enfisema pulmonar	• Asma – doença crônica	• Insuficiência cardíaca • Cardiopatia isquêmica • Valvulopatias • Miocardiopatias
Agravamento de evolução rápida (horas ou dias) da situação clínica basal de paciente já diagnosticado como portador de bronquite crônica ou enfisema pulmonar	Exacerbação dos sintomas do paciente portador de asma, em especial dispneia, com diminuição do fluxo aéreo expiratório	Insuficiência respiratória aguda por acúmulo de líquido no pulmão, que impede a oxigenação adequada do sangue e ocasiona hipóxia tissular
Antecedentes: tabagismo, alcoolismo, exposição a poluentes ou substâncias químicas, tratamento habitual, internamentos prévios, enfermidades associadas	Antecedentes significativos: tratamento atual, hospitalização prévia, doença cardiovascular associada	Antecedentes: cardiopatias prévias, hipertensão arterial, diabetes, internamentos anteriores
Causas mais frequentes da agudização da DPOC: infecção, broncoespasmos, tromboembolismo pulmonar, pneumotórax, uso de sedativos, insuficiência ventricular esquerda, arritmias, traumatismos, cirurgia, febre etc.	Causas mais frequentes da agudização: suspensão da medicação, infecções respiratórias, exposição a alérgenos ou exercícios	Causas mais frequentes: história de doença reumática, hiper ou hipotireoidismo, infecções (miocardite), distrofias musculares, anemias, abuso de cigarro e álcool, uso de medicamentos (diltiazem, verapamil, betabloqueador, antiarrítmicos, antidepressivos tricíclicos etc.), infecções, valvulopatias, uso de drogas
Sintomas: dispneia, dor torácica, cefaleia, febre, sudorese, desorientação, sonolência, alteração do comportamento, convulsão	Sintomas: dispneia, chiado, tosse, dor torácica, febre, expectoração	Sintomas: dispneia importante, ortopneia, intolerância ao decúbito, dispneia paroxística noturna, sudorese, secreção rósea pela boca

Sinais que indicam gravidade: qualquer instabilidade hemodinâmica (alteração de sinais vitais), palidez, sudorese, cianose, alteração da consciência (desde agitação, confusão mental, sonolência até coma), dificuldade para falar, tosse difícil, ausência de sibilos, antecedentes de hospitalização e/ou necessidade de reanimação, crise de aspecto não habitual, inquietando pacientes e familiares.

SÍNCOPE

Caracteriza-se por qualquer tipo de perda de consciência de início rápido e curta duração, geralmente provocando a queda pela incapacidade de manter o tônus postural. É autolimitada, ou seja, não necessita manobras específicas para a recuperação. A recuperação do paciente é completa. O termo lipotimia tem sido utilizado para designar episódio de perda incompleta da consciência.

A causa fundamental da síncope é o baixo fluxo sanguíneo cerebral.

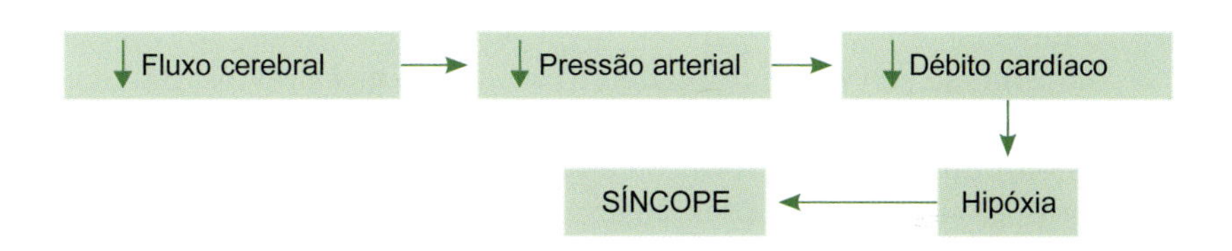

Causas mais Frequentes

1. Mediada por reflexos: é a mais frequente, ocorre em 40% das vezes. Pode ser a *hipotensão ortostática* e a *neuromediada* (vasovagal) em que uma disfunção autonômica gera aumento do tônus vagal e interrupção do simpático, provocando hipoperfusão cerebral por queda da pressão arterial e bradicardia.
2. Origem cardíaca: a redução do fluxo cerebral é consequência de arritmias cardíacas (bradi ou taquiarritmias) ou outras situações estruturais do coração, como valvopatias, isquemia miocárdia etc. Corresponde a 15% das vezes.
3. Indeterminada: na investigação diagnóstica não se identifica uma causa ou doença responsável pelos episódios sincopais. Ocorre em 25% das vezes.
4. Outras: alterações metabólicas como hipoglicemia, hipertireoidismo, intoxicações exógenas e alterações cérebro-vasculares como consequência de trauma, AVC, hipertensão intracraniana etc.

Sinais e Sintomas

Na situação mais frequentemente encontrada, que é a síncope mediada por reflexos, o episódio sincopal surge geralmente quando a vítima está em pé por tempo prolongado. Pode ser desencadeada por crises de tosse e durante a micção ou exercício físico também. Causa emocional, dor súbita, esforço físico, ambiente lotado sem ventilação adequada, cena de sangue, punção venosa, calor excessivo, fome, são fatores precipitantes.

O paciente pode apresentar-se pálido, frio, com respiração suspirosa e nauseado (áurea); após alguns minutos, ocorre tontura, visão embaraçada e súbita perda de consciência.

- Mantê-lo deitado, preferencialmente com a cabeça abaixo do corpo; se estiver deitado, elevar-lhe os membros inferiores mais ou menos 20 cm; mantê-lo deitado por alguns minutos após se recuperar.
- Se estiver em local mal ventilado ou ambientes lotados, providenciar a remoção para outro mais apropriado.
- Liberar vestimentas apertadas.
- Não dar nada para o paciente comer ou beber.
- Certificar-se do controle do A, B e C e nível de contato do paciente com o meio ambiente assim que o paciente recuperar a consciência.
- Informar-se sobre a história da vítima (episódios prévios, doenças, medicamentos utilizados, fatores predisponentes etc.). Solicitar testemunha para descrever o episódio (diagnóstico diferencial).
- Verificar sinais vitais; pressão arterial deitado e em pé assim que o paciente estiver recuperado.
  Observação: médico deve avaliar todos os pulsos do paciente e ausculta cardíaca detalhada na tentativa de evidenciar causa cardíaca. Pode estar indicada a realização do ECG.
- Reportar as informações ao médico regulador e aguardar instruções.

Certifique-se que o paciente se recupere completamente para definição da conduta. Observe se não persiste alteração da fala, de orientação, campo visual, força muscular e alteração da marcha. Quando evidenciado que a síncope tem origem cardíaca o paciente necessariamente deve ser encaminhado ao serviço médico para investigação.

Outras situações comuns nos serviços de emergência que podem confundir o diagnóstico: tontura (labirintopatia), vertigem, convulsão, diminuição progressiva do nível de consciência.

COMA

As alterações do nível de consciência variam de uma confusão mental até coma profundo. Na prática, é útil classificar em subcategorias pacientes com alteração do nível de consciência de acordo com o estágio em que ele se encontra, sendo importante registrar as respostas do paciente aos vários estímulos realizados. As subcategorias de alteração do nível de consciência são:

- Confusão: incapacidade de manter uma linha de pensamento ou ação coerente, com desorientação no tempo e no espaço.
- Sonolência: dificuldade em se manter em alerta.
- Estupor: dificuldade de despertar, resposta incompleta aos estímulos dolorosos e verbais. Com respostas motoras adequadas.
- Coma superficial: respostas motoras desorganizadas aos estímulos dolorosos; não apresenta resposta de despertar.
- Coma profundo: completa falta de resposta a quaisquer estímulos.

As principais causas de alteração de consciência são divididas em:

1. *Primárias do cérebro*
   - Trauma.
   - Doença cerebrovascular – AVC.
   - Infecções (meningites, encefalites etc.).
   - Neoplasias.
   - Convulsões.
2. *Sistêmicas ou secundárias*
   - Metabólicas (hipoglicemia, cetoacidose diabética, distúrbio do cálcio etc.).
   - Encefalopatias hipóxicas (insuficiência cardíaca congestiva, doença pulmonar obstrutiva etc.).
   - Intoxicações (drogas, álcool, monóxido de carbono etc.).
   - Causas físicas (insolação, hipotermia).
   - Estados carenciais.

No atendimento a uma vítima inconsciente, o socorrista deve proceder de forma ordenada e sistemática, monitorizando os sinais vitais para impedir a progressão da lesão neurológica.

1. Colher uma história rápida – doenças prévias, medicações, alcoolismo, uso de drogas, trauma etc.
2. Realizar exame físico com atenção especial aos seguintes aspectos: Sinais vitais:
   - *Pele:* sinais de trauma, de picadas de agulha, insuficiência vascular.
   - *Cabeça:* sinais de trauma craniano, rigidez de nuca.
   - *Hálito:* alcóolico, diabético etc.
3. Exame neurológico – avaliar nível de consciência, pupilas, escala de coma de Glasgow.

Atendimento de Emergência no Pré-hospitalar

- Manter vias aéreas pérvias – cânula de Guedel.
- Mantê-la confortável, em repouso absoluto.
- Administrar oxigênio.
- Monitorizar sinais vitais.
- Conservar o calor corporal.
- Se o médico não estiver presente, reportar ao médico coordenador a história com os dados vitais da vítima e aguardar instruções.
- Transportar o paciente imediatamente, de forma cuidadosa, ao hospital previamente avisado da chegada da vítima. Se não houver evidência de trauma, transportar a vítima em decúbito lateral.

ACIDENTES VASCULARES CEREBRAIS (AVC)

O acidente vascular cerebral (derrame) é uma desordem do sistema vascular cerebral causada por oclusão ou ruptura de um vaso, levando à morte do tecido cerebral, devido à deficiência do fluxo sanguíneo e da oxigenação insuficiente. Segundo a Organização Mundial de Saúde – OMS, o Brasil é o sexto país com o maior número de vítimas de AVC, perdendo apenas para China, Índia, Rússia, EUA e Japão.

O AVC é uma das principais causas de mortalidade no mundo e é a primeira causa de morbidade. No Brasil, a doença vascular cerebral compete com o trauma para ocupar a terceira causa de mortalidade. A incidência ocorre igualmente em ambos os sexos e, principalmente, após os 50 anos de idade. É a primeira causa de incapacitação, sendo responsável por 40% das aposentadorias precoces. Os sintomas dependem precisamente da área em que ocorreu a interrupção do fluxo ou a hemorragia. Por exemplo, se ocorrer uma obstrução de um vaso que irriga a área responsável pela movimentação da perna direita, ocorrerá enfraquecimento ou paralisia desse membro.

A hipertensão arterial e a aterosclerose (endurecimento das artérias em decorrência do acumulo de gordura) são os principais fatores de risco do acidente vascular cerebral.

O acidente vascular cerebral pode ser classificado como isquêmico ou hemorrágico.

Acidente Vascular Cerebral Isquêmico (AVCI)

A isquemia é o principal mecanismo do AVC e corresponde a 85% dos acidentes vasculares cerebrais. No AVCI, o suprimento sanguíneo é interrompido. O vaso pode ser obstruído por trombo ou êmbolo ou coágulo, ou sua luz pode ser comprimida por tumor ou trauma. Como resultado, a função de parte do cérebro que depende do sangue oxigenado será afetada. A causa mais frequente é a aterosclerose cerebral, ou seja, acúmulo de gordura na parede do vaso.

Quando o suprimento sanguíneo se torna insuficiente por breves períodos e a circulação é rapidamente restaurada, estamos diante de um ataque isquêmico temporário ou transitório (AIT). As manifestações clínicas são súbitas e duram entre 2 a 30 minutos. Raramente dura mais de 2 horas. O AIT é um sinal de alerta de um acidente vascular cerebral.

Inúmeras são as causas que podem levar a um acidente vascular cerebral isquêmico. Entre as principais estão:

- Cardíacas – fibrilação atrial, valvulopatias, pós-procedimentos cardíacos.
- Aterosclerose.
- Causas não inflamatórias – dissecção arterial, displasia fibrosa, vasospasmo, síndrome de Marfan.
- Causas inflamatórias não infecciosas – colagenoses, sarcoidose, reação à radiação ou neoplasia, vasculite por droga etc.
- Causas infecciosas – sífilis, AIDS, meningite.
- Distúrbio hematológico ou de coagulação – anemia falciforme, policitemia, púrpura, trombocitopenia, gravidez, uso de pílula, alteração de coagulação, antifosfolipídios etc.

Sinais e Sintomas

Dependem do vaso lesado e da importância funcional da área cerebral envolvida.

- Perda súbita de força em um lado do corpo ou na face (desvio da boca para um lado).
- Perda repentina de sensibilidade em um lado do corpo.
- Cefaleia, tontura, confusão mental.
- Perda de visão súbita.
- Perda de fala ou dificuldade repentina de falar.
- Dificuldade súbita para caminhar.
- Coma, convulsão, respiração difícil.

Os casos podem ser súbitos e fugazes (recuperação espontânea) ou mais graves, confirmando a extensão do comprometimento cerebral.

Acidente Vascular Cerebral Hemorrágico (AVCH)

Corresponde a 15% dos acidentes vasculares cerebrais. Ocorre por ruptura da parede de um vaso sanguíneo, provocando hemorragia cerebral. Parte do cérebro ficará comprometida pela falta de oxigênio, o extravasamento de sangue, além de destruir o tecido cerebral, podendo levar a um aumento da pressão intracraniana. Essa situação é da maior gravidade pelo risco de compressão de áreas cerebrais responsáveis pelas funções vitais. As principais causas do acidente vascular cerebral hemorrágico são:

- Hipertensão arterial sistêmica – aneurismas Charcot-Bouchard/crise hipertensiva.
- Aneurismas e malformações vasculares.
- Vasculites – isoladas, multissistêmicas, drogas, periparto.
- Trombose venosa.
- Transformação hemorrágica.
- Neoplasias.
- Patologia hematológica – trombocitopenia, hemofilia.
- Medicamentos ou drogas – trombolíticos, anticoagulantes, aspirina, cocaína, anfetamina.

Sinais e Sintomas

- Dor de cabeça intensa, súbita; o paciente refere como a pior dor que já sentiu.
- Rápida evolução para o coma.
- Geralmente tem sinais de localização com paralisia de um lado do corpo ou rigidez de nuca.
- Pode ser decorrente do uso de terapia anticoagulante.
- Normalmente apresenta hipertensão arterial com PAs > 220 mmHg.

Atendimento de Emergência

O atendimento de emergência tem como objetivo:

- Confirmar AVCI ou outra alteração neurológica – AVCH.
- Identificar pacientes para rt-PA (ativador do plasminogênio tissular recombinante).

O tratamento ideal da vítima com AVC isquêmico é um medicamento que desfaz o coágulo e restaura a circulação. Mas o trombolítico só pode ser usado em casos específicos que preencham os critérios de inclusão e não tenham nenhum dos critérios de exclusão, e em que o mesmo seja administrado até 3 horas do início do quadro. Para tal, é necessário que se siga os passos denominados 7 D, por meio dos quais se deve minimizar a demora no reconhecimento dos sintomas do AVCI, ter agilidade no atendimento e encaminhamento, até definir se o paciente poderá ser beneficiado pelo medicamento específico ou se será definido outro esquema terapêutico.

7 D da Sobrevivência ao AVC (Hazinski)

1. Detecção do início dos sinais e sintomas do AVC.
2. Despacho de ambulância rapidamente, uma vez suspeitado o AVC.
3. Destino a um centro especializado em atender vítimas de AVC, já com informação prévia sobre situação da vítima. Nesse momento, cabe a avaliação pré-hospitalar com identificação do AVC a partir de escalas específicas.
   Exemplo: Escala pré-hospitalar para AVC de Cincinnati – Avalia apenas três achados físicos:
   - Paralisia facial – peça ao paciente para mostrar os dentes ou sorrir.
   - Déficit motor – peça que o paciente mantenha os braços erguidos e estendidos por 10 segundos e mantenha os olhos fechados.
   - Alteração da fala – peça que o paciente diga: "o rato roeu a roupa do rei de Roma".
4. Departamento de emergência – hospital com centro especializado em AVC.
5. Dados – resultado de avaliação do departamento de emergência e tomografia computadorizada.
6. Decisão sobre as terapias – fibrinolítico? Anticoagulação? Internamento?
7. Drogas a serem utilizadas – fibrinolítico.

Atendimento de Emergência no Pré-hospitalar

- Assegurar abertura e manutenção de vias aéreas; ABC.
- Tranquilizar o paciente e mantê-lo em repouso.
- Monitorizar sinais vitais.

- Reavaliar nível de consciência e escala de Glasgow e/ou escala de Cincinnati.
- Não administrar nada via oral.
- Mantê-lo aquecido.
- Administrar O_2.
- Aguardar orientações médicas.
- Transportar ao hospital.

A agilidade e a rapidez no atendimento pré-hospitalar são fundamentais na evolução do paciente com acidente vascular cerebral. A terapia trombolítica é atualmente o melhor tratamento para pacientes com AVCI agudo, mas não se deve esquecer de que o manejo das condições gerais/hemodinâmicas é crucial e que o atendimento especializado resulta em melhores resultados.

CRISE CONVULSIVA

A convulsão é uma desordem cerebral. Durante breve período de tempo, o cérebro deixa de funcionar normalmente e passa a enviar estímulos desordenados ao resto do corpo, iniciando as crises convulsivas, também conhecidas por ataques.

A convulsão é um sintoma comum em uma população, e em países em desenvolvimento pode chegar a 50 casos a cada 1.000 habitantes.

Ela é mais comum na infância, quando é maior a vulnerabilidade a infecções do sistema nervoso central (meningite), acidentes (traumatismos do crânio) e doenças como sarampo, varicela e caxumba, cujas complicações podem causar crises epilépticas.

Traumatismo cranioencefálico, infecções, parasitoses (principalmente neurocisticercose), malformações, tumores cerebrais e abuso de drogas e álcool são as causas mais comuns de convulsão em adultos.

Quando a vítima apresenta crises convulsivas repetidas ao longo de sua vida, caracteriza-se então uma doença denominada epilepsia, que não é contagiosa.

Às vezes, a pessoa com epilepsia perde a consciência, mas em outras vezes experimenta apenas pequenos movimentos corporais ou sentimentos estranhos. Se as alterações epilépticas ficam restritas a uma parte do cérebro, a crise chama-se parcial; se o cérebro inteiro está envolvido, chama-se generalizada.

Manifestação Clínica

Existem várias formas de manifestações clínicas das crises convulsivas, e a mais importante no aspecto de atendimento de emergência são as crises generalizadas tônico-clônicas.

A convulsão pode ou não ser precedida de algum sintoma que avisa que ela está se iniciando.

Logo a seguir, a crise se inicia com um grito que precede a perda súbita de consciência e o enrijecimento (fase tônica) do corpo, seguido por movimentos tipo abalos (fase clônica) das quatro extremidades, face e cabeça.

Durante a crise, a vítima pode apresentar queda e se ferir, morder a língua ou ter perda de urina.

A convulsão demora em média 3 a 5 minutos e é seguida por um período de inconsciência.

A consciência é recuperada aos poucos e o paciente pode apresentar dor de cabeça, vômitos e confusão mental.

Outro tipo comum de epilepsia é o *pequeno mal* ou *crise de ausência*, quando a pessoa fica com o olhar fixo por alguns instantes, sem se lembrar depois daquele desligamento. Existem vários outros tipos de crise, mas sem importância no atendimento pré-hospitalar.

Se as crises duram muito tempo (crises prolongadas ou crises seguidas sem recuperação de consciência), com duração igual ou superior a 30 minutos, caracteriza-se uma emergência clínica, podendo nesse caso haver risco de morte. A vítima deverá ser encaminhada ao hospital, pois poderá ocorrer dano ao cérebro; são as chamadas crises subentrantes ou estados de mal epiléptico. A maioria das crises, porém, não provoca dano algum, pois é de curta duração e autolimitada.

Atendimento de Emergência no Pré-hospitalar

- Manter-se calmo e procurar acalmar os demais.
- Colocar algo macio sob a cabeça da vítima, protegendo-a.
- Remover da área objetos que possam causar-lhe ferimento.
- Afrouxar gravata ou colarinho de camisa, deixando o pescoço livre de qualquer coisa que o incomode.
- Girar-lhe a cabeça para o lado, para que a saliva não dificulte a respiração – desde que não haja qualquer suspeita de trauma raquimedular.
- Não introduzir nada pela boca, não prender a língua com colher ou outro objeto (não existe perigo algum de o paciente engolir a própria língua).
- Não tentar fazê-lo voltar a si, lançando-lhe água ou obrigando-o a tomá-la.
- Não o agarre na tentativa de mantê-lo quieto. Não se oponha aos seus movimentos; apenas o proteja de traumatismos.
- Ficar ao seu lado até que a respiração volte ao normal e ele se levante.
- Se a pessoa for diabética, estiver grávida, machucar-se ou estiver doente durante o ataque, transportá-la ao hospital.

Falsas Crises e Crises Provocadas por Modificações Fisiológicas

Todas as pessoas podem apresentar crises que se assemelham às descritas anteriormente, mas que não têm nada a ver com convulsões.

O socorrista deve estar atento a essas pseudocrises, que têm uma origem em alterações emocionais e são desencadeadas por um desejo consciente ou inconsciente de mais atenção e cuidados. Quando se analisa com cuidado o passado recente e remoto dessas pessoas (incluindo crianças), frequentemente existe história de abuso, negligência ou conflitos muito intensos nas relações interpessoais. Muitas vezes, essas falsas crises são muito parecidas com crises verdadeiramente epilépticas, e é necessário o atendimento por um especialista para fazer um diagnóstico certeiro.

DIABETES *MELLITUS* (DM)

Todas as células do organismo necessitam de glicose (açúcar) para a produção de energia. A circulação sanguínea distribui esse açúcar para as células; entretanto, para que possa entrar no interior da célula é necessária a presença de insulina.

A insulina é um hormônio produzido pelo pâncreas cuja principal função é permitir a entrada de glicose na célula. Caso esse hormônio esteja ausente, a glicose se acumula na circulação e a célula, sem seu *combustível*, sofre rapidamente danos irreversíveis. As células do sistema nervoso (neurônios) são muito sensíveis à falta de glicose e são as primeiras a sofrerem danos com sua ausência.

O DM é considerado um problema de saúde pública nos dias atuais, observando-se o número de pessoas que apresentam a doença.

Definição

Diabetes mellitus é uma doença de evolução crônica em que o organismo é incapaz de utilizar a glicose para produção de energia, geralmente por deficiência na produção ou na ação da insulina, e pode causar sintomas agudos ou complicações crônicas. A glicose se acumula na circulação e, como consequência, ocorre um aumento do volume urinário na tentativa de eliminar o excesso de açúcar da corrente sanguínea. Essa reação é a principal responsável pelos sintomas principais do *diabetes mellitus*, a saber: polidipsia (sede intensa), poliúria (aumento do volume de urina) e fadiga fácil, com diminuição de capacidade de trabalho.

Classificação clínica:

- *Diabetes mellitus tipo I:* pode iniciar-se dos 8 a 12 anos, sem predomínio de sexos. A apresentação costuma ser aguda ou subaguda, e tem tendência a desenvolver cetose.
- *Diabetes mellitus tipo II:* pode manifestar-se depois dos 40 anos, sendo mais comum em mulheres. É a forma mais comum de apresentação. Tem início insidioso e está relacionada a antecedentes familiares (obesidade em 60% a 80% dos casos).

Existem três situações que necessitam atendimento de urgência no paciente diabético: a cetoacidose diabética, o coma hiperosmolar e a hipoglicemia.

Cetoacidose Diabética

Uma vez que a célula não pode utilizar a glicose para produção de energia, ela busca outra fonte de energia – a gordura. Entretanto, esta não é tão eficiente quanto a glicose, além de produzir resíduos ácidos. Essa situação de acidose orgânica, caso não corrigida de imediato, leva ao *coma diabético* – situação grave que necessita de atendimento de emergência.

É típica do diabetes tipo I, sendo mais frequentemente desencadeado por falha no tratamento com insulina ou hipoglicemiantes orais, transgressões alimentares, infecções (geralmente respiratórias ou urinárias), outras doenças associadas, interação de outras medicações, estresse etc. Em geral, os pacientes são jovens e já diagnosticados, ou pode ser a primeira manifestação da doença.

Sinais e Sintomas

Geralmente de evolução lenta (até dias), iniciando por polidipsia, poliúria, náusea e vômito, dor abdominal, prurido, respiração rápida e profunda (na tentativa de compensar a cetose), pulso rápido e fraco, alteração da consciência, iniciando-se por confusão, estupor até coma.

Glicemia (glucostix) entre 250 a 600 mg/dL – nas gestantes pode acontecer a cetose mesmo abaixo de 250 mg/dL. Essa medida pode ser obtida facilmente por meio de tiras reativas.

COMA HIPEROSMOLAR

É a complicação aguda mais frequente, especialmente em maiores de 65 anos, e provoca alta taxa de mortalidade.

Causas mais Frequentes

- Falta de tratamento insulínico ou de hipoglicemiantes orais.
- Transgressões alimentares.
- Doenças intercorrentes (especialmente infecções).
- Infarto do miocárdio.
- AVC.
- Interações medicamentosas.
- Estresse.

Características

- Glicemia pode estar acima de 600 mg/dL.
- Paciente pode apresentar graus variáveis de alteração de consciência com evolução mais rápida (às vezes em horas).
- Ausência de acidose.

Atendimento de Emergência no Pré-hospitalar – Cetoacidose e Coma Hiperosmolar não Cetótico

- Obter informações da história clínica da vítima e repassar essas informações ao médico, se ele não estiver presente no momento:
  - Se é portador de diabetes.
  - Se usa insulina ou hipoglicemiante, e se o faz corretamente.
  - Condições alimentares.
  - Uso de bebidas alcoólicas.
  - Infecção recente, exercício físico ou estresse, outros sintomas etc.
- Controlar A, B e C (atentar ao nível de consciência).
- Glicemia com tiras reativas – se o serviço dispuser de tiras reativas para glicosúria e cetonúria, isso pode colaborar com o diagnóstico diferencial entre cetoacidose e coma hiperosmolar não cetótico.
- Sinais vitais (PA, P e T) e monitorização.
- Administrar oxigênio em altas concentrações.
- Ficar atento para vômitos. Nesse caso, transportar a vítima em decúbito lateral esquerdo.
- Acesso venoso periférico para hidratação (SF 0,9%, 10 mL/min). Na sequência, corrigir o distúrbio hidreletrolítico.
- Transporte imediato ao hospital.

Hipoglicemia

Ocorre quando o nível de glicose no sangue está muito baixo. Rapidamente o açúcar circulante entra nas células e não existe glicose suficiente para manter o suprimento constante das células cerebrais. Sobrevém a inconsciência em questão de minutos. Pode acontecer em outras situações, não somente no paciente diabético e a correção deve ser rápida para evitar danos cerebrais irreversíveis; inclusive sempre que houver dúvida sobre a hipo ou hiperglicemia, os profissionais de saúde estão autorizados a atuar como se fosse hipoglicemia, oferecendo glicose (açúcar) ao paciente, e observando a resposta.

Entre as causas principais no paciente diabético estão o uso de insulina em dose maior que a desejada ou a alimentação não adequada, ou ainda a prática de exercício físico em excesso. Glicemias (medidas por tiras reativas) abaixo de 50 mg/dL confirmam diagnóstico de hipoglicemia.

Sinais e Sintomas

São de início rápido (minutos), com tontura, cefaleia, palpitação, ansiedade, sudorese, palidez, tremor e alteração de consciência desde confusão mental evoluindo para convulsão e coma.

Atendimento de Emergência no Pré-hospitalar – Hipoglicemia

- Obter informações da história clínica da vítima: tratamento utilizado, uso e dose de insulina e hipoglicemiantes, alimentação e exercício prévios, estresse, uso de bebida alcoólica, uso de outros medicamentos.

- A, B e C – sinais vitais.
- Glicemia – pôr tira reativa se < 50 mg/dL.
  - Vítimas conscientes: administrar açúcar (suco adoçado ou água com açúcar ou leite com açúcar).
  - Vítimas com alteração da consciência ou inconscientes: acesso venoso de imediato e soro glicosado 10% (ou glicose hipertônica).

Essa conduta também deve ser tomada caso haja suspeita de hipoglicemia e a tira reativa não esteja disponível – a resposta do paciente confirma ou exclui o diagnóstico.

- Administrar oxigênio, conforme orientação médica.
- Decúbito lateral no caso de vômito.
- Transporte para o hospital, conforme orientação do médico regulador.

DOR ABDOMINAL AGUDA

É caracterizada por dor abdominal de início recente, que requer diagnóstico rápido e preciso, considerando que a definição do tratamento (clínico ou cirúrgico) depende desse diagnóstico.

Ocorre com elevada incidência nos serviços de emergência; às vezes acarreta problemas e dificuldades sérios com relação ao diagnóstico e ao tratamento, colocando em risco a vida do doente. Isso ocorre porque as causas são múltiplas, desde situações intra-abdominais, como apendicite, obstrução intestinal, hérnia estrangulada, úlcera perfurada, gravidez ectópica, inflamação da membrana da cavidade abdominal (peritonite), até manifestação de patologias localizadas fora da cavidade abdominal, como infarto agudo do miocárdio ou *diabetes mellitus* e outras.

A caracterização da dor, sintomas associados e exame físico permitem estabelecer a gravidade do quadro e definir ou sugerir o diagnóstico de alguma situação que requeira intervenção médico-cirúrgica de imediato.

Esse paciente deve ser rapidamente estabilizado e transportado ao hospital.

Atendimento de Emergência no Pré-hospitalar (Fig. 29.4)

1. Controle de A, B e C.
2. História clínica:
   - Antecedentes pessoais: medicações em uso, alimentos ingeridos, episódios similares prévios, hábitos tóxicos, tipo de trabalho, antecedentes cirúrgicos, acidentes prévios.
   - Caracterização da dor: localização inicial e irradiação, forma de apresentação (início súbito ou gradual), duração, evolução (contínua ou descontínua, em cólica, estável), intensidade (leve, moderada ou intensa), fatores que modificam (agravando ou melhorando).

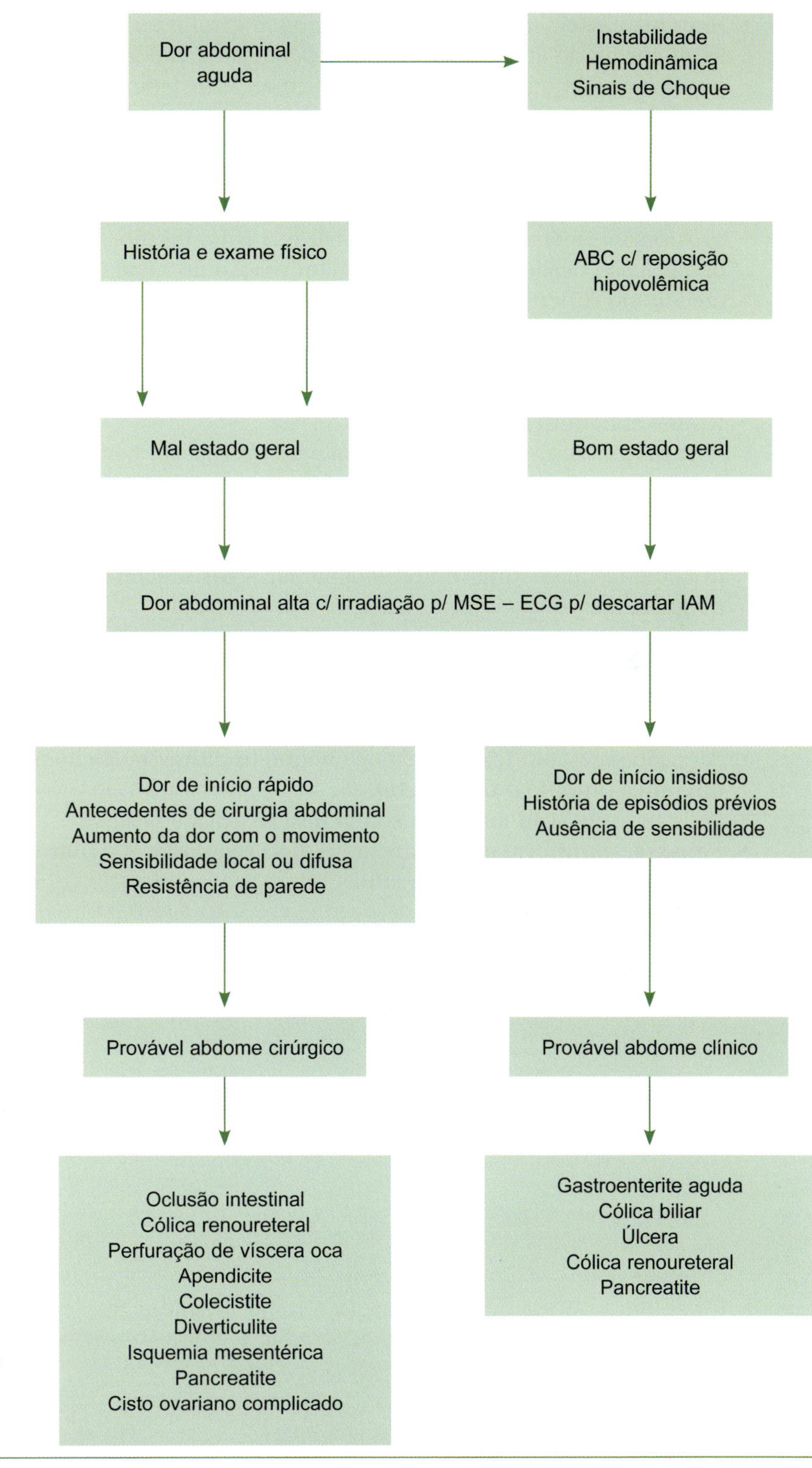

Fig. 29.4 – *Dor abdominal – atendimento pré-hospitalar.*

- Sintomas associados: náuseas, vômitos, diarreia, pulso rápido, febre, distensão abdominal, rigidez à palpação do abdome, sinais de choque, sintomas ginecológicos, urinários, osteomusculares, cardiológicos etc.

3. Exame físico:
   - Sinais vitais – descartar sinais de comprometimento hemodinâmico – estado geral do paciente comprometido (letargia, prostração), instabilidade hemodinâmica (hipotensão, prejuízo de perfusão periférica, taquicardia), alteração do nível de consciência ou dificuldade respiratória. Assim, frequência respiratória (FR) e ausculta pulmonar, frequência de pulso e ausculta cardíaca, nível de consciência, temperatura e coloração da pele e mucosas.
   - Exame abdominal:
     - *Inspeção*: lesões ou cicatrizes na pele, distensão, hérnias etc.
     - *Ausculta*: sopros, ausência de ruídos.
     - *Palpação:* resistência, rigidez de parede, massas, visceromegalias, globo vesical, sinal de Blumberg.
   - ECG e glicemia capilar no pré-hospitalar – para esclarecimento diagnóstico.
     Observação: no hospital, complementar com: hemograma, teste de coagulação, bioquímico completo, amilasemia, urina, raios X de tórax e abdome, ecografia e TAC.
   - Oxigenoterapia e acesso venoso.
   - Atenção para vômitos e sinais de choque (monitorização hemodinâmica durante o transporte).
   - Pode ter indicação médica a sonda nasogástrica e vesical.
   - Repassar as informações para o médico regulador e aguardar orientações de encaminhamento.

30 Afogamento

David Szpilman

"Deus criou o mundo, a VIDA, e dela surgiu o ser humano,
Os anjos foram enviados por Deus para nos GUARDAR,
O primeiro anjo a entrar no mar chamou-se GUARDA-VIDAS."
DAVID SZPILMAN

INTRODUÇÃO

O trauma, diferentemente de outras doenças, ocorre inesperadamente na grande maioria das vezes, o que gera sempre uma situação caótica no âmbito familiar. Situações de catástrofe familiar podem ser observadas quando famílias inteiras se afogam juntas, por desconhecimento, ou pela tentativa infrutífera de salvar uns aos outros.

Embora as praias sejam um grande atrativo para os turistas, e o local onde ocorre o maior número de salvamentos, não é na orla marítima e sim em águas doces onde ocorre o maior número de afogamentos com morte. É importante conhecermos o perfil das vítimas e as razões que facilitam o afogamento, pois esses dados nos permitem elaborar um planejamento mais adequado e as medidas de prevenção necessárias para cada área em particular.

Assim, a maioria das vítimas de afogamento é composta por pessoas jovens, saudáveis, com expectativa de vida de muitos anos, o que torna imperativo um atendimento imediato, adequado e eficaz, que deve ser prestado pelo socorrista imediatamente após ou mesmo, quando possível, durante o acidente, ainda na água. É fato, portanto, que o atendimento pré-hospitalar a casos de afogamento é diferenciado, pois o socorro precisa ser iniciado dentro da água. Esse atendimento exige do socorrista algum conhecimento do meio aquático, para que não se torne ele, o socorrista, mais uma vítima de afogamento.

Afogamento foi:
- *A 2ª causa geral de óbito entre 1 e 4 anos.*
- *A 4ª causa nas faixas de 5 a 9 anos.*
- *A 3ª na faixa de 10 a 14 anos.*
- *A 4ª entre 15 a 24 anos.*

(Fonte: 2018 – DATASUS ano base 2016)

AFOGAMENTO NO MUNDO

De acordo com a Organização Mundial da Saúde (OMS), 0,7% de todos os óbitos no mundo ocorrem por afogamento não intencional, perfazendo mais de 500 mil óbitos (8,5 óbitos/100 mil habitantes) anuais passíveis de prevenção. Entretanto, o número exato é desconhecido em razão de casos não notificados, sem confirmação de óbito. A incidência predomina em regiões e países de baixo poder aquisitivo e renda *per capita*. Como o Código Internacional de Doenças (CID 10) é ainda inadequadamente preenchido e possui falhas na identificação correta do problema, estima-se que esses números sejam subestimados, mesmo em países desenvolvidos. Afogamentos em enchentes e *tsunamis*, por exemplo, geralmente não são contabilizados como afogamento.

Nos EUA, para cada óbito ocorrido por afogamento, quatro vítimas são atendidas em setores de emergência e 53% destas necessitam de internação. Informações coletadas diretamente dos serviços de salvamento mostram que apenas 2% dos resgates realizados por salva-vidas exigem cuidados médicos, e 0,5% sofrem reanimação; esses dados evidenciam que, ainda hoje, ao analisarmos os atendimentos hospitalares ou atestados de óbitos em afogamento, podemos constatar apenas uma pequena parte do problema.

Afora o impacto gerado pelo afogamento na área da saúde, o fardo econômico é gigantesco. Estimativas realizadas nos EUA e no Brasil apontam custos anuais na faixa de 273 e 228 milhões de dólares, respectivamente, quantias suficientes para a promoção de campanhas nacionais de prevenção.

Embora alguns países tenham demonstrado redução no número de óbitos e acidentes, a Organização das Nações Unidas (ONU) antecipa que o problema representado pelo afogamento deve crescer nos próximos anos, principalmente em países de baixa renda *per capita*, se não houver intensa atividade de prevenção.

A maior parte dos casos de afogamento no mundo ocorre de forma não intencional, diferentemente de países como Irlanda, Japão e Holanda, onde o suicídio intencional é uma das formas mais frequentes. Idade menor de 14 anos, consumo de álcool, baixa renda, baixa educação, ambiente rural, comportamento de risco e ausência de salva-vidas são todos fatores de risco para afogamento. O risco em pessoas epilépticas é de 15 a 19 vezes maior.

Em todo o mundo, a frequência de casos de óbito em afogamento é cinco vezes maior em pessoas do sexo masculino. Os afogamentos em água doce são mais frequentes entre crianças, principalmente entre menores de 10 anos de idade.

AFOGAMENTO NO BRASIL

A taxa de mortalidade geral provocada por trauma ocupa o terceiro lugar no país, atrás apenas das provocadas por doenças do aparelho circulatório e por neoplasias. Seguindo o perfil de 2013, as causas externas de morte no ano de 2014 predominaram na populacao mais jovem (< 40 anos) especialmente no sexo masculino (Quadro 30.1).

Os afogamentos no Brasil não diferem do resto do mundo, mas pelo país possuir uma das maiores áreas espelhadas e utilizáveis durante o ano todo, produz o maior número de resgates aquáticos e um dos maiores números de óbitos no planeta Terra. Apesar de todos esses dados assustadores em nosso país, a mortalidade por afogamento vem declinando no Brasil nos últimos 37 anos (1979-2015) em números absolutos, e mais importante em números relativos (óbitos/100 mil habitantes), conferindo uma redução na ordem de 40%.

Entretanto, atualmente o número de óbitos por afogamento em nosso país supera os 6 mil casos por ano, isso sem falar nos incidentes não fatais que chegam a mais de 100 mil.

Analisando-se as causas primárias de afogamento, sem considerar a faixa de idade, 45% dos óbitos ocorreram em águas naturais, que incluem canais, rios, lagos e praias. Os afogamentos em piscina ocorreram em 2% (65% em residências) dos casos e os acidentes durante o banho em 0,3% (72% em residências) (Quadro 30.2).

Estima-se que 94% da informação dos incidentes aquáticos em nosso país sejam desconhecidos.

DEFINIÇÃO DE AFOGAMENTO

É a aspiração de líquido causada por submersão ou imersão. O termo aspiração refere-se à entrada de líquido nas vias aéreas (traqueia, brônquios ou pulmões), e não deve ser confundido com "engolir água".

MECANISMOS DA LESÃO NO AFOGAMENTO

No afogamento, a função respiratória fica prejudicada pela entrada de líquido nas vias aéreas, interferindo na troca de oxigênio (O_2) – gás carbônico (CO_2) principalmente de duas formas:

- Obstrução parcial ou completa das vias aéreas superiores por uma coluna de líquido, nos casos de submersão súbita (crianças e casos de afogamento secundário); e/ou
- Pela aspiração gradativa de líquido até os alvéolos (a vítima luta para não aspirar).

Quadro 30.1
Causas de Óbito por Faixa Etária na População Brasileira*

Causa	*1º*		*2º*		*3º*		*4º*	
Sexo	Masculino	Feminino	Masculino	Feminino	Masculino	Feminino	Masculino	Feminino
Faixa etária								
1-4	**Causas externas** (inclui afogamentos)		Infecção		Malformação congênita		Desnutrição e anemias nutricionais	
5-14	Acidente de transporte terrestre	Acidente de transporte terrestre	Agressões	Agressões	**Afogamento**	Neoplasia	Neoplasia	Influenza e pneumonia
15-29	Agressões	Acidente de transporte terrestre	Acidente de transporte terrestre	Agressões	Suicídio	Gravidez, parto e puerpério	Evento de intenção indeterminada	Suicídio
30-59	Agressões	Doença cerebrovascular	Acidente de transporte terrestre	Doença isquêmica do coração	Doença isquêmica do coração	Neoplasia	Cirrose e doenças do fígado	Diabetes
60 +	Doença isquêmica do coração	Doença cerebrovascular	Doença cerebrovascular	Doença isquêmica do coração	Influenza e pneumonia	Influenza e pneumonia	Doença crônica de vias aéreas inferiores	Diabetes

Taxa de mortalidade específica (por 100 mil habitantes) para as principais causas de morte, segundo faixa etária e sexo – Brasil, 2014.
Fonte: MS/SVS/DANTPS/CGIAE, SIM.
Saúde Brasil 2015/2016: uma análise da situação de saúde e da epidemia pelo vírus Zika e por outras doenças transmitidas pelo *Aedes aegypti*

Quadro 30.2
Mortes por Afogamento no Brasil

Não Intencional (87%)	*Intencional (3%)*
W65 – Afogamento em banheira – 0,14% W66 – Afogamento por queda em banheira – 0,15% W67 – Afogamento em piscina – 1,36% W68 – Afogamento por queda em piscina – 0,78% W69 – Afogamento em águas naturais – 45,2% W70 – Afogamento por queda em águas naturais – 3,83% W73 – Outros afogamentos específicos – 2,74% W74 – Afogamento não especificado – 31,3%	Suicídio – 1,84% Homicídio – 0,91%
V90 – Acidente com embarcação provocando afogamento – 0,78%	*Intenção Desconhecida (10%)*
V92 – Afogamento durante transporte sem acidente com embarcação – 0,32%	

Esses dois mecanismos de lesão provocam a diminuição ou abolição da passagem do O_2 para a circulação e do CO_2 para o meio externo, e serão maiores ou menores conforme a quantidade e a velocidade em que o líquido foi aspirado. Se o quadro de afogamento não for interrompido, essa redução de oxigênio levará à parada respiratória que, consequentemente, em segundos ou minutos provocará a parada cardíaca.

Há alguns anos, pensava-se que os diferentes tipos de água produzissem quadros de afogamento diferentes. Hoje, sabe-se que vítimas em afogamento em água doce, salobra ou salgada dispensam tratamento diferenciado entre si.

TIPOS DE ACIDENTES NA ÁGUA

1. *Síndrome de imersão* – a hidrocussão ou síndrome de imersão (popularmente conhecida como "choque térmico") é um acidente desencadeado por uma súbita exposição a água mais fria que o corpo, o que causa uma arritmia cardíaca que poderá levar a síncope ou a parada cardiorrespiratória (PCR). Pesquisas revelam que o risco de desenvolver essa síndrome diminui se, antes de entrar na água, a pessoa molhar a face, a nuca e a cabeça.
2. *Hipotermia* – a exposição da vítima à água fria reduz a temperatura normal do corpo humano, podendo causar perda da consciência e afogamento secundário ou até mesmo uma arritmia com parada cardíaca e consequente morte. Sabe-se que todas as vítimas de

afogamento sofrem hipotermia, mesmo nas ocorrências havidas em nosso litoral tropical.
3. *Afogamento* – a descrição desse tipo de acidente pode ser verificada a seguir.

CLASSIFICAÇÃO DO AFOGAMENTO

Quanto ao tipo de água (importante para campanhas de prevenção):
1. Afogamento em água doce: piscinas, rios, lagos ou tanques.
2. Afogamento em água salgada: mar.
3. Afogamento em água salobra: encontro de água doce com o mar.
4. Afogamento em outros tipos de líquido: tanque de óleo.

Quanto à causa do afogamento (identifica a doença associada ao afogamento):
1. Afogamento primário: quando não existem indícios de uma causa do afogamento.
2. Afogamento secundário: quando existe alguma causa que tenha impedido a vítima de se manter na superfície da água e precipitado o afogamento: drogas (36,2%) (mais frequentemente, o álcool), convulsão, traumatismo, doença cardíaca e/ou pulmonar, acidente de mergulho, entre outras.

Quanto à gravidade do afogamento (permite estabelecer a gravidade, o prognóstico e o tratamento adequado para caso específico (Quadro 30.3): a classificação de afogamento permite ao socorrista estabelecer a gravidade de cada caso e indicar a conduta a ser seguida. Foi elaborada levando-se em consideração o estudo de casos de afogamento no Centro de Recuperação de Afogados (CRA) de Copacabana e seu acompanhamento no Hospital Municipal Miguel Couto por 20 anos. A classificação não tem caráter evolutivo, devendo ser estabelecida no local do afogamento ou no primeiro atendimento, com o relato de melhora ou piora do quadro. O primeiro passo no entendimento é diferenciarmos entre um caso de resgate e um de afogamento:
1. *Resgate:* vítima resgatada viva da água que *não apresenta tosse ou espuma na boca e/ou nariz* – pode ser liberada no local do acidente sem necessitar de atendimento médico após avaliação do socorrista, quando consciente. Todos os casos podem apresentar hipotermia, náuseas, vômitos, distensão abdominal, tremores, cefaleia (dor de cabeça), mal-estar, cansaço, dores musculares, dor no tórax, diarreia e outros sintomas inespecíficos. Grande parte desses sintomas decorre do esforço físico realizado na água sob estresse emocional, durante a tentativa de se salvar do afogamento.
2. *Afogamento*: pessoa resgatada da água, que *apresenta evidências de aspiração de líquido: tosse, ou espuma na boca ou nariz* – deve ter sua gravidade avaliada no local do incidente, receber tratamento adequado e acionar, se necessária, uma equipe médica (suporte avançado de vida).

Quadro 30.3
Classificação e Tratamento de Vítimas de Afogamento

Grau	*Sinais e Sintomas*	*Primeiros Procedimentos*
Resgate	**Sem** tosse, espuma na boca/nariz, dificuldade na respiração ou parada respiratória ou PCR	1. Avalie e libere do próprio local do afogamento
1	Tosse **sem** espuma na boca ou nariz	1. repouso, aquecimento e medidas que visem ao conforto e tranquilidade do banhista 2. Não há necessidade de oxigênio ou hospitalização
2	Pouca espuma na boca e/ou nariz	1. oxigênio nasal a 5 litros/minuto 2. aquecimento corporal, repouso, tranquilização 3. observação hospitalar por 6 a 24 horas
3	Muita espuma na boca e/ou nariz **com** pulso radial palpável	1. oxigênio por máscara facial a 15 litros/minuto no local do acidente 2. Posição lateral de segurança sob o lado direito 3. Internação hospitalar para tratamento em CTI
4	Muita espuma na boca e/ou nariz **sem** pulso radial palpável	1. oxigênio por máscara a 15 litros/minuto no local do acidente 2. Observe a respiração com atenção – pode haver parada respiratória 3. Posição lateral de segurança sobre o lado direito 4. Ambulância urgente para melhor ventilação e infusão venosa de líquidos 5. Internação em CTI com urgência
5	Parada respiratória, **com** pulso carotídeo ou sinais de circulação presente	1. ventilação boca a boca. Não faça compressão cardíaca 2. Após retornar a respiração espontânea – trate como grau 4
6	Parada cardiorrespiratória (PCR)	1. Reanimação cardiopulmonar (RCP) (duas ventilações boca a boca + 15 compressões cardíacas) 2. Após sucesso da RCP – trate como grau 4
Já cadáver	PCR com tempo de submersão > 1 h, ou rigidez cadavérica, ou decomposição corporal e/ou livores	Não inicie a RCP e acione o Instituto Médico Legal

O PASSO A PASSO NO AFOGAMENTO

Cadeia de Sobrevivência no afogamento
Prevenção
Reconheça o afogado
Peça para ligarem 193
Forneça flutuação
Evite a submersão
Remova da água
Se for seguro a você
Suporte de vida
Hospital se necessário
Szpilman D, Webber J, Quan L, Bierens J, Morizot-Leite L, Langendorfer SJ, Beerman S, Løfgren B. Creating a Drowning Chain of Survival. Resuscitation. 2014 Sep;85(9):1149-52.

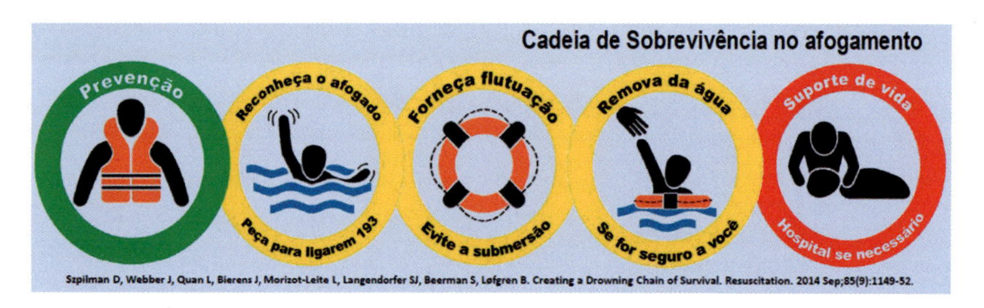

Prevenção, Reconhecimento e Alarme em Afogamento

Essas medidas podem, juntas, evitar mais de 85% dos casos de afogamento. Elas atuam não só na redução da mortalidade, como também na morbidade (lesões decorrentes da doença) por afogamento. Como medida estatística, a prevenção é muito difícil de ser mensurada corretamente, já que sua ação resulta em um número incontável de sucessos sem registro. A Associação Americana de Salvamento Aquático (USLA) estima que, para cada caso de resgate realizado, existam 43 casos de prevenção realizados pelos salva-vidas em praias. Em termos estatísticos, é importante diferenciar entre medida ou ato de prevenção e socorro. *Prevenção* é qualquer medida com o objetivo de evitar o afogamento sem que haja contato físico entre vítima e socorrista. *Socorro* é toda ação de resgate em que houve necessidade de contato físico entre socorrista e vítima. Calcula-se que a possibilidade de uma pessoa morrer por afogamento em uma praia protegida por salva-vidas seja de 1 em 18 milhões (0,000055%) (USLA).

Prevenção

Ações baseadas em advertências e avisos a banhistas no sentido de evitar ou ter cuidado com os perigos relacionados ao lazer, trabalho ou esportes praticados na água. Embora possam não parecer, as medidas de prevenção são os alicerces da efetiva redução na morbimortalidade em casos de afogamento (Quadro 30.4).

Na praia, a *corrente de retorno* é o local de maior ocorrência de afogamentos (mais de 85% dos casos). É formada pela massa de água em forma de ondas que quebra em direção à areia e retorna ao oceano. Em seu retorno, a água escolhe o caminho de menor resistência, aprofundando-o cada vez mais e formando um canal que literalmente "puxa" para o alto-mar. Essa corrente de retorno possui três principais regiões (Fig. 30.1):

- *A boca*: fonte principal de retorno da água.
- *O pescoço*: parte central do retorno da água em direção ao mar.
- *A cabeça*: área em forma de cogumelo onde se dispersa a correnteza.

Quadro 30.4
Medidas de Prevenção em Afogamentos

AS PRAIAS E PISCINAS SÃO LOCAIS DE LAZER, EVITE AFOGAMENTOS!
Ensine a nadar a partir dos dois anos de idade.
Preste atenção às crianças.
Nunca nade sozinho.
Mergulhe somente em águas fundas.
Prefira sempre nadar em águas rasas.
Não superestime sua habilidade de nadar, tenha cuidado!

PRAIAS

1. Nade sempre perto de um salva-vidas.
2. Pergunte ao salva-vidas sobre o melhor local para o banho.
3. Não superestime sua habilidade de nadar – 46,6% das vítimas de afogamento acreditam saber nadar muito bem.
4. Preste atenção às crianças.
5. Nade longe de pedras, estacas ou piers.
6. Evite ingerir bebidas alcoólicas e alimentos pesados antes do banho de mar.
7. Crianças perdidas: leve-as ao posto de observação de salva-vidas
8. Mais de 80% dos afogamentos ocorrem em valas:
   - A vala é o local de maior correnteza, que aparenta uma falsa calmaria e que conduz para o alto-mar.
   - Se você entrar em uma vala, nade transversalmente até conseguir escapar ou peça socorro imediatamente.
9. Nunca tente salvar alguém em apuros se não tiver confiança em fazê-lo. Muitas pessoas morrem dessa forma.

PISCINAS

1. Mais de 65% das mortes por afogamento ocorrem em água doce, mesmo em áreas quentes da costa.
2. Crianças devem sempre estar sob a supervisão de um adulto. Cerca de 89% das crianças não permanecem sob supervisão durante o banho de piscina.
3. Leve sempre a criança consigo, caso tenha de se afastar da piscina
4. Isole a piscina – tenha grades com altura de 1,50 m e 12 cm entre as verticais. Elas reduzem o afogamento em 50% a 70% dos casos.
5. Boia de braço não é sinal de segurança – cuidado!.
6. Evite deixar brinquedos próximos à piscina – isso atrai as crianças.
7. Desligue o filtro da piscina em caso de uso.
8. Use sempre telefone sem fio na área da piscina.
9. Não pratique hiperventilação para aumentar o fôlego sem supervisão confiável.
10. Cuidado ao mergulhar em local raso (coloque aviso)

PRAIAS

10. Ao pescar em pedras - observe antes, se a onda pode alcançá-lo.
11. Antes de mergulhar no mar - certifique-se da profundidade.
12. Afaste-se de animais marinhos como água-viva e de caravelas.
13. Tome conhecimento e obedeça às sinalizações de perigo na praia.

PISCINAS

11. Aproximadamente 84% dos casos de afogamento ocorrem por distração do adulto (no horário do ou após o almoço)
12. Mais de 40% dos proprietários de piscinas não sabem realizar os primeiros socorros – cuidado!

Fonte: Szpilman D, Handley AJ, Bierens J, Quan L, Vasconcelos R. Drowning. Field JM. The Textbook of Emergency Cardiovascular Care and CPR. 2009. Lippincott Williams & Wilkins Philadelphia. Co-sponsored by AHA & ACEP.

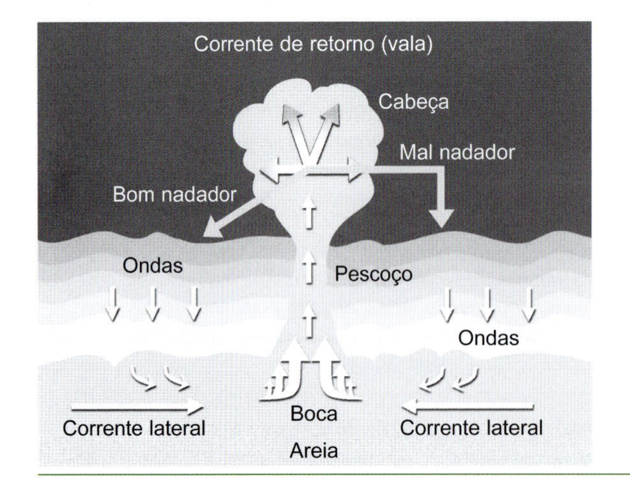

Fig. 30.1 – *Corrente de retorno (vala).*

Sempre que houver ondas, haverá uma corrente de retorno. Sua força varia conforme o tamanho das ondas e pode atingir até 2 a 3 m/seg.

Para identificar uma corrente de retorno, observe que:

- Ela geralmente aparece entre dois locais mais rasos (bancos de areia).
- Apresenta-se como o local mais escuro e com o menor número ou tamanho nas ondas.
- É geralmente o local que aparenta maior calmaria.
- Apresenta uma movimentação ligeiramente ondulada em direção contrária às outras ondas que quebram na praia.

Reconhecimento e Alarme de um Afogamento

Identificar rapidamente um caso de afogamento permite tomar atitudes mais precocemente e evitar o agravamento da situação. Preste mais atenção às pessoas a seu redor na praia ou piscina e identifique as que podem se afogar.

Fora da Água

- **Pessoas nos extremos da idade** – muito jovens ou idosos. Portanto, os mais jovens não devem entrar na água sem a supervisão de um adulto.
- **Pessoas obesas ou com aparência cansada** – são pessoas geralmente sem boas condições físicas.
- **Pessoas alcoolizadas** – apresentam redução da capacidade de avaliação do perigo e, portanto, menor prudência.
- **Pessoas com objetos flutuantes** – devem ser observadas com muita atenção, pois se tornam excessivamente e perigosamente confiantes.
- **Turistas, imigrantes ou estranhos ao ambiente** – são pessoas que não têm noção real do perigo representado pelo local e que devem

ser alertadas. Podem ser identificadas pelas seguintes características: (a) **cor da pele**: pessoas muito brancas ou com a pele queimada de sol; (b) **pelo modo inadequado** de se vestir para a praia (calça comprida, bermuda de brim, camisa quente, casaco, tênis); para o esporte a ser realizado (roupa de mergulho para o surf, óculos de natação para o mergulho, jogando vôlei com bola de futebol); (c) **pelo equipamento que carrega**: usando boia de pneu; "surfista" com a prancha quebrada, sem parafina, ou amarelada do sol, ou vestido com o neoprene na areia quente; (d) **pelo comportamento na praia tipo "estranho no ninho"**: forma de se deitar na areia; brincadeiras de rolar na areia; o local que escolhe para ficar na praia (perto de uma corrente de retorno); não observa as sinalizações de perigo; o sotaque; o modo como olha o mar com espanto; pessoas chegando à praia em grupos grandes.

Dentro da Água

- **O banhista com potencial para afogamento**: entra na água de forma estranha; eufórico na água com brincadeiras espalhafatosas; escolhe a vala para se banhar; nada com estilo errado; fica destacado da maioria das pessoas, boiando na água; olha para a areia constantemente da água; perde sua prancha e fica desesperado; namora na água; não tem idade para entrar no mar; mergulha de forma estranha; diverte-se inadvertidamente na corrente de retorno de costas para a onda; nada a favor da corrente lateral ou de retorno (perigo iminente); mostra-se assustado quando vem uma onda maior; assusta-se ou corre quando pisa na água; tampa o nariz quando afunda a cabeça na água.
- **Sinais de uma vítima já se afogando:** apresenta expressão facial assustada ou desesperada; perde o equilíbrio perto de uma corrente de retorno – afunda e volta a flutuar em pé; a onda encobre o rosto da vítima, que olha para a areia; nada, mas não sai do lugar; nada contra a correnteza; vítima que nada em pé sem bater as pernas; vítima com o cabelo caindo na face; vítima que bate os braços na água, sem conseguir se deslocar.

Você pode salvar muitas vidas sem entrar na água, basta usar o seu bom senso no reconhecimento destsas vítimas em potencial. Oriente-as sempre a se banhar próximo a um posto de salvamento e a obter informações com o salva-vidas sobre qual o melhor local para banho.

Alarme (Solicitando Socorro)

- Reconheça a necessidade de socorro.
- Peça ajuda (ligue 193) e avise a uma pessoa antes de proceder a qualquer tentativa de socorro.
- Jamais tente socorrer a vítima se estiver em dúvida sobre sua capacidade de fazê-lo. Socorristas podem morrer junto com a vítima se estiverem despreparadas.

O Socorro na Água

Se Você For a Vítima

- Mantenha a calma – a maioria das pessoas morre por causa do desgaste muscular sofrido na luta contra a correnteza.
- Mantenha-se apenas flutuando e acene por socorro. Só grite se realmente alguém puder ouvi-lo, caso contrário, você estará se cansando e antecipando o afogamento. Acenar por socorro geralmente é menos desgastante e produz maior efeito.
- No mar, uma boa forma de se salvar é nadar ou deixar se levar para o alto-mar, fora do alcance da arrebentação e a favor da correnteza, acenar por socorro e aguardar. Ou, se você avistar um banco de areia, tentar alcançá-lo.
- Em rios ou enchentes, procure manter os pés à frente da cabeça, usando as mãos e os braços para manter a flutuação. Não se desespere tentando alcançar a margem de forma perpendicular; tente alcançá-la obliquamente, utilizando a correnteza a seu favor.

Se Você For o Socorrista – Cuidado para Não se Tornar a Vítima!

- Decida o local por onde irá alcançar ou se aproximar da vítima.
- Tente realizar o socorro sem entrar na água.
  - Se a vítima encontra-se a menos de 4 metros (piscina, lago, rio), estenda um galho ou cabo de vassoura para a vítima. Se estiver muito próximo, ofereça sempre o pé ao invés da mão, para ajudá-la – é mais seguro.
  - Se a vítima encontra-se entre 4 e 10 metros (rio, encosta, canal), atire uma boia (garrafa de dois litros fechada, tampa de isopor, bola), ou amarre-a a uma corda e atire-a para a vítima, segurando a extremidade oposta.
  - Deixe, primeiro, que a vítima se agarre ao objeto e fique segura. Só então a puxe para a área seca.
  - Em rio ou enchente, uma corda poderá ser utilizada de duas formas: cruzada de uma margem a outra, obliquamente, de forma que a vítima, ao atingi-la, seja arrastada pela corrente para a margem mais distante; ou fixando um ponto à margem e deixando que a correnteza arraste a vítima para mais além da mesma margem.
- Se você decidiu entrar na água para socorrer:
  - Avise a uma pessoa que você tentará salvar a vítima e peça-lhe que busque socorro profissional.
  - Leve consigo, sempre que possível, algum material de flutuação (prancha, boia, etc.).
  - Retire roupas e sapatos que possam pesar na água e dificultar seu deslocamento. É válida a tentativa de se fazer das calças um flutuador, porém, isso costuma não funcionar se for sua primeira vez.
  - Entre na água sempre mantendo a atenção na vítima.

- Pare a dois metros da vítima e lhe entregue o material de flutuação. Sempre mantenha o material de flutuação entre você e a vítima.
- Nunca permita que a vítima chegue muito perto, de forma que possa agarrá-lo. Se isso vier a ocorrer, afunde junto com a vítima, que ela o soltará.
- Deixe que a vítima se acalme, antes de chegar muito perto dela.
- Se você não estiver confiante em sua habilidade em natação, peça à vítima que flutue e acene pedindo ajuda. Não tente rebocá-la até a borda da piscina ou a areia, pois isso poderá consumir suas últimas energias.
- Durante o socorro, mantenha-se calmo e, acima de tudo, não exponha a si mesmo ou o paciente a riscos desnecessários.

O Suporte Básico de Vida dentro da Água

Em vítimas inconscientes, a checagem da ventilação e, se necessária, a realização do boca a boca, ainda dentro da água, aumenta a sobrevida sem sequelas em três vezes. **O socorrista deve saber prestar os primeiros socorros ainda dentro da água**. Com a estimativa de que o tempo de retorno à área seca possa ser de três a dez vezes maior que o tempo para alcançar a vítima, o conhecimento técnico do suporte básico de vida ainda na água encurta o tempo de hipoxemia (baixa de oxigênio no sangue), restaurando mais precocemente a ventilação e a oxigenação da vítima. A economia desses minutos preciosos pode significar a diferença entre a vida e a morte da vítima.

- Verifique o nível de consciência. Se consciente, não há necessidade de suporte de vida dentro da água, somente quando a vítima já estiver na areia. Se inconsciente:
- Verifique se houve parada respiratória ainda dentro da água:
  - Em caso positivo, a ventilação só deve ser realizada se houver dois socorristas sem material ou por um socorrista com material de flutuação.
  - Em caso de inconsciência, um socorrista sustenta a vítima e o outro checa a respiração.
  - Em caso de ausência de respiração, realize dez ventilações boca a boca. Se a ventilação da vítima se restabelecer espontaneamente, leva-a para a areia da praia ou a borda da piscina, checando continuamente se há necessidade de mais ventilações, pois sempre há o risco de haver outras paradas respiratórias. Essa medida de segurança evita a progressão da parada respiratória (grau 5) para uma PCR (grau 6). Caso não haja resposta da vítima à ventilação, considere seriamente a possibilidade de ter havido uma PCR. Nesse caso, a ventilação dentro da água de nada adiantaria, devendo ser iniciada imediatamente a RCP na área seca.
  - Em caso de traumatismo raquimedular (TRM), o cuidado com a coluna cervical e sua imobilização pode fazer a diferença entre

uma vida saudável e a paralisia definitiva dos quatro membros (tetraplegia). Em praias, a possibilidade de ocorrência de TRM é de 0,009% dos resgates realizados. **Portanto, nessas situações só imobilize a vítima se houver forte suspeita de trauma cervical**. Em contrapartida, os casos de afogamento em águas turvas, piscinas e águas rasas ocorrem com uma incidência maior e requerem avaliação caso a caso. Embora várias situações possam determinar a perda da consciência em águas rasas, a prioridade é tratá-la sempre como se fosse um TRM, de forma a prevenir uma lesão maior (veja mais adiante em "TRM dentro da água").

- Causas de inconsciência em águas rasas: TRM, traumatismo cranioencefálico (TCE), mal súbito (infarto agudo do miocárdio [IAM], convulsão, lipotimia, hidrocussão [choque térmico]) e afogamento primário, em que a vítima tenha sido arrastada para águas rasas.

Métodos de Ventilação dentro da Água

- **Sem equipamento –** sua prática só é recomendável quando realizada simultaneamente por dois salva-vidas ou por um salva-vidas em água rasa (Fig. 30.2).
- **Com equipamento –** pode ser realizada por apenas um salva-vidas. O tipo de material deve ser escolhido de acordo com o local do resgate (Fig. 30.3). O material de flutuação deve ser utilizado no tórax superior, promovendo uma espontânea hiperextensão do pescoço e a abertura das vias aéreas.

Nota: casos de ventilação dentro da água não são possíveis de serem realizados com barreira de proteção (máscara), por impossibilidade técnica, sendo aconselhável em casos como esses a realização do boca a boca. O risco de adquirir doenças, como a AIDS, nessa situação é uma realidade, embora não exista nenhum caso descrito na literatura em todo mundo até hoje. É recomendável que todos os profissionais de saúde sejam vacinados contra hepatite B.

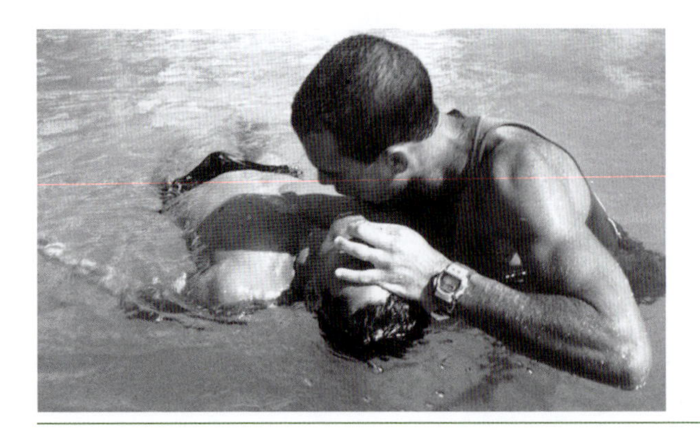

Fig. 30.2 – *Ventilação dentro da água sem equipamento.*

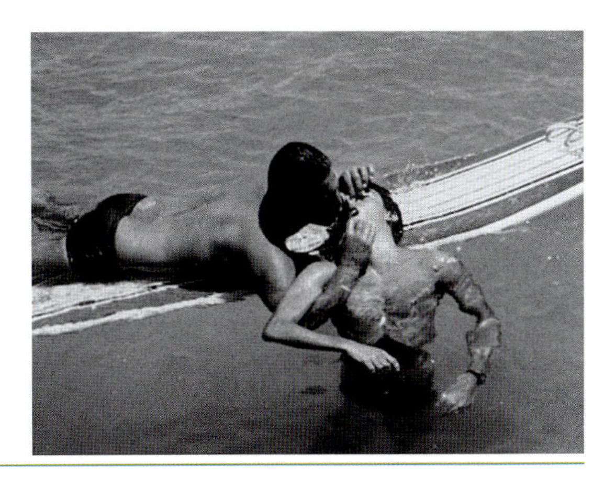

Fig. 30.3 – *Ventilação dentro da água sem equipamento.*

Traumatismo Raquimedular (TRM) em Acidentes Aquáticos

O número de casos de TRM entre os socorros aquáticos realizados na Barra da Tijuca, entre os anos de 1991 e 2000, foi de 0,009% do total. Portanto, o número de TRM não justifica que todo resgate de afogado seja tratado com imobilização cervical; pelo contrário, indica a imobilização da coluna cervical apenas em situações especiais e em locais geograficamente propensos à ocorrência de acidentes que acometam esse tipo de lesão.

Deve-se considerar a possibilidade de TRM dentro da água, quando houver:

- Qualquer vítima se afogando em local raso.
- Qualquer vítima politraumatizada dentro da água – acidente de barco, aeroplano, avião, prancha, moto aquática etc.
- Vítima testemunhada ou com história compatível com trauma cervical, craniano ou torácico superior dentro da água.
  - Mergulhos de altura na água – trampolim, cachoeira, quebra-mar, pontes e outros.
  - Mergulho em águas rasas (mergulho ou cambalhotas na beira da água).
  - Surfe de prancha ou de peito.
  - Traumatismos em embarcações.
  - Queda em pé (desembarque de barco em água escura).
  - Esportes radicais na água.
  - Sintomas e sinais sugestivos de TRM:
  - Dor em qualquer região da coluna vertebral.
  - Traumatismo facial ou de crânio.
  - "Formigamento" (anestesia) ou paralisia de qualquer parte do corpo abaixo do pescoço.

Veja, a seguir, o procedimento a ser adotado em caso de traumatismo raquimedular dentro da água (Fig. 30.4).

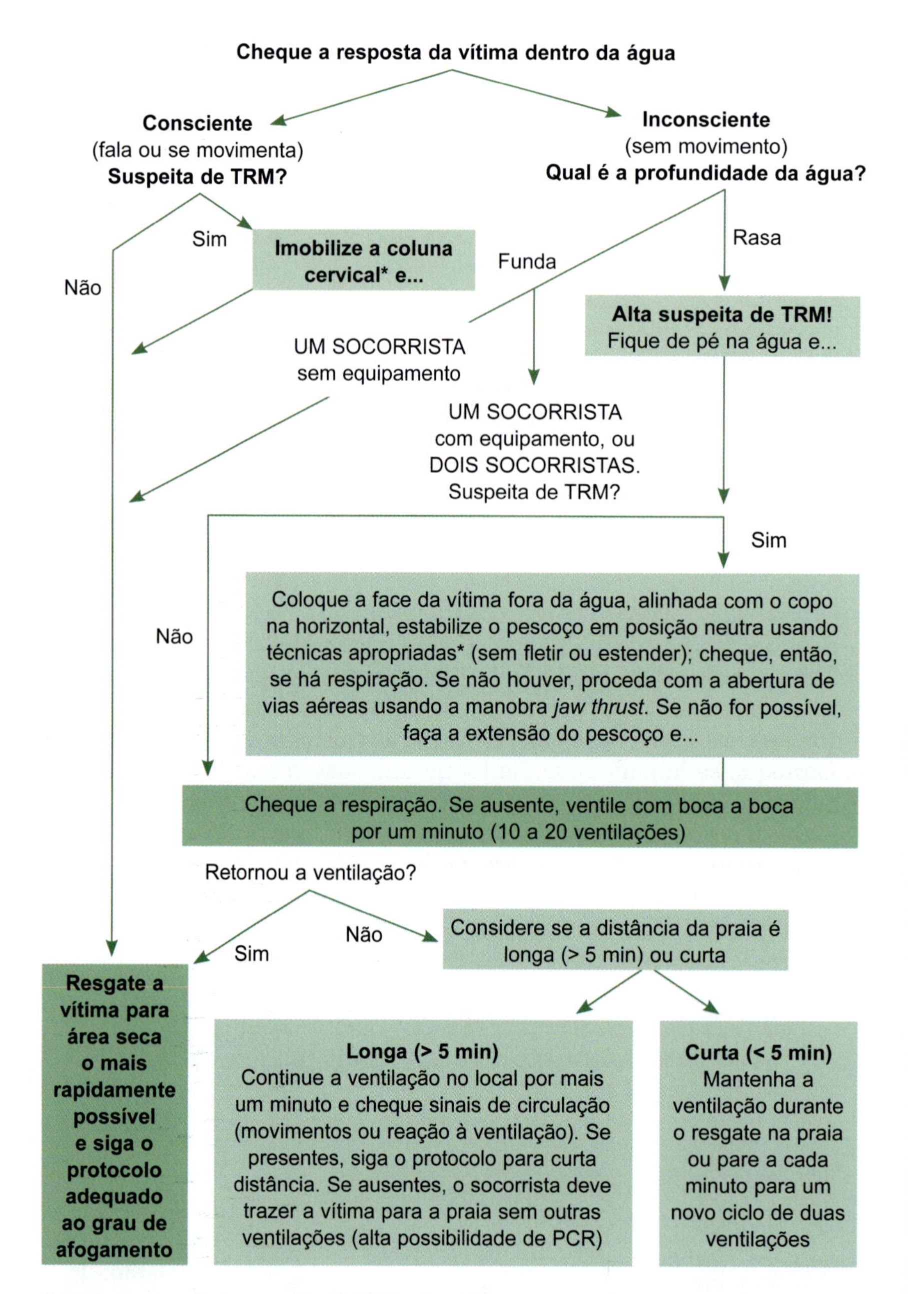

Quando houver forte suspeita de TRM – imobilize a coluna durante todo o resgate, se possível...

Nota: a ventilação dentro da água é recomendada nos casos em que o tempo de submersão seja menor que 20 minutos. Suspeite de TRM diante de testemunha ou situação suspeita de trauma, como eventos esportivos na água, ou vítima em apuros, inconsciente ou se afogando no raso.

* Técnicas de imobilização – sem equipamento: use as mãos e os braços para estabilizar o pescoço da vítima em posição neutra enquanto a flutua com a face voltada para fora da água; com equipamento: flutue a vítima na horizontal com a face voltada para cima e com a prancha por baixo. A ventilação boca a boca, se necessária, deve ser feita mantendo a cabeça em posição o mais neutra possível.

Fig. 30.4 – *Procedimento de socorro prestado a uma vítima dentro da água, considerando a possibilidade de traumatismo cervical*

Lembre-se: *17% dos pacientes com lesão na coluna cervical são encontrados no local do acidente ou procuram socorro por seus próprios meios. Não hesite em imobilizar a vítima se houver dúvida.*

Técnicas para Resgate da Vítima e Imobilização da Coluna Cervical

Sem Equipamento – "Técnica GMAR"

Com a vítima voltada com a face para a água – emborcada – coloque as duas mãos por baixo das axilas da vítima e prossiga até que elas alcancem a face na altura das orelhas. Fixe bem as mãos na cabeça da vítima e levante-a de encontro a seu tórax, procurando manter a cabeça e o pescoço alinhados. Procure posicionar a vítima de forma que a face fique fora da água e mantenha-a em posição contrária às ondas, virando, se necessário, a cada onda. Transporte a vítima arrastando as pernas e o quadril dentro da água até a areia. Ao chegar à areia, posicione a vítima paralelamente à água, com o lado direito do corpo voltado para o mar. Mantendo a coluna cervical e a torácica retas, coloque a vítima em posição sentada. O socorrista deve posicionar-se atrás da vítima, mantendo as regiões cervical e torácica alinhadas. Retire a mão esquerda da face da vítima e a apoie por trás da cabeça/pescoço (nuca), de forma que o cotovelo se apoie no dorso. Desloque-se lateralmente, de forma que suas costas fiquem voltadas para o mar. Retire então a mão direita e apoie-a no queixo e no tórax da vítima, alinhando-os. Dessa forma, com a coluna vertebral alinhada, deite a vítima como um só bloco na areia (Fig. 30.5A e B).

Com Equipamento – Prancha de Imobilização com Imobilizador Lateral de Cabeça e Colar Cervical

Posicione a prancha por baixo da vítima. Para utilizar o colar cervical fora da água, alinhe a cabeça e o pescoço da vítima se não houver

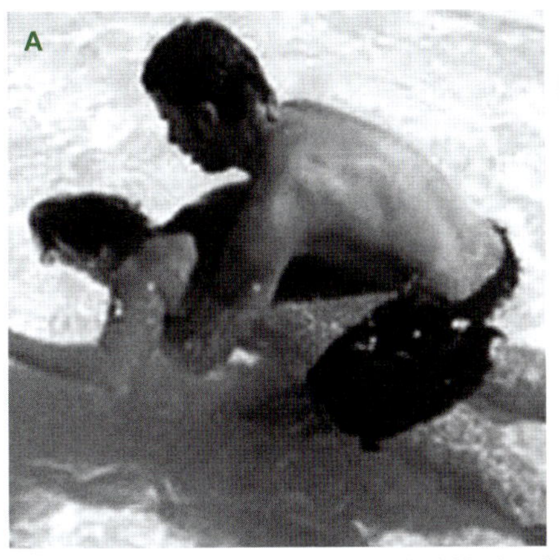

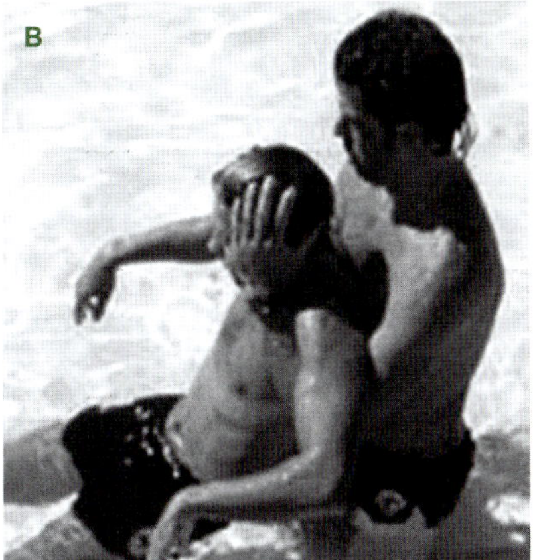

Fig. 30.5 – A e B. *Técnica GMAR de imobilização cervical sem equipamento.* Foto: cortesia do guarda-vidas Leonardo A Manino, Rosário, Argentina.

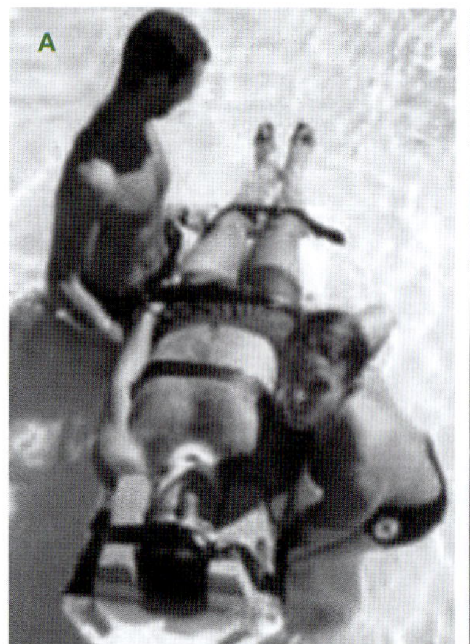

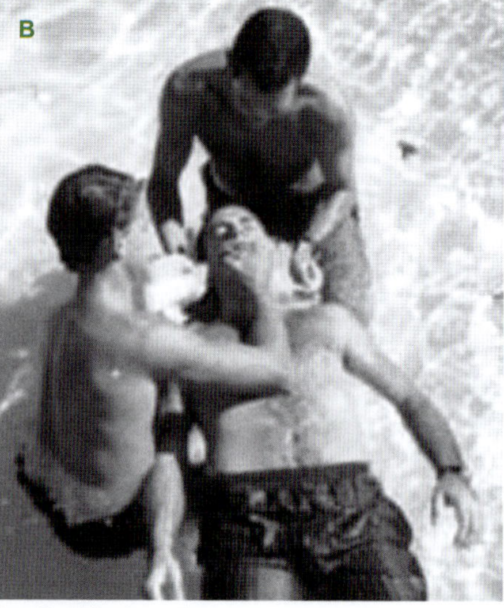

Foto: cortesia do guarda-vidas Leonardo A Manino, Rosário, Argentina.

Fig. 30.6 – **A e B.** *Imobilização cervical com prancha e colar cervical.*

resistência ou dor e mantenha-os assim, alinhados, manualmente. Identifique o tamanho adequado do colar para a vítima. O outro socorrista, então, deve aplicar o colar ao pescoço da vítima. O paciente lúcido deve ser alertado sobre o risco de movimentar-se. Mantenha a imobilização manual mesmo com o colar aplicado. Coloque o imobilizador lateral de cabeça fixado à prancha longa e, em seguida, a fita de velcro da testa e do queixo. É importante manter sempre a coluna cervical alinhada com a coluna torácica. Use o imobilizador lateral de cabeça mesmo após ter fixado o colar cervical (Fig. 30.6A e B).

O Transporte – A Transição da Água para a Areia

O transporte ideal da água para a areia é a técnica australiana (Fig. 30.7). Esse tipo de transporte reduz a incidência de vômitos e permite manter as vias aéreas permeáveis durante todo o transporte.

- Coloque o braço esquerdo sob a axila esquerda da vítima e trave o braço esquerdo.
- O braço direito do socorrista deve permanecer sob a axila direita da vítima, segurando o queixo dela de forma a abrir as vias aéreas, desobstruindo-as, permitindo a ventilação durante o transporte.

Em casos de suspeita de trauma cervical, utilize sempre que possível as técnicas de imobilização da coluna cervical durante o transporte até a areia ou a borda da piscina. Quando possível, utilize uma prancha de imobilização e um colar cervical, ou improvise com uma prancha de surfe.

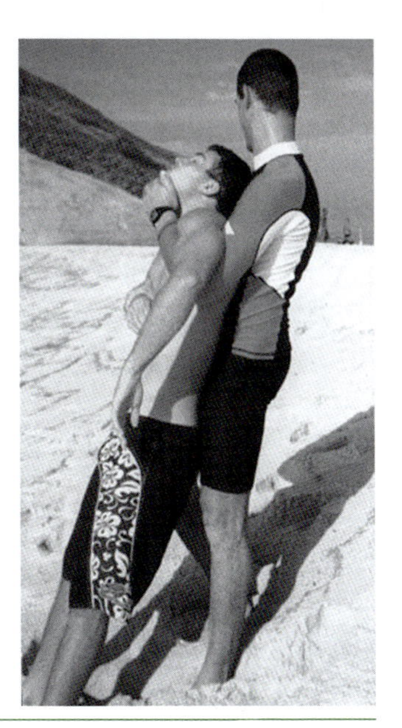

Fig. 30.7 – *Técnica australiana de transporte de vítima de afogamento.*

Abordagem da Vítima na Areia ou na Borda da Piscina

1. *Ao chegar à areia, coloque o afogado em posição paralela à água*, de forma que o socorrista fique com as costas voltadas para o mar, e a vítima, com a cabeça de seu lado esquerdo (Fig. 30.8).
   - A cabeça e o tronco devem ficar na mesma linha horizontal.
   - A água aspirada durante o afogamento não deve ser retirada, pois esse procedimento prejudica e retarda o início da ventilação e oxigenação do paciente, além de facilitar a ocorrência de vômitos.
   - Cheque a resposta da vítima perguntando: "Você está me ouvindo?".

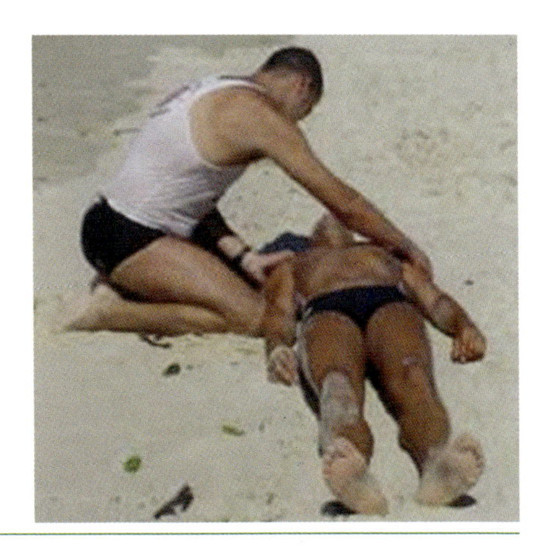

Fig. 30.8 – *Abordagem de vítima de afogamento na areia.*

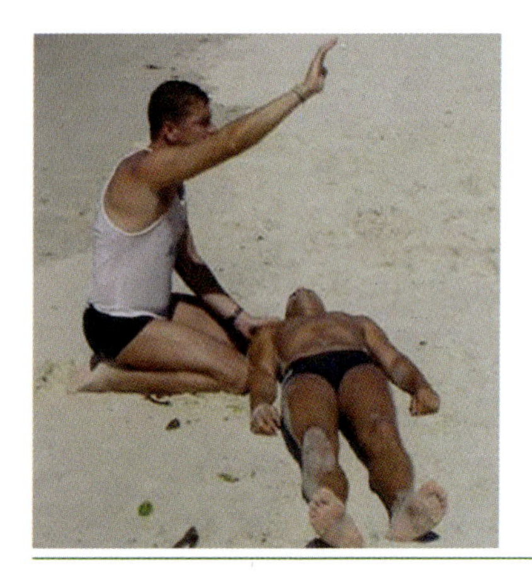

Fig. 30.9 – *Solicitação de ajuda em caso de não haver reação consciente de vítima de afogamento.*

2. *A eventual reação consciente da vítima* indica tratar-se de um caso de resgate ou grau 1, 2, 3, ou 4. Coloque-a em posição lateral de segurança e aplique o tratamento apropriado para o grau de afogamento (consulte o Quadro 30.3). Avalie, então, a eventual necessidade de se chamar o CRA (ambulância) e aguarde o socorro chegar.

Se não houver reação consciente da vítima, ligue 193 ou peça a uma pessoa para chamar o CRA ou os bombeiros (Fig. 30.9).

Encontram-se, a seguir, as novas diretrizes de reanimação cardiopulmonar (RCP) estabelecidas segundo consenso da Aliança Internacional dos Comitês de Ressuscitação (ILCOR) (Quadro 30.5).

Quadro 30.5
Novas Recomendações do International Liaison Committee on Resuscitation – ILCOR 2010

Segundo as novas recomendações do ILCOR 2010, a sequência da PCR/RCP varia conforme a experiência do socorrista. Embora descrita por item, em caso de haver vários socorristas, cada um deles é incumbido de uma tarefa, todas realizadas simultaneamente.

1. **Leigo com nenhuma ou rara experiência em SBV, recebendo instruções por telefone**: reconhecer a PCR (não responsiva), ativar o SEM (193/192) e iniciar compressão cardíaca. Só utilizará o desfibrilador automático (DEA) se estiver próximo a ele ou se outro o trouxer. Só receberá instruções de proceder com ventilação em caso de asfixia (afogamento e outros).

   As compressões só se encerram quando:
   * Chegar o DEA,
   * Exaustão,
   * Houver sucesso da RCP ou
   * ACLS chegar

Continua

Quadro 30.5 (continuação)
Novas Recomendações do International Liaison Committee on Resuscitation – ILCOR 2010

2. Leigo treinado em curso de suporte básico de vida (SBV):
   * Reconhecer a ocorrência de PCR
   * Acionar o serviço de emergência (193/192)
   * Iniciar a RCP C-A-B (compressões torácicas [30], abrir vias aéreas, respiração[2]) em adultos, crianças e bebês (excluindo-se recém-nascidos).
   * Pegar o desfibrilador, se possível de imediato, ou solicitar a outro que o pegue.
   * Instalar o DEA (desfibrilador automático) e chocar se indicado
   * Manter a RCP e checar o DEA a cada dois minutos

---

3. Profissionais de Saúde treinados em SBV
   (poderá analisar a situação e inverter a ordem das manobras se considerar mais benéfico. Exemplo: em caso de afogamento (ABC), em casos de FV/TV sem pulso, pegar o DEA antes de iniciar as compressões)
   * Identificar a PCR (inclui utilizar a palpação do pulso por, no máximo, dez segundos).
   * Acionar serviço de emergência (193/192).
   * Iniciar a RCP C-A-B (compressões torácicas [30], abrir as vias aéreas, respiração [2]) em adultos, crianças e bebês (excluindo-se recém-nascidos) ou ABC.
   * Pegar o desfibrilador, se possível de imediato, ou solicitar a outro que o pegue.
   * Instalar o DEA e chocar, se indicado.
   * Manter a RCP e checar o DEA a cada dois minutos.
   * Auxiliar o ACLS, quando chegar.

---

4. Afogamentos (permanece o ABC)
   * Identificar a parada respiratória e iniciar ventilação ainda dentro da água.
   * Retirar a vitima de dentro da água e então identificar a PCR
   * Acionar o serviço de emergência (193/192)
   * Iniciar a RCP A-B-C (abrir as vias aéreas, ver, ouvir e sentir, respiração [2] e compressões torácicas [30]) em adultos, crianças, e bebês. Se houver dois socorristas, a relação passa a ser de duas ventilações para 15 compressões.
   * Pegar o desfibrilador, se possível de imediato, ou solicitar a outro que o pegue.
   * Instalar o DEA e utilizá-lo, se indicado.
   * Manter a RCP e checar com o DEA a cada dois minutos.

OBS.:

- **Com a mudança de ABC para CAB, o procedimento "ver, ouvir e sentir se há respiração" foi removido da sequência de RCP**. Após a aplicação de 30 compressões, o socorrista que atuar sozinho deverá abrir a via aérea da vítima e aplicar duas ventilações (exceto afogamento).
- **Sobre as compressões:**
  o Comprima com força e rápido: > 100 por/min.
  o Interrompa o mínimo possível as compressões
- **Sobre a ventilação:**
  o Ventile a cada segundo.
  o Ventile o suficiente para elevar o tórax.
- **Sobre o DEA:**
  o Ligue o DEA.
  o Siga as ordens verbais do aparelho.
  o Reassuma as compressões imediatamente após a aplicação de choque ou ordem de aplicar.

3. Abra as vias aéreas, **colocando dois dedos da mão direita no queixo e a mão esquerda na testa da vítima, e estenda o pescoço (Fig. 30.10)**.
4. **Cheque se a vítima está respirando – ver, ouvir e sentir –** ouça e sinta a respiração e veja se o tórax se movimenta – se respira, trata-se de um caso de resgate (grau 1, 2, 3, ou 4). Posicione a vítima em posição lateral de segurança e aplique o tratamento apropriado para o grau correspondente (consulte o Quadro 30.3).
5. **Se não respira, inicie a ventilação boca a boca.** Obstrua o nariz utilizando a mão esquerda, e com dois dedos da mão direita abra a boca da vítima e inicie a primeira ventilação boca a boca, observando a elevação do tórax. Logo em seguida a seu esvaziamento, faça uma segunda ventilação (Fig. 30.11).
   É recomendável a utilização de barreira de proteção (máscara), e:
6. **Palpe o pulso arterial carotídeo ou cheque sinais de circulação (movimentos ou reação à ventilação)** – coloque os dedos indicador

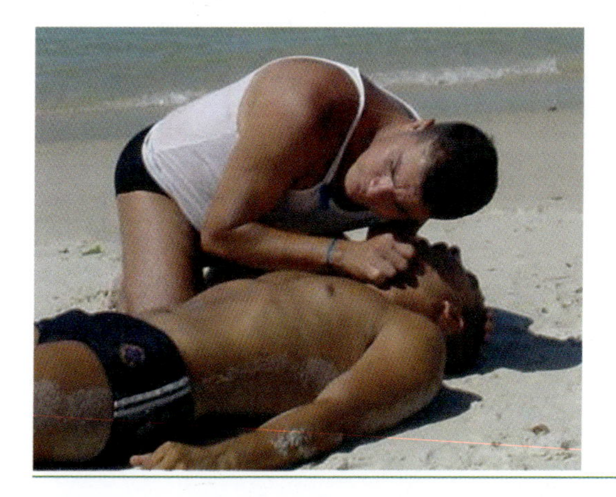

Fig. 30.10 – *Abertura de vias aéreas.*

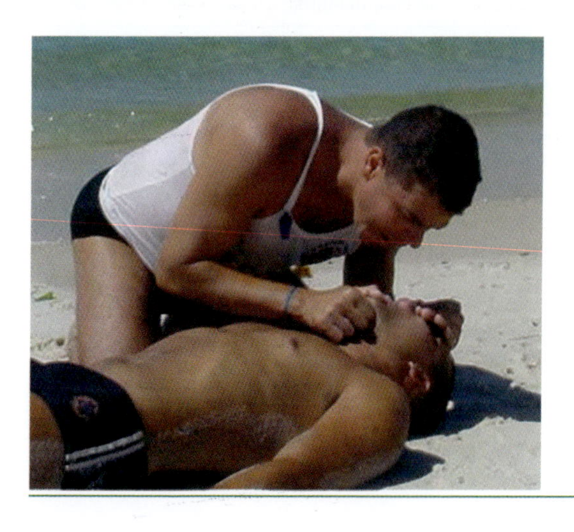

Fig. 30.11 – *Ventilação boca a boca.*

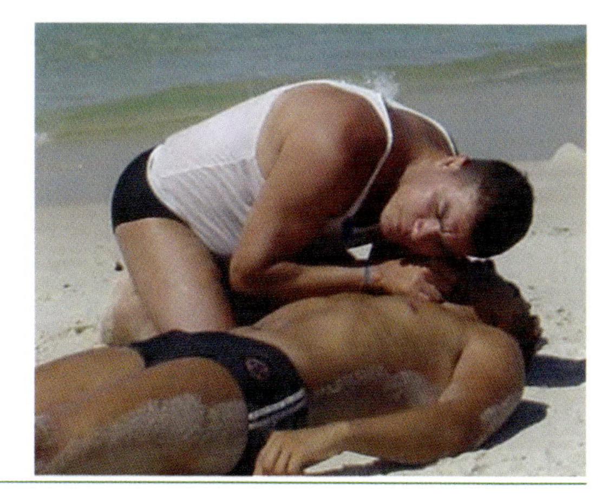

Fig. 30.12 – *Verificação de ventilação.*

e médio da mão direita na cartilagem carotídea (pomo de adão) da vítima e deslize perpendicularmente até uma pequena cavidade, para checar a existência ou não do pulso arterial carotídeo ou simplesmente observe movimentos na vítima ou reação à ventilação realizada (Fig. 30.12).

7. **Se houver pulso, trata-se de uma parada respiratória isolada – grau 5** – mantenha somente a ventilação, com 12 a 16 vezes por minuto, até o retorno espontâneo da respiração.

Se não houver pulso ou sinais de circulação, retire os dois dedos do queixo e passe-os pelo abdome, localizando o encontro das duas últimas costelas; marque dois dedos (Figs. 30.13A e B), retire a mão esquerda da testa e coloque-a no tórax; em seguida, ponha a mão direita sobre a esquerda e **inicie uma sequência de 30 compressões cardíacas externas (em caso de haver somente um socorrista) ou 15 compressões (havendo dois socorristas, em casos de afogamento)** (Fig. 30.14).

A velocidade dessas compressões deve ser de 100 vezes em 60 segundos. Em crianças de 1 a 9 anos de idade, utilize apenas uma mão para as compressões. **Mantenha alternando 2 ventilações e 15 compressões (RCP em afogamento com dois socorristas), e não pare até que:**

- Haja resposta e retornem a respiração e os batimentos cardíacos. Coloque então a vítima de lado (Fig. 30.15) e aguarde o socorro médico solicitado.
- A vítima seja atendida por uma equipe médica; ou
- Você fique exausto.

Assim, durante a RCP, fique atento e verifique periodicamente se o afogado está ou não respondendo, o que será importante na decisão de parar ou prosseguir com as manobras. Na literatura médica existem relatos de caso de sucesso na reanimação de vítimas de afogamento após 2 horas de manobras e casos de recuperação sem danos ao cérebro até 1 hora de submersão.

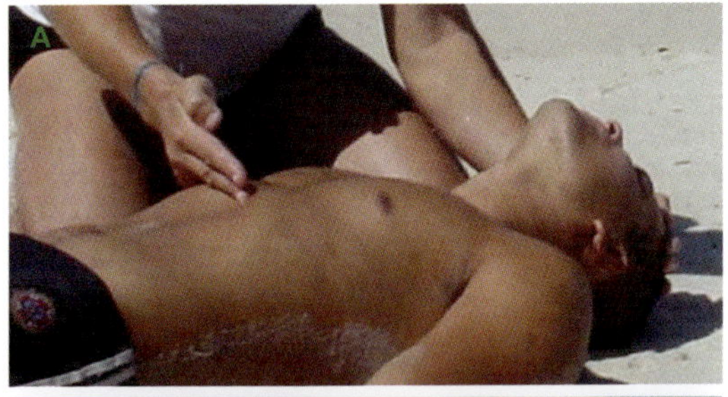

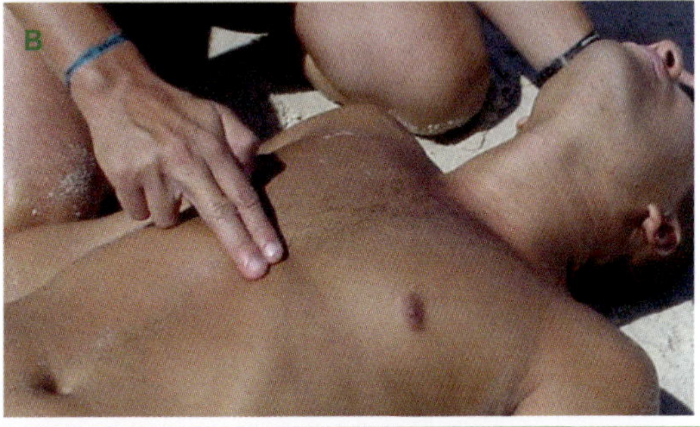

Fig. 30.13 – A e B. *Local de realização de compressões cardíacas.*

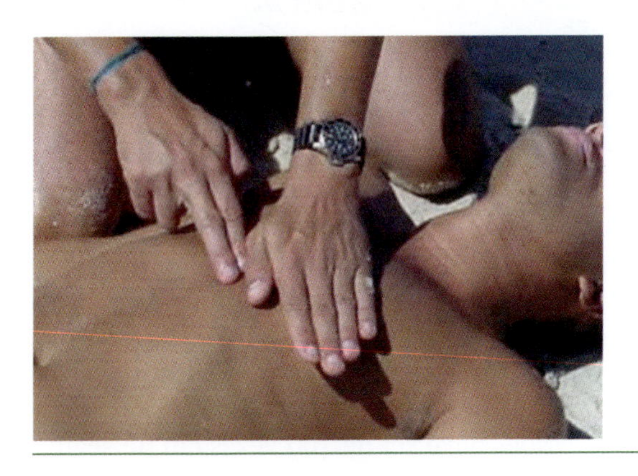

Fig. 30.14 *– Local de realização de compressões cardíacas.*

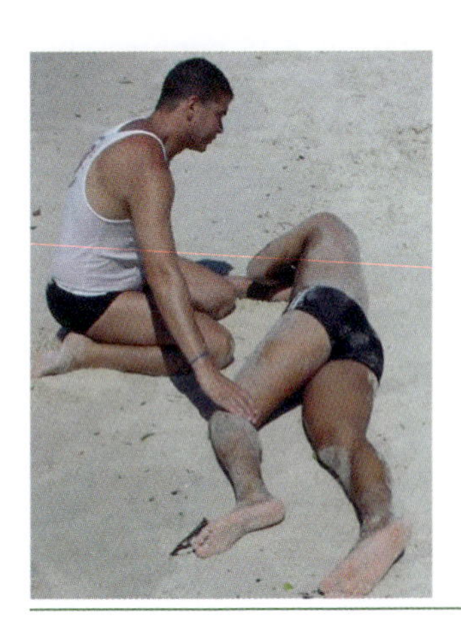

Fig. 30.15 *– Posição de recuperação.*

- Inicie sempre todo processo com apenas um socorrista, para então após dois a três ciclos completos de RCP, passar para a alternância com dois socorristas.
- Os socorristas devem se colocar lateralmente ao afogado e em lados opostos.
- O socorrista responsável pela ventilação deve verificar o pulso no período da compressão e durante a parada para reavaliação, e manter as vias aéreas desobstruídas.
- Em caso de exaustão, troque rapidamente de função com o outro socorrista.
- Mesmo havendo dois socorristas, a relação da RCP será de 2:15.
- **Após os primeiros cinco ciclos completos de compressão e ventilação**, reavalie a ventilação e os sinais de circulação. Se ausente, prossiga com a RCP e interrompa-a para nova reavaliação a cada 2 minutos ou 5 ciclos.

A RCP deve ser realizada preferencialmente no próprio local do acidente, o que aumenta as chances de sucesso. Nos casos do retorno da função cardíaca e respiratória, acompanhe a vítima com muita atenção, durante os primeiros 30 minutos, até a chegada da equipe médica, pois ainda não está fora de risco de sofrer uma nova parada cardiorrespiratória.

Observações importantes:

- Nos casos onde não houver efetividade da manobra de ventilação boca a boca, refaça a hiperextensão do pescoço e tente novamente. Caso o procedimento não funcione, pense em obstrução por corpo estranho e execute a **manobra de Heimlich.**
- Próteses dentárias só devem ser retiradas caso dificultem a ventilação boca a boca.
- O ar atmosférico é uma mistura gasosa que apresenta aproximadamente 21% de O_2 em sua composição. O socorrista, em cada movimento respiratório, gasta cerca de 4% desse total, restando-lhe 17% de O_2, quantidade suficiente para a ventilação boca a boca, o mais eficiente método de ventilação artificial de emergência.

Quando vale a pena tentar a RCP em afogamento?

O tempo é um fator fundamental para um bom resultado na RCP, e os casos de afogamento apresentam uma grande tolerância à falta de oxigênio, o que nos estimula a tentar a RCP além do limite estabelecido para outras patologias. **Inicie a RCP em:**

1. **Todos os afogados em PCR com um tempo de submersão inferior a uma hora –** Três fatos conjuntos ou isolados explicam o maior sucesso na RCP de afogados – o "reflexo de mergulho", a continuação da troca gasosa de O_2-CO_2 após a submersão e a hipotermia. O Centro de Recuperação de Afogados (CRA) tem registrado 13 casos de PCR com submersão maior do que 7 minutos, 8 deles com mais de 14 minutos reanimados com sucesso (2003).

2. **Todos os casos de PCR** que **não** apresentem um ou mais dos sinais abaixo:
   - Rigidez cadavérica.
   - Decomposição corporal.
   - Presença de livores.

Quando parar as manobras de RCP em afogados?

1. Se houver resposta e retornar a função respiratória e os batimentos cardíacos.
2. Em caso de exaustão dos socorristas; ou
3. No momento em que a vítima for atendida por uma equipe médica.

Assim, durante a RCP, fique atento e verifique periodicamente se a vítima está ou não respondendo, o que será importante na decisão de parar ou prosseguir com o procedimento. Pesquisas revelam casos de sucesso na reanimação de afogados após 2 horas de manobras.

Para a equipe médica, a reanimação deve ser encerrada apenas quando a vítima estiver com temperatura corporal acima de 34 °C e se mantiver com ritmo em assistolia. Caso contrário, a reanimação deverá ser mantida.

Uso de Equipamentos e Oxigênio na Ventilação do Afogado

O salva-vidas, no trabalho de praia, recebe suporte de atendimento médico avançado por meio de ambulâncias aparelhadas com equipamentos tipo UTI, que chegam ao local do acidente em um tempo médio de 12 minutos. Para os salva-vidas ou socorristas que trabalhem em locais em que o acesso a uma ambulância ou socorro médico ultrapasse o tempo médio de *15 minutos*, o uso do oxigênio e equipamentos para a ventilação no próprio local é uma necessidade ao lidar com casos de afogamento, com as seguintes vantagens:

- Aumenta a concentração de oxigênio no sangue e nas células, o que melhora o atendimento e as chances de a vítima sobreviver ao afogamento.
- O uso de máscara facial (oronasal) diminui o risco de transmissão de doenças.

Vimos que o afogamento prejudica diferentes etapas na obtenção de um elemento fundamental à vida – o oxigênio. A água aspirada pode obstruir parcial ou totalmente a faringe, pode atingir os alvéolos e impedir (raro) ou prejudicar (frequente) a troca de oxigênio (hematose), ou sufocar a vítima. O afogamento é definido como a entrada de água em vias aéreas (aspiração), que pode ocorrer em quantidade mínima (grau 1) ou extrema (graus 4 a 6), determinando por sua vez a dificuldade na troca de oxigênio nos pulmões. Quanto maior a quantidade de água aspirada, maior a dificuldade na hematose e mais grave a hipoxemia resultante. Temos, então:

- Nos casos de afogamento em que não haja hipóxia (resgate e grau 1), as alterações na respiração e a taquicardia são resultado do exercício físico violento realizado para se salvar, e normalizam rapidamente com o repouso de 5 a 10 minutos.
- Nos casos de afogamento grau 2 a 6 há hipoxemia.
- Quanto maior o grau de afogamento, mais grave será a falta de oxigênio nas células.
- Quanto maior o grau de afogamento, mais rápido e em maior quantidade o oxigênio deve ser administrado.
- A respiração ofegante e a taquicardia são relatadas em todos os casos de afogamento. As decorrentes de esforço físico sem hipoxemia (resgate e grau 1) cedem em 5 a 10 minutos; ao contrário, as decorrentes de hipoxemia só cedem mediante o uso de oxigênio (graus 2 a 6).

Existe no mercado uma grande quantidade de equipamentos que permitem a utilização de oxigênio. Descrevemos a seguir o material utilizado por profissionais de saúde no ambiente pré-hospitalar (em maleta) em casos de afogamento. O uso de equipamentos mais avançados, como o de intubação orotraqueal e o de respiradores artificiais, não será abordado neste estudo.

a) **Cateter nasal ou nasofaríngeo de O_2** – tubo simples, de plástico, aplicado no nariz com saídas para as duas narinas ou cateter com saída única a ser introduzida em uma narina a uma profundidade de aproximadamente 5 a 8 cm, até a orofaringe. Fornece quantidades de O_2 menores que as máscaras. Deve ser utilizado apenas no grau 2.
   Quantidade média de O_2 fornecido a um adulto:
   - 1 L/min = +/- 24% de O_2.
   - 2 L/min = +/- 28% de O_2.
   - 3 L/min = +/- 32% de O_2.
   - 4 L/min = +/- 36% de O_2.
   - 5 L/min = +/- 40% de O_2.

b) **Máscara oronasal com entrada de O_2** (ideal para socorristas) – pode ser utilizada para fornecer O_2 a vítimas que estejam respirando, como nos casos de afogamento graus 3 e 4. Pode também ser utilizada para proporcionar ventilação boca a boca/máscara a vítimas com parada respiratória ou PCR (afogamento graus 5 e 6) e permitir o fornecimento de O_2. Nesses casos, se conectado a 15 L/min, pode fornecer até 60% com o boca a boca/máscara, ao invés dos 17% quando não se utiliza o O_2 acoplado à máscara. Possui, ainda, uma válvula unidirecional que só permite a passagem de ar para fora da máscara, impedindo que o socorrista tenha contato com o ar expirado e, em alguns casos, com o vômito expelido pela vítima. **Pode prover de 35% a 60% de oxigênio inspirado.**

c) **Máscara oronasal + bolsa autoinflável** – o equipamento é composto de máscara oronasal (descrita no item a) e uma bolsa autoinflável, que se enche automaticamente por meio de uma válvula que permite o enchimento com o ar ambiente, ou com oxigênio, quando conectada a um cilindro de O_2. A vantagem em utilizar a máscara junto com a bolsa autoinflável é a desnecessidade de se realizar o boca a boca/máscara, o que reduz o desgaste do socorrista e proporciona maiores frações de O_2 à vítima, podendo atingir até 75% de O_2. Se utilizada com um reservatório sem reinalação, pode prover até 90% de O_2. A desvantagem é o difícil acoplamento à face da vítima, necessitando usualmente de dois socorristas somente para a ventilação.

d) **Cilindro portátil de O_2 com 400 litros** – contém oxigênio a 100% na forma líquida sob pressão. Permite uma autonomia de 15 litros por minuto por, no mínimo, 20 minutos, tempo considerado suficiente para que a vítima seja atendida pelo socorro avançado de vida. Em casos em que o acesso a um hospital ou ambulância seja superior a 40 minutos, é preferível ter mais de um cilindro portátil em vez de um só cilindro com maior capacidade. O cilindro de oxigênio tem sempre a cor verde, é feito de alumínio ou aço e deve ser testado a cada 2 anos. Para sua utilização, deve ter um registro e um regulador (existem diferente tipos no mercado), que reduz a pressão do cilindro a pressões seguras para uso e permite regular a quantidade de O_2 a ser administrado (de 1 a 25 L/min).

Material de uso obrigatório pelo salva-vidas de piscina

- Cilindro de O_2 com registro.
- Chave de fixação do regulador.
- Manômetro.
- Regulador de fluxo constante ou fluxômetro.
- Equipo de oxigênio.
- Cateter nasal de O_2 e máscara oronasal que permita o boca a boca/máscara com entrada de oxigênio.

Cuidados com os equipamentos de ventilação e oxigênio

- Mantenha sempre o material em locais com pouca umidade.
- Mantenha o material em boas condições de limpeza.
- Utilize somente o equipamento (cilindro) com oxigênio (O_2).
- Lembre-se: o oxigênio sob alta pressão é um produto que facilita a combustão. Certifique-se de não utilizar óleo, graxa ou lubrificantes no cilindro, e evite a exposição ao sol ou a abertura rápida do registro, o que pode provocar faísca.
  - Não o utilize perto do calor ou fogo.
  - Não fume perto do equipamento.
  - Evite expor o cilindro a temperaturas maiores que 52 °C e áreas com exposição ao sol.

Afogamento e suas indicações de oxigênio

- Grau 2 – cateter de O_2 nasofaríngeo a 5 L/min, até chegar a ambulância ou transporte para o hospital.

- Graus 3 e 4 – máscara oronasal de O_2 a 15 L/min. Em casos de grau 4, fique atento à possibilidade de uma parada respiratória.
- Grau 5 – ventilação boca a boca como primeiro procedimento. **Inicie imediatamente o boca a boca.** A máscara oronasal de 2 a 15 L/min pode ser utilizada caso haja outro socorrista disponível para trazê-la. Nesse caso, realize o boca a boca/máscara com 15 L/min. Após o retorno da ventilação espontânea, utilize 15 litros de O_2 por minuto sob máscara.
- Grau 6 – reanimação cardiopulmonar. **Não perca tempo administrando O_2.** Comece com a RCP e depois, se houver disponibilidade de pessoas para ajudar, utilize o oxigênio. Se obtiver sucesso na reanimação, trate como grau 4.

Complicações no Atendimento ao Afogado

O vômito é o fator de maior complicação nos casos de afogamento em que a vítima esteja inconsciente. A sua ocorrência deve ser evitada utilizando-se as seguintes manobras:

- Utilize o transporte tipo australiano da água para a areia – evite o transporte tipo bombeiro.
- Posicione a vítima na areia, com a cabeça no mesmo nível do tronco – evite posicioná-la inclinada, de cabeça para baixo.
- Desobstrua as vias aéreas antes de ventilar (evite exagero nas insuflações boca a boca, evitando, assim, a distensão do estômago).
- Em caso de vômito, vire lateralmente a face da vítima e, rapidamente, limpe a boca. Em caso de impossibilidade de realizar essa manobra, utilize a manobra de Sellick – ela evita o vômito pela compressão do esôfago.

Lembre-se: o vômito é o pior inimigo do socorrista.

Conduta do Socorrista após o Resgate Aquático

O salva-vidas enfrenta frequentemente a dúvida sobre qual o momento certo para chamar o socorro médico e encaminhar a vítima ao hospital após o resgate. Em casos graves, a indicação da necessidade de ambulância e/ou hospital é óbvia; porém, casos menos graves sempre causam dúvidas. Após o resgate e o atendimento inicial, o salva-vidas tem, basicamente, três possibilidades:

1. Liberar a vítima sem maiores recomendações.
   a) Vítima de resgate sem sintomas, doenças ou traumas associados – sem tosse, com a frequência cardíaca e a respiratória normais, sem frio e totalmente acordada, alerta e capaz de caminhar sem auxílio.
2. **Liberar a vítima com recomendações de acompanhamento médico.**
   a) Resgate com pequenas queixas.

b) Grau 1 – só liberar após observação de 15 a 30 minutos, se a vítima estiver se sentindo bem. Só observar o grau 1 no posto de salvamento se a praia estiver vazia e não precisar se afastar da observação da água, que é a prioridade.
c) Liberar o paciente para procurar o hospital por meios próprios, quando houver:
   - Pequeno trauma que não impossibilite andar – anzol, luxação escapuloumeral, entre outros.
   - Mal-estar passageiro que não o impossibilite andar.

3. **Acionar a Central de Emergências Médicas** – ambulância **(193/ 192)** ou transportar o paciente diretamente ao hospital em caso de ausência de ambulância.
   a) Afogamento de graus 2, 3, 4, 5, e 6.
   b) Qualquer paciente que, por conta do acidente ou doença aguda, esteja impossibilitado de andar sem ajuda.
   c) Qualquer paciente que tenha perdido a consciência, mesmo por um breve período.
   d) Qualquer paciente que tenha necessitado de boca a boca ou RCP.
   e) Qualquer paciente com suspeita de doença grave, como infarto do miocárdio, lesão de coluna, trauma grave, falta de ar, epilepsia, lesão provocada por animal marinho, intoxicação por drogas, etc.

Observação: helicóptero aeromédico não deve ser acionado diretamente pelo salva-vidas. Ele será acionado pela equipe médica, conforme a gravidade do caso e o tempo necessário para o deslocamento da ambulância. O salva-vidas deve ser sucinto ao passar as informações. É importante considerar, em relação ao resgate de vítima na água por helicóptero não médico, que o tempo de transporte da vítima na cesta ou dentro da aeronave, por longas distâncias, sem avaliação e suporte de socorrista, pode ser inaceitável, como em casos de afogamento graus 5 e 6. Nesses casos, a vítima deve ser transportada da água diretamente para a areia, onde será iniciada a reanimação. A reanimação dentro de helicóptero em voo é totalmente inadequada e prejudicial ao sucesso das manobras, sendo aceita somente em casos extremos. Em afogamentos graus 2 a 4, a vítima deve ser transportada somente após avaliação de socorrista. *Em caso de dúvida, procure orientação de conduta, via rádio ou por telefone, com o médico ou o pessoal de saúde.*

Como resumo de todo atendimento de suporte básico de vida (BLS) para afogamento, com uso de oxigênio, a Fig. 30.16, a seguir, ilustra o procedimento a ser adotado, que se inicia pelo exame primário, reconhecendo em primeiro lugar o ABC da vida, até o tratamento específico para cada grau de afogamento.

Mais de 80% das mortes ocorrem por: IGNORAR OS RISCOS, NÃO RESPEITAR LIMITES PESSOAIS, e DESCONHECER COMO AGIR.

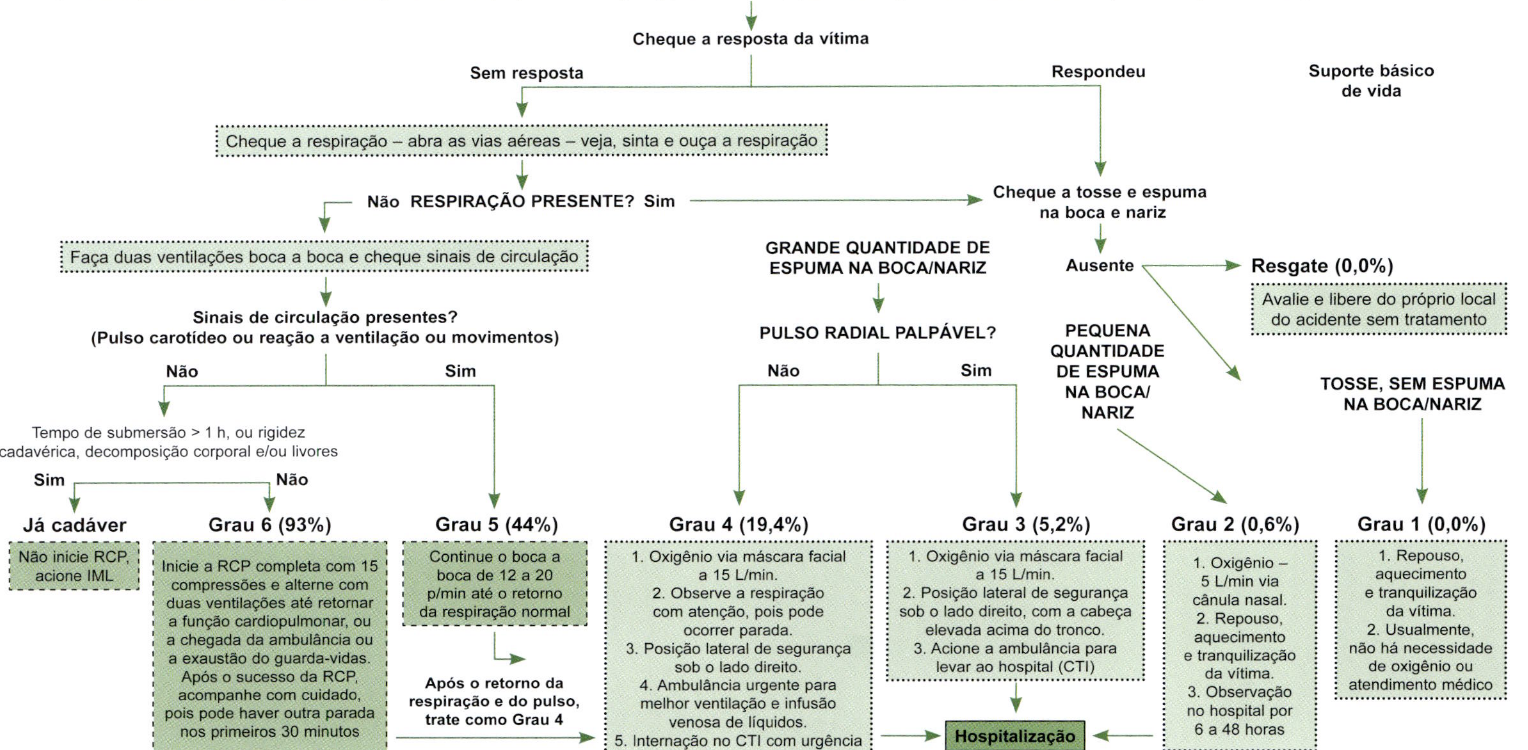

Fig. 30.16 – *A manobra de Heimlich é indicada somente se houver forte suspeita de obstrução de vias aéreas por corpo estranho. Não existe diferença no tratamento entre afogamentos de água doce e mar. * A ventilação ainda dentro da água, no Grau 5, reduz a mortalidade em quase 50% dos casos; ao lado do grau de afogamento, a mortalidade em percentual (%); PCR = parada cardiopulmonar. Fonte: http://www.szpilman.com.*

31 Acidentes com Múltiplas Vítimas

Edison Vale Teixeira Junior

INTRODUÇÃO

O entendimento das situações de agravos caracterizadas pelo número elevado de vítimas e sua consequente sobrecarga ao sistema de saúde é fundamental para uma adequada preparação para seu enfrentamento.

Estar preparado para o atendimento de um evento dessa natureza é diferente de responder ao evento. Estar preparado implica ter um plano de ação, um plano de contingências, treinamento das equipes (do atendimento médico pré-hospitalar, dos hospitais, dos corpos de bombeiros, das polícias etc.), que, quando acionados, atendam de maneira organizada e coordenada. Responder ao evento implica encaminhar uma série de ambulâncias ao local, sem que haja um treinamento, um plano, uma tática de atendimento único e em conjunto.

Diversos termos são utilizados para denominar as situações de desastres, catástrofes, etc. A definição dos termos utilizados para descrever essas situações se torna importante para que os serviços possam estabelecer seus protocolos de atendimento aos desastres e acidentes com múltiplas vítimas.

DEFINIÇÃO

Catástrofe é um acontecimento súbito de consequências trágicas e calamitosas; é um grande desastre ou desgraça, uma calamidade. Pela

Organização Mundial de Saúde, catástrofe é um fenômeno ecológico súbito de magnitude suficiente para necessitar de ajuda externa. Do ponto de vista médico, catástrofe é aquela situação em que as necessidades de cuidados médicos excedem muito os recursos imediatamente disponíveis, havendo a necessidade de medidas extraordinárias e coordenadas para se manter a qualidade básica ou mínima de atendimento. É um grande desequilíbrio entre os recursos disponíveis e as necessidades, de maneira que há necessidade de ajuda externa. Assim, quanto maior esse desequilíbrio, mais sérias as consequências desse evento.

A ONU, na terminologia utilizada para a redução dos riscos de desastres, utiliza o termo desastre e o define como uma séria interrupção do funcionamento de uma comunidade ou sociedade que causa perdas humanas e/ou importantes perdas materiais, econômicas ou ambientais, que excedem a capacidade da comunidade ou sociedade afetada de lidar com a situação utilizando seus próprios recursos. Resulta da combinação de ameaças, condições de vulnerabilidade e insuficientes capacidade ou medidas para reduzir as consequências negativas e potenciais do risco. Desastre é a terminologia utilizada pela Defesa Civil no Brasil e é classificado quanto à intensidade em quatro níveis. Desastres de nível I: os desastres de pequeno porte (intensidade) ou acidentes são caracterizados quando os danos causados são pouco importantes e os prejuízos pouco vultosos e, por esses motivos, são mais facilmente suportáveis e superáveis pelas comunidades afetadas. Nessas condições, a situação de normalidade é facilmente restabelecida com os recursos existentes e disponíveis na área (município) afetada e sem necessidade de grandes mobilizações. Desastres de nível II: os desastres de médio porte (intensidade) são caracterizados quando os danos causados são de alguma importância e os prejuízos, embora não sejam vultosos, são significativos. Apesar disso, esses desastres são suportáveis e superáveis por comunidades bem informadas, preparadas, participativas e facilmente mobilizáveis. Nessas condições, a situação de normalidade pode ser restabelecida com os recursos existentes e disponíveis na área (município) afetada, desde que sejam racionalmente mobilizados e judiciosamente utilizados. Desastres de nível III: os desastres de grande porte (intensidade) são caracterizados quando os danos causados são importantes e os prejuízos vultosos. Apesar disso, esses desastres são suportáveis e superáveis por comunidades bem informadas, preparadas, participativas e facilmente mobilizáveis. Nessas condições, a situação de normalidade pode ser restabelecida, desde que os recursos mobilizados na área (município) afetada sejam reforçados com o aporte de recursos estaduais e federais já disponíveis. Desastres de nível IV: os desastres de muito grande porte (intensidade) são caracterizados quando os danos causados são muito importantes e os prejuízos muito vultosos e consideráveis. Nessas condições, esses desastres não são superáveis e suportáveis pelas comunidades, mesmo quando bem informadas, preparadas, participativas e facilmente mobilizáveis, a menos que recebam ajuda de fora da área afetada. Nessas condições, o restabelecimento da situação de normalidade depende da mobilização e da ação coordenada dos três níveis do Sistema Nacional de Defesa Civil – SINDEC e, em alguns casos, de ajuda internacional. Quanto à evolução: súbito ou agudo, que se caracteriza pela rapidez com que evolui; evolução crônica ou insidiosa, que se caracteriza por evoluir progressivamente ao longo do tempo; somação de efeitos parciais, que se caracteriza pela acumulação de eventos semelhantes em um determinado período, cujos danos representam um desastre. Quanto à origem: desastres naturais, caracterizados por um fenômeno ecológico produzido por fatores de origem externa que atuam independente da ação humana; desastres antropogênicos, que se caracterizam por serem provocados pela ação humana; e desastres mistos, que se caracterizam por intensificar ou complicar um desastre natural devido à ação ou omissão humana.

Os *acidentes com múltiplas vítimas* (AMV) são aqueles eventos súbitos que produzem um número de vítimas que levam a um desequilíbrio entre os recursos médicos disponíveis e as necessidades; porém com os recursos locais se consegue manter um padrão de atendimento adequado (Fig. 31.1).

É importante ter um gatilho que defina quando se trata de AMV, de maneira que as equipes de atendimento possam adotar os protocolos adequados para essas situações. No SIATE-PR, por exemplo, é adotado o número de cinco vítimas, independente da gravidade e que demanda a mudança no atendimento, estabelecendo protocolos de comando, comunicação e controle e a realização de triagem, tratamento e transporte. Ao considerarmos AMV a partir de um quantitativo de vítimas em um acidente, cada serviço, de cada cidade ou região pode definir a partir de quantas vítimas será um AMV de acordo com sua capacidade de resposta. Isso é fundamental para que os protocolos de atendimento aos AMV sejam estabelecidos de maneira apropriada e no tempo correto. Critérios de definição pouco claros dificultam o reconhecimento do AMV e proporcionam atraso na organização da resposta.

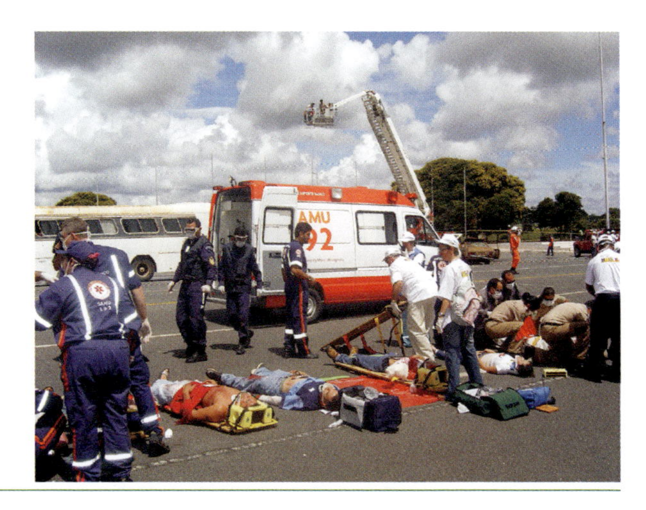

Fig. 31.1 – *Acidente com múltiplas vítimas.*

ACIDENTES COM MÚLTIPLAS VÍTIMAS

O atendimento a acidentes com múltiplas vítimas é um desafio com o qual os serviços de atendimento pré-hospitalar e os hospitais que atendem urgências se deparam com frequência. Diariamente, temos em nosso país acidentes dos mais variados tipos, com vans, ônibus, trens, desabamentos, colisão com vários veículos, incidentes em eventos com aglomerado de pessoas que causam um número de vítimas superior a cinco e que, independente da gravidade, cada um desses eventos é uma oportunidade de aplicar os protocolos do serviço, de maneira que as equipes estejam permanentemente treinadas e preparadas (Fig. 31.2).

Em se tratando de desastres ou AMV, algumas premissas são importantes de serem consideradas:

- Primeira: a resposta aos desastres ou AMV, mais do que a somatória das ações dos diversos serviços, deve ser única. Em função do desequilíbrio decorrente do evento, a utilização dos recursos disponíveis para minimizar esse desequilíbrio deve ser feita de maneira unificada, ampliando a capacidade de utilização dos recursos e potencializando a capacidade de resposta. Assim, ter um plano único na sua comunidade, que estabeleça as diretrizes de atuação, é fundamental para uma resposta qualificada.
- Segunda: estar preparado para atender é diferente de responder aos eventos. Normalmente o que ocorre na maioria dos serviços é responder aos chamados: chegando no local fazem o melhor das suas capacidades, porém sem um plano que leva uma resposta mais qualificada em conjunto com os demais atores.
- Terceira: são necessários a capacitação e o treinamento conjunto de todos os atores que normalmente participam no atendimento aos desastres ou AMV. Uma vez definidos os planos de resposta, o treinamento dos serviços para identificar os pontos positivos e as oportunidades de melhorias, que garantam uma resposta única, são o caminho para ter bons planos aplicáveis aos AMV.

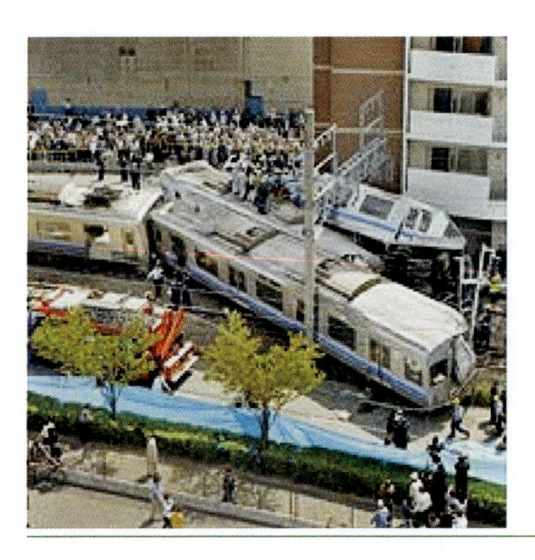

Fig. 31.2 – *Acidente de trem com múltiplas vítimas.*

- Quarta: é necessário planos de emergência de resposta aos desastres ou AMV em nível local, regional e nacional. Deve-se estabelecer os planos, com a identificação das ameaças e vulnerabilidades, com o papel de cada ator definido, que garanta uma resposta qualificada local, e que quando superada essa capacidade, o plano regional seja acionado e da mesma maneira o plano nacional, garantindo uma resposta integrada e coordenada.

Como já apontado, nos desastres ou AMV, ocorre um desequilíbrio entre os recursos disponíveis e a capacidade de atendimento, levando a uma dificuldade dos serviços de lidar com esse problema que muitas vezes não é nem percebida, em que o caos se instala e a mortalidade e morbidade aumentam. Assim, é necessário estar preparado e treinado para atendimento desses eventos.

O conceito utilizado no atendimento dos eventos cotidianos dos serviços de atendimento pré-hospitalar é: "*nosso melhor recurso médico para a vítima mais grave deve dar lugar ao conceito do melhor cuidado médico para o maior número possível de vítimas, no momento que elas mais precisam, no menor tempo possível e com os mínimos recursos disponíveis*".

Quando temos um acidente com múltiplas vítimas, vários atores do atendimento pré-hospitalar chegam ao local do evento. São médicos e enfermeiros, auxiliares e técnicos de enfermagem de serviços públicos e privados de atendimento pré-hospitalar, pessoal médico dos hospitais, bombeiros socorristas, policiais e voluntários, todos querendo dar o máximo das suas capacidades e habilidades para salvar o máximo possível de vidas. Porém, o que ocorre na maioria das vezes é que esses esforços não são concentrados, não são somados; cada um trabalhando por si, sem protocolos próprios ou que prevejam trabalho em conjunto, sem um comando único e sem somatória dos esforços, que levaria a uma multiplicação da capacidade de resposta.

Independentemente de se tratar de desastre ou AMV, o foco é no impacto que o evento provoca no sistema de saúde, na busca de maximizar a utilização dos recursos existentes, garantir cuidados médicos apropriados e adaptados à situação e assegurar o retorno à normalidade, assim que possível, dos serviços de saúde local.

A mudança de comportamento necessária nesses eventos com múltiplas vítimas passa a ser a utilização dos princípios de medicina de massa, com a realização prioritária dos três Ts: triagem, tratamento e transporte; e dos 3 Cs: comando comunicação e controle.

Em um estudo realizado pelo Centro de Pesquisa em Desastre de Richmond, estudando 29 casos de desastre, foram encontrados quatro erros comuns nos casos: triagem, comando, comunicação e controle da cena. Assim, se nós treinarmos e realizarmos bem esses itens durante o atendimento dos AMV, estaremos dando o melhor atendimento às vítimas desses eventos.

TRIAGEM – TRATAMENTO – TRANSPORTE

Triagem

Triagem significa classificar, selecionar, separar. No atendimento às vítimas de um AMV, implica classificar em vários graus de gravidade para o tratamento e transporte dessas vítimas, com o objetivo de assegurar o melhor cuidado médico para o maior número de vítimas. Quando temos um desastre ou AMV, haverá um grupo de vítimas que independente da rapidez e qualidade da nossa resposta, não irão sobreviver devido à gravidade das lesões. No outro extremo, temos aquelas vítimas que irão sobreviver devido a lesões de menor gravidade, sem risco de morte. Mas entre esses dois extremos, nós temos um quantitativo de vítimas graves, que dependem da nossa atuação rápida e oportuna para sobreviver e chegar aos hospitais para o tratamento definitivo. E nós só conseguimos identificar essas vítimas de maior gravidade se realizarmos a triagem. "A triagem consiste em uma avaliação rápida das condições clínicas das vítimas para estabelecer prioridades de tratamento médico". Assim, a triagem é um processo que determina prioridades de ação. Quando usar triagem? Logo que chegar à cena de um acidente com múltiplas vítimas, quando os recursos humanos e materiais forem insuficientes frente a um acidente.

Portanto, triagem é uma ferramenta importante nas situações de acidentes com múltiplas vítimas; será ela que, inicialmente, quando bem realizada, determinará o sucesso na diminuição da mortalidade e morbidade. Toda a equipe do atendimento pré-hospitalar deve estar treinada para fazer triagem. O médico dos serviços de atendimento pré-hospitalar, com treinamento em triagem, é a pessoa mais habilitada para isso.

A triagem é um processo dinâmico que se inicia com a chegada da primeira equipe no local do evento e se estende até o tratamento definitivo realizado no hospital. Há a triagem inicial para dimensionar recursos, triagem da gravidade de todas as vítimas, com identificação e separação das mesmas, triagem nas áreas de prioridades na cena do evento, triagem para evacuação, triagem na entrada do hospital, triagem nas salas de atendimento para definir conduta.

A triagem deve ser feita a partir de parâmetros simples e rápidos, gastando-se o menor tempo possível por vítima.

Existem vários protocolos de triagem adotados no mundo todo: START, JumpSTART, SALT, MASS Triage, Homebush, Sieve, PTT, Careflight, Sacco, military, CESIRA, entre outros. Isso quer dizer que não existe o melhor protocolo que seja adotado por todos. Mas é fundamental que nos planos elaborados, um único protocolo de triagem seja aceito e adotado pelas instituições que participam do plano.

START

Um dos protocolos mais utilizados no Brasil é o START, que significa triagem simples e tratamento rápido. Foi proposto no início dos anos 80

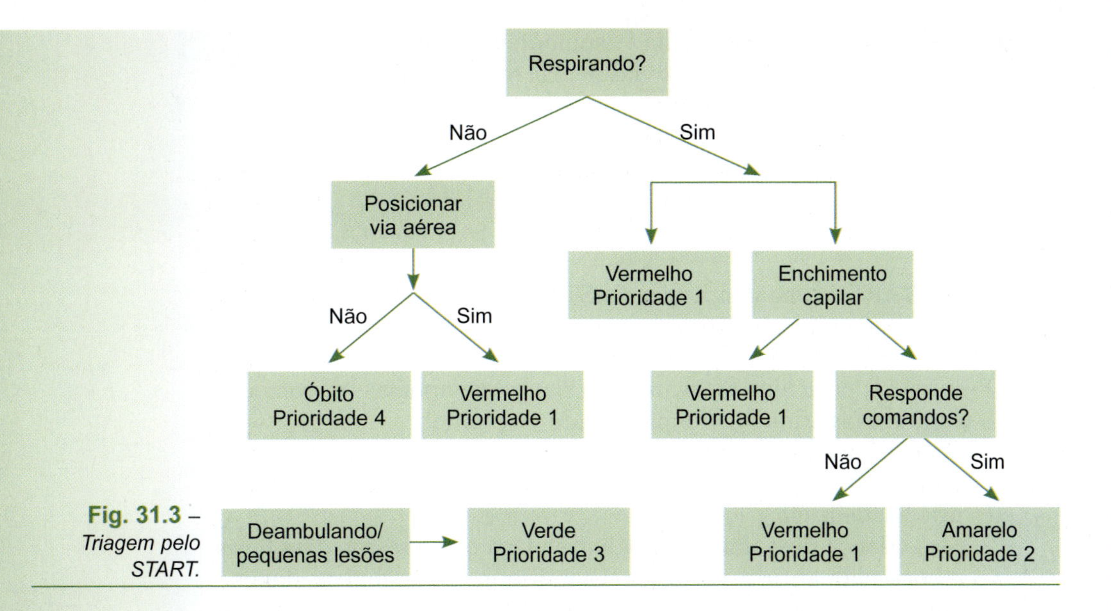

Fig. 31.3 – *Triagem pelo START.*

pelo Hoag Hospital and Newport Beach Fire and Marine, na Califórnia. O START permite que poucos profissionais façam uma rápida triagem de um grande número de vítimas, com um treinamento básico (Fig. 31.3).

A avaliação inicial, a abordagem e o tratamento devem levar menos de 30 segundos por vítima.

Primeiro – retire as vítimas que estão andando usando comandos verbais: "Quem consegue andar, me siga".

Direcione-as para as áreas de tratamento para avaliação e classifique como prioridade verde.

Na sequência, cheque respiração, pulso e nível de consciência:

- Respiração:
  - Presente?
  - Se ausente, abra a via aérea. Se permanecer ausente – óbito – prioridade preta.
  - Se presente ao abrir via aérea – prioridade vermelha.
  - Se presente – acima de 30 ou abaixo de 10 MRM – prioridade vermelha.
  - Se abaixo de 30 – cheque perfusão.
- Perfusão:
  - Pulso radial ausente ou enchimento capilar > 2 segundos – prioridade vermelha.
  - Pulso radial presente ou enchimento capilar < 2 segundos – cheque nível de consciência.
- Nível de consciência:
  - Não obedece a comandos simples (inconsciente ou alterado) – prioridade vermelha.
  - Obedece a comandos simples – prioridade amarela.

Paciente de prioridade vermelha – somente após abordagem inicial, tentativa de corrigir obstrução das vias aéreas ou sangramento incontrolado, passar para a próxima vítima.

Após os pacientes serem removidos para as áreas de tratamento, eles serão detalhadamente avaliados e tratados.

JumpSTART

O JumpSTART é uma adaptação do START para ser utilizado quando os fatores emocionais estão presentes no atendimento de AMV com crianças.

- Respiração: posicione a via área da criança em apneia – se começar a respirar classifique como prioridade vermelha.
  - Se a criança não começar a respirar com abertura da via aérea, palpe o pulso. Se o pulso não for palpável classifique como prioridade preta.
  - Se a criança tiver um pulso palpável, faça cinco respirações boca a boca para abrir a via aérea. Classifique como abaixo, dependendo da resposta a ventilação:
  - Se continuar em apneia – prioridade preta.
  - Se respira – prioridade vermelha.
  - Assim, após essa respiração boca a boca, continue a triagem, não fique repetindo a respiração.
  - Se a frequência respiratória estiver < 15 ou > 45, classifique como prioridade vermelha.
  - Passe para o próximo passo se a frequência respiratória estiver entre 15 e 45 movimentos por minuto.
- Circulação: se não tiver pulso palpável, classifique como prioridade vermelha.
  - Se o pulso for palpável, passar para o próximo passo.
- Nível de consciência: se a criança está respondendo inapropriadamente a dor, postura, ou sem resposta, classifique como prioridade vermelha.
  - Se a criança está alerta, responde a voz ou apropriadamente a dor, classifique como prioridade amarela.

MASS Triage

Outro protocolo de triagem utilizado nos Estados Unidos, com a difusão dos cursos básico e avançado de atendimento a desastres, após o atentado terrorista de 2001 nas Torres Gêmeas é o MASS Triage.

MASS é método mnemônico para lembrar dos passos dessa triagem: M – *move* (mover); A – *assess* (avaliar); S – *sort* (classificar); S – *send* (enviar).

- Mover: direcione as vítimas que deambulam para a área verde. Às que não andam peça para levantar um braço ou a perna.
- Avaliar:
  - Prioridade 1 – avaliar as vítimas que não se movem.

- Prioridade 2 – avaliar as vítimas que não deambulam, mas podem se mover.
- Prioridade 3 – avaliar as vítimas que deambulam.
- Classificar (selecionar prioridades):
  - Não se mexem: prioridade vermelha ou preta.
  - Se move mas não anda: vermelha ou amarela.
  - Deambulando – verde.
- Enviar (para hospitais):
  - Segundo a ordem de prioridade: vermelha, amarela, verde, preta.

Algumas armadilhas da triagem acontecem em diversos serviços; elas são evitadas quando as equipes têm um programa de treinamento constante e as coordenações de serviços devem estar atentas a elas:

- Equipe médica inadequada – não está familiarizada com a metodologia da triagem; não atua no pré-hospitalar.
- Sem um plano, objetivo e organização – não existe um plano de emergência, com objetivos e organização definidas no serviço.
- Líder indeciso – ausência de perfil da equipe médica para a liderança nos AMV.
- Muito foco em um só paciente e mais tratamento que triagem – a equipe inicia atendimento de uma vítima, deixando de triar as demais vítimas do evento.

Cartões de Triagem

Para a realização da triagem, é necessária a utilização de cartões que identifiquem cada vítima, bem como estabelecer a prioridade de atendimento de cada uma delas. O cartão deve possibilitar um controle das vítimas atendidas e encaminhadas. Deve permitir também que algumas informações sejam anotadas para o conhecimento da equipe médica que irá receber a vítima nos hospitais. Existem vários modelos de cartões disponíveis sendo utilizados em diversos países, o mais utilizado no nosso meio é o *METTAG* (Fig. 31.4A e B). Com esse cartão é possível anotar alguns dados das vítimas, além de definir a prioridade de cada uma.

Poderão ser utilizados outros tipos de cartão para a triagem, mas é fundamental que todos os profissionais contemplados nos planos municipais, regionais ou estaduais de atendimento a esses eventos utilizem o mesmo tipo de cartão.

TRATAMENTO

O tratamento e a estabilização das vítimas na cena do acidente são iniciados após a realização da triagem e o conhecimento das necessidades de cuidados médicos de cada uma dessas vítimas. As áreas de tratamento ou de prioridades são definidas conforme a gravidade das vítimas, em prioridade *vermelha*, *amarela*, *verde* e *preta*. Essas áreas de prioridades serão identificadas por lonas ou bandeiras coloridas respec-

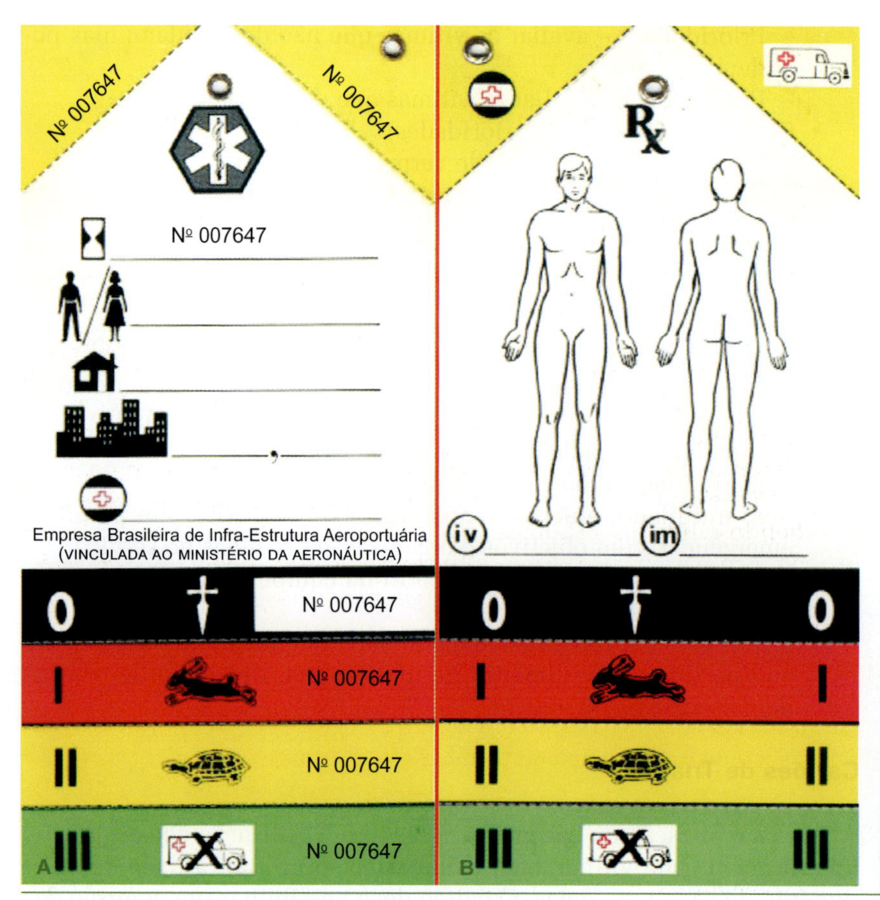

Fig. 31.4 – **A e B.** *Cartão METTAG.*

tivamente. Alguns protocolos estabelecem as áreas de prioridades como um posto médico avançado para onde todas as vítimas serão encaminhadas. O importante é separar as vítimas por prioridade de atendimento, separando as que são prioridades *verde* e *preta* das demais, e garantindo que os recursos humanos qualificados, os equipamentos e os materiais estejam disponíveis para o atendimento das vítimas mais graves.

As categorias das prioridades médicas são:

- *Prioridade 1 (vermelha):* vítimas que necessitam de algum tratamento médico antes de um transporte rápido ao hospital, ou que precisam ir rapidamente ao hospital para tratamento definitivo.
- *Prioridade 2 (amarela):* vítimas que necessitam de algum tipo de tratamento no local, enquanto aguardam transporte ao hospital, não apresentam risco de morte imediato.
- *Prioridade 3 (verde):* vítimas que não necessitam de tratamento médico ou transporte imediato e possuem lesões sem risco de morte.
- *Prioridade 4 (preta):* vítimas em óbito ou que não tenham chance de sobreviver.

Para a área de *prioridade vermelha* vão todos os pacientes com risco de morte imediato e que terão uma evolução favorável se os cuidados médicos forem iniciados imediatamente. Irão também os pacientes que necessitam de um transporte rápido até o hospital para serem estabilizados no centro cirúrgico.

Para a área de *prioridade amarela* vão aquelas vítimas que necessitam de transporte rápido ao hospital, porém com lesões que podem aguardar algum tempo enquanto as prioridades vermelhas são evacuadas. Não estão em risco de morte imediato.

Para a área de *prioridade verde* vão as vítimas que apresentam pequenas lesões, geralmente estão sentadas ou andando, sem risco de morte e que podem ser avaliadas ambulatorialmente. Entretanto, são os pacientes que causam mais problemas na cena do acidente; geralmente estão com dor e em estado de choque e tendem a ser pouco cooperativos. Não entendem o fato de estarem agrupados em uma certa área, recebendo cuidados mínimos. É extremamente importante um apoio psicológico para manter essas vítimas nessas áreas, pois, do contrário, elas tendem a deixar o local e se dirigirem aos hospitais mais próximos, sobrecarregando-os.

Para as áreas de *prioridade preta* vão as vítimas em óbito. Naquelas situações em que há um desequilíbrio entre os recursos médicos e o número de vítimas, todos os pacientes com traumatismos severos, com poucas chances de sobrevida, também vão para essa área de prioridade.

TRANSPORTE

O transporte de vítimas em um desastre ou AMV deve ser organizado desde a chegada das primeiras ambulâncias. Deve ter um coordenador de transporte que, uma vez estabelecida a área de estacionamento, controla a chegada, registrando os recursos e, quando necessário, libera para realizar o transporte.

A decisão de transporte é "Qual vítima?", "Para qual hospital?", "Com qual veículo?" e "Com qual tripulação?", garantindo a prioridade de transporte para as vítimas vermelhas, em seguida amarelas e depois as verdes. Deve ser feita de maneira organizada e com as vítimas sendo transportadas para os hospitais de maneira mais adequada às suas necessidades. Nenhuma ambulância sairá do local sem a autorização e sem saber o hospital para o qual a vítima deve ser removida. As ambulâncias deverão estar estacionadas próximas à área de tratamento e ter uma rota de chegada e saída para pegar a vítima que será transportada, evitando congestionamento e acidentes (Fig. 31.5).

Comando

Na batalha de Borondino, Rússia, em 7 setembro de 1812, o cirurgião-chefe do Exército de Napoleão, Jean Dominique Larrey, realizou o atendimento de 20 mil soldados franceses feridos, com primeiros

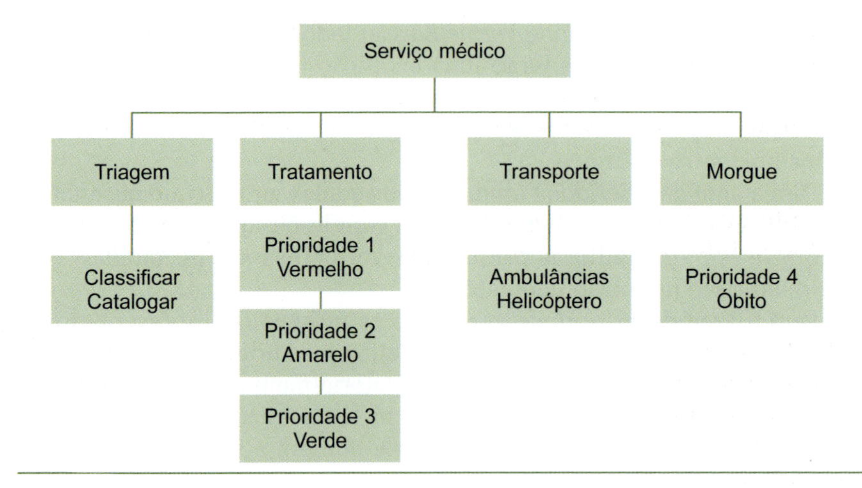

Fig. 31.5 – *Fluxograma das atividades médicas do local.*

socorros dentro de 15 minutos e o tratamento definitivo cirúrgico em 24 horas, lançando os princípios do tratamento médico imediato dos feridos e a estabilização antes do transporte, com cirurgias de emergência sendo realizadas logo atrás da linha de combate. Utilizou as ambulâncias voadoras, 12 carruagens leves com cocheiro, que rapidamente retiravam as vítimas do campo de batalha até uma área mais segura, onde era realizado um primeiro atendimento e eram transportadas por meio de carruagens maiores com dois "socorristas" para o hospital de campo onde tinham seu tratamento cirúrgico definitivo realizado por uma equipe de 15 médicos, 12 auxiliares e 8 ajudantes. A comunicação foi realizada com cornetas e bandeira. Esse relato ficou na história como: com planejamento, inovações, organização e comando, conseguem-se feitos notáveis, como o de tratar um grande quantitativo de vítimas em um curto período de tempo.

Nas situações de desastres ou AMV, o estabelecimento de um comando é fundamental para o sucesso da resposta diante de uma situação de desequilíbrio entre os recursos disponíveis e as necessidades que se apresentam. Assim, em todos os países com planos de respostas aos desastres bem consolidados está previsto o estabelecimento de comando.

Uma ferramenta de gestão de desastres muito conhecida e utilizada no Brasil é o Sistema de Comando de Incidentes (SCI). Criado nos Estados Unidos na década de 1970, em função dos problemas identificados no combate a incêndios florestais, teve a sua primeira versão em 1973 e foi sendo difundido. Em 1981, o SCI foi alterado e desenvolvido para atender aos padrões nacionais dos Estados Unidos de atendimento às emergências e desastres. As dificuldades que deram origem ao SCI foram: terminologia diferente entre as instituições participantes; falta de adaptabilidade da estrutura a situações variantes; dispersão das comunicações; planos de ação não consolidados; ausência de instalações com localização e denominação precisas.

É um modelo padronizado de gerenciamento de incidentes para todos os tipos de sinistros e eventos, que permite a seu usuário adotar uma estrutura organizacional integrada para suprir as complexidades e demandas de incidentes únicos ou múltiplos. Utilizada para planejar, organizar, dirigir e controlar os efeitos dos desastres, independente da sua causa, tamanho, configuração, localização ou complexidade e que permite que esferas de governo federal, estadual e municipal atuem de forma integrada com o serviços privados e organizações não governamentais.

Utilizando-se das melhores práticas de administração, o SCI tem por finalidade garantir: maior segurança para as equipes de resposta e demais envolvidos em uma situação crítica; alcance de objetivos e prioridades previamente estabelecidas; e o uso eficiente e eficaz dos recursos (humanos, materiais, financeiros, tecnológicos e de informação) disponíveis.

Os principais objetivos do SCI são:

- *Fornecer um modelo de gerenciamento padronizado para situações críticas de qualquer natureza ou tamanho.*
- *Permitir que diferentes organizações se integrem rapidamente em uma estrutura de gerenciamento comum.*
- *Facilitar a integração das comunicações e os fluxos de informações, melhorando os trabalhos de inteligência e planejamento.*
- *Coordenar o apoio logístico e administrativo para o pessoal operacional.*
- *Melhorar a articulação do comando com elementos internos e externos à operação, facilitando relações.*
- *Agregar valor à operação evitando a duplicação de esforços e ampliando a segurança dos envolvidos.*

A estrutura do SCI está baseada em oito funções: comando do incidente e a sua assessoria, composto dos coordenadores de segurança, de informações públicas, de ligação; e o *staff* geral ou principal de comando constituída de setor de planejamento, setor de logística, setor de operações e setor de administração/finanças (Fig. 31.6).

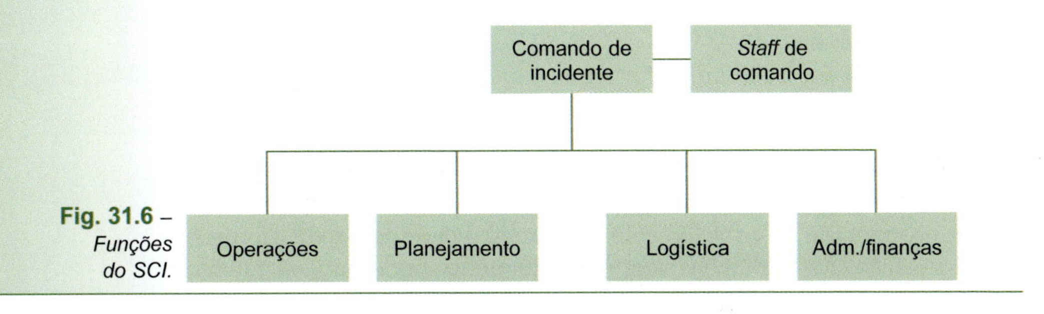

Fig. 31.6 – *Funções do SCI.*

Nos AMV, com impacto local limitado aos serviços de saúde, é importante que se estabeleça no local do evento um comando médico para as atividades médicas, um comando operacional de bombeiros para as atividades de salvamento, identificados por meio de capacete, coletes, para que todos trabalhem sobre esse comando unificado, conseguindo, assim, o somatório dos esforços de cada um dos atores na cena do evento. Deve haver um comando geral, cuja constituição se dará conforme o tipo de evento. É primordial que haja quantos comandos forem necessários aos tipos de situação que se apresentem.

Comunicação

Comunicação é um dos principais problemas logísticos no atendimento aos desastres ou AMV.

Estabelecer uma boa comunicação é fundamental. Vários métodos ou tecnologias são usados na comunicação: mensageiros, linhas telefônicas, telefones celulares, telefone via satélite, rádio e comunicação por computadores.

Possuem vantagens e desvantagens, de maneira que em muitos eventos um só método não garante uma boa comunicação.

As vantagens de usar mensageiros são a confiabilidade, a flexibilidade, a familiarização com o ambiente, a disponibilidade e desnecessidade de treinamento especial. As limitações são: a distância e tempo para levar informações; requer informações escritas para maior segurança; a disponibilidade de pessoal; e requer familiaridade com a área do evento.

As linhas telefônicas têm as vantagens da familiaridade, de todos dominarem, e de garantirem acesso à regulação e à transferência de dados. Têm as limitações de não serem móveis, do sistema sobrecarregar facilmentee da possibilidade de a rede sofrer danos.

O telefone celular tem as vantagens da familiaridade, da mobilidade, de todos saberem usar, da possibilidade de trocar mensagens de texto, de requerer menos banda – pode comunicar quando não se consegue ligação e dos telefones com câmeras. As limitações são decorrentes de falha nas torres de transmissão por falta de energia ou danos, além de sobrecarga no sistema com facilidade e de ser necessário conhecimento dos números de telefones.

O telefone por satélite tem a vantagem de estar sempre conectado e permitir operações em qualquer local. Tem como desvantagens ser caro, pouco conhecido e utilizado e requerer visibilidade para o céu, ou com antena compatível.

A comunicação via computador tem a vantagem de funcionar quando outros sistemas caem; podem ser feitas gravações eletrônicas, tem rede de conexões versáteis relativamente segura, permite a transmissão de grande quantidade de informações, a possibilidade de transferência de informações formatadas ou pré-formatadas, a possibilidade de usar *pen drive* e não precisar de conexão com a internet, e permite a redistribuição da informação. As limitações são: o equipamento pode não ser móvel;

pode precisar de conexão com a internet; a necessidade de hardware específico; é caro; e requer fonte de energia.

A comunicação por rádio está na dependência de como funciona, as frequências e canais que podem ser utilizados, exclusivos para a resposta ao desastre, o alcance que está relacionado com a existência de antenas, o nível de potência e as condições atmosféricas, e a existência de repetidoras.

Controle

O controle da cena é fundamental para se evitar que o caos local seja transferido para o hospital mais próximo do evento. Com um bom comando e uma boa comunicação se consegue controlar a cena do evento e, assim, realizar o melhor atendimento médico às vítimas. A segurança da cena do acidente também faz parte do controle da cena. Deve ser garantida a segurança das vítimas; dos curiosos, mantidos afastados; e das equipes que estão prestando os atendimentos, para se evitar a produção de novas vítimas, bem como o agravamento das existentes.

PAPEL DA REGULAÇÃO MÉDICA

Os acidentes com múltiplas vítimas, quando acontecem, fazem com que a central de regulação, além de continuar atendendo às suas demandas diárias, tenha subitamente que dar resposta a uma grande demanda.

Assim, é necessário um planejamento e recursos imediatamente disponíveis para serem utilizados nessas situações.

A central de regulação:

- Deve possuir os estudos de análise de risco da sua região e os planos de resposta nas situações de desastres e acidentes com múltiplas vítimas.
- Deve possuir um mapeamento dos serviços públicos e privados de atendimento pré-hospitalar.
- Deve participar dos treinamentos dos protocolos adotados no serviço.
- Deve possuir o quantitativo de unidades hospitalares privadas e conveniadas ao SUS, dos leitos hospitalares, leitos de UTI, dos recursos diagnósticos, das unidades não hospitalares que possam acolher urgências, bem como das equipes disponíveis nessas instituições, a fim de definir a capacidade de atendimento.
- Deve existir um plano de acionamento das hierarquias do SAMU, dos hospitais e de todos os agentes públicos responsáveis pelas respostas aos acidentes com múltiplas vítimas.
- Deve possuir espaço e recursos para rapidamente ativar postos de trabalho.
- Deve existir uma área que possa ser utilizada para a instalação de comando ou célula de crise, a fim de que as necessidades vindas da cena do evento possam ter uma resposta qualificada e rápida.

ETAPAS DA REGULAÇÃO NOS ACIDENTES COM MÚLTIPLAS VÍTIMAS

Podemos definir três etapas distintas da central de regulação frente aos acidentes com múltiplas vítimas:

1ª Etapa – Estabelecimento do Evento

- Estabelecimento do evento, em que a regulação identifica a situação a partir das informações obtidas do solicitante.
- Caso não seja possível a definição dessa situação por parte do solicitante, a regulação despacha socorro para confirmação das informações, avaliação inicial e atendimento.
- Equipes de apoio em alerta.
- Despacho dos recursos necessários (ambulâncias do SAMU, corpo de bombeiros, polícia militar e rodoviária, equipe de fiscalização do trânsito, *kits* de equipamentos e outros que se fizerem necessários, conforme o tipo de evento).
- Deixar em alerta os hospitais de referência (e as devidas providências, conforme os protocolos dos hospitais nessas situações).
- Informar cadeia hierárquica do serviço.

2ª Etapa – Atendendo ao Evento

- Manter contato com coordenação médica local.
- Garantir recursos médicos.
- Manter interface com bombeiros, polícias, hospitais e outros serviços.
- Garantir o encaminhamento adequado das vítimas, conforme suas necessidades.
- Garantir a organização dos dados da ocorrência, dos recursos e das vítimas.
- Garantir a continuidade do atendimento das demandas cotidianas com as adequações necessárias.
- Acionamento de centrais de regulação do SAMU, de cidades da região.

3ª Etapa – Terminado o Evento

- Desmobilizar recursos acionados que permaneceram em prontidão.
- Tabulação dos dados do evento com a distribuição adequada das vítimas.
- Fornecimento dos dados do evento (número de vítimas, gravidades, óbitos, encaminhamentos, equipes envolvidas etc.).
- Avaliação do impacto do evento na rede hospitalar.
- Avaliação da necessidade de transporte inter-hospitalar.
- Avaliação das necessidades de garantia de acolhimento das situações cotidianas.
- Discussão das questões levantadas durante o evento.
- Propor as adequações necessárias (Fig. 31.7).

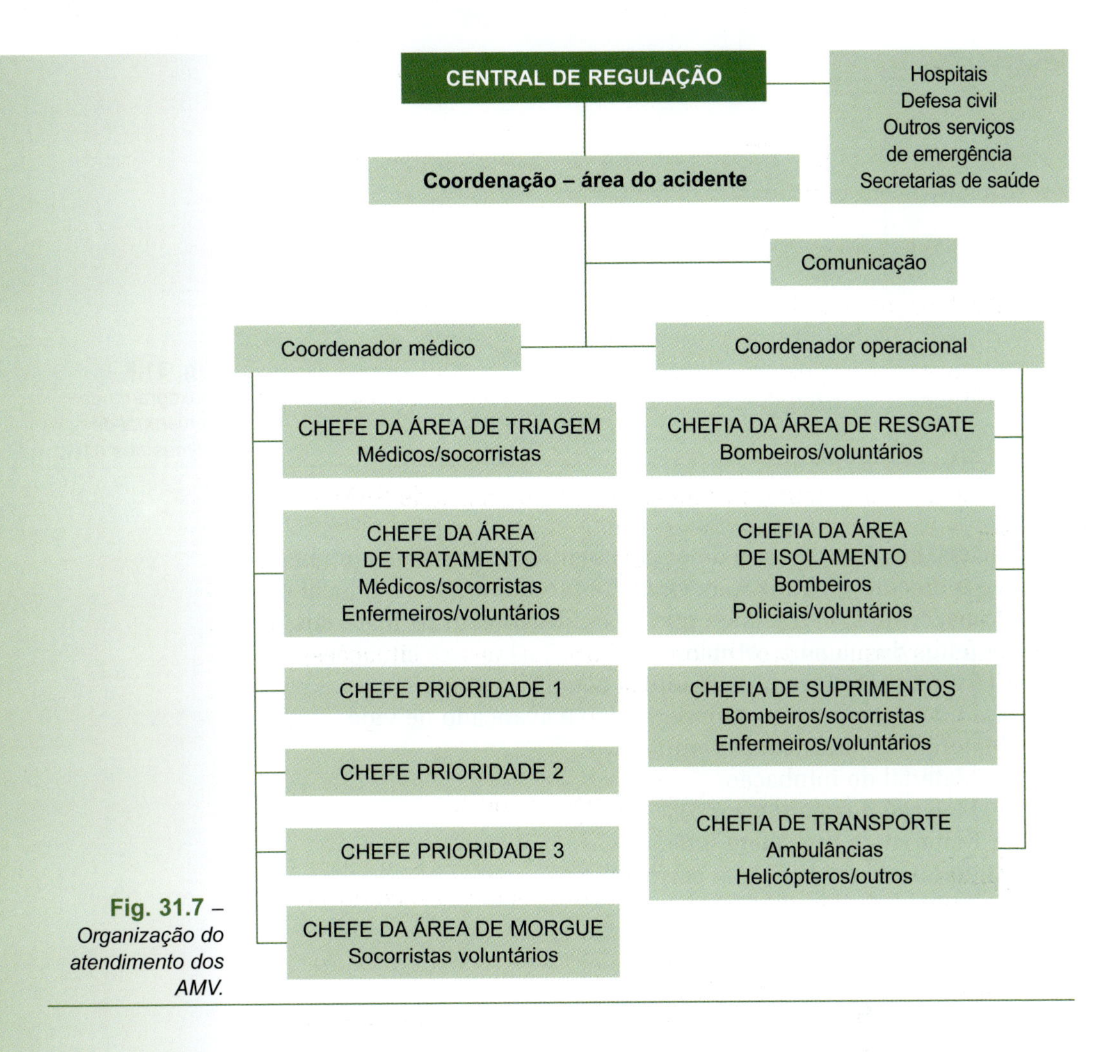

Fig. 31.7 – *Organização do atendimento dos AMV.*

KIT DE DESASTRES

Em situações de desastres ou AMV, os materiais e equipamentos de atendimento médico devem estar disponíveis para serem utilizados, garantindo os recursos necessários e facilitando a organização do atendimento pelas diferentes equipes. A montagem desses *kits* deve ser feita baseada nos dados dos serviços quanto ao número de vítimas atendidas na série histórica dos eventos anteriores. Os materiais e equipamentos podem ser armazenados em bolsas (maletas), em caixas ou contêiners, devidamente identificados e de fácil acesso. As equipes devem conhecer seu conteúdo e sua localização. *Kits* para até 20 vítimas contemplam a maioria dos serviços para o atendimento aos AMV, além de facilitar o seu manejo (Fig. 31.8).

A manutenção desses *kits* médicos requer uma atenção especial dos serviços que devem estar atentos quanto a validade, inviolabilidade das

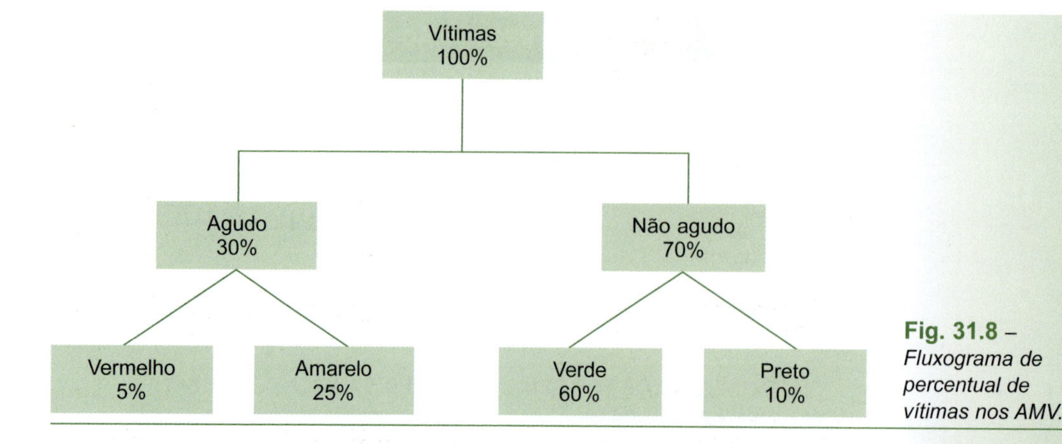

Fig. 31.8 – *Fluxograma de percentual de vítimas nos AMV.*

embalagens, baterias e cargas de equipamentos, evitando desperdícios e falha no momento de utilização. Outro ponto importante é o local onde serão armazenados, de maneira que os cuidados com os materiais possam ser feitos de maneira rotineira.

Os *kits* médicos devem contemplar aqueles materiais necessários à realização de imobilização, suporte básico e avançado de vida.

- Materiais de assistência ventilatória:
  - Material de intubação.
  - Material de ventilação.
  - Material de drenagem torácica.
- Materiais de medicação e perfusão:
  - Acesso venoso.
  - Soluções de perfusão.
  - Medicamentos.
- Materiais de exames e procedimentos.
- Materiais de curativo e imobilizações.
- Lotes de materiais coletivos.

A OPAS, em uma avaliação de acidentes com múltiplas vítimas, identificou que, na média, do total de vítimas, 30% são agudas e 70% não agudas. Das agudas, 5% são categorizadas como vermelhas e 25% como amarelas. Das não agudas, 60% são prioridade verde e 10% prioridade preta. Com a utilização dessas informações é possível estimar quantitativos de materiais e equipamentos para os *kits* de desastres, na ausência de dados históricos de eventos.

Do ponto de vista operacional, nós podemos estabelecer dois modelos de *kits* para desastres.

Um *kit* que deve estar permanente nas ambulâncias de suporte avançado de vida é a "mochila de desastres", contendo materiais necessários à organização inicial da cena do acidente (realizar triagem, identificação de comando e estabelecer áreas de prioridade ou posto médico) (Tabelas 31.1 e 31.2).

Tabela 31.1
Mochila de Desastres

Material	*Quantidade*
Capacete branco	1
Lonas de 1m^2 nas cores vermelha, amarela, verde e preta	1 conj.
Cartão de triagem	50
Coletes de identificação nas cores vermelha, laranja, amarela, verde, preta e azul	1 conj.
Pranchetas	2

https://www.unisdr.org/

Brasil. Ministério da Integração Nacional, Secretaria Nacional de Defesa Civil, Glossário de Defesa Civil. Estudos de Riscos e Medicina de Desastres. 5 ed. Disponível em: http://www.integracao.gov.br/c/document_library/get_file?uuid=71458606-5f48-462e-8f03-4f61de3cd55f&groupId=10157 .

Defesa Civil – Gerenciamento de Desastres – Sistema de Comando de Operações – 2010

Lerner EB et al. Mass casualty triage: an evaluation of the data and development of a proposed national guideline. Disaster Med Public Health Prep; 2009.

PAHO, Establishing a Mass Casualty Management System, 1995

Tabela 31.2
***Kits* Modulares para Atendimento de até 20 Vítimas**

Material	*Quantidade*
Assistência ventilatória	
Laringoscópio com lâminas adulto e pediátrica	2 conj.
Cânulas de intubação (vários tamanhos)	5 conj.
Cânulas de Guedel	5 conj.
Pinça Magil	2
Seringa de 10 mL	5
Fio guia	2
Xilocaína *spray*	2
Ambú	5
Sonda de oxigênio	10
Máscara de oxigênio	10
Sonda de aspiração	10
Cilindro de oxigênio 0,5 L	5
Pilhas reservas	4
Conjunto de drenagem de tórax	2
Assistência circulatória e medicamentos	
Cateteres (vários tamanhos)	10 conj.
Agulhas	10 conj.
Equipo	20

Continua

Tabela 31.2 (continuação) *Kits* Modulares para Atendimento de até 20 Vítimas	
Seringa	20
Esparadrapo	2
Garrote	2
Ringer lactato 500 mL	20
Soro fisiológico 500 mL	20
Soro glicosado 5% 500 mL	10
Adrenalin	20
Atropina	10
Medicamentos para analgesia e anestesia	2 conj.
Benzodiazepínico	5 amp.
Material de imobilização e curativos	
Prancha de imobilização	10
Colar cervical (P, M, G)	10 conj.
Tala de imobilização	30
Bandagem	30
Atadura de crepe	20
Gaze	50
Compressa cirúrgica	10
Cobertor térmico	10
Luvas de procedimento	2 cx.
Luvas cirúrgicas	10 pares
Esparadrapo	2
Antisséptico	5 frascos
Outros materiais a quantificar	
EPI	
Tenda para posto médico	4
Maca	4
Padiola	4
Conjunto de iluminação	1
Respirador	2
DEA	1
Cardioversor	1
Oxímetro de pulso	2
Material para pequenas cirurgias	4

https://www.unisdr.org/

Brasil. Ministério da Integração Nacional, Secretaria Nacional de Defesa Civil, Glossário de Defesa Civil. Estudos de Riscos e Medicina de Desastres. 5 ed. Disponível em: http://www.integracao.gov.br/c/document_library/get_file?uuid=71458606-5f48-462e-8f03-4f61de3cd55f&groupId=10157 .

Defesa Civil – Gerenciamento de Desastres – Sistema de Comando de Operações – 2010

Lerner EB et al. Mass casualty triage: an evaluation of the data and development of a proposed national guideline. Disaster Med Public Health Prep; 2009.

PAHO, Establishing a Mass Casualty Management System, 1995

32 Acidentes com Produtos Perigosos

Edison Vale Teixeira Junior

Materiais ou produtos perigosos são quaisquer substâncias que possam causar danos à saúde, ao meio ambiente e aos bens materiais. Os materiais perigosos podem ser gases, líquidos ou sólidos, e incluem material radioativo, químico e biológico (vírus e bactérias). Existem mais de 500 mil produtos químicos utilizados pela indústria, agricultura, medicina, nas pesquisas e nas residências.

Os acidentes com materiais perigosos podem acontecer nos diversos meios nos quais são fabricados ou manipulados, nas grandes indústrias e polos petroquímicos, no ambiente doméstico e, principalmente, em nosso meio, durante seu transporte, seja rodoviário, ferroviário, marítimo ou fluvial. No Brasil, estima-se que aconteçam cerca de 100 mil transportes de materiais perigosos por dia, dos quais 60% são representados pelo transporte de combustíveis e cerca de 40% pelo transporte de produtos químicos.

Não se tem um número preciso dos acidentes que ocorrem envolvendo materiais perigosos, além de não termos hospitais com instalações adequadas para o atendimento das vítimas desses acidentes, o que torna o problema preocupante no nosso meio.

As equipes de atendimento pré-hospitalar devem ter uma atenção especial aos acidentes com veículos que transportam as cargas perigosas, bem como aos acidentes domésticos que envolvam produtos perigosos, para:

- Identificar o tipo de substância encontrada ou liberada de seus recipientes de transporte em decorrência dos acidentes, por meio da sinalização existente em tais veículos, de acordo com as normas internacionais de transporte de cargas perigosas.
- Conhecer os possíveis riscos das substâncias para a equipe, a vítima, o público e o meio ambiente, consultando sempre que necessário as publicações existentes (Manual de Emergências com Produtos Perigosos, ABIQUIM – Associação Brasileira de Indústrias Químicas e Produtos Derivados).

- Conhecer as principais vias de entrada das substâncias no organismo e seus mecanismos de lesão, para prestar o atendimento pré-hospitalar mais adequado às condições apresentadas pela vítima.
- Notificar as autoridades competentes, dependendo da magnitude do acidente, para que sejam acionados os recursos necessários para interromper/mitigar/controlar os danos às pessoas, ao meio ambiente e às propriedades – autoridades policiais, Corpo de Bombeiros, órgãos locais e estaduais de conservação do meio ambiente, Defesa Civil e outros recursos da comunidade.
- Notificar o estabelecimento da rede hospitalar, que receberá a vítima do acidente com produto perigoso, a substância envolvida, os efeitos sobre sua saúde e as possíveis complicações.
- Promover a limpeza/desinfecção/descontaminação da equipe, materiais, equipamentos e veículos de maneira adequada.
- Buscar informações sobre tratamento e riscos no centro de informação toxicológico da sua região.

CLASSIFICAÇÃO DOS MATERIAIS PERIGOSOS

As Nações Unidas estabeleceram uma classificação dos materiais perigosos, utilizada internacionalmente, baseada nas propriedades físico-químicas das substâncias e no seu correspondente potencial de risco; cada classe está dividida em subclasses com características específicas de cada material.

Classe 1 – Explosivos

Substâncias químicas que causam liberação quase que instantânea de pressão, gás e calor quando submetidas a choque, aumento de pressão ou temperatura. Têm potencial de impacto mecânico e térmico.

- Subclasse 1.1 – substâncias e artigos com risco de explosão em massa (dinamite; explosivos militares).
- Subclasse 1.2 – substâncias e artigos com risco de projeção, sem risco de explosão em massa (alguns fogos de artifício, propelentes líquidos).
- Subclasse 1.3 – substâncias e artigos com risco de fogo e com pequeno risco de explosão, de projeção ou ambos, mas sem risco de explosão em massa (a maioria dos fogos de artifício, munição leve).
- Subclasse 1.4 – substâncias e artigos com risco pequeno de explosão (munição).
- Subclasse 1.5 – substâncias com potencial de explosão em massa, porém muito insensíveis (nitrato de amônio).
- Subclasse 1.6 – substâncias muito insensíveis, sem risco de explosão em massa (óleo combustível).

Classe 2 – Gases

Comprimidos, liquefeitos, dissolvidos sob pressão ou altamente refrigerados. Podem causar problemas respiratórios e lesões térmicas por calor ou frio excessivos.

- Subclasse 2.1 – gases inflamáveis (propano, metano, hidrogênio).
- Subclasse 2.2 – gases comprimidos, não tóxicos e não inflamáveis (neon, hélio, dióxido de carbono).
- Subclasse 2.3 – gases tóxicos que, quando inalados, mesmo em pequenas quantidades, vaporizam facilmente.

Classe 3 – Líquidos Inflamáveis

Termicamente instáveis e potencialmente corrosivos e tóxicos.

- Subclasse 3.1 – líquidos inflamáveis (ignição dos vapores abaixo de 40 °C – gasolina, álcool).
- Subclasse 3.2 – líquidos combustíveis (ignição dos vapores entre 40 e 80 °C).

Classe 4 – Sólidos Inflamáveis

Substâncias sólidas inflamáveis ou sujeitas à combustão espontânea, ou que emitem gases inflamáveis quando em contato com a água. Termicamente instáveis, corrosivas e tóxicas.

- Subclasse 4.1 – sólidos inflamáveis, exceto os classificados como explosivos, que podem causar fogo por fricção ou retenção de calor durante o manuseio ou transporte (fósforos, enxofre).
- Subclasse 4.2 – sólidos sujeitos à combustão espontânea.
- Subclasse 4.3 – substâncias que, em contato com a água ou substâncias orgânicas, podem iniciar ou contribuir para o fogo (potássio, sódio, alumínio, magnésio).

Classe 5 – Oxidantes e Peróxidos Orgânicos

Potencialmente tóxicos.

- Subclasse 5.1 – oxidantes – gases, líquidos ou sólidos que liberam oxigênio, alimentando a combustão (oxigênio, ozônio, peróxido de hidrogênio, ácido nítrico).
- Subclasse 5.2 – peróxidos orgânicos – líquidos, pastas ou sólidos sujeitos à decomposição exotérmica e autoacelerável, por possuírem a estrutura bivalente O-O; são sensíveis ao choque e ao atrito.

Classe 6 – Substâncias Tóxicas ou Infectantes

Causam danos à saúde se inaladas, ingeridas ou em contato com a pele.

- Subclasse 6.1 – venenos líquidos ou sólidos, inclusive pesticidas, com graus variáveis de risco de envenenamento.
- Subclasse 6.2 – substâncias irritantes, líquidos ou sólidos, que emanam vapores extremamente irritantes quando expostas ao ar ou ao fogo (alcatrão).
- Subclasse 6.3 – substâncias infectantes, que contenham microrganismos viáveis; produtos biológicos acabados ou semiprocessados

para uso animal ou humano (vacinas); espécimes para diagnóstico, humanos ou animais (fezes, urina, sangue e seus componentes, tecidos ou fluidos, excluindo-se animais vivos e infectados).

Classe 7 – Materiais Radioativos

Qualquer material que espontaneamente emita radiação ionizante em atividade superior a 70 kBq/kg. Dependendo do tipo de exposição, pode ser fatal ou causar sérios danos à saúde, agudos ou crônicos.

Classe 8 – Corrosivos

Líquidos ou sólidos que causam lesão (necrose) aos tecidos vivos ou destruição de aço ou alumínio (ácido sulfúrico, ácido nítrico, hidróxido de amônia).

Classe 9 – Substâncias Perigosas Diversas

Sólidos ou líquidos que possam apresentar, durante o transporte, algum risco não descrito em quaisquer das demais classes, ou perigo de reação violenta resultante da decomposição ou polimerização; qualquer material que possa apresentar propriedades nocivas, anestésicas ou similares, ou quaisquer materiais que sejam classificados como de alta temperatura, substância perigosa ou lixo tóxico (dióxido de carbono, gelo seco, baterias de lítio).

IDENTIFICAÇÃO DOS MATERIAIS PERIGOSOS

Antes de qualquer ação de resgate ou atendimento de vítima envolvida em acidente com veículos transportando material perigoso, é importante a *identificação da substância* envolvida, que pode ser realizada observando-se os seguintes itens:

- Os documentos de embarque da carga e nota fiscal do produto, que devem estar sempre no veículo de transporte.
- A ficha de emergência do veículo de transporte de material perigoso; instituída pela ABNT – NBR-7503, deve sempre acompanhar os documentos de embarque e nota fiscal do produto, e conter os seguintes dados: nome do produto, seu respectivo número de identificação na ONU (número de quatro dígitos segundo convenção internacional – consultar Manual de Emergências com Produtos Perigosos, ABIQUIM – Associação Brasileira de Indústrias Químicas e Produtos Derivados), nome do fabricante e telefones para contato, rótulo de risco do produto e orientações de procedimentos em caso de acidentes, incluindo informações ao médico.
- Os painéis de segurança, placas retangulares de cor laranja, que devem obrigatoriamente estar presentes na frente e na traseira do veículo de transporte, que contêm na parte inferior o número do

produto na ONU e na parte superior um número de dois algarismos que permite identificar imediatamente o risco principal e os riscos subsidiários da substância, conforme convenção:

Significado do primeiro algarismo – risco principal:
1. Gás.
2. Líquido inflamável.
3. Sólido inflamável.
4. Substância oxidante ou peróxido orgânico.
5. Substância tóxica.
6. Substância radioativa.
7. Substância corrosiva.

Significado do segundo ou terceiro algarismo (a duplicação do algarismo indica intensificação do risco) – riscos subsidiários:
0. Ausência de risco.
1. Explosivo.
2. Emana gás.
3. Inflamável.
4. Fundido.
5. Oxidante.
6. Tóxico.
7. Radioativo.
8. Corrosivo.
9. Perigo de reação violenta resultante da decomposição ou polimerização.

A presença da letra X em um rótulo de risco indica proibição expressa de uso de água no produto.

Exemplos: os rótulos de risco, afixados obrigatoriamente no veículo de transporte, que registram a classe e subclasse da substância, coloridos em segundo plano com cores que lembram a classe da substância, com inscrição e figuras que identificam os riscos.

MECANISMOS DE LESÃO DOS MATERIAIS PERIGOSOS

Os produtos perigosos podem penetrar o organismo humano de quatro formas distintas: por absorção através da pele ou dos olhos; por inalação de substâncias solúveis ou insolúveis; pela ingestão e por injeção ou inoculação.

Seja qual for a rota de entrada, os mecanismos de lesão dos produtos perigosos podem ser classificados nas seguintes categorias:

- Lesões térmicas – pelo calor ou pelo frio.
- Lesões mecânicas – causadas por ondas de choque, forças de impacto ou explosão.
- Asfixia – interferindo no mecanismo da respiração.
- Lesões químicas – alterando estrutura e função de células, tecidos e órgãos.

- Lesões etiológicas ou contaminações por microrganismos.
- Lesões radiológicas agudas ou crônicas produzidas por radiação ionizante.

Proteção Individual

Sempre que houver possibilidade de contato com produtos perigosos – presença de gases, vapores ou partículas, contato direto da pele com a substância – é necessária a utilização de equipamentos de proteção individual. Os equipamentos podem oferecer os seguintes graus de proteção:

- **Nível A** – proteção máxima para as vias respiratórias, olhos e pele encapsulado total, com roupa hermeticamente fechada, botas e luvas resistentes a produtos químicos, aparelho autônomo de respiração ou respirador com conduto de ar sob pressão.
- **Nível B** – proteção máxima para as vias respiratórias, porém menos proteção para a pele – roupas, botas e luvas resistentes a produtos químicos, aparelho autônomo de respiração ou respirador com conduto de ar sob pressão.
- **Nível C** – proteção para a pele e olhos, com menos exigência de proteção para as vias respiratórias – máscara cobrindo completamente o rosto, com cartucho purificador de ar, roupas, botas e luvas resistentes a produtos químicos.
- **Nível D** – menor proteção para pele, olhos e vias respiratórias; basicamente o uniforme de trabalho da equipe. Utilizado quando não houver concentrações atmosféricas consideráveis de vapores ou gases tóxicos e os trabalhos a serem realizados excluírem respingos, imersão ou inalação inesperada de produtos perigosos.

O nível de proteção individual necessário para cada acidente com produtos perigosos será determinado pelo perigo existente – tipo, toxicidade e concentração da substância química no ambiente –, e pelo risco potencial de exposição à substância no ar, respingos ou outro tipo de contato direto com a substância.

A descontaminação deve ser realizada com o objetivo de reduzir lesões cutâneas ou a absorção do contaminante através da pele, minimizar a chance de inalação ou ingestão do contaminante, proteger a equipe de atendimento e controlar a contaminação de materiais e equipamentos (Fig. 32.1).

Descontaminação

Existem várias maneiras de realizar a descontaminação, de acordo com a natureza da substância envolvida:

- Utilizando-se agentes *emulsificantes*, como, por exemplo, os detergentes, sabões ou surfactantes. Esses produtos têm a capacidade de produzir suspensão em líquidos imiscíveis (não polares) ou sólidos insolúveis.

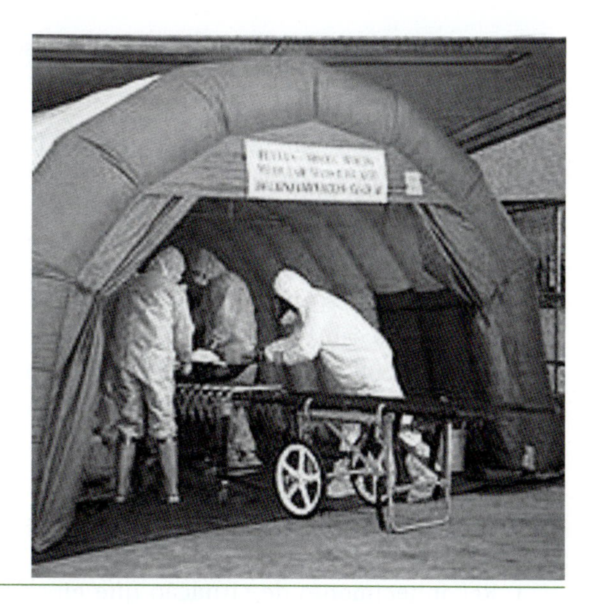

Fig. 32.1 – *Barraca para descontaminação.*

- Pela *degradação* ou neutralização por outras substâncias químicas. As substâncias degradantes são bastante específicas para cada substância perigosa – processo não utilizado em tecidos vivos.
- Pela *desinfecção*, ou seja, destruição dos microrganismos, toxinas contaminantes, geralmente por soluções cloradas ou água oxigenada.
- Por *diluição*, diminuindo-se a concentração do contaminante, geralmente uma substância solúvel. Deve-se tomar cuidado com substâncias reativas à água, pois podem causar queimaduras térmicas ou químicas sobre os tecidos vivos.
- Por *absorção* ou *penetração* de um líquido ou gás em outra substância; sem valor para a descontaminação de vítimas, servindo em alguns casos de descontaminação da superfície da água.
- Por *remoção* física, pela pressão ou do vácuo, ou pela utilização de água, escovas ou similares, ou jatos de ar.
- *Desprezando-se* ou eliminando vestes, materiais ou equipamentos, tomando cuidado com o destino do lixo tóxico.

Em todos os casos é importante atentar primeiramente para as condições que determinam risco de morte imediato à vítima. Na maioria das vezes, feridas e orifícios contaminados são os primeiros a serem descontaminados, seguidos das áreas de maior contaminação sobre a pele intacta. A descontaminação deve começar com os métodos menos agressivos, e depois passar para métodos mais agressivos, se necessário.

Atendimento Inicial às Vítimas de Acidentes com Produtos Perigosos

Diante da necessidade de atendimento de vítimas envolvidas em acidentes com produtos perigosos, a equipe que presta o atendimento inicial deve:

- Zelar pela sua segurança, avaliando os riscos reais ou potenciais antes da abordagem da vítima, e utilizar os equipamentos de proteção individual disponíveis.
- Observar atentamente os mecanismos de lesão envolvidos no acidente e a natureza das lesões reais e potenciais.
- Instituir medidas de procedimentos de suporte básico e/ou avançado de vida apropriados, de acordo com os protocolos estabelecidos.
- Identificar a natureza do produto perigoso envolvido no acidente e a magnitude de sua ação sobre a vítima, a fim de instituir os cuidados específicos cabíveis ao atendimento pré-hospitalar.
- Promover ou buscar em ambiente especializado a descontaminação das pessoas da equipe, dos materiais e equipamentos contaminados.

RESUMO

O objetivo de atendimento a acidentes com materiais perigosos inclui uma série de ações que são realizadas, muitas vezes, conjuntamente:

1. Reconhecimento de situação que envolva materiais perigosos e notificação aos órgãos competentes.
2. Estabelecer um comando local similar ao proposto nos acidentes com múltiplas vítimas.
3. Proteger o local do evento e os membros das equipes de socorro de qualquer exposição adicional.
4. Identificar o material envolvido.
5. Realizar o resgate das vítimas no local.
6. Descontaminação e cuidados médicos iniciais.
7. Contenção do material perigoso.

Para isso, é necessário que as equipes de atendimento pré-hospitalar, a Defesa Civil e os hospitais possuam protocolos de ação conjunta nos casos de acidentes com materiais perigosos.

33 Transporte Aeromédico

Ricardo Cesar Geenen Accioly Pinto

"Seria correto dizer que o papel do helicóptero em salvar vidas representa uma das mais gloriosas páginas na história do voo humano."

IGOR SIKORSKY

INTRODUÇÃO

A utilização de serviços de transporte e resgate aeromédico vem se tornando cada vez mais um padrão em países desenvolvidos para o atendimento de pacientes com quadro clínico crítico ou feridos gravemente, e que necessitem de transporte rápido para instalações médicas especializadas, assim como para centros de referência de trauma regionais. O prognóstico e a recuperação desses pacientes aumenta com o uso desse meio de transporte, principalmente se contar com tripulações bem treinadas e equipadas.

O transporte aeromédico é um componente crucial num sistema de atendimento médico pré-hospitalar e hospitalar de emergência hierarquizado e regulado. O atendimento e o transporte aéreo devem ser responsáveis pela garantia de que os pacientes ou as vítimas de trauma grave recebam os cuidados especializados e vitais para salvarem suas vidas no menor tempo possível, e sejam encaminhados ao destino mais apropriado a seus casos, independentemente da distância. Nos Estados Unidos, estima-se que 28% da população só tenha acesso aos grandes centros de trauma dentro da primeira hora após o acidente (*golden hour*), por via aérea. Os principais critérios usados para acionar esse tipo de transporte, de acordo com o Colégio Americano de Médicos Emergencistas (ACEP), seriam: para pacientes que exijam um suporte avançado de vida que não esteja disponível no meio de transporte terrestre, mas seja oferecido pela equipe da aeronave; para pacientes que possam necessitar de intervenções e procedimentos urgentes para salvar suas vidas e para os quais o transporte aéreo seja muito mais rápido que o terrestre até o destino mais apropriado; para pacientes que estejam em locais geograficamente isolados, onde não seja possível o transporte por via terrestre, ou que este se revele extremamente demorado; e em situações em que os recursos de atendimento da equipe pré-hospitalar e hospitalar local não sejam suficientes para o caso, ou seja, as necessidades do paciente excedam sua capacidade técnica para avaliação, intervenção, monitorização e medicação. Além disso, as condições metereológicas devem ser sempre levadas em consideração, pois interferem diretamente na decisão sobre o meio de transporte mais apropriado ao caso.

O uso apropriado do serviço aeromédico é importante, devendo sempre ser levado em conta os custos, recursos disponiveis e beneficios que trará aos pacientes. O acionamento desnecessário de uma aeronave implica, além de custos elevados, riscos para a integridade da tripulação e do paciente. Por outro lado, a não utilização desse meio de transporte, quando bem indicada, para pacientes que possam se beneficiar com sua rapidez, causa aumento da morbidade e mortalidade. Esse é um desafio que pode ser controlado por uma regulação médica eficiente, feita por profissionais bem treinados e experientes.

HISTÓRICO

A necessidade de transporte militar de feridos foi discutida já na Guerra Franco-Prussiana, em 1870-1871, ocasião em que foi amplamente utilizado o resgate e a remoção aeromédica. Feridos eram transportados de forma rudimentar para hospitais de campanha na retaguarda, já se observando as vantagens obtidas em tempo e segurança, porém, eram transportes realizados com ausência ou limitações de profissionais de saúde, principalmente médicos. Ainda na Guerra Franco-Prussiana, Henri Dunan, inconformado com a crueldade da guerra, criou a Cruz Vermelha internacional, convocando a conferência de Genebra, Suíça, que, entre várias medidas, estabeleceu que as equipes de saúde usariam o símbolo oficial da cruz, em tom avermelhado, em seus capacetes e braceletes, ambulâncias e aeronaves, para identificação do atendimento e transporte de feridos (Fig. 33.1).

O primeiro médico fisiologista dedicado à fisiologia da altitude foi Paul Bert (1833-1866), que, por meio de uma câmara hipobárica, analisou os efeitos da baixa pressão em humanos e animais, sobretudo no sistema respiratório e cardiovascular. Bert demonstrou que o ser humano não estava adaptado ao ambiente aéreo e se encontrava sujeito a hipóxia, hipotermia, mal-estar intermitente e efeitos deletérios do oxigênio e do nitrogênio.

Na Primeira Guerra Mundial iniciou-se o uso dos primeiros modelos de aeronaves para transporte aeromédico. Eram rudimentares, despressurizadas, com sistema de rede de oxigênio suplementar, em monomotores com velocidade média de 150 km/hora onde os feridos ficavam em compartimentos diante do piloto (Fig. 33.2).

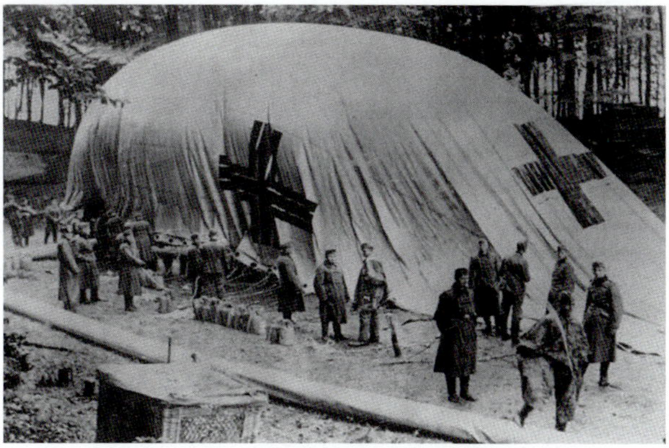

Fig. 33.1 – *Balão utilizado na Guerra Franco-Prussiana (1870-1871).*

Fonte: <http://www.medicinaintensiva.com.br/transporteaeromedico.htm>.

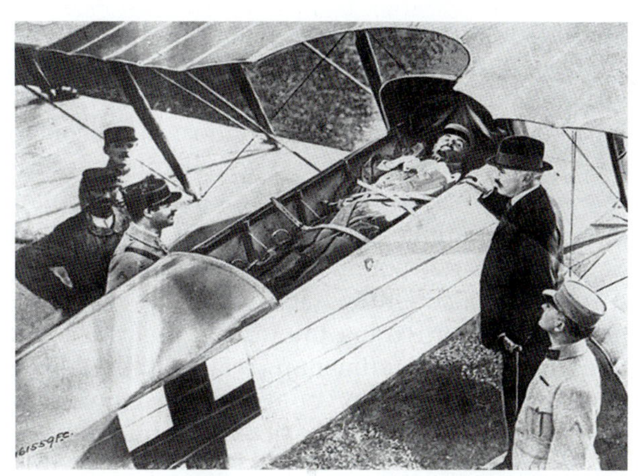

Fig. 33.2 – *França, 1917. Transporte aéreo rudimentar na Primeira Guerra Mundial.*

Fonte: <http://www.medicinaintensiva.com.br/transporteaeromedico.htm>.

Após a Primeira Guerra Mundial, o sistema de remoção aérea foi se desenvolvendo, porém, com limitações de custos e de pessoal treinado. Surgiram aeronaves mais amplas, tripuladas com médicos e enfermeiros, um maior conhecimento da fisiologia do voo foi desenvolvido e aeroportos foram homologados, o que já permitia um transporte mais adequado e rápido. Em 1933, foi criado o primeiro serviço de resgate aeromédico na Austrália, que mais tarde se tornou o Royal Flying Doctor Service.

A Segunda Grande Guerra novamente impulsionou a necessidade de transporte rápido de feridos, e os alemães e americanos adaptaram aeronaves militares de transporte como "ambulâncias aéreas", com macas apropriadas, sistema de aspiração e oxigênio, equipamentos de ventilação não invasiva com máscaras, medicamentos e a presença de profissionais de saúde para o atendimento. O transporte aéreo organizado, encaminhando os pacientes para hospitais militares de retaguarda, permitia realizar a remoção de vários deles ao mesmo tempo em aviões amplos (Fig. 33.3).

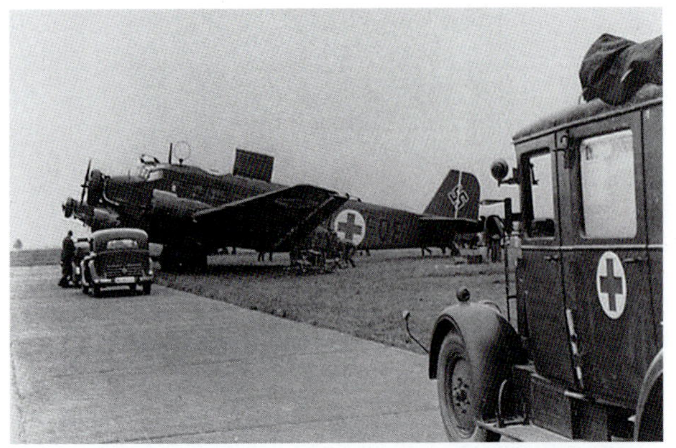

Fonte: <http://www.medicinaintensiva.com.br/transporteaeromedico.htm>.

Fig. 33.3 – *Remoção aérea na Segunda Guerra Mundial.*

Em 1907, Louis Breguet elabora a teoria da asa rotativa, porém, a concepção atual dada ao helicóptero, com rotor central e de cauda, foi elaborada em 1939 pelo russo Igor Sikorsky. O seu modelo VS 300 voou uma hora, 32 minutos e 26 segundos. O helicóptero logo estaria inserido como aeronave de transporte aeromédico em virtude de sua configuração versátil, não necessitando de pistas e efetuando pouso vertical. Os primeiros aparelhos equipados para resgate de feridos surgiram já na Segunda Guerra, porém, foi na Guerra da Coreia, ocorrida entre 1950 e 1953, que a sua utilização foi realmente empregada com helicópteros de pequeno porte e um piloto, com macas fechadas no esqui protetor. O transporte era rudimentar, realizado em baixa altitude, sem equipe de vigilância durante o voo e já demonstrava a necessidade de o piloto conhecer procedimentos básicos de primeiros socorros (Fig. 33.4A e B).

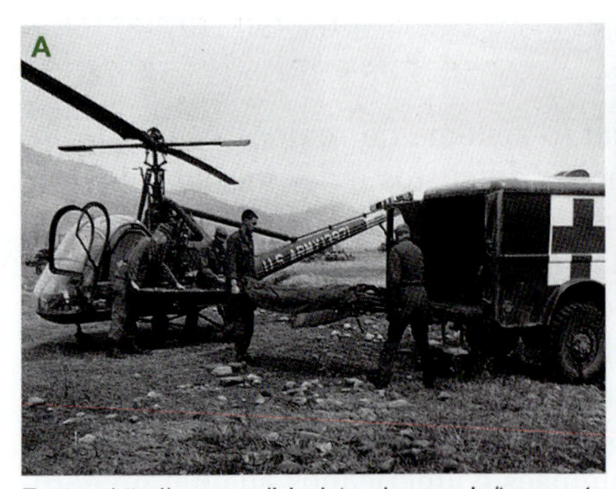

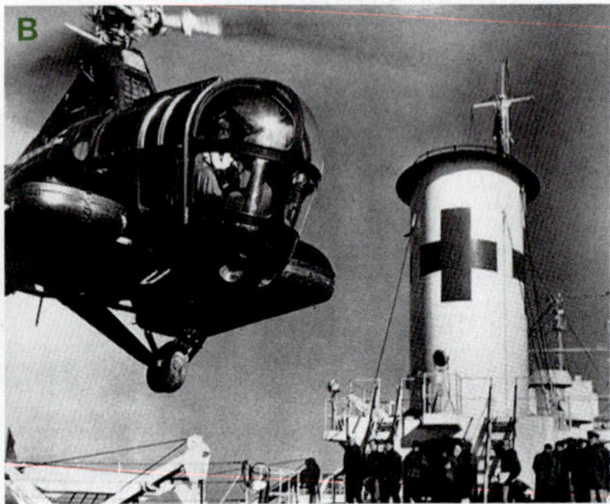

Fonte: <http://www.medicinaintensiva.com.br/transporteaeromedico.htm>.

Fig. 33.4 – **A e B.** *Guerra da Coreia (1950-1953). Início do transporte aeromédico com asa rotativa.*

Em 1962, a Guerra do Vietnã, com sua geografia acidentada, florestas fechadas e graves epidemias, tornou o helicóptero a melhor opção para o deslocamento militar e de feridos. O mais utilizado foi o Huey, em geral bipilotado, que contava com uma maca interna, equipe de auxiliar ou enfermeiro e médico para efetuar o resgate de feridos em missões com pouca segurança e sujeitas a artilharia inimiga. A Guerra do Vietnã demonstrou a necessidade de treinamento para equipes de saúde específicas para o resgate aeromédico, dando início à era da asa rotativa e das UTIs aéreas. Já nessa época, o médico e engenheiro aeronauta Forrest Bird inventou o mais importante ventilador pulmonar invasivo pressórico, denominado BIRD Mark 7, para utilização em UTIs militares e aeronaves de resgate (Fig. 33.5).

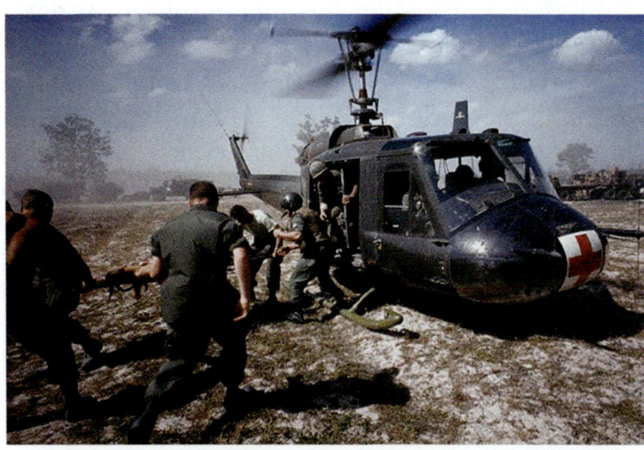

Fonte: <http://www.medicinaintensiva.com.br/transporteaeromedico.htm>.

Fig. 33.5 – *Guerra do Vietnã (1955-1975). Nesse conflito, o transporte em helicópteros foi amplamente utilizado. Surgem as primeiras ambulâncias aéreas, equipadas conforme o padrão atual.*

Em 1973, foi ativado em Denver, Estados Unidos, o primeiro serviço civil de resgate aeromédico.

Na década de 1980, iniciou-se o auge do transporte aeromédico. Aeronaves rápidas, como jatos, dentre os quais o Learjet, tornaram-se verdadeiras UTIs aéreas, com ventiladores pulmonares específicos, desfibriladores, bombas de infusão, medicamentos, monitores cardíacos e, principalmente, equipe aeromédica treinada. Velocidades em torno de 27 km/h passaram a alcançar 900 km/h, em cabines pressurizadas, ambiente confortável para o paciente e equipe, com normas internacionais rígidas, proporcionando rapidez e segurança.

Como em toda tecnologia, uma invenção não exclui a outra; portanto, três tipos de aeronave podem ser utilizados no resgate, conforme a distância a ser percorrida e as condições locais: o helicóptero, que voa de 200 a 250 km/h; o avião turbo-hélice, que voa de 350 a 400 km/h; e o jato, que voa de 600 a 700 km/h.

No Brasil, o resgate aeromédico faz-se necessário devido a sua enorme dimensão continental (8.511.996,3 km) e à distribuição heterogênea da população. Soma-se ainda outro fator, a presença da maior mata equatorial do mundo, a selva amazônica, onde o socorro médico só é possível por meio de barcos e helicópteros. Por outro lado, a maior parte dos estabelecimentos de saúde com alto grau de especialização (52,69%)

está localizada na Região Sudeste. Em nosso país, o primeiro serviço de atendimento pré-hospitalar a utilizar helicópteros foi o GSE, do corpo de bombeiros do Rio de Janeiro, em 1989.

O Resgate 193 da cidade de São Paulo iniciou suas atividades no início de 1990, com atuação na Grande São Paulo e em 14 municípios do estado, empregando 36 unidades de resgate, duas unidades de suporte avançado e um helicóptero.

Em Curitiba, o início das atividades do grupo de resgate aeromédico de urgência (Grau) se deu em agosto de 2007, por meio de um acordo de cooperação técnica entre a Polícia Rodoviária Federal (PRF) e a Prefeitura Municipal de Curitiba, propiciado pelo Ministério da Saúde (coordenação de urgências), envolvendo o Departamento de Operações Aéreas (DOA) da PRF e o Serviço de Atendimento Móvel de Urgência (Samu). Foi então montada uma base no hangar 25 do Aeroporto de Bacacheri, em Curitiba, após uma reforma, com a construção de um almoxarifado descentralizado com expurgo, alojamentos e sala de operações. O serviço utiliza uma aeronave Bell 407 com *kit* aeromédico (Fig. 33.6) e é tripulada por pilotos e operadores de voo da PRF, médicos do Serviço Integrado de Atendimento ao Trauma e Emergências (Siate) integrados ao Samu de Curitiba, enfermeiros do Samu de Curitiba e socorristas da PRF.

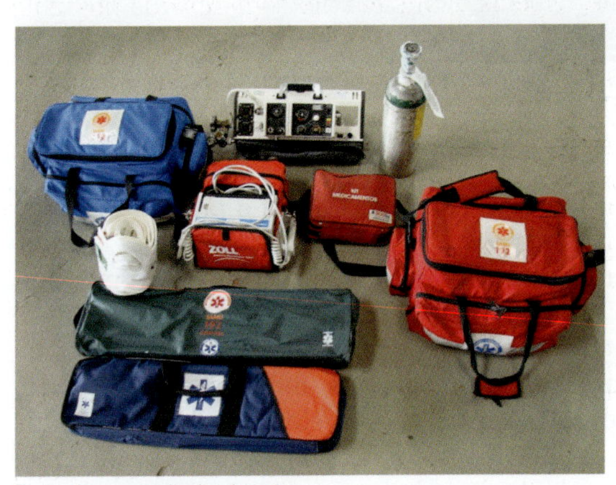

Fonte: Acervo particular do autor.

Fig. 33.6 – Kit *aeromédico.*

FORMAÇÃO DE EQUIPES DE RESGATE

Os critérios gerais para a seleção de tripulantes são os seguintes:

- Boa capacidade cardiovascular.
- Boas condições físicas.
- Peso e altura proporcionais.
- Aparelho locomotor normal.
- Capacidade aeróbica.
- Ausência de patologia da coluna vertebral.
- Acuidade visual 20/20 (ou corrigida para 20/20 com lentes).

- Acuidade auditiva 15/15 ouvido ou perda inferior a 10 decibéis (db).
- Testes de função pulmonar dentro do padrão de normalidade.
- Resistência a cinetoses.
- Estabilidade psicoemocional.
- Boa dicção e facilidade de expressão, o que permite comunicações via rádio ou telefone celular.
- História clínica negativa para epilepsia.
- Motivação profissional.
- Histórico negativo para alcoolismo ou uso de drogas.
- Capacidade de suportar a fadiga.
- Experiência profissional e competência técnica.
- Curso básico de transporte aeromédico.
- Curso básico de sobrevivência.
- Curso de manobras de suporte avançado de vida.
- Dedicação, entusiasmo, flexibilidade, liderança.

SEGURANÇA NO TRANSPORTE AEROMÉDICO

Os acidentes com helicópteros aeromédicos são causados principalmente por falhas do piloto, principalmente quando submetido a situações adversas em voos noturnos ou condições climáticas ruins. A falha mecânica é menos frequente, especialmente em helicópteros que possuam duas turbinas. A falha humana é, portanto, a maior responsável pelos acidentes aeronáuticos e corresponde a cerca de 80% dos casos em geral.

Uma mais criteriosa seleção e treinamento de pilotos, a utilização de equipamentos de segurança mais sofisticados, o estabelecimento de regras claras para a definição das condições de voo e aterrissagem, reduzem a frequência de acidentes. Os critérios de saúde para a seleção da tripulação devem ser rígidos, não só em relação ao conhecimento técnico-profissional, como também a assuntos relativos à aviação.

A utilização de equipamentos de segurança pela tripulação e o treinamento periódico do pessoal médico em emergências são fatores importantes na redução da mortalidade em caso de acidente. A tripulação da aeronave deve dominar os seguintes procedimentos: desligar motores, operar os rádios, aplicar o freio do rotor e ejetar portas. Todos devem ter cursos de sobrevivência na selva e no mar.

Durante os plantões, a equipe deve contar com uma base de operações confortável, para reduzir o cansaço e o estresse da tripulação. A ingestão de bebida alcoólica deve ser proibida durante os serviços ou na véspera, assim como turnos exaustivos de trabalho. É também de fundamental importância o bom entrosamento entre as equipes e o sentimento de companheirismo no serviço, visando a um melhor rendimento profissional e minimizando as chances de erros, que podem pôr em risco toda uma operação.

Devem ser feitas frequentes inspeções da aeronave por equipes especializadas de manutenção e pelos pilotos, para detecção e correção precoce de eventuais problemas (Fig. 33.7).

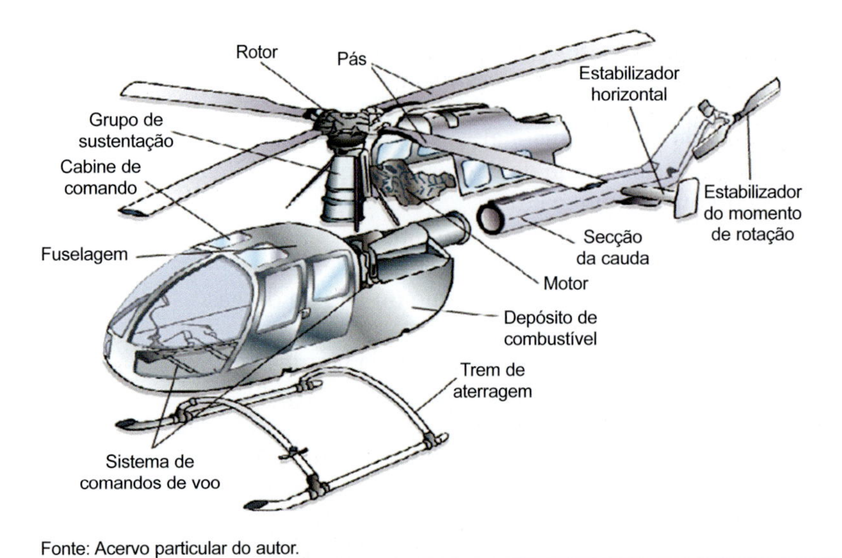

Fonte: Acervo particular do autor.

Fig. 33.7 – *Componentes de um helicóptero.*

Seleção de Locais de Pouso

- Sempre que possível, o pouso deverá ser realizado em heliportos homologados.
- Em emergências, pode ser utilizada uma área ampla, plana, livre de obstáculos suspensos (fios elétricos e galhos de árvores), com o solo firme e não arenoso.
- As dimensões mínimas variam de acordo com o tipo de aeronave, porém, uma área com 20 × 20 metros durante o dia geralmente é suficiente.
- Deve ser o mais próximo possível do local do resgate, mantendo sempre uma distância mínima que impeça o vento gerado pelo rotor de causar problemas.
- O operador de voo deverá manter os observadores circunstanciais a uma distância segura da aeronave, precavendo-se contra riscos causados pelo rotor de cauda.

Aproximação da Aeronave

- Deve ser frontal ou lateral, sempre após autorização do operador de voo. As aproximações laterais não devem ultrapassar o cone da cauda.
- Nunca se aproximar pela cauda.
- Não se aproximar correndo.
- Nunca se aproximar vindo de um plano elevado.
- Aproximar-se com o tronco levemente inclinado para a frente.

- Cuidado com objetos altos, como suportes de soro, para evitar colisões com o rotor principal. Lembre-se: algumas aeronaves possuem o rotor principal baixo o suficiente para serem tocados com a mão (Fig. 33.8).
- Cobertores e outros objetos devem ser fixados, para evitar seu desprendimento com o deslocamento de ar gerado pelo rotor.

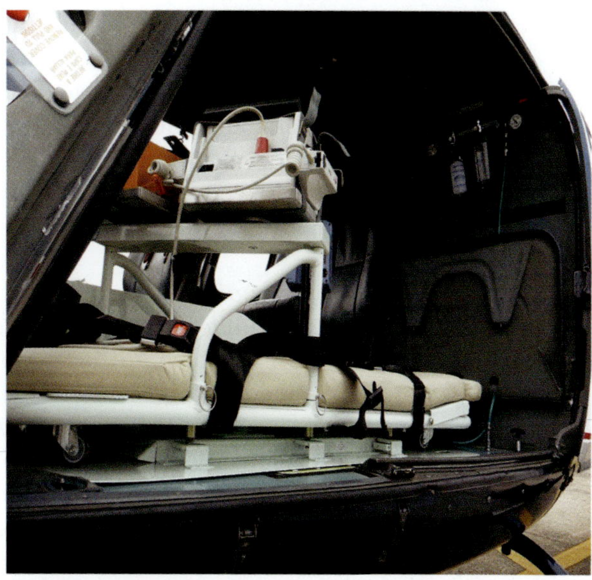

Fig. 33.8 – *Interior de uma aeronave de resgate.*

Fonte: Acervo particular do autor.

LEGISLAÇÃO

Visando complementar a normatização da atividade médica na área da urgência-emergência em sua fase pré-hospitalar, o CFM, no Parecer n. 14, aprovado em Sessão Plenária de 7 de junho de 2000, resolveu considerar o que segue:

1. *Transporte aeromédico*: é o transporte de paciente por via área, em aeronaves de asa fixa ou rotativa, para as quais a operação deve seguir as normas e legislações específicas vigentes, oriundas do Comando da Aeronáutica através do Departamento de Aviação Civil. Para efeito da atividade médica envolvida no transporte aéreo de pacientes, considera-se que o serviço de transporte aeromédico deve estar subordinado à autoridade técnica de um diretor médico com habilitação mínima compreendendo capacitação em emergência pré-hospitalar, noções básicas de fisiologia de voo e noções de

aeronáutica conforme descritas neste documento, sendo também recomendável habilitação em medicina aeroespacial. O serviço de transporte aeromédico deve estar integrado ao sistema de atendimento pré-hospitalar local, atuando em contato com o médico regulador responsável pelo paciente, e executando suas atividades nas seguintes modalidades:

a) *Resgate*: atendimento inicial ao paciente, na cena do evento, visando sua estabilização inicial, preparo e transporte com condições de suporte avançado de vida à instituição de saúde devidamente capacitada para a continuidade do atendimento, designada e contatada pelo médico regulador responsável.
b) *Transporte inter-hospitalar*: transporte de pacientes de uma instituição de saúde para outra, devendo obedecer às normas específicas deste Conselho, sob a responsabilidade do diretor médico da instituição que realiza o transporte, devendo oferecer até mesmo condições de suporte avançado de vida.

2. *Definições dos profissionais*:

A. *Profissionais não oriundos da área da saúde*:

A.1 – Piloto: profissional habilitado à operação da aeronave segundo as normas e regulamentos vigentes do Comando da Aeronáutica/Código Brasileiro de Aeronáutica/Departamento de Aviação Civil. Para atuação em ações de resgate em helicópteros, sob a orientação do médico da aeronave, é recomendável que possua capacitação em manejo auxiliar de pacientes, como ação complementar à ação do médico responsável, se necessária.

A.2 – *Socorrista*: indivíduo habilitado para prestar atendimento pré-hospitalar e credenciado para integrar a equipe médica do serviço aeromédico nas atividades de resgate, atuando sob supervisão direta do médico, fazendo uso de materiais e equipamentos especializados.

B. *Profissionais oriundos da área da saúde*:

B.1 – *Auxiliar ou técnico de enfermagem*: profissional habilitado às ações de sua competência no atendimento pré-hospitalar e aeromédico.

B.2 – *Enfermeiro*: profissional de nível superior, habilitado para ações de enfermagem no atendimento pré-hospitalar e aeromédico, nas modalidades de resgate e transporte inter-hospitalar.

B.3 – *Médico*: profissional de nível superior, habilitado ao exercício da medicina pré-hospitalar, compondo obrigatoriamente a equipe de resgate e de transporte inter-hospitalar aeromédico.

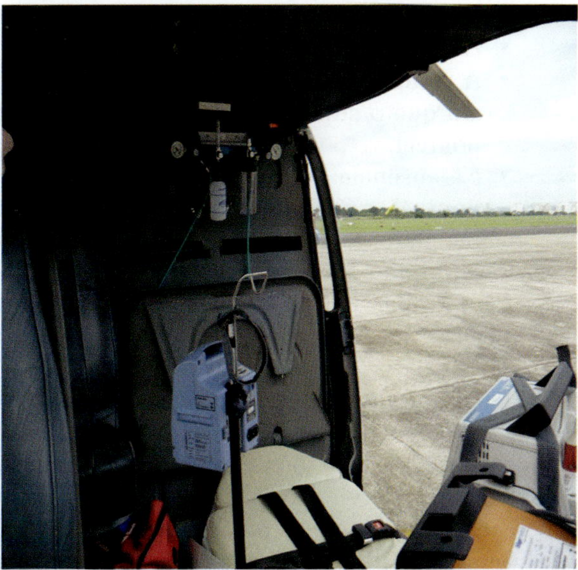

Fig. 33.9 – *Equipamentos de suporte avançado.*

Fonte: Acervo particular do autor.

CRITÉRIOS OPERACIONAIS PARA ACIONAMENTO DO TRANSPORTE AEROMÉDICO

1. O helicóptero é uma ambulância aérea e parte essencial do sistema de emergência pré-hospitalar. O seu acionamento pode ser considerado em situações em que:
   - A utilização da aeronave irá acelerar a chegada de um paciente a um hospital capaz de prestar cuidados definitivos e significativos para a condição do paciente; ou
   - Os serviços especializados oferecidos pelo serviço médico aéreo beneficiarão o paciente antes da chegada ao hospital.
2. Os seguintes critérios devem ser observados na utilização de um serviço médico aéreo:
   - A situação do paciente é de risco de morte, o que exige tratamento multidisciplinar e cuidados intensivos. Nessa situação, incluem-se pacientes com achados físicos importantes definidos nos protocolos de trauma (adulto e pediátrico).
   - Pacientes críticos vítimas de queimaduras graves, pacientes com quadros clínicos graves que necessitem de cuidados médicos em um centro especializado, como acidente vascular cerebral (AVC) ou infarto do miocárdio (pacientes com parada cardíaca e que não estejam com hipotermia devem ser excluídos destes critérios).
3. A regulação, a polícia ou os bombeiros irão avaliar a situação e, se necessário, poderão colocar o helicóptero em estado de alerta.

4. O helicóptero poderá ser solicitado quando:
   - A equipe de suporte avançado de vida no local solicitar.
   - A equipe de suporte básico de vida no local solicitar, nos casos em que o suporte avançado esteja atrasado ou não esteja disponível.
   - Na ausência de um serviço de atendimento pré-hospitalar disponivel, qualquer serviço de emergência pode solicitar o helicóptero, se considerar necessário.
5. Assim que a equipe pré-hospitalar terrestre chegar ao local, deverá avaliar a situação. Se entender que o helicóptero não é mais necessário, o chamado deverá ser cancelado o mais rapidamente possível.
6. Quando o uso do serviço de resgate aeromédico não está especificado pelos protocolos do serviço, deverá haver uma comunicação com a regulação médica para discutir a necessidade da situação.
7. O uso do serviço de resgate aeromédico pode ser considerado em situações em que o paciente esteja inacessível por outros meios, ou se a utilização dos serviços de transporte existentes em terra ameacem sobrecarregar o sistema de emergência pré-hospitalar local.
8. A definição do destino do paciente será sempre feita pela equipe médica após acordo com a regulação médica, em conformidade com os protocolos do serviço.
9. O serviço pré-hospitalar terrestre não deve esperar para realizar o transporte na cena da ocorrência, aguardando o helicóptero chegar. Se o paciente estiver estabilizado e pronto para o transporte, a viatura deverá iniciar o transporte para o hospital de referência e transferir a zona de aterrissagem para algum local no trajeto até o destino, onde o helicóptero irá interceptar a ambulância (Fig. 33.10).

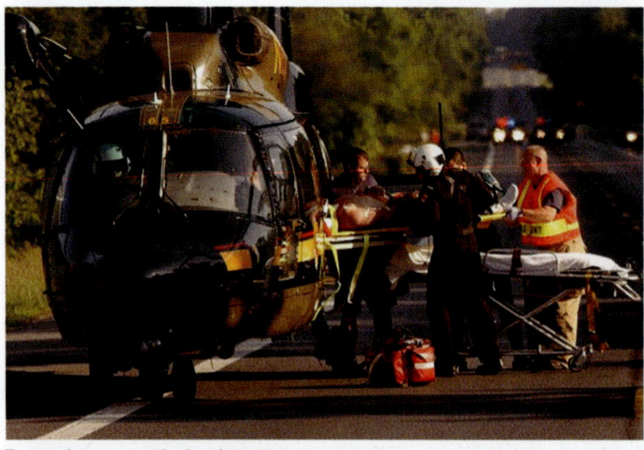
Fonte: Acervo particular do autor.

Fig. 33.10 – *Paciente estabilizado sendo colocado no interior da aeronave.*

Indicações de Acionamento para Situações com Vítimas Politraumatizadas

1. GCS (Escala de Coma de Glasgow) inferior ou igual a 13.
2. Frequência respiratória inferior a 10 ou maior que 29 respirações por minuto.
3. Pulsação inferior a 50 ou maior que 120 batimentos por minuto.
4. Pressão arterial sistólica inferior a 90 mmHg.
5. Lesões penetrantes na cabeça, pescoço, tronco ou extremidades proximais.
6. Suspeita de fraturas de dois ou mais ossos longos.
7. Suspeita de tórax instável.
8. Suspeita de lesão da medula espinal ou paralisia do membro.
9. Amputação (exceto dígitos).
10. Suspeita de fratura pélvica.
11. Fratura de crânio aberta ou fechada.
12. Queimaduras de segundo ou terceiro graus, superiores a 20% da área de superfície corporal, queimaduras com evidência de lesões faciais/vias aéreas ou queimaduras circunferenciais de extremidades.

PROTOCOLOS DO TRANSPORTE AEROMÉDICO

Condutas antes do Embarque

- Informar os pacientes colaborativos sobre as características do transporte.
- Avaliar cuidadosamente o paciente e esclarecer eventuais dúvidas com o médico assistente.
- Avaliar os exames laboratoriais e de imagem, se existentes.
- Monitorizar o paciente com cardioscópio, oxímetro de pulso e monitor não invasivo de tensão arterial, sempre que necessário.
- Efetuar as imobilizações necessárias, antes do embarque do paciente.
- Suplementar oxigênio em pacientes pneumopatas, cardiopatas, com distúrbios circulatórios, politraumatizados, queimados e com trauma ocular isolado.
- Sedar e conter pacientes agitados.
- Realizar, em terra, os procedimentos invasivos necessários.
- Obter, ao menos, um acesso venoso periférico.
- Drenar o tórax de paciente com suspeita de pneumotórax (principalmente antes de transporte com aeronave de asa fixa).
- Efetuar, sempre que possível, cateterismo nasogástrico em pacientes com patologia abdominal, comatosos ou com traumatismo raquimedular.
- Introduzir cateter vesical em pacientes inconscientes, com traumatismo raquimedular ou distúrbios hemodinâmicos.

- Estabilizar politraumatizados com a prancha longa, KED e colar cervical.
- Imobilizar fraturas de membros, evitando a utilização de dispositivos infláveis em transportes em aeronaves de asa fixa.
- Evitar contato do paciente com superfícies metálicas, em caso de eventual cardioversão ser necessária.

Condutas no Interior da Aeronave

- Continuar a suplementação de oxigênio e ventilação mecânica, quando presente.
- Manter a imobilização cervical e de lesões musculoesqueléticas.
- Preparar material para assistência básica à ventilação (bolsa/máscara), aspiração e oxigenoterapia e medicações de urgência para utilização imediata, quando necessário.
- Dispor de aspirador manual portátil em caso de falha do equipamento.
- Infundir medicações críticas através de bomba infusora ou bolsa pressórica.
- Verificar a fixação do cateter e do equipo de soro.
- Utilizar o cateter mais calibroso possível.
- Cuidados com embolia gasosa.
- Proteger os ouvidos do paciente.
- Manter o paciente aquecido (usar manta térmica quando indicado).
- Fixar o paciente na maca, assim como todos os equipamentos.
- Antes da decolagem, verificar se o paciente está confortável e seguro.
- Durante o voo, qualquer alteração dos parâmetros hemodinâmicos deve ser anotada.
- Geralmente o risco de descompensação ocorre acima dos 6.000 pés (hipóxia hipóxica).

Hipóxia Hipóxica (Mudanças Fisiológicas)

Aumento da frequência respiratória, da frequência cardíaca, da pressão arterial sistólica, do débito cardíaco e do consumo de oxigênio (lembrar que a hipóxia cerebral pode gerar convulsão).

Paciente sob Ventilação Mecânica

A maioria dos respiradores de transporte atualmente disponíveis no mercado não dispõe de todos os recursos presentes nos respiradores microprocessados encontrados nas unidades de terapia intensiva, e a administração de oxigênio a 100% é frequentemente necessária. É fundamental que a equipe de transporte esteja familiarizada com os ajustes necessários para adaptar o paciente a um respirador com características diferentes daquele da unidade de terapia intensiva. É aconselhável o controle gasométrico do doente após alguns minutos de ventilação no respirador de transporte, antes de retirar o paciente do hospital e levá-lo para a ambulância. As aspirações do tubo orotraqueal devem ser realizadas de forma a não comprometer a oxigenação do doente, e o posicionamento adequado do tubo orotraqueal deverá ser avaliado constantemente durante todo o transporte e cada vez que o paciente se movimentar. A capnometria e a oximetria de pulso são de uso obrigatório.

Infarto Agudo do Miocárdio e Choque

A monitorização cardíaca e da pressão arterial média são fundamentais para o controle desses doentes. É necessário que a unidade de transporte possua marcapasso externo transtorácico e medicação trombolítica, que poderá ser útil, em especial nos casos de distúrbio de condução durante o atendimento pré-hospitalar ou nos transportes longos na fase aguda do infarto agudo do miocárdio. O médico deverá estar atento para a possibilidade de o paciente desenvolver náuseas e vômitos pela cinetose que o balanço da aeronave provoca.

Pacientes Queimados, Afogados, Idosos, sob Efeito de Anestésicos ou Bloqueadores Neuromusculares

Pacientes nessas condições apresentam um risco elevado de desenvolver hipotermia; portanto, devem ser transportados com controle contínuo da temperatura corporal e sob monitorização básica, conforme já explicado. O paciente deve ser coberto com manta térmica, procedimento que propicia a manutenção da temperatura corporal.

Principais Intercorrências/Complicações Encontradas durante o Transporte

- Perda do acesso venoso.
- Deslocamento do tubo endotraqueal.
- Desconexão das linhas de infusão de drogas.
- Perda do controle da infusão de medicações críticas (nitroglicerina, nitroprussiato, antiarrítmicos etc.).
- Obstrução de cateteres e tubos de drenagem.
- Arritmias cardíacas.
- Hipóxia de altitude, hiper ou hipoventilação.
- Agravamento da dor e agitação psicomotora.
- Cinetoses (incluindo da equipe de transporte).
- Hipotermia (queda de cerca de 2 °C da temperatura corporal para cada mil pés de aumento de altitude).
- Deslocamento dos dispositivos de imobilização.
- Hipotensão arterial.
- Outros distúrbios causados por redução da pressão atmosférica:
  - No tubo digestivo, o aumento na altitude provoca expansão do gás contido no interior das vísceras ocas, produzindo distensão

visceral. Em pacientes com íleo paralítico ou obstrução intestinal mecânica, os sintomas podem se agravar em altitudes. Nesses casos, a cateterização nasogástrica torna-se imperativa.

- Pneumotórax, em grandes altitudes o ar contido na pleura em pacientes com pneumotórax tende a se expandir agravando a insuficiência respiratória.
- Perda para o terceiro espaço, a redução na pressão ambiental facilita a saída de líquido do intravascular para o terceiro espaço, podendo causar hipovolemia. Grandes queimados e pacientes sépticos são particularmente suscetíveis a essa complicação.
- Sistema nervoso central, pacientes vítimas de trauma craniano, com lesão da dura-máter por pequenas fraturas ósseas dos seios da face, ouvido ou crânio podem apresentar aumento da pressão intracraniana devido ao extravasamento de líquor e consequente entrada de ar, que pode ficar aprisionado por mecanismo valvular do tecido lesado.

Complicações Relacionadas aos Equipamentos Médicos

- Recipientes de vidro contendo soluções intravenosas podem explodir.
- Remover *cuffs* dos esfigmomanômetros após o uso, pois podem causar isquemia do membro.
- Balonetes de tubos endotraqueais podem causar isquemia da traqueia. Nos voos de grande altitude, devem conter água em vez de ar.
- Talas infláveis podem causar isquemia em membros com o aumento na altitude.
- Fluxômetros de oxigênio não são precisos em altitudes acima de 8 mil pés.
- Cilindros de oxigênio, gás anestésico ou ar comprimido transportados na aeronave têm de possuir válvulas de segurança que permitam o escape do gás acima de um limite de pressão, a fim de evitar sua explosão em ambientes hipobáricos.
- Respiradores mecânicos pneumáticos podem apresentar alterações em seu funcionamento em altitudes elevadas. Os respiradores eletrônicos são os mais aconselháveis.
- A expansão de gás no interior de frascos de soluções IV aumenta o fluxo e torna difícil o controle de infusões. O ideal é usar bombas infusoras para infusões críticas.

DISPOSIÇÕES GERAIS SOBRE TRANSPORTE AEROMÉDICO INTER-HOSPITALAR

Todo paciente deve ser acompanhado de relatório completo, legível e assinado com CRM do responsável (independentemente de contatos prévios, telefônicos ou verbais), que passará a integrar seu prontuário no destino. Esse relatório deverá ser também assinado pelo médico que recebeu o paciente no serviço de destino.

Para o transporte, é necessária a elaboração de termo de consentimento livre e esclarecido, assinado pelo paciente ou por seu responsável legal. Essa formalidade pode ser dispensada se houver risco de morte e impossibilidade de localização do responsável. Nessa circunstância, o médico solicitante pode autorizar o transporte, documentando devidamente o fato no prontuário.

Durante o transporte (Figs. 33.11 e 33.12), a responsabilidade pelo paciente é do médico da aeronave, até o recebimento formalizado pelo médico do serviço de destino.

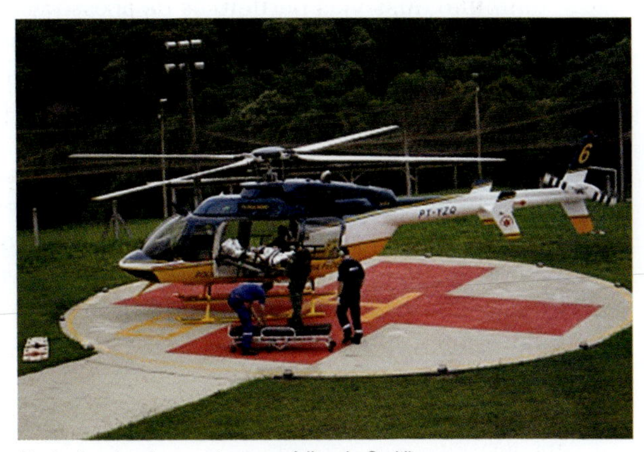

Fig. 33.11 – *Heliporto do Hospital Angelina Caron, na região metropolitana de Curitiba.*

Fonte: Arquivo do resgate aeromédico de Curitiba.

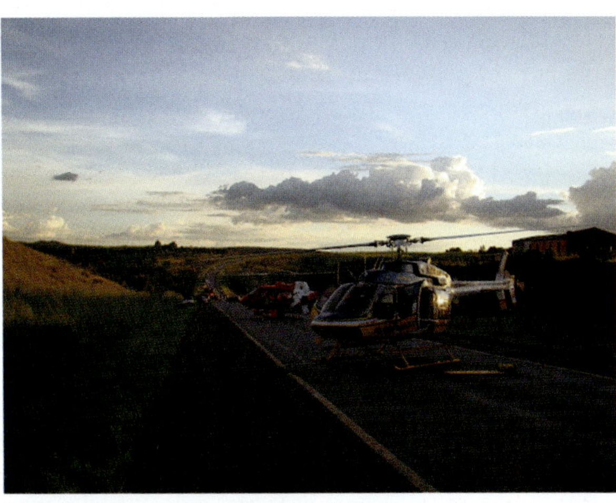

Fig. 33.12 – *Atendimento em rodovia*

Fonte: Arquivo do resgate aeromédico de Curitiba.

REGULAÇÃO DO TRANSPORTE AEROMÉDICO INTER-HOSPITALAR

Em virtude das especificidades do transporte aeromédico por helicóptero, a regulação médica deve atentar para os seguintes aspectos:

- Dados do paciente: nome, idade, quadro clínico e motivo da indicação do transporte aeromédico.
- Sinais vitais do paciente: frequência respiratória, frequência cardíaca, pressão arterial, SaO_2, escala de Glasgow e escala de trauma.
- Suporte necessário durante o transporte:
  - *Vias aéreas/respiração*: oxigenoterapia (via cateter nasal ou máscara); ventilação mecânica (PEEP, FiO_2, volume corrente, pressão de vias aéreas e frequência respiratória).
  - *Circulação*: acesso venoso (central ou periférico); solicitar no mínimo duas vias periféricas de acesso venoso para a realização do transporte; verificar a terapia medicamentosa em uso (sedação); eletrocardiografia e outros exames complementares.
  - *Dispositivos necessários ou em uso para o transporte*: sonda nasogástrica; sonda vesical; drenos; cateteres; imobilização (tábua, colar cervical, imobilização de membros, tração de fêmur e KED).
- *Dados relativos à transferência*: telefone e endereço do local de origem, médico de contato na origem, local de pouso (especificar pontos de referência), apoio terrestre disponível na origem, destino do paciente, médico contatado no local de destino, local de pouso no destino e apoio terrestre necessário no local de destino.

Bibliografia Consultada

Adams HP Jr. Acute ischemic stroke: future options for an Unmet Medical Need. [Acesso 22 fev 2005]. Disponível em: <www.medscape.com>.

Agran P, Winn D, Dunkle D. Injuries among 4 to 9 year old restrained motor vehicle occupants by seat location and crash impact site. Am J Dis Child. 1989; 143:1317-21.

Alldredge BK, et al. A comparison of lorazepam, diazepam, and placebo for the treatment of out-of-hospital status epilepticus. N Engl J Med. 2001; 345(25):1960.

American Academy of Orthopaedic Surgeons. Emergency care and transportation of the sick and injured. 4 ed. Wisconsin: American Academy of Orthopaedic Surgeons; 1987.

American Academy of Pediatrics. [Acesso em 2006.] Disponível em: <www.aap.org>.

American College of Surgeons. ATLS – Advanced Trauma Life Support [course for Physicians]. 7 ed. Chicago; 2010.

American Heart Association (AHA). 2010 American Heart Association Guidelines for Cardiopulmonary Resuscitation and Emergency Cardiovascular Care.

American Red Cross. [Acesso 2006.] Disponível em: <www.redcross.org>.

Barclay L. New guidelines for acute management of ischemic stroke. [Acesso 22 fev 2005.] Disponível em: <http://www.medscape.com/viewarticle/451815>.

Beck EF, Branche CM, Szpilman D, Modell JH, Birens JJLM. A new definition of drowning: towards documentation and prevention of a global health problem. Bull World Health Organ. 2005 Nov; 83(11).

Becker D, et al. The outcome from severe head injury with early diagnosis and intensive management. J Neurosurg. 1977; 47:491.

Bergman AB, Rivara FP, Richards DD, et al. The Seattle children's bicycle helmet campaign. Am J Dis Child. 1990; 144:727-31.

Birolini D, Utiyama E, Steinman E. Abordagem diagnóstica e terapêutica no trauma abdominal. In: Cirurgia de Emergência. São Paulo: Editora Atheneu. 1993; 201-8.

Bjornstig U, Ostrom M, Eriksson A, et al. Head and face injuries in bicyclits with special reference to possible effects of helmet use. J Trauma. 1992; 33:887-93.

Bloom JC. Adult Neurology. Missouri: Mosby-Year Book Inc.; 1998.

Bogossian L. Choque Séptico, Atheneu; 1972.

Bogossian L. O Choque. 3 ed. Atheneu; 1976.

Boidin MP. Airway patency in the unconscious patient. Br J Anaesth. 1985; 57: 306-10.

Botelho MIA. [tese de mestrado]. Campinas: Unicamp; 1998.

Bouillon B, et al. Multiple trauma: preclinical needs, transportation, time sequences. Unfallchirurgie. 1992 Apr; 189(2):85-90.

Branche CM, Stewart S, editors. Lifeguard effectiveness: a report of the working group. Atlanta: Centers for Disease Control and Prevention, National Center for Injury Prevention and Control; 2001.

Brasil. Ministério da Saúde. Portaria de Consolidação nº 3, GM/2017.

Brennan PM, Murray GD, Teasdale GM. Simplifying the use of prognostic information in traumatic brain injury. Part 1: The GCS-Pupils score: an extended index of clinical severity. J Neurosurg. 2018 jun; 128(6):1605-906.

Buckman RF, Buckman PD. Traumatismo por desaceleração vertical. In: Problemas atuais da cirurgia traumatológica. Surg Clin North Am. 1991; 2(1): 263-76.

Bull MJ, Stroup KB, Gerhart S. Misuse of car safety seats. Pediatrics. 1988; 81: 98-101.

Bushore MS, editor. Advanced Pediatric Life Support. Elk Grove Village, M, and Dallas, Tex: American Academy of Pediatrics and American College of Emergency Physicians, 1990.

Canetti MD, Ribeiro Jr C, Alvarez FS, Silveira JMS, Silveira LTC, Silva SP. Manual de Socorro de Emergência. 2 ed. Atheneu; 2007.

Cardoso JLC, et al. Animais Peçonhentos no Brasil: biologia clínica e terapêutica dos acidentes. São Paulo: Sarvier; 2003.

Carvalho MVH, Marchi E, Pantoroto M, Rossini M, Silva DMS, Teodoro LFF, et al. Agentes hemostáticos locais e adesivos. Rev Col Bras Cir. 2013; 40(1):66-71.

Carvalho WB, Hirschheimer MR, Matsumoto T. Terapia Intensiva Pediátrica. 3 ed. Atheneu; 2006.

Castro SV, editor. Anatomia fundamental. 2 ed. McGraw-Hill do Brasil; 1976.

Centers for Disease Control and Prevention, National Center for Injury Prevention and Control. Web-based Injury Statistics Query and Reporting System (WISQARS). 2009. Disponível em: <http://www.cdc.gov/injury/wisqars>.

Centro de Informação Toxicológica de Curitiba (CIT). Apoio bibliográfico para processo seletivo; 1998.

Chesire DJE. The pediatric syndrome of traumatic myelopathy without demostrables vertebral injury. Paraplegia. 1977; 15:74-85.

Cogbill TH, Bintz M, Johnson JA, Strutt PJ. Acute gastric dilatation after trauma. J Trauma. 1987; 27:1113-7.

Comitê do Prehospital Trauma Life Support, Colégio Americano de Cirurgiões, Comitê de Trauma. Atendimento Pré-Hospitalar ao Traumatizado – PHTLS – Prehospital Trauma Life Support. Rio de Janeiro: Elsevier; 2011. [Tradução da 7ª edição.]

Consensus on Drowning Definition. World Congress on Drowning; 2002, Netherlands.

Cooper A, Fontin G, Tunik M. Airway control in the unconscious child victim: description of a new maneuver. Pediatr Emerg Care; 2006.

Corey-Bloom J. Adult neurology. In: Mosby's Neurology Psychiatry. St. Louis, Missouri: Mosby-Year Book Inc.; 1998.

Cummins RO, Szpilman D. Submersion. In: Cummins RO, Field JM, Hazinski MF, editors. ACLS – the Reference Textbook. Vol. II: ACLS for Experienced Providers. Dallas, TX: American Heart Association. 2003; 97-107.

David Szpilman. Drowning Death in Brazil: Can we trust our database of death certificates concerning place and circumstance? World Conference on Drowning Prevention; 2011; Danang, Vietnan. [Book of Abstracts, ISBN: 978-0-909689-33-9, p. 113.] Disponível em: <http://www.szpilman.com/biblioteca/afogamento/Vietnam_2011/Drowning%20Death%20in%20Brazil%20Can%20we%20trust%20our%20database.pdf>.

David Szpilman. Having difficulties raising funds for a drowning prevention campaign? Build yourself a tool to attract government support! [submitted for oral presentation]. World Conference on Drowning Prevention; 2011; Danang, Vietnan. Book of Abstracts, ISBN: 978-0-909689-33-9, p. 283. Disponível em: <http://www.szpilman.com/biblioteca/afogamento/Vietnam_2011/HAVING%20DIFFICULTIES%20RAISING%20FUNDS%20FOR%20A%20DROWNING%20PREVENTIO%E2%80%A6.pdf>.

Decourt LV. A didática humanista de um professor. Atheneu; 2005.

Di Guiseppi CG, Rivara FP, Koepsell TD, et al. Bicycle helmet-use by children: Evaluation of a community-wide helmet campaign. JAMA. 1989; 262:2256-61.

Drew B, et al. Application of current hemorrhage control techniques for backcountry care: Part two, hemostatic dressings and other adjuncts. Wilderness Environ Med. 2015; 26:246-54.

Duncan BB, Schidt MI, Giugliani ERJ. Medicina ambulatorial. 2 ed. Porto Alegre: Editora Artes Médicas Sul; 1996.

Dykes EH, Spence LJ, Young JG, Bohn DJ, Filler RM, Wesson DE. Preventable pediatric trauma deaths in a metropolitan region. J Pediatr Surg. 1989; 24: 107-10.

Eichelberg MR, Mangubat EA, Sacco WS, et al. Comparative outcome of children and adults suffering blunt trauma. J Trauma. 1988; 28:430-4.

Fackler ML. Physics of missile injuries. In: McSwain NE Jr, Kerstein MD, editors. Evaluation and Management of Trauma. East Norwalk, Connecticut: Appleton-Century-Crofts. 1987; 25-53.

Fernandes AT, Fernandes MOV, Ribeiro NF. Infecção hospitalar e suas interfaces na área de saúde. São Paulo: Atheneu; 2000.

Ferreira AVS, Baracat ECE, Abramovici S, Simon Jr H. Emergências pediátricas. 2 ed. Atheneu; 2010.

França OSF. Acidentes ofídicos. Boletim do Conselho Federal de Medicina; 1998.

Gagliardi RJ, Reimão R. Clínica neurológica. São Paulo: Lemos Editorial; 1998.

Gagliardi RJ. Doenças cerebrovasculares: condutas. São Paulo: Geográfica e Editora; 1996.

Garcia V, Eichelberger M, Ziegler M, Templeton JM, Koop CE. Use of military antishock trouser in a child. J Pediatr Surg. 1981; 1:544-6.

Garcia VF, Gotschall CS, Eichelberger MR, Bowman LM. Rib fractures in children: a marker of severe trauma. J Trauma. 1990; 30:695-700.

Gauderer MW. Vascular access techniques and devices in the pediatric patient. Surg Clin North Am. 1992; 72:1267-84.

Goldenberg J. Coluna: ponto e vírgula. 7 ed. Rio de Janeiro: Atheneu; 2007.

Goldstein B, Doody D, Briggs S. Emergency intraosseous infusion in severely burned children. Pediatr Emerg Care. 1990; 6:195-7.

Gotschall CS. Epidemiology of childhood injury. In: Eichelberger MR, editor. Pediatric Trauma: Prevention, Acute Care, Rehabilitation. St. Louis: Mosby-Year Book. 1992; 16-9.

Grant HD, Murray RH Jr, Brady BD. Emergency care. 5 ed. New Jersey: Prentice Hall; 1990.

Guerreiro CAM, et al. Epilepsia. São Paulo: Lemos Editorial; 2000.

Guyton AC. Tratado de fisiologia médica. Rio de Janeiro: Editora Guanabara; 1992.

Halvorsen L, Bay BK, Perron PR, et al. Evaluation of an intraosseous infusion device for the resuscitation of hypovolemic shock. J Trauma. 1990; 30:652-9.

Hamilton SN, Breackey P. Fluid resuscitation of the trauma patient: How much if enough? Can J Surg. 1996 Feb; 39(1):11-6.

Harris BH, Schwaitzberg SD, Seman TM, et al. The hidden morbidity of pediatric trauma. J Pediatr Surg. 1989; 24:103-6.

Harte FA, Chalmers PC, Walsh RF, Danker PR, Sheikh FM. Intraosseous fluid administration: a parenteal alternative in pediatric resuscitation. Anesth Analg. 1987; 66:687-9.

Hedges JR, Barsan WB, Doan LA, et al. Central versus peripheral intravenous routes in cardiopulmonary resuscitation. Am J Emerg Med. 1984; 2:385-90.

Huerta C, Griffith R, Joyce SM. Cervical spine stabilization in pediatric patients: evaluation of current techniques. Ann Emerg Med. 1987; 16:1121-6.

Idris AH, Berg RA, Bierens J, Bossaert L, Branche CM, et al. Recommended guidelines for uniform reporting of data from drowning: the "Utstein style." Resuscitation. 2003; 59:45-57.

Idris AH, Berg RA, Bierens J, Bossaert L, Branche CM, Gabrielli A, Graves SA, Handley AJ, Hoelle R, Morley PT, Papa L, Pepe PE, Quan L, Szpilman D, Wigginton JG, Modell JH. Recommended guidelines for uniform reporting of data from drowning: the "Utstein style". Resuscitation. 2003 Oct; 59(1):45-57.

Instituto de Pesquisa Econômica Aplicada (IPEA). [Acesso 1º ago 2007.] Disponível em: <www.ipea.gov.br>.

Ioschpe L, Fenelon G. Eletrofisiologia cardíaca na prática clínica. Rio de Janeiro: Atheneu. 2010; v. 3.

Johnson RT. Current therapy in neurologic disease. Philadelphia: B.C. Decker Inc.; 1990.

Kanter RK, Zimmermann JJ, Strauss RH, Stoeckel KA. Pediatric emergency intravenous access: evaluation of a protocol. Am J Dis Child. 1986; 140:132-4.

Kapur J. Prehospital treatment of status epilepticus with benzodiazepines is effective and safe. Epilepsy Curr. 2002 Jul; 2(4):121-4.

Kaweski SM, Sise MJ, Wirgilio RW. The effect of prehospital fluid on survival in trauma patients. J Trauma. 1990 Oct; 30(10):1215-8.

Kewalramani LS, Kraus JF, Sterling HM. Acute spinal-cord lesions in a pediatric population: epidemiological and clinical features. Paraplegia. 1980; 18:206-19.

Knobel E. A vida por um fio e por inteiro. Rio de Janeiro: Atheneu; 2010.

Knobel E. Condutas no paciente grave. 3 ed. Atheneu; 2006.

Krausz MM, et al. "Scoop and run" or stabilize hemorrhagic shock with normal saline or small-volume hypertonic saline? J Trauma. 1992 Jul; 33(1): 6-10.

Kulig K. Initial management of ingestion of toxic substances. N Engl J Med. 1992; 3226:1677-81.

Linnan M, Anh LV, Cuong PV, et al. Child mortality and injury in Asia: survey results and evidence. Innocenti Working Paper 2007-06. Special Series on Child Injury nº 3. Florence: UNICEF Innocenti Research Centre.

Lottenberg C. A saúde brasileira pode dar certo. Rio de Janeiro: Atheneu; 2006.

Lu TH, Philippe Lunetta P, Walker S. Quality of cause-of-death reporting using ICD-10 drowning codes: a descriptive study of 69 countries. BMC Med Res Methodol. 2010; 10:30. doi:10.1186/1471-2288-10-30.

Luna Filho B. A ciência e a arte de ler artigos científicos. Rio de Janeiro: Atheneu; 2010.

Luz PL. Nem só de ciência se faz a cura. 2 ed. Rio de Janeiro: Atheneu; 2001.

Machado ABM. Neuroanatomia funcional. São Paulo: Editora Atheneu; 1979.

McKoy C, Bell MJ. Preventable traumatic deaths in children. J Pediatr Surg. 1983; 18:508.

McSwain NE Jr. Abdominal trauma. In: McSwain NE Jr, Kerstein MD, editors. Evaluation and Management of Trauma. East Norwalk, Connecticut: Appleton-Century-Crofts. 1987; 129-66.

Medronho RA, Bloch KV. Epidemiologia. 2 ed. Atheneu; 2008.

Merck. Manual Merck de informação médica. Editora Manole; 2002.

Merrit HH. A textbook of neurology. Philadelphia: Lea & Febiger; 1979.

Messé SR, Levine SR. Acute Ischemic Stroke Treatment: Use of Intravenous Tissue Plasminogen Activator. [Acesso 14 dez 2005.] Disponível em: <www.medscape.com>.

Miner WF, Corneli HM, Botle RG, Lehnhof D, Clawson JJ. Pre-hospital use of intraosseous infusion by paramedics. Pediatr Emerg Care. 1989; 5:5-7.

Ministério da Saúde (Brasil), Gabinete do Ministro. Portaria nº 1.600, de 7 de julho de 2011. Reformula a Política Nacional de Atenção às Urgências e institui a Rede de Atenção às Urgências no Sistema Único de Saúde (SUS). Brasília: Diário Oficial da União; 2011.

Ministério da Saúde (Brasil), Gabinete do Ministro. Portaria nº 1.010, de 21 de maio de 2012. Redefine as diretrizes para a implantação do Serviço de Atendimento Móvel de Urgência (SAMU 192) e sua Central de Regulação das Urgências, componente da Rede de Atenção às Urgências. Brasília: Diário Oficial da União; 2012.

Ministério da Saúde (Brasil), Gabinete do Ministro. Portaria nº 2048, de 5 novembro de 2002. Regulamentação Técnica dos Sistemas Estaduais de Urgências. Brasília: Ministério da Saúde; 2002.

Ministério da Saúde (Brasil), Secretaria de Atenção à Saúde, Departamento de Atenção Especializada. Regulação Médica das Urgências. Brasília; 2006. Disponível em: <http://bvsms.saude.gov.br/bvs/publicacoes/regulacao_medica_urgencias.pdf>.

Ministério da Saúde (Brasil). Política Nacional de Atenção às Urgências. Brasília: Edição Ministério da Saúde; 2004.

Mitchell RJ, Williamson AM, Olivier J. Estimates of drowning morbidity and mortality adjusted for exposure to risk. Inj Prev. 2010; 16:261-6.

National Association of Emergency Medical Technicians. PHTLS: atendimento pré-hospitalar ao traumatizado. 8 ed. Jones & Bartlett; 2017.

National Institute of Neurological Disorders and Stroke. NIH Stroke Scale. [Acesso 26 nov 2006.] Disponível em: <www.ninds.nih.gov>.

Navarro K. Advances in supraglottic airway devices. EMS1; 2015 fev. Disponível em: <www.ems1.com/airway-management/articles/2095889-advances-supraglottic-airway-devices>.

Nicholl JS. Prehospital management of the seizure patient. Pediatr Neurol. 1995 Apr; 12(3):213-6.

Nitrini R, Bacheschi LA. A Neurologia que todo médico deve saber. 2 ed. Atheneu; 2008.

Nitrini R. Condutas em neurologia. São Paulo; 1991.

Novais ME. Como ter sucesso na profissão médica: manual de sobrevivência. 4 ed. Rio de Janeiro: Atheneu; 2010.

O'Neill JA, Meacham WF, Griffen PO, et al. Patterns of injury in the battered children syndrome. J Trauma. 1973; 13:332.

Oliveira BFM, et al. Manual agente de socorros urgentes. Curitiba: Champagnat. 1999; 9-12.

Oliveira BFM, Parolin MKF, Teixeira Jr EV. Trauma: atendimento pré-hospitalar. 2 ed. Atheneu; 2007.

Oliveira BFM, Parolin MKF. Emergência: Atendimento inicial. Editora do Chain; 2005.

Orlowski JP, Szpilman D. "Drowning – Rescue, Resuscitation, and Reanimation" Pediatric critical care: a new millennium. Pediatr Clin North Am. 2001 Jun; 48(3).

Osborn AG. Diagnóstico Neurorradiológico. Livraria e Editora Revinter; 1999.

Ovassapian A. Fiberoptic endoscopy and the difficult airway. 2 ed. Philadelphia: Lippincott-Raven Publishers; 1996.

Parolin MKF. Tutor baseado em simulação para treinamento médico ao atendimento ao trauma [tese de mestrado]. Paraná: PUC-PR; 1999.

Passmore JW, Smith JO, Clapperton A. True burden of drowning: compiling data to meet the new definition. Int J Inj Contr Saf Promot. 2007; 14(1):1-3.

Peden M, McGee K, Sharma K. The injury chart book: a graphical overview of the global burden of injuries. Geneva: World Health Organization; 2002.

Pittela JEH, Gusmão SNS. Patologia do trauma cranioencefálico. Rio de Janeiro: Livraria e Editora Revinter; 1995.

Pollack CV Jr. Prehospital fluid resuscitation on the trauma patient. Emerg Med Clin North Am. 1993 Mar; 11(12):1523-31.

Potter PA, Perry AG. Fundamentos de enfermagem – conceitos, processo e prática. 4 ed. Editora Guanabara Koogan; 2005.

Prado FC, Ramos JA, Valle JR. Atualização terapêutica. 17 ed. Livraria Editora Artes Médicas; 1995.

Prefeitura Municipal de Curitiba, Governo do Estado. Regulação Médica de Urgência [manual]. Curitiba; 2004.

Ramenofsky ML, Luterman A, et al. Maximum survival in pediatric trauma: the ideal system. J Trauma. 1984; 24(9):818.

Rivara FP, Calonge N, Thompson RS. Population based study on unintentional injury incidence and impact during childhood. Am J Public Health. 1989; 79:990-8.

Safar P, Escarraga LA, Chang F. Upper airway obstruction in the unconscious patient. J Appl Physiol. 1959; 14:760-4.

Sampalis JS, et al. Preventable death evaluation of the appropriateness of the on-site trauma care provided by Urgences-Santé physicians. J Trauma. 1995 Dec; 39(6):1029-35.

Samuels MA. Manual de terapêutica neurológica. Rio de Janeiro: Medsi Editora Médica e Científica; 1982.

Samuels MA. Manual of neurologic therapeutics. USA: Little, Brown and Company; 1995.

Sanvito WL. As lembranças que não se apagam. Rio de Janeiro: Atheneu; 2009.

Sassada M, Williamson K, Gabott D. The golden hour and pre-hospital trauma care. Injury. 1995; 26(3):215-6.

Schvartsman S. Conduta básica nas intoxicações agudas. In: Agrotóxicos: Informações para Uso Médico. Editora Souza Cruz; 1999.

Secaf V. Artigo científico: Do desafio à conquista – enfoque em testes e outros trabalhos acadêmicos. Atheneu; 2018.

Secretaria de Estado da Saúde do Paraná. Acidente escorpiônico – Fluxo de atendimento/encaminhamento; 2018.

Segre M. A questão ética e a saúde humana. Atheneu; 2006.

Seigler RS, Tecklenburg FW, Shealy R. Prehospital intraosseous infusion by emergency medical services personnel: a prospective study. Pediatrics. 1989; 84: 173-7.

SIATE. Atendimento pré-hospitalar no trauma e suporte básico de vida. 2 ed. Imprensa Oficial do Estado do Paraná; 1999.

Silva AA, Tonelli HA, Braga MC. Atendimento e manejo de emergências do comportamento. Curitiba; 2006.

Silva C, Amaral JR. Abuso de drogas. [Acesso 31 out 2005.] Disponível em: <www.adroga.casadia.org/abuso>.

Silva VL, et al. Manual de atendimento pré-hospitalar – SIATE PR. Imprensa Oficial do Estado do Paraná; 1995.

Simpson D, Reilly P. Pediatric coma scale. Lancet. 1982; 2:450.

Sollero T, Silva C, Amaral JR. [Acesso 23 out 2005.] Disponível em: <www.cerebromente.org.br/n08/doencas/drugs/abuse>.

Spence LJ, Dykes EH, Bohn DJ, et al. Fatal bicycle accidents in children: A plea for prevention. J Pedriatr Surg. 1993; 28:214-6.

Spivak H, Prothrow-Stith D, Hansman AJ. Dying is no accident: adolescents, violence, and intentional injury. Pediatr Clin North Am. 1988; 35:1339-47.

Swan KG, Swan PC. Princípios de balística aplicáveis ao tratamento das feridas por arma de fogo. In: Clínicas Cirúrgicas da América do Norte. v. 2. Problemas Atuais na Cirurgia Traumatológica; 1991.

Swan KG. Princípios de balística aplicáveis ao tratamento das feridas por arma de fogo. In: Problemas atuais na cirurgia traumatológica. Surg Clin North Am. 1991; 2(1):243-62.

Szpilman D, Brewster C, Cruz-Filho FES. Aquatic cervical spine injury – How often do we have to worry? World Congress on Drowning; 2002; Amsterdam. [Oral presentation.]

Szpilman D, collaborator. In: The United Lifesaving Association – Manual of Open Water Lifesaving. 2 ed. Chris Brewster; 2004.

Szpilman D, Cruz-Filho FES. Epidemiological Profile of Drowning in Brazil – 144,207 deaths in 20 Years Study. World Congress on Drowning; 2002; Netherlands. [Oral presentation.]

Szpilman D, Elmann J, Cruz-Filho FES. Drowning Classification: a revalidation study based on the analysis of 930 cases over 10 years. World Congress on Drowning; 2002; Netherlands. [Oral presentation.]

Szpilman D, Elmann J, Cruz-Filho FES. Drowning Resuscitation Center – Ten-Years of Medical Beach Attendance in Rio de Janeiro-Brazil. World Congress on Drowning; 2002; Netherlands. [Poster presentation.]

Szpilman D, Handley AJ, Bierens JJLM, Quan L, Vasconcellos R. Drowning. In: Field JM, editor. The Textbook of Emergency Cardiovascular Care and CPR. Lippincott Williams & Wilkins. 2009; 477-89.

Szpilman D, Idris A, Cruz-Filho FES. Position of drowning resuscitation victim on sloping beaches. World Congress on Drowning. Amsterdam. Book of Abstracts. 2002; 168.

Szpilman D, Morizot-Leite L, Vries W, Scarr J, Beerman S, Martinhos F, Smoris L, Lofgren B. First aid courses for the aquatic environment. In: Bierens JJLM. Handbook on drowning: prevention, rescue, treatment. Springer Verlag; 2005.

Szpilman D, Newton T, Cabral PMS. Afogamento. In: Trauma – A doença dos séculos. São Paulo: Editora Atheneu. 2001; 2:2247-66.

Szpilman D, Orlowski JP, Bierens J. Drowning. In: Fink M, Abraham E, Vincent JL, Kochanek P, editors. Textbook of Critical Care. 5 ed. Elsevier Science; 2004; 699-706.

Szpilman D, Orlowski PJ. Afogamento. Rev Soc Cardiol Estado de São Paulo. 2001; 2:390-405.

Szpilman D, Sincok A, Graves S. Classification Systems [section 7(7.11) Hospital Treatment]. In: Hand Book on Drowning: Prevention, Rescue and Treatment. Springer-Verlag. 2005; 427-32.

Szpilman D, Soares M. In-water resuscitation – is it worthwhile? Resuscitation. 2004; 63:25-31.

Szpilman D. 22 minutes submersion in warm water without sequelae. World Congress on Drowning; 2002; Netherlands. [Oral presentation.]

Szpilman D. A case report of 22 minutes submersion in warm water without sequelae [section 6(6.15) Resuscitation]. In: Hand Book on Drowning: Prevention, Rescue and Treatment. Springer-Verlag. 2005; 375-6.

Szpilman D. Open airway only (conscious victim), ventilation only, CPR (unconscious victim), C-spine stabilization (if indicated) and calling for help, are safe, effective and feasible interventions for rescuers to perform on drowning victims before removal from water [para as próximas recomendações mundiais em emergências junto à American Heart Association (AHA) e International Liaison Committee for Resuscitation (ILCOR)]. Budapest; 2004 Sep.

Szpilman D. Recommended technique for transportation of drowning victim from water and positioning on a dry site varies according to level of consciousness [Recomendações mundiais em emergências junto à American Heart Association (AHA) e International Liaison Committee for Resuscitation (ILCOR)]. Budapest; 2004 sep.

Szpilman D; Sociedade de Pediatria de São Paulo. Afogamento na infância: Epidemiologia, tratamento e prevenção. Rev Paul Pediatr. 2005 set; 23(3):142-53. [Artigo revisão].

Tasker RC. Emergency treatment of acute seizures and status epilepticus. Arch Dis Child. 1998 Jul; 79:78-83.

Teixeira JCG, et al. Unidade de emergência: condutas em medicina de urgência. 2 ed. Atheneu; 2011.

The Internet Stroke Center. [Acesso 26 nov 2006.] Disponível em: <www.strokecenter.org>.

Trevisan C. Drogas: saiba tudo sobre elas. [Acesso 25 out 2005.] Disponível em: <www.unifesp.br>.

UNAIDS. Mapa da AIDS. [Acesso 12 out 2006.] Disponível em: <www.agenciaaids.com.br>.

Varon J. Carbon monoxide poisoning. Internet J Emerg Intensive Care Med. 1997; 1(2).

Wernicki P, Fenner P, Szpilman D. Spinal injuries: immobilization and extraction. In: Bierens JJLM. Handbook on drowning: prevention, rescue, treatment. Springer Verlag; 2005.

World Health Organization. Violence and Injury Prevention. [Acesso 1 ago 2007.] Disponível em: <www.who.int/violence_injury_prevention>.

World Health Organization. Violence and Injury Prevention: Non-Communicable Diseases and Mental Health. Factsheet on drowning. Geneva; 2003. Disponível em: <www.who.int/violence_injury_prevention/>.

www.cremesp.org.br/manual/substancias-.psicoativas. [Acesso 31 out 2005.]

www.mayoclinic.cam. [Acesso 21 out 2006.]

www.mening.org.br. [Acesso 12 out 2006.]

Índice Remissivo

Obs.: números em itálico indicam *figuras* e números em **negrito** indicam tabelas e quadros.

A

ABCD
- avançado, algoritmo do, 207
- secundário, 203

Abdome, 56, 76, 148, 240, 385
- anatomia de superfície do, 84
- divisão em nove quadrantes, *85*
- divisão em quatro quadrantes, *85*
- em tábua, 390
- exame, 148
- trauma de, 385

Abelha, acidente com, 454

Abertura de vias aéreas na criança, 221, *221*

Abordagem primária
- completa, 137
- iniciando, *134*
- rápida, 135

Abortamento, 439

Abrasão, 238

Acesso precoce, *182*

Acidente(s)
- aquáticos, traumatismo raquimedular em, 535
- automobilístico, 104
- botrópico, 444
- com abelhas, vespas e formigas, 454
- com animais peçonhentos, 441
  - alguns telefones de emergência, 455
  - aranhas, 447
  - escorpiões, 451
  - lagartas, 453
  - no Brasil, **442**
  - ofídios, 442
  - serpentes, 442
- com caravelas e medusas, 454
- com helicópteros aeromédicos, 587
- com *Lonomia*, 453
- com *Loxosceles*, 447
- com múltiplas vitimas, 553, *555*, 556
  - definição, 553
  - fluxograma de percentual de vítimas nos, *570*
  - etapas da regulação, 568
  - *kit* de desastres, 569
  - organização do atendimento, *569*
  - papel da regulação médica, 567
  - transporte, 563
  - tratamento, 561
  - triagem, 558
- com produtos perigosos, 573
- de motocicleta, 113
- de trem com múltiplas vítimas, *556*
- escorpiônico grave, 452
- esportivos, cinemática do trauma nos, 117
- na água, 525
- ofídicos
  - fatores prognósticos, 446
  - medidas gerais no atendimento, 446
- por arraias, 455
- vascular cerebral, 509
  - hemorrágico, 511
  - isquêmico, 510

Ácido lisérgico, 466

Adrenais, 75

Aeronave
- paciente estabilizado sendo colocado no interior da, *592*
- resgate, *589*
- de transporte médico, 3

Afogado, complicações no atendimento ao, 549

Afogamento,158, 521
- classificação e tratamento, BLS, *551*
- classificação, 526
- definição, 523
- mecanismo da lesão no, 523
- medidas de prevenção em, **529**
- mortes no Brasil, **525**
- no Brasil, 523
  - causas de óbito por faixa etária, **524**
- no mundo, 522
- passo a passo no, 528
- prevenção, reconhecimento e alarme em, 528
- RCP em, quando vale a pena tentar, 545
- reconhecimento e alarme de um, 530
- vítimas de, classificação e tratamento de, **527**

Agente(s)
- emulsificantes, 578
- físico-químicos, 34
- físicos, 33
- químicos, 33

Agitação psicomotora, 492

Água
- métodos de ventilação dentro da, 534
- socorro na, 532
- suporte básico de vida dentro da, 533
- vítima dentro da, procedimento de socorro prestado a, **536**

Águas-vivas, acidentes com, 454

Agulha de infusão intraóssea, 16
- adulta, *16*
- pediátrica, *16*

AIDS, 47

Airbag, 112
- efeitos sobre o globo ocular, 399

Álcool, intoxicação por, 463
Álcool a 70%, 35
glicerinado, 36
Alinhamento e tração do membro pelo socorrista, *280*
Alucinógenos
ácido lisérgico, 466
ecstasy, 466
maconha, 467
Ambu, 13, 225
Ambulância
limpeza, assepsia e desinfecção da, 34
desinfecção concorrente, 34
desinfecção terminal, 34
Âmnio, 423
Amputação, 238, *239*
cuidados nas, 241
Anatomia, 51
vertebral, *92*
Anfetamina, 465
Angina
estável, 499
pectoris, 499
Ângulo da seringa, *24*
Animais peçonhentos, acidentes com, 441
Anisocoria, *305*
Antagonistas, 458
Antissepsia, 30, 35, 37
Ânus, 80
Aparelho
de tração portátil, imobilização de membro inferior com, 280
digestório/digestivo
órgãos do, 79
representação esquemática, *79*
endócrino, 75
reprodutor
feminino, *83*
masculino, 82, *83*
respiratório, 59
urinário, 81, *81*
Apêndice cecal, 80
Apneia, **127**
Aranha(s), 447
armadeira, 447, 449, *449*
caranguejeira, *451*
Aranha-marrom, 447, *449*
Área queimada, cuidados com, 478
Arraias, acidente por, 455
Artéria(s), 66, 249
da circulação sistêmica, *66*
Articulação, 90
temporomandibular
deslocamento da, 408
luxação da, 408
Artigos
não críticos, 30
semicríticos, 30
Artrose, 90
Asfixia pela bolsa d'água, 438
Aspirador de secreções, *10*
Atadura de crepe, 243, *247*
Atendimento
ao queimado, 475
em rodovia, *597*
inicial à vítima do paciente, *154*
inicial ao paciente em situação de urgência
abordagem primária, 134
abordagem secundária, 146
controle da cena, 132
passado clínico, 153
sinais vitais, 150
obstétrico, material para, 20
pré-hospitalar
do paciente politraumatizado grave, 135
equipamentos para o, 9
pré-hospitalar móvel, 1
de urgência, regulamentação do, 6
profissionais não oriundos da saúde para atuar no, perfil dos, 3
Aterosclerose, *498*
Atividade(s)
ABRES, 353
elétrica sem pulso, causas mais comuns, **206**
Atropelamento, 114
de adulto, *115*
de criança, *115*
Autopreservação, prejuízo da, 491
Avaliação neurológica, 301
AVC, 509
Avental, 37
Avulsão(ões), 238
cuidados nas, 241

B

Baço, 81
Bandagem(ns), 242, 243
dobrada em gravata, *244*
em gravata, *245*
para o ombro, *245*
pontos a serem observados na utilização das, 243
triangular, 20, 243, *244*
para o pé ou mão, *246*
Barraca para descontaminação, *579*
Barreira, dispositivos de, 225
Bexiga urinária, 82
Biomecânica do trauma, 97
definição, 98
Biossegurança, 29
classificação dos artigos quanto ao risco de transmissão de infecção, 29
equipamentos de proteção individual, 37
limpeza, assepsia e desinfecção da ambulância, 34
limpeza, desinfecção, esterilização de artigos e antissepsia, 30
medidas preventivas adotadas para controle de infecção, 35
Boca, 79
traumatismo na, 406
Bochecha, ferimento de, *407*
Bolsa d'água, 423
Bolsa-valva-máscara, 170
Bomba cardíaca, falência da, 379
Bothrops, 443
Bradicardia, 124
Bradipneia, **127**
Branco do olho, 74

C

Cabeça, 55
e pescoço, seção sagital, *58*
exame, 147
imobilizador, 333
Caixa torácica, *93*
Calça
antichoque, *16*
pneumática antichoque, 268, *268*
aplicação, 269

complicações pelo uso, 269
contraindicações, 268
indicações, 268
reavaliar sinais vitais e ausculta pulmonar em paciente usando, *270*
vítima utilizando, *269*
Calibre, 118
Cânula
de Guedel, 9, 162, *163*
em criança, *164*
de intubação endotraqueal, *11*
nasofaríngeas, 9, *164*
orofaríngea, 9, *10*, 162
de Guedel, *195*
tamanho adequado da, *163*
Capilares, 67, 250
Capnógrafo, *14*
Capotamento, 111, *111*
Caravelas, acidente com, 454
Cardioversor, *15*
portátil, 15
Cartão(ões)
de triagem, 561
METTAG, *562*
Cascavel, *444*
Catástrofe, 553
Cateter de infusão, 16
Cavidade
abdominal, 76
definitiva, 101, *102*
temporária, 100
trauma contuso, *101*
Cavitação, 121
Ceratite
puntata, 404
química, 400, 404
Cerebelo, 72
Cérebro, 71
Cesariana no pré-hospitalar, 440
Cetoacidose diabética, 516
Choque, 259, 267, 288, 381
anafilático, 266
cardiogênico, 267
cuidados à vítima em choque, *264*
distributivo, 265
hipovolêmico, 158, 252, 260, 261
cuidados de emergência, 262
na criança, 264
tabela de classificação de, **262**
mecanismo da, 249, 259
na criança, 415
neurogênico, 260, 265
e hipovolêmico, comparação, **266**
psicogênico, 266
séptico, 266
tipos, 260
Cianose, 380
Cinco certos, 23
Cinto
abdominal, mecanismo de lesão, *112*
de fixação, 20, *20*
de segurança, 112
de três pontos
corretamente posicionado, *112*
e colchão de ar, 113
Circulação
espontânea, retorno da, 211
pulmonar, 63, *63*
sistêmica, 63
Clampeamento do cordão umbilical, *432*
Coagulação, 69
Cobra de quatro ventas, *443*
Cocaína, 464
Colar
cervical, 19, *19*, *317*
alinhamento anterior, *327*
colocação do, vítima deitada, 329
colocação, vítima sentada, 325, *326*
com apoio na região do mento, *326*
fixando com as tiras de velcro, *328*
indicações de uso, 317
medida do pescoço, *317*
porção posterior, posicionamento da, *327*
posição final do, *328*
posicionado, *328*
técnica para identificar o tamanho do, 318
verificar tamanho, *318*
Colete de imobilização *18*
dorsal, utilização do, 354
Colisão(ões), 100, 103
autoposte, *98*
da máquina, 104
de corpo, 104
de órgãos, 104
formas de, 104
frontal, 104, *105*
angulações e compressão do tórax contra volante, *107*
impacto da cabeça contra o para-brisa, *106*
lateral, 110
fratura de clavícula, *111*
impacto no tórax no lado da colisão, *110*
traseira, 109
hiperextensão do pescoço, *109*
Coluna
cervical, 91
imobilização de coluna, 317
coccígea, 91
lombar, 91
restrição de movimentos da, 321
sacral, 91
torácica, 91
vertebral, 91, *310*
Coma, 508
atendimento de emergência no pré-hospitalar, 509
diabético, 516
hiperosmolar, 516
Combitube, 12, *12*, 166, 203, *204*
na traqueia, *167*
posicionado no esôfago, *167*
Comportamento heteroagressivo, 491
Compressão(ões)
abdominal, 175
deitada, *176*
cardíacas, local de realização de, *544*
local de, *190*
torácica
em crianças maiores, 219, *220*
externa, 189, *189*
Comunicação no atendimento aos desastres, 566
Concussão, 294
Consciência, nível de, 302
Contaminação
de pele, 461
ocular, 461
Contenção física, 495
pontos de fixação, *495*
Controle
cervical, 138
da cena, 132

Contusão(ões), 232, *233*, 294
coração, *99*
cuidados nos, 241
pulmonar, 380
Convulsão, 513
Coração, 63, 249
vascularização, *65*
Coral verdadeira, *446*
Cordão
umbilical, 424
clampeamento do, *432*
corte do, *434*
Coroamento, 430, *431*
Coroide, 74
Corpo
estranho
em vias aéreas, 158
sobre a córnea, 400, *401*
humano, divisão do, 54, *54*, 55
Corrente(s)
da sobrevivência, 181
Journal of the American College of Cardiology, *182*
de retorno, *530*
elétrica, efeitos sobre o organismo, 484
atendimento, 485
fibrilação ventricular, 485
fraturas, **485**
parada cardiopulmonar, 485
queimaduras, 485
Corrosivos, 576
Costelas falsas, 93
Cotovelo(s)
luxação de, 278
retos, *190*
Coxim interescapular, *222*
Crack, 465
Crânio, 55, 56
ossos da, *91*
Crepitação óssea, 276
Criança
cânula orofaríngea, 413
choque hipovolêmico na, 264
choque na, 415
colocação da cânula de Guedel, *413*
desobstrução de vias aéreas, 178
elevação da mandíbula, *412*
espancada, 417
inconsciente, procedimentos quando deparar com, *217*
obstrução de vias aéreas na, 177
posição neutra, *412*
posição de cheirar, 411
posição de flexão, *411*
tamanho da cânula de Guedel, *413*
trauma de extremidades, 417
trauma do mento, *412*
trauma na, 409
Cricotireoidostomia, 169, 204, *205*
na criança, 414
por punção, *169*
Crise(s)
asmática, 382
convulsiva, 289, 513
definição, 489
fases da, 490
manejo de, 490
Crista ilíaca, *24*
Cristalino, 74
Crotalus, 444
Cuidados organizados pós-parada cardiorrespiratória, 185
Curativo(s), 242
compressivo, 256
aplicação de, 256
de três pontas, 382, *382*
hemostáticos, 257
nas queimaduras, funções dos, 478
oclusivo, 399, *399*

D

Dano tecidual, *119*
Decorticação, atitudes de, *152*
Dedos dos pés e das mãos, luxação dos, 279
Deformidade, 275
Degermação, 35
Deltoide, 25
Depressores do sistema nervoso central, 463
álcool, 463
solventes, 464
tranquilizantes, 463
Dequitação placentária, 435
Dermátomos, divisão por, *205*
Derme, 470
Desastre, mochila de, **571**
Descerebração, atitudes de, *152*
Descolamento prematuro de placenta, 439
Descontaminação, 35, 576
barraca para, *579*
Desfibrilação
carga de choque para, 210
precoce, 184, *184*
Desfibrilador, *15*, *201*
Desinfecção, 30, 32
concorrente, 34
de alto nível, métodos e soluções germicidas, **32**
de baixo nível, métodos e soluções germicidas, **32**
de médio nível, métodos e soluções germicidas, **32**
nível não definido, métodos e soluções germicidas, **32**
rotina de, 35
terminal, 34
tipos, **32**
Desobstrução das vias aéreas, *160*, 172
Diabetes *mellitus*, 515
Diferenças entre a criança e o adulto
anatomia, 410
atendimento, 409
equipamentos, 410
esqueleto, 410
maior risco de lesões sistêmicas, 410
temperatura corporal, 411
vias aéreas, 410
Dilatação, período de, 429
Diplopia, 395
Dispneia, *127*, 380, 504
atendimento de emergência no pré-hospitalar, 505
causas, 507
de início agudo, causas, 505
diagnóstico diferencial, **506**
sinais e sintomas, 507
Distância de parada, 100
Doença(s)
cardiovasculares, 497
angina estável, 499
angina *pectoris*, 499

infarto agudo do miocárdio, 500
síndrome coronariana aguda, 500
contagiosas, 39
infecciosas, 39
transmissíveis, 40
hepatite, 40
meningite, 45
síndrome da imunodeficiência adquirida, 47
Dor, 381
abdominal, 390
aguda, 518
atendimento pré-hospitalar, *519*
locais associados a, *501*
torácica aguda, algoritmo de atendimento, *502*
Dorsos superiores, exame, 149

E

Ecstasy, 466
Edema, 232
cerebral, 289
Efeito cavitação, 100
Eletricidade, 483
lesões produzidas pela, 483
Embarcação, 3
Embolia pulmonar, 382
Emergência(s)
clínicas, 497
acidentes vasculares cerebrais, 509
coma, 508
coma hiperosmolar, 516
crise convulsiva, 513
diabetes *mellitus*, 515
dispneia, 504
doenças cardiovasculares, 497
dor abdominal aguda, 518
síncope, 507
comportamentais, 491
agitação psicomotora, 492
comportamento heteroagressivo, 491
prejuízo da autopreservação, 491
obstétricas, 423
atendimento pré-hospitalar à gestante, 423
cesariana no pré-hospitalar,440
cuidados básicos com o recém-nascido, 432
trabalho de parto normal, 429
trauma na gestante, 440
psiquiátricas, 489
atendimento pré-hospitalar, 493
classificação do grau de urgência, 492
comportamentais, 391
contenção física, 495
intervenção em crises, 489
Empalamento com tronco penetrando a cavidade abdominal, *389*
Encéfalo, 71
divisões, *71*
Enchimento
capilar, *137*, 143
Enfisema subcutâneo, 381
Envenenamento(s), 457
abordagem e primeiro atendimento à vítima de, 459
Enxágue, 31
EPI (Equipamento de Proteção Individual), 37, *38*
aventais, 37
luvas, 37
máscaras de proteção, 37
óculos de proteção, 37
Epiderme, 469
Epíploon, 76
Epistaxes, 405
Equimose, 234, 291
periorbital + contusão e escoriação de crânio, *288*
Equipamento
de comunicação, 21
de proteção individual, 37, *38*
de segurança, 22
de suporte avançado, *591*
destinados à imobilização de fraturas e remoção
bandagem triangular, 20
cintos de fixação, 20
colar cervical, 19
colete de imobilização dorsal, 18
imobilizador lateral de cabeça, 19
tábuas de imobilização, 20
talas maleáveis, 17
tração de fêmur, 17
diagnósticos
esfigmomanômetro, 21
estetoscópio, 21
para administração de oxigênio, 13
para monitorização e terapêutica cardiocirculatórias
agulha de infusão intraóssea, 16
calça antichoque, 16
cardioversor portátil, 15
cateteres de infusão, 16
monitor cardíaco multiparamétrico, 15
para vias aéreas, ventilação e oxigenação
aspiradores de secreções, 10
cânulas nasofaríngeaas, 9
cânulas orofaríngeas, 9
Equipe de resgate, formação de, 586
Escala
de coma de Glasgow, **302**
classificação do paciente em relação à, **303**
com resposta pupilar, 151
pediátrica, **303**
de Glasgow modificada, **416**
de trauma revisada, 153
Escalpe, restauração do, 290
Esclera, 74
Escoriações, *238*
cuidados nos, 241
Escorpião-amarelo, *452*
Escorpiões, 451
Esfigmomanômetro, 21, *22*
Esmagamento, 238
Esôfago, 79
Esqueleto
apendicular, 93
axial, 90
humano, visão geral do, *895*
Estado neurológico, 143
Esterilização, agentes
físico-químicos, 34
físicos, 33
químicos, 33
Estetoscópio, 21, *22*
Estilhaços, 117
Estimulantes do sistema nervoso central, 464
anfetamina, 465
cocaína, 464
crack, 465
heroína, 465
Estocagem, 34
Estômago, 79
Evento traumático, etapas, 103
Eversão da pálpebra, *401*
Eviscerações, 242

Exame neurológico, *144*
Excretas, precaução com, 40
Explosão(ões),116
    força da, 117
    mecanismo de lesão na, *117*
Explosivos, 574
Expulsão, período de, 430

F

Face, 55, 56, 90
    ossos da, *91*
    trauma de, 395
Faringe, 79
Fêmur, *24*, 95
Ferida(s)
    cortantes, 234
    cortocontusa, 235, *235*
    de entrada, 120, *120*
    de saída, 120, *120*
    incisiva(s), 234, *235*
        cuidados nos, 241
    internas, 121
    penetrante, 236, *236*, 237
    perfurocontusa, 236
    perfurocortante, 236
    por arma de fogo, 236, *237*
    tipos, *234*
    transfixiante, 237
Ferimento(s), 231
    atendimento à vítima de, 240, 242
    classificação dos, **232**
        abertos, 234
        fechados, 232
        lesões de vísceras, 239
    cuidados com os, 37
    de couro cabeludo, 241
    de nariz, *406*
    de orelha, *405*
    em face, 241
    penetrantes em tórax, 242
    perfurantes, 397
        cuidados nas, 241
    por arma de fogo, 118, 295
Fígado, 80
Fisiologia, 51
Força muscular, avaliação de, 305
Formigas, acidente com, 454
Fratura(s)
    aberta, *273*
    atendimento, 276
    bilateral de fêmur, *114*
    classificação, 272
    com afundamento, contusão e exposição de massa encefálica, *293*
    com afundamento craniano, 292
    completa, 272
    complexa, 274
    complicada, *275*
    da base do crânio, 291
    da calota craniana,291
    de clavícula, *111*
    de Colles bilateral, 116
    de costelas, *110*, 379
    de crânio, 290, *292*
    de crânio com afundamento, *293*
    de L5 e luxação de L5-S1, *313*
    de mandíbula, 407
    de vértebra torácica, *312*
    definição, 271
    dos ossos da face, 395
        cuidados de emergência, 396
        exame físico, 396
        história, 395
        sinais e sintomas, 396
    exposta, 273
    fechada, 272, *273*
    incompleta, 272
    múltiplas da mandíbula, 396
    na coluna cervical, 91
    por arma de fogo, *295*
    simples, 274
    sinais e sintomas, 274
    tipos, *272*
Frequência
    respiratória, 126
    ventilatória *versus* indicação de atendimento, **141**
Função pupilar, avaliação da, 304

G

Gases, 574
Gasping, 187
Gelo, aplicação de, 257
Gestação, alterações anatômicas na, 424
Gestante
    atendimento à, 426
    atendimento pré-hospitalar à, 423
    exame físico da, 427
    transporte da, 428
        em decúbito lateral esquerdo, *428*
    trauma na, 440
Glândulas acessórias, 83
Globo ocular
    anatomia do, *397*
    efeitos do *airbag* sobre o, 399
Gônadas, 75
Grande circulação, 63
Gravidez, estruturas próprias da, 423, *425*

H

Haemophilus influenzae, 46
Helicóptero, componentes de um, *588*
Heliporto do Hospital Angelina Caron, *597*
Hemácias, 62
Hematoma(s), 232, *297*
    epidural, *297*
        agudo, 296
    intracerebrais, 299, *299*
    subdural, *297*
        direito, *298*
Hemopneumotórax, *379*
Hemoptise, 382
Hemorragia(s), 251
    cerebrais, 299
    controle de, 138
    externa, 251
        controle da, 253
    grau de risco da, 252
    interna, 251, 259
    intracranianas, 295
    mecanismo da, 249
    meníngeas, 296
    na câmara anterior, *400*
    na gestação, 439
    que ameaça à vida, *258*
    sinais e sintomas da, 252
    subaracnoide, 298
    tipos, *252*
Hemotórax, 60, 379

Hepatite
A, 40
evolução, 42
incidência, 41
recomendações, 42
sintomas, 41
tratamento, 42
vacinação, 42
B, 42
evolução, 43
incidência, 43
recomendações, 43
sintomas, 43
transmissão, 43
tratamento, 44
vacina, 44
C, 44
prevenção, 45
sintomas, 44
transmissão, 44
tratamento, 44
tipos, **41**
Heroína, 465
Hifema, *400*
Hipercapnia, 288
Hiperextensão do pescoço, *109*
Hiperglicemia, 289
Hipertensão arterial, 69
Hipocapnia, 288
Hipófise, 75
Hipoglicemia, 289
Hipoperfusão, 260
Hiposfagma, *400*
Hipotensão arterial, 69, 288
Hipotermia, 469, 479, 525
avaliação, 480
grave, 70
manifestações clínicas, **480**
Hipóxia, 288
hipóxica, 594
HIV, transmissão por vírus, 48
HIV/AIDS, dados da OMS sobre, *48*

I

ILCOR (Aliança Internacional dos Comitês de Ressuscitação), **540**
Ilhota de Langerhans, 75
Imobilização, 321
cervical com prancha e colar cervical, *538*
com bandagens e cintos
criança, *420*
com cobertor, 419, *419*
com cobertor e cintos, *419*
com toalha, criança, *418*
da coluna cervical, 317
de fraturas, equipamentos destinados à, 17
em tábua dorsal, 330, *331-333*
procedimento padrão de, 325
Imobilizador
de cabeça, 333, *334*, *335*
lateral de cabeça, 19, *19*, 318
técnica de fixação do, 319
Impotência funcional, 276
Inalação
de fumaça e subprodutos da combustão, 476
de produtos tóxicos, 461
Inalantes, intoxicação por, 464
Inconsciência, 158
Infarto agudo do miocárdio, 500
Infecção(ões)
medidas preventivas adotadas para controle de, 35
transmissão de, classificação dos artigos quanto ao risco de, 29
artigos críticos, 29
artigos não críticos, 30
artigos semicríticos, 30
Insulina, falta de, 81
Intestino
delgado, 79
grosso, 80
Intoxicação(ões)
exógenas, 457
por inalação do monóxido de carbono, 461
manifestações clínicas conforme o nível de COHb, **462**
por monóxido de carbono, 476
Intubação
endotraqueal, 164, *165*, *203*
material para, 10
nasotraqueal, 397
orotraqueal, criança, *418*
Íris, 74
Isquemia, 510

J

Jararaca, *443*
Joelho, luxação do, 279
JumpSTART, protocolo, 560

K

KED, 18
Kingtube, *167*, 168
Kit
aeromédico, *586*
de cricotireoidostomia, 13
de desastres, 569
modulares para atendimento de até 20 vítimas, **571-572**

L

Lacerações, 238, *239*, 295
cuidados nas, 241
Lactente(s)
compressões torácicas, 218, *219*
local de compressão, *219*
verificação de pulso em, 218
Lagartas, 453
Lâminas, curvas e retas, *11*
Laringoscópio, 10
Lavagem
comum, 36
de mãos, 36
Lei
da conservação de energia, 99
da inércia, 98
Lesão(ões)
abdominais, 385
classificação e mecanismo das, 386
sinais indicativos de, 391
axonal difusa, 294
cerebral
difusa, 294
por ferimento por arma de fogo, *296*
primária, 289
secundária, 288
cranianas e cerebrais, 289

de couro cabeludo, 289, 290
de órgãos abdominais, localização anatômica externa de, **86**
de vísceras, 239
do fígado devido à contusão do abdome, *387*
do intestino grosso originada em colisão de veículo, *388*
do ouvido externo, 404
do sistema musculoesqueléteico, 86
focal, 294
frontal
impacto do joelho contra o painel, *109*
no motorista sem cinto na, *108*
intracraniana, tabela de riscos relativos em, **307**
mecanismo na explosão, *117*
medulares, 312
no atropelamento, 115
ósseas vertebrais, 312
penetrante de fígado, *388*
precaução com, 40
produzidas pelo frio, 479
produzidas por eletricidade, 483
pulmonares, 239
torácicas, 377
traumática do abdome, sintomas de, 391
usadas por explosões, 405
Leucócitos, 62
Leucoma, *398*
Limpeza, 31
de artigos, 30
Líquidos inflamáveis, 575
Lombalgias, 91
Lonomia, 453
acidentes com,453
Luvas, 37
Luxação(ões), 277
cuidados de emergência, 278
da articulação temporomandibular, 408
de cotovelo, 278
de joelho, 279
de tornozelo, 280
do punho, 279
do quadril, 279
punho, 279
sinais e sintomas, 277

M

Maconha, 467
Mandíbula, fratura de, 407
Manguito do esfigmomanômetro, 256
Manobra(s)
de abertura das vias aéreas, 192, *193*
de desobstrução, 176
de elevação do queixo, *139*, 161
de Heimlich, *175*
de inclinação da cabeça e elevação do queixo, *162*, *193*
de tração da mandíbula, *139*
de tração da mandíbula sem inclinar a cabeça, 222, *222*
de tração da mandíbula, 160, *161*, *194*
rolamento a 90°, realizada por uma pessoa, *140*
Mão, ossos da, 94
Máscara(s)
de oxigenação, 13
de proteção, 37
faciais, 169, *199*
laríngea, *12*, 158, *168*, *205*
para ventilação na criança, *414*
MASS Triage, protocolo, 560
Massagem
cardíaca externa, posicionamento, *191*
cardíaca interna, 208
Material(is)
para intubação endotraqueal
cânulas de intubação endotraqueal, 11
Combitube, 12
conjunto para drenagem de tórax, 14
equipamento para administração de oxigênio, 13
kit de cricotireoidostomia, 13
laringoscópio, 10
máscara laríngea, 12
máscaras de oxigenação, 13
oxímetro de pulso portátil, 14
reanimador manual, 13
respirador portátil, 13
para pequenas cirurgias e atendimento obstétrico, 20
perigosos
atendimento inicial às vítimas de, 579
classificação, 574
corrosivos, 576
explosivos, 574
gases, 574
identificação, 576
infectantes, 575
lesão dos, mecanismo de, 577
líquidos inflamáveis, 575
oxidantes, 575
peróxidos orgânicos, 575
radioativos, 576
sólidos inflamáveis, 575
substâncias tóxicas, 475
radioativos, 576
Medicamentos
administração, 23
preparo de, 23
Medicar o paciente, 23
Medula espinal, 72, 309, *310*
e seu revestimento, *73*
Medusas, acidente com, 454
Membrana amniótica, 423
Membro(s)
inferiores, 95
exame, 149
superiores, 93, *94*
exame, 149
Meningite
bacteriana, 45
crônica, 46
fúngica, 46
sinais, 45
sintomas, 45
tipos, 45
tuberculosa, 46
viral, 46
Meningococos, 46
Metabolismo
aeróbico, 52
anaeróbico, 52
Método(s)
da pressão direta, 254, *254*
de inclinação da cabeça e elevação do queixo, *221*
Micrurus, 445
Midríase, 74, 145, 304
Mini-hemorragias, 294
Miocárdio, 498
Miose, 74, 145
Mochila de desastres, **571**

Monitor cardíaco, *15*
multiparamétrico, 15
Monitorização do CO_2 exalado, 172
Monóxido de carbono
efeito em vários sistemas, 462
intoxicação por inalação do, 461
Morte por afogamento no Brasil, **525**
Motociclista lançado para a frente, 114
Motolância, 3
Movimento respiratório por minuto, 126
Munição, 119
Músculo(s)
cardíaco, 88
esqueléticos, 86
involuntários, 88
liso, 88
Mygalomorphae, 447

N

Nariz
ferimento de, *406*
traumatismo do, 405
Nervo ciático, *24*
Nível de consciência, 143

O

Obstrução
de/das vias aéreas, 157, *160, 193*
na criança, 177
por corpo estranho, reconhecimento, 174
por líquidos, 172
por sólidos, 175
principais causas, 158
Obturador esofágico, 166, *204*
Óculos de proteção, 37
Ofídios, 442
gêneros de importância toxicológica
Bothrops, 443
Crotalus, 444
Micrurus, 445
Olho, 73
anatomia do, *74*
Organismo humano, 52
Osso(s), 88
chatos, 89
curtos, 89
da face, *91*
fratura dos, 395
da mão, *94*
de pé, *96*
de tornozelo, *96*
do membro inferior, *96*
do quadril, *95*
esterno, 93
irregulares, 89
longos, 89
Osteoporose, 88
Ouvido(s)
externo, lacerações e abrasões do, 405
interno, lesões do, 405
traumatismo dos, 404
Ovários, 84
Oxidantes, 575
Oxigenação
dos tecidos, monitorização da, 172
equipamentos para, 9
Oxigênio
cilindros de, 13
concentração conforme técnica de ventilação, **171**
equipamento para administração de, 13
portátil, *14*
suplementar no pré-hospitalar, 171
Oximetria de pulso, 62, 150
de pulso, 62
Oxímetro de pulso, *14*, 172
portátil, 14

P

Padrão respiratório, alterações do, **127**
Palidez localizada, 278
Palpação
do pulso
da artéria braquial na face interna do braço, criança, *218*
da artéria carótida, *189*
carotídeo, *125, 142*
procedimento para medir a PA pela, 129
pulso braquial na criança pequena, *126*
Pálpebras, 75
Pâncreas, 81
Parada
cardíaca, 186
cardiorrespiratória
algoritmo para adultos, 208, *209*
atendimento à, algoritmo, *202*
nas crianças abaixo de 1 ano, causas, 216
nas crianças acima de 1 ano, causas, 216
algoritmo para atendimento à, *202*
para adultos, algoritmo, *209*
quando não reanimar um paciente em, 208
respiratória, 186
Parâmetros fisiológicos, 68
coagulação, 69
Paratireoides, 76
Parto
com dificuldades, 436
apresentação inicial de pé ou mão ou cordão umbilical, 437
asfixia pela bolsa d'água, 438
hemorragias na gestação, 439
parto pélvico, 436
partos múltiplos, 438
trabalho de parto com cesariana anterior, 438
de emergência, passos finais no, 436
de gêmeos, 438
em posição invertida, *437*
múltiplos, 438
normal, *432*
sequência do, *433*
pélvico, 436
PCR, *ver* Parada cardiorrespiratória
Pé, 95
Pele
anatomia e fisiologia da, 469
camadas da, 469, *470*
coloração da, 143
contaminação de, 461
fria e úmida, 143
funções da, 470
Pelve, 57, 76
exame, 148
Pelve e abdome, divisão entre, *78*
Pênis, 83
Pequena circulação, 63
Pequenas cirurgias, material para, 20

Pequenos procedimentos cirúrgicos
material mínimo necessário, **21**
Perfuração ocular, *399*, 397
Perfusão, 61
celular, 67
tecidual, *259*
Peróxidos orgânicos, 575
Pescoço, 56
cabeça e, seção sagital, *58*
exame, 147
Pessoa caída, procedimento ao se deparar com, *188*
Petéquias, 294
Phoneutria, 447
Placenta, 424
prévia, 439
Plaquetas, 62
Pneumococos, 46
Pneumonia, 383
Pneumotórax, 378
aberto, *378*
espontâneo, 382
fechado, *378*, *379*
Pós-colisão, 103
Posição de recuperação, *224*, *544*
Prancha
de imobilização, *20*
longa, 20
Pré-colisão, 103
Pressão
arterial, 69, 127
procedimentos para medir, 128
da área traumatizada, *254*
direta
com a mão enluvada sobre a ferida, *254*
da ferida com compressa, *254*
sanguínea, 127
normal, 128
Primeira Lei de Newton, 98
Procedimento para reanimação cardiorrespiratória, adulto, 186
Processos infecciosos, 39
Produtos
perigosos, acidentes com, 573
tóxicos, inalação de, 461
Profissionais não oriundos da saúde para atuar no atendimento pré-hospitalar móvel, 3
chefe de equipe, 4
condutor de veículo de urgência, 5
Projétil(eis), 119
com maior velocidade, *119*
com menor dissipação de energia cinética, *119*
de arma de fogo intracanal, *310*
secundários, 121
Protocolo do transporte aeromédico, 593
Pulmão, 59
Pulso, 68, 123, 142
carotídeo, palpação do, *125*, *142*
da artéria carótida, palpação do, *189*
filiforme, 124
frequência de, alterações da, 124
locais mais comuns para obtenção do, 124
qualidade do, alterações da, 124
Punho, luxação de, 279
Pupila(s), 74
anisocóricas, 145, *145*
distorcida, *398*
exame das, 145
isocóricas, 145

Q

Quadril, luxação do, 279
Queda, 116
a cavaleiro, 82
da língua, *193*
Queimado
atendimento ao, 475
grave, reposição volêmica no, **477**
Queimadura(s), 469
classificação quanto à gravidade, **475**
classificação, 471
de primeiro grau, 472
de segundo grau, 472, *474*
de terceiro grau, 472, *474*
em vias aéreas, 158
extensão da, 472, *473*
gravidade, 474
localização, 473
por ácidos, 403
por álcali, 402
por arco voltaico, 485
por carbonização direta, 485
por chama, 485
por gás lacrimogêneo, 403
por radiação, 403, 471
profundidade, *472*
provocada por substância alcalina, *403*
químicas, 402, 471, 479
térmicas, 402, 471
térmicas e por radiação, 403

R

Radiação ionizante
atendimento de vítimas expostas à, 486
tipos de vítimas, 486
Rádios portáteis, 22
Raias, 119
Reanimação cardiorrespiratória (RCP), 181
adulto, 186
algoritmo de PCR para adultos, 208, **209**
carga de choque para desfibrilação, 210
causas reversíveis, 211
corrente da sobrevivência, 181
em criança, 213
manobras de, **183**
na criança, procedimentos de, 217
precoce, *183*
qualidade da, 210
quando terminar os esforços de uma, 208
reanimação cardiorrespiratória, adulto, 186
retorno da respiração expontânea, 211
suporte avançado de vida, 200
tratamento medicamentoso, 210
Reanimadores manuais, *13*, 198
Reavaliação, circulação e respiração, *201*
Recém-nascido(s)
cuidados básicos com o, 432
prematuros, cuidados básicos, 434
Região glútea, *24*
Regra dos nove, 472, *473*
Regulação médica, etapas nos acidentes com múltiplas vitimas, 568
papel em acidentes com múltiplas vítimas, 567
Remoção(ões), 321
aérea, na Segunda Guerra Mundial, *584*
de capacete de vítimas, 373, *375*
de vítima deitada no banco dianteiro do veículo, 364, *365-368*
de vítima deitada no banco traseiro, 367, *369*, *370*

de vítimas do interior de veículos, 353
remoção de emergência, 361, *363*, *364*
remoção de emergência sem equipamento, 369, *372-374*
remoção de vítima deitada no banco traseiro, 367, *369-371*
remoção de vítima deitada no banco dianteiro, 364, *365-368*
retirada em ângulo zero, 353
técnicas de retirada do interior de veículos, 353
utilização do colete de imobilização dorsal, 354, *355-359*
digital, 177
equipamentos destinados à, 17
Reposição volêmica no queimado grave, **477**
Resgate
aquático, conduta do socorrista após o, 549
veicular, 353
Respiração, 60, 126, 140
boca a boca-nariz, *225*
procedimentos para analisar a, 126
ver, ouvir e sentir, 141
Respirador portátil, 13
Retina, 74
Retirada em ângulo zero, 353
Rim, 82
Ringer lactato, 27
Rinoliquorreia, *291*
Rolamento
a 180°, *195*
a 90°, 173, *195*
Roupas de uma vítima, como cortar e remover, *146*
Ruptura
do diafragma, raios X com imagem de, *387*
em dois tempos, 389

S

Sacro, *24*
Sangramento arterial, *251*, 252
Sangue, 62, 250
circulante, volume de, 63
Scaptocosa lycosa, 450, *451*
Secagem, 31
Secreções orais, precaução com, 40
Segurança no transporte aeromédico, 587
Sequência CAB, 136
SIDA, 47
Sinal(is)
de Battle, *291*
vitais, 68, 150
adolescente, **415**
frequência respiratória, 126
pré-escolar, **415**
pulso, 123
recém-nascido, **415**
pressão arterial, 127
temperatura, 129
Síncope, 507
Síndrome
coronariana aguda, 498
atendimento de emergência no pré-hospitalar, 501
da imunodeficiência adquirida, 46, 47
meios de proteção, 49
principais sintomas, 49
transmissão por vírus HIV, 48
tratamento, 49
de Don Juan, 116
de imersão, 525
Sistema
cardiovascular, 249, *250*
circulatório, 62
de comando de incidentes, 564
funções, *565*
objetivos, 565
musculoesquelético, 86
nervoso, 70
central, 70
depressores do, 463
estimulantes do, 464
periférico, 72
reprodutor feminino, *425*
vascular, *26*
membro superior, *26*
Socorro na água, 532
Sólidos inflamáveis, 575
Solução(ões)
glicosadas, 27
parenteral
preparo de, 27
locais de aplicação, 27
material, 28
método, 28
tipos de soluções, 27
preparo de, *28*
tipos de, 27
Solventes, intoxicação por, 464
Soro fisiológico, 27
START, protocolo, 558
triagem pelo, *559*
Substâncias
infectantes, 575
tóxicas, 575
Sujidade, grau de, 30
Suporte
avançado de vida, *185*, 200
básico de vida no adulto, CAB, 188

T

Tábua
de imobilização, 20
de remoção, fixação da vítima com tração de fêmur na, 280
dorsal, imobilização da vítima em pé com, 339, *340*, *341*
elevação da, 336, *337*
colocação de coxins, 337, *339*
com dois socorristas, 336
com três socorristas, 336, *337*, *338*
posicionamento sobre a, *319*
Talas
aramadas, *17*
de papelão, *17*
maleáveis, 17
Tamponamento cardíaco, 379
Taquicardia, 124
Taquipneia, **127**, 380
Tarântula, 450, *451*
Taturana, *453*
Tecido subcutâneo, *470*
Técnica
australiana de transporte de vítima de afogamento, *539*
de colocação da cânula de Guedel, *223*
de compressão com dois polegares, *220*
de compressão para lactentes com dois polegares, 219
de compressão torácica externa, 190
de fixação do imobilizador de cabeça, 319

    de medicamentos, *25*
    de retirada do interior de veículos, 353
    de uso do torniquete, 256, *257*
    GMAR, 537, *537*
    para identificar o tamanho do colar cervical, 318
    para lavagem das mãos, 37, *38*
    para resgate de vítima, 537
Temperatura
    corporal, 129
    procedimentos para verificar a, 130
Termo(s)
    anatômicos gerais, 53, *54*
    distal, 55
    inferior, 55
    lateral, 55
    medial, 55
    plano coronal, 53
    plano frontal, 53
    plano horizontal, 53
    plano sagital mediano, 53
    plano transversal, 53
    proximal, 55
    superior, 55
Testículos, 82
Tira de fixação, *285*
Tireoide, 75
Tórax, 56, 59, 92, 239
    estruturas importantes do, *60*
    exame, 148
    instável, 380
Torniquete, 255
    técnica do uso de, 256, *257*
    uso de, *256*
Tornozeleira
    fixação com cinta de velcro, *281*
    posicionamento na vítima, *281*
Trabalho de parto
    com cesariana anterior, 438
    normal
        período de dilatação, 429
        período de expulsão, 430
Tração, *284*
    alinhamento por baixo do membro lesado, *282*
    de fêmur, 17
    do fêmur, fixação da, *286*
    instalada e pronta para ser fixada à tábua, *285*
    posicionamento pelo socorrista, *282*
Tranquilizantes, intoxicação por, 463
Transição
    da água para a areia, 538
    toracoabdominal, 84
        traumas em, 84
Transporte
    aeromédico, 581
        balão utilizado na Guerra Franco-Prussiana, *583*
        com asa rotativa, *584*
        critérios operacionais para o acionamento do, 591
        equipes de resgate, formação, 586
        histórico, 582
        inter-hospitalar
            disposições gerais sobre, 596
            regulação do, 598
        inter-hospitalar, disposições gerais sobre, 596
        legislação, 589
        protocolos do, 593
        rudimentar na Primeira Guerra Mundial, *583*
        segurança no, 587
    da gestante, 428
        em decúbito lateral esquerdo, *428*
    de vítimas de um desastre, 563
        fluxograma das atividades médicas do local, *564*
    em helicópteros, Guerra do Vietnã, *585*
Traqueia, desvio, 381
Traqueostomia, 169, 204
Trauma
    abdominal
        aberto, 387
        fechado, 386
        na criança, 416
    biomecânica, 97
    contuso, *101*, 258
        sequela de, *398*
    craniano, tipos específicos de, 288
    cranioencefálico, avaliação, 300
    de abdome, 385
        sinais e sintomas, 389
    de face, 395
        fratura de mandíbula, 403
        fratura dos ossos da face, 395
        luxação da articulação temporomandibular, 408
        traumatismo do nariz, 405
        traumatismo dos ouvidos, 404
        traumatismo na boca, 406
        traumatismo ocular, 397
    de tórax, 377
        aberto, 377
        classificação, 377
        emergências não traumáticas, 382
        fechado, 377
        sinais e sintomas, 380
        tipos e mecanismos das lesões, 378
        tratamento, 381
    direto sobre vias aéreas, 158
    fechados, 312
    na criança, 409
        diferença entre a criança e o adulto, 409
        estratégias de prevenção, 420
        traumas específicos, 416
    na gestante, 440
    nos acidentes esportivos, cinemática do, 117
    penetrante, 101, *102*
        ferimentos por arma branca, 118
        ferimentos por arma de fogo, 118
    raquimedular
        manuseio de vítimas com suspeita de, 321
        procediumentos de imobilização, 321
    torácico na criança, 416
Trauma contuso × trauma penetrante, 101
Traumatismo
    abdominal, tratamento pré-hospitalar do, 391
    cranioencefálico, 287
        cuidados e tratamento de emergência, 306
        na criança, 416
        etiologia, 287
            de acordo com a idade, **288**
        protocolo do atendimento à vítima com, 308
    do nariz, 405
        atendimento de emergência, 406
        diagnóstico, 405
    dos ouvidos, 404
        atendimento de emergência, 405
        diagnóstico, 404
    na boca, 406
        fratura da coroa do dente, 407
        fratura de mandíbula, 407
        fratura do alvéolo dentário, 407

ocular, 397
classificação, 397
raquimedular, 309
avaliação, 314
complicações, 316
em acidentes aquáticos, 535
localizações frequentes, 311
manifestações clínicas, 313
mecanismo do trauma, 311
medula espinal, 309
procedimentos de manuseio para transportar vítima com elevação da vítima, 347, *349, 350, 351*
fixação da vítima para transporte em posição vertical, 351, *352*
rolamento a 180°, 345, *346, 347, 348*
rolamento a 90°, 343, *343-344*
tratamento, 316
Traumatopneia, 381
Tríade de Cushing, 306
Trismo, 9
Tronco, 56
encefálico, 72
Tubas uterinas, 84

U

Unidade
de suporte avançado de vida terrestre, 3
de suporte básico de vida terrestre, 3
Ureter, 82
Uretra, 82
Urgência
classificação do grau de, 493
fluxograma de abordagem, **492**
Útero, 84
gravídico, *427*

V

Vagina, 84
Vasos sanguíneos, 65, 249
artérias, 249
capilares, 250
veias, 250
Veia, 67, 250
da circulação sistêmica, *68*
Veículo de intervenção rápida, 3
Veneno, 457
botrópico, 443
vias de penetração, 458
Veneno, 457
Ventilação
artificial, 196, , 545
boca a boca, *197*
dispositivos protetores para realização de boca a nariz, 196, *197*
bolsa-valva-máscara, *170*
bolsa-válvula-máscara, 198, *199*, 225, *226*
dentro da água com equipamento, *534*
dentro da água sem equipamento, *534*
do afogado, uso de equipamento e oxigênio na, 546
equipamentos para, 9
métodos de, 169, 224
bolsa-valva-máscara, 170
dentro da água, 534
máscaras faciais, 169
na criança, 414
protetores para, 199
pulmonar, 61
verificação de, *543*
Ventiladores mecânicos de pressão positiva, 170
Vesícula biliar, 80
Vespas, acidente com, 454
Via(s)
aérea(s), 57, 138
aspectos anatômicos, 156
aspiração de, 173
avaliação, 158
controle e manutenção da, fluxograma do atendimento, *301*
corpo estranho em, 158
desobstrução, 172
equipamentos para, 9
inferiores, 58, *59*, 156, *156, 157*
meios de controle das, 194, 223
métodos de controle de, 159
métodos de ventilação, 169
monitorização da oxigenação dos tecidos, 172
obstrução de, 157
obstrução por sólidos, 174
oxigênio suplementar no pré-hospitalar, 171
permeabilidade das, 300
queimaduras em, 158
superiores, 57, 157, *157*
trauma direto sobre, 158
ventiladores mecânicos de pressão positiva, 170
de administração, 23
endovenosa, 26
espermáticas, 82
intramuscular, 23
Visão, 73
Vísceras
ocas abdominais, *77*
parenquimatosas abdominais, *77*
Vítima
com fratura de fêmur, 280
de afogamento
abordagem na areia, *539*
solicitação de ajuda em caso de não haver reação consciente, *540*
recomendações do ILCOR 2010, **540**
Viúva-negra, 447, 450
Volume de sangue circulante, 63
Vulva, 84
de sangue circulante, 63